ASM Research Chemicals
Von-Eltz-Straße 18A
30938 Burgwedel

D1726913

Wirkstoffdesign

Hans-Joachim Böhm / Gerhard Klebe / Hugo Kubinyi

Wirkstoffdesign

Der Weg zum Arzneimittel

Spektrum Akademischer Verlag Heidelberg · Berlin · Oxford

Anschriften der Autoren:
Priv.-Doz. Dr. Hans-Joachim Böhm
Computational and Structural Chemistry
Building 65, Room 318
Hoffmann-La Roche AG
CH-4070 Basel

Prof. Dr. Gerhard Klebe
Institut für Pharmazeutische Chemie
und Lebensmittelchemie
Marbacher Weg 6
35032 Marburg

Prof. Dr. Hugo Kubinyi
Wirkstoffdesign ZHB/W, A30
BASF AG
67056 Ludwigshafen

Die Deutsche Bibliothek – CIP-Einheitsaufnahme
Böhm, Hans-Joachim
Wirkstoffdesign / Hans Joachim Böhm ; Gerhard Klebe ; Hugo
Kubinyi. - Heidelberg ; Berlin ; Oxford : Spektrum, Akad.
Verl., 1996
ISBN 3-8274-1353-2
NE: Klebe, Gerhard:; Kubinyi, Hugo:

Lektorat: Karin von der Saal
Redaktion: Tanja Schätz
Produktion: Susanne Tochtermann
Einbandgestaltung: Kurt Bitsch, Birkenau
Satz: Hagedornsatz, Viernheim
Druck und Verarbeitung: ProduServ GmbH, Verlagsservice, Berlin

Zum Titelbild
Die HIV-Protease spielt eine wichtige Rolle für die Funktion des AIDS-Virus (Abschnitt 27.3). Aus einem Vorläufer-
Protein erzeugt sie durch spezifische Spaltung mehrere vom Virus benötigte Proteine. Eine Hemmung dieses Enzyms
verhindert u. a. die Vermehrung des AIDS-Virus. Das Titelbild zeigt die 3D-Struktur eines Komplexes der
HIV-Protease, die als Homo-Dimer aus zwei identischen Ketten zusammengesetzt ist, mit einem niedermoleku-
laren Inhibitor (Struktur **27.19**, Abb. 27.13, Abschnitt 27.4). Für das Protein ist der Verlauf des Gerüsts der
Aminosäuren in idealisierter Form, als Band, wiedergegeben. Vorne links ist der Inhibitor nochmals groß dargestellt.
(© J. Brickmann und H. Vollhardt, Institut für Physikalische Chemie der TH Darmstadt).

Kannst Du nicht allen gefallen
durch Deine That und
Dein Kunstwerk,
mach es wenigen recht.
Allen gefallen ist schlimm.

Friedrich Schiller,
zitiert von Gustav Klimt
im Gemälde
„*Nuda Veritas*"

Geleitwort

Wie entwickelt man ein Arzneimittel? Wie gelangt man zu einer neuen Leitsubstanz, welche Strategien haben sich bewährt und werden weiterhin benötigt? Welche sind überflüssig geworden und wie ist der Stellenwert neuer Methoden, z. B. Gentechnologie, High-Throughput-Screening oder kombinatorische Chemie? Lassen sich mit dem Computer (ohne Tier- und Humanversuche) – gleichsam am Reißbrett – zusätzliche Wirkstoffe entwickeln, ist überhaupt rationales Wirkstoffdesign bei der Komplexität des menschlichen Organismus und der vielfältigen Veränderungen physiologischer Vorgänge bei einer Erkrankung möglich? Und wo liegen schlußendlich die Perspektiven der Arzneimittelentwicklung?

Auf solche (und ähnliche) Fragen gibt das vorliegende Werk zuverlässige Antworten. Wie wichtig das ist, wird daraus ersichtlich, daß sich die Arzneimittelforschung trotz ihrer außerordentlichen Erfolge, die nicht hoch genug eingeschätzt werden können, derzeit in einer Krise befindet. Einerseits wird es zunehmend schwieriger, ein im echten Sinn des Wortes innovatives Pharmakon zu entwickeln, wodurch die Kosten für eine solche Substanz ständig steigen, andererseits schwindet die Bereitschaft in der Gesellschaft, für das Gesundheitswesen immer höhere Beiträge zu bezahlen. Für die Arzneimittelforschung kommt es somit entscheidend darauf an, die Effizienz zu erhöhen, die Zeit vom Beginn der präklinischen Forschung bis zur Markteinführung wieder zu verkürzen sowie mit den zur Verfügung stehenden Ressourcen sinnvoller umzugehen.

Hans-Joachim Böhm, Gerhard Klebe und Hugo Kubinyi haben sich dankenswerterweise dieser Problemstellung angenommen. Sie beschreiben – für den noch Unerfahrenen auf diesem Gebiet ebenso einleuchtend wie für den Kenner – umfassend und auf ungewöhnliche sowie zugleich überzeugende Art den Weg, die Wege zum Arzneimittel. So findet man in diesem Buch Angaben über die Grundlagen der Arzneimittelforschung ebenso wie über Leitstruktur-Suche und -Optimierung. Molecular Modelling und Pharmakophorhypothesen werden in gleicher Weise dargestellt wie quantitative Struktur-Wirkungs-Beziehungen oder Design-Methoden. Auch sind experimentelle und theoretische Methoden neben Erfolgen beim rationalen Wirkstoffdesign abgehandelt. Ferner finden sich kritische Anmerkungen zu Fallstricken und Gefahren sowie zur Überschätzung neuer Methoden.

Das ist viel und würde bereits ausreichen, das Buch uneingeschränkt zu empfehlen. Aber es ist nicht alles: Es macht einfach Spaß, darin zu lesen. Da wird eine schwierige Materie nicht trocken abgehandelt, sondern da werden immer wieder interessante historische Begebenheiten eingestreut, Parallelen zu anderen Wissenschaftszweigen gezogen, Vergleiche mit Vorgängen aus dem praktischen Leben durchgeführt. Schwieriges wird gut verständlich (und trotzdem korrekt) dargelegt. Man merkt auf jeder Seite, daß hier Wissenschaftler am Werk waren, die tagtäglich mit den Fragestellungen der Arzneimittelforschung konfrontiert wurden, für die Arzneimittelforschung ein zentraler Bestandteil ihres Lebens ist. Auch wird deutlich, daß nicht nur angelsächsische, sondern auch deutsche Autoren ein wissenschaftliches Buch interessant und spannend zu schreiben vermögen.

Für mich ist das Werk eine Fundgrube, das ich sicher oft und gerne zu Rate ziehen werde. Es ist ihm eine weite Verbreitung zu wünschen. Denn Arzneimittelforrschung geht jeden einzelnen von uns an. Dies wird spätestens dann ersichtlich, wenn bei einer Erkrankung ein wirksames Medikament (noch) nicht zur Verfügung steht.

Ernst Mutschler   Frankfurt, Juni 1996

Vorwort der Autoren und Danksagung

Dieses Buch geht auf die fast ein Jahrzehnt währende Zusammenarbeit der Autoren im Wirkstoffdesign des Hauptlaboratoriums der BASF AG, Ludwigshafen, und auf mehrjährige Vorlesungsaktivitäten an den Universitäten Karlsruhe (Böhm) und Heidelberg (Klebe, Kubinyi) zurück. Es ist das vorläufig letzte gemeinsame Projekt dieses Teams. Hans-Joachim Böhm ist im Frühjahr 1996 zur Firma Hoffmann-La Roche übergewechselt, wo er sich mit der Entwicklung und Anwendung neuer Methoden des computergestützten Wirkstoffdesigns beschäftigt. Gerhard Klebe hat zum Herbst 1996 einen Ruf auf einen Lehrstuhl für Pharmazeutische Chemie der Universität Marburg angenommen. Er wird dort eine experimentell und theoretisch ausgerichtete Wirkstoff-design-Gruppe aufbauen.

Die Autoren sind Herrn Professor Dr. Gerd Folkers, Eidgenössische Technische Hochschule, Zürich, Schweiz, für seine Unterstützung und Beratung bei der Anfertigung des Manuskripts zu besonderem Dank verpflichtet. Herrn Professor Dr. Jürgen Brickmann, Technische Hochschule Darmstadt, danken wir für seine Unterstützung bei der Anfertigung des Titelbildes, den Herren Professor Dr. Thomas Lengauer, GMD, Forschungszentrum für Informationstechnik, Dr. Dirk Bossemeyer, Deutsches Krebsforschungszentrum, Heidelberg, und Dr. Ralf Ficner, European Molecular Biology Laboratory, Heidelberg, für die Überlassung von Bildmaterial. Der BASF AG danken wir für technische Unterstützung bei der Anfertigung einiger Farbabbildungen.

Viele Fachkollegen, innerhalb und außerhalb unseres Unternehmens, haben mit ihrem Wissen direkt und indirekt zu diesem Buch beigetragen. Ihnen gilt unser Dank. Besonders bedanken möchten wir uns auch bei Frau Dipl.-Chem. Karin von der Saal, Spektrum Akademischer Verlag, für die außerordentlich gute Betreuung bei der Erstellung dieses Buches.

Hans-Joachim Böhm
Gerhard Klebe
Hugo Kubinyi   Ludwigshafen, März 1996

Inhaltsübersicht

Inhaltsverzeichnis

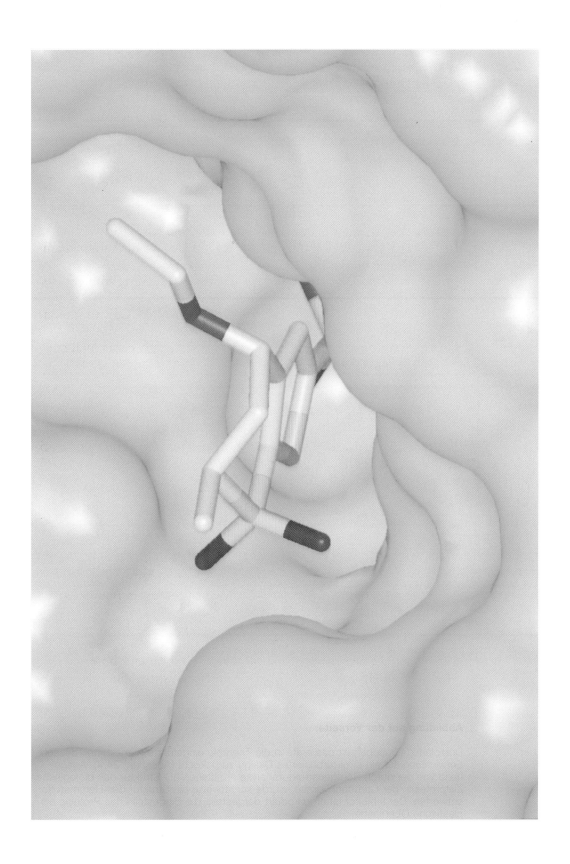

Einführung

Wirkstoffdesign ist Wissenschaft, Technologie und Kunst. Eine **Erfindung** entsteht als Folge eines schöpferischen Akts, eine **Entdeckung** ist das Auffinden einer bereits bestehenden Realität. **Design** schließt beide Prozesse ein, betont aber den gezielten Entwurf, ausgehend vom vorhandenen Wissen und den zur Verfügung stehenden Technologien. Zusätzlich spielen die Kreativität und Intuition des Forschers eine entscheidende Rolle.

Wirkstoffe sind alle Substanzen, die einen bestimmten Effekt hervorrufen, eine Wirkung auf ein System ausüben. Im Kontext dieses Buches sind es Stoffe, die eine biochemische oder pharmakologische Wirkung aufweisen, in den meisten Fällen Arzneimittel mit einem therapeutischen Effekt beim Menschen.

Der Gedanke des rationalen Entwurfs von Wirkstoffen ist nicht neu. Schon vor über einem Jahrhundert wurden organische Verbindungen gezielt synthetisiert, um zu neuen Arzneimitteln zu gelangen. Die Schlafmittel Chloralhydrat (1868) und Urethan (1885) und die fiebersenkenden Medikamente Phenacetin (1888) und Acetylsalicylsäure (1897) sind frühe Beispiele, daß ausgehend von einer Arbeitshypothese gezielt Verbindungen mit günstigeren therapeutischen Eigenschaften hergestellt werden sollten. Daß die zugrundeliegenden Hypothesen in allen vier Fällen mehr oder weniger falsch waren (Abschnitte 2.1, 2.2 und 3.1), zeigt zugleich eines der Hauptprobleme beim Design von Wirkstoffen auf.

Beim künstlerischen Design, dem Entwurf eines Plakats oder eines Gebrauchsgegenstands, oder beim Ingenieurdesign, dem Entwurf eines Autos, eines Computers oder einer Maschine, ist das Ergebnis meist direkt vorhersagbar. Im Unterschied dazu ist das Wirkstoffdesign nicht exakt planbar. Zu vielfältig und bislang zu wenig verstanden sind die Konsequenzen auch kleinster struktureller Änderungen auf die biologischen Eigenschaften des Wirkstoffs.

Bis in unsere Zeit haben Chemiker und Biologen nach der **Methode des Versuchs und Irrtums** gearbeitet, um neue Arzneimittel zu finden. Die dabei abgeleiteten Regeln haben zu einer Wissensbasis für das rationale Design von Wirkstoffen geführt, die vom einzelnen Forscher mehr oder weniger erfolgreich in die Praxis umgesetzt werden.

Heute stehen für die Wirkstoffsuche neue Technologien zur Verfügung, z. B. die kombinatorische Chemie, die Gentechnik und automatisierte Screeningmethoden mit hohem Durchsatz.

In vielen Fällen verstehen wir bereits die **molekularen Mechanismen** der Wirkung von Arzneimitteln, in anderen Fällen stehen wir an der Schwelle des Verständnisses. Der methodische Fortschritt bei der Proteinkristallographie und bei den NMR-Methoden erlaubt die **Aufklärung der dreidimensionalen Strukturen** (3D-Strukturen) vieler wichtiger Proteine und ihrer Ligandenkomplexe. Die experimentellen Methoden zur Strukturbestimmung leisten damit einen wichtigen Beitrag für den gezielten Entwurf von Wirkstoffen. 3D-Strukturen bis hin zu atomarer Auflösung sind von rund 150 000 kleinen Molekülen und von tausenden Proteinen und Enzym-Inhibitor-Komplexen bekannt. Ihre Zahl nimmt weiter exponentiell zu. Methoden zur Vorhersage der 3D-Strukturen kleiner Moleküle sind ausgereift, semiempirische quantenchemische Rechnungen an Wirkstoffen sind Routine. Zur Vorhersage der 3D-Strukturen von Proteinen gibt es interessante Ansätze. Die Zuverlässigkeit der Methoden hat in den letzten Jahren zugenommen, erste korrekte 3D-Strukturvorhersagen sind gelungen. In Zusammenhang mit der Genomforschung gewinnen solche Methoden zur Entschlüsselung biologischer Baupläne besonderes Interesse.

Das **struktur- und computergestützte Design** neuer Wirkstoffe spielt in der praktischen Arzneimittelforschung eine immer größere Rolle. Computerprogramme dienen der Modellierung und dem gezielten Entwurf neuer Wirkstoffe. Zahlreiche Beispiele dieses Buches belegen den Wert dieser Techniken, die zu interessanten Arzneimitteln geführt oder zumindest zu ihrer Auffindung beigetragen haben. Eine zu enge und einseitige Ausrichtung auf die Ergebnisse des Computers birgt aber gleichzeitig die Gefahr des Verlusts von bestehendem Wissen über die Zusammenhänge zwischen chemischen Strukturen und biologischen Wirkungen. Eine weitere Gefahr ist die Beschränkung auf die Wechselwirkung des Pharmakons mit einem einzigen biologischen Target, ohne Berücksichtigung weiterer Aspekte, die für ein Arzneimittel unerläßliche Voraussetzung sind, z. B. die pharmakokinetischen und toxikologischen Eigenschaften. Den Weg zum neuen Arzneimittel zu beschreiben, klassische Design-Methoden zu referieren und neuen Techniken gegenüberzustellen, ist das Thema dieses Buches.

Arzneimittelforschung ist ein multidisziplinäres Arbeitsgebiet, in dem Chemiker, Molekularbiologen, Biochemiker, Pharmakologen, Toxikologen und Kliniker zusammenarbeiten, um einer Substanz den Weg zu einem neuen Therapeutikum zu bereiten. Aus diesen Gründen findet Arzneimittelforschung, ausgenommen einzelne Teilschritte, fast ausschließlich in der Industrie statt. Nur hier existieren die finanziellen Voraussetzungen und die organisatorischen Strukturen, die für ein erfolgreiches Zusammenspiel aller Disziplinen erforderlich sind.

Steigende **Kosten der Forschung und Entwicklung**, ein bereits bestehender hoher Therapiestandard in vielen Indikationsgebieten, ein verstärktes Sicherheitsbewußtsein und damit zunehmende Anforderungen von Seiten des Gesetzgebers haben dazu geführt, daß die Zahl der in die Therapie neu eingeführten Wirkstoffe (NCE, von engl. *new chemical entity*) in den letzten Jahrzehnten stetig abgenommen hat, von 70–100 in den Jahren 1960–1969, über 60–70 in den Jahren 1970–1979, durchschnittlich 50 in den Jahren 1980–1989, bis hin zu 40–45 in den Jahren 1990–1994. Trotzdem sind es neben Indikationsausweitungen bereits länger bekannter Präparate gerade die Neuentwicklungen, die deutliche Fortschritte in der Therapie, z. B. psychischer Erkrankungen, des Bluthochdrucks und der Magen- und Darmgeschwüre, gebracht haben. Bei den marktführenden Präparaten findet sich ein überproportional hoher Anteil von Wirkstoffen, die in den letzten Jahren mit rationalen Ansätzen gefunden wurden (Tabelle 1.2, Abschnitt 1.8).

Die Kosten für die Entwicklung und Einführung eines neuen Arzneimittels sind überproportional gestiegen, auf etwa 300–600 Millionen DM. Nur große Pharmafirmen können sich einen solchen Aufwand leisten, mit dem damit verbundenen Risiko eines Fehlschlags in den letzten Phasen der klinischen Prüfung oder der Fehleinschätzung des therapeutischen Potentials eines neuen Wirkstoffs.

Unsere Zeit erlebt mehrere Paradigmenwechsel. In der Forschung betrifft dies die Anwendung neuer Technologien, in der Struktur des Marktes einen rasch zunehmenden Konzentrationsprozeß durch Firmenübernahmen, bei gleichzeitigem Entstehen neuer, kleiner Firmen mit höherer Flexibilität. Besonders bei der Gentechnologie, bei der kombinatorischen Chemie und beim rationalen Design konkurrieren inzwischen über 2 000 solcher Firmen. Zudem ändert sich die Verschreibungspraxis im gesamten Gesundheitsbereich. Früher war allein der Arzt für die Therapie verantwortlich. Heute beeinflussen Negativlisten, Krankenkassen, die Einkaufsorganisationen der Kliniken und Apotheken und sogar die öffentliche Meinung die Therapie in einem immer größerem Ausmaß.

Der **Arzneimittel-Markt** ist mit weltweit über 250 Milliarden US-$ Jahresumsatz ein überaus attraktiver Markt. Zudem ist dieser Markt geprägt von einem dynamischen Wachstum, das deutlich über dem anderer Märkte liegt. Das in der letzten Dekade umsatzstärkste Arzneimittel, Ranitidin, hatte im Jahr 1994 vier Milliarden US-$ Jahresumsatz, eine Zahl, von der viele Pharmafirmen sogar als Gesamtumsatz ihres Unternehmens nur träumen können. Noch höhere Umsätze haben nur die illegalen Rauschdrogen. Nach Schätzungen des amerikanischen Gesundheitsinstituts, des National Institute of Health (NIH), liegt der Schwarzmarkt für Heroin allein in den USA bei 9 Milliarden US-$, der für Cocain sogar bei 30 Milliarden. Eine unabhängige Schätzung der World Health Organisation (WHO) geht von einem Weltmarkt für Cocain von rund 80 bis 90 Milliarden US-$ aus. Sigmund Freud, der das Cocain einst in die Therapie einführte (Abschnitt 3.4), hatte das mit Sicherheit nicht gewollt.

Arzneimittel nach Maß – werden die neuen Technologien dazu beitragen, diesen Anspruch zu realisieren? Was macht die Arzneimittelforschung so überaus schwierig? Um eine Parabel zu verwenden, es ist wie das Spiel gegen einen übermächtigen Schachcomputer. Die Regeln sind beiden Seiten bekannt, aber die Konsequenzen eines einzigen Zugs, in einer komplizierten Mittelstellung, sind schwer überschaubar. Ein biologischer Organismus ist ein überaus komplexes System. Die Wirkungen eines Arzneistoffs auf das System und die Wirkungen des Systems auf den Arzneistoff sind vielfältiger Natur. Jede strukturelle Änderung, mit dem Ziel, eine bestimmte Eigenschaft zu verändern, wird gleichzeitig die feinabgestimmte Balance anderer Eigenschaften des Wirkstoffs ins Ungleichgewicht bringen.

Wenn es gelingt, das Wissen um die Zusammenhänge zwischen chemischer Struktur und biologischer Wirkung, das in den letzten Jahrzehnten erworben wurde, mit den neuen Technologien zu verschmelzen, werden wir unsere Ziele sicher leichter erreichen als bisher. Für die neuen Techniken gilt es, ihre Anwendungsbreite und ihre Grenzen zu definieren. Theorie und Modellierung können nicht losgelöst vom Experiment existieren. Die Ergebnisse der Rechnungen hängen stark von den Randbedingungen der Simulationen ab. Die in einem System erzielten Resultate sind nur bedingt auf andere Systeme übertragbar. Allein der erfahrene Experte ist in der Lage, das besondere Potential theoretischer Ansätze in ihrer vollen Tiefe auszuschöpfen. Der Anspruch mancher Software- und Venture-Kapital-Firmen, ihre Lösungen führten automatisch zum Erfolg, ist kritisch zu hinterfragen. Auch hier soll dieses Buch helfen, die Spreu vom Weizen zu trennen und neben der Anwendungsbreite die Grenzen der einzelnen Methoden aufzeigen.

Dieses Buch ist ein **Lehrbuch über Arzneimittelforschung**. Von den klassischen Lehrbüchern der Pharmazeutischen Chemie grenzt es sich ab, sowohl durch seinen Aufbau als auch durch seine Ziele. Die Grundlagen, Methoden, Erfolge und Probleme bei der Suche nach neuen Arzneimitteln sind das Thema. Nicht Gruppen von Arzneimitteln werden besprochen, sondern der Weg zum Wirkstoff. Entsprechend seinem Titel wendet sich das Buch an Studenten und Wissenschaftler der Fachrichtungen Chemie, Pharmazie, Biochemie, Biologie und Medizin, die an der Kunst des Entwurfs neuer Arzneimittel interessiert sind.

Nach einer Einführung in die Geschichte und Kulturgeschichte der Arzneimittel werden Beispiele aus der klassischen Arzneimittelforschung vorgestellt. Eine Diskussion der Grundlagen der Arzneimittelwirkung, der Ligand-Rezeptor-Wechselwirkungen und des Einflusses der dreidimensionalen Struktur eines Arzneimittels auf seine Wirkung runden diesen Teil ab. Im zweiten Teil des Buches werden die Suche nach neuen Leitstrukturen und deren Optimierung zusammen mit der kombinatorischen Chemie und der Gentechnologie behandelt. Der dritte Teil beschreibt experimentelle und theoretische Methoden der 3D-Strukturbestimmung, des Modelling und der Ableitung von Pharmakophor- und Rezeptormodellen. Die Diskussion von Protein-3D-Strukturen, der Konformationen von Wirkstoffen und des Bindungsmodus von Liganden bildet die Grundlage für den vierten Teil. Dieser beschäftigt sich mit den Methoden der quantitativen Struktur-Wirkungsanalyse (QSAR), den 3D-QSAR-Methoden, der Beschreibung des Transports und der Verteilung von Wirkstoffen in biologischen Systemen, den Wirkungs-Wirkungsbeziehungen und den Methoden des struktur- und computergestützten Designs. Der letzte Teil des Buches ist verschiedenen Anwendungen gewidmet. Er beschreibt die Erfolge des struktur- und computergestützten Entwurfs neuer Arzneimittel in unterschiedlichen Indikationsgebieten.

Bedingt durch das Konzept des Buches werden viele wichtige Arzneimittel, Impfstoffe und Antikörper nicht oder nur kurz erwähnt. Gleiches gilt für Rezeptortheorien, Pharmakokinetik und Metabolismus, die Grundlagen der Gentechnik und statistische Methoden. Die biochemischen, molekularbiologischen und pharmakologischen Grundlagen der Wirkung von Arzneimitteln werden nur in dem Umfang erläutert, wie es für das Verständnis des Themas Wirkstoffdesign erforderlich ist. Andere Disziplinen, die für die weitere Entwicklung eines Arzneimittels relevant sind, wie die pharmazeutische Formulierung, die toxikologische und die klinische Prüfung, sind nicht Thema dieses Buches.

Die Auswahl der Beispiele aus einzelnen Therapiegebieten wurde subjektiv, unter didaktischen Gesichtspunkten vorgenommen. Trotzdem oder gerade deswegen gehen wir davon aus, daß das Buch seinem Anspruch gerecht wird, eine ausgewogene Darstellung der Methoden des Wirkstoffdesigns und ihrer praktischen Anwendung zu präsentieren. Das nachfolgende Literaturverzeichnis zitiert, chronologisch geordnet, besonders empfehlenswerte Monographien und, alphabetisch geordnet, Zeitschriften und Fortsetzungswerke zum Thema, die in den späteren Kapiteln nicht mehr einzeln erwähnt werden.

Literatur

a) Monographien

E. Mutschler, Arzneimittelwirkungen, 7. Auflage, Wissenschaftliche Verlagsgesellschaft mbH, Stuttgart, 1996

P. Krogsgaard-Larsen, T. Liljefors und U. Madsen, Hrsg., A Textbook of Drug Design and Development, 2. Auflage Harwood Academic Publishers, Chur, Schweiz, 1996

M. E. Wolff, Hrsg., Burger's Medicinal Chemistry, 5. Auflage, Band I, John Wiley & Sons, New York, 1995

W. O. Foye, T. L. Lemke und D. A. Williams, Principles of Medicinal Chemistry, 4. Auflage, Williams & Wilkins, Baltimore, 1995

J. G. Hardman, L. E. Limbird *et al.*, Hrsg., Goodman & Gilman's The Pharmacological Basis of Therapeutics, 9. Auflage, Blackwell Science, Oxford, UK, 1995

H. Auterhoff, J. Knabe und H.-D. Höltje, Lehrbuch der Pharmazeutischen Chemie, 13. Auflage, Wissenschaftliche Verlagsgesellschaft mbH, Stuttgart, 1994

H. J. Roth und H. Fenner, Pharmazeutische Chemie III. Arzneistoffe. Struktur – Bioreaktivität – Wirkungsbezogene Eigenschaften, 2. Auflage, Georg Thieme Verlag, Stuttgart, 1994

R. B. Silverman, Medizinische Chemie, VCH Weinheim, 1994

F. D. King, Hrsg., Medicinal Chemistry: Principles and Practice, The Royal Society of Chemistry, Cambridge, UK, 1994

C. R. Ganellin und S. M. Roberts, Hrsg., Medicinal Chemsitry. The Role of Organic Chemistry in Drug Research, 2. Auflage, Academic Press, London, 1993

D. Lednicer, Hrsg., Chronicles of Drug Discovery, Vol. 3, American Chemical Society, Washington, DC, USA, 1993, und frühere Bände dieser Reihe

C. G. Wermuth, N. Koga, H. König und B. W. Metcalf, Hrsg., Medicinal Chemistry for the 21th Century, Blackwell Scientific Publications, Oxford, 1992

C. Hansch, P. G. Sammes und J. B. Taylor, Hrsg., Comprehensive Medicinal Chemistry, 6 Bände, Pergamon Press, Oxford, 1990

R. A. Maxwell und S. B. Eckhardt, Drug Discovery. A Casebook and Analysis, Humana Press, Clifton, NJ, USA, 1990

b) Zeitschriften und Fortsetzungswerke

Annual Reports in Medicinal Chemistry
Chemistry & Biology
Drug News and Perspectives
Fortschritte der Arzneimittelforschung / Progress in Drug Research
Journal of Computer-Aided Molecular Design
Journal of Medicinal Chemistry
Methods and Principles in Medicinal Chemistry
Nature
Perspectives in Drug Discovery and Design
Pharmacochemistry Library
Reviews in Computational Chemistry
Quantitative Structure-Activity Relationships
Science
Spektrum der Wissenschaft
Trends in Pharmacological Sciences

Teil I

Grundlagen der Arzneimittelforschung

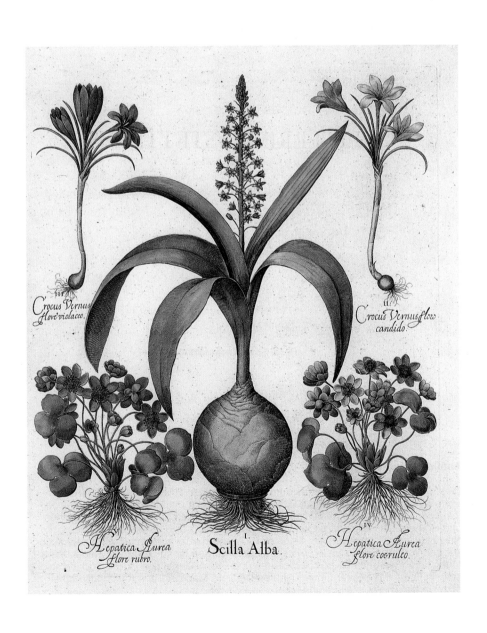

1. Arzneimittelforschung gestern, heute, morgen

Der gezielte Weg zum Arzneimittel ist ein alter Menschheitstraum. Schon die Alchemisten haben das *Elixir*, das *Arcanum*, gesucht, das alle Krankheiten zu heilen vermag. Gefunden wurde es bis heute nicht. Ganz im Gegenteil, die Arzneitherapie ist mit der zunehmenden Kenntnis der verschiedenen Krankheitsursachen noch komplexer geworden.

Dennoch, die **Erfolge der Arzneimittelforschung** sind beeindruckend. Über Jahrhunderte waren Alkohol und Opium die einzigen vorbereitenden Maßnahmen bei Operationen. Narkose, Neuroleptanalgesie und örtliche Betäubung mit Lokalanästhetika erlauben heute absolut schmerzfreie chirurgische Eingriffe und Zahnbehandlungen. Seuchen und Infektionserkankungen haben bis in unser Jahrhundert mehr Menschen getötet als alle Kriege. Dank Hygiene, Impfungen, Chemotherapeutika und Antibiotika sind diese Krankheiten heute, zumindest in den industrialisierten Ländern, stark zurückgedrängt. Bei vielen bakteriellen Infektionskrankheiten, z.B. der Tuberkulose, und Viruserkrankungen sind aber durch die gefährlich zunehmende Zahl therapieresistenter Krankheitserreger neue Probleme entstanden. Sie machen die Entwicklung immer neuer Arzneimittel dringend erforderlich. Die H_2-Blocker und die Protonenpumpen-Hemmer haben die Zahl der operativen Eingriffe bei Magen- und Zwölffingerdarm-Geschwüren drastisch reduziert. Kombinationen mit Antibiotika bringen hier einen weiteren Therapiefortschritt, da sie eine ursächliche Therapie erlauben (Abschnitt 3.6). Herz- und Kreislaufkrankheiten, Diabetes und psychische Erkrankungen (Erkrankungen des Zentralnervensystems, ZNS-Krankheiten) werden meist symptomatisch behandelt. Nicht die Krankheitsursache wird beseitigt, sondern die negativen Auswirkungen der Krankheit auf den Organismus. Oft beschränkt sich die Therapie auf die Verlangsamung des Fortschreitens der Erkrankung oder auf eine Erhöhung der Lebensqualität. So führen synthetische Corticosteroide bei chronischen Entzündungserkrankungen (z. B. Rheuma, Arthritis) zur signifikanten Schmerzreduktion und zur Verlangsamung krankhafter Knochenveränderungen. Bei der Krebstherapie reicht das Spektrum von Heilung, besonders in Kombination mit chirurgischen Maßnahmen und Strahlenbehandlung, bis zum vollständigen Versagen therapeutischer Maßnahmen.

In der **Geschichte der Arzneimittelforschung** lassen sich vier zeitlich aufeinanderfolgende Phasen erkennen:

- die Anfänge, mit der Volksmedizin als einziger Quelle neuer Arzneimittel,
- der Beginn einer systematischen Suche nach neuen synthetischen Stoffen mit biologischer Wirkung und der Einsatz des Tierversuchs als Modell für den kranken Menschen,
- die Verwendung molekularer und anderer *in vitro*-Testsysteme als präzisere Modelle und als Ersatz für den Tierversuch, sowie
- der Einsatz experimenteller und theoretischer Methoden, wie Proteinkristallographie, Modelling und quantitative Struktur-Wirkungsbeziehungen, zum gezielten struktur- und computergestützten Design von Wirkstoffen.

Jede vorangehende Phase hat durch den Eintritt in die jeweils nächste Phase an Bedeutung verloren. Interessanterweise werden in der modernen Arzneimittelforschung die einzelnen Phasen in genau umgekehrter Richtung durchlaufen. Das struktur- und computergestützte Design eines neuen Wirkstoffs erfolgt in enger Rückkopplung mit der Testung in mehreren *in vitro*-Modellen, zur Abklärung der Wirkung und des Wirkspektrums. Dann folgt der Tierversuch, zur Bestätigung der therapeutischen Relevanz und als letzte Instanz die klinische Prüfung, zur Überprüfung der Eignung als Arzneimittel beim kranken Menschen.

1.1 Die Volksmedizin

Die Anfänge der Arzneitherapie liegen in der Volksmedizin. Die narkotische Wirkung des Mohns, die Wirkung der Herbstzeitlose bei Gicht und der Meerzwiebel bei Wassersucht (heute: Herzinsuffizienz) waren bereits im Altertum bekannt. Getrocknete Drogen und Extrakte aus diesen und anderen Pflanzen stellten über mehr als 5 000 Jahre die wichtigste Quelle für Arzneimittel dar. Die ältesten schriftlichen Überlieferungen dazu stammen aus dem 3. Jahrtausend vor Christus.

Der ägyptische *Papyrus Ebers*, um 1550 v. Chr., listet rund 800 Verschreibungen, von denen viele (zusätzlich) rituelle Formeln enthalten, um die Hilfe der Götter in Anspruch zu nehmen. Das fünfbändige Buch *De Materia Medica* des Dioskurides (griech. Arzt, 1. Jh. n. Chr.) ist das wissenschaftlich anspruchsvollste Arzneibuch des Altertums. Es enthält die Beschreibungen von 600 arzneilichen Pflanzen, 35 Tierprodukten und 90 Mineralien. Sein Einfluß reichte bis in die späte arabische Medizin und die europäische Renaissance.

Wohl das berühmteste Arzneimittel des Altertums war der Theriak. Ursprünglich aus 54 Materialien zusammengesetzt, diente es dem König von Pontus, Mithridates VI (132–63 v. Chr.), als Antidot gegen alle Arten von Vergiftungen. Von den Zeiten des Galen (129–199 n. Chr., Leibarzt des Kaisers Marc Aurel) bis ins 18. Jahrhundert war dieses Mittel sehr weit verbreitet. Es wurde in vielfältigen Abwandlungen hergestellt, mit bis zu einigen hundert Ingredienzen. In manchen Städten geschah dies sogar unter öffentlicher Aufsicht, um die Vollständigkeit der Zutaten zu überprüfen! Mehr und mehr galt es als Allheilmittel gegen alle Arten von Krankheiten. Spötter behaupten, zerriebene Perlen seien das einzig wirksame Prinzip des Theriak gewesen, denn Calciumcarbonat wirkt gegen Sodbrennen. Daneben waren allerlei wunderliche Mittel in Gebrauch, wie Regenwurmöl, Einhornpulver, Bezoarsteine, menschliches Craniumpulver (neu-lat. *cranium*, der Schädel), Mumienstaub, und viele andere.

Im Altertum bereits sehr weit entwickelt war die chinesische Volksmedizin. Eine Besonderheit ihrer Zubereitungen war und ist der Umstand, daß für die Wirkung vier Qualitäten verantwortlich gemacht werden: der Chef (*jun*) als Träger der Wirkung, der Adjutant (*chen*), der die Wirkung unterstützt oder eine zweite Wirkung ausübt, ein Assistent (*zuo*), der ebenfalls unterstützen kann oder die Nebenwirkungen mildert, und ein oder mehrere Boten (*shi*), die den gewünschten Effekt moderieren. Die chinesische Pen-Ts'ao-Schule (1. und 2. Jahrhundert n. Chr.), deren Ziel es war, lange zu leben, ohne alt zu werden (!), empfiehlt zur Dosierung „*wenn man eine Krankheit mit Arzneien bekämpft, die eine starke Wirkung haben, soll man mit einer Dosierung beginnen, die nicht größer ist als ein Hirsekorn. Wenn das die Krankheit heilt, sollte man die Arznei sofort absetzen. Wenn es die Krankheit nicht heilt, sollte man die Dosierung verdoppeln. Wenn auch das die Krankheit nicht heilt, sollte man die Dosierung verzehnfachen. Man sollte die Behandlung immer abbrechen, wenn die Krankheit geheilt ist*".

Die Chinesische *Materia Medica* des Li Shizhen, um 1590, besteht aus 52 Bänden. Sie erwähnt knapp 1 900 medizinische Prinzipien, Pflanzen, Insekten, Tiere und Mineralien in 10 000 detailliert beschriebenen Zubereitungen. Die *Chinesische Pharmakopöe* des Jahres 1990 besteht nur mehr aus 2 Bänden. Einer davon enthält 784 traditionelle Drogen der Volksmedizin, der andere 967 Arzneimittel der „westlichen" Medizin.

Paracelsus, eigentlich Theophrastus Bombastus von Hohenheim (ca. 1493–1541) wirkte bahnbrechend für die wissenschaftliche Arzneiforschung. Er erklärte das Leben als chemischen Vorgang und machte die Inhaltsstoffe der Pflanzen, die *Quinta essentia*, für deren heilende Wirkung verantwortlich. Trotzdem waren bis zum Anfang des 19. Jahrhunderts alle therapeutischen Prinzipien entweder Extrakte von Pflanzen, tierische Gifte oder Mineralien, in den seltensten Fällen organische Reinstoffe. Das änderte sich grundlegend mit dem Erwa-

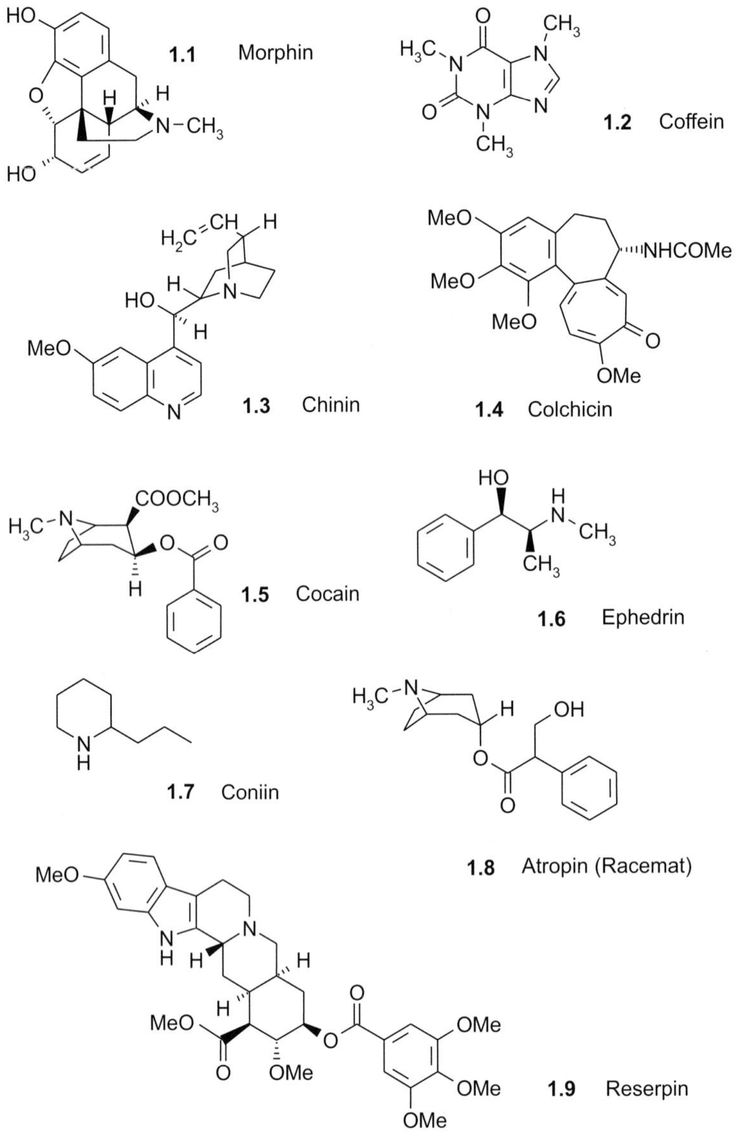

Abb. 1.1 Viele wichtige Naturstoffe wurden im 19. Jahrhundert isoliert und z.T. bereits synthetisiert. Morphin **1.1** wurde 1806 von Sertürner aus Opium isoliert, Coffein **1.2** aus Kaffee und Chinin **1.3** aus Chinarinde 1819 von Runge. Chinin wurde auch unabhängig von Pelletier und Caventou entdeckt, die bereits ein Jahr später, 1820, das Colchicin **1.4** aus der Herbstzeitlose isolierten. Cocain **1.5** wurde 1860 von Niemann aus Cocablättern gewonnen, Ephedrin **1.6** von Nagai aus der chinesischen Pflanze Ma Huang (*Ephedra vulgaris*). 1886 wurde das erste Alkaloid von Ladenstein synthetisiert, das Coniin **1.7** des Schierlings, 1901 das Atropin **1.8** der Tollkirsche von Willstätter. Reserpin **1.9** aus der Pflanze *Rauwolfia serpentina* wurde erst zur Mitte unseres Jahrhunderts isoliert und in seiner Struktur aufgeklärt.

chen der organischen Chemie. Die große Zeit der pflanzlichen Naturstoffe, z. B. **1.1** – **1.9** (Abb. 1.1), und der davon abgeleiteten Wirkstoffe begann.

Voreilige Hoffnungen, die um die Jahrhundertwende in einzelne dieser Substanzen gesetzt wurden, z. B. in Heroin (Abschnitt 3.3) oder Cocain (Abschnitt 3.4), haben sich zwar rasch wieder zerschlagen, aber die pflanzlichen Naturstoffe haben die Grundlage für einen überaus großen Teil unseres Arzneimittelschatzes gelegt (Abschnitte 3.1–3.4 und 7.1). Auch bei den derzeit umsatzstärksten Präparaten (Abschnitt 1.8, Tabelle 1.2) finden sich viele Naturstoffe, deren Derivate und Analoge.

1.2 Der Tierversuch als Grundlage der Arzneimittelforschung

Der Erfahrungsschatz der Volksmedizin geht auf mehrere tausend Jahre zufälliger Beobachtungen von therapeutischen Wirkungen am Menschen zurück. Geplante Untersuchungen an Tieren waren eher selten. Berühmt geworden ist das biophysikalische Experiment des Luigi Galvani, Anatomieprofessor in Bologna, über das er 1791 in seinem Buch *De Viribus Electricitatis in Motu Musculari* berichtete. Schon 1780 hatten seine Studenten beobachtet, daß Froschschenkel beim Präparieren eines Nerven zucken, wenn im gleichen Raum Reibungselektrisiermaschinen, damals Standardausrüstung vieler Laboratorien, bedient werden. In systematischen Versuchen wollte er feststellen, ob das Zucken auch während eines Gewitters auftritt. Er hängte die Schenkel mit einem Kupferhaken an einem eisernen Fenstergitter auf – sie zuckten bereits bei jeder Berührung des Gitters. Allein die Spannungsdifferenz zwischen den Metallen bewirkt eine Nervenreizung, auch ohne elektrische Entladungen.

Die systematische Untersuchung der biologischen Wirkungen von Pflanzenextrakten, tierischen Giften und synthetischen Substanzen am Tier begann im letzten Jahrhundert. 1847 wurde an der Kaiserlichen Universität in Dorpat (heute: Tartu, Estland) das erste pharmakologische Institut gegründet. Seit rund hundert Jahren ist der Tierversuch die Grundlage der Pharmaforschung. Der berühmte Pharmakologe Sir James W. Black, der bei ICI die ersten Betablocker (Mittel zur Behandlung des Bluthochdrucks) entwickelte und anschließend bei Smith, Kline und French maßgeblich an der Auffindung der ersten H_2-Antagonisten (Mittel zur Behandlung von Magen- und Darmgeschwüren) beteiligt war, vergleicht pharmakologische Tests mit einem Prisma. Was Pharmakologen von den Eigenschaften eines Wirkstoffs wahrnehmen, hängt direkt von den verwendeten Modellen ab.

Aber wie ein Prisma verzerren die Modelle unsere Sicht auf unterschiedliche Weise. Es gibt kein depressives Kaninchen und keine schizophrene Ratte. Selbst wenn es sie gäbe, könnten sie uns ihr subjektives Empfinden, ihre Gefühlslage, nicht mitteilen. Auch gentechnisch modifizierte Tiere (Abschnitt 12.4), z.B. die Alzheimer-Maus, sind im Sinn von Black nur durch ein Prisma verzerrte Annäherungen an die Wirklichkeit. Diese Tatsache wird in der industriellen Praxis allzuoft unterschätzt. Chemiker neigen dazu, isoliert auf ein bestimmtes Modell hin zu optimieren. Dabei werden weitere Faktoren und Eigenschaften, die für ein Arzneimittel essentielle Voraussetzung sind, z.B. Selektivität oder Bioverfügbarkeit, oft nicht ausreichend berücksichtigt.

Es gibt aber keinen Ausweg aus diesem Dilemma. Wir brauchen einfache *in vitro*-Modelle (Abschnitt 1.5), um große Serien potentieller

Wirkstoffe zu untersuchen und wir brauchen das Tiermodell, um über die Korrelation der Daten auf die therapeutische Wirkung am Menschen zu schließen. In der Vergangenheit wurde ein Therapiefortschritt bevorzugt dann erzielt, wenn ein neues pharmakologisches Modell, *in vivo* oder *in vitro*, für eine neue Wirkqualität zur Verfügung stand, zum Beispiel bei den H_2-Blockern (Abschnitt 3.6).

Typische Fehler bei der Auswahl von Modellen, der Interpretation und dem Vergleich von Versuchsergebnissen sind unterschiedliche Applikationsformen und die Korrelation von Ergebnissen, die mit verschiedenen Tierarten erhalten wurden. Es macht wenig Sinn, die therapeutische Breite eines Wirkstoffs über den Vergleich der gewünschten Wirkung an einer Spezies und der toxischen Wirkung an einer anderen Spezies zu optimieren. Der Vergleich der Wirkung nach fixen Dosen, ohne die Bestimmung einer effektiven Dosis, verfälscht die Ergebnisse, da besonders stark und besonders schwach wirksame Substanzen außerhalb des Meßbereichs liegen. Ebenfalls fragwürdig ist die Messung einer Wirkung nach festen Zeiten. Hier erfaßt man weder die Zeitspanne bis zum Auftreten eines Effektes, die sogenannte Latenzzeit, noch den maximalen biologischen Effekt. Bei Ganztiermodellen ist meist eine Begleitmedikation erforderlich, die zusätzlichen Einfluß auf die Versuchsergebnisse hat. Narkotisierte Tiere liefern oft völlig andere Ergebnisse als wache Tiere.

1.3 Der Kampf gegen die Infektionskrankheiten

Seuchen und Infektionskrankheiten, an erster Stelle die Malaria und die Tuberkulose, haben über die Zeiten mehr Todesfälle verursacht als alle Kriege der Menschheitsgeschichte. Während der Grippewelle des Jahres 1918 starben 22 Millionen Menschen, doppelt so viele, wie dem Ersten Weltkrieg zum Opfer fielen. An Malaria starben bis zur Mitte unseres Jahrhunderts jedes Jahr mehrere Millionen Menschen. Bis zur Jahrhundertwende waren die Anwendung von Brechwurz und Chinarinde die einzigen therapeutischen Ansätze für diese Krankheit. Die beeindruckenden Erfolge im Kampf gegen Seuchen und Infektionskrankheiten resultieren zu einem großen Teil aus den letzten siebzig Jahren Arzneimittelforschung. In erster Linie verdanken wir sie den Sulfonamiden (Abschnitt 2.3) und ihren Kombinationen mit Hemmstoffen des Enzyms Dihydrofolat-Reduktase (Abschnitt 23.3), den Antibiotika (Abschnitte 2.4 und 7.3) und den synthetischen Tuberkulostatika (Abschnitt 7.5). Als Selman Waksman 1952 für seine Entdeckung des Streptomycins (Abschnitt 7.3) den Nobelpreis erhielt, gratulierte ein kleines Mädchen mit einem Blumenstrauß. Sie war die erste Patientin, deren tuberkulöse Hirnhautentzündung mit Streptomycin geheilt wurde. Die Atmosphäre der Tuberkulosekliniken kennen wir heute nicht mehr aus eigenem Erleben, sondern einzig aus Thomas Manns *Zauberberg*.

Aber die Infektionskrankheiten, auch die Tuberkulose, sind wieder auf dem Vormarsch. Viele Antibiotika wurden früher zu breit eingesetzt. Dies und die Ausbreitung resistenter Erreger in den Krankenhäusern haben dazu geführt, daß viele Fälle nur mehr mit ganz bestimmten Antibiotika therapierbar sind. Entstehen auch dagegen Resistenzen, sind unsere Waffen stumpf geworden. Neue virale Infektionskrankheiten drohen. Vor dem breiten Auftreten der Immunschwächekrankheit AIDS (engl. *acquired immune deficiency syndrome*) gab es nur einige wenige Fälle der durch den Pilz *Pneumocystis carinii* verursachten Pneumonie, jetzt gibt es allein in den USA etwa 50 000 Fälle. Diese Form der Lungenentzündung ist zur primären Todesursache von AIDS-Kranken und Patienten mit Immunsuppression nach Organtransplantation geworden. Bei der Suche nach Mitteln gegen AIDS und seinen Folgeerkrankungen wird ein hoher Aufwand betrieben. Viele weit verbreitete Tropenkrankheiten, z. B. die Malaria und die Chagaskrankheit, werden dagegen zur Zeit nur unzureichend beforscht. Auch hier stellen Resistenzen gegen vorhandene Arzneimittel ein weltweites Problem dar.

Verbesserte Hygiene hat ebenfalls zur Reduktion der Infektionsgefahr, z. B. beim Wundfieber, beigetragen. Es waren aber vor allem die Impfstoffe, die zur Ausrottung vieler ansteckender Krankheiten beigetragen haben. Auf neuen und kombinierten Impfstoffen ruhen zur Zeit sowohl Hoffnungen für die AIDS- und Malariatherapie, als auch für die Verhütung von Magen- und Zwölffingerdarm-Geschwüren, bei denen man seit kurzem weiß, daß sie durch eine Infektion mit dem Bakterium *Heliobacter pylori* (Abschnitt 3.6) verursacht werden.

1.4 Biologische Konzepte in der Arzneimittelforschung

Acetylcholin **1.10** (Abb. 1.2), eine bereits 1867 von A. v. Baeyer synthetisierte Substanz, ist ein **Neurotransmitter**, ein Überträgerstoff für Nervenimpulse. Der Nachweis seiner Wirkung gelang dem Pharmakologen Otto Loewi im Jahr 1921 mit einem eleganten Experiment. Zwei isolierte Froschherzen wurden mit der gleichen Flüssigkeit durchströmt. Reizung des *Nervus vagus* des einen Herzens hatte eine Verlangsamung des Herzschlags, eine bradykarde Wirkung, zur Folge. Kurz darauf schlug auch das zweite Herz langsamer, ein eindeutiger Nachweis einer *humoralen* Übertragung (lat. *humor, umor*, die Flüssigkeit). Wenig später wurde Acetylcholin als „Vagus-Stoff", als verantwortlich für diese Wirkung erkannt. Acetylcholin selbst ist allerdings wegen seines raschen Abbaus durch Acetylcholin-Esterase therapeutisch nicht einsetzbar.

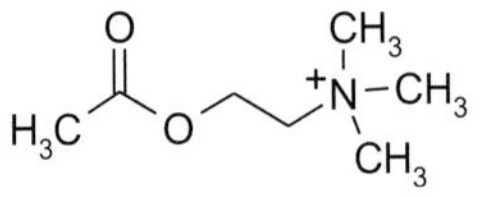

Abb. 1.2 Die natürlichen Hormone und Neurotransmitter Acetylcholin **1.10**, Adrenalin **1.11**, Noradrenalin **1.12**, Dopamin **1.13**, Histamin **1.14** und Serotonin **1.15**, die exzitatorischen Aminosäuren Asparaginsäure **1.16** und Glutaminsäure **1.17**, die inhibitorischen Aminosäuren Glycin **1.18** und γ-Aminobuttersäure (GABA) **1.19** und einige Peptide, wie die Enkephaline **1.20** und **1.21**, Substanz P und andere, dienten als Leitstrukturen für Arzneimittel gegen verschiedenste Herz-, Kreislauf- und ZNS-Krankheiten (vgl. Kapitel 3 und 7 bis 9).

1.10	Acetylcholin
1.11	Adrenalin, R = CH₃
1.12	Noradrenalin, R = H
1.13	Dopamin
1.14	Histamin
1.15	Serotonin
1.16	Asparaginsäure
1.17	Glutaminsäure
1.18	Glycin
1.19	γ-Aminobuttersäure

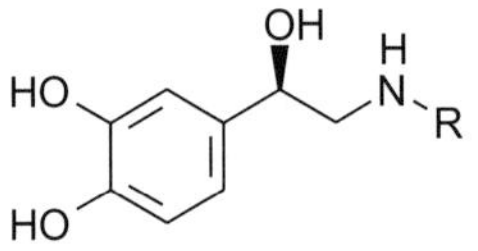

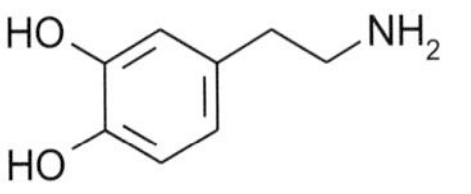

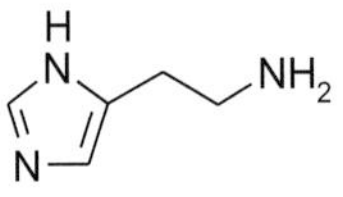

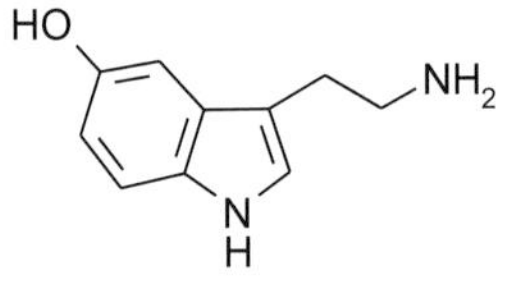

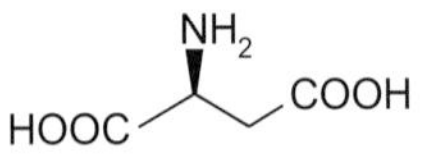

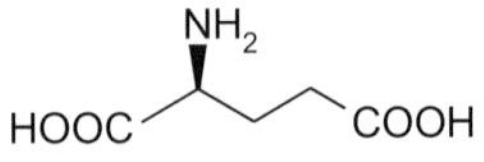

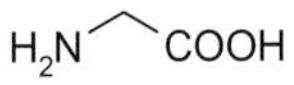

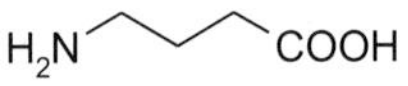

Tyr-Gly-Gly-Phe-Met   **1.20**   Met-Enkephalin

Tyr-Gly-Gly-Phe-Leu   **1.21**   Leu-Enkephalin

Aldrich und Takamine isolierten 1901 das erste menschliche **Hormon**, das Adrenalin **1.11**. Dieses Hormon und sein *N*-Desmethylderivat Noradrenalin **1.12** (Abb. 1.2) werden an einer zentralen Stelle des Organismus, dem Nebennierenmark, produziert und bei Streß in den Blutkreislauf ausgeschüttet. Sie überfluten das gesamte System, mit Ausnahme des Zentralnervensystems und der Placenta, die eigene Barrieren für die meisten polaren Stoffe besitzen. An verschiedenen Stellen des Organismus reagieren sie mit den entsprechenden Rezeptoren. Die Spezifität der Wirkung ist gering, eine Fülle pharmakodynamischer Wirkungen resultiert. Ebenso wie nach der intravenösen Gabe eines Arzneimittels ist ein generalisierter Effekt zu beobachten. Puls und Blutdruck steigen, der Organismus ist „fluchtbereit" – eine im Lauf der Evolution überaus wichtige Funktion, die von diesen Hormonen übernommen wurde.

Noradrenalin und Adrenalin sind aber auch Neurotransmitter (Abschnitt 4.4), ebenso wie das Acetylcholin, die biogenen Amine **1.13** – **1.15**, die Aminosäuren **1.16** – **1.19** und Peptide, z. B. **1.20** und **1.21** (Abb. 1.2). Als Neurotransmitter werden diese Substanzen lokal, in den Nervenzellen produziert, gespeichert und bei Nervenreizung ausgeschüttet. Nach Wechselwirkung mit **Rezeptoren** der direkt benachbarten Nervenzellen werden sie rasch abgebaut oder wieder in die ausschüttende Nervenzelle aufgenommen (Abschnitt 4.6). Abgeleitet von den Namen der Neurotransmitter spricht man vom adrenergen, cholinergen, dopaminergen, etc., System. Durch Adrenalin ausgelöste Wirkungen bezeichnet man als adrenerg, die der Antagonisten als antiadrenerg; diese Nomenklatur wird aber nicht konsequent verwendet. Üblicher sind Kombinationen des Namens des jeweiligen Neurotransmitters mit den Begriffen **Agonist** und **Antagonist** bzw. Blocker, z. B. Dopaminagonist, Histaminantagonist oder Betablocker, für einen Antagonisten des β-adrenergen Rezeptors. Aus der strukturellen Abwandlung der Neurotransmitter ist eine Fülle wichtiger Arzneimittel hervorgegangen.

Ab dem Ende der zwanziger Jahre erfolgte in rascher Folge die Isolierung und Strukturaufklärung der Steroidhormone. Ihre Geschichte wird in Abschnitt 3.5 beschrieben. Insgesamt haben diese Entdeckungen vor rund fünfzig bis sechzig Jahren das „goldene" Zeitalter der Arzneimittelforschung eingeläutet. Die systematische Variation biologisch aktiver Prinzipien, basierend auf der Kenntnis ihrer Wirkmechanismen, hat zur Synthese von Enzyminhibitoren, Rezeptoragonisten und -antagonisten geführt, die zusammen mit den Derivaten pflanzlicher Naturstoffe den größten Teil unseres Arzneimittelschatzes ausmachen.

1.5 *In vitro*-Modelle und molekulare Testsysteme

Vor rund 30 Jahren hat man begonnen, über die Prüfung von Substanzen in einfachen *in vitro*-Modellen nachzudenken. Bei diesen Modellen findet die biologische Prüfung nicht mehr am Tier, sondern im Reagenzglas statt. Für den Wunsch, Tierversuche zu vermeiden, waren mehrere Gründe maßgebend. Tierversuche waren zunehmend in die Kritik der Öffentlichkeit geraten und sie sind zeit- und kostenaufwendig. Anfangs gelangten vor allem Zellkulturmodelle, z. B. Tumor-Zellkulturen zur Prüfung von Cytostatika oder embryonale Hühnerherzzellen zur Untersuchung von herzaktiven Substanzen zum Einsatz. Später gesellten sich Rezeptor-Bindungsstudien dazu. Die ersten molekularen Testmodelle waren Enzym-Hemmtests, bei denen die inhibitorische Wirkung einer Substanz auf ein ganz bestimmtes molekulares Zielprotein, frei von allen störenden Nebeneffekten, untersucht werden konnte. Mit dem Fortschritt der gentechnologischen Methoden (Kapitel 12) ist nicht nur die Herstellung der Enzyme einfacher geworden, es können auch Rezeptor-Bindungsstudien mit molekular einheitlichen Präparationen durchgeführt werden. Für jede Substanz ist heute eine exakte Untersuchung ihres Wirkspektrums an beliebigen Enzymen, Rezeptoren aller bekannten Typen und Subtypen, Ionenkanälen und Transportern möglich. In der industriellen Wirkstoffsuche ist diese Vorgehensweise inzwischen Routine.

Vor der biologischen Prüfung eines potentiellen Wirkstoffs sind die Fragen zu klären: welches therapeutische Ziel soll erreicht werden und wie ist dieses Ziel zu realisieren? Therapeutische Konzepte gehen von der Pathophysiologie, einer für das Krankheitsgeschehen ursächlichen Veränderung aus. Regulatorische Eingriffe mit einem Arzneimittel sollen den physiologischen Normalzustand möglichst exakt wiederherstellen. Dabei tritt jedoch ein ganz entscheidendes Problem auf. Die Natur arbeitet mit zwei orthogonalen Prinzipien, der Spezifität der Wirkung und einer oft sehr ausgeprägten räumlichen Trennung der Wirkung, einer Kompartimentierung. Adrenalin, das in der Nebenniere produziert wird, wirkt im gesamten Körper, außer im Gehirn. Wird es dagegen dort ausgeschüttet, wirkt es nur im synaptischen Spalt zwischen zwei Nervenzellen. Bei der Spezifität der Wirkung haben die Chemiker die Natur in den meisten Fällen übertroffen, bei der räumlichen Trennung haben sie weitgehend versagt.

Durch die Fortschritte der Gentechnologie (Kapitel 12) können wir unsere Wirkstoffe viel genauer als bisher untersuchen. Bei isolierten Enzymen und bei Bindungsstudien an gentechnisch hergestellten Rezeptoren sind wir aber von der Realität des Tiermodells und vom Menschen einen weiteren Schritt entfernt. Analog zum Tierversuch ist auch bei einem Organpräparat, einer Zellkultur und einem einfachen *in vitro*-Testmodell eine Korrelation der erhaltenen Daten mit dem gewünschten therapeutischen Effekt die Voraussetzung für den erfolgreichen Einsatz des Modells. Über quantitative Beziehungen zwischen verschiedenen biologischen Wirkungen, sogenannte Wirkungs-Wirkungsbeziehungen (Kapitel 23), wird dieser Bezug zum Tiermodell und zum Menschen hergestellt.

Besonders auf dem Gebiet der ZNS-wirksamen Substanzen, aber auch bei herz- und kreislaufwirksamen Verbindungen und bei Antihistaminika hat sich in unserer Zeit ein Forscher in den Vordergrund gestellt. Paul Janssen war über Jahrzehnte der Direktor der Firma Janssen in Beerse, Belgien. In seinem Unternehmen wurden in den Jahren nach dem Zweiten Weltkrieg über 50 neue Wirkstoffe gefunden, präklinisch und klinisch entwickelt und in die Therapie eingeführt. Damit gehört seine Firma zu den erfolgreichsten der gesamten Pharmageschichte. Sein Erfolgsrezept ist aber kein Geheimnis. Paul Janssen war und ist ein Meister der strukturellen Variation, ein Beethoven der Wirkstoffsuche. Die systematische Kombination pharmakologisch interessanter Teilstrukturen und die elegante Auswertung eines Bündels von Rezeptor-Bindungsstudien, *in vitro*-Modellen und Tierversuchen haben seine Erfolge begründet.

1.6 Erfolge bei der Therapie psychischer Erkrankungen

Bis zur Mitte unseres Jahrhunderts waren psychiatrische Krankenhäuser reine Bewahranstalten, in der Einschränkung der persönlichen Freiheit des Einzelnen von Gefängnissen kaum zu unterscheiden. Die Entdeckung der Neuroleptika, Tranquillizer und Antidepressiva hat eine Revolution der Psychiatrie bewirkt. Typische Vertreter dieser Arzneimittel sind in Abbildung 1.3 wiedergegeben. Mit dem heute vorhandenen breiten Repertoire von Mitteln zur Behandlung der Schizophrenie, chronischer Angstzustände und Depressionen überwiegt die offene Psychiatrie. Viele Patienten können sogar ambulant behandelt werden.

1933 stellte Manfred Sakel an der Psychiatrischen Universitätsklinik in Wien fest, daß sich Schizophrene, denen er zur Appetitanregung niedrige Dosen von Insulin gegeben hatte, ruhiger verhielten. Dadurch ermutigt, erhöhte er die Dosen bis zum Auftreten des hypoglykämischen Komas, einer durch zu niedrige Blutzuckerspiegel ausgelösten Bewußtlosigkeit. Insulinschocks, Pentetrazol- und Elektroschocks waren über die folgenden beiden Jahrzehnte klinischer Standard bei der Behandlung psychotischer Erkrankungen, ein eindrucksvoller und erschreckender Beweis für das Fehlen therapeutischer Alternativen.

Diese Situation änderte sich erst in den fünfziger Jahren, mit der Auffindung des pflanzlichen Naturstoffs Reserpin **1.9** (Abb. 1.1, Abschnitt 1.1). Diese Substanz entfaltet ihre Wirkung über die Entleerung der Speicher der Nervenzellen für die Neurotransmitter Noradrenalin, Serotonin und Dopamin. Reserpin war die erste Substanz mit ausgeprägt neuroleptischer, d. h. erregungsdämpfender und aggressionshemmender Wirkung und sie war das erste Mittel zur Behandlung psychotischer Erkrankungen, bei dem der biologische Effekt über den Wirkmechanismus erklärt werden konnte. Zusätzlich wurde Reserpin

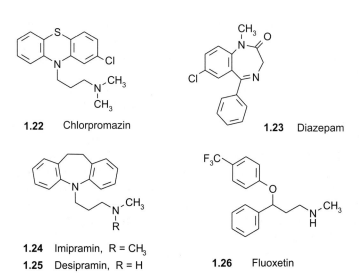

1.22 Chlorpromazin

1.23 Diazepam

1.24 Imipramin, R = CH₃
1.25 Desipramin, R = H

1.26 Fluoxetin

Abb. 1.3 Die Revolution in der Therapie psychischer Erkrankungen geht zurück auf die Entdeckung wirksamer Neuroleptika, z. B. Chlorpromazin **1.22**, Tranquillizer, z. B. Diazepam **1.23**, und Antidepressiva, z. B. Imipramin **1.24**. Diese Stoffe erlaubten erstmals eine gezielte Behandlung der Schizophrenie, chronischer Angstzustände und Depressionen. Neuere Antidepressiva mit spezifischer Wirkung auf die Transportsysteme (Abschnitt 4.6) für Noradrenalin bzw. Serotonin sind Desipramin **1.25** und Fluoxetin **1.26**.

als Blutdrucksenker eingesetzt. Heute wird es wegen seiner zu breiten und unspezifischen Wirkung kaum mehr verwendet, weder bei psychischen Erkrankungen noch zur Therapie des Bluthochdrucks.

Die Rolle des Dopamins **1.13** (Abb. 1.2, Abschnitt 1.4) bei der Entstehung der Schizophrenie wurde klar, als mit Chlorpromazin **1.22** (Abb. 1.3; Abschnitte 8.5 und 23.2) eine Substanz zur Verfügung stand, die günstige klinische Effekte zeigte, aber im Gegensatz zum unspezifischen Reserpin ein Antagonist der Dopaminrezeptoren ist. Die Gabe von Chlorpromazin und analogen tricyclischen Neuroleptika löst Symptome aus, die auch bei der Parkinsonschen Krankheit auftreten. Damit gab es erste Hinweise auf einen endogenen Dopamin-Mangel als Ursache dieser Erkrankung. Neuere Neuroleptika mit abweichenden Wirkmechanismen und Strukturen werden in Abschnitt 23.2 diskutiert.

Chlordiazepoxid (Librium®; Abschnitt 2.7), der erste Tranquillizer aus der Gruppe der Benzodiazepine, wurde zufällig gefunden. Tranquillizer vereinen in ihrem Wirkspektrum sedierende, krampfhemmende und vor allem angstlösende Effekte. Das chemisch nahe verwandte Folgepräparat Diazepam **1.23** (Valium®, Abb. 1.3) war bereits ein Jahr nach seiner Einführung und über viele weitere Jahre das weltweit umsatzstärkste Arzneimittel. Die Rolling Stones widmeten ihm beziehungsreich den Song *„Mothers Little Helper“*. Bei vielen Firmen starteten groß angelegte Syntheseprogramme, Chemiker und Pharmakologen setzten ihr gesamtes Arsenal von Methoden ein. Ihre Erfolge rechtfertigten den Aufwand. Substanzen mit unterschiedlichem Wirkprofil resultierten, weitere Tranquillizer, Schlafmittel, Hypnotika und sogar Antagonisten. Die Gruppe der Benzodiazepine gehört auch heute noch zu den populärsten und am weitesten verbreiteten Arzneimitteln.

Auch das erste Antidepressivum, Iproniazid (Abschnitt 7.7), wurde zufällig gefunden. Es wirkt über die Hemmung des Abbaus der biogenen Amine Dopamin, Serotonin, Noradrenalin und Adrenalin durch das Enzym Monoaminoxidase. Bei den ersten, unspezifischen Vertretern traten aber neben anderen schweren Nebenwirkungen hypertone Krisen auf, nach dem Genuß bestimmter Nahrungsmittel sogar vereinzelte Todesfälle. Das in Käse (daher die Bezeichnung *„cheese effect“*), Wein oder Bier enthaltene Tyramin wird nicht mehr ordnungsgemäß abgebaut. Dies löst einen lebensbedrohlichen Anstieg des blutdrucksteigernden Noradrenalins aus.

Das Antidepressivum Imipramin **1.24** (Abb. 1.3; Abschnitt 8.5) resultierte aus der Synthese von Analogen des Chlorpromazins. Interessanterweise ist es jedoch trotz der nahen strukturellen Verwandtschaft kein Neuroleptikum, sondern wirkt genau entgegengesetzt. Seine Blockade der Transporter (Abschnitt 4.6) für Noradrenalin und Serotonin bewirkt eine Hemmung der Wiederaufnahme dieser Neurotransmitter aus dem synaptischen Spalt. Selektiver wirken Desipramin **1.25** und Fluoxetin **1.26** (Abb. 1.3), die jeweils nur den Noradrenalin- bzw. Serotonintransport in die Nervenzelle blockieren.

1.7 Modelling und computergestütztes Design

Für das Modellieren der Eigenschaften und Reaktionen von Molekülen, besonders ihrer intermolekularen Wechselwirkungen, steht uns heute ein überaus leistungsfähiges Werkzeug zur Verfügung: der Computer. Neben der Bearbeitung komplexer numerischer Probleme ist es vor allem die farbgraphische Umsetzung der Ergebnisse, die der menschlichen Fähigkeit, Bilder leichter und schneller zu erfassen als Texte oder Zahlenkolonnen, überaus entgegenkommt. Das überrascht auch nicht. Unser Gehirn verarbeitet Schrift sequentiell, Bilder werden eher parallel erfaßt. Die Röntgenstrukturanalyse und mehrdimensionale NMR-Techniken (Kapitel 13) tragen als experimentelle Methoden ebenso zum Verständnis der Eigenschaften von Molekülen bei wie quantenchemische und Kraftfeld-Rechnungen (Kapitel 15).

Ist das Modellieren von Molekülen eine Erfindung unserer Tage? Ja und Nein. Kekulé erklärte die Ableitung seiner cyclischen Formel für Benzol mit der Vision einer Schlange, die kreisend ihren eigenen Schwanz faßt (als Schlange *Uruburos* übrigens eines der uralten alchemistischen Symbole). Der berühmt gewordene Traum dürfte allerdings eher auf die Erinnerung an das Buch „*Constitutionsformeln der Organischen Chemie*" des österreichischen Schullehrers Joseph Loschmidt (1821–1895) zurückgehen (Abb. 1.4). Die von Kekulé eingeführte Schreibweise für die Konstitution organischer Verbindungen hat sich durchgesetzt und die organische Chemie außerordentlich befruchtet.

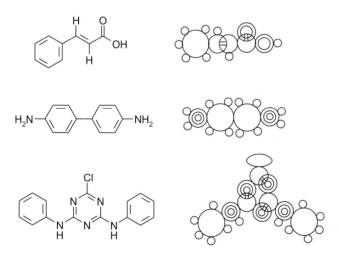

Abb. 1.4 Loschmidts Buch „*Constitutionsformeln der Organischen Chemie*" (1861) enthält Strukturen, die sowohl die Formulierung des Benzolrings als auch heutige Modelling-Strukturen vorwegnehmen. Kekulé muß dieses Buch gekannt haben, denn in einem Brief an Emil Erlenmeyer, im Januar 1862, verspottete er Loschmidts Formeln als „*Confusionsformeln*". Bekannt wurde Loschmidt nicht durch sein Buch, sondern durch die 1865 durchgeführte Bestimmung der später nach ihm benannten Zahl der Moleküle in einem Mol, 6,02 · 10^{23}.

Loschmidt hätte allerdings seine Freude daran, Bilder des Modelling zu betrachten, die seinen Formeln sehr ähnlich sind. Mehr und mehr stellen wir heute den dreidimensionalen Charakter, die sterische Ausdehnung und die elektronischen Eigenschaften von Molekülen in den Vordergrund. Möglich machen dies die Fortschritte der theoretischen organischen Chemie und der Röntgenstrukturanalyse.

Das erste strukturgestützte Design eines Wirkstoffs wurde in der Arbeitsgruppe von Peter Goodford beim Hämoglobin, dem roten Blutfarbstoff, durchgeführt. Seine Affinität für Sauerstoff wird durch Moleküle, die im Inneren dieses tetrameren Proteins binden, sogenannte allosterische Effektoren, beeinflußt. Aus der dreidimensionalen Struktur des Hämoglobins leitete er einfache Dialdehyde und deren Bisulfit-Additionsprodukte ab. Die Substanzen binden in der vorhergesagten Weise an das Hämoglobin und verschieben die Sauerstoffbindungskurven in die erwartete Richtung (Abschnitt 24.2).

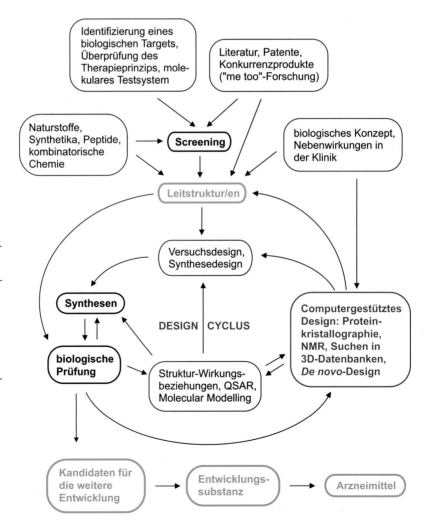

Abb. 1.5 Lang ist der Weg zum Arzneimittel. Der obere Teil der Abbildung zeigt Wege zur Leitstruktur. Der mittlere Teil beschreibt den Design-Cyclus, der in praktisch allen Fällen mehrfach durchlaufen werden muß. Jede einzelne dieser Phasen ist in den nachfolgenden Kapiteln ausführlich beschrieben. Das Ergebnis der iterativen Optimierung sind Kandidaten für die weitere Entwicklung, aus denen nach präklinischer und toxikologischer Prüfung Entwicklungssubstanzen ausgewählt werden. Pharmazeutische Formulierung, klinische Prüfung und Zulassung führt dann zum Arzneimittel. Diese letzten Phasen sind nicht Gegenstand des Buches.

Das erste Arzneimittel, das strukturgestützt entwickelt wurde, ist der Blutdrucksenker Captopril, ein Hemmstoff des Angiotensin-Konversions-Enzyms (ACE, Abschnitt 28.3). Obwohl die Leitstruktur ein Schlangengiftpeptid war, gelang der entscheidende Durchbruch nach Modellierung der Bindestelle. Dazu wurde die Bindestelle der Carboxypeptidase benutzt, die wie ACE eine Zinkprotease ist und deren dreidimensionale Struktur zu diesem Zeitpunkt bereits bekannt war.

Der Weg zum neuen Arzneimittel ist schwierig und langwierig. Einen gerafften Überblick zum Zusammenspiel der verschiedenen Methoden und Disziplinen, aus heutiger Sicht, gibt das Schema in Abbildung 1.5. In den letzten Jahren hat das Molecular Modelling (Kapitel 15), besonders das Modellieren der Pharmakon-Rezeptor-Wechselwirkungen, in der Arzneimittelforschung zunehmend an Bedeutung gewonnen. Während das eigentliche Modelling vor allem zur gezielten strukturellen Modifikation von Leitstrukturen eingesetzt wird, eignet sich das struktur- und computergestützte Design von Wirkstoffen (Kapitel 24 und 25) sowohl zur Auffindung neuer Leitstrukturen als auch zu deren Optimierung. Beispiele für diese Vorgehensweise finden sich in den Kapiteln 26 bis 30.

Neben dem Modelling und dem computergestützten Design haben vor allem quantitative Struktur-Wirkungsanalysen (Kapitel 20 bis 23) zum Verständnis der Zusammenhänge zwischen der chemischen Struktur von Substanzen und ihrer biologischen Wirkung beigetragen. Der Einfluß der Lipophilie, elektronischer und sterischer Faktoren auf die Variation der biologischen Aktivität und auf den Transport und die Verteilung von Arzneimitteln in biologischen Systemen konnte erst mit diesen Methoden exakt untersucht werden.

1.8 Ergebnisse der Arzneimittelforschung und der Arzneimittelmarkt

Die Entwicklung verschiedener Methoden der Arzneimittelforschung wurde in den vorangegangenen Abschnitten beschrieben. Tabelle 1.1 gibt einen kurzen historischen Überblick über die wichtigsten Ergebnisse.

Die Prüfung auf **Wirkung und Sicherheit** eines Arzneimittels hat heute einen außerordentlich hohen Standard erreicht. Zum Teil steht uns diese Entwicklung bei unserem Ziel, neue Wirkstoffe für die Therapie zu finden, aber auch im Weg. Acetylsalicylsäure (Aspirin®) wird unbestritten als wertvolles Arzneimittel bezeichnet. Heute hätte diese Substanz wohl Schwierigkeiten, in der klinischen Prüfung zu bestehen. Acetylsalicylsäure wirkt relativ unspezifisch. Sie ist ein irreversibler Enzyminhibitor, sie ist relativ schwach wirksam, sie verursacht in höheren Dosen Magenblutungen und sie hat eine sehr kurze biologi-

Tabelle 1.1   Wichtige Ergebnisse der Arzeimittelforschung, chronologisch geordnet.

Jahr	Substanz	Wirkung
1806	Morphin	Hypnotikum
1875	Salicylsäure	Entzündungshemmer
1884	Cocain	Stimulans, Lokalanästhetikum
1888	Phenacetin	Analgetikum und Antipyretikum
1889	Acetylsalicylsäure	Analgetikum und Antipyretikum
1903	Barbiturate	Schlafmittel
1909	Arsphenamin	Syphilismittel
1921	Procain	Lokalanästhetikum
1922	Insulin	Antidiabetikum
1928	Estron	weibliches Sexualhormon
1928	Penicillin	Antibiotikum
1935	Sulfachrysoidin	Bakteriostatikum
1944	Streptomycin	Antibiotikum
1945	Chloroquin	Malariamittel
1952	Chlorpromazin	Neuroleptikum
1956	Tolbutamid	orales Antidiabetikum
1960	Chlordiazepoxid	Tranquillizer
1962	Verapamil	Calciumkanalblocker
1963	Propranolol	Blutdrucksenker (Betablocker)
1964	Furosemid	Diuretikum
1971	L-Dopa	Parkinsonmittel
1975	Nifedipin	Calciumkanalblocker
1976	Cimetidin	Ulcusmittel (H_2-Blocker)
1981	Captopril	Blutdrucksenker (ACE-Hemmer)
1981	Ranitidin	Ulcusmittel (H_2-Blocker)
1983	Cyclosporin A	Immunsuppressivum
1984	Enalapril	Blutdrucksenker (ACE-Hemmer)
1985	Mefloquin	Malariamittel
1986	Fluoxetin	Antidepressivum (5-HT-Transport)
1987	Artemisinin	Malariamittel
1987	Lovastatin	Cholesterinbiosynthesehemmer
1988	Omeprazol	Ulcusmittel (H/K-ATPase-Hemmer)
1990	Ondansetron	Mittel gegen Erbrechen (5-HT_3-Blocker)
1991	Sumatriptan	Migränemittel (5-HT_1-Blocker)
1993	Risperidon	Antipsychotikum (D_2-/5-HT_3-Blocker)

sche Halbwertszeit. Jedes einzelne dieser Probleme würde heute in der Entwicklung als schwerwiegendes Argument gegen die Fortführung der Arbeiten angesehen werden. Wahrscheinlich würde die Substanz bereits im Screening durchfallen. Bei einer kritischen Nutzen-Risiko-Abschätzung ist sie dennoch den meisten Alternativen überlegen. Wo liegt das Problem? Wahrscheinlich in der analytisch-deterministischen Denkweise, die in der Naturwissenschaft und damit auch in der Arzneimittelforschung dominiert. Oft wird dabei übersehen, daß ein solcher Ansatz der Komplexität des Systems Mensch, mit dem wir in der Arzneitherapie zu tun haben, nicht immer gerecht werden kann.

Trotz öffentlicher Gesundheitssysteme mit ihren Barrieren zwischen Anbieter und Endverbraucher unterliegt der **Arzneimittelmarkt** mit einem Weltumsatz von ca. 250 Milliarden US-$ einem starken Wettbe-

Tabelle 1.2 Weltumsätze wichtiger Arzneimittel (ohne Pharmaproteine) in Millionen US-$ und Marktanteile in Prozent vom Gesamtmarkt (Quelle: SCRIP No 2040, 7. Juli 1995, Seite 23).

Präparat	Firma	1989	1991	1994	Anteil
Zantac (Ranitidin)	Glaxo	2 538	3 445	4 011	1,57
Renitec (Enalapril)	Merck & Co	1 184	1 650	2 042	0,80
Prozac (Fluoxetin)	Lilly	407	969	1 578	0,62
Zovirax (Aciclovir)	Wellcome	597	1 034	1 535	0,60
Zocor (Simvastatin)	Merck & Co	70	351	1 369	0,53
Augmentin (Co-amoxiclav)	SmithKline Beecham	554	977	1 322	0,52
Voltaren (Diclofenac)	Ciba	1 050	1 260	1 312	0,51
Losec (Omeprazol)	Astra	31	49	1 288	0,50
Ciproxin (Ciprofloxacin)	Bayer	475	925	1 287	0,50
Procardia (Nifedipin)	Pfizer	486	976	1 242	0,48
Adalat (Nifedipin)	Bayer	966	1 086	1 195	0,47
Capoten (Captopril)	BMS	1 002	1 279	1 177	0,46
Mevacor (Lovastatin)	Merck & Co	530	1 079	1 142	0,45
Cardizem (Diltiazem)	Marion Merrell Dow	838	1 080	1 091	0,43
Mevalotin (Lovastatin)	Sankyo	36	467	1 082	0,42
Tagamet (Cimetidin)	SmithKline Beecham	1 159	1 185	1 035	0,40
Prilosec (Omeprazol)	Merck & Co	11	244	933	0,36
Ceclor (Cefaclor)	Lilly	798	1 199	907	0,35
Rocephin (Ceftriaxon)	Roche	490	714	851	0,33
Premarin (Estrogene)	Wyeth	316	595	818	0,32
Sandimmun (Cyclosporin)	Sandoz	369	568	813	0,32
Becotide (Beclometason)	Glaxo	425	684	778	0,30
Pepcidine (Famotidin)	Merck & Co	377	619	753	0,29
Ventolin (Salbutamol)	Glaxo	577	799	730	0,28
Zoloft (Sertralin)	Pfizer	–	–	714	0,28

werb. Zwei Ströme bestimmen diesen Markt: der Stand des naturwissenschaftlichen und technologischen Wissens und die Bedürfnisse der Menschen. Einen Überblick über die wichtigsten Arzneimittel und die größten Pharmafirmen geben die Tabellen 1.2 und 1.3. Im direkten Vergleich sieht man, daß ein einziges erfolgreiches Arzneimittel über Wohl und Wehe eines Unternehmens entscheiden kann. Glaxo hat mit Ranitidin seinen Weg aus dem Mittelfeld, vor Einführung dieses Wirkstoffs, zur Nummer 1 gemacht. Einen vergleichbaren Aufschwung, auf niedrigerem Niveau, hat Astra durch Omeprazol erfahren. Auch bei Sankyo hat ein einziger Wirkstoff, das Lovastatin, den Umsatz überproportional gesteigert. Die drei wichtigsten Präparate von Merck & Co machen mehr als 50 % des Arzneimittelumsatzes dieses Großunternehmens aus.

Tabelle 1.3 Umsätze führender Pharmafirmen, in Millionen US-\$, und Marktanteile in Prozent (Quelle: SCRIP No 2041, 11. Juli 1995, Seite 6).

Firma	1989	1991	1994	Anteil
Glaxo	4 479	6 728	8 880	3,47
Merck & Co	4 819	6 762	8 531	3,33
Bristol Myers Squibb	5 274	6 669	7 793	3,04
Amer. Home Products	5 768	7 166	7 675	3,00
Pfizer	2 931	4 212	6 380	2,49
SmithKline Beecham	4 462	5 509	6 353	2,48
Johnson & Johnson	3 993	5 450	6 251	2,44
Hoffmann-La Roche	4 132	5 626	6 168	2,41
Ciba	4 268	5 131	5 782	2,26
Hoechst	3 285	4 365	5 441	2,12
Lilly	3 239	4 023	5 163	2,02
Bayer	3 015	4 061	4 877	1,90
Schering-Plough	2 439	3 334	4 479	1,75
Sandoz	3 034	3 870	4 371	1,71
Rhone Poulenc Rorer	2 555	3 339	4 119	1,61
Abbott	2 039	2 764	4 064	1,59
Takeda	2 467	2 675	3 780	1,48
Wellcome	1 747	2 459	3 573	1,39
Marion Merrell Dow	2 888	3 591	3 159	1,23
Sankyo	1 295	1 742	3 064	1,20
Boehringer Ingelheim	2 099	2 656	3 010	1,18
Astra	898	1 696	3 005	1,17
Warner-Lambert	2 319	3 010	2 994	1,17
Sanofi	2 204	2 695	2 910	1,14
Zeneca	1 898	2 671	2 747	1,07

Bei den Pharmafirmen findet in den letzten Jahren eine zunehmende **Konzentration** statt, die darauf schließen läßt, daß der Markt in 10–20 Jahren in ein Oligopol übergehen wird, beherrscht von einigen wenigen großen Firmen. Allein in den Jahren 1989 bis 1995 haben Firmen-Übernahmen in der Größenordnung von rund 130 Milliarden DM stattgefunden, an der Spitze die Übernahmen von Wellcome durch Glaxo (1995, Preis 14,9 Mrd US-$), Squibb durch Bristol-Myers (1989, Preis 8,9 Mrd £), American Cyanamid durch American Home Products (1994, Preis 9,7 Mrd US-$), Pharmacia und Upjohn (1995, Fusion durch Aktientausch) und Marion Merrell Dow durch Hoechst (1995, Preis 7,1 Mrd US-$). Hoechst Marion Roussel, so der neue Name, hat damit zu Glaxo (Stand 1994) und Merck & Co aufgeschlossen. Gleichzeitig ist Glaxo aber durch die Wellcome-Übernahme in eine besondere Spitzenposition enteilt. An zweiter Stelle liegt inzwischen das 1996 durch Fusion der Firmen Ciba und Sandoz entstandene Unternehmen Novartis.

Welche Bedeutung die **Forschung** für ein Pharmaunternehmen hat, sieht man an den Ausgaben für diesen Bereich, die üblicherweise bei etwa 15 % des Umsatzes liegen. Spitzenreiter sind hier die Firmen Glaxo/Wellcome mit 1,9, Hofmann-LaRoche mit 1,7, Hoechst-Marion-Roussel mit 1,6, Merck & Co mit 1,2 und Pfizer mit 1,1 Milliarden US-$ Forschungsbudget.

1.9 Konfliktstoff Arzneimittel

Arzneimittel stehen im Brennpunkt des öffentlichen Interesses. Während über Jahrzehnte allein der Arzt den Einsatz eines Arzneimittels verordnete, will der Patient heute, aufgeschreckt durch Publikationen der Laienpresse oder auch besser informiert durch Beipackzettel und seriöse Literatur, sein Schicksal selbst bestimmen oder zumindest mitbestimmen.

Die Problematik soll mit nur einem Beispiel belegt werden. Psychopharmaka üben eindrucksvolle Wirkungen auf Persönlichkeit und Verhalten aus. Spätestens seit der Einführung von Valium® stehen sie im Rampenlicht der Medien. Als Therapeutika zur Behandlung psychischer Störungen sind sie von unschätzbarem Wert. Andererseits ist die **Gefahr des Mißbrauchs** und ihr Suchtpotential besonders hoch. Einige dieser Arzneimittel werden in der Selbstmedikation auch ohne enge Indikationsstellung eingesetzt. Fluoxetin **1.26** (Prozac®, Abb. 1.3, Abschnitt 1.6), 1988 von Eli Lilly in die Therapie eingeführt, brachte einen eindeutigen Fortschritt in der Therapie der Depressionen. Aber allein zu diesem Arzneimittel existieren inzwischen über 10 populärwissenschaftliche Bücher mit kontroversem Inhalt. Peter Kramers Buch „*Listening to Prozac*" ist insgesamt positiv eingestellt, mit der

Aussage, daß depressive Patienten sich nach Behandlung mit Fluoxetin besser denn je fühlen und mit ihrer Persönlichkeit „besser in Einklang" stehen. Über 21 Wochen führte dieses Buch die Bestseller-Listen der New York Times an! Peter Breggins Buch „*Talking back to Prozac*" kritisiert Fluoxetin, das Unternehmen Eli Lilly und die amerikanische Zulassungsbehörde FDA in polemischer Form. Die Nebenwirkungen, Risiken und besonders die Suchtgefahr werden in den Vordergrund gestellt. Beide Bücher beinhalten korrekte Aussagen und beide verleiten zu falschen Schlußfolgerungen. Für die Therapie klinisch manifester Depressionen ist Prozac ein wertvolles Arzneimittel, für die Behandlung banaler Befindlichkeitsstörungen oder als allgemeines Anregungsmittel ist es eine Droge mit vielen Risiken.

Zur **Nutzen-Risiko-Abwägung** eines Arzneimittels ist es wichtig, nicht nur den gewünschten Effekt, sondern auch die Schwere der Krankheit und die objektiven und subjektiven Nebenwirkungen zu beurteilen. Bei der Krebsbehandlung wird man selbst schwere Nebenwirkungen in Kauf nehmen, wenn der Zustand des Patienten dadurch gebessert wird. Verweigerung einer effektiven Schmerztherapie unter Hinweis auf das Suchtrisiko muß bei einem Krebspatienten, der seinen Tod vor sich hat, als ärztliches Versagen gesehen werden. Auf der anderen Seite gehen viele Menschen zu sorglos mit hochwirksamen Arzneimitteln um. Die falsche Einnahme eines Antibiotikums, das Vertrauen auf die Wunderkraft von Tranquillizern und Antidepressiva oder die chronische Einnahme von Schmerz- und Abführmitteln richten mehr Schaden als Nutzen an.

Allgemeine Literatur

S. H. Barondes, Moleküle und Psychosen. Der biologische Ansatz in der Psychiatrie. Spektrum Bibliothek, Spektrum Akademischer Verlag, Heidelberg, 1995

R. M. Restak, Receptors, Bantam Books, New York, 1994

T. J. Perun und C. L. Propst, Hrsg., Computer-Aided Drug Design. Methods and Applications, Marcel Dekker, New York, 1989

C. R. Beddell, Hrsg., The Design of Drugs to Macromolecular Targets, John Wiley & Sons, Chichester, 1992

E. C. Herrmann und R. Franke, Hrsg., Computer Aided Drug Design in Industrial Research, Ernst Schering Research Foundation Workshop 15, Springer-Verlag, Berlin, 1995

K. Müller, Hrsg., De Novo Design, Persp. Drug Discov. Design, Band 3, Escom, Leiden, 1995

B. Werth, Das Milliarden-Dollar-Molekül, VCH Verlagsgesellschaft, Weinheim, 1996

Spezielle Literatur

E. Mutschler, Arzneimittel – Erfolge, Mißerfolge, Hoffnungen, Deutsche Apoth.-Ztg. **127**, 2025–2033 (1987)

C. R. Noe und A. Bader, Facts are better than dreams, Chem. Britain 1993, 126–128 (Kekulés und Loschmidts Formeln)

C. R. Beddell, P. J. Goodford, F. E. Norrington, *et al*, Compounds Designed to Fit a Site of Known Structure in Human Hemoglobin, Br. J. Pharmac. **57**, 201–209 (1976)

P. Kramer, Listening to Prozac, Viking, New York, 1993

P. R. Breggin und G. R. Breggin, Talking Back to Prozac, St. Martin's Press, New York, 1994

2. Am Anfang stand der glückliche Zufall

„Ein glücklicher Zufall hat uns ein Präparat in die Hand gespielt", so beginnt eine Veröffentlichung von A. Cahn und P. Hepp im *Centralblatt für Klinische Medizin*, erschienen am 14. August 1886. Die Geschichte der Arzneimittelforschung ist geprägt vom glücklichen Zufall. In aller Regel fehlten detaillierte Kenntnisse über das biologische System. So erstaunt es nicht, daß die Arbeitshypothesen oft falsch waren und die Ergebnisse von den Erwartungen abwichen. Mit den Jahren rückte der Zufall mehr und mehr in den Hintergrund. Heute hat er einem gezielten und zähen Ringen um den geradlinigen Weg zum Arzneimittel Platz gemacht. Ausgenommen davon ist nur die Testung einer möglichst großen Zahl chemisch diverser Verbindungen, mikrobieller Extrakte oder Pflanzeninhaltsstoffe, um vollkommen neue chemische Strukturen zu erhalten. Hier ist der Zufall erwünscht, um zu einer möglichst breiten Palette von Leitstrukturen (Kapitel 7) zu gelangen, die dann gezielt weiter optimiert werden (Kapitel 8 und 9).

2.1 Acetanilid statt Naphthalin – ein neues, wertvolles Fiebermittel

Zurück zu Cahn und Hepp. Was war geschehen? Um diesen Zufall ranken sich zahlreiche Legenden. Die plausibelste Version spricht davon, daß an einem Hund die fiebersenkende Wirkung von Naphthalin (sic!), das aus dem Steinkohlenteer inzwischen gut zugänglich war, überprüft werden sollte. Die getestete Substanz zeigte tatsächlich ausgeprägt fiebersenkende Eigenschaften. Aber nicht Naphthalin, sondern eine ganz andere Substanz, Acetanilid **2.1** (Abb. 2.1), war geprüft worden. Weitere Versuche bestätigten die gute Wirkung. Kalle & Co. brachten das Mittel kurz darauf unter dem Namen Antifebrin auf den Markt.

Das wenig später entwickelte Fiebermittel Phenacetin **2.2** (Abb. 2.1) geht auf ein gezieltes Design zurück. Bei Bayer in Elberfeld lagen 30 Tonnen *p*-Nitrophenol **2.3** auf Halde, ein Nebenprodukt der Farbenproduktion. Der 25-jährige Carl Duisberg, später Vorstandsvorsitzen-

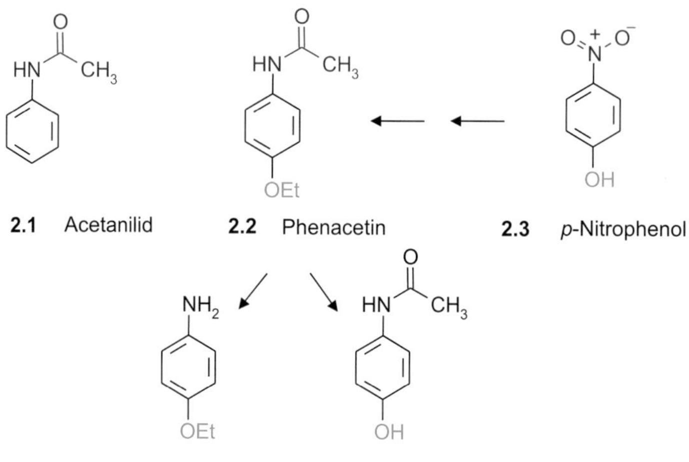

Abb. 2.1 Ausgehend von der Zufallsentdeckung Acetanilid **2.1** plante Carl Duisberg die Synthese von Phenacetin **2.2** aus Nitrophenol **2.3**. Im Gegensatz zum toxischen Stoffwechselprodukt **2.4** ist der Hauptmetabolit mit der freien Phenolgruppe, das Paracetamol **2.5**, gut verträglich.

2.1   Acetanilid   **2.2**   Phenacetin   **2.3**   *p*-Nitrophenol

2.4   toxischer Metabolit   **2.5**   Paracetamol

der der Bayer Farbenfabriken AG und 1924 maßgeblich an der Gründung der I.G. Farbenindustrie AG beteiligt, wollte es für ein Analoges des Acetanilids einsetzen, da es sich durch Reduktion leicht in *p*-Aminophenol umwandeln ließ. Die bereits bekannte toxische Wirkung freier Phenolgruppen führte zum Design des *p*-Ethoxy-acetanilids **2.2** (Phenacetin), das tatsächlich die gewünschten Eigenschaften aufwies und ein Jahrhundert lang als Mittel gegen Fieber und Kopfschmerzen breit verwendet wurde.

Leider führt das Stoffwechselprodukt **2.4**, mit noch erhaltener Ethoxygruppe, zur Bildung von Methemoglobin, einer oxidierten Form des roten Blutfarbstoffs, die keinen Sauerstoff mehr übertragen kann. Außerdem treten bei chronischem Mißbrauch, nach der lebenslangen Einnahme von Kilogrammen Phenacetin, Nierenschäden auf. Beides hat dazu geführt, daß die Substanz heute therapeutisch nicht mehr eingesetzt wird. Paradoxerweise ist *p*-Hydroxy-acetanilid **2.5** (Abb. 2.1, Acetaminophen, Paracetamol), der Hauptmetabolit und eigentliche Träger der Wirkung, besser verträglich und weniger toxisch als Phenacetin. Allein in den USA hat Paracetamol einen jährlichen Umsatz von über 1,3 Milliarden US-$. Damit liegt dieser Wirkstoff noch deutlich vor der Acetylsalicylsäure (Abschnitt 3.1).

2.2 Narkotika und Schlafmittel – reine Zufallsentdeckungen

1799 entdeckte Humphry Davy die euphorisierende Wirkung des Distickstoffmonoxids (Stickoxidul, N_2O), das wegen dieses Effekts den Namen Lachgas erhielt. Der Zahnarzt H. Wells beobachtete 1844

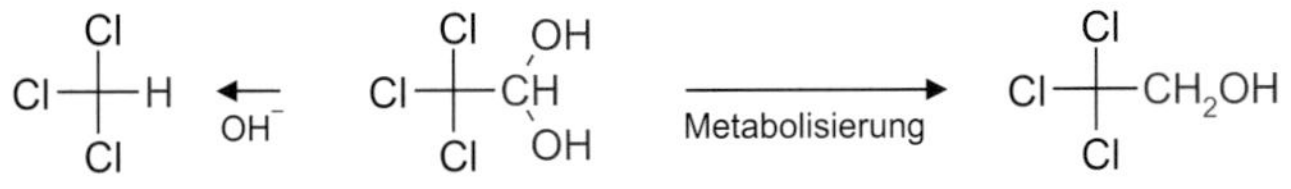

2.6 Chloroform **2.7** Chloralhydrat **2.8** Trichlorethanol

Abb. 2.2 Das Narkotikum Chloroform **2.6** entsteht aus dem Schlafmittel Chloralhydrat **2.7** durch alkalische Zersetzung. Im Organismus läuft diese Reaktion aber nicht ab. Als aktiver Metabolit von **2.7** entsteht Trichlorethanol **2.8**.

bei der „Schnüffelparty" einer Wanderbühne, daß sich ein Teilnehmer eine Fleischwunde am Bein zuzog, offensichtlich ohne Schmerzen zu empfinden. Um diesen Effekt zu überprüfen, ließ sich Wells einen Zahn ziehen, ebenfalls schmerzlos. Auch die Wiederholung an mehreren anderen Personen war erfolgreich. Eine öffentliche Demonstration mißlang jedoch, was Wells vier Jahre später in den Selbstmord trieb.

Den gleichen Effekt wie Wells hatte C. W. Long bereits 1842 mit Ether beobachtet, jedoch nicht sofort beschrieben. Nach der Inhalation von Ether konnte er bei einem Freiwilligen ein Geschwür am Nacken entfernen. In der gleichen Klinik wie Wells führte W. Morton eine erfolgreiche Ethernarkose durch. Ab 1847 wurde auch Chloroform zur Betäubung verwendet. Wenige Jahre später war die Narkose bereits Standard bei chirurgischen Eingriffen, ein wahrer Segen für die leidende Menschheit.

Liebreich wollte 1868 eine Depotform für Chloroform **2.6** entwickeln. Da Chloralhydrat **2.7** durch Basen zu Chloroform gespalten wird, hoffte er, daß dies auch im Körper geschehen könnte. Chloralhydrat wirkt tatsächlich als Schlafmittel, aber nicht über die Freisetzung von Chloroform, sondern über den aktiven Metaboliten Trichlorethanol **2.8** (Abb. 2.2).

Noch ein weiteres Schlafmittel wurde aufgrund einer falschen Annahme gefunden. Schmiedeberg testete 1885 das Urethan **2.9** (Ethylcarbamat, Abb. 2.3), da er dachte, die Verbindung würde im Organismus Ethanol freisetzen. Aber Urethan selbst ist das wirksame Agens. Seine Optimierung führte später zum Isoamylcarbamat **2.10** (Hedonal®, 1899). Daraufhin untersuchte man verstärkt offene und cyclische Carbamate und Harnstoffe. 1903 resultierte als erstes Barbi-

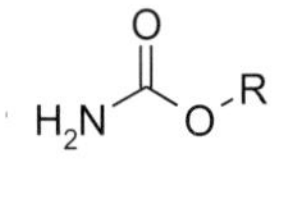

2.9 Urethan, $R = –CH_2CH_3$

2.10 Isoamylcarbamat,
$R = –CH_2CH_2CH(CH_3)_2$

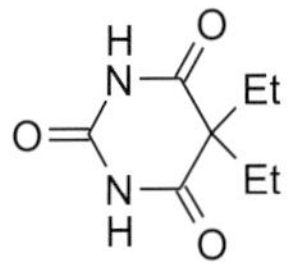

2.11 Barbiton

Abb. 2.3 Vom hypothetischen „Prodrug" des Ethanols, dem Urethan **2.9**, führte die weitere Entwicklung über Isoamylcarbamat **2.10** zum ersten Barbiturat, dem Barbiton **2.11**.

turat-Schlafmittel das Barbiton **2.11** (Abb. 2.3). In den nachfolgenden Jahrzehnten wurde eine Fülle weiterer Barbiturate mit besserer Verträglichkeit und einem breiten Spektrum günstiger pharmakokinetischer Eigenschaften aufgefunden und in die Therapie eingeführt.

2.3 Farbstoffe und Arzneimittel

Farbstoffe und Arzneimittel haben sich gegenseitig befruchtet. Der erste synthetische Farbstoff geht auf eine mißglückte Arzneistoffsynthese zurück. Nur ausgehend von den Bruttoformeln hatte August Wilhelm Hofmann im Jahr 1856 den 17-jährigen William Henry Perkin beauftragt, das zur Behandlung der Malaria eingesetzte Alkaloid Chinin (Abschnitte 1.1 und 3.2) durch Oxidation eines allylsubstituierten Toluidins herzustellen (Abb. 2.4). Heute, da die Konstitutionsformeln dieser Verbindungen bekannt sind, weiß man: Das konnte einfach nicht gelingen! Bei der Oxidation eines mit *o*- und *m*-Toluidin verunreinigten Anilins erhielt Perkin einen dunklen Niederschlag. Der enthielt einen Farbstoff, der Seide leuchtend violett färbt, das Mauvein **2.12** (Abb. 2.4). Dem Mauvein folgten rasch weitere synthetische Farbstoffe. Das Entstehen und die spätere Blüte der Farbenindustrie in der zweiten Hälfte des 19. Jahrhunderts, in Deutschland und in England, gehen auf diese zufällige Entdeckung zurück.

Gegen Ende des letzten Jahrhunderts enstand auch eine industrielle Pharmaforschung, als Reaktion auf den zunehmenden Wettbewerb und die dadurch wirtschaftlich ungünstig gewordene Situtation bei den Farbstoffen. Im Jahr 1896 wurde bei den 33 Jahre zuvor gegründeten Farbenfabriken Bayer ein pharmazeutisch-wissenschaftliches Labora-

$$C_{10}H_{13}N \xrightarrow[3\,[O]]{\not\quad} C_{20}H_{24}N_2O_2 + H_2O$$

Allyl-toluidin　　Chinin

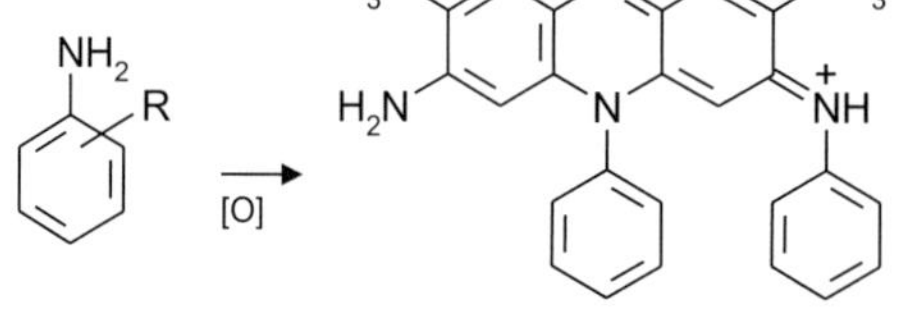

R = H oder Methyl　　**2.12** Mauvein

Abb. 2.4 Eine mißglückte Chininsynthese begründete die Farbenindustrie. Zur Mitte des 19. Jahrhunderts war die Konstitution vieler organischer Verbindungen noch vollkommen unbekannt. Der Versuch, auf einfachem Weg Chinin herzustellen (obere Gleichung), konnte nicht gelingen. Die Oxidation eines verunreinigten Anilins (unten) lieferte 1856 das Mauvein **2.12**, das Seide leuchtend violett färbt – der erste synthetische Farbstoff!

torium eingerichtet. Zu diesem Zeitpunkt waren bereits unzählige synthetische Farbstoffe bekannt; es überrascht daher nicht, daß zunächst diese Substanzen auf eventuelle pharmakologische Wirkungen geprüft wurden.

Für die Auffindung des ersten synthetischen Laxans (Mittel gegen Verstopfung) spielten jedoch Weinpanscher eine wichtige Rolle. Um ihnen das Handwerk zu legen und zu verhindern, daß Tresterweine (sog. Nachweine) als Naturweine deklariert werden, sollte im Jahr 1900 Phenolphthalein **2.13** (Abb. 2.5) als leicht nachweisbarer Indikator eingesetzt werden. Der ungarische Pharmakologe Zoltán von Vámossy untersuchte die Wirkungen dieser Substanz. Damals waren die Sitten bei den Pharmakologen offensichtlich noch ziemlich rauh. Die intravenöse Gabe von 0,01–0,03 g führte bei Kaninchen *„mit lautem Geschrei unter Krämpfen"* und Lähmungen sofort zum Tod. Vámossy entschied sich daraufhin, 1–2 g an Kaninchen und 5 g an einen 4 kg schweren Schoßhund zu verfüttern. Da alle Dosen gut vertragen wurden, nahmen Vámossy 1,5 g und ein Freund 1,0 g Phenolphthalein ein. Die Wirkung war im wahrsten Sinn des Wortes durchschlagend: Knurren in den Gedärmen, Durchfälle und zwei weitere Tage lang breiige Stühle. Später stellte sich heraus, daß bereits 150–200 mg als therapeutisch wirksame Dosis genügt hätten.

Eine ganze Palette antibakterieller und antiparasitärer Farbstoffe geht auf die Arbeiten von Robert Koch zurück. Er hatte gezeigt, daß Bakterien und Parasiten Farbstoffe spezifisch anreichern. Davon ausgehend hoffte Paul Ehrlich, daß man diese Krankheitserreger mit geeigneten Farbstoffen auch selektiv abtöten könnte. Bereits 1891 heilte er zwei leichte Fälle von Malaria durch Behandlung der Patienten mit Methylenblau. In den nächsten Jahren prüfte er hundert verschiedene Farbstoffe, später wurden in den Laboratorien von Bayer und Hoechst weitere Tausende von Analogen synthetisiert und getestet. 1909 folgte Paul Ehrlich einem rationalen Design, als er die -N=N-Gruppe der Azofarbstoffe durch das giftige Arsen ersetzte. Arsphenamin **2.14** (Salvarsan®; Abb. 2.5) war das erste wirksame Syphilismittel, ein erstes „Chemotherapeutikum". Für die Hoechstwerke wurde es zu einem außerordentlichen wirtschaftlichen Erfolg.

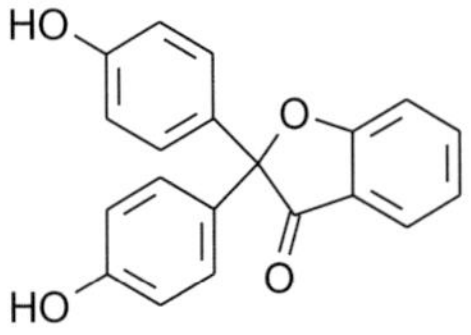

2.13 Phenolphthalein 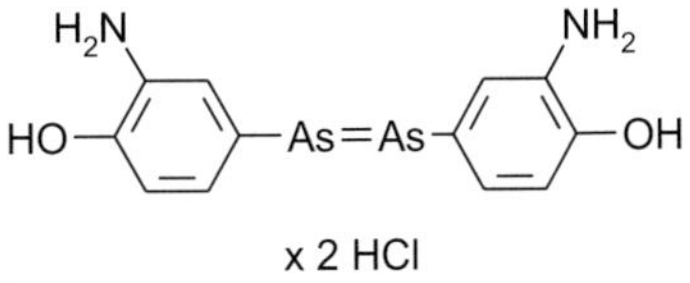   **2.14** Arsphenamin

Abb. 2.5 Bei der Prüfung des Farbstoffs Phenolphthalein **2.13** als Indikator für billige Weine fiel seine abführende Wirkung auf. Das Syphilismittel Arsphenamin **2.14** (Salvarsan®) entspricht einem Azofarbstoff, bei dem die -N=N-Gruppe durch -As=As- ersetzt ist.

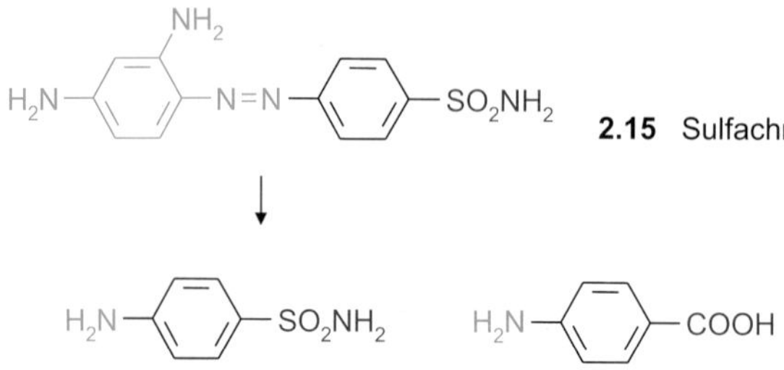

2.15 Sulfachrysoidin

2.16 Sulfanilamid

2.17 *p*-Aminobenzoesäure

Abb. 2.6 Der rote Azofarbstoff Sulfachrysoidin **2.15** wirkt erst nach Spaltung zum farblosen Sulfanilamid **2.16**, das für Bakterien ein Antimetabolit der *p*-Aminobenzoesäure **2.17** ist.

Der Durchbruch bei den Chemotherapeutika gelang dem Arzt Gerhard Domagk. Im Alter von 31 Jahren übernahm er 1927 die Leitung eines neugeschaffenen Instituts für experimentelle Pathologie bei Bayer in Elberfeld. Obwohl die von den Chemikern Fritz Mietzsch und Josef Klarer entworfenen neuen Azofarbstoffe mit Sulfonamidgruppen *in vitro* keine Wirkung zeigten, testete er die Substanzen an Mäusen, die mit Streptokokken infiziert waren. Mit diesem Modell fand er 1932 die ersten wirksamen Substanzen. 1935 resultierte das Sulfachrysoidin **2.15** (Prontosil rubrum®, Abb. 2.6), ein dunkelroter Farbstoff, der selbst bei schweren Streptokokkeninfektionen zum Erfolg führte. Weltweit bekannt wurden die Sulfonamide, als ein Jahr später der Sohn des amerikanischen Präsidenten Theodor D. Roosevelt, der an einer eitrigen Nebenhöhleninfektion schwer erkrankt war, geheilt werden konnte. Aber auch hier hatte eine falsche Hypothese zum Erfolg geführt. Nicht der Azofarbstoff selbst, sondern sein Stoffwechselprodukt Sulfanilamid **2.16** ist der Träger der Wirkung. Sulfanilamid verdrängt *p*-Aminobenzoesäure **2.17** (Abb. 2.6), die von den Bakterien zur Biosynthese eines wichtigen enzymatischen Cofaktors, der Dihydrofolsäure, benötigt wird.

2.4 Pilze töten Bakterien und helfen bei Synthesen

Die Entdeckung der antibiotischen Wirkung von *Penicillium notatum* durch Alexander Fleming im Jahr 1928 ist das wohl bekannteste Beispiel einer Zufallsentdeckung. Fleming beobachtete eine verdorbene Staphylokokkenkultur, bei der sich auf dem Nährmedium um eine Schimmelinfektion ein Hof gebildet hatte, in dem keine Bakterien wuchsen. Weitere Untersuchungen zeigten, daß dieser Pilz auch andere Bakterien hemmte. Den noch unbekannten Wirkstoff nannte Fleming Penicillin. Erst 1940 gelang Ernst Boris Chain und Howard Florey die Isolierung und Charakterisierung. 1941 war ein englischer Polizist der erste Patient, der mit Penicillin behandelt wurde. Trotz vorübergehender Besserung und trotz der Rückgewinnung des Penicillins aus seinem Urin starb er nach einigen Tagen, als kein weiteres Penicillin mehr für die Behandlung zur Verfügung stand.

Eine angeschimmelte Melone von einem Markt im Bundesstaat Illinois lieferte den Pilz *Penicillium chrysogenum*, der nicht nur viel mehr Penicillin als *Penicillium notatum* produziert, sondern auch sehr einfach zu züchten ist. Der mühsame Weg zur Strukturaufklärung von Penicillin und die erfolgreichen Arbeiten zur systematischen Variation des Penicillins sind wissenschaftliche Meisterleistungen ersten Ranges. Zusätzlich waren für die Optimierung der Herstellung bis hin zur biotechnologischen Massenproduktion weitere schwierige Probleme zu überwinden. Heute stehen uns mit modifizierten Penicillinen **2.18** und Cephalosporinen **2.19** (Abb. 2.7) eine breite Palette ausgezeichnet bioverfügbarer Antibiotika zur Verfügung. Die neueren Analogen haben Breitbandwirkung gegen viele Erreger und zeichnen sich durch eine mehr oder minder große Stabilität gegen das penicillin-abbauende Enzym ß-Lactamase aus.

Fleming war ein Forscher, für den Pasteurs These *„der Zufall begünstigt den vorbereiteten Geist"* volle Gültigkeit hat. Bereits 1922 hatte er, erkältet im Labor arbeitend, ein etwas eigenwilliges Experiment durchgeführt. Er gab einige Tropfen seines Nasenschleims zu einer Bakterienkultur und stellte Tage später fest, daß die Bakterien abgetötet wurden. Dieses „Experiment" führte zur Entdeckung des Enzyms Lysozym, das bakterielle Zellwände hydrolysiert. Für die Therapie ist es leider wenig geeignet, da es die meisten humanpathogenen Keime nicht angreift.

Der Zufall und ein Pilz spielten auch für die industrielle Corticosteroid-Synthese eine wichtige Rolle. Ein wichtiger Schritt der Synthese ist die Einführung eines Sauerstoffatoms in einer ganz bestimmten Position des Steroidgerüsts, der 11-Position. Chemiker der Firma Upjohn suchten 1952 nach einem Bodenbakterium, das Steroide an dieser Stelle hydroxyliert. Als sie sich endlich entschlossen, eine Agarplatte auf das Fensterbrett des Labors zu stellen, landete *Rhizopus arrhizus*. Dieser Pilz setzt Progesteron (Abschnitt 3.5) zu 11α-Hydroxyprogesteron um. Die Ausbeute konnte bis auf 50 % gesteigert werden. Der nahe verwandte Pilz *Rhizopus nigricans* liefert sogar bis zu 90 % des gewünschten Produkts.

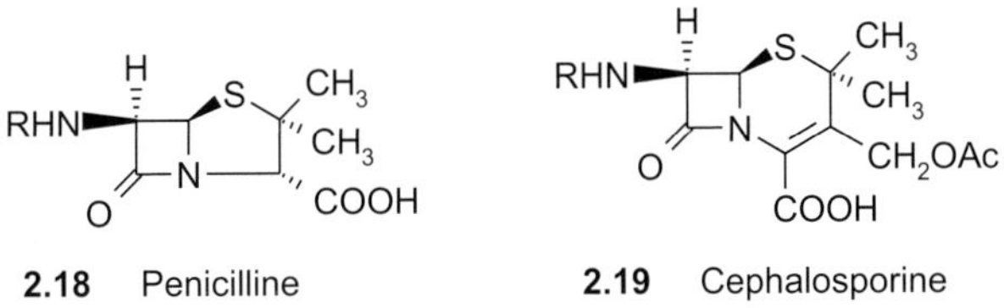

2.18 Penicilline   **2.19** Cephalosporine

Abb. 2.7 Eine breite Palette verschiedener Penicilline **2.18** und Cephalosporine **2.19** mit unterschiedlichsten Resten R geht auf Flemings zufällige Entdeckung der antibiotischen Wirkung von Schimmelpilzen zurück.

2.5 Die Entdeckung der halluzinogenen Wirkung des LSD

Albert Hofmann beschäftigte sich in den dreißiger Jahren bei Sandoz mit teilsynthetischen Umwandlungsprodukten von Mutterkornalkaloiden. Im Jahr 1938 wollte er die atmungs- und kreislaufanregende Wirkung des Nicotinsäurediethylamids **2.20** auf diese Substanzklasse übertragen. In Analogie zu **2.20** stellte er Lysergsäurediethylamid **2.21** (Abb. 2.8) her, in der Hoffnung, auf diesem Weg ein Kreislauf- und Atmungsstimulans zu erhalten. Außer daß sich die Versuchstiere trotz der Narkose unruhig verhielten, zeigte die Substanz keine besondere Wirkung. Sie wurde daher vorerst nicht weiter verfolgt.

Fünf Jahre später stellte Hofmann die Substanz aber ein zweites Mal her, weil er sie nochmals vertieft prüfen lassen wollte. Bei der Reinigung und Kristallisation wurde er von einer *„merkwürdigen Unruhe, verbunden mit leichtem Schwindelgefühl"* befallen. Zu Hause versank er *„in einen nicht unangenehmen rauschartigen Zustand, der sich durch eine äußerst angeregte Phantasie kennzeichnete ... nach etwa zwei Stunden verflüchtigte sich dieser Zustand"*. Hofmann vermutete einen Zusammenhang mit der von ihm hergestellten Substanz und führte wenige Tage später einen Selbstversuch mit 0,25 mg durch. Das war die kleinste Dosis, bei der er von einem Mutterkornalkaloid noch irgendwelche Effekte erwartete. Die Wirkung war drastisch, die Empfindungen wie beim ersten Mal, nur viel intensiver. Immerhin ließ er sich auf dem Heimweg mit dem Fahrrad von einer Laborantin begleiten. Bereits während der Fahrt nahm sein Zustand bedrohliche Formen an, er geriet in eine schwere Krise. Schwindel- und Angstzustände dominierten, die Außenwelt verwandelte sich ins Groteske. Später stellte sich heraus, daß beim Menschen bereits Dosen von 0,02–0,1 mg hallucinogen wirken. Die Substanz war vorübergehend sogar als Delysid® im Handel, zur unterstützenden Anwendung bei der psychotherapeutischen Behandlung von Angst- und Zwangsneurosen.

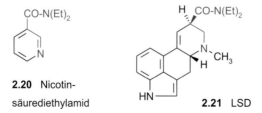

2.20 Nicotin-säurediethylamid

2.21 LSD

Abb. 2.8 Nicotinsäurediethylamid **2.20** ist ein zentral wirksames Derivat der Nicotinsäure. In struktureller Analogie wollte Hofmann durch Herstellung des Diethylamids der Lysergsäure ein allgemeines Stimulans erhalten. Es resultierte das Halluzinogen LSD, **2.21**.

2.6 Der Syntheseweg bestimmt die Struktur des Wirkstoffs

Die Struktur des ersten Calciumantagonisten Verapamil **2.22** ergab sich aus der Synthese (Abb. 2.9). Verapamil hebt die Wirkung β-adrenerger Agonisten auf, ist aber kein Betablocker. Erst nach der Markteinführung des Verapamils entdeckte Albrecht Fleckenstein das Wirkprinzip, die Blockierung des membranpotentialgesteuerten Einstroms von Calciumionen durch Calciumkanäle (Abschnitt 4.5) in Herz- und Gefäßzellen. Die anfänglich eher als Nebenwirkung empfundene Blutdrucksenkung sollte in den folgenden Jahren zum wichtigsten Anwendungsgebiet werden.

Auch beim zweiten therapeutisch wichtigen Calciumantagonisten, dem Nifedipin **2.23**, hat ein einfaches Syntheseprinzip Pate gestanden.

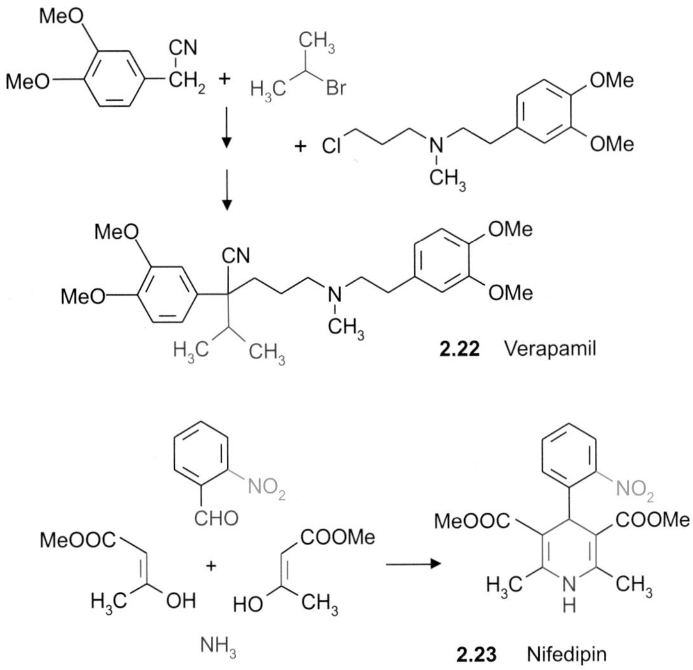

Abb. 2.9 Ferdinand Dengel, Chemiker bei Knoll, wollte durch Alkylierung eines Nitrils ein Coronartherapeutikum erhalten. Um eine Substitution mit zwei identischen Resten zu vermeiden, führte er zuerst eine sterisch anspruchsvolle Isopropylgruppe ein. Es resultierte der erste Calciumantagonist, das Verapamil **2.22**. Die Isopropylgruppe ist der optimale Alkylrest, denn sie stabilisiert die biologisch aktive Konformation. Auch beim zweiten Calciumantagonisten, dem Nifedipin **2.23**, spielte der Syntheseweg eine wichtige Rolle. Friedrich Bossert hatte 1948 bei Bayer den Auftrag erhalten, nach Substanzen zu suchen, die eine Erweiterung der Herzkranzgefäße bewirken. Nach langjähriger Bearbeitung anderer Strukturklassen wandte er sich 1964 den leicht herstellbaren Dihydropyridinen zu, die zur großen Überraschung die gewünschten Wirkungen zeigten. Hier begünstigt die raumerfüllende Nitrogruppe die biologisch aktive Konformation (Abschnitt 17.10).

Es war eine Reaktion aus dem Jahr 1882, die Hantzsch-Synthese von Pyridinen (Abb. 2.9). Bemerkenswert ist der Umstand, daß pharmakologische Experimente wegen der hohen Lichtempfindlichkeit des Nifedipins in abgedunkelten Räumen durchgeführt werden müssen. Umso mehr ist zu begrüßen, daß der Wirkstoff trotzdem zum Arzneimittel entwickelt wurde.

2.7 Überraschende Umlagerungen führen zu Arzneimitteln

Leo Sternbach, Chemiker bei Hoffmann-La Roche, beteiligte sich Mitte der fünfziger Jahre an einem Programm zur Suche nach strukturell neuartigen Tranquillizern. Sternbach erinnerte sich an ein Jahrzehnte früher durchgeführtes Syntheseprogramm zur Herstellung von Farbstoffen. Im Lauf der Arbeiten wurde auch das *N*-Oxid **2.24** (Abb. 2.10) hergestellt. Es lieferte mit sekundären Aminen die erwarteten Umsetzungsprodukte, die pharmakologisch aber absolut uninteressant waren. Die Arbeiten waren 1957 praktisch beendet, als bei Aufräumungsarbeiten im Labor eine kristalline Base und ihr Hydrochlorid auffielen. Die Substanz war durch Umsetzung des *N*-Oxids **2.24** mit Methylamin angefallen, wegen anderer Prioritäten aber nie getestet worden. Bei der pharmakologischen Prüfung überzeugte sie sofort durch ihre hervorragenden Eigenschaften. Erst danach stellte sich heraus, daß eine unerwartete Ringumlagerung zum Chlordiazepoxid **2.25** (Librium®, Abb. 2.10) eingetreten war.

Es gibt ein weiteres Beispiel dieser Art. W. Berney arbeitete 1974 an Spirodihydronaphthalinen **2.26** (Abb. 2.11), mit dem Ziel, ZNS-wirksame Substanzen herzustellen. Nach Säurebehandlung einer solchen Struktur erhielt er eine Verbindung, die sich in einem breiten Routine-Screening im Sandoz-Forschungsinstitut in Wien als *in vitro* und *in vivo* hochwirksam gegen eine Reihe humanpathogener Pilze herausstellte. Die Substanz wurde 1985 als Naftifin **2.27** in die Therapie eingeführt, später folgte das deutlich stärker wirksame Analoge Terbinafin **2.28** (Abb. 2.11). Beide Substanzen zeigten ein bis dahin

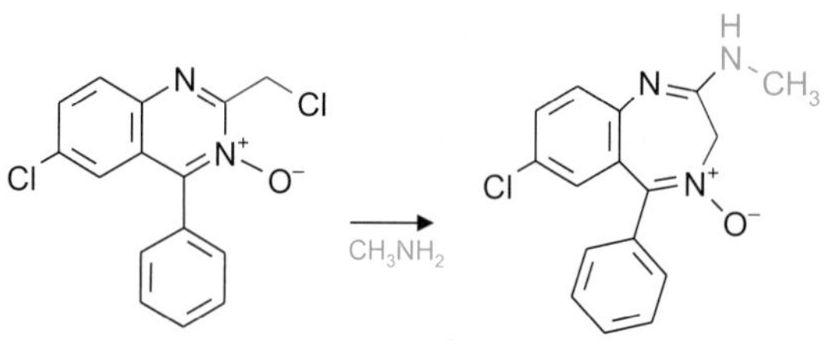

Abb. 2.10 Die Umsetzung von **2.24** mit Methylamin lieferte nicht die erwartete Verbindung, sondern das Umlagerungsprodukt Chlordiazepoxid **2.25** (Librium®). Diese erste Versuchssubstanz wurde auch das erste Handelsprodukt aus der Gruppe der Benzodiazepine.

2.24   **2.25** Chlordiazepoxid

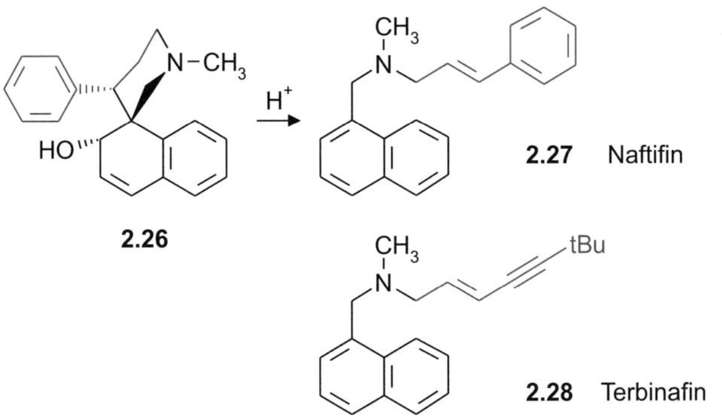

Abb. 2.11 Statt einer zentralnervös wirksamen Verbindung resultierte aus der Spiroverbindung **2.26** das antimykotisch wirksame Naftifin **2.27**. Der Vergleich mit dem wirksameren Terbinafin **2.28** zeigt, daß der Phenylrest vorteilhaft durch eine tert.-Butyl-ethinylgruppe ersetzt werden kann.

unbekanntes Wirkprinzip. Sie schädigen die Membran der Pilze, indem sie ihre Ergosterinbiosynthese behindern. Dies geschieht in einer sehr frühen Stufe, über die Hemmung des Enzyms Squalenepoxidase.

2.8 Eine lange Liste von Zufällen

Die Liste der zufälligen Entdeckungen, von denen hier einige geschildert wurden, läßt sich beliebig verlängern. Ohne chemische Formeln seien in aller Kürze einige weitere genannt:

- Pethidin (Abschnitt 3.3), das erste vollsynthetische Schmerzmittel vom Morphintyp, wurde in den dreißiger Jahren bei der Suche nach neuen Spasmolytika entdeckt, ausgehend von der Struktur des Atropins.
- Die Eignung der Antihistaminika als Mittel gegen Reise- und Seekrankheit wurde in Boston gefunden, bei der Behandlung eines Hautausschlags. Die Patientin berichtete, daß ihr immer auftretendes Übelsein beim Fahren in der Bostoner Straßenbahn verschwand. Die „klinische Prüfung" fand 1947 bei Hunderten von Marinesoldaten während einer Atlantiküberquerung mit dem Schiff *„General Ballou"* statt.
- Haloperidol (Abschnitt 3.3) sollte eigentlich ein starkes Schmerzmittel werden, es resultierte aber ein Neuroleptikum.
- Imipramin ist dem Neuroleptikum Chlorpromazin strukturell sehr nahe verwandt (Abschnitte 1.6 und 8.5). Trotzdem wirkt es genau entgegengesetzt, als Antidepressivum.
- Phenylbutazon war als Lösungsvermittler für den schwerlöslichen Entzündungshemmer Aminophenazon gedacht. Aber die Substanz selbst wirkt entzündungshemmend, ebenso ihr Metabolit Oxyphenbutazon.

- Der Versuch, aus dem Urin manisch depressiver Patienten einen für die Krankheit verantwortlichen Faktor zu isolieren, lieferte nur Harnsäure. Da sie sehr schwer löslich ist, wurde ihr Lithiumsalz getestet. Dies führte zur Auffindung der antidepressiven Wirkung von Lithiumsalzen.
- Clonidin (Abschnitt 23.6) sollte eigentlich ein Mittel zur Abschwellung der Nasenschleimhaut werden, zur lokalen Begleittherapie von Erkältungen. Statt der erwarteten Wirkung fand man überraschend eine ausgeprägte Blutdrucksenkung. Trotz intensiver struktureller Variation wurde Clonidin in seiner Wirkung durch spätere Analoge nicht mehr übertroffen.
- Levamisol wurde als Breitband-Wurmmittel entwickelt. Durch Zufall fand man eine immunmodulierende Wirkung, die heute therapeutisch im Vordergrund steht.
- Praziquantel sollte eigentlich ein Antidepressivum werden. Wegen seiner hohen Polarität kann es aber die Blut-Hirnschranke nicht überwinden. Bei einer breiten biologischen Prüfung wurde seine hervorragende Eignung zur Behandlung der Tropenkrankheit Bilharziose gefunden.
- Ein Chemiker bei Searle, der sich mit Dipeptiden beschäftigte, leckte beim Umblättern eines Buches seinen Finger ab. Der süße Geschmack, der ihm dabei auffiel, führte zum Süßstoff Aspartam. Auch der Süßstoff Saccharin wurde auf ähnliche Weise entdeckt. Bei Cyclamat fiel einem Raucher der süßliche Geschmack seiner Zigarette auf.

2.9 Wo wären wir ohne den glücklichen Zufall?

Im englischen Sprachraum gibt es ein Wort, das sich nur unvollkommen übersetzen läßt, die **Serendipity**. Dieser Begriff, als Ausdruck für eine glückliche Fügung, wurde 1754 von Sir Horace Walpole geprägt. Er ist abgeleitet aus einem persischen Märchen, das von den drei Prinzen von Serendip (früher Ceylon, jetzt Sri Lanka) berichtet. Die Prinzen machen, zufällig und unerwartet, glückliche und interessante Entdeckungen, ganz analog zu den Wissenschaftlern in den vielen Beispielen dieses Kapitels.

Serendipity hat ganz allgemein in der Wissenschaft und besonders in der Arzneimittelforschung eine überaus wichtige Rolle gespielt. Wie würde unser Arzneischatz ohne all diese glücklichen Zufälle aussehen? Damit soll keineswegs einem planlosen Vorgehen das Wort geredet werden, im blinden Vertrauen auf den Zufall. Ganz im Gegenteil, Chemiker und Pharmakologen haben zu jeder Zeit ganz konkrete Vorstellungen entwickelt, wo und weshalb sie bestimmte strukturelle Variationen an einer Leitstruktur vornehmen wollen. Manche dieser

Hypothesen waren richtig, andere falsch. Eines war den Forschern, denen der Zufall zu Hilfe kam, gemeinsam: beim Scheitern einer Hypothese oder bei unerwarteten Resultaten haben sie die Tragweite der Ergebnisse erkannt, die entsprechenden Schlüsse gezogen und richtig gehandelt.

Die folgenden Kapitel werden zahlreiche Beispiele eines erfolgreichen, zielgerichteten Entwurfs von Arzneimitteln beschreiben, bei denen korrekte Arbeitshypothesen umgesetzt wurden. Die Suche nach dem neuen Wirkstoff ist allerdings kein Prozess, der mit einem rein technisch orientierten Management durchgezogen werden kann. Kurzfristige Planung und bürokratische Kontrolle haben in aller Regel nur negative Konsequenzen. Auf der anderen Seite erfordert die Wirkstoffsuche die gemeinsamen Anstrengungen vieler Gruppen von Spezialisten, die in geeigneten Organisationsformen zusammenarbeiten müssen. Die der Auffindung eines neuen Wirkstoffs folgende präklinische und klinische Entwicklung ist ein extrem teurer und zeitaufwendiger Prozeß, der sorgfältig geplant, durchgeführt und kontrolliert werden muß. Hier sind andere Instrumente einzusetzen als bei der Wirkstoffsuche.

Allgemeine Literatur

A. Burger, A Guide to the Chemical Basis of Drug Design, John Wiley & Sons, New York, 1983

G. de Stevens, Serendipity and Structured Research in Drug Discovery, Fortschr. Arzneimittelforsch. **30**, 189–203 (1986)

E. Verg, Meilensteine. 125 Jahre Bayer, 1863–1988, Bayer AG, 1988

R. M. Roberts, Serendipity. Accidental Discoveries in Science, John Wiley & Sons, New York, 1989

W. Sneader, Chronology of Drug Introductions, in: Comprehensive Medicinal Chemistry, C. Hansch, P. G. Sammes und J. B. Taylor, Hrsg., Band 1, P. D. Kennewell, Hrsg., Pergamon Press, Oxford, 1990, S. 7–80

R. M. Restak, Receptors, Bantam Books, New York, 1994

Spezielle Literatur

A. Cahn und P. Hepp, Das Antifebrin, ein neues Fiebermittel, Centralblatt für Klinische Medizin **7**, 561–564 (1886)

Z. von Vámossy, Ist Phenolphthalein ein unschädliches Mittel zum Kenntlichmachen von Tresterweinen? Chemiker-Zeitung **24**, 679–680 (1900)

L. H. Sternbach, The Benzodiazepine Story, Fortschr. Arzneimittel-forsch. **22**, 229–266 (1978)

A. Hofmann, LSD – mein Sorgenkind, dtv / Klett-Cotta, 1993

A. Stütz, Allylamin-Derivate – eine neue Wirkstoffklasse in der anti-fungalen Chemotherapie, Angew. Chemie **99**, 323–331 (1987)

3. Klassische Arzneimittelforschung

Hundert Jahre Arzneimittelforschung, von 1880–1980, waren geprägt von Zufall und Irrtum, aber auch von eleganten Konzepten und ihrer gezielten Umsetzung zu therapeutisch wertvollen Prinzipien. Viele Leitstrukturen wurden zufällig aufgefunden (vgl. Kapitel 2), andere stammten aus der Naturheilkunde oder von einem biochemischen Konzept. Gegenüber der heutigen Arzneimittelforschung resultierte das klassische Design von Arzneimitteln aus einem begrenzten Wissen über die Pathophysiologie, die zellulären und molekularen Ursachen des Krankheitsgeschehens, und aus der Beschränkung auf den Tierversuch. Trotzdem war diese Phase, vor allem in ihren letzten fünfzig Jahren, überaus erfolgreich. Der gezielte Kampf gegen die Infektionskrankheiten, die erfolgreiche Behandlung vieler psychischer und anderer wichtiger Krankheiten geht auf die in dieser Zeit entwickelten Arzneimittel zurück. Damit verbunden war ein deutlicher Zuwachs an Lebensqualität und Lebensalter. In den folgenden Abschnitten werden exemplarisch einige Beispiele herausgegriffen, die unterschiedliche Aspekte der klassischen Arzneimittelforschung vorstellen. Weitere Beispiele finden sich in späteren Abschnitten dieses Buches (Kapitel 7 bis 9).

3.1 Aspirin® – eine unendliche Geschichte

Die Geschichte der Acetylsalicylsäure (ASS, z. B. Aspirin®) spiegelt wie kaum ein anderes Beispiel die Fortschritte der Arzneimittelforschung wieder. Dies gilt vor allem für die Aufklärung des Wirkmechanismus und die daraus resultierenden Konsequenzen für eine gezielte Therapie. Weidenrindenextrakte wurden bereits im Altertum zur Behandlung von Entzündungen eingesetzt. Als Napoleon 1806–1813 die Kontinentalsperre durchsetzte, wurde die Rinde sogar als Ersatz für Chinarinde (Abschnitt 3.2) verwendet. Für die Wirkung verantwortlich ist Salicin **3.1**, ein Glykosid des *o*-Hydroxybenzylalkohols, des Saligenins. Nach Abbau und Oxidation entsteht daraus der eigentliche Wirkstoff, die Salicylsäure **3.2** (Abb. 3.1).

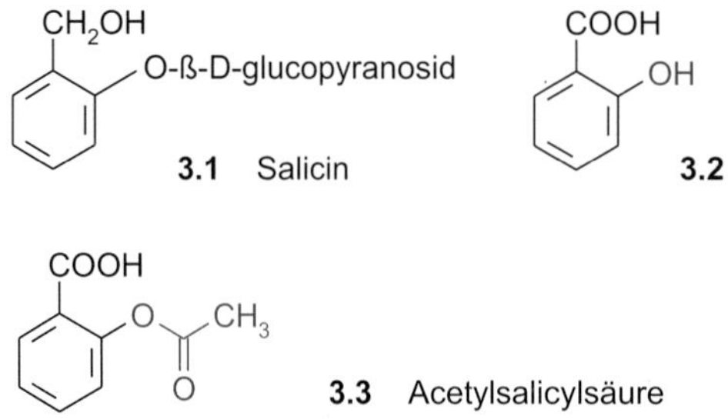

CH$_2$OH

O-ß-D-glucopyranosid

3.1   Salicin

COOH

OH

3.2   Salicylsäure

COOH

O CH$_3$

O

3.3   Acetylsalicylsäure

Abb. 3.1   Aus dem Salicin **3.1** der Weidenrinde entsteht nach Spaltung und Oxidation die Wirksubstanz Salicylsäure **3.2**. Die von Hoffmann hergestellte Acetylsalicylsäure (ASS) **3.3** ist aber nicht bloß ein Prodrug der Salicylsäure, sondern ein Arzneimittel mit eigenständigem Wirkmechanismus.

1897 begann der 29-jährige Bayer-Chemiker Felix Hoffmann systematisch nach Derivaten der Salicylsäure zu suchen. Sein Vater, der an schwerer rheumatischer Arthritis litt, hatte ihn darum gebeten. Hohe Dosen von Salicylsäure verursachten ihm unangenehme Magenreizungen und Erbrechen. Hoffmann stellte einfache Derivate der Salicylsäure her und war noch im selben Jahr erfolgreich. Am 10. Oktober 1897 synthetisierte er erstmals in reiner Form die Acetylsalicylsäure **3.3** (ASS, Abb. 3.1).

Es war ein Glücksgriff. Obwohl ASS im Plasma nur eine sehr kurze Halbwertszeit hat, wirkt sie in hohem Maß schmerzstillend, fiebersenkend und entzündungshemmend. Klinisch geprüft wurde sie an 50 Patienten des Diakonissenkrankenhauses in Halle an der Saale. Am 1. Februar 1899 ließ Bayer die ASS unter dem Namen Aspirin® (von A = Acetyl und *Spiraea*, Spierstaude, eine ebenfalls salicylsäurehaltige Pflanze) unter der Nummer 36 433 in die Warenzeichenrolle eintragen. Anschließend wurde sie als Pulver, in Briefchen zu 1 g, kurz darauf in Tablettenform verkauft. Spötter behaupteten, die Tablette sei nur entwickelt worden, um das inzwischen schon berühmte Bayerkreuz einprägen zu können. Aspirin eroberte sich rasch einen führenden Platz in der Therapie. Heute werden weltweit etwa 40 000 t ASS pro Jahr produziert und zu Tabletten verarbeitet. Allein in den USA sind es 16 000 t. Im Ende 1994 fertiggestellten Werk Bitterfeld der Bayer AG werden stündlich 400 000 Aspirin-Tabletten hergestellt, 3,5 Milliarden pro Jahr. Welche Bedeutung das Warenzeichen Aspirin für Bayer hat, erkennt man daran, daß die Firma 1994 eine Milliarde US-$ bezahlte, um das Selbstmedikationsgeschäft von Sterling-Winthrop zu übernehmen und damit die in den USA im Jahr 1918 verlorengegangenen Warenzeichenrechte für Aspirin wieder zu erhalten.

Der spanische Philosoph José Ortega y Gasset nannte unser Jahrhundert das „*Zeitalter des Aspirins*“. In seinem Buch „*Aufstand der Massen*“ schreibt er 1931: „*Der gewöhnliche Mensch lebt heute leichter, bequemer und sicherer als früher der Mächtigste. Was schert es ihn, daß er nicht reicher ist als andere, wenn die Welt es ist und ihm Straßen, Eisenbahnen, Hotels, Telegraph, körperliche Sicherheit und Aspirin zur Verfügung stehen".* Literarisch beschäftigten sich mit Aspirin auch Jaroslav Hasek, Kurt Tucholsky, Giovanni Guareschi, Graham Greene, John Steinbeck, Agatha Christie, Truman Capote, Hans Helmut Kirst und Edgar Wallace. Der Sänger Enrico Caruso behandelte seine Kopfschmerzen prinzipiell nur mit *„deutschem Aspirin".* Auch Franz Kafka und Thomas Mann schwärmten in ihren Briefen von der hervorragenden Wirkung. 1986 formulierte die britische Königin Elisabeth II bei ihrem Staatsbesuch in Deutschland: *„Deutsche Erfolge überspannen die ganze Breite menschlichen Lebens, von der Philosophie über Musik und Literatur bis zur Entdeckung der Röntgenstrahlen und der Massenproduktion von Aspirin".* Bei aller Freude über dieses schöne Kompliment muß man doch berücksichtigen, daß die naturwissenschaftlichen Entdeckungen, die hier zitiert wurden, genau hundert Jahre zurückliegen!

ASS galt als Prodrug der Salicylsäure und als Arzneimittel mit unbekanntem Wirkmechanismus, bis Vane (Nobelpreis 1982) und Ferreira 1971 entdeckten, daß Salicylsäure und andere nichtsteroidale Entzündungshemmer Inhibitoren der Prostaglandin-G/H-Synthase (Cyclooxygenase, COX, früher CO abgekürzt) sind. COX, ein ubiquitär vorkommendes membrangebundenes Enzym, führt Arachidonsäure **3.4** in cyclische Endoperoxide, z. B. PGG$_2$ **3.5** über, aus denen Prostacyclin **3.6**, Thromboxan **3.7** und weitere Prostaglandine entstehen (Abb. 3.2). Im entzündeten Gewebe werden große Mengen von Prostaglandinen gebildet, eine Hemmung der Cyclooxygenase greift also ursächlich in das Geschehen ein.

Die ASS ist tatsächlich eine metabolische Vorstufe der Salicylsäure. Sie hat aber im Gegensatz zu allen anderen Entzündungshemmern, einschließlich der Salicylsäure, ihren eigenen, verblüffenden Wirkmechanismus. Schon länger ist bekannt, daß ASS in der Cyclooxygenase die Aminosäure Serin-530 an der Hydroxylgruppe selektiv acetyliert. 1995 wurde erstmals die dreidimensionale Struktur eines Komplexes von Brom-ASS mit Cyclooxygenase bestimmt. Sie belegt, daß ASS analog zu anderen COX-Inhibitoren in der Nähe dieses Serins in die Bindestelle für die Arachidonsäure eingelagert wird. Damit ist trotz relativ schwacher Bindung der ASS eine ausgezeichnete Voraussetzung für die Acetylierung dieses Serins geschaffen. Das Serin-530 ist am katalytischen Geschehen nicht beteiligt, das zusätzliche Volumen der Acetylgruppe behindert aber die Bindung der Arachidonsäure und damit die Bildung der Prostaglandinvorstufen. Eine COX-Mutante, die statt Serin-530 ein Alanin trägt, ist enzymatisch noch voll aktiv und wird von allen anderen Entzündungshemmern inhibiert. Durch ASS wird diese Mutante erwartungsgemäß nur mehr schwach gehemmt.

Aufregend für die weitere Forschung bei den nichtsteroidalen Entzündungshemmern war die Entdeckung einer zweiten Cyclooxygenase COX-2 im Jahr 1991. Die bisher eingesetzten Entzündungshemmer wirken unselektiv oder überwiegend auf COX-1 und nur in geringem

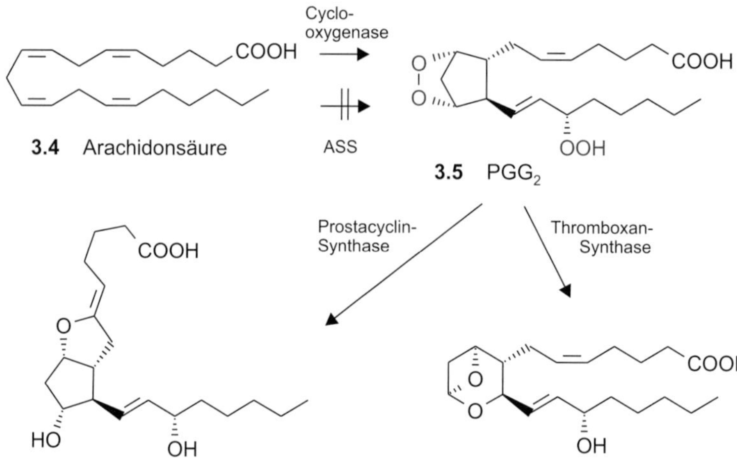

3.4 Arachidonsäure

3.5 PGG_2

3.6 Prostacyclin

3.7 Thromboxan A_2

Abb. 3.2 Aus der mehrfach ungesättigten Arachidonsäure **3.4** entsteht durch oxidative Cyclisierung das Primärprodukt der Prostaglandinbiosynthese, das PGG_2 **3.5**. Hier teilt sich die Biosynthese. Die Prostacyclin-Synthase wandelt PGG_2 in das Prostacyclin **3.6** um, das u. a. die Magenschleimhaut schützt, Blutgefäße erweitert und die Aggregation der Blutplättchen (Thrombocyten) hemmt. Die Thromboxan-Synthase der Blutplättchen stellt aus PGG_2 das Thromboxan A_2 **3.7** her, das diese Aggregation fördert. ASS hemmt die Cyclooxygenase irreversibel. Durch Gabe niedriger ASS-Dosen erreicht man, daß die Thromboxan A_2-Bildung in den Blutplättchen stärker gehemmt wird als die Bildung des Prostacyclins in der Wand der Blutgefäße.

Maß auf COX-2. Die wichtigste Nebenwirkung der ASS und anderer Entzündungshemmer, das Auftreten von Schädigungen der Magen- und Darmwand bei hohen Dosierungen, resultiert aus der Hemmung der COX-1-vermittelten Synthese des Prostacyclins **3.6**, das den Schutz der Magenschleimhaut bewirkt. In Gegensatz zum ubiquitär vorkommenden COX-1 ist COX-2 vor allem für die rasche Bildung von Prostaglandinen im entzündeten Gewebe verantwortlich. Eine spezifische Hemmung der COX-2 würde also die Entzündung zurückdrängen, ohne im Magen die Synthese des schleimhautschützenden Prostacyclins zu beeinträchtigen. Schon gibt es die ersten Wirkstoffe, die gegenüber COX-2 mehr als 1 000-fach wirksamer sind als gegen COX-1, z. B. **3.8** und **3.9** (Abb. 3.3). Damit wird sich der Traum von nebenwirkungsarmen Entzündungshemmern hoffentlich bald realisieren lassen. Die klassischen Entzündungshemmer werden dann in ihrer Bedeutung zurückgehen.

Aber keine Sorge, Aspirin wird ewig leben! Auf einem anderen Gebiet nehmen seine Erfolge noch weiter zu. ASS hemmt schon in niedrigen Dosen die Synthese des Thromboxan A_2 **3.7**, das über ein Verklumpen der Blutplättchen (Thrombocyten) die Blutgerinnung einleitet. Wegen der irreversiblen Hemmung der Cyclooxygenase durch ASS und der Unfähigkeit der Blutplättchen, ihre Enzyme neu zu synthetisieren, reicht bereits der einmalige Kontakt mit der Substanz, um

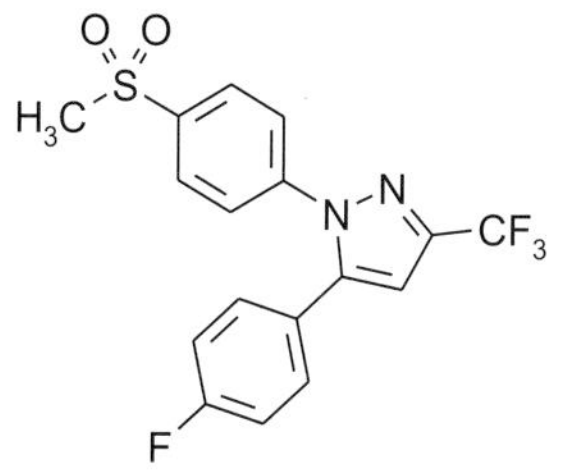

3.8 SC-58125

COX-1: $IC_{50} = 100\ \mu M$

COX-2: $IC_{50} = 0{,}07\ \mu M$

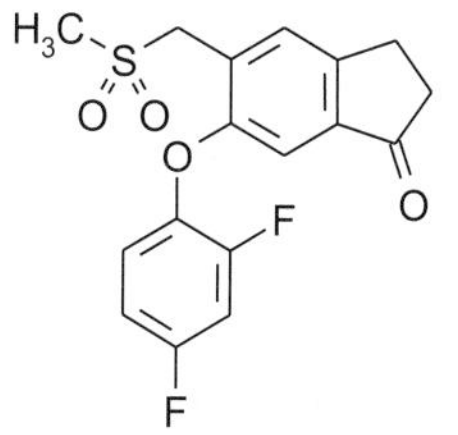

3.9 CGP-28238

COX-1: $IC_{50} = 72\ \mu M$

COX-2: $IC_{50} = 0{,}015\ \mu M$

Abb. 3.3 SC-58125 **3.8** und CGP-28238 **3.9** sind spezifische Hemmstoffe der Cyclooxygenase COX-2, die mehr als COX-1 für die rasche Biosynthese der Prostaglandine im entzündeten Gewebe verantwortlich ist.

die Synthese für etwa eine Woche, der Lebensdauer eines Thrombocyten, zu unterdrücken. Außerhalb der Thrombocyten wird das Enzym aber immer wieder neu gebildet. Dadurch kann der physiologische Gegenspieler des Thromboxans, das aggregationshemmende Prostacyclin, in der Wand der Blutgefäße nachgebildet werden (Abb. 3.2).

Bezogen auf den Zustand erhöhter Gerinnungsneigung verschiebt ASS also die Biosynthese vom „bösen" Thromboxan zum „guten" Prostacyclin. Dieser Effekt ist die Grundlage der therapeutischen Anwendung von ASS bei erhöhter Gerinnungsneigung, z. B. vor und nach Herzinfarkt und Schlaganfall. In Kenntnis des Mechanismus der antithrombotischen Wirkung konnten die zur Therapie eingesetzten Dosen sogar um den Faktor 10 reduziert werden! Damit verringert sich auch das Risiko für Magen- und Darmblutungen als mögliche Nebenwirkungen.

Der Ansatz Felix Hoffmanns, über eine simple Derivatisierung zu einer besser verträglichen Substanz zu kommen, hat vor fast 100 Jahren zu einem neuen therapeutischen Prinzip geführt, dessen Wert nicht hoch genug eingeschätzt werden kann. Der Siegeszug der ASS war und ist nicht aufzuhalten. Eine deutsch-österreichische Studie an 13 300 Patienten belegte, daß unter ASS-Therapie die Sterblichkeit bei Herzinfarkt um 17 % und die Zahl der nicht tödlichen wiederholten Infarkte um 30 % zurückgehen. Am 9. Oktober 1985 verlautbarte die sonst eher zurückhaltende amerikanische Gesundheitsbehörde FDA, daß die tägliche Einnahme von ASS das Risiko eines nochmaligen Herzinfarkts um 20 %, bei einer Gruppe besonders gefährdeter Patienten sogar um mehr als 50 % senkte. An einer weiteren Studie zum Einfluß einer regelmäßigen ASS-Einnahme auf das Risiko, einen Herzinfarkt zu erleiden, beteiligten sich 22 000 Ärzte. Hier waren sie einmal nicht die Prüfer, sondern die Patienten. Die Studie wurde vorzeitig beendet, als feststand, daß es in der Kontrollgruppe 18 tödliche und 171 nicht-tödliche Herzinfarkte, in der mit ASS behandelten Gruppe dagegen nur 5 tödliche und 99 nicht-tödliche Herzinfarkte gab, insgesamt eine Reduktion um rund 50 %. Eine Studie an 90 000 Krankenschwestern zeigte die gleiche Schutzwirkung auch bei Frauen: das Risiko eines ersten Herzinfarkts wurde um rund 30 % verringert.

Einen Eintrag in das Guinness-Buch der Rekorde ist eine sechsjährige Beobachtung von 600 000 freiwilligen Probanden wert. Nach dieser Auswertung scheint ASS das Risiko von tödlichem Darmkrebs um 40 % zu reduzieren. Auch für diese Wirkung gibt es eine plausible Erklärung. Malondialdehyd, ein Abbauprodukt der Prostaglandine, schädigt die Erbsubstanz DNA. Mutationen des sogenannten Tumorsuppressor-Gens p53 treten in menschlichen Darmtumoren besonders häufig auf. Dadurch verlieren die Krebszellen die Eigenschaft, ihr Zellwachstum zu kontrollieren, sie wachsen ungehemmt. Es könnte aber auch ganz anders sein. Wegen der Magen- und Darmblutungen als mögliche Nebenwirkungen der ASS war die Darmbeobachtung in der behandelten Gruppe wahrscheinlich intensiver als in der unbehandelten Vergleichsgruppe. Es ist durchaus denkbar, daß dadurch Dickdarmkrebs häufiger in einem frühen, operativ noch behandelbaren Stadium entdeckt wurde.

Seit 1992 gibt es eine Aspirin-Kautablette. Hier ist ASS mit Calciumcarbonat gepuffert, die Resorption erfolgt rascher, die Nebenwirkungen sind reduziert. Aspirin® – wirklich eine unendliche Geschichte.

3.2 Malaria – Erfolge und Mißerfolge

Die Therapie der Malaria beginnt mit der Entdeckung der Chinarinde, um die sich zahlreiche Legenden ranken. Die schönste und am häufigsten zitierte Version ist die Heilung der fieberkranken Gräfin Cinchon, der Gattin des spanischen Vizekönigs in Lima, Peru, durch den Arzt Juan de Vega, im Jahr 1638. Auf Anraten des Stadtrichters von Loja wurde aus der 800 km entfernten Stadt Loja die *Quinquina*, die „Rinde der Rinden" (daher später der irreführende Name „Chinarinde"), ein Heilmittel der Indios, herbeigeschafft. Die Gräfin wurde gesund und teilte von dieser Zeit an selbst das Pulver aus. Später ließ sie es über die Jesuiten verbreiten. In alten Werken wird Chinarinde daher auch als „Gräfin-Pulver" oder „Jesuiten-Pulver" bezeichnet. Entweder über die Rückkehr der Gräfin auf ihre malaria-verseuchten Ländereien bei Cinchon in Spanien, im Jahr 1640, oder durch die Mönche kam die Chinarinde dann nach Europa.

Malaria, das Wechselfieber, ist eine in den Tropen und Subtropen weit verbreitete Krankheit. Wegen der Übertragung durch die Anopheles-Mücke tritt sie besonders in Feuchtgebieten auf. Selbst vor der Stadt Buenos Aires (span., gute Lüfte) machte die Malaria (ital. *mala aria* = schlechte Lüfte) nicht halt. Alexander der Große, der Gotenkönig Alarich und die deutschen Kaiser Otto II und Heinrich VI starben an ihr. Auch Albrecht Dürer (1471–1528), der anläßlich der Krönung des Kaisers Karl V im Jahr 1520 nach Holland reiste, erkrankte dort an der Malaria. Seinem Leibarzt schickte er eine Zeichnung von sich, auf der er nur mit einem Lendenschurz bekleidet ist. Die rechte Hand weist auf die Milz, zusätzlich findet sich der Text *„do der gelb Fleck ist vnd mit dem Finger drawff dewt, do ist mir we"*. In Europa war die Malaria bis zur Mitte dieses Jahrhunderts noch weit verbreitet. In Norddeutschland gab es die letzten Malariaepidemien in den Jahren 1896, 1918 und 1926.

Das Miasma, Ausdünstungen aus Erdboden, Sümpfen und Leichen, wurde lange Zeit als ursächlich für die Malaria und andere Epidemien angesehen. Aber bereits der römische Schriftsteller Marcus Terrentius Varrus (116–27 v. Chr.) vermutete, daß kleine unsichtbare Organismen dafür verantwortlich sein könnten. Gegen Ende des 19. Jahrhunderts wurde die Anopheles-Mücke als Überträger und Plasmodien (Sporentierchen) als Verursacher der Malaria erkannt.

Um 1930 waren etwa 700 Millionen Menschen infiziert, heute liegen die Schätzungen der Zahl der Erkrankten bei 200 bis 400 Millionen. Zwei Millionen Menschen sterben jährlich, meist Kinder unter fünf Jahren, viele andere behalten bleibende Schäden. Dabei kommt es auch zu psychischen Veränderungen. Der Begriff Spleen, für Verrücktheit, steht ursprünglich für die durch Malaria vergrößerte Milz (engl. *spleen* = Milz).

Nicht unerwähnt sollte bleiben, daß heterocygote (d. h. genetisch nicht einheitliche) Träger der Sichelzell-Krankheit gegen Malaria geschützt sind. Diese erbliche Form einer Anämie war die erste Erkrankung, deren molekulare Ursache aufgeklärt werden konnte. Im Hämoglobin der Kranken ist eine einzige Aminosäure mutiert. Dadurch aggregiert dieses Hämoglobin, die roten Blutkörperchen schrumpfen zusammen. Die Malariaparasiten können sich in solchen Blutkörperchen nur ungenügend vermehren. Wegen eines dadurch bedingten teilweisen Schutzes vor Malaria ist die Ausbreitung der Sichelzell-Krankheit in malaria-gefährdeten Gebieten begünstigt, in den anderen Gebieten dagegen nicht.

Als wirksamer Inhaltsstoff der Chinarinde wurde 1820 das Chinin **3.10** (Abb. 3.4) isoliert. Neben seiner guten therapeutischen Wirkung hat es aber auch erhebliche Nebenwirkungen. Als Alternative stand erst 1927 ein erstes synthetisches Präparat, das Plasmochin **3.11**, zur Verfügung. Die später entwickelten, wirksameren Analogen **3.12** – **3.14** zeigen eine deutliche strukturelle Verwandtschaft zur Leitstruktur Chinin (Abb. 3.4). Der Schutz gegen Malaria machte die Ausbeutung der Kolonien möglich. Kriege in unserem Jahrhundert haben die Suche nach Malariamitteln gefördert. Die neueren Malariamittel gehen im wesentlichen auf die Forschungsarbeiten des Walter Reed-Armee-Forschungsinstitutes in den USA zurück. Dort wurden im Lauf von vierzig Jahren, besonders während des Zweiten Weltkriegs und des Vietnamkriegs, mehr als 250 000 Substanzen auf Antimalaria-Wirkung getestet.

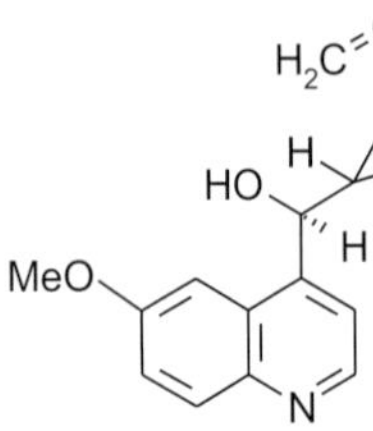

3.10 Chinin

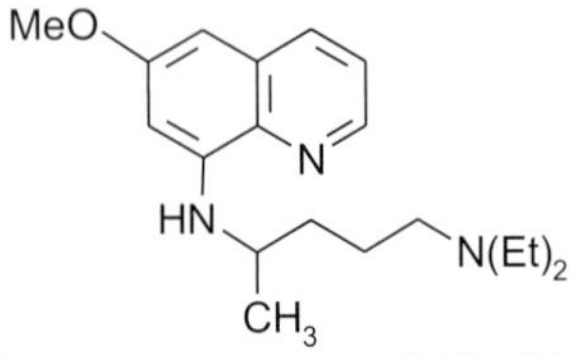

3.11 Plasmochin

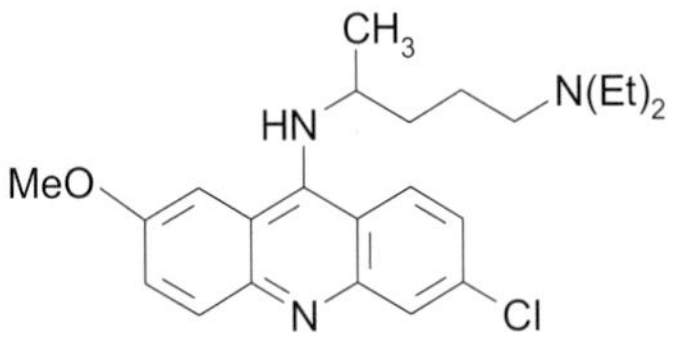

3.12 Mepacrin

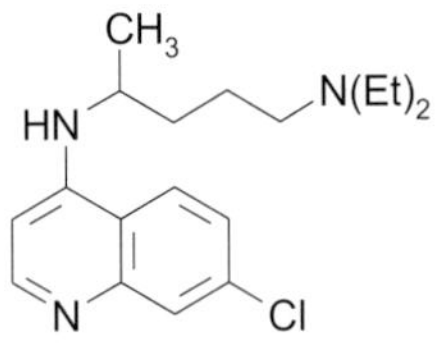

3.13 Chloroquin

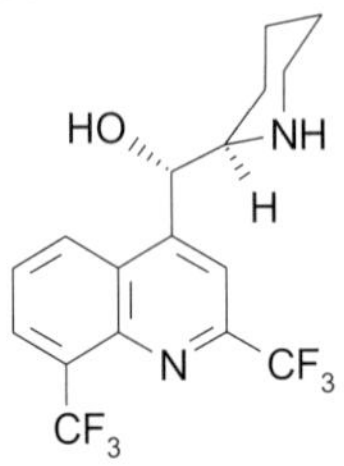

3.14 Mefloquin

Abb. 3.4 Vom Chinin **3.10** wurden einfache synthetische Analoge mit Malariawirkung abgeleitet. Plasmochin **3.11** enthält noch den Methoxychinolinring des Chinins, die basische Seitenkette ist allerdings an anderer Stelle angefügt. Die später entwickelten Analogen Mepacrin **3.12** und Chloroquin **3.13** zeigen größere Ähnlichkeit zu Chinin, das moderne Mefloquin **3.14** liegt noch näher an der Struktur des Chinins.

Die Weltgesundheitsorganisation WHO beschloß 1955 ein weltweites Programm zur Ausrottung der Malaria, vor allem über den Einsatz des Insektizids Dichlordiphenyltrichlorethan **3.15** (DDT, Abb. 3.5). Die Erfolge waren überwältigend, die Zahl der Erkrankten und der Todesfälle ging praktisch auf null zurück (Tabelle 3.1). Eine Schätzung aus dem Jahr 1953 geht damals bereits von 5 Millionen geretteten Menschenleben seit 1942 aus. Allein in Indien ist in den späten sechziger Jahren die Zahl der Erkrankungen von 75 Millionen auf 750 000 und die Zahl der jährlichen Todesfälle durch Malaria auf 1 500 zurückgegangen. Insgesamt hat DDT mehr Menschen das Leben gerettet als alle Antimalariamittel zusammen! Die akute Toxizität des DDT ist für Säugetiere und den Menschen gering und daher eigentlich kein Problem. Es stellte sich aber leider heraus, daß DDT in der Umwelt nur

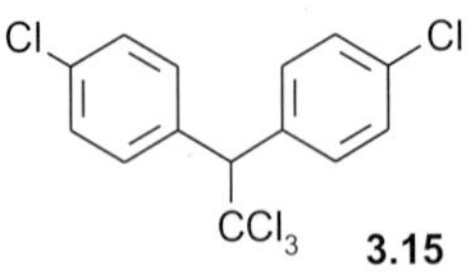

3.15 DDT

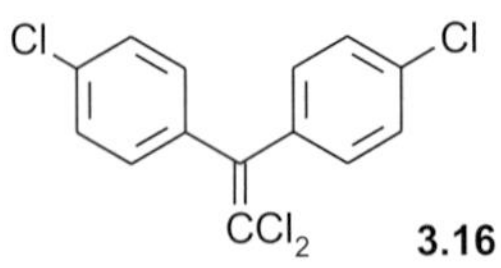

3.16 DDE

Abb. 3.5 Das Insektizid DDT **3.15** hat mehr Menschen das Leben gerettet als alle Malariamittel zusammen. Jüngste Untersuchungen belegen aber, daß der im Gewebe angereicherte Hauptmetabolit p,p'-DDE **3.16** wegen seiner antiandrogenen Wirkung möglicherweise hauptverantwortlich für Reproduktionsstörungen bei Tieren und ggfs. auch beim Menschen ist.

Tabelle 3.1 Zahl der Malaria-Erkrankungen in verschiedenen Ländern, vor und nach dem Einsatz von DDT 3.15 (Abb. 3.5). Die Zahlen in Klammern bezeichnen die Jahre (Quelle: T. H. Jukes, Naturwiss. 61, 6–16 (1974)).

Land	Malaria-Erkrankungen/Jahr	
	vor DDT-Einsatz	nach DDT-Einsatz
Italien	411 602 (1946)	37 (1969)
Spanien	19 644 (1950)	28 (1969)[a]
Jugoslawien	169 545 (1937)	15 (1969)[a]
Bulgarien	144 631 (1946)	10 (1969)[a]
Rumänien	338 198 (1948)	4 (1969)[a]
Türkei	1 188 969 (1950)	2 173 (1969)
Indien	≈ 75 Millionen / Jahr	≈ 750 000 (1969)
Sri Lanka	2,8 Millionen (1946)	110 (1961)
		31 (1962)
		17 (1963)
		2,5 Millionen (1968/69)[b]
Taiwan	> 1 Million (1945)	9 (1969)
Venezuela	817 115 (1943)	800 (1958)
Mauritius	46 395 (1948)	17 (1969)

[a] eingeschleppte Fälle
[b] nach Abbruch des DDT-Einsatzes im Jahr 1963

äußerst langsam abgebaut und über die Nahrungskette besonders in Fischen und Vögeln angereichert wird. Auch im menschlichen Fettgewebe und in der Muttermilch wird es angereichert. Bei Verweilzeiten im Organismus von einem Jahr und länger wird damit die chronische Toxizität zu einem schwerwiegenden Problem.

1962 erschien in den USA das aufrüttelnde Buch *„Silent Spring"* (*Der stumme Frühling*) von Rachel Carson. Als daraufhin 1963 in Sri Lanka die Mückenbekämpfung mit DDT trotz Warnungen von Experten eingestellt wurde, schnellte die Zahl der Malariakranken bis 1968/69 wieder auf 2,5 Millionen empor. Für die nochmalige Anwendung von DDT war es aber zu spät. In der Zwischenzeit hatten sich bei den Mücken bereits Resistenzen entwickelt, zum Teil sicher auch durch die unterschwellige DDT-Belastung in der Zwischenzeit. In Schwellenländern wie Mexiko oder Brasilien wird DDT unter Vernachlässigung möglicher ökologischer Gefahren auch heute noch in Mengen von 1 000 t pro Jahr eingesetzt.

Jüngste Untersuchungen zeigen, daß ein besonders lange im Gewebe verbleibender DDT-Metabolit, das DDE **3.16** (Abb. 3.5), überraschend stark antiandrogen wirkt, d. h. die Wirkung der männlichen Sexualhormone aufhebt. Damit ist DDE für DDT-bedingte Fortpflanzungs- und Entwicklungsstörungen bei einzelnen Tierspezies, möglicherweise auch beim Menschen verantwortlich zu machen. Bemerkenswert ist, daß die Wirkung dieses Stoffwechselprodukts erst 50 Jahre nach der Einführung des DDT entdeckt wurde.

Nicht nur die Mücken entwickelten Resistenzen gegen das DDT, auch die Malaria-Erreger wurden resistent gegen die eingesetzten Arzneimittel. Möglicherweise hat der Krieg, neben allen anderen Schäden, auch die Entstehung dieser Resistenzen begünstigt. Während des Vietnamkriegs wurden riesige Mengen des Entlaubungsmittels *Agent Orange* versprüht, die mutagene Dioxine enthielten. Eine dadurch verursachte erhöhte Mutationsrate könnte die Resistenzentwicklung signifikant gefördert haben. Zur Zeit gibt es kein Arzneimittel, das in allen Teilen der Welt gegen alle Formen der Malaria schützt. Hoffnungen für die Zukunft ruhen auf Derivaten des Artemisinins (Abschnitt 7.1), das 1971 von chinesischen Chemikern aus *Qing-hao-su*-Blättern isoliert wurde, und auf der Entwicklung eines Impfstoffs gegen Malaria.

3.3 Morphin-Analoge – ein Molekül wird zerschnitten

Die Forschung auf dem Morphingebiet lehrt, wie aus einem komplexen Naturstoff durch systematische Vereinfachung strukturell einfache Analoge mit identischer Wirkung, zum Teil sogar mit höherer Spezifität der Wirkung gewonnen werden. Sie zeigt aber auch, daß es für bestimmte Probleme offensichtlich keine Lösung gibt. Die Trennung von schmerzstillender Wirkung und Suchtpotential konnte nicht bzw. nur sehr unvollkommen erreicht werden.

Die schlafanregende, schmerzstillende und euphorisierende Wirkung des aus dem Schlafmohn gewonnenen Opiums ist seit mindestens fünf Jahrtausenden bekannt. Opium wurde zur Operationsvorbereitung eingesetzt, es ist aber auch ein traditionelles Suchtmittel. Welche Bedeutung diese mißbräuchliche Verwendung in der Kulturgeschichte der Menschheit hatte, zeigt u. a. der im letzten Jahrhundert geführte „Opiumkrieg". Als die Chinesen den Engländern im Jahr 1840 die Einfuhr von Opium nach China verwehren wollten und 20 000 Kisten Opium verbrannten, führte dieser Vorfall beide Völker in einen zwei Jahre dauernden Krieg.

Der Apothekergehilfe Friedrich Wilhelm Adam Sertürner isolierte 1806 in der Hof-Apotheke zu Paderborn das schlafbringende Prinzip. Er nannte es Morphium (später Morphin), nach *Morpheus*, dem griechischen Gott des Traumes, einem Sohn des *Hypnos*. Nach Prüfung im Selbstversuch wurde er prompt süchtig. Eine neue Dimension bekam die Morphiumsucht nach 1853, dem Jahr der Erfindung der Injektionsspritze durch Wood. Die dadurch begünstigte weite Verbreitung der Morphin- und Heroinsucht ist in der Geschichte der Menschheit nur eines der vielen Beispiele des Mißbrauchs einer an sich segensreichen Erfindung.

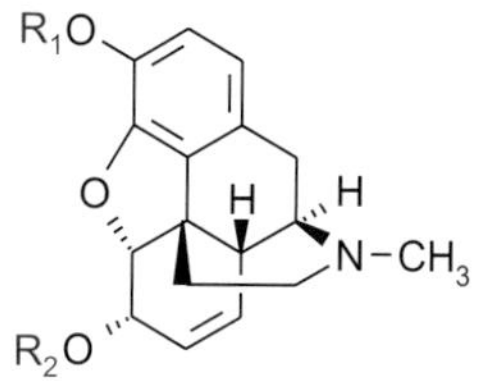

3.17 Morphin, $R_1 = R_2 = H$
3.18 Codein, $R_1 = Me$, $R_2 = H$
3.19 Heroin, $R_1 = R_2 = Acetyl$

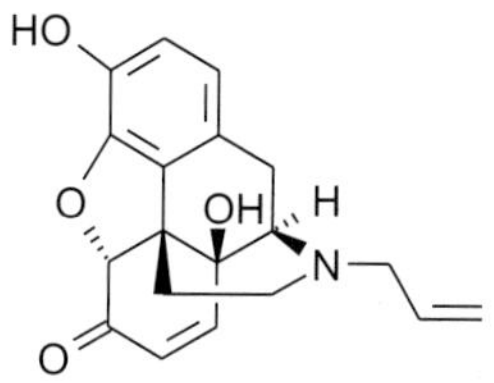

3.20 Naloxon

Abb. 3.6 Von den Leit-strukturen Morphin **3.17** und Codein **3.18** leiten sich das zentral besser verfügbare Heroin **3.19** und der Morphinantagonist Naloxon **3.20** ab.

Morphin **3.17** (Abb. 3.6) ist eines der wenigen Beispiele eines Naturstoffs, der auch heute noch in seiner ursprünglichen Form in der Therapie eingesetzt wird. Es ist aber auch das Paradebeispiel für die Erfolge einer systematischen Strukturvariation, sowohl in Richtung leichter Herstellbarkeit von einfachen Analogen, als auch in Richtung einer selektiven Wirkung. Die ersten Abwandlungsprodukte waren ein-fache Derivate, wie der ebenfalls im Mohn vorkommende Methylether Codein **3.18**. Codein ist zwar schwächer wirksam als Morphin, aber nach oraler Gabe gut bioverfügbar. Es weist eine ausgeprägte husten-stillende Wirkung und ein geringes Suchtpotential auf. Für das stark und rasch wirkende Diacetylderivat Heroin **3.19** trifft leider das Gegenteil zu. Sein Suchtpotential ist enorm hoch. Codein und Heroin haben von allen Morphinderivaten die weiteste Verbreitung: Codein in zahlreichen Kombinationspräparaten, Heroin in der Drogenszene. *N*-Alkylderivate des Morphins und nahe Analoge, z. B. Naloxon **3.20**, sind Morphinantagonisten, d. h. sie heben die Wirkung von Morphin auf (Abb. 3.6).

Die Strukturaufklärung des Morphins nahm über 120 Jahre in Anspruch, die Synthese und damit der endgültige Strukturbeweis gelang Gates und Tschudi erst im Jahr 1952. Morphin enthält fünf Ringe: den aromatischen Benzolring, zwei ungesättigte Sechsringe, den stickstoffhaltigen Piperidinring und einen sauerstoffhaltigen Fünf-ring. Systematische strukturelle Abwandlungen hatten das Ziel, die Struktur zu vereinfachen, z. B. einen oder mehrere dieser Ringe aufzu-schneiden oder ganz zu entfernen.

Das stark wirksame Pethidin **3.21** (Abb. 3.7), das erste vollsyntheti-sche starke Schmerzmittel, leitete sich ursprünglich vom krampflösen-den Atropin **3.22** ab (Abschnitt 2.8). Trotzdem erkennt man auch Ana-logien zum Morphin. In Levomethadon **3.23** ist der Piperidinring des Pethidins aufgeschnitten, ein Sauerstoffatom der Estergruppe entfernt und ein weiterer aromatischer Ring angefügt. Daneben gibt es Tau-sende von Analogen, von denen viele auch in die Therapie eingeführt wurden. Neben dem Zerschneiden des Morphins hat der Aufbau eines zusätzlichen Rings zu Analogen mit überraschend hoher Wirksamkeit geführt, z. B. zum Etorphin **3.24** (Abb. 3.7).

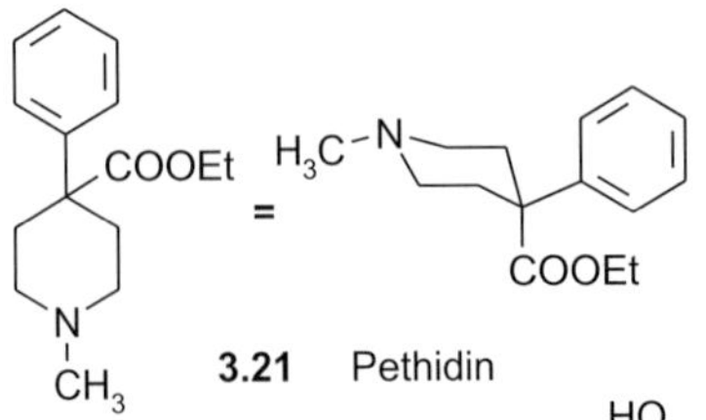

Abb. 3.7 Das Gerüst des Morphins wurde in vielfältiger Weise zerschnitten. Das stark wirksame Pethidin **3.21**, das erste vollsynthetische Schmerzmittel vom Morphintyp wurde in den dreißiger Jahren bei der Suche nach krampflösenden Mitteln entdeckt, durch Variation der Struktur des Atropins **3.22**. Man erkennt aber, daß Pethidin sowohl den Benzolring des Morphins als auch dessen Piperidinring enthält. Levomethadon **3.23** leitet sich vom Pethidin ab. Das Anfügen eines weiteren Rings an das Morphingerüst führte zu Substanzen, die in ihrer Wirkstärke alle anderen Analogen um Größenordnungen übertreffen. Etorphin **3.24** ist bei Tieren etwa 2 000–10 000-fach wirksamer als Morphin. Seit 1963 wird es in afrikanischen Wildparks zum Immobilisieren von Großtieren, z. B. Elefant und Nashorn, eingesetzt.

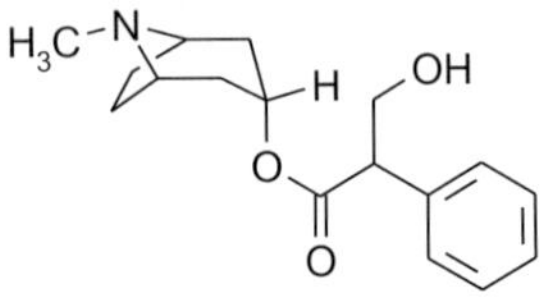

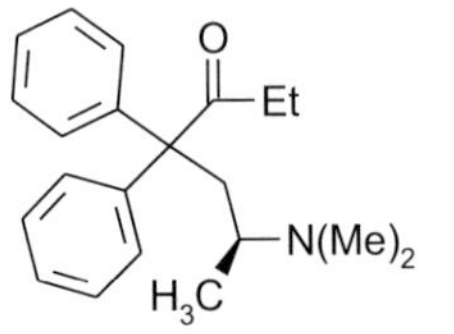

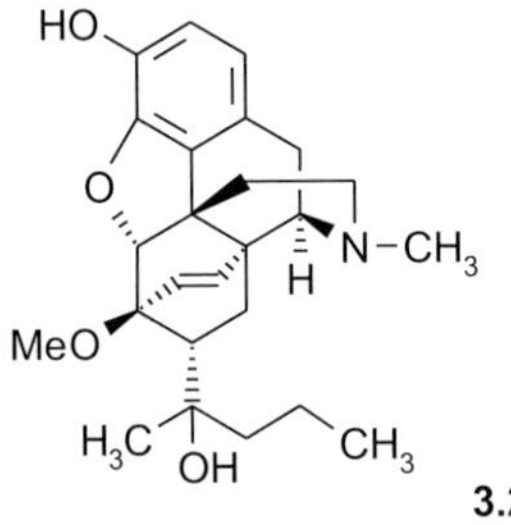

Über lange Zeit rätselhaft war der Umstand, weshalb unser Körper für einen Inhaltsstoff der Mohnpflanze eigene Rezeptoren, die sogenannten Opiatrezeptoren, bereithält. Erst die Entdeckung der körpereigenen, morphinartig wirkenden Peptide Met- und Leu-enkephalin (Abschnitt 1.4), die endogene Agonisten dieses Rezeptors sind, brachte die Lösung. Diese Entdeckung stimulierte eine intensive Suche nach oral wirksamen Peptiden bzw. Peptidomimetika ohne suchterzeugende Wirkung. Das Ergebnis der Arbeiten war mehr als ernüchternd. Obwohl oral wirksame Analoge gefunden wurden, war ihr Suchtpotential identisch mit dem des Morphins und den meisten davon abgeleiteten Derivaten.

Einige synthetische Morphinanaloge haben neben ihrer agonistischen Wirkung auf die Morphinrezeptoren auch eine schwache antagonistische Wirkung. Das Potential dieser Substanzen für den Mißbrauch durch Süchtige ist geringer als bei den klassischen Morphinanalogen. Auch Kombinationspräparate aus Agonisten und Antagonisten sind im Handel. Bei bestimmungsgemäßer Anwendung überwiegt die Wirkung des schmerzstillenden Agonisten, da er im Überschuß vorliegt. Bei mißbräuchlicher intravenöser Anwendung verdrängt aber der stärker bindende Antagonist den Agonisten, der gewünschte euphorisierende Effekt kann sich nicht einstellen.

Auch bezüglich höherer Selektivität waren die Arbeiten erfolgreich. Heute stehen für die Therapie spezifisch hustenstillende Mittel

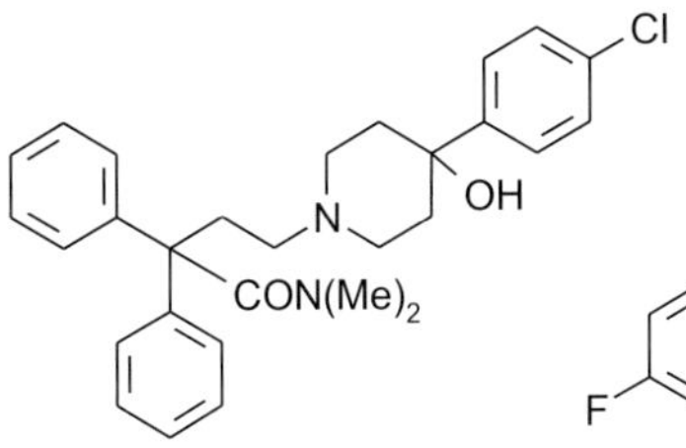

3.25 Loperamid 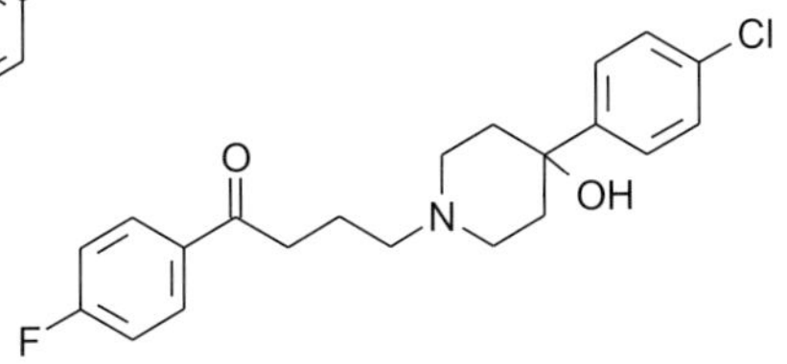   **3.26** Haloperidol

Abb. 3.8 Strukturelle Abwandlungen des Morphins und seiner Analogen haben sowohl zum selektiv antidiarrhoischen (durchfallhemmenden) Loperamid **3.25** als auch zum Neuroleptikum Haloperidol **3.26** geführt.

(Abschnitt 6.4) und durchfallhemmende Substanzen ohne zentrale morphinartige Wirkung, z. B. Loperamid **3.25** (Abb. 3.8), zur Verfügung. Loperamid vereinigt in seiner Struktur sowohl Elemente des Pethidins **3.21** als auch des Levomethadons **3.23**.

In diesem Abschnitt konnten nur wenige Vertreter der vieltausendfachen strukturellen Abwandlung des Morphins vorgestellt werden. Nicht unerwähnt sollte bleiben, daß der Ansatz von Paul Janssen, ausgehend von Pethidin **3.21** zu einem stark wirksamen Schmerzmittel zu kommen, zu einem unerwarteten Erfolg auf einem anderen Gebiet geführt hat. Es resultierte das Neuroleptikum Haloperidol **3.26** (Abb. 3.8), ein Mittel zur Behandlung der Schizophrenie, das seine Wirkung bevorzugt über einen Antagonismus an Dopamin-D_2-Rezeptoren entfaltet (Abschnitt 23.2).

3.4 Cocain – Droge und wertvolle Leitstruktur

Kein anderer Stoff schillert in so vielen Facetten wie das Cocain. Bereits in der Einleitung wurde erwähnt, daß es mit weitem Abstand an der Spitze aller illegalen Drogen liegt. Cocain war aber auch der chemische Ausgangspunkt für eine breite Palette wertvoller Lokalanästhetika und Antiarrhythmika. Örtliche Betäubung zur schmerzfreien Zahnbehandlung und die Leitungsanästhesie bei kleinen chirurgischen Eingriffen verdanken wir der Leitstruktur Cocain. Die Übertragung der zum Teil durchaus positiven zentralen Wirkungen des Cocains auf Analoge ohne Suchtgefahr steht noch aus. Das Beispiel des Morphins läßt aber befürchten, daß auch dieses Ziel nicht zu erreichen ist.

Coca-Blätter und Cocain **3.27** (Abb. 3.9) gehören zu den längsten bekannten Drogen. Das Kauen getrockneter Coca-Blätter hat in Peru und Bolivien lange Tradition. Garcilaso de la Vega beschrieb 1744, daß Coca *„die Hungrigen sättigt, den Müden und Erschöpften neue Kräfte verleiht und die Unglücklichen ihre Sorgen vergessen läßt"*. Der schottische Schriftsteller Robert Louis Stevenson (*Die

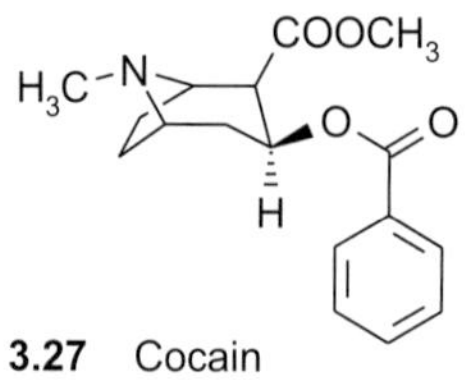

Abb. 3.9 Die lokalan-
ästhetische Wirkung des
Cocains **3.27** wurde schon
früh erkannt. Die unab-
hängig aufgefundene Leit-
struktur Benzocain **3.28**
und der basische Rest des
Cocains waren Vorbild für
synthetische Lokalanästhetika. Bei Lidocain **3.29**, das
auch antiarrhythmisch
wirkt, und Mepivacain **3.30**
ist die strukturelle Ver-
wandtschaft zu beiden Vorbildern klar zu erkennen.

3.27   Cocain   3.28   Benzocain

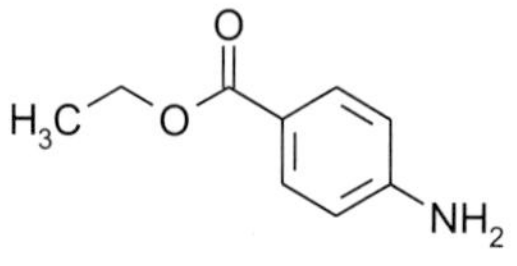

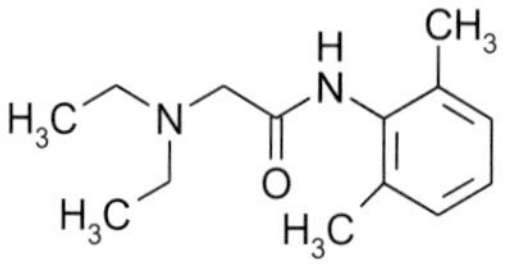

3.29   Lidocain   3.30   Mepivacain

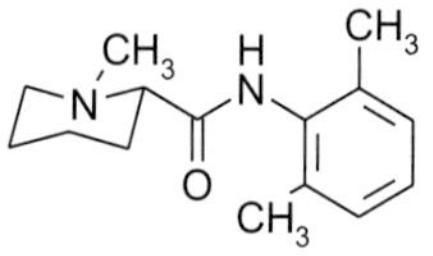

Schatzinsel) hat seinen Roman „*The Strange Case of Dr. Jekyll and Mr. Hyde*", der die Persönlichkeitsspaltung eines Arztes unter dem Einfluß von Drogen beschreibt, in nur drei Tagen und Nächten unter dem Einfluß von Cocain geschrieben.

Bereits 1863 hatte sich der amerikanische Chemiker Angelo Mariani ein Gemisch aus Coca-Extrakten und Wein als „*Vin Mariani*" patentieren lassen. Er wurde damit ein reicher Mann. 1886 entwickelte der Apotheker J. S. Pemberton ein Coca-haltiges Stimulans und Kopfschmerzmittel, das er Coca-Cola nannte. Die Rechte verkaufte er 1891 an seinen Kollegen A. G. Candler, der bereits ein Jahr später die Coca-Cola Company gründete. Bis zum Jahr 1906 enthielt Coca-Cola tatsächlich geringe Mengen Cocain, heute nur noch das harmlose Anregungsmittel Coffein. Cocain war schon um die Jahrhundertwende „in Mode", besonders in Künstlerkreisen. Intensiv und ziemlich unkritisch hat sich der Wiener Psychiater Siegmund Freud mit dem Cocain beschäftigt. Er hielt es für ein wahres Wundermittel, nahm es selbst regelmäßig ein und empfahl die breite Anwendung in der Therapie, selbst zur Behandlung von Magenschmerzen und Verstimmungen. Später, nach massiver Kritik durch seine Kollegen, rückte er davon ab.

Cocain setzt den Neurotransmitter Dopamin aus seinem Transporter (vgl. Abschnitt 4.6) frei. Meist wird es geschnupft, seltener intravenös gespritzt oder, mit Drinks vermischt, oral zugeführt. Besonders beim Schnupfen gelangt die Substanz sehr rasch ins Gehirn und führt dort über die Verdrängung von der Bindestelle des Transporters zu einer verstärkten Ausschüttung von Dopamin in den synaptischen Spalt. Bei der freien Base, die mit Natriumbicarbonat vermischt (*Crack*) geraucht wird, ist das durch die rasche Resorption in der Lunge bedingte euphorische Glücksgefühl noch stärker ausgeprägt als beim Schnupfen des Salzes (*Koks*, *Schnee*). Da Cocain nicht sehr lange an den Transporter bindet, wird dieser neu mit Dopamin beladen. Der gleiche Effekt läßt sich nach einiger Zeit wieder neu auslösen. Bei Cocain-Analogen, die länger binden, läßt sich der Effekt dagegen über Stunden nicht mehr wiederholen. Eine psychische Abhängigkeit von Cocain entsteht rasch, bei Crack oft schon nach einer einzigen Anwendung. Physische Entzugserscheinungen, wie bei Heroinsüchtigen, werden aber in den meisten Fällen nicht beobachtet.

Das Verdienst, die lokalanästhetische Wirkung des Cocains aufgefunden zu haben, geht nicht auf Freud zurück, sondern auf seinen Freund, den Augenarzt Karl Koller. Freud hatte diese Untersuchungen geplant, wollte aber im Jahr 1884 vorher noch schnell seine Freundin Martha Bernays in New York besuchen. Koller griff die Anregungen Freuds auf und führte während seiner Abwesenheit die entscheidenden Experimente zum Nachweis der Wirkung am Auge durch. Die anfangs zur Lokalanästhesie eingesetzten synthetischen Benzoesäureester und Anilide leiteten sich nicht von Cocain **3.27** ab, sondern vom *p*-Aminobenzoesäureethylester, dem bereits 1902 in die Therapie eingeführten Benzocain **3.28**. Bei den heute verwendeten Wirkstoffen Lidocain **3.29**, Mepivacain **3.30** und weiteren Analogen ist dagegen der strukturelle Bezug zum Cocain zu erkennen (Abb. 3.9).

3.5 Steroidhormone – kleine Unterschiede, große Wirkungen

Die männlichen und weiblichen Geschlechtshormone und die Corticosteroide sind Substanzen mit verblüffend ähnlichen Strukturen. Alle leiten sich von einem identischen Grundgerüst ab. Mit minimalen strukturellen Variationen zaubert die Natur in virtuoser Weise ein breites Spektrum unterschiedlichster biologischer Wirkungen hervor. Überlegungen zu Ähnlichkeit und Unähnlichkeit von Wirkstoffen sollten diese nahe chemische Verwandtschaft aller Steroide nicht außer acht lassen. Oft ist der einzige Unterschied eine Keto- oder Hydroxygruppe in einer bestimmten Position. Aber auch die medizinischen Chemiker haben hervorragende Leistungen vollbracht. Die von den natürlich vorkommenden Steroiden abgeleiteten Arzneimittel belegen, mit welcher Eleganz sie durch gezielte strukturelle Variationen die Wirkstärke, Selektivität, Bioverfügbarkeit und Wirkdauer in dieser Substanzklasse optimiert haben. In vielen Fällen haben die Pharmaforscher die Natur hier sogar um Längen geschlagen!

Adolf Windaus, der sich jahrzehntelang mit dem Cholesterin, den Gallensäuren und dem Vitamin D beschäftigte, beauftragte den 24-jährigen Adolf Butenandt (Nobelpreis 1939), nach Abschluß seiner Doktorarbeit im Jahr 1927 die Isolierung und Strukturaufklärung der Sexualhormone als neues Thema aufzugreifen. Aus dem Urin schwangerer Frauen isolierte Butenandt zwei Jahre später die ersten Mengen reinen Estrons **3.31** (Abb. 3.10). Etwa zehnmal soviel Estron enthält der Harn trächtiger Stuten. Noch mehr Estron findet sich überraschen-

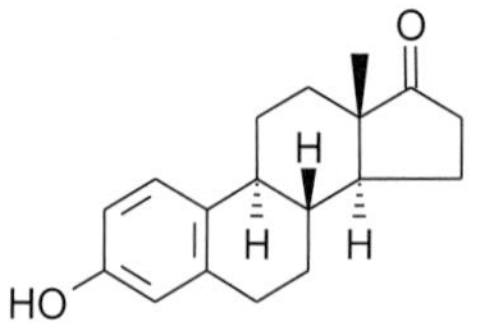

Abb. 3.10 Die weiblichen Sexualhormone Estron **3.31**, Estradiol **3.32** und Estriol **3.33**, das Gestagen (Gelbkörperhormon) Progesteron **3.34** und die männlichen Sexualhormone Testosteron **3.35** und Androsteron **3.36** sind chemisch außerordentlich nahe verwandt.

3.31 Estron

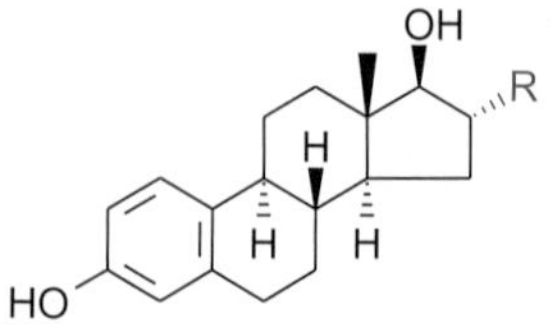

3.32 Estradiol, R = H

3.33 Estriol, R = OH

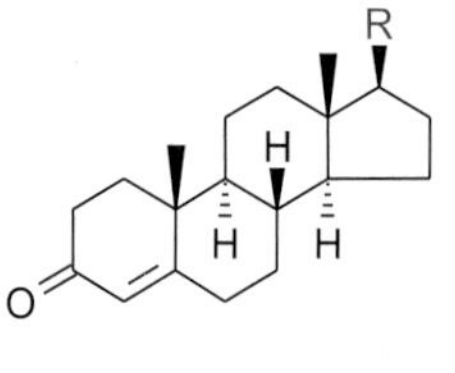

3.34 Progesteron, R = COCH₃

3.35 Testosteron, R = OH

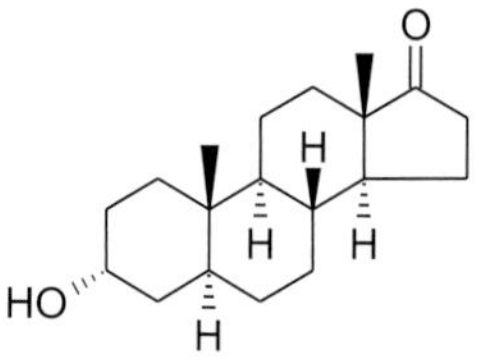

3.36 Androsteron

derweise in Hengsturin. Diese Besonderheit ist allerdings auf Pferde und nahe verwandte Arten beschränkt. Die Strukturaufklärung von Estron wurde 1931–33 von Butenandt und anderen Gruppen durchgeführt. In rascher Folge wurden in den nächsten Jahren die weiblichen und männlichen Sexualhormone **3.32** – **3.36** isoliert und in ihrer Struktur aufgeklärt (Abb. 3.10).

Für die Synthese oral wirksamer Steroide hat sich die von Hans Herloff Inhoffen bereits 1938 eingeführte 17α-Ethinylgruppe ganz außerordentlich bewährt, z. B. in Ethinylestradiol **3.37** (Abb. 3.11). Neben der Behandlung von Hormonstörungen führte vor allem eine Entwicklung zum Siegeszug der von den weiblichen Sexualhormonen abgelei-

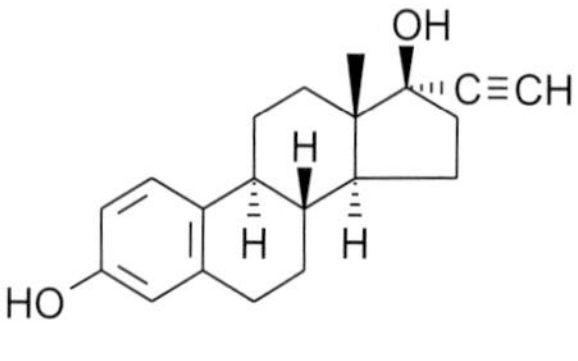

Abb. 3.11 Die Einführung des 17α-Ethinylrestes durch Inhoffen hat zu oral wirksamen Steroiden, z. B. dem Ethinylestradiol **3.37**, geführt. Für die spezifische Therapie hormonabhängiger Tumoren haben Antiestrogene (Brustkrebs), z. B. Tamoxifen **3.38**, und Antiandrogene (Prostatakrebs), z. B. Cyproteronacetat **3.39**, Bedeutung erlangt. Der Progesteronrezeptor-Antagonist Mifepriston **3.40** wirkt als Antigestagen, als „Pille danach".

3.37 Ethinylestradiol

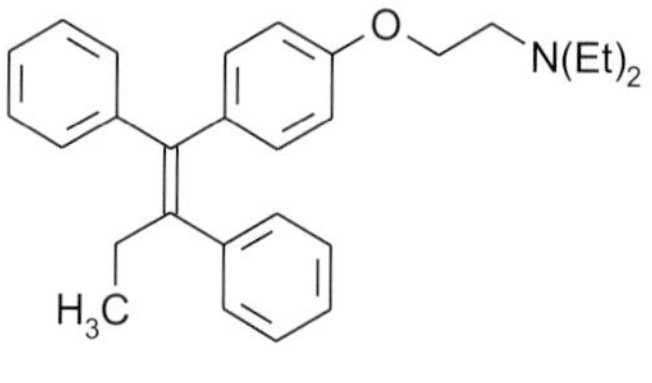

3.38 Tamoxifen

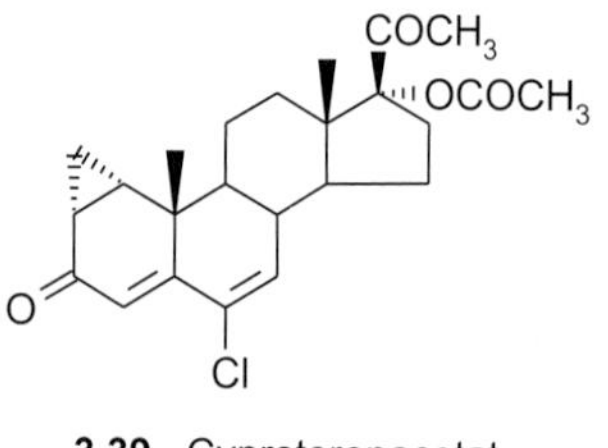

3.39 Cyproteronacetat

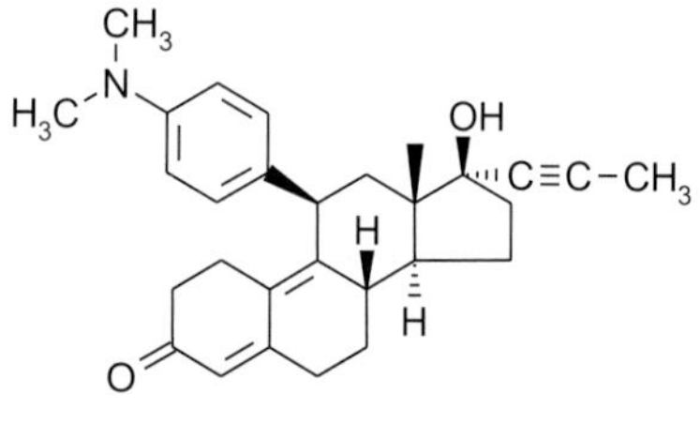

3.40 Mifepriston

teten oral wirksamen Steroide: die Pille. In den fünfziger Jahren legten Carl Djerassi und Gregory Pincus die chemischen und medizinischen Grundlagen für die oralen Kontrazeptiva. Sie beruhen auf der Kombination eines Estrogens mit einem Gestagen, durch das die Ovulation (der Eisprung), die Ausstoßung der reifen Eizelle zur Mitte des Menstruationscyclus, unterbunden wird. In vielen Ländern der westlichen Welt sind orale Kontrazeptiva die ärztlich am häufigsten verordneten Präparate.

Zur Behandlung hormonabhängiger Tumoren werden bei Brustkrebs Antiestrogene, z. B. Tamoxifen **3.38,** und bei Prostatakrebs Antiandrogene, z. B. Cyproteronacetat **3.39,** eingesetzt (Abb. 3.11). Ein Progesteronantagonist, der bei der Suche nach Antagonisten für Glucocorticoide gefunden wurde, ist die Roussel Uclaf-Substanz Mifepriston **3.40** (RU 486, Abb. 3.11). Wegen ihrer antigestagenen Wirkung, als „Pille danach", ist die Anwendung der Substanz in vielen Ländern heftig umstritten. Für den Abbruch einer bereits bestehenden Schwangerschaft genügt die einmalige Gabe von 600 mg Mifepriston, 36–48 Stunden später gefolgt von der Gabe eines die Uteruskontraktion fördernden Prostaglandins. Die Erfolgsquote dieser Kombination liegt bis einschließlich der 7. Schwangerschaftswoche bei 96 %. Als Nebenwirkungen treten anhaltende Blutungen auf, in seltenen Fällen auch Herzfunktionsstörungen. Die Gegner dieser Substanz mag beruhigen, daß sie sich also für eine Routineanwendung ohnehin nicht eignet.

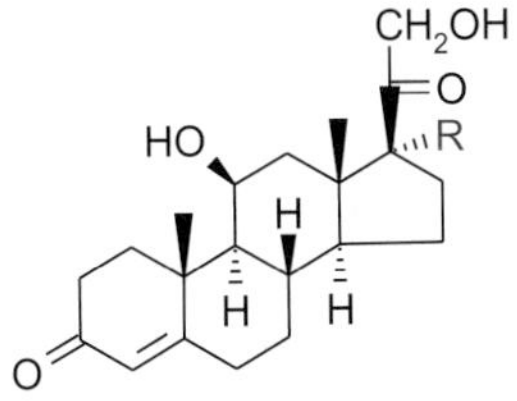

3.41 Corticosteron, R = H

3.42 Cortisol, R = OH

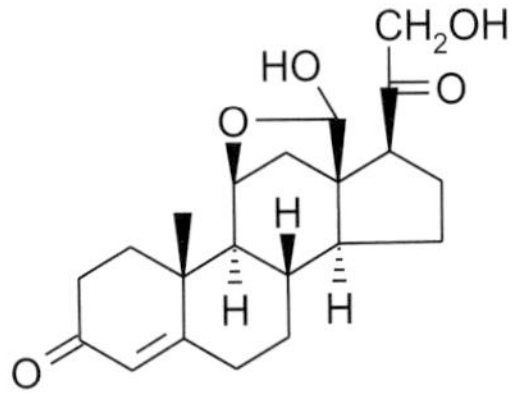

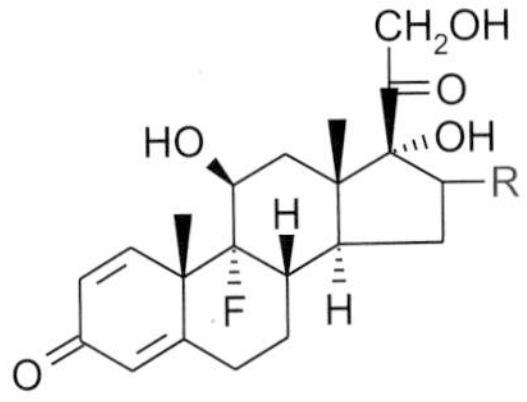

3.43 Aldosteron

3.44 Dexamethason, R = α-CH₃

3.45 Betamethason, R = β-CH₃

Abb. 3.12 Corticosteron **3.41** und Cortisol (Hydrocortison) **3.42** sind Glucocorticoide. Sie steuern die Glucosefreisetzung, sowohl über eine Ankurbelung der Neusynthese als auch über die Hemmung des Abbaus. Eine streßbedingte Ausschüttung von Cortisol führt zur raschen Bereitstellung von Glucose als Energiespender. Das Mineralocorticoid Aldosteron **3.43** ist für die Steuerung des Wasser- und Elektrolythaushalts verantwortlich. Die natürlich vorkommenden Glucocorticoide wirken entzündungshemmend, sie haben aber auch mineralocorticoide Nebenwirkungen. Dexamethason **3.44** und Betamethason **3.45** sind „reine" Glucocorticoide. Bei 30-fach stärker entzündungshemmender Wirkung fehlen die mineralocorticoiden Nebenwirkungen des Cortisols.

Die Klasse der Steroide stellt noch viele weitere Wirkstoffe bereit. Neben den in Pflanzen vorkommenden herzwirksamen Glykosiden sind dies vor allem die Nebennierenrindenhormone, die Corticosteroide oder Corticoide. Beim Ausfall der Nebennieren führt das Fehlen dieser Stoffe zum Tod, bei Unter- oder Überfunktion resultieren schwere Erkrankungen. Nach ihrer Wirkung unterscheidet man Glucocorticoide und Mineralocorticoide. In ihrem Grundgerüst sind sie dem Progesteron **3.34** (Abb. 3.10) nahe verwandt, sie tragen aber mehr funktionelle Gruppen (**3.41** – **3.43**; Abb. 3.12). Die therapeutische Bedeutung der Glucocorticoide wurde anfangs unterschätzt. Erst spezifische Wirkstoffe ohne mineralocorticoide Nebenwirkungen, z.B. Dexamethason **3.44** und Betamethason **3.45** (Abb. 3.12), erlaubten einen breiteren therapeutischen Einsatz. Diese „reinen" Glucocorticoide wirken entzündungshemmend, immunsuppressiv und antiallergisch. Sie haben aber auch schwere Nebenwirkungen. Ihre Anwendung muß daher unter strenger Indikationsstellung und Dosiskontrolle erfolgen.

Alle Steroide, Sexualhormone wie Corticoide, greifen an löslichen Rezeptoren an, die untereinander und zu anderen Hormonrezeptoren strukturell homolog sind. Diese Rezeptoren steuern in ihrer ligandkomplexierten Form die Aktivierung bestimmter Genabschnitte und damit die Biosynthese ganz bestimmter Proteine (Abschnitt 4.4).

3.6 H$_2$-Antagonisten – Ulcustherapie ohne Operation

Die Geschichte der Behandlung von Magen- und Zwölffingerdarm-Geschwüren ist lange und lehrreich. Die Grundlagenforschung hat hier wichtige Wirkmechanismen aufgeklärt, ohne die es neue Arzneimittel nicht gegeben hätte. Die Entwicklung in der Therapie ging über mehrere Phasen. Immer wieder war das Bessere der Feind des Guten. Am Anfang der Behandlung standen Antacida, später Anticholinergika. Bei schweren Fällen half nur eine Operation. Die H$_2$-Antagonisten brachten den Durchbruch, die rein medikamentöse Behandlung. Zur Zeit erleben wir den Siegeszug der Protonenpumpen-Hemmer, die schon jetzt durch Kombinationen mit Antibiotika und möglicherweise bereits in naher Zukunft durch Impfstoffe ergänzt bzw. abgelöst werden.

Ein Ulcus ist ein Geschwür. Magen- oder Zwölffingerdarm-Geschwüre, meist chronischer Art, sind in der Bevölkerung außerordentlich weit verbreitet. Jede Schädigung der Schleimhautoberfläche führt dazu, daß die darunter liegenden Gewebezellen durch die Magensäure und durch proteolytische Enzyme angegriffen werden. Die Stimulation der Säureproduktion des Magens erfolgt durch Acetylcholin **3.46**, Histamin **3.47** (Abb. 3.13) und Gastrin, ein Gemisch von Peptiden mit 17 („little" Gastrin) bzw. 34 Aminosäuren („big" Gastrin).

Über Jahrzehnte bestand die Behandlung von Magen- und Zwölffingerdarm-Geschwüren nur in der Reduktion der Säuremenge, z.B. durch Natriumhydrogencarbonat, Calciumcarbonat, basische Magnesiumsalze und Aluminiumoxidhydrat. Weiter fortgeschrittene Geschwüre mußten chirurgisch behandelt werden. Anticholinergika, Antagonisten des Acetylcholinrezeptors, sollten im Prinzip für eine Behandlung geeignet sein. Unspezifische Antagonisten kamen aber wegen zu starker Nebenwirkungen nicht in Frage. Erst Pirenzepin **3.48** (Abb. 3.13), ein selektiver Antagonist des muscarinischen Acetylcholinrezeptors, ein sogenannter M_1-Antagonist, konnte zur Therapie eingesetzt werden. Die unerwünschten Nebenwirkungen unspezifischer Anticholinergika treten hier erst bei relativ hohen Dosen auf.

Die Rolle des Histamins für die Säuresekretion wurde anfangs in Frage gestellt, da klassische Antihistaminika, später als H_1-Antihistaminika definiert, die Säuresekretion nicht reduzieren konnten. Diese Substanzen, z.B. das Diphenhydramin **3.49** (Abb. 3.13), antagonisieren Histamin am Darm, an der Lunge und bei allergischen Reaktionen. Für die Behandlung des Heuschnupfens und anderer Allergien steht heute eine breite Palette unterschiedlicher Histaminantagonisten zur Verfügung. Wichtigste Nebenwirkung, vor allem der älteren Substanzen, ist ein mehr oder weniger stark ausgeprägter sedativer Effekt.

Die durch Histamin ausgelöste Säuresekretion des Magens, die Wirkung am Herzen und Uteruskontraktionen werden durch Diphenhydramin und andere Analoge nicht gehemmt. 1948 vermutete man daher erstmals, daß es zwei verschiedene Histaminrezeptoren H_1 und H_2 gibt. Der H_1-Typ wird durch Diphenhydramin gehemmt, der H_2-Typ, der für die oben genannten Wirkungen zuständig ist, nicht. 1964 begann James Black bei SmithKline & French in England, drei Modelle zur Testung der Hemmung dieser anderen Effekte, der H_2-Wirkung des Histamins, zu entwickeln. Es waren ein *in vivo*-Modell, die Durchströmung des Magens bei der anästhesierten Ratte, und zwei *in vitro*-Modelle, die Hemmung der histamin-induzierten Stimulation des Meerschweinchenherzens und des Rattenuterus. James Black hat

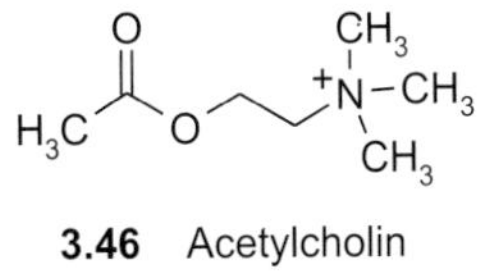

3.46 Acetylcholin

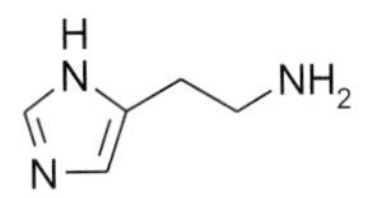

3.47 Histamin

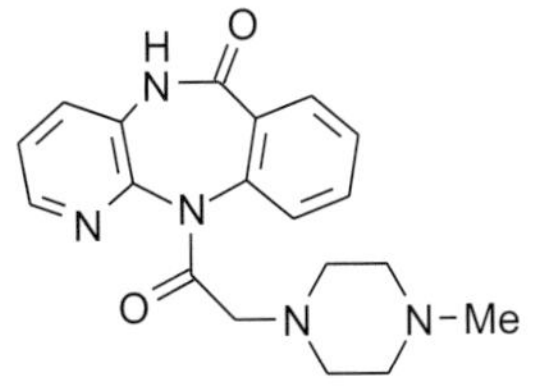

3.48 Pirenzepin

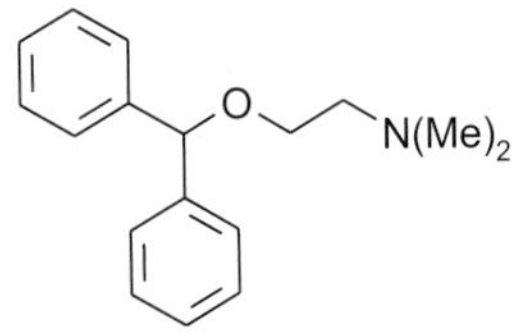

3.49 Diphenhydramin

Abb. 3.13 Acetylcholin **3.46** und Histamin **3.47** stimulieren die Säureproduktion des Magens. Der Acetylcholinrezeptor-Antagonist Pirenzepin **3.48** war das erste Arzneimittel für eine spezifische Ulcustherapie. Klassische H_1-Antihistaminika, wie das Diphenhydramin **3.49**, können die Histaminwirkungen am Magen dagegen nicht antagonisieren.

später nicht nur den Nobelpreis, sondern auch den britischen Adelstitel erhalten, zwei ziemlich seltene Ehrungen für einen industriellen Pharmaforscher.

Eine jahrelange Suche nach H_2-Antagonisten blieb aber erfolglos, trotz Anwendung aller Strategien, die von der Entwicklung anderer Rezeptorantagonisten bekannt waren. Die amerikanische Zentrale des Unternehmens in Philadelphia wurde ungeduldig, sie wollte das Programm beenden. Gerade zu dieser Zeit gab es aber die ersten erfolgversprechenden Ergebnisse. Da alle lipophilen Analogen absolut unwirksam waren, hatte man sich wieder den bereits früher untersuchten polaren Verbindungen zugewandt. Eine schon 1928 synthetisierte und damals unwirksam gefundene Substanz, N_α-Guanylhistamin **3.50** (Abb. 3.14), erwies sich jetzt doch als schwacher Antagonist. Dieser Effekt war nicht aufgefallen, da **3.50**, genau betrachtet, ein partieller Agonist ist und daher schwache Histaminwirkung zeigt. Innerhalb weniger Tage wurde mit dem S-(2-Imidazolyl-4-yl-ethyl)-isothioharnstoff **3.51** eine erste Leitstruktur mit interessanter Aktivität gefunden (Abb. 3.14).

Die Verlängerung der Seitenketten dieser beiden Verbindungen lieferte partielle Agonisten, deren antagonistische Wirkungen aber zu schwach waren. Erst das Verlassen der Hypothese, daß ein basischer Stickstoff in der Seitenkette für die Wirkung erforderlich sei, führte 1972, nach Kettenverlängerung und N-Methylsubstitution der Thioharnstoffgruppe, zum ersten klinisch einsetzbaren H_2-Antagonisten, dem Burimamid **3.52**. Die Prüfung am Menschen bestätigte die Wirkung, die Bioverfügbarkeit war aber zu niedrig. Der nächste Meilenstein in der Entwicklung war Metiamid **3.53** (Abb. 3.14), das insgesamt um den Faktor 5 bis 10 wirksamer war als Burimamid und klinisch den gewünschten ulcus-heilenden Effekt aufwies. Bei einigen Patienten trat allerdings eine Granulozytopenie auf, eine gefährliche

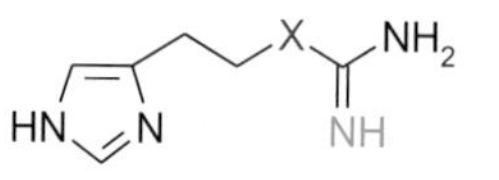

3.50   X = –NH–

3.51   X = –S–

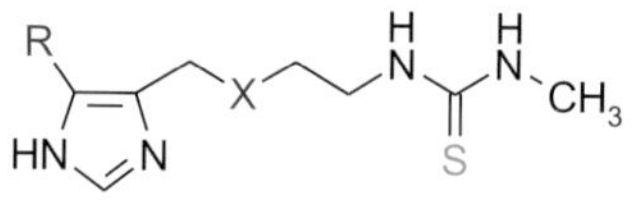

3.52   Burimamid, R = H, X = –CH$_2$–

3.53   Metiamid,   R = CH$_3$, X = –S–

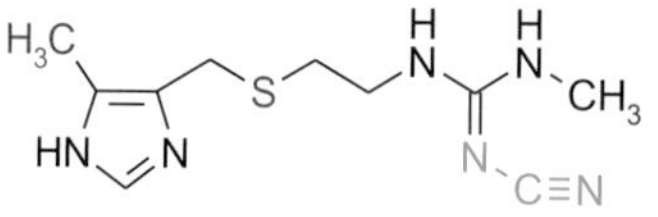

3.54   Cimetidin

Abb. 3.14 N_α-Guanylhistamin **3.50** und S-(2-Imidazolyl-4-yl-ethyl)-isothioharnstoff **3.51** dienten als Leitstrukturen für Antihistaminika vom H_2-Typ. Die ersten klinisch geprüften H_2-Antagonisten Burimamid **3.52** und Metiamid **3.53** waren für die Therapie noch ungeeignet. Erst die Entwicklung des Cimetidins **3.54** führte zum Durchbruch und zu einem überaus erfolgreichen Arzneimittel.

Verminderung der weißen Blutkörperchen, die als Nebenwirkung nicht toleriert werden konnte.

Die Not war groß. Es war nicht abzusehen, ob dieser Effekt nicht etwa ursächlich mit dem H_2-Antagonismus verbunden war. Es ist dem Unternehmen zu danken, daß es das Risiko einging, weiterzuforschen. Das Schwefelatom der Thioharnstoffgruppe wurde als Schuldiger verdächtigt. Isosterer Austausch gegen Sauerstoff lieferte ein deutlich schwächer wirkendes Harnstoff-Analoges. Austausch gegen =NH führte zu einem Guanidin zurück, das stark basisch, aber trotzdem antagonistisch wirksam war. Substitution der Iminogruppe mit einer NO_2- oder CN-Gruppe führte zu schwach basischen Analogen, die in ihrer antagonistischen Wirkung dem Metiamid vergleichbar waren. Das etwas aktivere von beiden, das Cimetidin **3.54** (Abb. 3.14), wurde klinisch geprüft. Im November 1976 wurde es in England, im August 1977 auch in den USA in die Therapie eingeführt. 1979 war die Substanz schon in über hundert Ländern im Handel. Bereits kurz darauf, 1983, war Cimetidin (Tagamet®) in vielen Ländern das meistverordnete Arzneimittel, der Weltumsatz lag bei rund einer Milliarde US-$.

Ein so erfolgreiches Arzneimittel läßt andere Unternehmen nicht zur Ruhe kommen. In der Arzneimittelgeschichte gibt es viele Fälle, daß bedeutende neue Prinzipien von Entwicklungen anderer Firmen wirtschaftlich überholt wurden. Beispiele dafür sind die strukturell ganz unterschiedlichen Calciumantagonisten Verapamil und Nifedipin (Abschnitt 2.6) und die Inhibitoren des Angiotensin-Konversions-Enzyms Captopril und Enalapril (Abschnitt 28.3).

So verlief die Entwicklung auch bei den H_2-Antagonisten. Bei Allen und Hanburys, einer Tochterfirma von Glaxo, wurde schon seit 1960 auf dem Gebiet der Ulcustherapie geforscht. Eine erste Leitstruktur **3.55** (Abb. 3.15), ein Aminotetrazol mit etwa gleicher Wirkstärke wie Burimamid, wurde systematisch abgewandelt, ohne jeden Erfolg. Auch hier wollte das Management die Forschung schon einstellen, zugunsten der weiteren Bearbeitung von Anticholinergika. Der Durch-

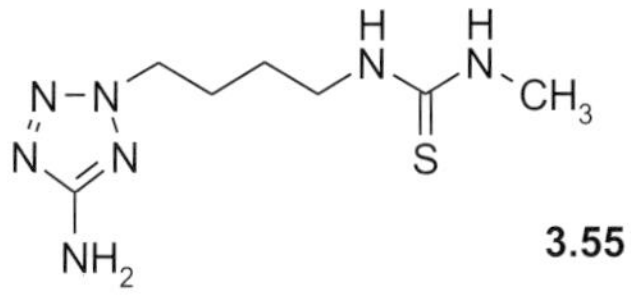

3.55

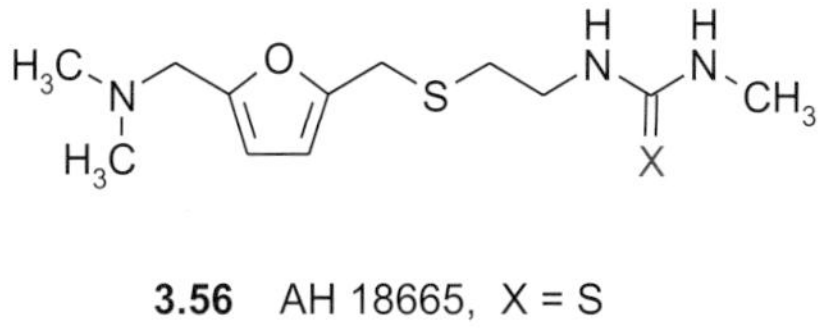

3.56 AH 18665, X = S

3.57 AH 18801, X = N–CN

3.58 Ranitidin, X = CH–NO_2

Abb. 3.15 Die Leitstrukturen **3.55 – 3.57** waren Stationen auf dem Weg zum Ranitidin **3.58**, dem während des letzten Jahrzehnts wirtschaftlich bedeutendsten Arzneimittel.

bruch gelang über den Ersatz des Tetrazolrings durch einen Furanring. Das war eine nicht gerade naheliegende Idee, denn alle vorher hergestellten Substanzen hatten in diesem Ring mindestens einen Stickstoff enthalten! Die -$CH_2SCH_2CH_2$-Kette wurde vom Metiamid **3.53** übernommen, zur Verbesserung der Wasserlöslichkeit wurde noch eine Dimethylaminomethylengruppe eingeführt und fertig war der Wirkstoff AH 18665, **3.56** (Abb. 3.15).

Die Chemiker synthetisierten auch das Cyanoguanidin AH 18801, **3.57**, das in seiner Wirkstärke bereits mit Cimetidin **3.54** vergleichbar war. Die Substanzeigenschaften waren aber unbefriedigend, der Schmelzpunkt lag zu niedrig. Das Nitrovinyl-Analoge **3.58** sollte in dieser Beziehung den Erfolg bringen. Es wurde synthetisiert und war ein Öl! Nicht weiter schlimm, denn zum Trost war es bei der Ratte um den Faktor 10 wirksamer als das Cyanoguanidin **3.57**. Ranitidin **3.58** (Abb. 3.15) wurde zum Arzneimittel entwickelt und 1981 als Zantac® und Sostril® in die Therapie eingeführt. Gegenüber Cimetidin hat Ranitidin eine um den Faktor 4 bis 5 höhere Wirkstärke beim Menschen und den Vorteil einer höheren Selektivität. Zudem induziert es nicht die Bildung metabolischer Enzyme und zeigt daher keine Wechselwirkung mit anderen Arzneimitteln.

1987 überholte Ranitidin im Umsatz bereits das Cimetidin. Mit 4 Milliarden US-$ Weltumsatz im Jahr 1994 ist es das wirtschaftlich erfolgreichste Arzneimittel aller Zeiten, bezogen auf den jährlich erzielten Umsatz. Innerhalb weniger Jahre hat es die Firma Glaxo an die Spitze der Weltrangliste aller Pharma-Unternehmen katapultiert. Glaxo hat diese Chance genutzt. Die Forschung des Unternehmens und seine Strategie in der Arzneimittelentwicklung gehören heute „zum Feinsten" in der Branche.

Aber auch für die H_2-Blocker gilt: Gute Präparate werden durch bessere abgelöst. Nachgeschaltet zur Stimulation der säureproduzierenden Zellen wird die H^+/K^+-ATPase aktiv, ein Enzym, das unter Energieverbrauch Protonen aus der Zelle pumpt, im Austausch gegen Kaliumionen. Wenn man auf dieser Stufe „den Hahn zudreht", ist nicht nur die histamin-induzierte, sondern auch die acetylcholin- und gastrin-vermittelte Säuresekretion unterbunden. Als Hemmer dieser Protonenpumpe wurde Omeprazol entwickelt, ein Prodrug, das erst nach Umlagerung zu einem irreversiblen Hemmstoff wird (Abschnitt 9.5). Die Wirkung von Omeprazol hält dadurch länger an, die Reduzierung der Säuresekretion ist stärker als bei den H_2-Antagonisten. Magen- und Zwölffingerdarm-Geschwüre heilen schneller und zuverlässiger ab. Auch diese Substanz hat voll eingeschlagen. In der Summe hatten 1994 die Präparate Losec®, Antra® (beide Astra) und Prilosec® (Merck & Co) bereits über 2 Milliarden US-$ Weltumsatz, trotz ihrer gegenüber Ranitidin viel späteren Markteinführung.

Aber auch das ist noch nicht das Ende der Geschichte. Obwohl im Prinzip bereits seit 1983 bekannt, wurde 1994 auf einer Konferenz des National Institute of Health (NIH), USA, erstmals umfassend die

Bedeutung des Bakteriums *Heliobacter pylori* für die Entstehung von Magengeschwüren diskutiert. Dieses Bakterium infiziert einen Großteil der Menschheit bereits in der Kindheit. Bei einem Teil der Betroffenen verursacht es Schädigungen der Magen- bzw. Darmwand, die dann Geschwüre auslösen. In der Zwischenzeit wird es aber nicht nur für Geschwüre, sondern auch für mindestens zwei verschiedene Formen des Magenkrebses verantwortlich gemacht. Viele antibakterielle Wirkstoffe übersteht es ebenso unbeschadet wie das saure Milieu des Magens.

Mittel der Wahl zur Behandlung solcher Infektionen sind zur Zeit Kombinationen von Bismut-Salzen (!) mit H_2-Blockern und von bestimmten Antibiotika mit Protonenpumpen-Hemmern. Allerdings scheint *Heliobacter* gegen viele Antibiotika rasch resistent zu werden. Für die weitere Forschung auf diesem wichtigen Gebiet ist es daher als Erfolg zu verbuchen, daß seit Anfang 1995 ein erstes Tiermodell zur Verfügung steht, eine anhaltende *Heliobacter*-Infektion bei der Maus. In einigen Ländern wird bereits intensiv an der Entwicklung von Impfstoffen gearbeitet. Bereits in wenigen Jahren könnte die Ulcustherapie wieder anders aussehen als heute, z. B. über eine Schluckimpfung mit lebenslänglichem Schutz. Die daraus folgende Revolution ist absehbar – eine einmalige Behandlung ohne wiederholte Magenspiegelungen. Den Patienten kann es freuen. Andere werden diesen dramatischen Wechsel in der Therapie mit eher gemischten Gefühlen sehen.

3.7 Lovastatin – das wechselvolle Schicksal eines Arzneimittels

Koronare Herzkrankheit (KHK), Atherosklerose und dadurch ausgelöste Herzinfarkte und Gehirnschläge gehören in den meisten europäischen Ländern und den USA zu den häufigsten Todesursachen. Die KHK hat multifaktorielle genetische Ursachen, sie ist aber auch eine typische Zivilisationskrankheit. Risikofaktoren sind u. a. Übergewicht, Rauchen, hoher Blutdruck und zu hohe Fibrinogen- und Cholesterinspiegel im Blut. In den Ablagerungen, die zur Verengung und zum Verschluß von Blutgefäßen führen, findet sich ein hoher Anteil an Cholesterin. Obwohl dogmatisch darüber gestritten wird, ob eine Senkung des Cholesterinspiegels therapeutisch sinnvoll ist, werden Medikamente, die hier angreifen, überaus häufig verordnet.

Die amerikanische Firma Merck & Co hatte schon in den fünfziger Jahren begonnen, sich intensiv mit der Biochemie des Fettstoffwechsels zu beschäftigen. Den Merck-Forschern Karl Folkers und Carl Hoffman gelang 1956 die Entdeckung der Mevalonsäure **3.59**, einem wichtigen Zwischenprodukt der Biosynthese des Cholesterins **3.60** (Abb. 3.16). Allerdings wurde die Bedeutung der Substanz und des

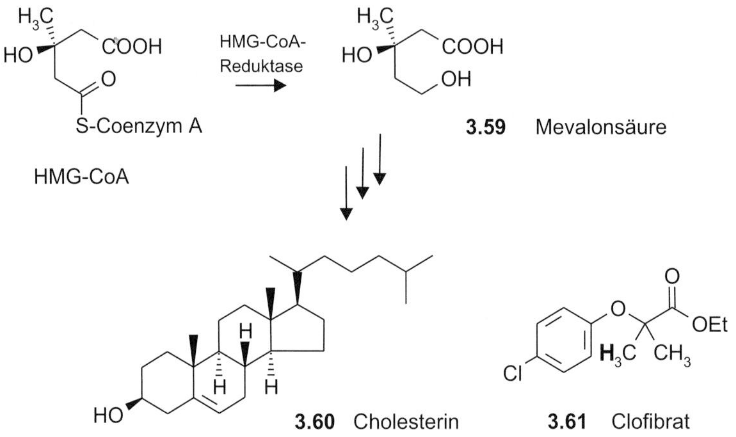

Abb. 3.16 Hydroxymethyl-glutaryl-Coenzym A und die Mevalonsäure **3.59** sind wichtige Zwischen-produkte der Biosynthese des Cholesterins **3.60**. Clofibrat **3.61** und seine Analogen hatten vorüber-gehend Bedeutung als Lipidsenker.

Enzyms 3-Hydroxy-3-methylglutaryl-Coenzym-A-Reduktase (HMG-CoA-Reduktase), das HMG-Coenzym A in Mevalonsäure überführt, nicht erkannt.

Merck setzte auf die Senkung des Cholesterinspiegels über basische Ionenaustauscherharze (Cholestyramin), die eine hohe Affinität zu Gallensäuren aufweisen und diese Substanzen im Darm abfangen. Ab den sechziger Jahren begann der Siegeszug des Clofibrats **3.61** (Abb. 3.16). Diese Substanz senkt erhöhte Triglyceridspiegel, in geringem Ausmaß auch den Cholesterinspiegel. Langzeitbeobachtungen zeigten allerdings, daß die Zahl der Todesfälle in der mit Clofibrat behandelten Patientengruppe höher war als in der Kontrollgruppe. Zudem wurde in Tierversuchen Leberkrebs beobachtet. Daraufhin wurden diese Substanz und ihre Analogen nicht mehr weiter eingesetzt.

Ab 1973 begannen Merck & Co und andere Firmen, den Einfluß hydroxylierter Steroide auf die Cholesterinbiosynthese zu untersuchen. Obwohl diese Substanzen *in vitro* aktiv sind, waren sie in Tierversuchen unwirksam. Im gleichen Jahr wurde die Bedeutung der *low-density*-Lipoproteine (LDL), die den größten Teil des zirkulierenden Cholesterins mit sich führen, und ihrer Rezeptoren erkannt. Grob vereinfacht läßt sich sagen, daß hohe LDL-Spiegel ungünstig, hohe HDL-Spiegel (*high density*-Lipoprotein) dagegen günstig sind. Diese können sogar bereits abgelagertes Cholesterin wieder lösen.

Ab 1974 wurden bei Merck *in vitro*-Zelltests zur Prüfung auf Hemmstoffe der Cholesterinbiosynthese, besonders der HMG-CoA-Reduktase, ausgearbeitet. Gleichzeitig begannen Endo und Mitarbeiter bei Sankyo, Japan, mit der Untersuchung von Extrakten aus 8 000 Mikroorganismen. Die aktivste Verbindung, die auch bei Beecham in England isoliert wurde, war Compactin **3.62** (Mevastatin, Abb. 3.17). Anfang 1979 meldete Endo ein japanisches Patent auf einen weiteren mikrobiellen HMG-CoA-Reduktase-Inhibitor, Monacolin K, an, ohne dessen Struktur zu kennen. Im Herbst 1978 hatte man bei Merck

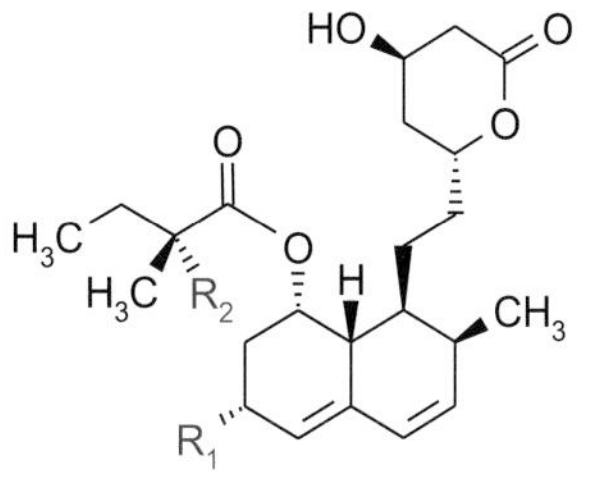

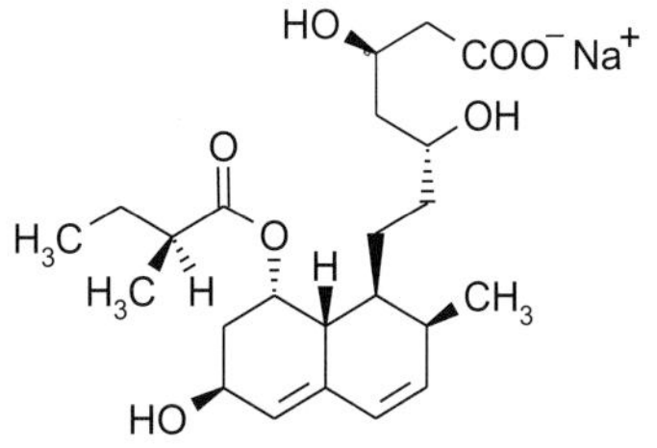

3.62 Compactin, R$_1$= H, R$_2$ = H

3.63 Lovastatin, R$_1$= Me, R$_2$ = H

3.64 Simvastatin, R$_1$= Me, R$_2$ = Me

3.65 Pravastatin

Abb. 3.17 Die Naturstoffe Compactin (Mevastatin) **3.62** und Lovastatin **3.63** hemmen die Cholesterinbiosynthese auf der Stufe der HMG-CoA-Reduktase. Simvastatin **3.64** und Pravastatin **3.65** sind später entwickelte, partialsynthetische Analoge. Die ringoffene Form **3.65** weist gegenüber Lovastatin eine deutlich geringere Lipophilie und damit weniger zentralnervöse Nebenwirkungen auf. Der geöffnete Lactonring ist die eigentliche Wirkform des Lovastatins und seiner Analogen (Abschnitt 9.2).

begonnen, ebenfalls mikrobielle Extrakte zu untersuchen. Bereits in der zweiten Woche (!) dieser Experimente wurde man fündig. Im Februar 1979 wurde die Substanz isoliert und im Juni 1979 ein Patent für Lovastatin **3.63** (Abb. 3.17) mit allen strukturellen Details angemeldet. Die Substanz war identisch mit Monacolin K. Das Merck-Patent wurde Ende 1980 in den USA, später auch in weiteren Ländern erteilt. In einigen anderen Ländern gingen die Patente an Sankyo.

Im April 1980 begannen bei Merck klinische Studien mit Lovastatin, die aber bereits im September 1980 wieder eingestellt wurden. Ursache waren Gerüchte, daß Compactin bei Hunden Tumoren ausgelöst hätte. Aus der Toxizitätsprüfung von Lovastatin gab es keine entsprechenden Hinweise, das Gerücht konnte auch nie bestätigt werden. Trotzdem wurde das Projekt vorerst nicht weiter verfolgt. Im Juli 1982 vereinbarte Merck mit der amerikanischen Zulassungsbehörde FDA, daß Lovastatin von ausgewählten Prüfern wieder klinisch eingesetzt werden durfte. Die Anwendung wurde auf therapieresistente Fälle mit stark erhöhten Cholesterinspiegeln eingeschränkt, da hier ein besonders hohes Risiko für Herzinfarkt und Gehirnschlag besteht. Die therapeutischen Effekte waren überzeugend, sowohl beim LDL-Cholesterinspiegel als auch beim Gesamt-Cholesterinspiegel im Blut, bei geringen Nebenwirkungen. Die chronisch-toxikologischen und klinischen Untersuchungen wurden fortgesetzt. Im November 1986 erfolgte der Antrag auf Zulassung. Insgesamt 160 Bände mit präklinischen und klinischen Daten wurden an die FDA geschickt. Bereits 9 Monate später erfolgte die Zulassung.

Lovastatin und einige weitere, später entwickelte Analoge, z. B. **3.64** und **3.65** (Abb. 3.17), sind heute die wichtigsten Arzneimittel in dieser Indikation. Zusammengenommen hatten sie 1994 etwa 3,6 Milliarden US-$ Weltumsatz. Das wechselvolle Schicksal des Lovastatins zeigt die Bedeutung verschiedener Faktoren für den Erfolg in der Arzneimittelforschung:

- solide Grundlagenforschung für die Aufklärung von Wirkmechanismen,
- geeignete *in vitro*-Testsysteme,
- spezialisierte Forschung und ausreichende Bearbeitungskapazität über einen langen Zeitraum,
- Mut zum Risiko, auf der Basis einer kritischen Berücksichtigung und Wertung aller experimentellen Befunde,
- Durchhaltevermögen auch in schwierigen Phasen und
- umfassende Information als Grundlage einer offenen und konstruktiven Zusammenarbeit mit der Zulassungsbehörde.

Allgemeine Literatur

G. Ehrhart und H. Ruschig, Arzneimittel. Entwicklung, Wirkung, Darstellung, 2. Auflage, Verlag Chemie GmbH, Weinheim, 1972

A. Burger, A Guide to the Chemical Basis of Drug Design, John Wiley & Sons, New York, 1983

E. Verg, Meilensteine. 125 Jahre Bayer, 1863–1988, Bayer AG, 1988

Spezielle Literatur

Aspirin – eine unendliche Geschichte, Research. Das Bayer-Forschungsmagazin, Heft 6, S. 4–21 (1992) und weitere Artikel in diesem Heft.

C. Patrono, Aspirin and Human Platelets: From Clinical Trials to Acetylation of Cyclooxygenase and Back, Trends Pharm. Sci. **10**, 453–458 (1989)

B. Battistini, R. Botting und Y. S. Bakhle, COX-1 and COX-2: Toward the Development of More Selective NSAIDs, Drug News & Perspectives **7**, 501–512 (1994)

R. H. Schirmer und K. Becker, Malaria – Geschichte und Geschichten, Futura **4**, 15- 21 (1993)

W. R. Kelce *et al.*, Persistent DDT Metabolite *p,p'*-DDE is a Potent Androgen Receptor Antagonist, Nature **375**, 581–585 (1995)

K. L. Täschner und W. Richtberg, Koka und Kokain. Konsum und Wirkung, 2. Auflage, Deutscher Ärzte-Verlag, Köln, 1988

L. F. Fieser und M. Fieser, Steroide, Verlag Chemie, Weinheim, 1961

R. Hirschmann, Die Medizinische Chemie im Goldenen Zeitalter der Biologie: Lehren aus der Steroid- und Peptidforschung, Angew. Chem. **103**, 1305–1330 (1991)

P. R. Vagelos, Are Prescription Drug Prices High? Science **252**, 1080–1084 (1991) (behandelt die Geschichte des Lovastatins).

4. Wie wirkt ein Arzneimittel?

Vor dem gezielten Entwurf eines Arzneimittels steht die einfache Frage: Wie wirkt überhaupt ein Arzneimittel? Wie „findet" Aspirin® die Kopfschmerzen, warum senkt ein Betablocker den Blutdruck, wo greift ein Calciumantagonist an, wie wirkt Cocain, wie verhindern Sulfonamide die Vermehrung von bakteriellen Krankheitserregern? Die Antworten dazu finden sich in diesem Kapitel.

Vor allem zwei Vorstellungen haben zum Verständnis und zur Erklärung der Wirkung von Arzneimitteln beigetragen. Emil Fischer verglich 1894 die genaue Paßform eines Substrats für das Katalyse-Zentrum eines Enzyms mit dem Bild von Schlüssel und Schloß. Paul Ehrlich formulierte 1913 *„Corpora non agunt nisi fixata"*, wörtlich übersetzt „die Körper wirken nicht, wenn sie nicht gebunden sind". Damit wollte er ausdrücken, daß Arzneimittel, die Bakterien oder Parasiten abtöten sollen, von diesen „fixiert", d. h. an ihre Strukturen gebunden werden müssen. Beide Konzepte bildeten den Ausgangspunkt rationaler Arzneimittelforschung. In weitestem Sinn gelten sie auch heute noch. Ein Arzneimittel muß nach der Anwendung an seinen Wirkort gelangen und dort mit einem biologischen Makromolekül in Wechselwirkung treten. Spezifische Wirkstoffe haben hohe Affinität zu einer Bindestelle dieses Makromoleküls und ausreichende Selektivität. Nur so entfalten sie die gewünschte biologische Wirkung ohne Nebenwirkungen.

Die wichtigsten Begriffe, die mit der Wirkung von Arzneimitteln zusammenhängen, sind in Tabelle 4.1 mit kurzen Definitionen rekapituliert. Viele Arzneimittel wirken als Inhibitoren von Enzymen bzw. als Agonisten oder Antagonisten von Rezeptoren. Enzyminhibitoren und Rezeptorantagonisten besetzen eine Bindestelle und verhindern so die Anlagerung eines Substrats oder eines endogenen Rezeptorliganden. Agonisten weisen eine zusätzliche Qualität auf, die sogenannte **intrinsische Wirkung**. Sie hat zur Folge, daß der Rezeptor eine dreidimensionale Struktur einnimmt, die in Form eines nachgeschalteten Prozesses eine Antwort auslöst.

Obwohl Ionenkanäle und Transportersysteme im weitesten Sinn ebenfalls Rezeptoren oder Enzyme sind, differenziert man sie als eigenständige Gruppen. Oft wird die Bezeichnung „Rezeptor" auch

Tabelle 4.1   Kurze Definitionen der wichtigsten Begriffe.

Begriff	Definition
Ligand	Ein (meist kleineres) Molekül, das an ein biologisches Makromolekül bindet.
Enzym (Abschnitt 4.3)	Ein körpereigener Biokatalysator, der ein oder mehrere Substrate zu ein oder mehreren Produkten umsetzt.
Substrat (Abschnitt 4.3)	Ein Ligand, der Edukt für eine enzymatische Reaktion ist.
Inhibitor (Abschnitt 4.3)	Ein Ligand, der die Bindung eines Substrats an ein Enzym direkt (kompetitiv), indirekt (allosterisch), reversibel oder irreversibel verhindert.
Rezeptor (Abschnitt 4.4)	Ein membrangebundenes oder lösliches Protein (bzw. ein Proteinkomplex), das nach Bindung eines Agonisten einen Effekt auslöst.
Agonist (Abschnitt 4.4)	Ein Ligand eines Rezeptors, der einen intrinsischen Effekt aufweist, d. h. eine Rezeptorantwort erzeugt.
Antagonist (Abschnitt 4.4)	Ein Ligand eines Rezeptors, der die Bindung eines Agonisten direkt (kompetitiv) oder indirekt (allosterisch) verhindert.
partieller Agonist	Ein schwacher Agonist, der hohe Affinität zur Bindestelle hat, d. h. auch als Antagonist wirkt.
inverser Agonist	Ein Ligand, der die inaktive Konformation eines Rezeptors oder Ionenkanals stabilisiert.
funktioneller Antagonist	Eine Substanz, die über einen anderen Wirkmechanismus eine Rezeptorantwort verhindert.
allosterischer Effektor	Ein Ligand, der die Funktion eines Proteins über eine Änderung der 3D-Struktur dieses Proteins beeinflußt.
Ionenkanal (Abschnitt 4.5)	Eine von Proteinen gebildete Pore, die bestimmte Ionen entlang eines Konzentrationsgradienten durch die Zellmembran ein- oder ausströmen läßt. Öffnen und Schließen erfolgt über die Bindung eines Liganden oder über die Änderung des Membranpotentials.
Transporter (Abschnitt 4.6)	Ein Protein, das unter Energieverbrauch Moleküle oder Ionen gegen einen Gradienten durch die Zellmembran transportiert.
Antimetabolit (Abschnitt 4.7)	Eine Substanz, die in die Biosynthese eines zentralen Stoffwechselprodukts eingreift, als falsches Substrat oder als Inhibitor.

sehr ungenau verwendet, als übergeordneter Begriff für jedes biologische Makromolekül, das mit einem Arzneimittel in Wechselwirkung tritt, selbst für Enzyme oder DNA.

4.1 Das Schlüssel-Schloß-Prinzip

Emil Fischer untersuchte in den frühen achtziger Jahren des letzten Jahrhunderts die Spaltung von Glucosiden, die sich in der Stereochemie nur am glykosidischen Kohlenstoff unterschieden, mit verschiedenen Enzymen. Dabei fiel ihm auf, daß bestimmte Glucoside nur von einer Gruppe von Enzymen gespalten wurden. Andere Glucoside wurden dagegen nur von einer anderen Gruppe von Enzymen gespalten. Er zog den richtigen Schluß aus seiner Beobachtung und formulierte 1894 in den Berichten der Deutschen Chemischen Gesellschaft:

„Die beschränkte Wirkung der Enzyme auf die Glucoside liesse sich also auch durch die Annahme erklären, dass nur bei ähnlichem geometrischen Aufbau diejenige Annäherung der Moleküle stattfinden kann, welche zur Auslösung des chemischen Vorganges erforderlich ist. Um ein Bild zu gebrauchen, will ich sagen, dass Enzym und Glucosid wie Schloss und Schlüssel zueinander passen müssen, um eine chemische Wirkung aufeinander ausüben zu können. Diese Vorstellung hat jedenfalls an Wahrscheinlichkeit und an Wert für die stereochemische Forschung gewonnen, nachdem die Erscheinung selbst aus dem biologischen auf das rein chemische Gebiet verlegt ist".

Noch im gleichen Jahr hat er dieses Bild verfeinert:

„Hier übt offenbar der geometrische Bau auf das Spiel der chemischen Affinitäten einen so grossen Einfluss, dass mir der Vergleich der beiden in Wirkung tretenden Moleküle mit Schlüssel und Schloss erlaubt zu sein schien. Will man der Thatsache, dass einige Hefen eine grössere Zahl von Hexosen als andere vergähren können, gerecht werden, so liesse sich das Bild noch durch die Unterscheidung von Haupt- und Specialschlüssel vervollständigen".

Insgesamt hat Emil Fischer dieses Bild nicht mehr weiter verfolgt, später sogar kritisiert, daß es zu oft in unpassendem Zusammenhang zitiert wurde. Die Konfiguration der Zucker interessierte ihn, die der isomeren Glucoside aber nicht. Zu rein theoretischen Überlegungen hatte er eine eher distanzierte Haltung. In einem Brief schreibt er dazu 1912 *„Ich selbst habe an theoretischen Dingen nicht so viel Vergnügen"*. Eine bemerkenswerte Bescheidenheit dieses Mannes, der allein mit seinem Bild von Schlüssel und Schloß einen solch großen Einfluß auf die Wirkstoff-Forschung ausgeübt hat! Emil Fischer wäre sicher glücklich und stolz gewesen, hätte er die Ergebnisse der Röntgenstrukturanalysen von Protein-Ligand-Komplexen sehen können, z.B. von Retinol (= Vitamin A), angelagert an das Retinol-Bindeprotein, dem Transportprotein dieses Moleküls (Abb. 4.1).

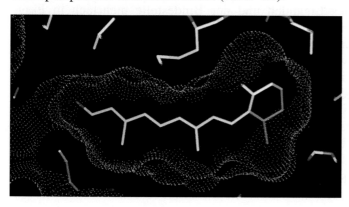

Abb. 4.1 Wie ein Schlüssel im Schloß liegt das Vitamin A (= Retinol) in der Bindetasche seines Transport-Proteins. Die Oberfläche des Liganden ist gelb gepunktet. Vom Protein (blaue Punkte) ist nur die direkte Umgebung der Bindetasche zu sehen. Zur besseren Übersichtlichkeit wurde der vor und hinter der Bindestelle liegende Teil des Proteins ausgeblendet.

Viele Bindestellen diskriminieren überaus spezifisch zwischen chemisch nahe verwandten Analogen. Bei der Proteinbiosynthese darf nicht das kleinste Mißgeschick passieren! Friedrich Cramer hat die Erkennungsmechanismen des Einbaus der Aminosäuren Valin und Leucin in eine wachsende Polypeptidkette genauer untersucht. Diese beiden Aminosäuren unterscheiden sich in ihren Seitenketten nur durch den Austausch einer Methylgruppe gegen eine Ethylgruppe. Das kleinere Valin sollte ohne weiteres in das „Schloß" für Leucin passen, aber vielleicht etwas weniger fest binden. Eine eindeutige Unterscheidung, wie sie für eine fehlerfreie Proteinsynthese unbedingt erforderlich ist, kann nur über eine mehrfach wiederholte Erkennung erfolgen. Genau das ist der Fall: Eine unter Energieverbrauch mehrfach wiederholte „mißtrauische" Prüfung läßt den Fehler auf eine Quote von unter 1 : 200 000 sinken. Wegen dieser scharfen Kontrolle mit Rückkopplung haben aber auch die richtigen Bindepartner nur zum Teil Erfolg. Über 80 % werden als „zweifelhaft" abgewiesen. In der Bilanz gibt das immer noch eine Genauigkeit von etwa 1 : 40 000.

Weniger selektiv ist das Retinol-Bindeprotein. Hier ist offensichtlich eine solch hohe Genauigkeit für eine einwandfreie Funktion nicht sinnvoll. Neben dem „gestreckten" Retinol bindet es auch ein „geknicktes" Isomer und chemisch verwandte Substanzen. Wieder andere Proteine diskriminieren nur sehr wenig. Beispiele dafür sind die Verdauungsenzyme, Enzyme für metabolische Umsetzungen, z. B. die Cytochrome, und das Glycoprotein GP-170, das für die Resistenz von Tumorzellen verantwortlich ist (Abschnitt 4.8). Ein Transportprotein aus Bakterien, das Oligopeptid-Bindeprotein OppA, kann in seiner Bindetasche beliebige Peptide mit 2 bis 5 Aminosäuren mit etwa gleicher Affinität binden, ein extremer Fall von „chemischer Promiskuität".

Linus Pauling übertrug das Schlüssel-Schloß-Prinzip auf den **Übergangszustand** einer enzymatischen Umsetzung. Während der Bindung des Substrats erfolgt oft eine flexible Anpassung. Der Übergangszustand der Reaktion bindet fester an das Enzym als das Substrat oder das Produkt. Er wird durch die funktionellen Gruppen der Bindestelle stabilisiert. Das Schlüssel-Schloß-Prinzip wurde wegen der Beweglichkeit des Liganden und der Bindestelle mehrfach in Frage gestellt. Aber auch bei einem Sicherheitsschloß sind die Zapfen beweglich und damit ein essentieller Bestandteil des Mechanismus.

Koshland entwickelte in den fünfziger Jahren die Theorie des *induced fit*, der induzierten Anpassung. Sie besagt, daß ein Ligand durch seine Bindung an das Protein eine Änderung der Konformation induziert, die erst die Voraussetzung für einen bestimmten Effekt, z. B. die enzymatische Spaltung des Substrats, schafft. Dieser Mechanismus widerspricht nicht dem Schlüssel-Schloß-Prinzip, denn auch bei einem Sicherheitsschloß gibt es bewegliche Teile. Außerdem gilt eine solche induzierte Anpassung bei weitem nicht für alle Ligand-Rezeptor-Komplexe. Oft sind der Konformationsänderung beider Partner natürliche

Grenzen gesetzt. Meist geht sie zu Lasten der Spezifität der Wechselwirkung und der Affinität, d. h. sie reduziert die Stärke der Wechselwirkung.

Für den rationalen Entwurf von Liganden gibt es zwei grundverschiedene Ausgangssituationen, die sich durch den Informationsgehalt über das System unterscheiden. Entweder ist die exakte dreidimensionale Struktur der Bindestelle bekannt oder sie ist unbekannt. Im ersten Fall kennt man also das Schloß sehr genau und muß „nur" den passenden Schlüssel dafür feilen. Im anderen Fall entsprechen wirksame und unwirksame Analoge passenden bzw. nicht passenden Schlüsseln. Durch Vergleiche der Schlüssel und systematische Variation versucht man noch besser passende Schlüssel zu entwerfen (Kapitel 17).

4.2 Die wichtige Rolle der Membranen

Zellen sind von einer Membran umgeben, die den Zellinhalt vor dem „Auslaufen" schützt, das Eindringen unerwünschter Fremdstoffe erschwert und Kontakte zu Nachbarzellen vermittelt. Auch innerhalb der Zellen finden sich Membranen, die Strukturen bilden und einzelne Zellbestandteile voneinander trennen. Bei Säugerzellen besteht die Außenmembran aus einer Lipid-Doppelschicht, in die Proteine und vereinzelte Cholesterinmoleküle eingebettet sind (Abb. 4.2). Alle Moleküle können sich relativ frei bewegen. Man spricht deshalb von einer „fluiden Mosaikmembran".

Lipidmembranen dieses Typs wirken als Barrieren für polare Stoffe und als voll durchlässige Schichten für unpolare Moleküle. Die Rolle der Membranen beim Transport und der Verteilung von Arzneimitteln wird in Kapitel 22 ausführlich diskutiert. Hier soll nur die wichtige Funktion der Lipidmembranen auf die Wirkung eines Arzneimittels diskutiert werden. Die in Membranen eingebetteten Proteine gehören ganz unterschiedlichen Klassen an. Es sind membranverankerte und membranständige Enzyme, die große Klasse der G-Protein-gekoppelten Rezeptoren (Abschnitt 4.4), Ionenkanäle (Abschnitt 4.5), Transpor-

Abb. 4.2 Säugermembranen sind aus Lipid-Doppelschichten aufgebaut, in die Proteine und einzelne Cholesterinmoleküle eingelagert sind. Die einzelnen Lipidmoleküle zeigen mit ihren polaren Gruppen zu den Außenseiten der Membran, mit ihren Alkylketten nach innen. Daher lagern sich polare Wirkstoffe nur an die Außenseite der Membran an. Unpolare Wirkstoffe werden im Inneren der Membran angereichert. Amphiphile Wirkstoffe werden entsprechend ihrer Struktur in der Membran ausgerichtet. Trotzdem können sich alle Moleküle in der Membran relativ frei bewegen. Man spricht daher von einer „fluiden Mosaikmembran".

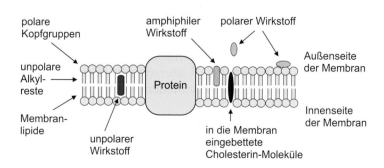

polare Kopfgruppen

amphiphiler Wirkstoff

polarer Wirkstoff

Außenseite der Membran

unpolare Alkyl- reste

Protein

Innenseite der Membran

Membran- lipide

unpolarer Wirkstoff

in die Membran eingebettete Cholesterin-Moleküle

ter und Ionenpumpen (Abschnitt 4.6). Arzneimittel treten mit diesen Proteinen in Wechselwirkung. Bis vor wenigen Jahren ist man allein von der naheliegenden, aber vordergründigen Anschauung ausgegangen, daß die Wirkstoffe aus der wäßrigen Lösung mit der Rezeptoroberfläche in Wechselwirkung treten und an ihre Bindestelle anlagern. Inzwischen ist diese Vorstellung ins Wanken geraten.

Die Außenseiten der Lipid-Doppelschicht sind wegen der kopfständigen Phosphat- und Ethanolamingruppen der Membranlipide sehr polar. Innen finden sich nur Alkylreste, da ist die Membran unpolar. Viele Wirkstoffe sind ebenfalls unpolar und liegen hier in viel höheren Konzentrationen vor als in Lösung. Amphiphile Stoffe, d. h. Substanzen, die insgesamt unpolaren Charakter mit einer polaren Gruppe vereinen, richten sich in der Membran so aus, daß die polare Gruppe zur Oberfläche der Membran orientiert ist, die unpolaren Reste dagegen in das Innere eintauchen (Abb. 4.2). Diese Orientierung durch die Membran wird dann eine besondere Rolle spielen, wenn die polare Gruppe ein positiv geladener Stickstoff ist, der mit den Phosphatgruppen der Lipide zusätzliche elektrostatische Wechselwirkungen eingeht.

Diese Vorstellungen konnten inzwischen mit mehreren unabhängigen Methoden auch experimentell nachgewiesen werden. Für viele Rezeptoren gilt als gesichert, daß die Liganden an einer Stelle des Proteins binden, die im Inneren der Membran liegt. Von der Anreicherung und Ausrichtung eines Wirkstoffs in der Membran ist es gedanklich dann nur ein kleiner Schritt zu der Vorstellung, daß daraus eine optimale Orientierung relativ zur Bindestelle resultiert. Durch die korrekte Ausrichtung kann der Wirkstoff leichter an seine Bindestelle anlagern. Nimmt der Wirkstoff dagegen eine falsche Orientierung ein, so behindert dies die Anlagerung.

4.3 Enzyme und ihre Inhibitoren

Alle Stoffwechselvorgänge, die Biosynthesewege und die Regulation wichtiger physiologischer Prozesse werden durch Enzyme vermittelt. Enzyme sind **Biokatalysatoren**, die auch komplexe chemische Reaktionen im wäßrigen Medium, normalerweise bei 37 °C, und unter Normaldruck ablaufen lassen. Im Verlauf der Evolution haben sich Familien von Enzymen mit analogem Baumuster und identischem katalytischen Zentrum entwickelt. Kleine Unterschiede in der Struktur der Bindestellen führen aber zu ganz verschiedenen Substratspezifitäten (Abschnitt 26.2).

Enzyme binden ihre Substrate und Umsetzungsprodukte nicht sehr fest. Die gebundene Konformation des Liganden ist oft verschieden von der energetisch günstigsten Konformation in wäßriger Lösung. Ein

Enzym bindet das **Substrat** in einer Geometrie, die es auf den Übergangszustand der Reaktion vorbereitet. Zusätzlich können polare Gruppen entsprechende Ladungsverschiebungen induzieren. Durch die Struktur und Anordnung seiner reaktiven Gruppen stabilisiert es den **Übergangszustand** einer chemischen Umsetzung. Dadurch erniedrigt es die Aktivierungsenergie der Reaktion. Nach Ablösung der Produkte steht das Enzym für die Umsetzung des nächsten Substratmoleküls zur Verfügung.

Enzyme können zu Multienzymkomplexen organisiert sein, die an einem Substrat mehrere aufeinanderfolgende Reaktionen ausführen. Sie können aber auch Kaskaden bilden, bei denen ein Enzym die inaktive Vorstufe des nächsten Enzyms aktiviert. Dieses aktiviert seinerseits ein Enzym, und so weiter. Bei der Blutgerinnungs-Kaskade geht die Aktivierung in zwei unabhängigen Wegen über jeweils mehrere Stufen. Damit wird ein schwacher auslösender Effekt in Windeseile um mehrere Größenordnungen verstärkt. Für die normale Blutgerinnung nach einer Verletzung ist dies gut, bei krankheitsbedingter erhöhter Gerinnungsneigung kann es aber verheerende Folgen haben!

Inhibitoren verhindern die katalytische Wirkung eines Enzyms durch Belegung der Stelle, an der auch das Substrat binden würde. Solche Hemmstoffe werden als **kompetitive Inhibitoren** bezeichnet. Daneben gibt es **allosterische Inhibitoren**, die an anderer Stelle an das Enzym binden und seine dreidimensionale Struktur verändern. Dies kann die Ausbildung einer für die Katalyse erforderlichen Konformation des Enzyms behindern und zu einer Abschwächung der katalytischen Aktivität führen.

Je nach der Art der Wechselwirkung mit dem Enzym unterscheidet man **reversible** und **irreversible Inhibitoren**. Bei den reversiblen Inhibitoren muß die Affinität zum Enzym hoch sein, damit die Umsetzung des Substrats zuverlässig verhindert wird. Manche reversible Inhibitoren bilden eine kovalente Bindung zum katalytischen Zentrum aus, die aber chemisch labil und damit voll reversibel ist, z. B. eine Halbacetalbindung. Irreversible Inhibitoren reagieren mit dem Enzym unter Bildung einer chemisch stabilen Bindung. Die Inhibitoren oder die reagierende Gruppe können nicht wieder abgelöst werden, für die restliche Verweilzeit im Organismus ist das Enzym gehemmt. Daneben gibt es natürlich vorkommende Protease-Inhibitoren, die zwar reversibel binden, aber so fest haften, daß der Komplex abgebaut wird, bevor sich der Inhibitor ablöst.

Das rationale Design eines Enzyminhibitors geht meist von der Struktur des Substrats aus. Besonders erfolgreich ist der Ansatz, den Übergangszustand mit einer chemisch analogen Gruppe zu imitieren, die vom Enzym nicht angegriffen wird. In den weiteren Kapiteln werden viele Beispiele für das Design solcher Enzyminhibitoren gegeben. Irreversible Enzyminhibitoren spielen insgesamt zwar eine geringere Rolle als reversible Inhibitoren, aber so wichtige Arzneimittel wie die Acetylsalicylsäure (Abschnitt 3.1), die Penicilline und die Cephalospo-

rine (Abschnitt 2.4) und der Monoaminoxidase-Hemmer Selegilin
(Abschnitte 6.6 und 9.4) gehören zu dieser Gruppe.

Aber zurück zur Frage: wie findet Aspirin® denn nun die Kopfschmerzen? Prostaglandine sind Schmerzmediatoren. Sie lösen den
Schmerz nicht aus, sie verstärken ihn aber. Die Hemmung der Prostaglandinbiosynthese (Abschnitt 3.1) lindert die subjektive Schmerzemp-
findung. Ein Warnsignal wird abgeschaltet, die Ursache des Schmerzes
bleibt jedoch bestehen.

4.4 Wie funktioniert ein Rezeptor?

Rezeptoren sind Proteine oder Proteinkomplexe, die

- den Informationsaustausch zwischen Zellen vermitteln (membrangebundene Rezeptoren) oder
- hormongesteuert bestimmte Genabschnitte regulieren (lösliche
  Rezeptoren) oder
- direkt an Ionenkanäle gekoppelt sind und den Ionenfluß in die Zelle
  bzw. aus der Zelle steuern, entlang eines Konzentrationsgradienten.

Das Konzept der chemischen Wechselwirkung von Arzneistoffen
mit bestimmten biologischen Strukturen wurde von Langley bereits
vor mehr als hundert Jahren vorgeschlagen. 1897 formulierte Paul Ehrlich eine „Seitenketten-Theorie". Danach binden Toxine an sogenannte
Seitenketten oder Rezeptoren. Die Seitenketten stellte er sich als Haftgruppen an den Zelloberflächen vor. In der Tat weiß man heute, daß
viele Rezeptoren in die Zellmembran eingelagert sind. Andere können
sich frei in der Zellfüssigkeit bewegen.

Wichtige **membranständige Rezeptoren** sind die Rezeptoren für
Adrenalin, Serotonin, Dopamin, Histamin, Acetylcholin, Adenosin und
Thromboxan, für Peptide, z. B. die Enkephaline (Opiatrezeptoren),
Neurokinine und Endotheline, für Glycoproteine und die Gruppe der
Sinnesrezeptoren. Endogene Agonisten vieler membrangebunder
Rezeptoren sind die **Neurotransmitter** (Abschnitt 1.4). Nervenzellen
sind durch **Synapsen** miteinander verbunden; das sind Zonen, in denen
die chemische Informationsübertragung durch die Neurotransmitter
erfolgt. Zwischen der sendenden Zelle (**präsynaptische Nervenzelle**)
und der empfangenden Zelle (**postsynaptische Nervenzelle**) befindet
sich der sogenannte **synaptische Spalt**. Die Neurotransmitter werden
in der präsynaptischen Nervenzelle synthetisiert und in Vesikeln
gespeichert. Bei Nervenreizung werden sie in den synaptischen Spalt
ausgeschüttet. Dort bewirken sie über die Bindung an spezifische
Rezeptoren der postsynaptischen Nervenzellen eine Änderung des
Membranpotentials und damit eine Erregung dieser Zellen. Nach

Abbau, z. B. durch das Enzym Monoaminoxidase (Amine), durch Esterasen (Acetylcholin) oder Peptidasen, bzw. nach aktiver Wiederaufnahme in die Zelle klingt der Effekt rasch wieder ab (vgl. Abb. 4.5, Abschnitt 4.6).

Innerhalb der Zelle wirken diese Rezeptoren auf die **G-Proteine** ein (Abb. 4.3), deren Name sich auf die Bindung von Guanosin-di- und -tri-phosphat bezieht. Alle **G-Protein-gekoppelten Rezeptoren** (GPCR) haben ein identisches Bau- und Funktionsprinzip. Sie bestehen aus einer Proteinkette mit sieben hydrophoben Abschnitten, die durch die Zellmembran gehen und den Rezeptor darin verankern. Diese einzelnen Abschnitte sind durch Schleifen miteinander verbunden. Bisher kennt man über 700 verschiedene GPCR-Sequenzen, ihre Zahl steigt weiter an. Modelle für die Bindestellen dieser Rezeptoren werden in Kapitel 19 diskutiert.

Nach Anlagerung eines **Agonisten** findet entweder eine Konformationsänderung des Rezeptors statt oder eine „aktive" Konformation des Rezeptors wird durch die Anlagerung des Agonisten stabilisiert. **Antagonisten** verhindern die Anlagerung des Agonisten, **inverse Agonisten** stabilisieren die inaktive Konformation des Rezeptors.

Durch die Anlagerung eines Agonisten an einen GPCR wird der aus drei Proteinen aufgebaute G-Proteinkomplex aktiviert. Seine α-Untereinheit trennt sich vom Komplex und aktiviert ein Effektorprotein, das in der Zelle einen *second messenger*, einen zweiten Botenstoff, freisetzt. Dieser ist dann für den eigentlichen Effekt verantwortlich, z. B. die Aktivierung weiterer Proteine oder die Steuerung eines Ionenkanals (Abb. 4.3). Das bekannteste Effektorprotein, die Adenylylcyclase, bildet als *second messenger* Adenosin-3',5'-cyclophosphat (cAMP). Andere *second messengers* sind Guanosin-3',5'-cyclophos-

Abb. 4.3 Schematische Darstellung der Struktur und Funktion eines G-Protein-gekoppelten Rezeptors (GPCR). Die sieben Zylinder symbolisieren sieben durch die Membran gehende Helices. Die extra- bzw. intrazellulären Schleifen, die diese Helices verbinden, sind nicht eingezeichnet. Nach Bindung eines Agonisten dissoziiert die α-Untereinheit des sogenannten G-Proteinkomplexes. Liegt ein G_s-Protein vor, dann aktiviert sie ein Enzym, das einen „*second messenger*" erzeugt. In diesem Fall bildet das membrangebundene Enzym Adenylylcyclase aus Adenosintriphosphat (ATP) das cyclische Monophosphat (cAMP). Der *second messenger* kann über Proteinkinase A die Aktivierung weiterer Zielproteine bewirken oder einen Ionenkanal öffnen. Um eine überschießende Reaktion zu vermeiden, wird cAMP ständig durch das Enzym Phosphodiesterase abgebaut. G_i-Proteine hemmen Enzyme, die *second messenger* bilden. Andere Rezeptoren wirken über ein G_o-Protein, das Ionenkanäle direkt steuert, ohne den Umweg über einen *second messenger*.

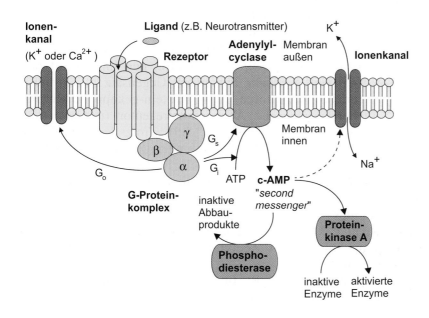

phat (cGMP), Inositol-1,4,5-triphosphat (IP_3), Arachidonsäure oder einfach Ca^{2+}-Ionen.

Die Auslösung der Rezeptorantwort verläuft bei verschiedenen Rezeptoren über identische Drehscheiben, um sich dann wieder zu verzweigen. Dies ist ein ökonomisches Prinzip der Natur, das in anderen Fällen, z. B. bei der Regulation der Zellteilung, ebenfalls realisiert ist. Die mehr oder weniger ausgeprägte Spezifität der Wirkung wird erzielt über

- die unterschiedlichen Strukturen der Agonisten und Rezeptoren und die daraus resultierende Aktivierung verschiedener G-Proteine und Effektorproteine,
- die unterschiedliche Rezeptorbelegung und -dichte verschiedener Zellen und
- die Lokalisierung der Zellen, die ein Hormon oder einen Neurotransmitter erzeugen und ausschütten. Dies geschieht nur in ganz bestimmten Zellen, benachbarte Zellen oder Organe sind nicht beteiligt.

Adrenalin und Noradrenalin (Abschnitt 1.4) greifen an den sogenannten adrenergen Rezeptoren an. Ahlquist konnte 1948 nachweisen, daß unterschiedliche Wirkungen des Adrenalins an verschiedenen Organen über zwei verschiedene Typen dieser Rezeptoren, die α- und β-Rezeptoren, zustandekommen. Später ergab sich eine Unterteilung in $α_1$- und $α_2$-, $β_1$- und $β_2$-Rezeptoren und weitere Subtypen. Für die Entwicklung spezifischer Wirkstoffe, z. B. selektiver β-Agonisten oder β-Antagonisten (Betablocker, Abschnitt 8.5), hat diese Unterscheidung sehr geholfen. Ein überaus komplexes Spektrum unterschiedlicher Subtypen weisen die Serotoninrezeptoren auf, die nach der chemischen Struktur des Serotonins (5-Hydroxytrypamin, Abschnitt 1.4), auch als 5-HT-Rezeptoren bezeichnet werden (Tabelle 4.2).

Bei den Acetylcholinrezeptoren (AChR) unterscheidet man zwei Gruppen, die entweder bevorzugt **Muscarin**, einen Giftstoff des Fliegenpilzes, *Amanita muscaria*, oder **Nicotin**, den Inhaltsstoff der Tabakpflanze, *Nicotiana tabacum*, binden. Im Gegensatz zu den muscarinischen Acetylcholinrezeptoren, die G-Protein-gekoppelte Rezeptoren sind, ist der nicotinische Acetylcholinrezeptor (nAChR), ein ligand-gesteuerter Ionenkanal (Abschnitt 4.5). Trotz des komplexen Aufbaus aus fünf in die Zellmembran eingelagerten Proteinketten (Abb. 4.4) ist der nAChR bislang der einzige membrangebundene Rezeptor eines Wirbeltiers, dessen dreidimensionale Struktur aus experimentellen Messungen bekannt ist. Für den nAChR aus dem elektrischen Organ des Zitterrochens, einem Proteinkomplex mit dem Molekulargewicht 290 kD, liegen elektronenmikroskopische Bilder der geschlossenen und der durch Acetylcholin geöffneten Struktur des Kanals vor (Abschnitt 14.8).

Viele Hormonrezeptoren, z. B. für das Schilddrüsenhormon, die Sexualhormone, die Corticosteroide und die Retinsäure, sind **lösliche**

Tabelle 4.2   Bei den Serotoninrezeptoren kennt man besonders viele Subtypen. Die therapeutischen Möglichkeiten bei Bluthochdruck, Migräne, Schizophrenie, Depressionen, Angst, Erbrechen und gastrointestinalen Motilitätsstörungen werden bisher nur zum Teil genutzt.

Rezeptor	Gen	Typ	moduliertes Enzym
5-HT$_{1A}$	5-ht$_{1A}$	GPCR, G$_i$	
5-HT$_{1B}$	5-ht$_{1B}$	GPCR, G$_i$	
5-HT$_{1D}$	5-ht$_{1D\alpha}$ (h) 5-ht$_{1D\beta}$ = 5-ht$_{1B}$ (R)	GPCR, G$_i$	Adenylylcyclase
5-HT$_{1E}$	5-ht$_{1E}$	GPCR, G$_i$	
5-HT$_{1F}$	5-ht$_{1F}$	GPCR, G$_i$	
5-HT$_{2A}$	5-ht$_{2A}$	GPCR, G$_s$	
5-HT$_{2B}$	5-ht$_{2B}$	GPCR, G$_s$	Phospholipase C
5-HT$_{2C}$	5-ht$_{2C}$	GPCR, G$_s$	
5-HT$_3$	5-ht$_3$	Ionenkanal	–
5-HT$_4$	5-ht$_4$	GPCR, G$_s$	Adenylylcyclase
bisher unbekannt	5-ht$_{5A}$ 5-ht$_{5B}$	GPCR, ?	?
5-HT$_6$	5-ht$_6$	GPCR, G$_s$	Adenylylcylase
5-HT$_7$	5-ht$_7$	GPCR, G$_s$	Adenylylcylase

Abkürzungen: HT, ht = 5-Hydroxytryptamin (= Serotonin), R = Ratte, h = human, GPCR = G-Protein-gekoppelter Rezeptor, G$_s$, G$_i$ = stimulierendes bzw. inhibierendes G-Protein

Rezeptoren, die sich in der Zellflüssigkeit, dem Cytosol, frei bewegen. Nach Bindung des Agonisten wandert der Komplex in den Zellkern. Dort bindet er an Signalsequenzen der DNA, die Operator- und Repressor-Gene, und induziert damit die Neusynthese bzw. unterdrückt die Synthese bestimmter Proteine (Abb. 4.4).

Alle cytosolischen Hormonrezeptoren sind nach vergleichbaren Prinzipien aufgebaut. Sie weisen eine 66–68 Aminosäuren lange Domäne mit der DNA-Bindestelle und eine etwa 250 Aminosäuren lange Domäne mit der Liganden-Bindestelle auf. Die **DNA-Bindestelle** ist konserviert, d.h. sie unterscheidet sich bei verschiedenen Rezeptoren in der Aminosäuresequenz nur wenig. Sie enthält zwei „Zink-Finger", das sind Zn^{2+}-bindende, hochkonservierte Motive, die an ganz bestimmte DNA-Abschnitte, die Erkennungssequenzen, binden. Die **Liganden-Bindestelle** ist deutlich variabler. In jüngster Zeit ist es gelungen, die dreidimensionalen Strukturen sowohl der Liganden-Bindedomänen als auch der DNA-Bindedomänen einiger dieser Rezeptoren aufzuklären. Dabei stellte sich heraus, daß für die Wechselwirkung mit der DNA Dimere gebildet werden, entweder aus zwei identischen Rezeptoren (Homodimere) oder aus unterschiedlichen

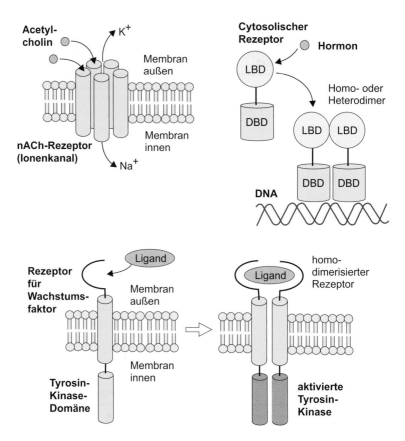

Abb. 4.4 Der nicotinische Acetylcholinrezeptor (nAChR, links oben) ist ein ligand-gesteuerter Ionenkanal (Abschnitt 4.5). Hier stehen die Zylinder nicht für Helices, sondern für fünf getrennte Proteine, von denen jedes vier Transmembrandomänen aufweist (Abschnitt 14.8). Nach der Bindung von zwei Molekülen Acetylcholin erfolgt eine rasche Öffnung des Kanals. Lösliche Rezeptoren (rechts oben) dimerisieren nach Anlagerung des Agonisten an ihre Liganden-Bindedomäne (LBD). Dabei können sowohl Homodimere aus zwei identischen Rezeptoren als auch Heterodimere aus zwei verschiedenen Rezeptoren gebildet werden. Die sogenannten „Zinkfinger" der DNA-Bindedomänen (DBD) erkennen ganz spezifische Sequenzen der DNA. Durch die Dimerisierung zweier Rezeptoren ergibt sich eine eindeutige Adressierung eines bestimmten DNA-Abschnittes. Auch membrangebundene Rezeptoren für Wachstumsfaktoren und für Insulin dimerisieren (unten). Durch die Bindung des Liganden formen zwei Rezeptoren in der Membran einen Komplex und aktivieren dadurch eine intrazelluläre Domäne des Rezeptors, in diesem Fall eine Tyrosin-Kinase.

Rezeptoren (Heterodimere). Im Dimer erkennen vier Zinkfinger eine Sequenz von insgesamt zwölf Basenpaaren der DNA.

Dimerisierung findet man auch bei einigen membrangebundenen Rezeptoren, die nicht zum GPCR-Typ gehören. Dazu zählen die Rezeptoren für einige Wachstumsfaktoren, zum Beispiel für das menschliche Wachtumshormon (*human growth hormone*, hGH), den epidermalen Wachstumsfaktor (*epidermal growth factor*, EGF) und für Insulin. Diese Rezeptoren dimerisieren in der Membran, nach Bindung des Faktors an die extrazellulären Domänen. Dadurch werden intrazellulär Kinasen aktiviert, die Teil des Rezeptorproteins sind (Abb. 4.4). Daneben gibt es Rezeptoren, bei denen mehr als zwei Rezeptoren einen Komplex bilden müssen, um die Rezeptorantwort auszulösen. Dazu gehören eine Reihe immunologisch bedeutender Rezeptoren sowie die Rezeptoren für den Nervenwachstumsfaktor (NGF) und den Tumornekrosefaktor (TNF). Für den TNF-Rezeptor wurde die dreidimensionale Struktur des Komplexes aus dem Homotrimer TNF und den Bindedomänen dreier Rezeptoren durch Röntgenstrukturanalyse aufgeklärt.

4.5 Ionenkanäle sind extrem schnelle Schalter

In die Zellmembran eingebettete **Ionenkanäle** lassen im geöffneten Zustand Ionen entsprechend einem Konzentrationsgradienten ein- oder ausströmen. Das Öffnen oder Schließen des Kanals kann **spannungs-** oder **ligand-** bzw. **rezeptorgesteuert** sein. Alle diese Vorgänge laufen außerordentlich rasch ab.

Die intrazelluläre Ca^{2+}-Ionenkonzentration liegt für alle Körperzellen um einige Zehnerpotenzen unter der des umgebenden Mediums. Im Moment der Erregung einer Zelle werden spannungsgesteuerte Calciumkanäle durch das Eintreffen eines elektrischen Signals kurzzeitig geöffnet. Es erfolgt ein Einstrom von Ca^{2+}-Ionen in die Zelle. Die intrazelluläre Konzentration steigt rasch an, ohne die extrazellulären Konzentrationen zu erreichen. Bei Muskel- und Herzzellen wird durch diesen Vorgang eine Kontraktion ausgelöst. Anschließend werden die überschüssigen Ca^{2+}-Ionen wieder aus der Zelle gepumpt, eine Ruhephase folgt. Diese Vorgänge wiederholen sich sehr rasch, bei Herzzellen in einem Rhythmus von weniger als einer Sekunde, entsprechend der Dauer eines Herzschlags.

Verapamil und Nifedipin (Abschnitt 2.6) greifen an solchen spannungsabhängigen Calciumkanälen an und hemmen den Einstrom der Calciumionen. Die im Deutschen gebräuchliche Bezeichnung „Calciumantagonist" ist etwas irreführend, der englische Begriff *calcium channel blocker* beschreibt den Wirkmechanismus der Substanzen präziser. Durch die Hemmung des Ca^{2+}-Einstroms sinkt die Erregbarkeit, z. B. von Herzzellen, es wird weniger Energie verbraucht, die Muskelarbeit wird ökonomischer. Außerdem bieten Calciumantagonisten in schlecht versorgten Arealen, z. B. bei Herzinfarkt, einen Schutz gegen die durch zu hohe Calciumkonzentrationen ausgelöste Zerstörung der Zellen. Ein für die Therapie besonders günstiger Effekt ist ihre blutdrucksenkende Wirkung.

Der nicotinische Acetylcholinrezeptor (nAChR; Abb. 4.4) und die Familie der Glutamatrezeptoren gehören zur Klasse der ligand- bzw.

rezeptorgesteuerten Ionenkanäle. Hier erfolgt das Öffnen und Schließen des Kanals nicht durch einen elektrischen Impuls, sondern über die Bindung eines Liganden.

Viele Arzneimittel greifen an Ionenkanälen an. Lokalanästhetika (Abschnitt 3.4) und davon abgeleitete Antiarrhythmika sind Natriumkanalblocker; sie setzen die Erregbarkeit der Nerven herab. Auch das Gift des Fugu-Fisches, das Tetrodotoxin (Abschnitt 7.2) blockiert diesen Kanal. Andere Antiarrhythmika blockieren Kaliumkanäle. Substanzen, die den K^+-Kanal in der offenen Form stabilisieren, sogenannte K^+-Kanalöffner, wirken gefäßerweiternd und blutdrucksenkend. Antidiabetische Sulfonamide sind K^+-Kanalblocker, die an den insulinproduzierenden Zellen der Bauchspeicheldrüse angreifen. Eine durch K^+-Kanalöffner hervorgerufene Gefäßerweiterung wird durch diese Substanzen antagonisiert.

Tranquillizer vom Typ der Benzodiazepine (Abschnitt 2.7) verstärken die Bindung des Neurotransmitters γ-Aminobuttersäure (GABA) an den Chloridkanal. Über eine längere Öffnung des Kanals bewirken sie einen erhöhten Einstrom von Chloridionen und damit eine Änderung des Reaktionsverhaltens der Nervenzellen. Auch Barbiturate und Inhalationsnarkotika greifen an den GABA-Rezeptoren in analoger Weise an. Für die Wirkung von Alkohol konnte ein entsprechender Mechanismus nachgewiesen werden.

4.6 Transporter erfüllen wichtige Aufgaben

Transporter sind Proteine, die eine aktive Aufnahme von Molekülen oder Ionen in Zellen bewirken. Bei der Verwertung unserer Nahrung spielen sie eine ganz entscheidende Rolle. Da Aminosäuren und Zucker selbst nicht membrangängig sind, können sie nur mit Hilfe von Transportern aus dem Verdauungstrakt aufgenommen werden.

Aber auch für die Signalübertragung von Nervenzellen sind sie überaus wichtig. Ein Neurotransmitter muß nach seiner Ausschüttung in den synaptischen Spalt rasch wieder entfernt werden, um keine andauernde Erregung der Nervenzelle zu bewirken. Dies geschieht zum Teil durch metabolischen Abbau. Für die ausschüttende Zelle ist dies aber reine Verschwendung. Eine Wiederaufnahme (*uptake*, fälschlich oft *re-uptake*), mit Hilfe eines spezifischen Transporters, ist ökonomischer. Der Neurotransmitter wird wieder in den Vesikeln gespeichert und für die nächste Freisetzung bereitgehalten.

Transporter arbeiten gegen einen Konzentrationsgradienten. Der Transport verläuft relativ langsam, viel langsamer als bei einem Ionenkanal, und er verbraucht Energie. Für viele Neurotransmitter, Aminosäuren, Zucker und Nucleoside ist die Aminosäuresequenz der spezifischen Transporter bekannt. Wie bei den G-Protein-gekoppelten

Rezeptoren unterscheidet man mehrere Familien. Die meisten haben eine noch komplexere Struktur, mit zwölf Transmembrandomänen.

Einige Wirkstoffe greifen direkt an Transportern an und verdrängen den natürlichen Liganden. So geht die euphorisierende Wirkung des Cocains (Abschnitt 3.4) auf die Bindung an den Dopamin-Transporter zurück, der für den aktiven Transport und die Wiederaufnahme von Dopamin in die Nervenzelle verantwortlich ist. Ein rasches Anfluten von Cocain bewirkt eine plötzliche Freisetzung von Dopamin, die für die typischen psychischen und physischen Reaktionen verantwortlich ist. Einige Antidepressiva sind Liganden der Transporter für Noradrenalin und Serotonin (Abschnitt 1.4). Sie werden gebunden, aber nicht in die Zelle transportiert. Im Gegensatz dazu werden einige Analoge von Aminosäuren mit dem Transporter in die Nervenzelle eingeschleust und wirken dort als Neurotoxine. Einen Überblick über das komplexe Zusammenspiel von Neurotransmittern, Enzymen, Rezeptoren, Ionenkanälen und Transportern gibt Abbildung 4.5. Bestimmte Gichtmittel binden an den Harnsäuretransporter. Sie verdrängen die

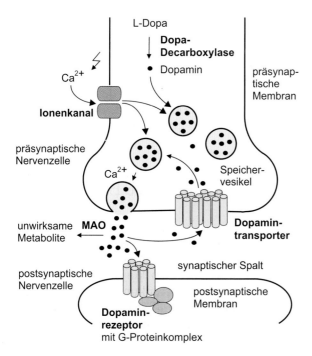

Abb. 4.5 Die Nervenreizleitung durch Neurotransmitter beruht auf einem komplexen Zusammenwirken von Enzymen, Rezeptoren, Ionenkanälen und Transportern. Dopamin (Abschnitt 1.4) entsteht aus der Aminosäure L-Dopa (Abschnitt 9.4) durch enzymatische Decarboxylierung. Wie andere Neurotransmitter wird es in speziellen Vesikeln gespeichert. Beim Eintreffen eines elektrischen Reizes strömen Ca^{2+}-Ionen in die Zelle. Dadurch wird der Neurotransmitter in den synaptischen Spalt ausgeschüttet. Durch Wechselwirkung mit den postsynaptischen Rezeptoren leitet er den Nervenimpuls weiter. Anschließend erfolgt entweder Abbau des Neurotransmitters durch das Enzym Monoaminoxidase oder Wiederaufnahme (*uptake*) in die präsynaptische Zelle durch einen Transporter und erneute Speicherung in den Vesikeln.

Harnsäure, hemmen ihre Resorption aus dem Primärharn und beschleunigen damit die Ausscheidung der Harnsäure über den Urin. Auch für die Gallensäuren gibt es spezifische Transporter.

Neben den bisher beschriebenen Transportern haben andere Bedeutung für die Aufnahme in Zellen und die Ausschleusung von Fremdstoffen aus den Zellen. So werden z. B. Inhibitoren des Angiotensin-Konversions-Enzyms (ACE, Abschnitte 9.2 und 28.3) mit einem Dipeptid-Transporter durch Membranen geschleust. Auf dem Gebiet der transporter-vermittelten Aufnahme von Arzneimitteln ist die Forschung noch in vollem Fluß.

Etwas besser untersucht ist die Ausscheidung von Arzneimitteln durch Transporter. Tumorzellen reagieren auf therapeutische Maßnahmen oft mit der Entwicklung einer Mehrfachresistenz gegen viele, strukturell ganz verschiedene Stoffe (Abschnitt 4.8). Verantwortlich dafür ist das Glycoprotein GP-170, ebenfalls ein Transporter mit 12-Transmembrandomänen.

Auch Transporter für **Ionen** arbeiten, im Gegensatz zu den Ionenkanälen, gegen einen Konzentrationsgradienten. Es handelt sich dabei um einen aktiven Prozeß, der unter Energieverbrauch abläuft. Auch sie werden durch Arzneimittel beeinflußt. Ein Beispiel sind Mittel, die den Harnfluß erhöhen, die Diuretika. Sie hemmen unterschiedliche Ionen-Transporter. Die Na^+/K^+-ATPase, eine Pumpe, die den Austausch von Natrium- und Kaliumionen bewirkt, wird durch herzwirksame Glycoside gehemmt. Substanzen vom Typ des Omeprazols (Abschnitte 3.6 und 9.5) hemmen die H^+/K^+-ATPase, die sogenannte Protonenpumpe.

4.7 Wirkmechanismen – ein Kapitel ohne Ende

Die vorangegangenen Abschnitte haben wichtige allgemeine Mechanismen der Wirkung von Arzneimitteln beschrieben. Daneben gibt es viele weitere, die hier nur kurz erwähnt werden können. Bei der Therapie viraler, bakterieller und parasitärer Erkrankungen versucht man ganz spezifisch den Erreger zu treffen. Dazu nutzt man Mechanismen, z. B. Biosynthesewege, die beim Menschen in identischer Form nicht vorhanden sind oder keine wichtige Rolle spielen.

Als **Antimetabolite** bezeichnet man Substanzen, die statt natürlicher Substrate in biologische Strukturen, z. B. als Cofaktoren von Enzymen, oder in DNA eingebaut werden. Ein Beispiel ist das Sulfonamid Sulfachrysoidin. Sein Spaltprodukt Sulfanilamid (Abschnitt 2.3) ähnelt der p-Aminobenzosäure, die Ausgangsprodukt der Biosynthese eines wichtigen bakteriellen Cofaktors, des Dihydrofolats, ist. Nur Bakterien nehmen dadurch Schaden. Der Mensch ist auf diese Biosynthese nicht angewiesen. Wie andere Säuger kann er Dihydrofolat aus der Nahrung aufnehmen. Das Tuberkulosemittel Isoniazid (Abschnitt 7.5) ist ein Prodrug der Isonicotinsäure, die Antimetabolit der Nicotinsäure ist. Einige Virustatika und tumorhemmende Wirkstoffe sind Nucleosid-Antimetabolite. Je nach Strukturtyp unterscheidet man Antimetabolite mit modifizierter Base, mit modifiziertem Zucker und solche, in denen beide Gruppen modifiziert sind. Alle beeinflussen die DNA- oder RNA-Synthese. Wie trojanische Pferde werden sie als inaktive Formen in die Zellen eingeschleust und erst in der Zelle „gegiftet". Bei der Aktivierung durch virale Enzyme geschieht dies nur in den Zellen, die mit dem Virus infiziert sind (Abschnitt 9.5).

Viele **Antibiotika**, z. B. die Penicilline und Cephalosporine (Abschnitt 2.4), hemmen die Zellwandbiosynthese von Bakterien. Das Antibiotikum D-Cycloserin, ebenfalls ein Hemmstoff des Zellwand-Aufbaus, gelangt über die Bindung an den D-Alanin-Transporter ins Innere der Bakterien. Andere Antibiotika sind Hemmstoffe der bakteriellen Proteinbiosynthese. Das Tuberkulosemittel Ethambutol, ein basischer Alkohol, greift in die RNA-Synthese ein. Tetracyclin (Abschnitt 7.3), Streptomycin (Abschnitt 7.3) und Chloramphenicol (Abschnitt 9.2) hemmen die ribosomale Proteinsynthese. Antibakterielle Chinoloncarbonsäuren hemmen ein Enzym, das eine Verdrillung und dadurch eine dichte Packung der DNA in der Bakterienzelle bewirkt. Ohne diese Verdrillung findet das Erbmaterial im wahrsten Sinn des Wortes keinen Platz mehr in der Zelle. Die sogenannten Polyen-Antibiotika wirken bevorzugt gegen Pilzinfektionen. Sie bilden in der Zellmembran der Pilze Kanäle, die zum Verlust intrazellulärer Ionen und damit zum Zelltod führen. Azole hemmen die Biosynthese des Ergosterols, das für den Aufbau einer intakten Zellmembran unbedingt erforderlich ist.

Alkylierende Agentien spielen eine wichtige Rolle in der Tumortherapie. Durch Alkylierung von DNA-Basen entstehen Lese- und Schreibfehler, die sich bei den rasch teilenden Tumorzellen viel stärker auswirken als bei den restlichen Körperzellen. Interkalierende Tumortherapeutika sind ebene Moleküle, die sich zwischen je zwei Basenpaare der DNA einschieben. Die dadurch bedingte Störung der Struktur führt ebenfalls zu Fehlern bei der Zellteilung. Andere DNA-Liganden binden in die große oder kleine Furche (engl. *major, minor groove*) an der Außenseite der Doppelhelix. Taxol (Abschnitt 7.1) ist ein vielversprechender neuer Wirkstoff für die Krebsbehandlung. Es greift am Tubulin an, einem Protein, das in der Zelle röhrenartige Gebilde formt, die sogenannten *Mikrotubuli*. Da die Ausbildung solcher Strukturen eine Voraussetzung für die Zellteilung ist, hemmt Taxol diesen Vorgang auf ganz spezifische Weise. Auch die Dolastatine (Abschnitt 7.2) greifen auf dieser Stufe an.

Das Immunsuppressivum Cyclosporin (Abb. 10.2, Abschnitt 10.1) blockiert die Aktivierung des Immunsystems durch die sogenannten „Helferzellen". Obwohl der Mechanismus im Detail noch unklar ist, weiß man, daß zwei Enzyme beteiligt sind. Das eine, Cyclophilin, ist eine Prolyl-*cis-trans*-Isomerase. Das andere, Calcineurin, ist eine

Ca^{2+}/Calmodulin-abhängige Phosphatase. Cyclosporin wirkt als „Kitt" zwischen diesen beiden Proteinen. Die Komplexbildung hemmt die Aktivierung der Helferzellen und damit die Auslösung einer Immunantwort. Ohne das Immunsuppressivum Cyclosporin und Substanzen mit analogem Wirkmechanismus wären die Erfolge der modernen Transplantationschirurgie unmöglich.

Die sogenannten *ras*-Proteine spielen bei der Tumorentstehung eine wichtige Rolle. Sie sind eine Familie von Enzymen mit relativ niedrigem Molekulargewicht. Im aktiven Zentrum mutierte *Ras*-Proteine verlieren ihre Fähigkeit zur Kontrolle der Zellteilung, die Zellen teilen sich unaufhörlich. Damit wirken sie als Oncogen, d. h. sie erzeugen Tumoren. 50 % aller Lungen- und Enddarmtumoren enthalten mutierte *ras*-Gene, bei Tumoren der Bauchspeicheldrüse sind es sogar 95 %. Es gibt aber einen Ansatz für die Therapie. Für das Signal zur Zellteilung müssen die *ras*-Proteine zuerst vom Cytosol, der Zellflüssigkeit, in die Zellmembran wandern. Dazu werden sie enzymatisch mit einem Farnesylrest versehen, der das Protein in der Zellmembran verankert. Die Verhinderung der Membraneinbettung über eine Hemmung der Farnesyl-Transferase stellt zur Zeit einen attraktiven Ansatzpunkt für eine gezielte Krebsbehandlung dar.

Tumorsuppressor-Gene produzieren Proteine, die im Fall von DNA-Schäden eine Zellteilung verhindern. Eines dieser Proteine, das p53, wurde 1993 von der Zeitschrift *Science* zum „Molekül des Jahres" gekürt. Jeder genetische Defekt einer Zelle, der zu niedrigeren Konzentrationen eines oder mehrerer dieser Proteine führt, hat zur Folge, daß sich Zellen mit defekter DNA vermehren können. Die Zellteilung gerät außer Kontrolle, ein Tumor mit zusätzlichen genetischen Defekten und unkontrolliertem Zellwachstum entsteht.

Ein Gefäßverschluß wird durch die Aggregation von Blutplättchen ausgelöst. Eine wichtige Rolle spielen dabei Proteine der Zelloberflächen, die Integrine, z. B. das Adhäsions-Glycoprotein IIb/IIIa. Zwei GP IIb/IIIa-Moleküle bilden mit Fibrinogen einen Komplex, die Zellen „verkleben". Der gezielte Entwurf niedermolekularer Peptidomimetika, ausgehend von einem RGD-Motiv (Abschnitt 10.6), ist ein schöner Erfolg des rationalen Wirkstoffdesigns.

Es gibt nur sehr wenige wirklich „unspezifisch" wirkende Arzneimittel. Dazu gehören Antazida, die rein chemisch die Magensäure neutralisieren, ebenso wie rein oberflächenaktive Substanzen, z. B. amphiphile Bakterizide, Fungizide und Hämolytika. Selbst für Barbiturate, Lokalanästhetika, Inhalationsnarkotika und Alkohol, die lange als unspezifische Agentien galten, hat man spezifische Wirkmechanismen erkannt. Oft erfolgt der Nachweis einer spezifischen Wirkung über die unterschiedlichen Wirkungen der reinen Enantiomeren eines Racemats. Die β-antagonistische Wirkung optisch aktiver Betablocker ist an ein Enantiomer gebunden (Abschnitt 6.5). Die unspezifische Wechselwirkung mit Membranen geht dagegen von beiden Enantiomeren in gleicher Weise aus.

Gibt es überhaupt noch Neues zu finden? Ja, und immer wieder aufregende Neuigkeiten. Eine absolute Überraschung war der Befund, daß NO, dieses winzige Molekül, ebenfalls ein Neurotransmitter ist. Für *Science* war es 1992 das „Molekül des Jahres". Stoffe, die NO freisetzen bzw. hemmend in die NO-Biosynthese eingreifen, senken bzw. erhöhen den Blutdruck. Aber auch bei den etablierten Rezeptoren werden ständig neue Sequenzen, d. h. neue Subtypen entdeckt. Ein ungelöstes Problem ist die Frage, inwieweit es überhaupt sinnvoll ist, einen Wirkstoff auf absolute Rezeptorspezifität zu optimieren. Es könnte durchaus sein, daß Substanzen mit gezieltem Angriff auf mehrere Rezeptoren oder deren Subtypen besser für die Therapie geeignet sind als hochselektive Analoge. Für die Forschung ist das noch ein weites Feld. Bei zentralnervös wirksamen Substanzen entscheidet zur Zeit allein das Ergebnis der klinischen Prüfung.

4.8 Resistenzen und ihre Ursachen

Pathogene Viren, Bakterien und Parasiten wehren sich gegen die Arzneitherapie. In der Vergangenheit führte unsachgemäßer und zu breiter Einsatz von Antibiotika zu einem Selektionsdruck für resistente Stämme. Leider sind auch die Kliniken ein Ort für die Entstehung und Verbreitung solcher Resistenzen. Durch die räumliche Nähe und Konzentration unterschiedlichster Erreger ist dies praktisch unvermeidbar. In einigen Fällen gibt es nur noch wenige wirksame Waffen, z. B. die Glykopeptid-Antibiotika. Sie sollten gezielt und bedacht eingesetzt werden.

Gegen Penicilline und Cephalosporine wehren sich bakterielle Erreger überwiegend mit der Produktion von β-Lactamasen. Das sind Enzyme, die den viergliedrigen Lactamring dieser Antibiotika zu unwirksamen Spaltprodukten öffnen. In der langen Zeit der Strukturoptimierung dieser Substanzklasse sind aber sowohl metabolisch stabile Analoge als auch spezifische β-Lactamase-Inhibitoren entwickelt worden.

Der Erreger der Immunschwäche-Krankheit AIDS (Abschnitt 1.3), das HIV-Virus, ist ein Retrovirus, d. h. es überträgt seine genetische Information von der RNA zurück auf die DNA. Dieser Vorgang ist mit der überaus hohen Fehlerrate von etwa einer Basenmutation pro Generation behaftet. Die hohe Mutationsrate führt zu einer raschen Entstehung und Selektion resistenter Stämme. Gegen das HIV-Virus befinden sich zwar viele Wirkstoffe mit ganz unterschiedlichen Angriffspunkten in der klinischen Prüfung, bei vielen Hemmstoffen beobachtet man aber bereits Resistenzen, gegen HIV-Protease-Hemmer sogar multiple Resistenzen. Die mutierten Viren sind gegen mehrere, strukturell verschiedene Inhibitoren resistent! Die Kombination verschiedener Wirkstoffe gegen ein und dasselbe Target hilft hier nicht mehr weiter. Einen Ausweg bietet nur die Kombination von Wirkstoffen, die das Virus an ganz verschiedenen Stellen seines Stoffwechsels treffen. Auch die Tuberkulose ist wieder auf dem Vormarsch. Resistente Erreger erfordern die Entwicklung immer neuer Therapeutika. Die Malaria nimmt nach den überzeugenden Erfolgen der Mückenbekämpfung mit DDT und der Therapie mit synthetischen Malariamitteln heute vor allem in Entwicklungsländern wieder zu (vgl. Abschnitt 3.2).

Das größte Problem bei der Therapie von Tumoren ist die während der Behandlung auftretende, arzneistoff-induzierte **Mehrfachresistenz** (engl. *multidrug resistance*, MDR). Nicht nur gegen das verursachende Agens, sondern auch gegen strukturell ganz unterschiedliche Tumortherapeutika entwickeln sich simultan Resistenzen. Diese Mehrfachresistenz wird auf die Überexpression eines Transporters (Abschnitt 4.6), des Glycoproteins GP-170, zurückgeführt, der weitgehend strukturunabhängig Fremdstoffe aus der Zelle eliminiert. Während GP-170 kationische Substanzen bevorzugt, eliminiert ein weiterer Transporter, das *multidrug resistance-associated protein* MRP, vor allem amphiphile (seifenartige) anionische Substanzen, Stoffe mit gleichzeitig polarem und unpolarem Charakter. Amphiphile Substanzen sind aber auch in der Lage, die Resistenz von Tumorzellen zu brechen. Quantitative Struktur-Wirkungsbeziehungen zeigen, daß die Resistenz von Tumorzellen gegen einen bestimmten Wirkstoff in erster Linie von der Ähnlichkeit mit dem Molekulargewicht, d. h. der Größe des induzierenden Agens und von der Lipophilie abhängt.

4.9 Kombinationen von Arzneimitteln

Kombinationspräparate sind bei Pharmaherstellern, Ärzten und Patienten gleichermaßen beliebt. Die Pharmahersteller schätzen sie, weil sie die Indikationsfelder einer Substanz ausweiten und den Umsatz eines erfolgreichen Arzneimittels oft neu beleben. Manche Ärzte freut, daß sich die Therapie in vielen Fällen einfacher gestaltet, andere lehnen solche Präparate ab. Ein Vorteil für ältere Patienten ist, daß sie nicht mehr viele verschiedene Arzneimittel zu verschiedenen Zeiten in unterschiedlichen Dosen einnehmen müssen, sondern nur eine oder wenige Kombinationen. Damit verbessert sich auch die Zuverlässigkeit der Einnahme, die **Compliance**. Einer der häufigsten Gründe für das Versagen einer Therapie ist in der Tat ein fehlerhaftes Verhalten des Patienten. Entweder vergißt er die regelmäßige Einnahme oder er gönnt sich eine Wochenend- oder Urlaubspause von seiner Therapie. Besonders ausgeprägt sind solche Verhaltensweisen bei älteren Menschen, bei Präparaten, die keinen vordergründig sichtbaren

Erfolg zeigen, oder bei Präparaten mit subjektiv unangenehm empfundenen Nebenwirkungen.

Bei klinischen Pharmakologen, theoretischen Medizinern und vielen kritisch eingestellten Ärzten bestehen gegen Kombinationspräparate erhebliche Bedenken. Man kann dies nachvollziehen, wenn man berücksichtigt, daß die Einstellung eines Patienten auf ein bestimmtes Arzneimittel eine Beobachtung der Dosis-Effekt-Beziehung über eine längere Zeit und anschließend eine individuelle Therapie erfordert. Bei einer Kombination liegt aber immer ein festes Verhältnis der einzelnen Bestandteile vor. Viele Kombinationen, z. B. Schmerzmittel, enthalten Bestandteile mit gegensätzlichen Wirkungen. Sie werden häufig mißbräuchlich, ohne strenge medizinische Indikationsstellung eingenommen und sind daher kritisch zu bewerten.

Es gibt jedoch sehr **sinnvolle Kombinationen**, die auch von Gegnern einer allgemeinen Kombinationstherapie ohne jede Einschränkung akzeptiert werden. Dazu gehören

- L-Dopa-Präparate, bei denen durch gezielte Kombination (Abschnitt 9.4) die Nebenwirkungen reduziert werden,
- Blutdrucksenker und Diuretika, deren unterschiedliche Wirkprinzipien sich sinnvoll ergänzen,
- antibakterielle Präparate, in denen ein Dihydrofolat-Reduktase-Hemmer mit einem geeigneten Sulfonamid kombiniert ist,
- hormonale Kontrazeptiva (Abschnitt 3.5) und
- Mehrfach-Impfstoffe, bei denen mit einer Gabe ein umfassender Schutz gegen mehrere Krankheiten erzielt wird.

Bei der L-Dopa-Therapie werden nur durch die Kombination mehrerer Wirkstoffe die Nebenwirkungen auf ein erträgliches Maß reduziert. Bei den Blutdrucksenkern und den Diuretika würde ein einzelnes Prinzip oft nicht die gleiche Wirkung erzielen wie die Kombination. Bei den Sulfonamid-Kombinationen und bei Tuberkulosemitteln wird durch den Angriff über verschiedene Wirkmechanismen eine Resistenzentwicklung verhindert oder verzögert. Eine wichtige Voraussetzung für alle Kombinationspräparate sind ausreichende therapeutische Breite und eine angepaßte Pharmakokinetik der Bestandteile, zumindest der Komponenten, die das eigentliche Wirkprinzip unterstützen.

Allgemeine Literatur

G. Folkers, Hrsg., Lock and Key – A Hundred Years After, Emil Fischer Commemorate Symposium, Pharmaceutica Acta Helvetiae **69**, 175–269 (1995)

A. Gringauz, Introduction to Medicinal Chemistry. Drugs: How They Act and Why, VCH, Weinheim, 1996

Die Zeitschriften *Trends in Pharmacological Sciences* und *Chemistry & Biology* enthalten in praktisch jedem Heft hochaktuelle Artikel zum Wirkmechanismus biologisch aktiver Prinzipien.

Spezielle Literatur

F. W. Lichtenthaler, Hundert Jahre Schlüssel-Schloß-Prinzip: Was führte Emil Fischer zu dieser Analogie? Angew. Chem. **106**, 2456–2467 (1994)

R. P. Mason, D. G. Rhodes und L. G. Herbette, Reevaluating Equilibrium and Kinetic Binding Parameters for Lipophilic Drugs Based on a Structural Model for Drug Interaction with Biological Membranes, J. Med. Chem. **34**, 869–877 (1991)

R. B. Westkaemper, Serotonin Receptors: Molecular Genetics and Molecular Modeling, Med. Chem. Res. **3**, 269–272 (1993) und weitere Arbeiten in diesem Heft.

F. Saudou und R. Hen, 5-HT Receptor Subtypes: Molecular and Functional Diversity, Med. Chem. Res. **4**, 16–84 (1994)

D. J. Austin, R. Crabtree und S. L. Schreiber, Proximity versus Allostery: The Role of Regulated Protein Dimerization in Biology, Chemistry & Biology **1**, 131–136 (1994)

J. Rosen *et al.*, Intracellular Receptors and Signal Tranducers and Activators of Transcription Superfamilies: Novel Targets for Small-Molecule Drug Discovery, J. Med. Chem. **38**, 4855–4874 (1995)

J. D. Hayes und C. R. Wolf, Molecular Mechanisms of Drug Resistance, Biochem. J. **272**, 281–295 (1990)

5. Protein-Ligand-Wechselwirkungen

Ein Wirkstoff muß, um als Arzneimittel seine Wirkung zu entfalten, im Körper an ein ganz bestimmtes Zielmolekül binden. Meistens handelt es sich dabei um ein Protein. Die wichtigste Voraussetzung für die Bindung ist zunächst, daß der Wirkstoff die richtige Größe und Gestalt aufweist, um optimal in die Protein-Bindetasche hineinzupassen. Diese Bedingung entspricht dem in Abschnitt 4.1 vorgestellten Schlüssel-Schloß-Prinzip. Darüber hinaus ist es aber auch notwendig, daß die Oberflächen-Eigenschaften von Ligand und Protein zueinanderpassen, damit sich spezifische Wechselwirkungen ausbilden können. Diese Protein-Ligand-Wechselwirkungen sind das Thema dieses Kapitels. Welche Wechselwirkungen gibt es, wie stark sind sie und welche Lehren kann man aus der Kenntnis dieser Wechselwirkungen für den Entwurf neuer Wirkstoffe ziehen?

5.1 Die Bindungskonstante K_i beschreibt die Stärke von Protein-Ligand-Wechselwirkungen

Die Bindung des Liganden an das Protein läßt sich messen. Entsprechende Bindungsstudien werden routinemäßig in zahlreichen Forschungslabors durchgeführt. Die charakteristische Größe ist die **Bindungskonstante K_i** (Gl. 5.1). Sie beschreibt die Stärke der Wechselwirkung zwischen Protein und Ligand. K_i ist eine thermodynamische Gleichgewichtsgröße, die angibt, welcher Anteil des Liganden im Mittel an das Protein gebunden ist.

$$K_i = \frac{[\text{Ligand}] \cdot [\text{Protein}]}{[\text{Ligand} \cdot \text{Protein}]} \qquad \text{(Gl. 5.1)}$$

K_i hat die Dimension einer Konzentration, mit der Einheit mol/l (M). Je kleiner der K_i-Wert ist, desto stärker bindet der Ligand an das Protein. Liegt die Konzentration des Liganden deutlich unter K_i, ist nur ein sehr kleiner Teil des Proteins mit einem gebundenen Liganden versehen und ein biologischer Effekt, wie etwa die Hemmung eines Enzyms, wird nicht zu beobachten sein. Entspricht die Ligandkonzentration K_i, so ist die Hälfte des Proteins durch Ligandmoleküle belegt. Statt der Bindungskonstante wird häufig die **freie Bindungsenthalpie** ΔG angegeben (Gl. 5.2).

$$\Delta G = RT \ln K_i \qquad\qquad\qquad \text{(Gl. 5.2)}$$

In Gleichung 5.2 ist R die Gaskonstante und T die absolute Temperatur in Kelvin. Eine Bindungskonstante von $K_i = 10^{-9}$ M = 1 nM, ein respektabler Wert für einen Wirkstoff, entspricht bei Körpertemperatur einer freien Bindungsenthalpie von -51 kJ/mol. Eine Änderung von K_i um eine Größenordnung bedeutet eine Änderung der Bindungsenthalpie um 5,7 kJ/mol, bzw. 1,4 kcal/mol.

Häufig wird statt des K_i-Wertes ein sogenannter IC_{50}-Wert angegeben. Diese Größe gibt an, bei welcher Ligandkonzentration die Aktivität des Proteins auf die Hälfte absinkt. Im Gegensatz zum K_i-Wert hängt der IC_{50}-Wert von der Enzymkonzentration ab. Die Erfahrung zeigt, daß beide Größen in erster Näherung parallel laufen, so daß die einfach bestimmbaren IC_{50}-Werte zur Charakterisierung eines Liganden im Vergleich zu anderen Strukturen gut geeignet sind.

5.2 Wichtige Typen von Protein-Ligand-Wechselwirkungen

Organische Moleküle können an Proteine sowohl über die Bildung einer chemischen Bindung zwischen Ligand und Protein als auch über nichtkovalente Wechselwirkungen binden. Omeprazol beispielsweise reagiert chemisch mit dem Protein (Abschnitt 9.5). Im folgenden wollen wir uns jedoch auf Liganden beschränken, die über nichtkovalente Wechselwirkungen an das Protein binden. Zur weiteren Diskussion ist es hilfreich, die Protein-Ligand-Wechselwirkungen in verschiedene Kategorien einzuteilen. Die verschiedenen Arten der Wechselwirkung sind in Abbildung 5.1 zusammengefaßt.

Sehr häufig werden **Wasserstoffbrücken** zwischen Protein und Ligand beobachtet. Der das Proton tragende Partner, also >NH oder -OH, wird als **Wasserstoffdonor** bezeichnet. Die Gegengruppe ist ein elektronegatives Atom mit einer negativen Partialladung. Es wird als **Wasserstoffakzeptor** bezeichnet. Wasserstoffakzeptoren sind beispielsweise Sauerstoff- und Stickstoffatome. Wasserstoffbrücken sind elektrostatische Wechselwirkungen. Ihre Stärke beruht darauf, daß das Proton der Donorgruppe an ein stark elektronegatives Atom gebunden ist, wodurch die Elektronendichte vom Proton zum Nachbaratom verschoben wird. Die Einflußsphäre des Wasserstoffatoms wird also quasi

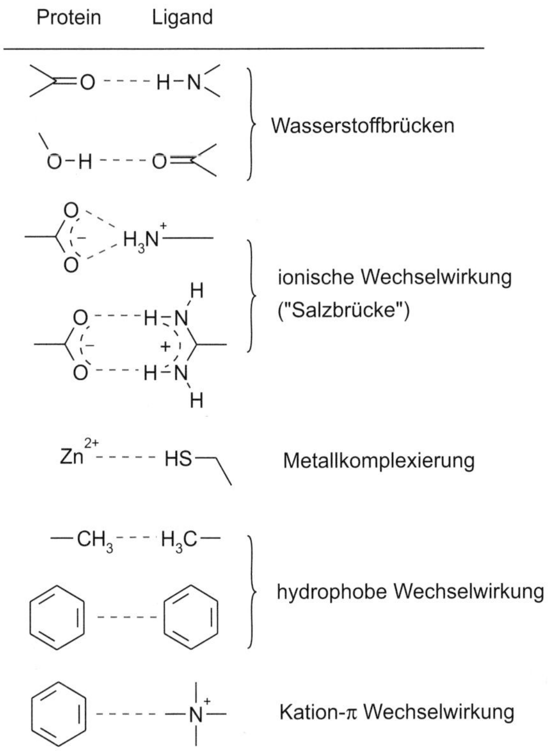

Abb. 5.1 Häufig auftretende Protein-Ligand-Wechselwirkungen. Wichtige polare Wechselwirkungen sind Wasserstoffbrücken und ionische Wechselwirkungen. Metalloproteasen enthalten als Cofaktor Zinkionen, deren Wechselwirkung mit dem Liganden häufig wichtige Beiträge zur Bindungsaffinität liefert. Unpolare Teile des Proteins und des Liganden tragen durch hydrophobe Wechselwirkungen zur Bindung bei. Aufgrund der besonderen Elektronenverteilung in Aromaten ist die Wechselwirkung zwischen ungesättigten Ringsystemen besonders groß.

kleiner. Dies wiederum gestattet es dem Akzeptor, in der H-Brücke näher an das Proton heranzurücken, als von der Summe der van-der-Waals-Radien eigentlich zu erwarten wäre. Die elektrostatische Anziehung zwischen den Partnern wird dadurch größer. Die Geometrie einer H-Brücke ist in Abbildung 5.2 gezeigt. Eine Wasserstoffbrücke ist durch eine ausgeprägte Abstands- und Winkelabhängigkeit gekennzeichnet. Sie ist direktional, ihre Geometrie ist innerhalb enger Grenzen definiert.

Häufig wird gefunden, daß geladene Gruppen des Liganden an entgegengesetzt geladene Gruppen des Proteins binden. Solche **ionischen**

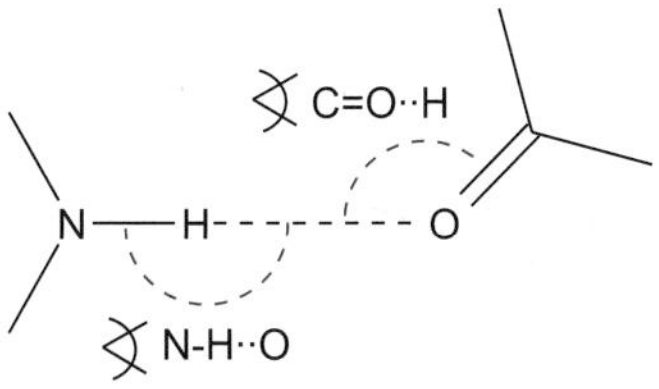

Abb. 5.2 Geometrie einer Wasserstoffbrücke. Die Atome N, H und O liegen fast auf einer Linie. Der Abstand N···O liegt zwischen 2,8 und 3,2 Å. Der Winkel N-H···O ist praktisch immer größer als 150°. Für den Winkel C=O···H wird eine größere Schwankungsbreite beobachtet. Er liegt typischerweise zwischen 100° und 180°.

Wechselwirkungen (auch als Salzbrücken bezeichnet) sind durch die elektrostatische Anziehung zwischen den 2,7–3,0 Å voneinander entfernten Ladungen besonders stark. Wir werden sehen, daß in vielen Protein-Ligand-Komplexen die Assoziation zu einem wesentlichen Teil durch solche ionischen Wechselwirkungen bestimmt wird. Einige Proteine enthalten Metallionen als Cofaktoren, z. B. Zn^{2+} in Metalloproteasen (Kapitel 28). In diesen Strukturen ist oft eine anziehende Wechselwirkung zwischen dem Metallion und einer gegensätzlichen Ladung im Liganden der wichtigste Beitrag zur Affinität. Außerdem gibt es einige Gruppen, die sich besonders gut zur Komplexierung eines Übergangsmetalls eignen. Dazu gehören Thiole R-SH, Hydroxamate R-CONHOH und einige Stickstoffheterocyclen.

Hydrophobe Wechselwirkungen entstehen durch enge Nachbarschaft zwischen unpolaren Aminosäure-Seitenketten des Proteins und lipophilen Gruppen des Liganden. Lipophile Gruppen sind aliphatische bzw. aromatische Kohlenwasserstoffe, aber auch Halogensubstituenten (z. B. Chlor) und viele Heterocyclen, wie beispielsweise Thiophen und Furan (Abb. 5.3). Lipophile Teile der Oberfläche des Proteins und des Liganden sind alle Bereiche, die selbst keine H-Brücke bzw. keine andere polare Wechselwirkung ausbilden können. Hydrophobe Wechselwirkungen sind im Gegensatz zu Wasserstoffbrücken nicht gerichtet. Es kommt also nicht darauf an, in welcher relativen Orientierung die lipophilen Gruppen zueinander stehen. Eine Ausnahme bilden Wechselwirkungen zwischen Aromaten, für die es bevorzugte relative Anordnungen gibt.

Es hat sich gezeigt, daß hydrophobe Wechselwirkungen für Liganden mit großen lipophilen Gruppen häufig den wichtigsten Beitrag zur Bindungsaffinität liefern. Der Einfluß direkter Anziehungskräfte zwischen den lipophilen Gruppen ist hierbei gering. Vielmehr wird die hydrophobe Wechselwirkung hauptsächlich durch die Verdrängung, oder genauer gesagt, die Freisetzung von Wassermolekülen aus der lipophilen Umgebung verursacht. Die Rolle der Wassermoleküle wird in Abschnitt 5.4 diskutiert.

Noch eine weitere wichtige Wechselwirkung soll hier erwähnt werden. Offensichtlich binden quartäre Amine besonders gerne in Bindetaschen, die von aromatischen Seitenketten des Proteins gebildet werden. Dieser Kontakt beruht im wesentlichen auf einer Polarisations-Wechselwirkung.

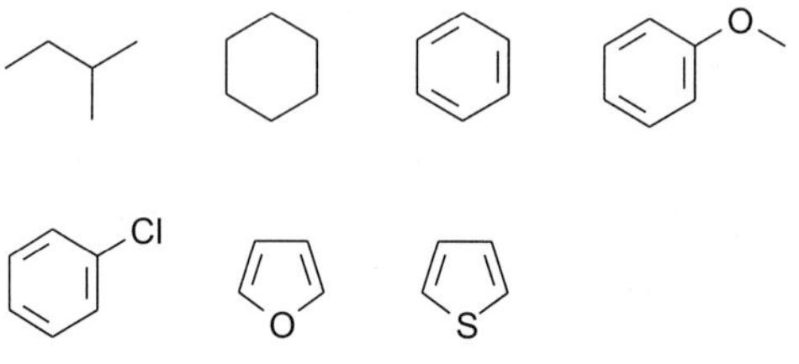

Abb. 5.3 Typische lipophile Gruppen in Liganden sind aliphatische und aromatische Kohlenwasserstoffe, Halogensubstituenten sowie unpolare Heterocyclen, wie Furan und Thiophen.

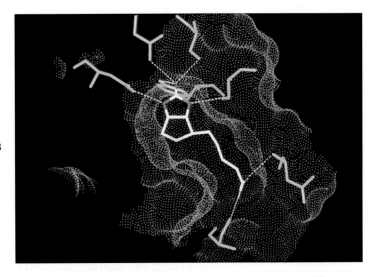

Abb. 5.4 Struktur des Komplexes Streptavidin-Biotin. Auf der linken Seite sind die zwischen Protein und Ligand gebildeten H-Brücken schematisch dargestellt. Rechts ist die Röntgenstruktur des Protein-Ligand-Komplexes zu sehen. Die Oberfläche des Proteins ist blau gepunktet dargestellt.

Zum Schluß dieses Abschnitts soll noch ein Protein-Ligand-Komplex mit besonders starker Bindung vorgestellt werden (Abb. 5.4). Der niedermolekulare Ligand Biotin bindet mit einer extrem kleinen Bindungskonstante $K_i = 2{,}5 \cdot 10^{-13}$ M an das Protein Streptavidin. Dies entspricht einer freien Bindungsenthalpie von -76 kJ/mol. Der Komplex ist ohne unmittelbare Bedeutung für die Entwicklung neuer Arzneimittel, er ist aber ausgezeichnet geeignet, um die für eine starke Bindung wichtigen Faktoren zu studieren. Biotin bildet sieben geometrisch ideale Wasserstoffbrücken zum Protein. Alle polaren Gruppen des Liganden sind an diesen H-Brücken beteiligt. Der Mittelteil des Biotinmoleküls ist lipophil und schmiegt sich optimal an lipophile Bereiche der Proteinoberfläche an. Biotin paßt also optimal in die Bindetasche; darüber hinaus besteht aber auch eine perfekte Komplementarität der funktionellen Gruppen.

5.3 Die Stärke von Protein-Ligand-Wechselwirkungen

Zur Beurteilung der Stärke von Protein-Ligand-Wechselwirkungen ist es sinnvoll, einmal die nichtkovalenten Wechselwirkungen zwischen kleinen Molekülen zu betrachten. Informationen darüber sind sowohl aus quantenmechanischen Rechnungen als auch aus spektroskopischen Untersuchungen verfügbar. So lassen sich Molekülpaare in der Gasphase experimentell untersuchen. Die hierbei beobachteten Assoziationsenergien der Moleküle liefern einen Eindruck von der Stärke direkter Wechselwirkungen. Die Einflüsse von Desolvatationseffekten fehlen bei solchen Untersuchungen natürlich. In Tabelle 5.1 sind einige Daten zusammengefaßt.

Tabelle 5.1   Experimentell bzw. mit quantenmechanischen Rechnungen bestimmte Assoziationsenergien in der Gasphase.

Dimer	Bindungsenergie in kJ/mol
$CH_4 \cdots CH_4$	-2
$C_6H_6 \cdots C_6H_6$	-10
$H_2O \cdots H_2O$	-22
$NH_3 \cdots NH_3$	-18
$Na^+ \cdots H_2O$	-90
$NH_4^+ \cdots CH_3COO^-$ $Na^+ \cdots Cl^-$	< -400

Die Ergebnisse zeigen, daß elektrostatische Wechselwirkungen der dominierende energetische Faktor sind. Die Wechselwirkung zwischen einem Kation und einem Anion beträgt im Vakuum mehr als 400 kJ/mol. Dies entspricht der Stärke einer kovalenten Bindung! Verglichen mit den in Abschnitt 5.2 aufgeführten typischen Protein-Ligand-Wechselwirkungen in Wasser ist dies ein enormer Betrag. In der Gasphase ist die Bindungsenergie eines Ionenpaars also wesentlich größer als die typische Stärke von Protein-Ligand-Wechselwirkungen in Wasser. Zwei Wassermoleküle binden mit 22 kJ/mol aneinander. Diese Wechselwirkung ist ebenfalls überwiegend elektrostatischer Natur, wobei das recht große Dipolmoment für die starke Bindung verantwortlich ist. Wesentlich schwächer sind Wechselwirkungen zwischen kleinen, unpolaren Molekülen. Zwei Methanmoleküle binden nur mit etwa 2 kJ/mol aneinander. Dies ist weniger als 10 % der $H_2O \cdots H_2O$-Wechselwirkung. Entsprechend siedet Methan bei 90 K, während Wasser bei Raumtemperatur flüssig ist. Die direkten Wechselwirkungen zwischen polaren Gruppen sind also um Größenordnungen stärker als diejenigen zwischen unpolaren Gruppen.

5.4 Wasser!

Die im vorherigen Abschnitt aufgeführten Daten könnten den Schluß nahelegen, daß die Protein-Ligand-Wechselwirkungen hauptsächlich durch H-Brücken und ionische Wechselwirkungen bestimmt sind. Umso verblüffender ist der Befund, daß das Acetat-Ion CH_3COO^- in Wasser mit dem Guanidinium-Ion $H_2NC(=NH_2^+)NH_2$ keine Dimeren bildet. Ebenso assoziieren Amide in Wasser praktisch nicht, obwohl doch gerade die Wasserstoffbrücke zwischen zwei Amidgruppen in Proteinstrukturen häufig auftritt. Wie kann das sein? Die Antwort lautet: das Wasser ist schuld!

Alle biochemischen Reaktionen finden in Wasser statt. Auch die Bindung des Liganden an das Protein erfolgt in wäßriger Umgebung. Die „leere" Bindetasche des Proteins ist zunächst vollständig mit Wassermolekülen gefüllt. Einige der Wassermoleküle bilden Wasserstoffbrücken zum Protein aus und befinden sich in einer energetisch günstigen Anordnung. Andere Wassermoleküle sind in Kontakt mit lipophilen Bereichen der Proteinoberfläche und können kein perfektes Wasserstoffbrückennetz ausbilden. Auch der Ligand ist solvatisiert. Wenn er in die Bindetasche diffundiert, verdrängt er die Wassermoleküle und muß zusätzlich einen Teil seiner eigenen Wasserhülle abstreifen. Es werden also nicht nur direkte Wechselwirkungen zwischen Protein und Ligand gebildet, es werden auch zahlreiche H-Brücken zu Wassermolekülen gebrochen.

Wir wollen die Bildung einer Wasserstoffbrücke sowie eines lipophilen Kontakts zwischen Protein und Ligand etwas genauer betrachten. Beide Vorgänge sind in Abbildung 5.5 dargestellt. Wie wird eine H-Brücke zwischen Protein und Ligand gebildet? Nehmen wir an, die polaren Gruppen beider Partner seien solvatisiert. Dann müssen zur Bildung einer H-Brücke zwischen ihnen mindestens zwei Wassermoleküle verdrängt werden. Diese können wieder H-Brücken mit anderen Wassermolekülen ausbilden. Damit werden genau so viele H-Brücken gebrochen wie neue entstehen. Die Gesamtzahl der H-Brücken bleibt also konstant! Der Gewinn an freier Bindungsenergie wird durch die relative Stärke der verschiedenen H-Brücken sowie durch entropische Beiträge bestimmt (Abschnitt 5.5) und ist quantitativ schwer vorhersagbar. Gelingt es einem Liganden, mehr Wasserstoffbrücken zum Protein auszubilden, als dies bei der Solvathülle möglich war, so führt

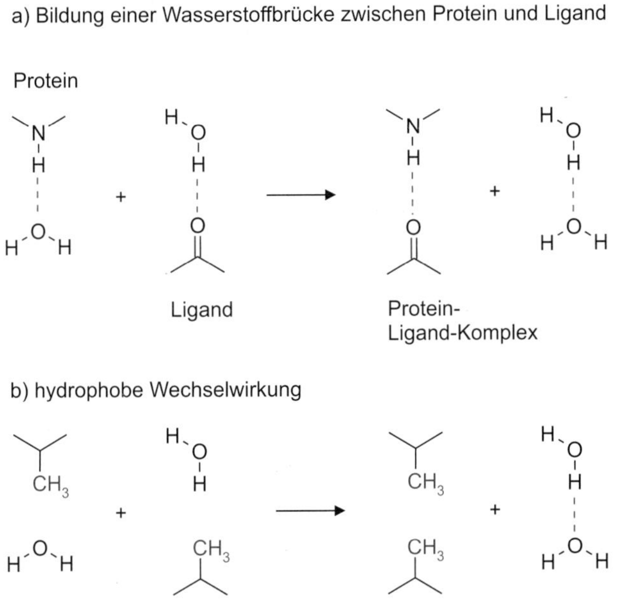

a) Bildung einer Wasserstoffbrücke zwischen Protein und Ligand

Abb. 5.5 Einfluß von Wassermolekülen auf die Stärke von Protein-Ligand-Wechselwirkungen. a) Bei der Bildung einer H-Brücke zwischen Protein und Ligand müssen Wassermoleküle verdrängt werden, die selbst H-Brücken zum Protein bzw. zum Liganden bilden. Die H-Brückenbilanz, d.h. die Anzahl der vor und nach der Bindung vorhandenen H-Brücken, ist ausgeglichen. b) Bei der Bildung eines hydrophoben Kontakts werden Wassermoleküle aus einer für sie ungünstigen Umgebung freigesetzt. Die Zahl der H-Brücken steigt an.

dies zu einer sehr festen Bindung. Das ist dann der Fall, wenn in der Bindetasche des Proteins die polaren, H-Brücken-bildenden Gruppen so angeordnet sind, daß es den Wassermolekülen nicht gelingt, alle diese Gruppen abzusättigen, dem Liganden dies aber durch eine optimale Anordnung der Donor- und Akzeptorgruppen möglich ist.

Die Bildung eines hydrophoben Kontakts führt ebenfalls zur Freisetzung von Wassermolekülen (Abb. 5.5), die nun untereinander H-Brücken ausbilden können. Da für diese vorher keine H-Brücke zum Liganden bzw. zum Protein möglich war, erhöht sich die Gesamtzahl der H-Brücken. Zudem sind die Wassermoleküle nicht mehr in der Bindetasche fixiert. Die erhöhte Bewegungsfreiheit der Wassermoleküle vergrößert die Unordnung und erhöht damit die Entropie, was sich thermodynamisch günstig auf die freie Bindungsenthalpie ΔG auswirkt.

ΔG besteht aus einer enthalpischen Komponente ΔH und einer entropischen Komponente $-T\Delta S$. Wegen des negativen Vorzeichens bedeutet eine Erhöhung der Entropie eine Erniedrigung von ΔG und damit eine Erhöhung der Bindungsaffinität (Gl. 5.3).

$$\Delta G = \Delta H - T\Delta S \qquad\qquad \text{(Gl. 5.3)}$$

5.5 Entropische Beiträge zu Protein-Ligand-Wechselwirkungen

Bei der Beurteilung der Stärke von Protein-Ligand-Wechselwirkungen muß neben energetischen Beiträgen also auch eine entropische Komponente berücksichtigt werden. Die Entropie S ist ein Maß für die Ordnung eines Systems. Ein hochgeordnetes System hat eine niedrige Entropie, zunehmende Unordnung erhöht die Entropie und erniedrigt damit die freie Enthalpie G.

Bei Raum- oder Körpertemperatur können sich Protein und Ligand in alle Raumrichtungen bewegen. Zudem ist natürlich auch die Wasserhülle beweglich, die Wassermoleküle diffundieren hin und her. Einige von ihnen sind über lange Zeiträume örtlich fixiert, dann nämlich, wenn sie durch mehrere H-Brücken an das Protein gebunden sind. Solche Wassermoleküle können bei der Röntgenstrukturanalyse eines Proteins identifiziert werden. Eine örtliche Fixierung eines Moleküls ist aber entropisch ungünstig. Andere Wassermoleküle sind frei beweglich und dementsprechend nicht zu sehen. Solche Wassermoleküle befinden sich in einem entropisch günstigen Zustand, da $T\Delta S$ positiver ist als für ein räumlich fixiertes Wassermolekül.

Die hydrophobe Protein-Ligand-Wechselwirkung ist, wie wir gesehen haben, im wesentlichen entropischer Natur. Wassermoleküle werden aus der Bindetasche verdrängt und in das Lösungsmittel entlassen.

Der entropische Beitrag zur Protein-Ligand-Wechselwirkung beruht
also nicht auf direkten Wechselwirkungen, sondern er rührt daher, daß
sich für das System Protein-Ligand-Wasser die Zahl der Freiheitsgrade
durch die Assoziation des Liganden an das Protein ändert. Je mehr
Wassermoleküle aus der hydrophoben Umgebung freigesetzt werden,
umso größer ist der Beitrag zur Bindungsaffinität. Die Zahl der freige-

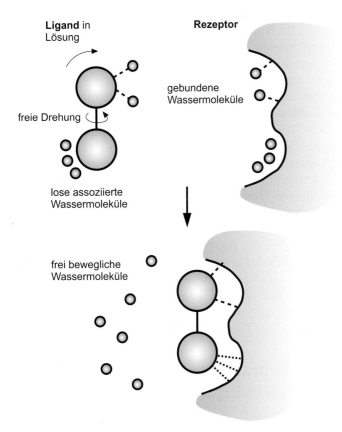

Ligand - Rezeptor - Komplex

Abb. 5.6 Illustration thermodynamischer Beiträge zur freien Bindungsenthalpie ΔG.
Vor der Bindung kann sich der Ligand frei bewegen. Er verfügt über eine gewisse
Translations- und Rotationsentropie. Darüber hinaus ist der Ligand meist flexibel und
nimmt unterschiedliche Konformationen ein. Protein und Ligand sind solvatisiert,
wobei H-Brücken zu Wassermolekülen vorhanden sind. Einige Wassermoleküle befinden sich in losem Kontakt mit dem Protein oder dem Liganden, ohne dabei H-Brücken
zu bilden. Bei der Bindung gehen Translations- und Rotationsfreiheitsgrade verloren.
Die damit verbundene Erniedrigung der Entropie ist für die Bindung ungünstig. Außerdem müssen Protein und Ligand einen Teil ihrer Hydrathülle abstreifen, ebenfalls ein
für die Bindung ungünstiger Vorgang. Die Bindung des Liganden führt zur Ausbildung
direkter Wechselwirkungen zum Protein und setzt Wassermoleküle frei. Beides sind
Beiträge, die die Bindung begünstigen. H-Brücken sind als gestrichelte Linien dargestellt, hydrophobe Kontakte mit gepunkteten Linien (nach Peter Andrews).

setzten Wassermoleküle ist in erster Näherung proportional zur Größe der hydrophoben Oberfläche, die bei der Bindung des Liganden an das Protein nicht mehr dem Wasser zugänglich ist, also quasi „vergraben" wird.

Neben der Freisetzung von Wassermolekülen gibt es noch weitere entropische Beiträge zur Bindungsenergie. So führt die Assoziation des Liganden an das Protein zu einem Verlust an Translations- und Rotations-Freiheitsgraden und damit zu einem Entropieverlust. Vor der Assoziation bewegen sich Protein und Ligand frei und voneinander unabhängig. Sie verfügen jeweils über drei Translations- und Rotationsfreiheitsgrade. Nach der Bindung diffundieren und drehen sich das Protein und der Ligand gemeinsam, es gehen also drei Translations- und Rotationsfreiheitsgrade verloren. Ein frei beweglicher, flexibler Ligand nimmt zudem unterschiedliche Konformationen ein und ist daher entropisch begünstigt. Der an das Protein gebundene Ligand kann nur noch eine Konformation einnehmen, nämlich diejenige, die in die Bindetasche des Proteins hineinpaßt. Er befindet sich in einem entropisch ungünstigen Zustand. In Abbildung 5.6 sind verschiedene enthalpische und entropische Beiträge zur Bindung dargestellt.

Man wird zunächst annehmen, daß der entropische Beitrag $-T\Delta S$ positiv und der enthalpische Beitrag ΔH negativ zu ΔG beiträgt. Tatsächlich wird eine solche **enthalpiegetriebene Bindung** sehr häufig beobachtet. Aber es sind auch viele Fälle bekannt, vor allem große lipophile Liganden, bei denen die Bindung **entropiegetrieben** ist. Das bedeutet, daß die Ligandbindung enthalpisch ungünstig ist, dieser Effekt jedoch durch eine starke Entropiezunahme überkompensiert wird, d. h. ΔG wird insgesamt negativ. Die Entropiezunahme entsteht vor allem durch die Freisetzung von Wassermolekülen.

5.6 Wie groß ist der Beitrag einer Wasserstoffbrücke zur Stärke von Protein-Ligand-Wechselwirkungen?

Naturgemäß taucht bei der Diskussion von Protein-Ligand-Wechselwirkungen die Frage auf, wie groß der Beitrag einer bestimmten Wasserstoffbrücke zur Bindungsaffinität nun tatsächlich ist. Experimentell läßt sich die Frage beantworten, wenn zwei Protein-Ligand-Komplexe miteinander verglichen werden, die sich nur durch die Existenz einer Wasserstoffbrücke voneinander unterscheiden. Möglich ist ein solcher Vergleich z. B. durch die Verwendung von Proteinmutanten, in denen eine Aminosäure, die eine H-Brücke zum Liganden bildet, gegen eine andere Aminosäure ausgetauscht wird, die hierzu nicht in der Lage ist. Ein elegantes Experiment wurde von Alan Fersht für das Protein Tyrosyl-RNA-Synthase im Komplex mit dem Substrat Tyrosyl-adenylat durchgeführt (Abb. 5.7). Zwischen Protein und Substrat bilden sich

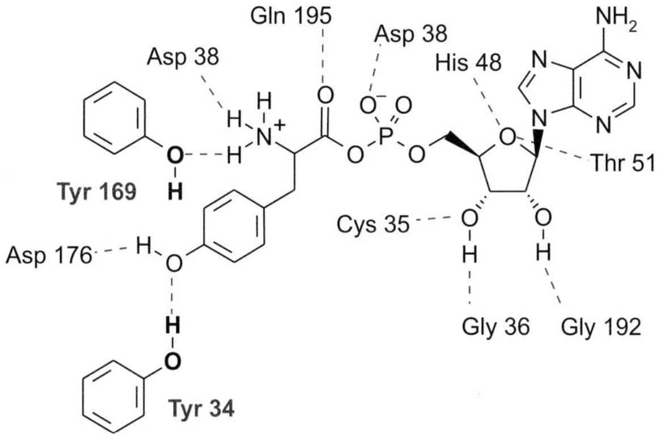

Abb. 5.7 Im Komplex der Tyrosyl-RNA-Synthase mit dem Substrat Tyrosyladenylat werden zahlreiche zwischenmolekulare Wasserstoffbrücken gebildet. Der Austausch der Aminosäure Tyr 34 gegen Phe bzw. von Tyr 169 gegen Phe führt dazu, daß jeweils eine Wasserstoffbrücke nicht mehr gebildet werden kann. Dies führt zu einem Verlust an Bindungsaffinität.

zahlreiche H-Brücken, z. B. zwischen den phenolischen OH-Gruppen des Tyrosin 34 und des Substrats. Die Mutante Tyr 34 → Phe, bei der Tyrosin durch das unpolare Phenylalanin ersetzt ist, wurde hergestellt und die Bindung des Substrats an die Proteinmutante getestet. Sie wird durch diese Mutation um 2 kJ/mol geschwächt. Analog wurden andere Mutanten untersucht. Der Verlust einer neutralen H-Brücke führt zu einem Verlust an Bindungsaffinität zwischen 2 und 6 kJ/mol. Stärker wirken sich H-Brücken aus, bei denen ein Partner geladen ist. Die Mutation Tyr 169 → Phe verringert die Bindungsenergie um 15,6 kJ/mol.

Für eine große Zahl von Protein-Ligand-Komplexen ist die dreidimensionale Struktur aufgeklärt. Viele dieser Komplexe bilden Wasserstoffbrücken zwischen Protein und Ligand aus. Die ganze Problematik der Frage des Beitrags von Wasserstoffbrücken zur Bindungsaffinität wird in Abbildung 5.8 deutlich. Hier sind für 80 Protein-Ligand-Komplexe die experimentell bestimmten Bindungskonstanten gegen die Zahl der Wasserstoffbrücken aufgetragen. Für eine gegebene Anzahl von Wasserstoffbrücken ergibt sich ein beachtlich weiter Bereich der Bindungskonstanten. Der Beitrag einer H-Brücke ist also keineswegs konstant, sondern variiert deutlich. Durch ungünstige Desolvatationseffekte kann der Beitrag einer H-Brücke sogar die Bindungsaffinität herabsetzen. Vergleicht man zwei Liganden, die sich nur dadurch unterscheiden, daß eine funktionelle Gruppe, die eine H-Brücke zum Protein ausbildet, durch eine räumlich ähnliche, aber unpolare Gruppe ersetzt wurde, so kann die Affinität zunehmen, gleichbleiben oder sogar abnehmen.

Ein eindrucksvolles Beispiel für die Bedeutung von Wasserstoffbrücken sind die in der Arbeitsgruppe von Paul Bartlett synthetisierten Inhibitoren **5.1** der Metalloprotease Thermolysin, in denen ein Phosphonamid $-PO_2NH-$ gegen ein Phosphinat $-PO_2CH_2-$ bzw. ein Phosphonat $-PO_2O-$ ersetzt wurde. Die Resultate dieser Arbeit sind in Tabelle 5.2 zusammengefaßt. Obwohl die Röntgenstruktur zeigt, daß die NH-Gruppe eine H-Brücke bildet, kann sie trotzdem ohne Verlust

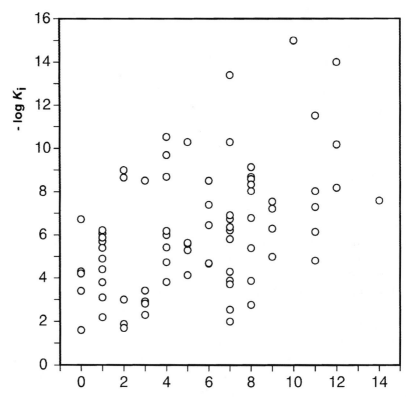

Abb. 5.8 Die Bindungskonstante K_i ist keine
direkte Funktion der Zahl
der zwischen Protein
und Ligand gebildeten
Wasserstoffbrücken.

Zahl der Wasserstoffbrücken zwischen Protein und Ligand

**Tabelle 5.2   Bindungskonstanten K_i für Thermolysin-Inhibitoren 5.1, die entwe-
der ein Phosphonamid (X = -NH-), ein Phosphonat (X = -O-) oder ein Phosphinat
(X = -CH$_2$-) enthalten. Die Phosphonamidgruppe -PO$_2$NH- komplexiert das Zinkion und bildet gleichzeitig eine H-Brücke zu Alanin 113.**

| R | Bindungskonstanten K_i in µM | | |
	X = -NH-	-O-	-CH$_2$-
OH	0,76	660	1,4
Gly-OH	0,27	230	0,3
Phe-OH	0,08	53	0,07
Ala-OH	0,02	13	0,02
Leu-OH	0,01	9	0,01

an Bindungsaffinität gegen eine CH_2-Gruppe ersetzt werden. Dieses Ergebnis wird verständlich, wenn wir analog zu Abbildung 5.5 die Zahl der Wasserstoffbrücken vor und nach der Bindung des Liganden für das Phosphonamid und für das Phosphinat miteinander vergleichen. In beiden Fällen bleibt die Anzahl der H-Brücken unverändert. Wird die NH-Gruppe hingegen durch ein Sauerstoffatom ersetzt, sinkt die Bindungsaffinität um den Faktor 1 000. In Wasser kann das Sauerstoffatom, das an die Stelle der NH-Gruppe getreten ist, eine Wasserstoffbrücke zu Wasser bilden. Im Protein-Ligand-Komplex des Phosphonats -PO_2O- jedoch befindet sich der elektronegative Sauerstoff genau gegenüber dem Sauerstoff der Carbonylgruppe von Ala 113. Die Bildung einer Wasserstoffbrücke ist hier nicht möglich, ganz im Gegenteil. Die beiden Gruppen stoßen sich ab, daher die schlechte Bindung. Ein ähnlich gelagerter Fall ist in Tabelle 5.3 zu sehen. Hier sind die Bindungsaffinitäten von drei bei der Firma Eli Lilly synthetisierten Thrombinhemmern **5.2** miteinander verglichen. Das Amin (X = -NH-) kann eine H-Brücke zu Gly 216 ausbilden und bindet am stärksten. Der Ether (X = -O-) bindet wegen der elektrostatischen Abstoßung zwischen dem Ethersauerstoff und der Carbonylgruppe des Proteins 15-fach schlechter. Die Hemmkonstante der aliphatischen Verbindung (X = -CH_2-) ist gegenüber X = -NH- lediglich um den Faktor 8 reduziert. Qualitativ wird also ein gleicher Effekt wie bei den Thermolysin-Inhibitoren **5.1** beobachtet, quantitativ ist er aber deutlich weniger ausgeprägt. Entfernt man allerdings in **5.2** das Sauerstoffatom, das die Wasserstoffbrücke zur -NH-Gruppe des Gly 216 vermittelt (Austausch von >C=O gegen -CH_2-), so fällt die biologische Aktivität um mehr als drei Zehnerpotenzen ab.

Tabelle 5.3   Bindung von 5.2 an die Serinprotease Thrombin.

Enzym	IC_{50}-Werte in µg/ml		
	X = -NH-	-O-	-CH_2-
Thrombin	0,009	0,13	0,07

5.7 Extrem starke Wasserstoffbrücken in Protein-Ligand-Komplexen

Es könnte der Eindruck entstanden sein, daß H-Brücken keinen wesentlichen Beitrag zur freien Bindungsenthalpie leisten. Eine solche Verallgemeinerung ist jedoch nicht möglich. Es gibt auch sehr starke H-Brücken in Protein-Ligand-Komplexen. Auch dies soll mit einem Beispiel belegt werden. Cytidin-Desaminase katalysiert die Umwandlung von Cytidin **5.3** zu Uridin **5.4**. Die Reaktion verläuft über einen tetraedrischen Übergangszustand (Abb. 5.9). Verbindung **5.5** ist ein Analoges des Übergangszustands mit einer enorm hohen Bindungsaffinität (K_i = 1,2 pM). Die Vergleichssubstanz **5.6**, ohne die Hydroxygruppe, bindet um sieben Größenordnungen schwächer. Dies entspricht einem Energieunterschied von 42 kJ/mol. Man kann also sagen, daß in diesem speziellen Fall der Beitrag der Hydroxygruppe zur Bindung -42 kJ/mol beträgt. Zugegeben, dies ist ein Extremfall. Trotzdem macht er deutlich, daß der Beitrag polarer Wechselwirkungen beträchtlich sein kann.

Wie kommt dieser enorme Beitrag der Hydroxygruppe zustande? Vor kurzem ist die Aufklärung der 3D-Struktur von Cytidin-Desaminase im Komplex sowohl mit **5.5** als auch mit **5.6** gelungen. Die beiden Röntgenstrukturen liefern eine Erklärung für den großen Unterschied der Bindungskonstanten. Der extrem potente Inhibitor **5.5** mit der Hydroxygruppe positioniert diese funktionelle Gruppe dorthin, wo

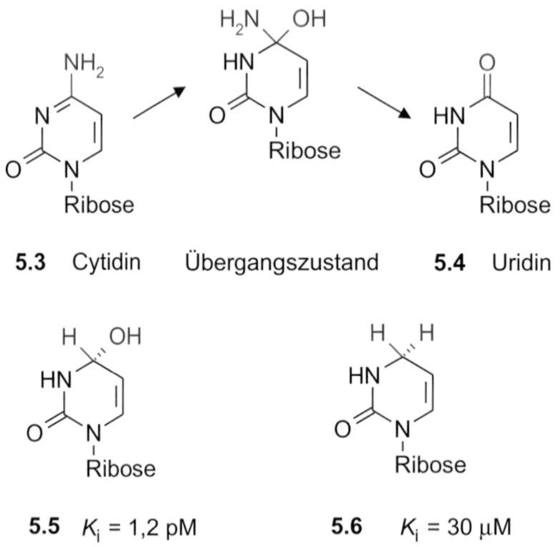

5.3 Cytidin   Übergangszustand   **5.4** Uridin

5.5 K_i = 1,2 pM   **5.6** K_i = 30 μM

Abb. 5.9 Die enzymatische Umwandlung von Cytidin **5.3** zu Uridin **5.4** erfolgt über einen tetraedrischen Übergangszustand. Die Substanzen **5.5** und **5.6** sind Inhibitoren des Enzyms Cytidin-Desaminase, wobei sich **5.5** von **5.6** lediglich durch das Vorhandensein einer zusätzlichen Hydroxygruppe unterscheidet. Dieser kleine Unterschied reicht aus, um die Bindungskonstante um mehr als sieben Größenordnungen zu erhöhen. Verbindung **5.5** ist ein Analoges des Übergangszustands.

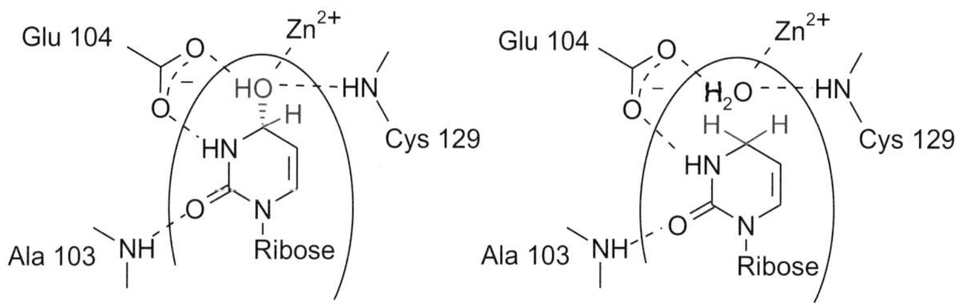

Abb. 5.10 Die zusätzliche Hydroxygruppe des Inhibitors **5.5** verdrängt ein Wassermolekül aus dem aktiven Zentrum von Cytidin-Desaminase. Das Wassermolekül ist etwas zu groß, um problemlos in die Lücke zwischen Enzym und Inhibitor **5.6** hineinzupassen. Dadurch ist das Gerüst von **5.6** gegenüber **5.5** leicht verschoben. Die Hydroxygruppe von **5.5** paßt hingegen perfekt in die Bindetasche und bildet drei polare Wechselwirkungen mit dem Enzym aus.

sich ursprünglich ein Wassermolekül befand. Die Hydroxygruppe bildet drei starke polare Wechselwirkungen zum Enzym aus, die dem schwachen Inhibitor **5.6** fehlen (Abb. 5.10).

5.8 Die Stärke hydrophober Protein-Ligand-Wechselwirkungen

Wir hatten gesehen, daß die direkten anziehenden Kräfte zwischen lipophilen Gruppen wesentlich kleiner sind als die zwischen polaren Gruppen. Hydrophobe Wechselwirkungen beruhen hauptsächlich auf der Verdrängung von Wassermolekülen. In vielen Experimenten hat sich gezeigt, daß ihr Beitrag zur Bindungsaffinität proportional zur lipophilen Oberfläche ist, die durch die Bindung des Liganden belegt wird und damit nicht mehr wasserzugänglich ist. Typischerweise wird gefunden, daß der Beitrag ungefähr -100 bis -200 J/mol pro Å^2 lipophiler Kontaktfläche beträgt. Ein Beispiel dafür ist Retinol. Es bindet an das Retinol-Bindeprotein (Abschnitt 4.1) ausschließlich durch lipophile Kontakte, mit einer Bindungskonstanten von 190 nM. Dies entspricht einer freien Bindungsenthalpie von -38 kJ/mol. Als Resultat der Bindung werden 250 Å^2 lipophiler Fläche vergraben. Der Beitrag pro Å^2 ist also -38 000/250 = -152 J/mol. Die hydrophoben Wechselwirkungen sind in vielen Fällen der dominante Beitrag zur freien Bindungsenthalpie.

5.9 Lektionen für das Wirkstoffdesign

Dieses Kapitel soll nicht den Eindruck vermitteln, daß eine quantitative Vorhersage der Stärke von Protein-Ligand-Wechselwirkungen unmöglich ist. Trotz des komplexen Charakters der Protein-Ligand-Wechselwirkungen gibt es einfache Regeln, die beim Wirkstoffdesign beachtet werden sollten.

- Viele starke Protein-Ligand-Wechselwirkungen sind durch extensive lipophile Kontakte gekennzeichnet. Eine Vergrößerung der lipophilen Kontaktfläche zwischen Protein und Ligand führt häufig zu einer Verbesserung der Bindungsaffinität. Dies bedeutet, daß die Suche nach unbesetzten lipophilen Taschen im Protein einer der ersten Schritte beim Entwurf neuer Liganden sein sollte.
- Eine Erhöhung der Bindungsaffinität durch zusätzliche H-Brücken ist nicht garantiert. Andererseits führt ein Vergraben polarer Atome, ohne diese durch eine H-Brücke abzusättigen, fast immer zu einem Verlust an Bindungsaffinität. Beim Ligandendesign muß also dafür gesorgt werden, daß polare Atome Bindungspartner haben, falls sie im Protein-Ligand-Komplex nicht mehr wasserzugänglich sind.
- Jeder Ligand verdrängt bei der Proteinbindung Wassermoleküle. Es gibt Proteinbindetaschen, die so zugeschnitten sind, daß sie von Wasser nicht optimal solvatisiert werden können. In diesen Fällen kann ein Ligand in der Lage sein, mehr H-Brücken zum Protein auszubilden, als dies Wassermolekülen möglich ist. Die Bindungsaffinität solcher Liganden kann sehr hoch sein.
- Starre Liganden können sehr viel fester als flexible Liganden binden, da der Verlust an inneren Freiheitsgraden für starre Liganden geringer ist.
- Wasser kann starke H-Brücken ausbilden, ist aber für Übergangsmetalle kein so guter Ligand wie Thiole, Säuren, Hydroxamate und einige andere Gruppen. Dementsprechend ist für alle Proteine, die ein Übergangsmetall enthalten (Kapitel 28), eine direkte Wechselwirkung mit dem Metall wichtig. Generell tragen alle direkten Protein-Ligand-Wechselwirkungen, die nicht oder nur schlecht durch Wassermoleküle ersetzt werden können, stark zur Affinität bei.

Allgemeine Literatur

T. E. Creighton, Proteins: Structures and Molecular Properties, 2nd Ed., W. H. Freeman, New York, 1992

P. R. Andrews, Drug-Receptor Interactions, in H. Kubinyi, Hrsg., 3D-QSAR in Drug Design. Theory, Methods and Applications, Escom, Leiden, 1993, S. 13–40

H. J. Böhm und G. Klebe, Was läßt sich aus der molekularen Erkennung in Protein-Ligand-Komplexen für den Entwurf neuer Wirkstoffe lernen, Angewandte Chemie, 1996, im Druck

Spezielle Literatur

A. R. Fersht, J. P. Shi, J. Knill-Jones, *et al.,* Hydrogen Bonding and Biological Specificity Analysed by Protein Engineering, Nature **314**, 235–238 (1985)

B. P. Morgan, J. M. Scholtz, M. D. Ballinger, I. D. Zipkin und P. A. Bartlett, Differential Binding Energy: A Detailed Evaluation of the Influence of Hydrogen-Bonding and Hydrophobic Groups on the Inhibition of Thermolysin by Phosphorous-Containing Inhibitors, J. Am. Chem. Soc. **113**, 297–307 (1991)

R. T. Shuman *et al.,* A Series of Highly Selective Thrombin Inhibitors, in: J. A. Smith und J. E. Rivier, Hrsg., Peptides. Chemistry and Biology (Proceedings of the 12th American Peptide Symposium, Cambridge, MA, USA, 1991), ESCOM, Leiden, 1992, S. 801–802

R. Wolfenden und W. M. Kati, Testing the Limits of Protein-Ligand Binding Discrimination with Transition-State Analogue Inhibitors, Acc. Chem. Res. **24**, 209–215 (1991)

S. Xiang, S. A. Short, R. Wolfenden und C. W. Carter, Transition-State Selectivity for a Single Hydroxyl Group During Catalysis by Cytidine Deaminase, Biochemistry **34**, 4516–4523 (1995)

6. Optische Aktivität und biologische Wirkung

Von entscheidendem Einfluß auf die biologische Wirkung eines Moleküls ist seine dreidimensionale Gestalt. Die **Konfiguration** eines Moleküls ergibt sich aus der Verknüpfung seiner Atome. Substanzen mit einem **Asymmetriezentrum**, die hier betrachtet werden sollen, sind optisch aktiv und liegen in zwei unterschiedlichen Formen vor. Sie sind asymmetrisch aufgebaut und verhalten sich wie **Bild und Spiegelbild**. Man nennt sie **chiral**. Ohne Lösen und neues Verknüpfen einer Bindung können beide Formen nicht ineinander überführt werden. Für den Chemiker ist dies oft ohne Bedeutung, weil sich Bild und Spiegelbild in einer symmetrischen Umgebung chemisch identisch verhalten. Bringt man sie aber in eine asymmetrische Umgebung, z. B. an die Bindestelle eines Proteins, so gilt dies nicht mehr. Von den daraus resultierenden Konsequenzen für das Wirkstoffdesign und die Therapie handelt dieses Kapitel.

Zu Beginn des 19. Jahrhunderts beobachtete Jean Baptiste Biot, daß manche Quarzkristalle die Ebene linear polarisierten Lichts nach rechts drehen, andere dagegen nach links. Makroskopisch prägt sich diese **optische Aktivität** in einer asymmetrischen, enantiomorphen Gestalt der Kristalle aus; sie liegen als spiegelbildliche links- und rechts-Formen vor. Wenig später fand Biot, daß nicht nur Kristalle, sondern auch organische Verbindungen, wie Terpentinöl oder Zuckerlösungen, die Ebene des polarisierten Lichts in bestimmte Richtungen drehen.

6.1 Louis Pasteur sortiert Kristalle

Ein entscheidendes Experiment führte der 26-jährige Louis Pasteur 1848 in Paris durch. Einige Literaturbefunde stimmten nicht mit seiner Theorie überein, nach der zwischen Kristallform und optischen Eigenschaften eine sichtbare Beziehung bestehen müsse. Bei einer sorgfältigen Untersuchung des Natrium-Ammonium-Salzes der optisch inaktiven Traubensäure entdeckte er, daß die Kristalle unterschiedliche

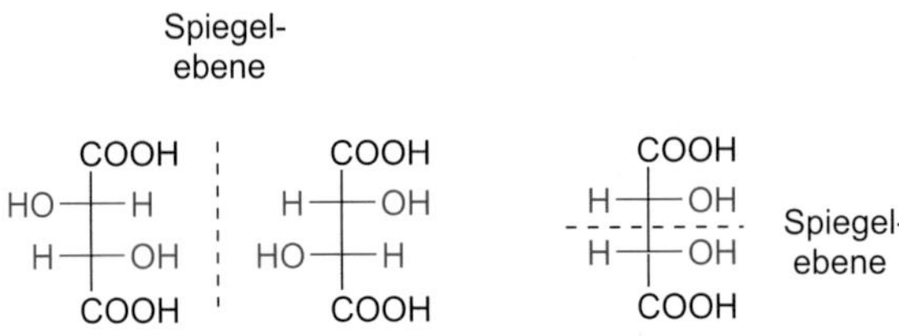

Abb. 6.1 Optische Isomerie bei der Wein- und Traubensäure. Die enantiomeren Verbindungen *l*-Weinsäure **6.1** (Fp. = 168–170°, $[a]_D^{20}$ = -12°) und *d*-Weinsäure **6.2** (Fp. = 168–170°, $[a]_D^{20}$ = +12°) können in der angegebenen Schreibweise weder in der Papierebene noch räumlich zur Deckung gebracht werden. Als spiegelbildliche Formen drehen sie die Ebene polarisierten Lichts in unterschiedliche Richtungen. Im Unterschied dazu weist die *meso*-Weinsäure **6.3** (Fp. = 140°) eine innere Spiegelebene auf, sie ist optisch inaktiv. Auch die Traubensäure (Fp. = 206°, keine Drehung), ein 50:50-Gemisch der enantiomeren Weinsäuren, ist optisch inaktiv. Solche Enantiomerengemische bezeichnet man als Racemate (lat. *racemus*, die Traube).

Formen aufwiesen. Sie waren rechts- und linkssymmetrisch und konnten von Hand ausgelesen werden. Die Kristalle der Enantiomeren **6.1** und **6.2** (Abb. 6.1) ergaben Lösungen mit entgegengesetztem Drehsinn. Damit war seine Vermutung bewiesen. Bevor Pasteur die Ergebnisse der Akademie der Wissenschaften vortragen durfte, mußte er sie aber in Anwesenheit von Biot am Collège de France öffentlich (!) wiederholen. Er hatte Glück. Nur dem Umstand, daß er seine Lösungen bei Raumtemperatur langsam eindunsten ließ, ist es zu verdanken, daß dieses Experiment erfolgreich war. Oberhalb der kritischen Übergangstemperatur von 28 °C wäre das stöchiometrische 1:1-Gemisch der beiden enantiomeren Formen, das **Racemat**, als einheitliche Kristallform angefallen.

Einige Jahre später gelang Pasteur eine weitere wichtige Beobachtung: Schimmelbefall einer racemischen Traubensäurelösung erzeugte optische Aktivität. Ein Enantiomer der Weinsäure wurde deutlich rascher verstoffwechselt als das andere Enantiomer. Damit hatte er bereits zwei wichtige Methoden entdeckt, Racemate in die Enantiomeren zu spalten. Während die mechanische Auslese auf sehr wenige Beispiele beschränkt blieb, haben enzymatische Racemattrennungen breite Anwendung gefunden.

6.2 Die strukturelle Basis der optischen Aktivität

Die Erklärung der optischen Isomerie gelang erst mit Hilfe der **Theorie des tetraedrischen Kohlenstoffs**, die 1874 unabhängig von Jacobus Henricus van't Hoff und Joseph Achille Le Bel entwickelt wurde.

Immer dann, wenn ein Kohlenstoffatom vier unterschiedliche Substituenten trägt, entsteht ein asymmetrisches Zentrum. In der räumlichen Anordnung der Bindungen gibt es dann zwei spiegelbildliche Isomere, die polarisiertes Licht gleich stark, aber in unterschiedliche Richtungen drehen. Diese Formen werden **Enantiomere** (früher: **Antipoden**) genannt. Mit Ausnahme ihrer optischen Aktivität verhalten sich Enantiomere in allen chemischen und physikochemischen Eigenschaften identisch, natürlich nur so lange, wie sie sich in einer achiralen Umgebung befinden.

Verbindungen mit zwei optischen Zentren, die innerhalb des Moleküls wie Bild und Spiegelbild konfiguriert sind, weisen keine optische Aktivität auf. Die *meso*-Weinsäure **6.3** (Abb. 6.1) ist ein solcher Fall. Sie enthält die Asymmetriezentren der Traubensäure als "**inneres**" **Racemat**. Dementsprechend kann sie nicht in Enantiomere gespalten werden.

Optische Aktivität findet man auch bei anderen Formen molekularer Asymmetrie. Ein Beispiel ist jede reguläre oder verzerrte tetraedrische Anordnung unterschiedlicher Substituenten an einem anderen Gerüst als einem einzelnen Kohlenstoffatom. Ein anderer Fall sind Verbindungen, bei denen die Rotation zweier Reste um die ihnen gemeinsame Bindung stark behindert ist. Entsteht dadurch ein Asymmetriezentrum, so resultieren optisch aktive Rotationsisomere.

Synthesen, die nicht von optisch aktiven Vorstufen ausgehen und bei denen keine optisch aktiven Hilfsreagentien verwendet werden, führen immer zu Racematen, d. h. zu exakten 50:50-Gemischen der beiden Enantiomeren.

Zur Charakterisierung enantiomerer Verbindungen gibt man entweder den Drehsinn der Verbindung, (+) oder (-) bzw. *d*- oder *l*- (lat. *dextro*, *laevo*), oder die Konfiguration, D bzw. L, an. Letztere bezieht sich auf die absolute Konfiguration des D- bzw. L-Glycerinaldehyds, **6.4** und **6.5** (Abb. 6.2). Die meisten Zucker, z. B. Glucose, **6.6**, lassen sich auf den D-Glycerinaldehyd **6.4** zurückführen, die natürlichen Aminosäuren der Proteine, z. B. Alanin **6.7**, auf den L-Glycerinaldehyd **6.5**. Aus diesem Grund wird für Zucker und Aminosäuren auch heute noch meistens die D/L-Nomenklatur verwendet. Die enantiomeren Weinsäuren entsprechen den D-(-)- bzw. L-(+)-Formen.

Eine stereochemisch eindeutige Zuordnung erlaubt die **Cahn-Ingold-Prelog-Regel** (Abb. 6.2). Definitionsgemäß wird das optische Zentrum so ausgerichtet, daß der Substituent mit der kleinsten Ordnungszahl (z. B. Wasserstoff) nach unten zeigt. Die Bindung zu diesem Substituenten bildet die Säule eines Lenkrads, die anderen Substituenten liegen in der Ebene des Lenkrads. Folgen sie in dieser Anordnung mit fallender Ordnungszahl der Atome bzw. der nächst benachbarten Atome des jeweiligen Substituenten einer Rechtsdrehung, liegt die (*R*)-Konfiguration vor, im anderen Fall die (*S*)-Konfiguration (von lat. *rectus*, *sinister*). Der einzige Nachteil dieser Nomenklatur ist, daß sich die Bezeichnung eines Stereozentrums allein durch Änderung der Ord-

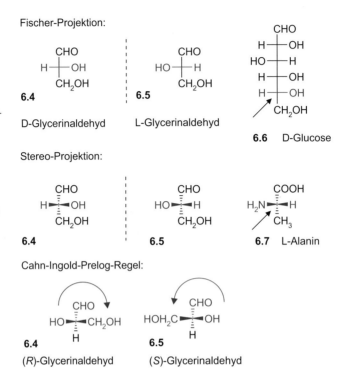

Abb. 6.2 Zur Charakterisierung optisch aktiver Verbindungen gibt man den Drehsinn (*d*- oder *l*-) oder die Zugehörigkeit zur D- oder L-Reihe an. Der Standard dafür ist das Paar D- und L-Glycerinaldehyd, **6.4** und **6.5**. Bei Zuckern, z. B. der Glucose **6.6**, und Aminosäuren, z. B. Alanin **6.7**, entscheidet die Konfiguration an dem mit einem Pfeil markierten Kohlenstoffatom über die Zugehörigkeit zur D- oder L-Reihe. Eindeutiger ist die (*R/S*)-Nomenklatur, die von R. S. Cahn, C. K. Ingold und V. Prelog vorgeschlagen wurde.

nungszahl, der Wertigkeit oder der Oxidationsstufe eines Substituenten ändern kann.

Bei Vorliegen nur eines optischen Zentrums im Molekül gibt es zwei Enantiomere. Jedes zusätzliche, in der Symmetrie unabhängige optische Zentrum erhöht die Zahl der Enantiomeren um den Faktor zwei. Für n asymmetrische Zentren sind das 2^n optische Isomere. Sie liegen als 2^{n-1} Racemate vor, da sich jeweils zwei Isomere wie Bild und Spiegelbild verhalten. Ein Gemisch aus mindestens zwei solchen Racematen bezeichnet man als Diastereomerengemisch. **Diastereomere** können weder im Raum, noch durch Spiegelung ineinander überführt werden, da sich die Chiralität der Stereozentren, relativ zueinander, unterscheidet. Demgemäß haben sie auch unterschiedliche physikalisch-chemische und chemische Eigenschaften. Alle einzelnen Racemate eines Diastereomerengemisches liegen als exakte 1:1-Gemische der jeweiligen Enantiomeren vor, ihre relativen Anteile im Gesamtgemisch können aber sehr verschieden sein.

Labetalol **6.8** (Abb. 6.3) ist ein solches Diastereomerenpaar, das aus zwei Racematen, d. h. zwei Enantiomerenpaaren zusammengesetzt ist. Als „gemischter" Antagonist greift es an α-, β$_1$- und β$_2$-adrenergen Rezeptoren (vgl. Abschnitt 4.4) an. Wegen der asymmetrischen Struktur biologischer Makromoleküle unterscheiden sich aber die einzelnen Komponenten dieses Gemisches deutlich in ihren biologischen Eigenschaften, quantitativ wie qualitativ (vgl. Abschnitte 6.4–6.6).

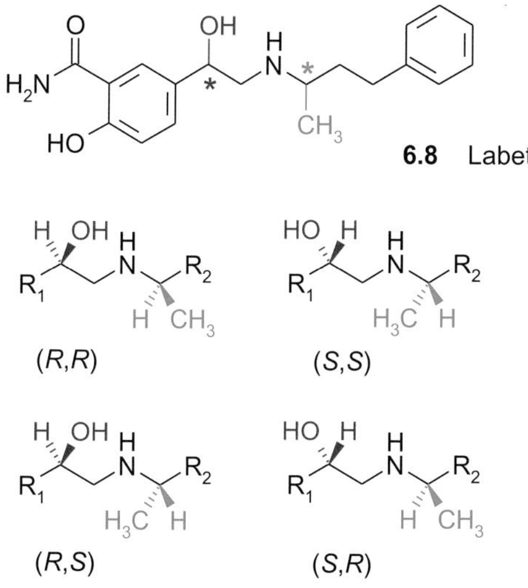

6.8   Labetalol

(R,R)   (S,S)

(R,S)   (S,R)

Abb. 6.3 Für einen Rezeptor ist das Diastereomerengemisch Labetalol **6.8** wegen seiner beiden Asymmetriezentren ein Gemisch aus vier ganz verschiedenen Verbindungen mit unterschiedlichem Wirkspektrum. Die Abstufung der antagonistischen Wirkstärken der (R,R)-, (R,S)-, (S,R)- und (S,S)-Isomeren beträgt am α_1-Rezeptor $S,R \gg S,S \approx R,R > R,S$, am β_1-Rezeptor $R,R \gg R,S > S,S \approx S,R$ und am β_2-Rezeptor $R,R \gg R,S \gg S,S \approx S,R$.

6.3 Isolierung, Synthese und Biosynthese von Enantiomeren

Bei racemischen Säuren und Basen gelingt die Trennung sehr oft mit optisch aktiven Basen bzw. Säuren, die diastereomere Salze von unterschiedlicher Löslichkeit bilden. Durch chemische Umsetzung von racemischen Säuren, Aminen und Alkoholen mit optisch aktiven Alkoholen bzw. Säuren lassen sich diastereomere Reaktionsprodukte herstellen. Wegen ihrer unterschiedlichen Eigenschaften kann man sie trennen und anschließend zu den gewünschten optisch aktiven Produkten spalten.

Einen weiteren Zugang zu optisch aktiven Verbindungen bieten Synthesen, die den **„chiralen Pool"** nutzen. Darunter versteht man die Gesamtheit aller optisch aktiven Naturstoffe, ihrer Derivate und Abbauprodukte, sowie leicht zugängliche Synthesebausteine, die in optisch einheitlicher Form verfügbar sind. Besonders elegant sind Synthesen mit chiralen Katalysatoren. In den meisten Fällen erfordern sie aber einen erheblichen Entwicklungsaufwand für die Optimierung der Ausbeute und der Enantiomerenreinheit, die über den **e.e.-Wert** (e.e. = *enantiomeric excess*, enantiomerer Überschuß) charakterisiert wird. Mehr für analytische Anwendungen geeignet ist die chromatographische Trennung von Racematen an optisch aktiven Trägern.

In den letzten Jahren gewinnen zunehmend enzymatische und biotechnologische Verfahren an Bedeutung. Proteasen, Esterasen, Lipasen oder Hydantoinasen setzen mehr oder weniger selektiv bzw. mit deutlich unterschiedlicher Geschwindigkeit nur ein Enantiomer eines Racemats zu einem Reaktionsprodukt um. Durch geeignete Wahl des

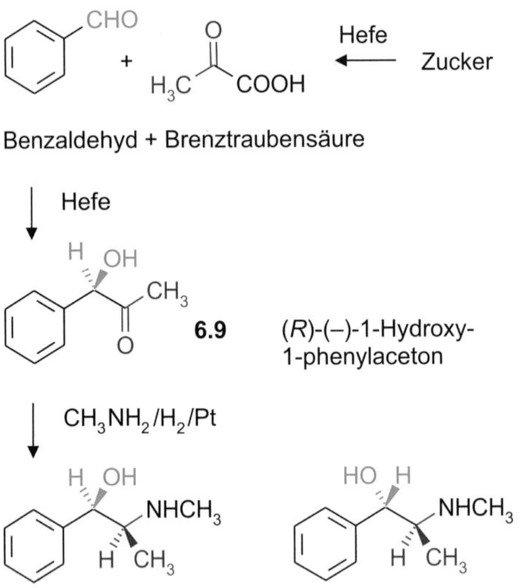

Abb. 6.4 Bei der biotechnologischen Herstellung von Ephedrin entsteht durch Vergärung von Zucker mit Bäckerhefe, *Saccharomyces cerevisiae*, die Brenztraubensäure. Unter Decarboxylierung wird sie mit dem zugegebenen Benzaldehyd enantioselektiv zum optisch aktiven (*R*)-(-)-1-Hydroxy-1-phenylaceton **6.9** verknüpft. Nach weiterer chemischer Umsetzung erhält man (1*R*,2*S*)-(-)-Ephedrin **6.10** in optisch einheitlicher Form. (1*S*,2*S*)-(+)-Pseudoephedrin **6.11** ist diastereomer zu Ephedrin. Es unterscheidet sich in der Konfiguration eines der beiden Chiralitätszentren.

Mediums und der sonstigen Reaktionsbedingungen können die Selektivität und Ausbeute solcher Reaktionen optimiert werden.

Die industrielle Anwendung einer biotechnologischen Synthese, die seit Jahrzehnten großtechnisch genutzt wird, ist die Herstellung von optisch aktivem Ephedrin. Dieser pflanzliche Wirkstoff wird in Kombinationspräparaten zur begleitenden Therapie von Schnupfen, Bronchitis und Asthma eingesetzt. Aus Benzaldehyd, Zucker und Hefe erhält man das Zwischenprodukt **6.9** (Abb. 6.4). Dieses wird chemisch weiter zum (1*R*,2*S*)-(-)-Ephedrin **6.10** umgesetzt, das in der Konfiguration seiner beiden optischen Zentren mit dem pflanzlichen Naturstoff identisch ist. Das an C1 isomere (1*S*,2*S*)-(+)-Pseudoephedrin **6.11** ist ein Diastereomeres des Ephedrins. Es unterscheidet sich von Ephedrin u. a. im Drehwert, im Schmelzpunkt und in seinen biologischen Eigenschaften.

Unzählige weitere mikrobielle Synthesen liefern optisch aktive Produkte, mit oder ohne den Einsatz von achiralen, racemischen oder enantiomerenreinen Vorstufen. Von besonderer wirtschaftlicher Bedeutung sind die biotechnologischen Synthesen verschiedenster Antibiotika, an erster Stelle der Penicilline und Cephalosporine (Abschnitt 2.4). Aber auch die biotechnologische Herstellung enantiomerenreiner Zwischenprodukte für chirale Arzneistoffe nimmt in ihrer Bedeutung immer weiter zu.

6.4 Die belebte Welt ist chiral, sie diskriminiert Enantiomere

Flora und Fauna zeichnen sich durch besondere Symmetrie aus. Man denke nur an ein Gesicht, an Arme und Beine, die Rippen oder eine Orchideenblüte. Ausnahmen, z. B. Schneckengehäuse, sind selten oder ergeben sich, wie bei der Scholle, nur unter besonderen Evolutionsbedingungen. Die inneren Organe von Wirbeltieren sind zum Teil paarig, zum Teil asymmetrisch angelegt.

Auf der molekularen Ebene gibt es keine entsprechende Symmetrie, optisch aktive Bausteine herrschen vor. Alle spezifischen Wechselwirkungspartner biologisch aktiver Moleküle sind chiral. Enzyme und Rezeptoren sind aus L-Aminosäuren aufgebaut. Die Nucleinsäuren haben ein Gerüst aus D-Ribose- bzw. D-Desoxyribose-Bausteinen. Die meisten natürlich vorkommenden Zucker gehören der D-Reihe an. Wichtige Vitamine, Hormone und Überträgerstoffe liegen ebenfalls in optisch einheitlicher Form vor. Dementsprechend ist zu erwarten, daß Enantiomere eines optisch aktiven Liganden sich in ihrer Wirkung unterscheiden. Das ist mit vielen tausenden Beispielen belegt. Sowohl die Wirkstärke als auch die Wirkqualität von Enantiomeren zeigen meist deutliche Unterschiede.

Nach einem Vorschlag von Everhardus J. Ariëns bezeichnet man biologisch aktive Enantiomere als **Eutomere**, die inaktiven Enantiomeren als **Distomere**. Der Quotient der beiden Affinitäten oder Wirkungen definiert das **eudismische Verhältnis**, der Logarithmus dieses Wertes wird als **eudismischer Index** bezeichnet. Über einen Zusammenhang zwischen der Aktivität des wirksamen und des weniger wirksamen Enantiomers eines Racemats, die sogenannte **Pfeiffer-Regel**, ist viel und kontrovers diskutiert worden. Aus heutiger Sicht ist anzumerken, daß es keine molekulare Grundlage für diese Regel gibt. Sie ist auch nicht generell gültig. Viele Enantiomere lagen und liegen für einen exakten Nachweis dieser Regel nicht in genügender Reinheit vor. Für das Eutomer spielt das natürlich keine Rolle. Aber 1 % Eutomer in einem völlig unwirksamen Distomer täuscht bereits 1 % relative Aktivität des Distomers vor!

Bei der strukturellen Abwandlung von Naturstoffen resultieren die Konfigurationen der optischen Zentren aus den Leitstrukturen. Beim struktur- und computergestützten Design ergibt sich die Struktur des wirksameren Enantiomeren unmittelbar aus der 3D-Struktur des Proteins. Dieses Enantiomer paßt meist deutlich besser in die Bindetasche als sein Spiegelbild.

6.5 Unterschiede in der Wirkstärke und Wirkqualität von Enantiomeren

Je stärker sich die Enantiomeren eines Racemats in ihrer Wirkstärke unterscheiden, desto stärker weicht ihr eudismisches Verhältnis vom Wert eins ab. Beispiele dafür sind die Verbindungen **6.12** – **6.15** (Abb. 6.5). Für einen Hemmstoff des Transports von Chloridionen durch Zellmembranen wurde sogar ein eudismischen Verhältnis von 500 000 beobachtet. Hier haben die Chemiker bei der Reinigung des weniger wirksamen Enantiomeren wirklich ganze Arbeit geleistet! Theoretisch sollte es für nanomolar wirksame Verbindungen sogar noch höhere Werte geben.

Einige natürlich vorkommende Peptid-Antibiotika enthalten D-Aminosäuren. Dadurch sind sie metabolisch stabiler. Aus dem gleichen

Abb. 6.5 Enantiomere haben unterschiedliche biologische Wirkungen. Das eudismische Verhältnis ist der Quotient ihrer Wirkstärken. Für Propranolol **6.12** liegt er für die rezeptor-vermittelte β-antagonistische Wirkung bei 100, für die unspezifische Membranwirkung dagegen erwartungsgemäß bei 1. Identische Teilstrukturen können am selben Rezeptor durchaus unterschiedliche eudismische Verhältnisse liefern, z. B. das optische Zentrum im Alkoholteil des Cholinergicums Metacholin **6.13**, verglichen mit dem identischen Zentrum des Anticholinergicums **6.14**. Der Wirkstoff **6.14** belegt auch, daß die eudismischen Verhältnisse verschiedener Zentren einer Verbindung voneinander unabhängig sind. Das Beispiel Butaclamol **6.15** zeigt, daß ein und dieselbe Substanz gegenüber verschiedenen Rezeptoren sehr unterschiedliche eudismische Verhältnisse aufweist.

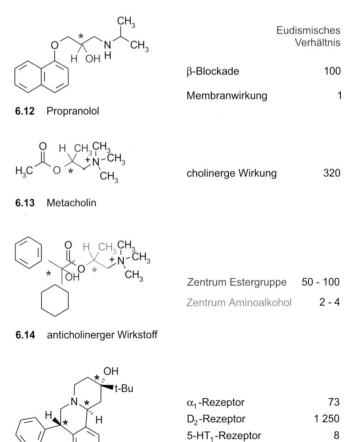

	Eudismisches Verhältnis
6.12 Propranolol	
β-Blockade	100
Membranwirkung	1
6.13 Metacholin	
cholinerge Wirkung	320
6.14 anticholinerger Wirkstoff	
Zentrum Estergruppe	50 - 100
Zentrum Aminoalkohol	2 - 4
6.15 Butaclamol, (+)-Enantiomer	
α₁-Rezeptor	73
D₂-Rezeptor	1 250
5-HT₁-Rezeptor	8
5-HT₂-Rezeptor	73
Muscarin-Rezeptor	0,5

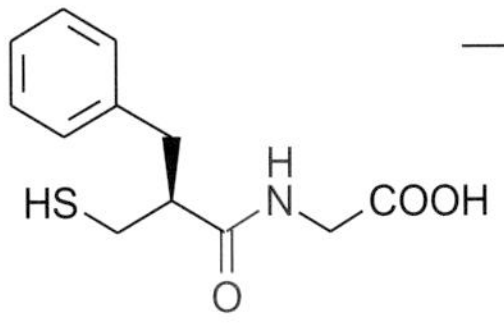

	Enzym	K_i-Wert in µM
	NEP 24.11	0,0019
	Thermolysin	1,8
	ACE	0,14

6.16 Thiorphan

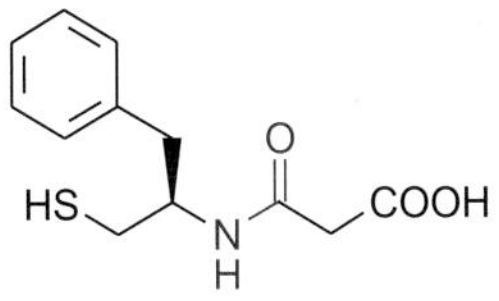

	Enzym	K_i-Wert in µM
	NEP 24.11	0,0023
	Thermolysin	2,3
	ACE	>10

6.17 *retro*-Thiorphan

Abb. 6.6 Thiorphan **6.16**, ein Hemmstoff des metabolischen Abbaus der Enkephaline, enthält eine ß-Mercaptopropionsäure, deren absolute Konfiguration dem L-Phenylalanin entspricht. Anwendung des *retro-inverso*-Konzepts führt zum ß-Aminothiol **6.17**, dessen absolute Konfiguration wegen des in der Gegenrichtung erfolgten Einbaus dem D-Phenylalanin entspricht. Für Thiorphan **6.16** und *retro*-Thiorphan **6.17** wurde ein identischer Bindungsmodus an die Zinkprotease Thermolysin nachgewiesen (Abschnitt 18.1). Thermolysin und die Neutrale Endopeptidase 24.11 (NEP 24.11, früher Enkephalinase) werden durch beide Verbindungen in gleicher Weise gehemmt. Das Angiotensin-Konversions-Enzym (ACE), ebenfalls eine Zinkprotease, diskriminiert dagegen deutlich zwischen beiden Substanzen.

Grund wurden auch in viele synthetische Peptidwirkstoffe D-Aminosäuren eingebaut. In günstigen Fällen erhält man dadurch stärker und länger wirksame Analoge. Einen Sonderfall stellen synthetische Analoge von Peptiden mit *retro-inverso*-Konfiguration dar. Bei diesen Substanzen wird die Laufrichtung der Peptidkette oder von Teilen der Peptidkette umgekehrt, d. h. Amino- und Carboxylgruppen (einzelner) Aminosäuren sind gegenüber dem Peptid vertauscht. Um die relative Konfiguration beizubehalten, werden statt der L-Aminosäuren die entsprechenden D-Aminosäuren bzw. deren Analoge eingesetzt. Auf diese Weise lassen sich einige Enzyme oder Rezeptoren täuschen, sie binden das natürliche Peptid und das *retro-inverso*-Peptid in gleicher Weise. Bei Thiorphan **6.16** und seiner *retro-inverso*-Form **6.17** trifft dies für zwei Enzyme zu, für ein drittes aber nicht (Abb. 6.6). *Retro-inverso*-Peptide sind in aller Regel metabolisch stabiler als die peptidischen Ausgangsstrukturen.

Enantiomere unterscheiden sich nicht nur in der Wirkstärke, sondern auch in ihren Wirkqualitäten. Diese Unterschiede können sich als unerwünschte Nebenwirkung eines Antipoden manifestieren, z. B. beim chiralen Barbiturat **6.18** (Abb. 6.7). Die schwerwiegendste Arzneimittelnebenwirkung der letzten 50 Jahre, die durch das Schlafmittel Thalidomid **6.19** (Contergan®) ausgelösten embryonalen Mißbildungen, ist offensichtlich nur auf eines der beiden Enantiomeren zurückzuführen (Abb. 6.7). Thalidomid war in den fünfziger Jahren das am

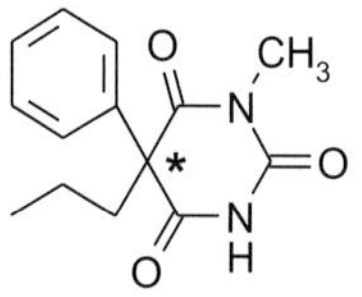

6.18 *N*-Methyl-phenyl-
propylbarbitursäure

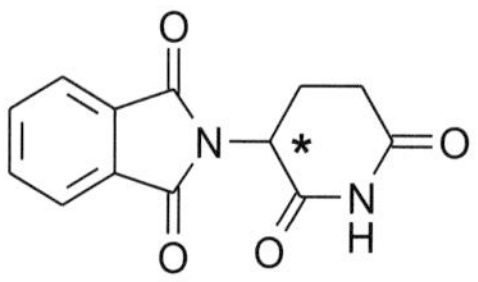

6.19 Thalidomid

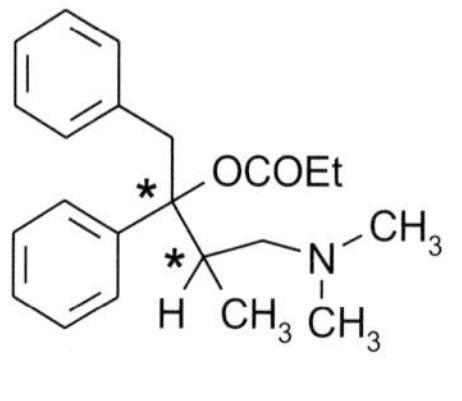

6.20 Propoxyphen

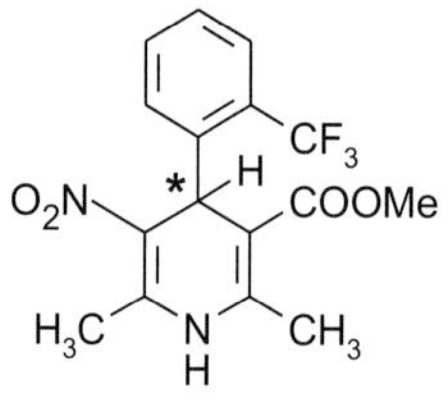

6.21 Bay K 8644

Abb. 6.7 Enantiomere unterscheiden sich auch in ihren Wirkqualitäten. Beim Barbiturat **6.18** wirkt das (*R*)-(-)-Enantiomer narkotisch, das (*S*)-(+)-Enantiomer krampferregend. Bei Ratten und Mäusen hat nur das (*S*)-(-)-Enantiomer des Thalidomids **6.19** (Contergan®) teratogene, d. h. fruchtschädigende Wirkung. **6.19** racemisiert aber sowohl *in vitro* als auch nach Anwendung beim Kaninchen. Daher wirkt das (*R*)-(+)-Enantiomer beim Kaninchen ebenfalls teratogen. Propoxyphen **6.20** ist ein starkes Schmerzmittel, dessen Wirkung überwiegend auf das (2*S*,3*R*)-(+)-Enantiomer Dextropropoxyphen zurückzuführen ist. Das (2*R*,3*S*)-(-)-Enantiomer Levopropoxyphen wirkt hustendämpfend. Beim Calciumkanal-Liganden Bay K 8644, **6.21**, ist das (*R*)-(+)-Enantiomer ein schwacher Calciumantagonist. Das (*S*)-(-)-Enantiomer stabilisiert den Calciumkanal in der offenen Form und wirkt daher als Agonist, als Calciumkanal-Öffner.

besten verträgliche Schlafmittel, mit den geringsten Nebenwirkungen. Gerade deswegen wurde es Frauen auch in den ersten Monaten ihrer Schwangerschaft verordnet. 1961 mußte es wegen seiner teratogenen Wirkung vom Markt genommen werden. Wäre die Arzneimittelprüfung damals bereits auf dem heutigen Stand gewesen, hätte sich die Katastrophe mit Sicherheit verhindern lassen. Ob sie bei der Gabe nur eines Enantiomers ausgeblieben wäre, ist mehr als fraglich. Beide Enantiomere racemisieren *in vitro*, d. h. sie gehen schon im Reagenzglas ineinander über. Dementsprechend wurde auch *in vivo*, nach Gabe des vermeintlich sicheren Enantiomers, im Tiermodell teratogene Wirkung nachgewiesen.

Das jeweils „andere" Enantiomer kann neue therapeutische Möglichkeiten eröffnen. So haben die schmerzstillend und narkotisch schwach wirksamen Enantiomeren einiger synthetischer Opiate, z. B. des Propoxyphens **6.20** (Abb. 6.7), gute hustenhemmende Wirkung. Enantiomere können sich in ihrer Wirkung auch gegenseitig beeinflussen, ja sogar aufheben. Beim Calciumkanal-Liganden **6.21** wirkt ein Enantiomer agonistisch, das andere antagonistisch.

6.6 Stereophobie, Stereomanie und Stereophilie

Kleemann und Engel haben 1982 eine repräsentative Auswahl von Arzneistoffen untersucht und festgestellt, daß fast alle Naturstoffe und deren Derivate chiral sind und als optisch aktive, enantiomerenreine Formen vorliegen. Von den über 70 % synthetisch gewonnenen Arzneimitteln sind ca. 60 % achiral und 40 % chiral. Der überwiegende Teil der chiralen Verbindungen wurde 1982 therapeutisch noch als Racemat eingesetzt (Abb. 6.8).

In einem Essay über chirale Wirkstoffe hat Bernard Testa die unterschiedlichen Standpunkte zur Enantiomeren-Reinheit von Arzneimitteln als **Stereophobie**, **Stereomanie** und **Stereophilie** charakterisiert. Tatsache ist, daß Racemate chiraler Arzneimittel in früheren Jahrzehnten viel gelassener hingenommen wurden als dies heute der Fall ist. Sicher wurde das nicht durch eine Stereophobie der chemischen Industrie verursacht. Es war eher ein Ausdruck von mangelndem Verständnis für die Stereospezifität der Wechselwirkungen, vielleicht auch für zu vordergründige Wirtschaftlichkeitsüberlegungen.

Ariëns ist ab den siebziger Jahren mit aller Entschiedenheit gegen die Verwendung von Racematen in der Therapie aufgetreten. Gegen die verbreitete Stereophobie setzte er die Stereomanie. Racemate sind aus seiner Sicht Verbindungen mit 50 % Verunreinigung. Das nicht oder schwächer wirksame Enantiomere wird als isomerer Ballast bezeichnet. Als exemplarisches Beispiel führt er das Diastereomerengemisch Labetalol **6.8** (Abb. 6.3, Abschnitt 6.2) an, das kein „gemischter α,β-Antagonist" ist, sondern ein Gemisch aus vier verschiedenen Wirkstoffen. Die Wirkung dieser „Kombination" resultiert aus den unterschiedlichen Wirkungen der einzelnen Enantiomeren.

Die Kritik von Ariëns ist in den meisten Fällen voll gerechtfertigt. Beim Entwurf und bei der Entwicklung eines neuen Arzneimittels

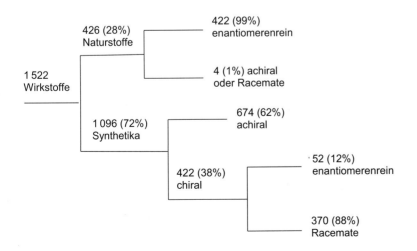

Abb. 6.8 Fast alle therapeutisch eingesetzten Naturstoffe und deren Derivate sind enantiomerenrein. Dagegen zeigt eine Statistik von 1982, daß zu diesem Zeitpunkt chirale synthetische Verbindungen überwiegend als Racemate vermarktet wurden. Für die Neueinführungen der letzten Jahre hat sich dieses Verhältnis deutlich in Richtung zu enantiomerenreinen Verbindungen verschoben.

muß darauf geachtet werden, daß seine biologische Aktivität möglichst spezifisch und seine Nebenwirkungen minimal sind. Das wird in aller Regel für ein Enantiomer, das ja eine einheitliche Verbindung ist, eher erfüllt sein als bei einem Racemat, dem Gemisch zweier Wirkstoffe, oder gar einem Diastereomerengemisch.

Die Wahl des richtigen Enantiomers kann sogar unerwünschte Nebenwirkungen von Metaboliten verhindern oder reduzieren. Selegilin **6.22**, ein Monoaminoxidase-Hemmer, wird zu den zentralnervös wirksamen Stoffen Methamphetamin **6.23** und Amphetamin **6.24** abgebaut (Abb. 6.9). Das stärker wirksame Enantiomer von **6.22** bildet glücklicherweise die schwächer wirksamen Enantiomeren dieser beiden Metabolite! Setzt man statt des Racemats das richtige Enantiomer ein, läßt sich die gewünschte Wirkung erhöhen, die unerwünschte zentralnervöse Nebenwirkung reduzieren.

Es gibt einige wenige Gegenbeispiele. Beim Calciumantagonisten Verapamil (Abschnitt 2.6) ist das (-)-Enantiomer *in vitro* und nach i.v.-Applikation fünffach wirksamer als das (+)-Enantiomer. Das therapeutische Wirkspektrum der beiden Enantiomeren ist praktisch identisch. Nach peroraler Applikation wird das (-)-Enantiomer rascher verstoffwechselt. Damit trägt auch das (+)-Enantiomer deutlich zur gewünschten Wirkung bei. Hier wäre es nicht sehr wirtschaftlich, eine Racemattrennung anzustreben.

Ein besonderer Fall sind Entzündungshemmer vom Arylpropionsäure-Typ, z. B. Ibuprofen **6.25** (Abb. 6.10). Die Wirkstärken der Enantiomeren sind *in vitro* signifikant verschieden. *In vivo* wird jedoch das unwirksame (*R*)-(-)-Enantiomer unter Inversion des Stereozentrums zu einem großen Teil in das (*S*)-(+)-Enantiomer umgewandelt. Die umgekehrte Reaktion findet nicht statt. Daher zeigen sowohl das Racemat als auch jedes der beiden Enantiomere identische therapeutische Effekte, bei gleicher Dosierung. Nur das Nebenwirkungsspektrum ist verschieden, da die Inversion des (*R*)-(-)-Enantiomers nicht zu 100 % erfolgt.

Nach Testa zeichnen sich Stereophile durch eine wohlwollend positive Einstellung zur Chiralität aus. Bei chiralen Arzneistoffen sollte

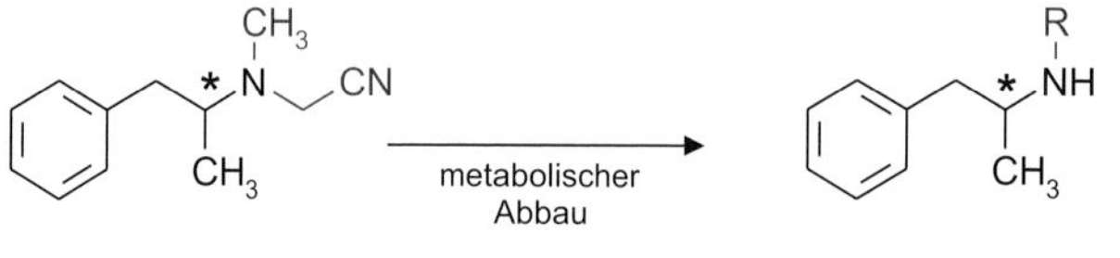

Abb. 6.9 Beim metabolischen Abbau des Monoaminoxidase-Hemmers Selegilin **6.22**, der für die Therapie der Parkinsonschen Krankheit eingesetzt wird, entstehen aus dem stärker wirksamen (*R*)-(-)-Enantiomer die schwach wirksamen Enantiomeren von Methamphetamin **6.23** und Amphetamin **6.24**. Metabolischer Abbau des nur schwach wirksamen (*S*)-(+)-Selegilins liefert die unerwünschten stark wirksamen Enantiomeren dieser zentral wirksamen Stimulantien.

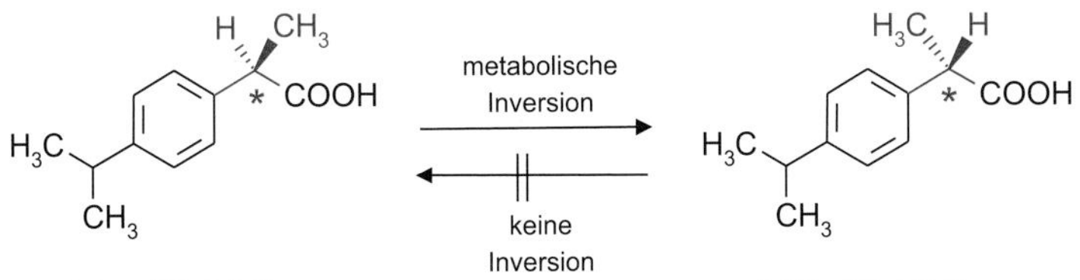

6.25 (*R*)-(–)-Form   **6.25** (*S*)-(+)-Form

Abb. 6.10 Bei Ibuprofen **6.25** und strukturanalogen Arylpropionsäuren tritt beim (*R*)-(-)-Enantiomer eine metabolische Inversion des Stereozentrums auf, es entsteht das (*S*)-(+)-Enantiomer. *In vitro*, als Cyclooxygenase-Hemmer, ist die (*S*)-(+)-Form stark wirksam, die (*R*)-(-)-Form nur schwach. *In vivo* wird die inaktive Form in das aktive Enantiomer übergeführt. Im Tierversuch wirken daher beide Verbindungen stark entzündungshemmend.

generell ein Enantiomer entwickelt werden. Beim strukturgestützten Design von Enzyminhibitoren ist dies schon jetzt selbstverständlich. Manchmal ist der Aufwand zur Herstellung eines reinen Enantiomeren aber wirtschaftlich kaum vertretbar. In solchen Fällen sind die Wirkungen und Nebenwirkungen beider Formen zu vergleichen. Je nach Ergebnis ist in besonderen Fällen auch weiterhin der Einsatz des Racemats oder die Entwicklung eines achiralen Analogen zu erwägen.

6.7 Ein Ausflug in die Welt der Antipoden

Eine triviale Erfahrung lehrt: kristallisiert ein Enantiomer mit einer bestimmten Hilfsbase oder Säure, so kristallisiert das andere Enantiomer mit dem Antipoden des Hilfsreagenz in gleicher Weise, gleiche Reaktionsbedingungen einmal vorausgesetzt. Polypeptide aus L-Aminosäuren bilden rechtshändige α-Helices, aus D-Aminosäuren aufgebaute dagegen linkshändige Helices.

Einige natürlich vorkommende Peptide bilden in Lipidschichten Ionenkanäle aus. Auch ihre synthetisch hergestellten optischen Antipoden sind dazu in der Lage. Spannender ist aber die Frage, wie verhält sich denn das Spiegelbild eines Enzyms? Kent und Mitarbeiter haben 1992 die HIV-Protease, ein Homodimer aus $2 \cdot 99$ Aminosäuren, totalsynthetisch aus D-Aminosäuren aufgebaut. Parallel dazu wurde auch die Synthese des natürlichen Proteins durchgeführt. Das L-Enzym reagiert nur mit seinem L-Peptidsubstrat, das D-Enzym nur mit dessen all-D-Enantiomer. Analoges gilt für chirale Inhibitoren der HIV-Protease. Ein achiraler Hemmstoff inhibiert dagegen beide Enzyme in gleicher Weise.

Auch Rubredoxin, ein Elektronentransportprotein, wurde inzwischen als D-Protein synthetisiert, nur zu dem Zweck, es für eine Kristallstrukturanalyse mit dem natürlichen L-Protein zum Racemat zu mischen! Bedenkt man den dafür erforderlichen Aufwand, ist dies sicher ein etwas gewöhnungsbedürftiges Vorgehen. Der Lohn dieser Arbeit waren Kristalle von hoher Güte. Das Racemat erlaubte damit eine besser aufgelöste Bestimmung der 3D-Struktur als das natürliche all-L-Enantiomer.

Wie sieht ein Besuch in der spiegelbildlichen Welt aus? Achirale Arzneimittel hätten für uns identische Wirkqualität und Wirkstärke. Viele enantiomerenreine Arzneimittel wären dagegen unbrauchbar. Vor chiralen Barbituraten sollten wir uns hüten. Sie würden eher Krämpfe auslösen, als beruhigend zu wirken. Bei der Behandlung bakterieller Infektionen mit chiralen Antibiotika wäre zu prüfen, ob die Bakterien aus der normalen Welt oder der spiegelbildlichen Welt stammen. Die Gabe einer Kombination von Trimethoprim (Abschnitt 23.3) mit einem Sulfonamid (beide achiral) würde in jedem Fall helfen.

Enorme Probleme gäbe es bei der Ernährung. Der Kohlenhydrat- und Proteinabbau würden nicht mehr funktionieren, ebenso die Resorption der Monomeren im Gastrointestinaltrakt. Einige Pflanzen könnten wir nicht mehr an ihrem Geruch erkennen. $(S)(+)$-Carvon riecht nach Kümmel, $(R)(-)$-Carvon nach Pfefferminze. Unsere vertrauten Zucker hätten ihre Süßkraft weitgehend verloren, Fruchtsäfte und Limonaden würden sehr schal schmecken. Bei Kaffee, Tee und Colagetränken wäre die anregende Wirkung noch zu beobachten, denn Coffein ist achiral. Für Diätgetränke sollten wir die achiralen Süßstoffe Saccharin oder Cyclamat gegenüber dem chiralen Süßstoff Aspartam vorziehen.

Also doch lieber zurück in die normale Welt! Zuvor noch schnell ein Gläschen Wodka. Es könnte auch Cognac, Whisky oder trockener Rotwein sein. Der Geschmack wäre ähnlich wie in der normalen Welt. Oder doch nicht? Bei den vielen hundert Geschmacksstoffen des Weins könnte schon der Austausch eines einzigen Chiralitätszentrums zur Folge haben, daß der Kenner das Château wechselt. Die euphorisierende Wirkung wäre natürlich identisch, sehr im Unterschied zu den harten, optisch aktiven Drogen Heroin, Cocain oder LSD.

Allgemeine Literatur

E. J. Ariëns, W. Soudijn und P. B. M. W. M. Timmermans, Stereochemistry and Biological Activity of Drugs, Blackwell Scientific Publishers, Oxford, 1983

D. F. Smith, Ed., CRC Handbook of Stereoisomers: Therapeutic Drugs, CRC Press, Boca Raton, Florida, 1989

B. Holmstedt, H. Frank und B. Testa, Chirality and Biological Activity, Alan R. Liss, Inc., New York, 1990

C. Brown, Ed., Chirality in Drug Design and Synthesis, Academic Press, London, 1990

G. Folkers, C. E. Müller und H. J. Roth, Stereochemie und Arzneistoffe, Wissenschaftliche Verlagsgesellschaft mbH, Stuttgart, 1996 (im Druck)

Spezielle Literatur

E. J. Ariëns *et al.*, Stereoselectivity and Affinity in Molecular Pharmacology, Fortschr. Arzneimittelforsch. **20**, 101–142 (1976)

E. J. Ariëns, Stereochemistry, a Basis for Sophisticated Nonsense in Pharmacokinetics and Clinical Pharmacology, Eur. J. Clin. Pharmacol. **26**, 663–668 (1984)

S. Mason, The Origin of Chirality in Nature, Trends Pharmacol. Sci. **7**, 20–23 (1986), und weitere Artikel anderer Autoren, S. 60–64, 112–116, 155–158, 200–205, 227–230 und 281–285

R. Barlow, Enantiomers: How Valid is Pfeiffer's Rule?, Trends Pharmacol. Sci. **11**, 148–150 (1990) und F. Gualtieri, Pfeiffer's Rule OK? *ibid.*, S. 315–316

E. J. Ariëns, Nonchiral, Homochiral and Composite Chiral Drugs, Trends Pharmacol. Sci. **14**, 68–75 (1993)

B. Testa, Chirality in Drug Research: Stereomania, Stereophobia, or Stereophilia, Pharmacochem. Libr. **20**, 1–8 (1993)

S. C. Stinson, Chiral Drugs, Chemical & Engineering News, 19. September 1994, S. 38–72, und 9. Oktober 1995, S. 44–74

G. Jung, Proteine aus der D-chiralen Welt, Angew. Chemie **104**, 1484–1486 (1992)

Teil II

Leitstruktur-Suche und Optimierung

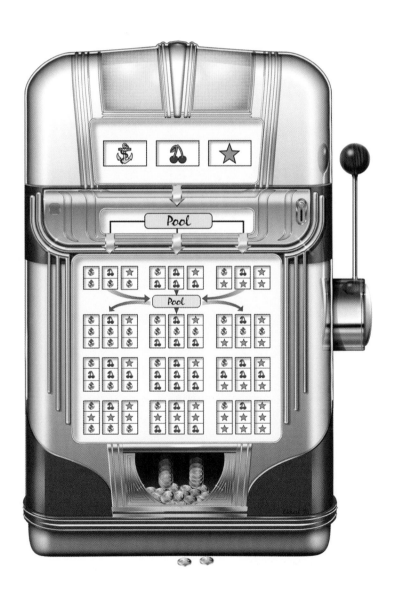

Abbildung auf der Vorseite:

Dieser „einarmige Bandit" symbolisiert die Vielfalt organischer Verbindungen, die durch das schrittweise Anfügen unterschiedlicher Gruppen an einen zentralen Baustein entstehen (Mit freundlicher Genehmigung von Rainer Ekkert Illustration, Essen). Während bei einem realen Spielautomaten die Kombinationen der Symbole Anker, Kirsche und Stern (jeweils von oben nach unten zu lesen) zufallsbedingt auftreten, gehen die Wirkstoffchemiker in der kombinatorischen Chemie streng systematisch vor (Abschnitt 11.6).

7. Die Suche nach der Leitstruktur

Der Ausgangspunkt der Suche nach einem neuen Arzneimittel ist die **Leitstruktur**. Eine solche Substanz besitzt bereits eine erwünschte biologische Wirkung, für den therapeutischen Einsatz fehlen aber noch bestimmte Eigenschaften. Zur Definition des Begriffs Leitstruktur gehört, daß durch gezielte chemische Variationen Analoge hergestellt werden können, die diese Leitstruktur z. B. bezüglich ihrer Wirkstärke oder der Selektivität der Wirkung übertreffen. Das Ziel ist die Optimierung aller Eigenschaften, bis hin zum fertigen Wirkstoff für die Therapie.

Der größte Teil unseres Arzneischatzes stammt direkt oder indirekt von Naturstoffen ab, von pflanzlichen, tierischen oder mikrobiellen Inhaltsstoffen und von endogenen (körpereigenen) Substanzen, z. B. Hormonen und Neurotransmittern. Nur wenige Naturstoffe sind selbst Arzneimittel geworden. Dazu gehören z. B. Morphin, Codein, Papaverin, Digoxin, Ephedrin, Cyclosporin und der Proteasehemmer Aprotinin. Beispiele für endogene Wirkstoffe sind das Schilddrüsenhormon T_3 (Thyroxin), das Insulin, der Bluterfaktor VIII und weitere Proteine zur Substitutionstherapie.

Die meisten natürlich vorkommenden Verbindungen dienten als Leitstrukturen. Sie wurden chemisch weiter bearbeitet, mit dem Ziel der Optimierung ihrer erwünschten Eigenschaften und der Minimierung ihrer Nebenwirkungen (Kapitel 8). Beispiele sind viele Naturstoffe und endogene Rezeptoragonisten, die zu selektiv wirkenden Agonisten und Antagonisten abgewandelt wurden (Abschnitte 7.1–7.3 und 7.6). Arzneimittel werden auch aus Enzymsubstraten abgeleitet (Abschnitt 7.6 und Kapitel 26–29). Das können sowohl Substrate körpereigener Enzyme sein, die z. B. bei der Blutdruckregulation oder bei Entzündungsprozessen eine wichtige Rolle spielen, oder Substrate der Enzyme von Viren, Bakterien oder Parasiten, deren Stoffwechsel spezifisch ausgeschaltet werden soll.

Nicht nur bei der systematischen Abwandlung, sondern auch bei der Auffindung von Leitstrukturen hat die präparative organische Chemie in den letzten hundert Jahren eine bedeutende Rolle gespielt. Die Suche nach neuen Wirkstoffen hat viele Arzneimittel hervorgebracht, die keinen strukturellen Bezug zu körpereigenen Vorbildern haben. Bei anderen Substanzen wurden solche Zusammenhänge erst viel später, nach der Entdeckung ihrer biologischen Wirkung und der nachfolgenden Aufklärung des Wirkmechanismus gefunden.

7.1 Inhaltsstoffe von Pflanzen

Die Natur stellt in den Pflanzen eine Fülle von Sekundärmetaboliten bereit, z. B. Alkaloide, Terpene, Flavone und Glykoside. Die Inhaltsstoffe aus rund hundert Pflanzenarten haben direkt oder in Form abgewandelter Analoga Eingang in die Therapie gefunden. Etwa 5 000–10 000 der insgesamt mehrere hunderttausend bekannten Pflanzenarten werden in der Volksmedizin verwendet. Morphin, Coffein, Chinin, Colchicin, Cocain, Ephedrin, Coniin, Atropin und Reserpin wurden bereits in Abschnitt 1.1 erwähnt. Weitere pflanzliche Inhaltsstoffe, die therapeutisch eingesetzt werden oder als Leitstrukturen für die Entwicklung von Arzneimitteln dienten, sind **7.1** – **7.7** (Abb. 7.1), daneben noch Emetin, Pilocarpin, Podophyllotoxin und die Vinca-Alkaloide Vinblastin und Vincristin.

Warum enthalten gerade Pflanzen so viele wertvolle therapeutische Prinzipien? Eine auf den Menschen bezogene Antwort gibt es nicht, denn die Evolution der Pflanzen ist nicht in Richtung auf eine therapeutische Anwendung erfolgt. Aber die Pflanzen müssen sich mit ihrer Umwelt auseinandersetzen und im Wettstreit der Arten bestehen. Der entscheidende Nachteil einer Pflanze ist: sie kann nicht laufen! Für die Fortpflanzung ist das kein Nachteil. Den ersten Teil erledigen die Bienen, für eine räumliche Ausbreitung sorgen flugfähige Samen. Ein effektiver Schutz vor Mikroorganismen, z. B. Pilzbefall, und vor Fraßfeinden, z. B. Schmetterlingsraupen, Schafen und Kühen, hat manchen Pflanzen einen Selektionsvorteil verschafft. Die Stoffe, die solche Vorteile bieten, sind entweder toxisch, scharf oder bitter. Sie üben diese Wirkung aus, indem sie mit Enzymen oder Rezeptoren des „Gegners" in Wechselwirkung treten. Je stärker die Wirkung, desto effektiver der Schutz. Ein erfolgreiches Prinzip der Evolution ist die Entwicklung von Abwehrstoffen, die nicht töten, sondern über ein unangenehmes Erlebnis beim Gegner einen Lerneffekt bewirken. Davon leben Schmetterlinge, die giftige Pflanzeninhaltsstoffe in ihrem Körper anreichern und sogar solche, die nur das Aussehen dieser Schmetterlinge imitieren. Um beide machen die Vögel nach ihrer ersten Erfahrung mit einem „echten" Vertreter einen großen Bogen!

Pflanzeninhaltsstoffe wurden an biologisch relevanten Proteinen selektioniert, sie haben im Lauf der Evolution Rezeptoren und deren Bindestellen „gesehen". Daneben gibt es sicher viele Pflanzeninhaltsstoffe, deren biologische Wirkung beim Menschen rein zufällig ist. Morphin enthält einen basischen Stickstoff, eine phenolische Hydroxylgruppe, eine Etherbrücke und hydrophobe Bereiche: eine solche

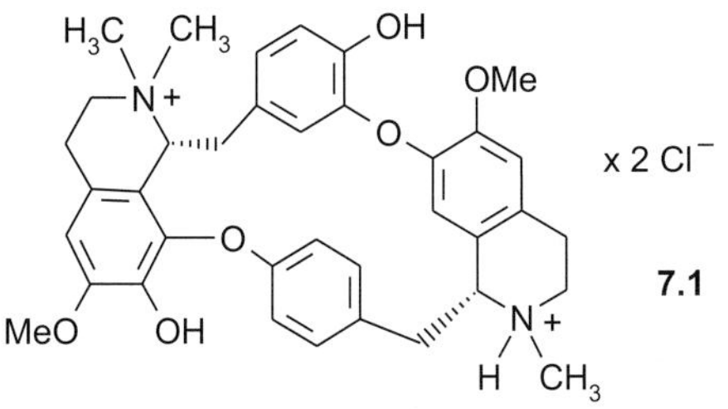

7.1 Tubocurarin

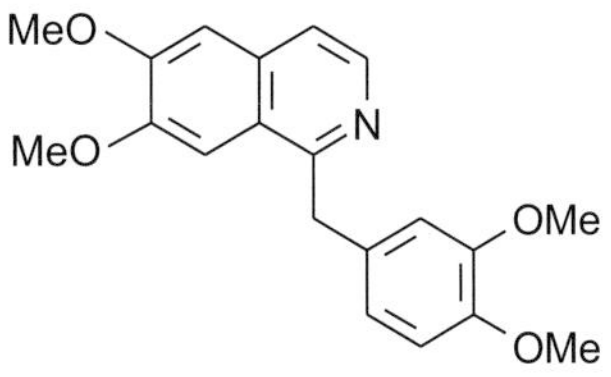

7.2 Papaverin

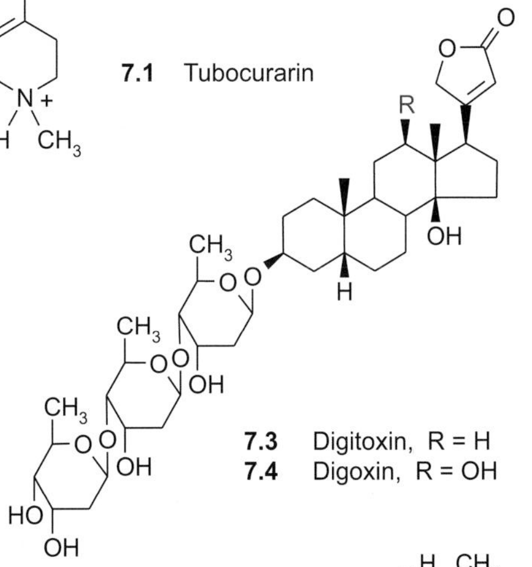

7.3 Digitoxin, R = H
7.4 Digoxin, R = OH

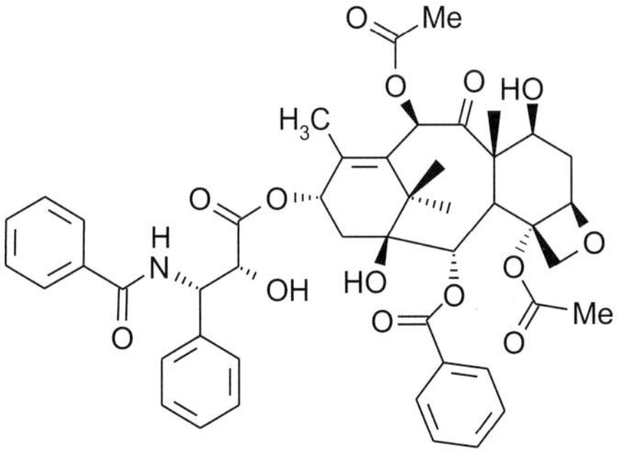

7.5 Taxol

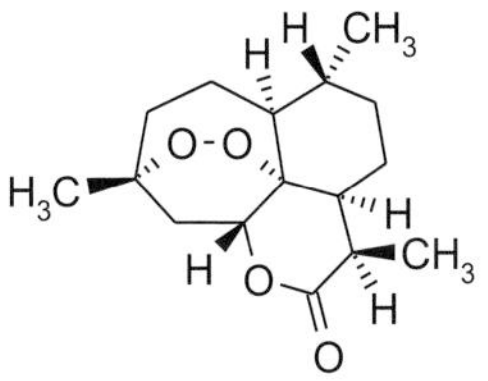

7.6 Artemisinin

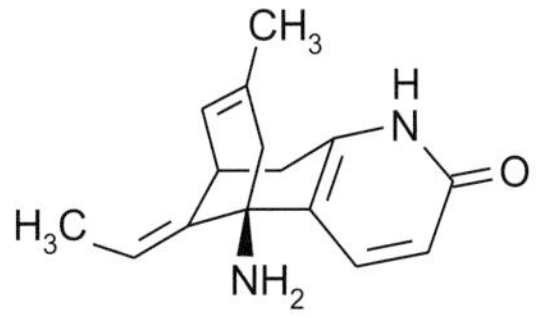

7.7 Huperzin A

Abb. 7.1. Pflanzliche Naturstoffe, die in der Therapie eingesetzt werden oder als Leitstrukturen für neue Arzneimittel dienten, sind neben den bereits in Abschnitt 1.1 erwähnten Substanzen u. a. Tubocurarin (Curare) **7.1**, Papaverin **7.2**, Digitoxin **7.3**, Digoxin **7.4** und verwandte herzwirksame Glykoside. Neuere pflanzliche Naturstoffe mit hohem therapeutischem Potential sind Taxol **7.5** für die Tumortherapie, Artemisinin **7.6** für die Malariatherapie und der Acetylcholinesterase-Hemmer Huperzin A **7.7** zur Therapie der Alzheimerschen Krankheit.

Mischung funktioneller Gruppen, ohne die komplizierte Ringstruktur, würde auch ein Pharmachemiker entwerfen, wenn er einen neuen Wirkstoff konzipieren wollte.

Die Isolierung pflanzlicher Naturstoffe zur Auffindung neuer Leitstrukturen hat in den vergangenen Jahrzehnten eine wechselvolle Bewertung erfahren. Immer wieder starteten große Pharmafirmen umfangreiche Programme zur Aufklärung von Wirkprinzipien der Volksmedizin, um sie nach einiger Zeit enttäuscht wieder zu verlassen. Diese Enttäuschungen resultierten in erster Linie aus einem ungünstigen Verhältnis von Aufwand und Nutzen. Zu oft wurde statt einer wertvollen Leitstruktur nur ein Toxin isoliert und zu oft wurden bereits bekannte Prinzipien gefunden. Trotzdem, die Suche wird weitergehen. Die Natur bietet eine strukturelle Vielfalt, von der die Chemiker nur träumen können.

7.2 Tierische Gifte und Wirkstoffe

Im Gegensatz zu den Pflanzen ist die Evolution tierischer Gifte meist in Hinblick auf das Erlegen einer Beute oder das Verteidigen gegen einen Feind abgelaufen. Viele dieser Stoffe sind Proteine, Peptide und Alkaloide. Sie wirken als starke Gifte, die ein Opfer rasch lähmen oder töten sollen. Dementsprechend sind viele tierische Wirkstoffe für die Therapie ungeeignet, andere stellen gerade deshalb interessante Leitstrukturen dar.

Daß Inhaltsstoffe aus Tieren noch viele Überraschungen bieten werden, soll an zwei Beispielen aus der jüngsten Zeit illustriert werden. Epibatidin **7.8** (Abb. 7.2) aus dem ecuadorianischen Giftfrosch *Epipedobates tricolor* hat trotz seiner einfachen Struktur eine, bezogen auf Morphin, 100-fach stärkere schmerzstillende Wirkung! Es greift aber nicht an Opiatrezeptoren an, sondern ist ein Agonist am nicotinischen Acetylcholinrezeptor (nACh). Bei der großen strukturellen Ähnlichkeit zum Wirkstoff des Tabaks, dem Nicotin **7.9**, überrascht das auch nicht weiter. Epibatidin weist aber für den nACh-Rezeptor eine Bindungs-

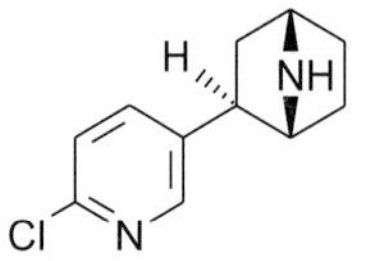

7.8 Epibatidin 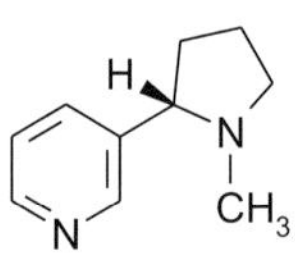   **7.9** Nicotin

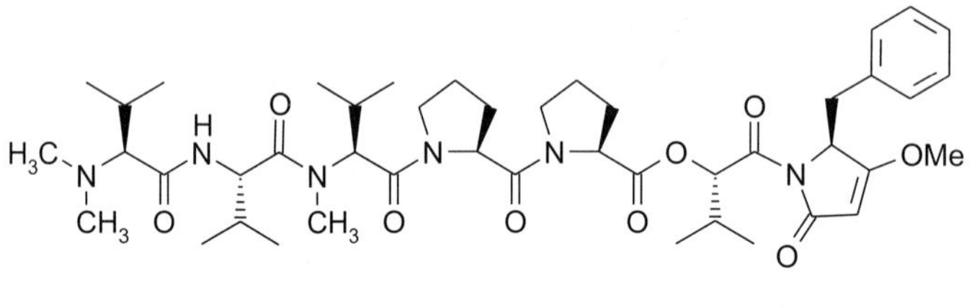

7.10 Dolastatin-15

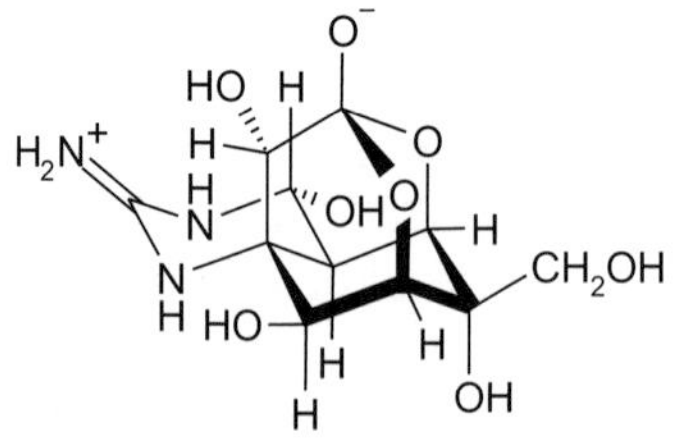

7.11 Tetrodotoxin

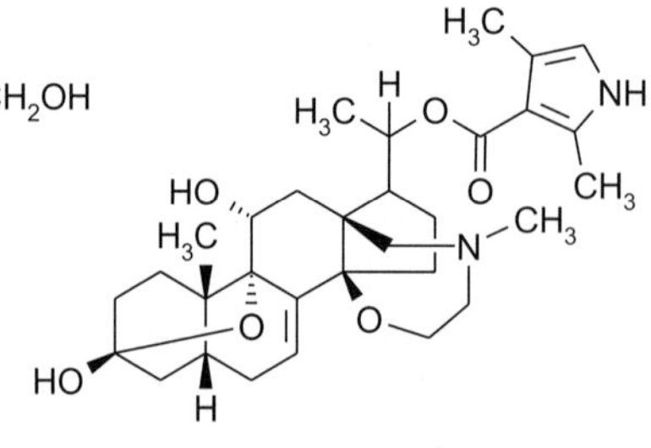

7.12 Batrachotoxin

Abb. 7.2. Aus einem südamerikanischen Frosch stammt das Epibatidin **7.8**, ein nicht-morphinartiges Analgetikum, das etwa 50-fach stärker an den nicotinischen Acetylcholinrezeptor bindet als Nicotin **7.9**. Dolastatin-15 **7.10** aus einer Meeresschnecke ist eine interessante Leitstruktur für den Entwurf neuer Krebstherapeutika. Keine Leitstruktur, sondern ein spezifischer Natriumkanalblocker für die experimentelle Forschung ist das Gift des Fugu-Fisches, das Tetrodotoxin **7.11**. Das Steroidalkaloid Batrachotoxin **7.12** ist das stärkste tierische Gift überhaupt. Für Mäuse liegt die akute LD_{50}, die Dosis, die 50 % der Versuchstiere innerhalb von 24 Stunden tötet, bei 200 ng/kg Körpergewicht.

konstante von 0,04 nM auf, es bindet 50-fach stärker als Nicotin! Seine schmerzstillende Wirkung wird leider von einer ausgeprägten Senkung der Körpertemperatur begleitet.

Aus dem Seehasen *Dolabella auricularia*, einer Meeresschnecke, wurden Dolastatine, z. B. **7.10** (Abb. 7.2) isoliert. Sie sind interessante Leitstrukturen für neue Antitumormittel. Synthetische Analoge von **7.10**, die bei der BASF entwickelt wurden, führen in bestimmten Tiermodellen zum vollständigen Verschwinden der Tumoren.

Andere tierische Inhaltsstoffe haben Bedeutung für die experimentelle Pharmakologie erlangt. Dazu gehören das Gift des berühmt-berüchtigten Fugu-Fisches, das Tetrodotoxin **7.11**, und das Steroidalkaloid Batrachotoxin **7.12** aus der Haut eines kolumbianischen Pfeilgift-Frosches (Abb. 7.2). Während Tetrodotoxin in niedrigsten Dosen Natriumkanäle spezifisch blockiert, stabilisiert Batrachotoxin den Natriumkanal in der offenen Form.

Zur Entwicklung blutdrucksenkender Hemmstoffe des Angiotensin-Konversions-Enzyms haben Peptide aus einem Schlangengift ganz entscheidend beigetragen (Abschnitt 28.3). In jüngster Zeit hat sich die Forschung auf dem Gebiet der Thrombin-Inhibitoren (Abschnitt 26.3) dem aktiven Prinzip des Blutegels, dem Hirudin, zugewandt. Neben der direkten Verwendung des Hirudins wurden auch länger wirksame Derivate, verkürzte Peptide, die nur an die Fibrinogenbindestelle anlagern, und Konjugate dieser Peptide mit anderen Thrombin-Inhibitoren aus der Struktur abgeleitet (Abschnitt 31.6).

Tierische und menschliche Proteine sowie polymere Kohlenhydrate sind für eine Substitutionstherapie beim Menschen von außerordentlicher Bedeutung. An erster Stelle zu nennen sind das Insulin (aus Bauchspeicheldrüsen von Schweinen), der Proteasehemmer Aprotinin (aus Rinderlunge), Verdauungsenzyme und das gerinnungshemmende Heparin. Mit der Möglichkeit zur gentechnischen Herstellung von Humaninsulin ist die Bedeutung der Isolierung aus tierischen Organen zurückgegangen. Andere Proteine, z. B. das blutbildende Erythropoetin, das menschliche Wachstumshormon, der Gewebs-Plasminogenaktivator tPA, die Urokinase und der Bluterfaktor VIII, werden inzwischen ebenfalls gentechnologisch hergestellt (Abschitt 12.6). Damit sind diese Proteine in praktisch beliebigen Mengen für die Therapie verfügbar.

Die Protease Ancrod, aus dem Gift der malaiischen Grubenotter *Agkistrodon rhodostoma*, spaltet die Vorstufe des Fibrins, das Fibrinogen zu nicht mehr aggregierenden Produkten. Die Gerinnungsfähigkeit und die Viskosität des Blutes nehmen ab. Auf diese Weise wird ein erhöhtes Thromboserisiko signifikant reduziert. Zur Gewinnung dieses Enzyms betreibt die Firma Twyford, ein Tochterunternehmen der Knoll AG, in Ludwigshafen eine Schlangenfarm. Mehrere hundert Schlangen werden regelmäßig „gemolken", um aus dem so erhaltenen Gift den Wirkstoff zu isolieren.

7.3 Wirkstoffe aus Mikroorganismen

Bei den Wirkstoffen aus Mikroorganismen müssen an erster Stelle die Antibiotika genannt werden. Als besonders wertvolle Leitstrukturen stellten sich die ß-Lactame Penicillin und Cephalosporin (Abschnitt 2.4) heraus. Neben oraler Bioverfügbarkeit waren die therapeutischen Ziele vor allem Breitbandwirkung und metabolische Stabilität. Auch das Tetracyclin **7.13** (Abb. 7.3) wurde strukturell intensiv abgewandelt. Andere mikrobielle Antibiotika, z. B. das Streptomycin **7.14**, werden direkt für die Therapie eingesetzt.

Aus Mikroorganismen stammen auch die Immunsuppressiva Cyclosporin A (Abschnitte 4.7 und 10.1), FK 506 und Rapamycin. Cyclosporin A ist ein überzeugendes Beispiel dafür, wie schwierig es ist, das Potential einer neuen Therapie abzuschätzen. Die Entwicklung dieses Arzneimittels wäre bei Sandoz wegen „fehlender Marktchancen" fast abgebrochen worden. Mit fatalen Konsequenzen, denn die

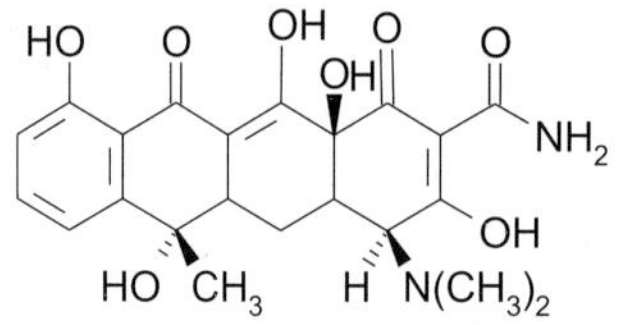

7.13 Tetracyclin

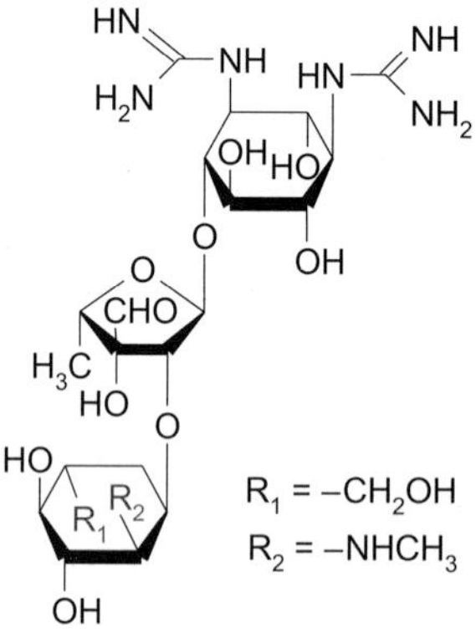

7.14 Streptomycin

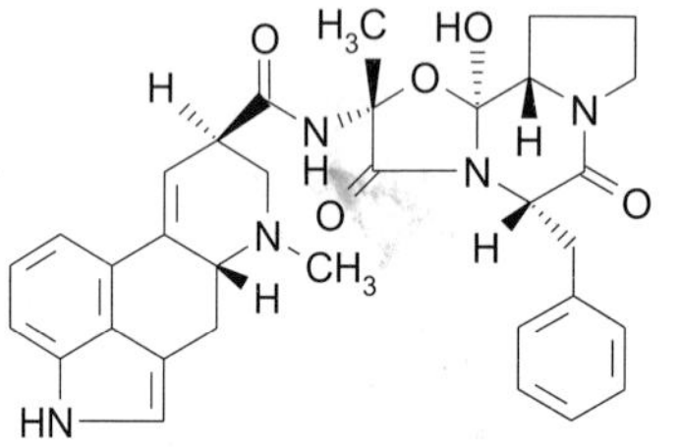

7.15 Ergotamin

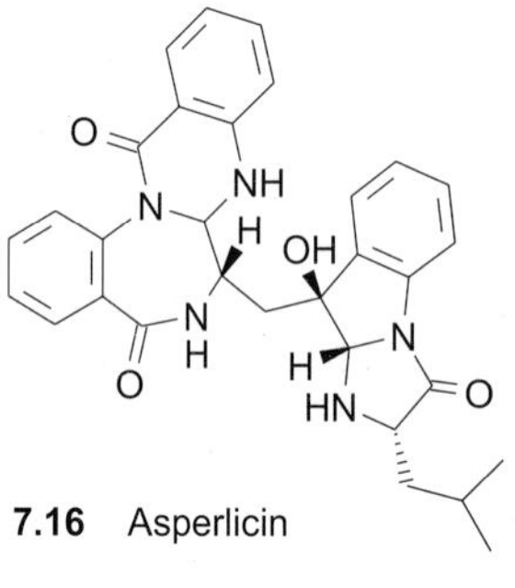

7.16 Asperlicin

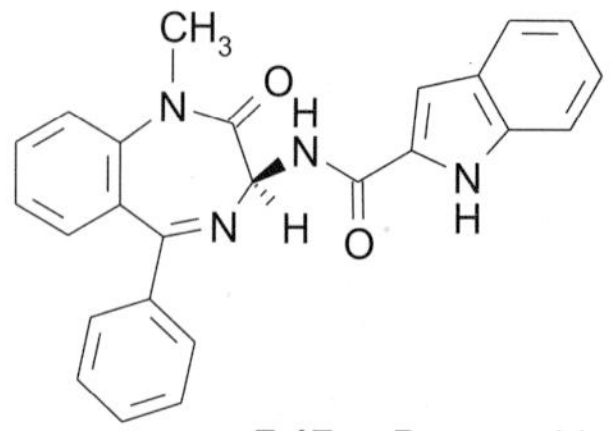

7.17 Devazepid

Abb. 7.3. Die Penicilline und Cephalosporine (Abschnitt 2.4) und das Tetracyclin **7.13** waren wichtige Leitstrukturen für die Entwicklung besserer Antibiotika. Streptomycin **7.14** wird dagegen selbst in der Therapie eingesetzt. Ergotamin **7.15** ist ein typischer Vertreter der Mutterkornalkaloide, aus denen eine Fülle verschiedener Arzneimittel hervorgegangen sind. Asperlicin **7.16** ist ebenfalls ein strukturell komplexer mikrobieller Naturstoff. Durch strukturelle Vereinfachung wurde daraus das 10 000-fach wirksamere Devazepid **7.17** abgeleitet.

heutigen Erfolge der Transplantationschirurgie sind zu einem guten Teil auf diese Substanz zurückzuführen. Mit einem Jahresumsatz von rund 1,3 Milliarden US-$ (1995) ist Cyclosporin inzwischen mit Abstand das wichtigste Produkt dieses Unternehmens.

Der Pilz *Claviceps purpurea*, der in Getreide das Mutterkorn (*Secale cornutum*) bildet, enthält toxische Alkaloide. Über Jahrhunderte war der Genuß von Brot, das aus verunreinigtem Mehl zubereitet wurde, die Ursache schwerster Vergiftungen. Die Strukturen dieser Alkaloide, z. B. Ergotamin **7.15** (Abb. 7.3), wurden vor allem bei Sandoz aufgeklärt. Ihre systematische Abwandlung führte zu Wirkstoffen in vielen Indikationen, z. B. zur Wehenförderung, Migränetherapie, der Behandlung von Durchblutungsstörungen und von erhöhtem Blutdruck. Wegen eingeschränkter therapeutischer Breite haben sie heute nur geringe Bedeutung. Ein weiterer Vertreter dieser Substanzgruppe ist das halluzinogene Lysergsäurediethylamid (Abschnitt 2.5), das zufällig entdeckt wurde.

Therapeutisch überaus wichtige Wirkstoffe aus Mikroorganismen sind Lovastatin und seine Analogen (Abschnitte 3.7 und 9.2), die in die Cholesterinbiosynthese eingreifen. Cholecycstokinin (CCK) ist ein Peptidhormon, das vielfältige Wirkungen im Zentralnervensystem und im Verdauungstrakt entfaltet. Der nichtpeptidische CCK-Antagonist Asperlicin **7.16** (IC_{50} = 1,4 µM) stammt aus Extrakten von *Aspergillus alliaceus*. Nach intensiver struktureller Variation resultierte das strukturell viel einfachere Devazepid **7.17** (IC_{50} = 80 pM), eine Substanz mit mehr als 10 000-fach höherer Affinität zum CCK-Rezeptor (Abb. 7.3). Der therapeutische Wert dieser Substanz ist allerdings noch unklar.

Beispiele für therapeutisch wichtige Proteine aus Mikroorganismen sind die Enzyme Streptokinase zur Auflösung von Blutgerinnseln und bakterielle Kollagenase zur Wundbehandlung.

7.4 Screening von synthetischen Substanzen

Unter **Screening** (von engl. *to screen*, „durchmustern", durch Eliminierung auswählen) versteht man die mehr oder weniger gezielte biologische Prüfung großer Zahlen von Substanzen. Dieser erste Schritt der Suche nach neuen Wirkstoffen wurde früher an Versuchstieren durchgeführt. Heute überwiegen molekulare Testsysteme und Zellkulturmodelle.

Paul Ehrlich untersuchte 1903 hundert verschiedene Farbstoffe an Mäusen, die mit Trypanosomen infiziert waren. Aus dieser Forschung resultierte Naganarot, ein erster Wirkstoff gegen *Trypanosoma crucei*, den Erreger der Rinder-Nagana-Krankheit. Andere Farbstoffe folgten, auch „farblose", die Amidbindungen statt Azogruppen enthielten. Erst

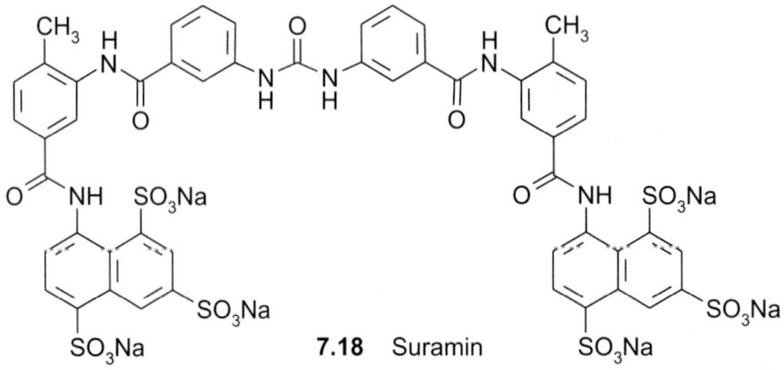

Abb. 7.4. Von strategischer Bedeutung für die Kolonien war das bei Bayer gefundene Suramin **7.18**, auch E 205 oder Germanin genannt. 1921 wurde es erstmals am Menschen eingesetzt. Ein englischer Ingenieur, der an Schlafkrankheit litt und trotz Behandlung mit verschiedensten Antimon- und Arsenpräparaten kurz vor seinem Tod stand, wurde mit wenigen Injektionen der Substanz geheilt. Bei der klinischen Prüfung in den Tropen erfolgte die intravenöse Anwendung durch Lösen der Substanz in Regenwasser (!). Bereits nach kurzer Zeit galt Suramin als „Wundermittel". Trotz Geheimhaltung der Struktur von deutscher Seite gelang französischen Forschern binnen kurzer Zeit die Synthese. Suramin wird wegen seiner langanhaltenden und guten Wirkung auch heute noch zur Therapie der Schlafkrankheit eingesetzt. Ob die Substanz wegen ihrer Hemmung der reversen Transkriptase auch Leitstruktur für ein AIDS-Therapeutikum sein könnte, ist noch offen.

nach Ehrlichs Tod, im Jahr 1916, nach der Testung von mehr als tausend verschiedenen Analogen, resultierte bei Bayer das „Wundermittel" Suramin **7.18** (Abb. 7.4). Die Arbeiten auf diesem Gebiet führten in den dreißiger Jahren zur Entdeckung der antibakteriellen Sulfonamide (Abschnitt 2.3). Auch hier wurden Tausende, wenn nicht sogar Zehntausende von Analogen synthetisiert und getestet. Viele davon wurden in die Therapie eingeführt. Je nach Struktur decken sie ein außerordentlich breites Spektrum verschiedener pharmakokinetischer Eigenschaften ab.

Bis vor etwa 20 Jahren war die Synthese und das Screening organisch-chemischer Verbindungen die wichtigste Quelle für neue Arzneimittel. Im Walter-Reed-Armee-Forschungsinstitut der USA wurden über die Jahre 250 000 Substanzen auf Malaria-Wirkung, im Nationalen Krebsforschungszentrum der USA (National Cancer Institute, NCI), mehr als eine halbe Million Substanzen und Extrakte auf Antitumorwirkung geprüft, leider mit eher mäßigem Erfolg.

In vielen Firmen erlahmte daher das Interesse am ungezielten Screening. Die Prüfung am Tier wurde nicht nur in der Öffentlichkeit, sie wurde auch in der Industrie zunehmend kritischer gesehen. Zudem stellten die vielen Synthesen und Tierversuche einen rasch steigenden Kostenfaktor dar. Wegen des hohen Aufwands, bei relativ niedrigen Trefferquoten, aber auch wegen erster Erfolge der rationalen Arzneimittelforschung trat die breite, ungezielte Prüfung mehr und mehr in den Hintergrund. Screening war plötzlich „*out*", das rationale Design war „*in*".

Aber gerade in diesen Jahren begann die Entwicklung der *in vitro-Testsysteme*, als Ersatz für den Tierversuch. Vorerst waren es vor allem isolierte Enzyme und Membranhomogenate für Rezeptorbindungsstudien. Später ermöglichte die Gentechnologie die Entwicklung molekularer Testsysteme, mit dem Vorteil, daß einheitliche Proteine, ja sogar humane Proteine für die biologischen Tests eingesetzt werden konnten (Abschnitte 12.5 und 23.4).

Automatisierte Testsysteme mit extrem hohen Durchsatz (engl. *high-throughput screening, HTS*) und die **kombinatorische Chemie** (Kapitel 11) führen in unseren Tagen zu einem neuen gewaltigen Aufschwung, zu einer Renaissance des Screening. Es ist abzusehen, daß bereits in der nahen Zukunft aus der Kombination beider Strategien viele interessante Leitstrukturen resultieren werden. Eine Schwachstelle ist die eingeschränkte Diversität synthetischer Substanzen, verglichen mit der strukturellen Komplexität pflanzlicher und mikrobieller Sekundärmetabolite. Eine weitere ist die Beschränkung auf *in vitro*-Testsysteme, die weder das gesamte Wirkspektrum einer Substanz, noch viele andere wichtige Effekte, wie Transport, Verteilung, Metabolismus und Ausscheidung (Kapitel 22), erfassen können.

7.5 Zwischenprodukte führen zu neuen Arzneimitteln

Von einem Zwischenprodukt der Synthese eines Wirkstoffs erwartet man eigentlich keine Wirkung. Es dient nur als Ausgangsmaterial für das gewünschte Endprodukt. Trotzdem wurden und werden viele Zwischenprodukte routinemäßig auf mögliche biologische Wirkungen geprüft. Und das ist gut so!

Gerhard Domagk, der Entdecker des ersten Sulfonamids (Abschnitt 2.3), untersuchte neben vielen gezielt hergestellten Substanzen auch

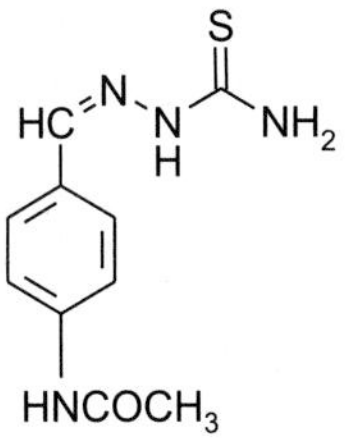

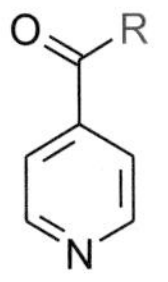

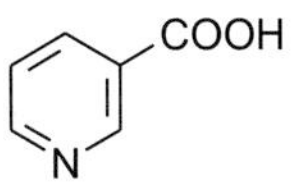

7.19 Thiazetazon

7.20 Isoniazid,
R = -NH-NH$_2$

7.21 Isonicotinsäure
R = -OH

7.22 Nicotinsäure

Abb. 7.5. Thiazetazon **7.19** und Isoniazid **7.20** sind Tuberkulostatika, die aus organisch-chemischen Zwischenprodukten resultierten. Isoniazid dringt in die Zelle ein und wird dort zur Isonicotinsäure **7.21** abgebaut, die ein Antimetabolit der Nicotinsäure **7.22** ist. Da die freie Säure **7.21** wegen ihrer hohen Polarität die Zelle nicht mehr verlassen kann, wird sie dort angereichert.

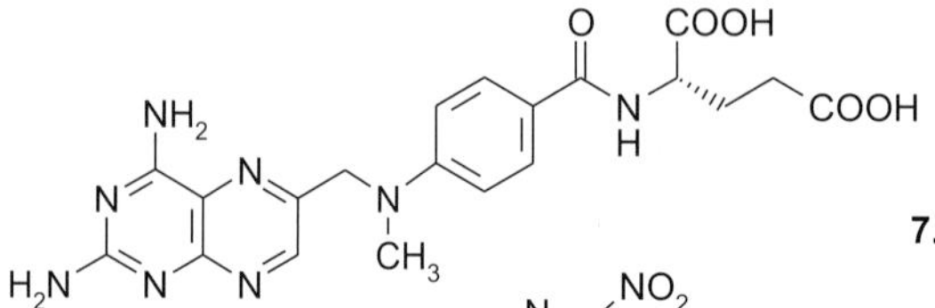

7.23 Methotrexat

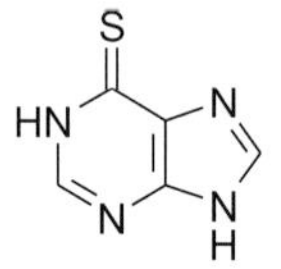

7.24 Mercaptopurin

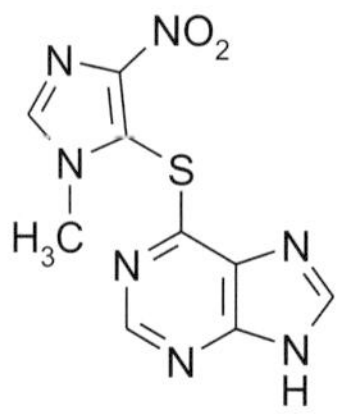

7.25 Azathioprin

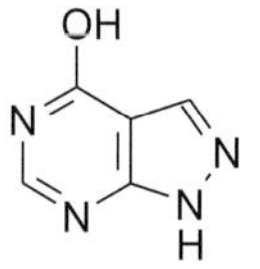

7.26 Allopurinol

Abb. 7.6. Ausgehend von Methotrexat **7.23** führten einfache Zwischenprodukte zu neuen Arzneimitteln. Mercaptopurin **7.24** und Azathioprin **7.25** wirken immunsuppressiv, Allopurinol **7.26** ist ein Gichtmittel.

ein solches Zwischenprodukt, das überraschend gute Wirkung gegen Tuberkulose zeigte. Strukturelle Optimierung ergab Thiazetazon **7.19** (Abb. 7.5), das leider lebertoxisch war. Zur Suche nach einem Nachfolger startete die Firma Bayer ein gezieltes Programm mit 5 000 Verbindungen. Im Jahr 1951 war es dann wiederum das Zwischenprodukt einer Synthese, das überlegene tuberkulostatische Wirkung zeigte. Isoniazid **7.20** (Abb. 7.5) war 15-mal wirksamer als das damals beste Tuberkulosemittel, das Antibiotikum Streptomycin **7.14** (Abb. 7.3). Die Entdeckung hatte wohl „in der Luft gelegen". Zwei weitere Arbeitsgruppen, beide in den USA, entdeckten gleichzeitig und unabhängig die Wirkung dieser Substanz, die nach metabolischer Spaltung Isonicotinsäure **7.21** liefert. Diese ist für die Tuberkulose-Bazillen ein Antimetabolit der Nicotinsäure **7.22** (Abb. 7.5).

Hemmstoffe des Enzyms Dihydrofolatreduktase, z. B. Methotrexat **7.23** (Abb. 7.6), werden zur Behandlung der Leukämie eingesetzt. Bei der Untersuchung von Analogen wurde auch ein einfaches Zwischenprodukt, das Mercaptopurin **7.24**, getestet. Es zeigte Wirkung, war aber zu toxisch. Die Weiterentwicklung lieferte Azathioprin **7.25**, das im Organismus Mercaptopurin freisetzt (Abb. 7.6). Als Immunsuppressivum war das Azathioprin den bis dahin verwendeten Corticosteroiden (Abschnitt 3.5) überlegen. Bis zur Einführung des Cyclosporins (Abschnitt 7.3) wurde es bei allen Organtransplantationen eingesetzt. Ein weiteres Zwischenprodukt aus dieser Reihe, das Allopurinol **7.26** (Abb. 7.6), ist ein Hemmstoff der Xanthinoxidase. Es wird zur Therapie der Gicht eingesetzt.

7.6 Mimicry: Die Nachbildung endogener Liganden

Ab der Mitte unseres Jahrhunderts wurden zunehmend biologische Prinzipien, Enzymsubstrate, Neurotransmitter und Hormone, als Vor-

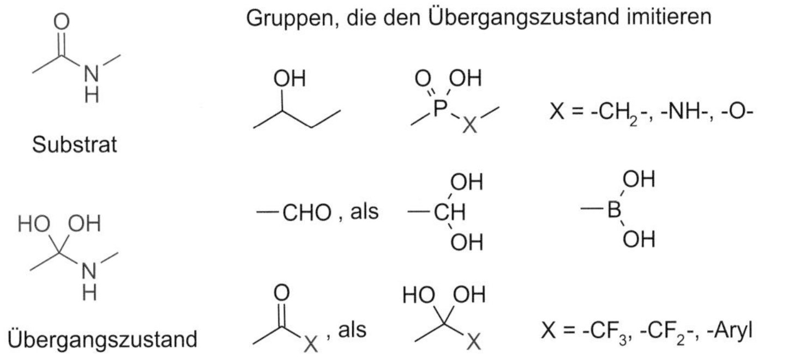

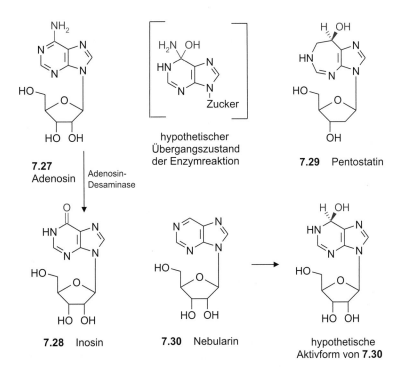

Gruppen, die den Übergangszustand imitieren

Substrat

Übergangszustand

X = -CH$_2$-, -NH-, -O-

—CHO , als

X = -CF$_3$, -CF$_2$-, -Aryl

Abb. 7.7. Beispiele für Substrat, Übergangszustand und Gruppen, die den Übergangszustand einer enzymatischen Amidspaltung imitieren. Einige der Gruppen bilden eine reversible kovalente Bindung zum katalytisch aktiven Serin der Serinproteasen aus (vgl. Abschnitte 10.4 und 26.1).

bilder für neue Arzneimittel verwendet. Der gezielte Entwurf von Wirkstoffen, ausgehend von diesen Leitstrukturen, führte zum „goldenen Zeitalter" der Arzneimittelforschung (Abschnitt 1.4).

Das prinzipielle Vorgehen soll am Beispiel von Enzyminhibitoren erläutert werden. Enzyme katalysieren chemische Reaktionen, indem sie die Übergangszustände dieser Reaktionen stabilisieren. Damit erniedrigen sie die Aktivierungsenergie, die Reaktion kann bei niedriger Temperatur ablaufen (Abschnitt 4.3). Dieses Spezifikum läßt sich für den Entwurf und die Optimierung von Enzyminhibitoren besonders wirkungsvoll nutzen. Ausgehend von der Kenntnis des Reaktionsmechanismus werden in die Substrate Gruppen eingebaut, die zum Übergangszustand strukturanalog sind (Abb. 7.7). Sie imitieren diesen, führen aber zu keinem Produkt. So kann ein Substrat in

7.27 Adenosin

Adenosin-Desaminase

7.28 Inosin

hypothetischer Übergangszustand der Enzymreaktion

7.30 Nebularin

7.29 Pentostatin

hypothetische Aktivform von **7.30**

Abb. 7.8. Die enzymatische Umsetzung von Adenosin **7.27** zu Inosin **7.28** wird durch die Naturstoffe Pentostatin **7.29** bzw. Nebularin **7.30** in picomolaren Konzentrationen gehemmt. Gegenüber dem Substrat Adenosin steigt die Affinität von **7.29** um 7 Zehnerpotenzen (K_i = 2,5 pM) an, die der Aktivform von **7.30** sogar um 8 Zehnerpotenzen (K_i = 0,3 pM). Sowohl Pentostatin als auch die Aktivform des Nebularins entsprechen in ihrer Struktur dem hypothetischen Übergangszustand der enzymatischen Reaktion.

einem Schritt, durch eine ganz gezielte chemische Änderung, in einen selektiven und aktiven Inhibitor übergeführt werden.

Bei korrekter Bindungsgeometrie des Inhibitors steigt die Affinität, verglichen mit dem Substrat, um mehrere Zehnerpotenzen an. Zwei Hemmstoffe der enzymatischen Umsetzung von Adenosin **7.27** zu Inosin **7.28**, die Naturstoffe Pentostatin **7.29** und Nebularin **7.30** (Abb. 7.8), sind eindrucksvolle Beispiele für solche Übergangszustands-Mimetika. Die Einführung einer einzigen Hydroxygruppe in der richtigen Stereochemie erhöht die Affinität des Liganden zum Enzym um viele Zehnerpotenzen (vgl. Abschnitt 5.7).

Nie zuvor war die Suche nach neuen Wirkstoffen so erfolgreich wie in den zwei bis drei Jahrzehnten des „goldenen Zeitalters". Anschließend ging die Erfolgsquote wieder zurück. Die Forschung wurde teurer und aufwendiger. Wie ist diese Entwicklung zu erklären? Gerade durch die Erfolge dieser Zeit ist in vielen Indikationsgebieten ein hoher Standard der Therapie erreicht worden. Er macht es den heutigen Forschern schwer, in gleicher Weise erfolgreich zu sein, selbst bei Einsatz überlegener Werkzeuge. Andere Gründe, z. B. erhöhte Anforderungen an Wirksamkeit und Unbedenklichkeit, kommen hinzu.

7.7 Nebenwirkungen eröffnen neue Therapiemöglichkeiten

Viele Arzneimittel gehen auf die Beobachtung von Nebenwirkungen in der Klinik oder in der praktischen Anwendung zurück (vgl. Abschnitt 2.8). So wurde die diuretische Wirkung organischer Quecksilberverbindungen rein zufällig entdeckt. 1919 erprobten Ärzte der 1. Medizinischen Universitätsklinik in Wien ein neues Mittel zur Behandlung der Syphilis. Bei einer 21-jährigen Frau beobachtete man als Nebenwirkung einen Anstieg der täglich ausgeschiedenen Harnmenge von 200–500 ml vor der Therapie auf 1,2–2,0 l am dritten Tag der Substanzgabe. Dieser Befund führte zur Entwicklung der ersten wirksamen Diuretika (Mittel zur Erhöhung der Harnausscheidung). Glücklicherweise sind wir heute auf die extrem giftigen Quecksilberverbindungen nicht mehr angewiesen, weder für die Therapie der Geschlechtskrankheiten noch zur Förderung der Harnausscheidung!

1948 wurde in Vulkanisieranstalten beobachtet, daß das Antioxidans Disulfiram **7.31** (Abb. 7.9) bei Arbeitern zu Unverträglichkeitserscheinungen gegenüber alkoholischen Getränken führte. Auf diese Entdeckung geht der Einsatz der Substanz zur Therapie des chronischen Alkoholismus zurück. Der bei der Verstoffwechslung von Ethanol intermediär gebildete Acetaldehyd wird nicht weiter umgesetzt. Das führt zu allgemeinen Vergiftungserscheinungen, Übelkeit, Herzklopfen

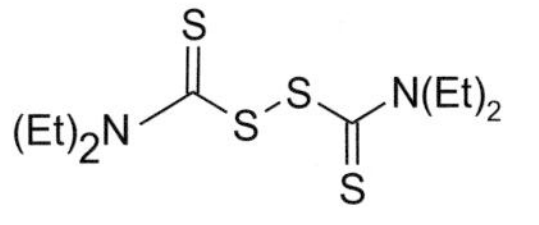

7.31 Disulfiram

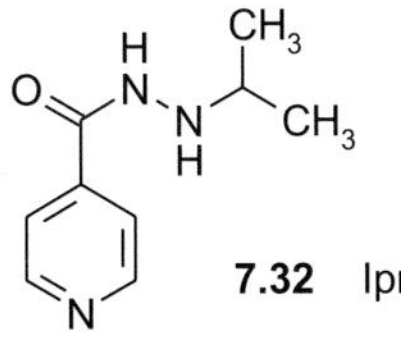

7.32 Iproniazid

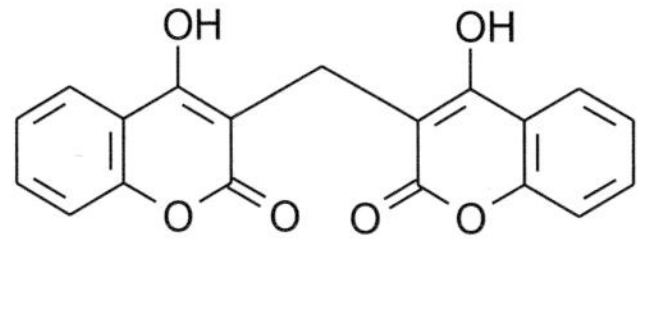

7.33 Dicoumarol

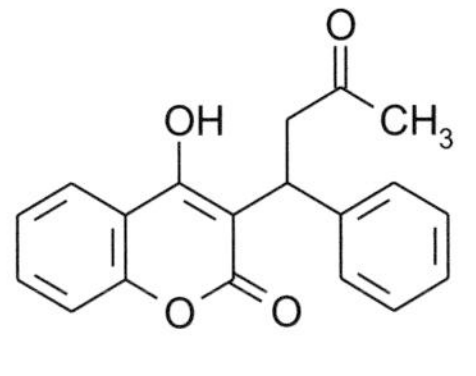

7.34 Warfarin

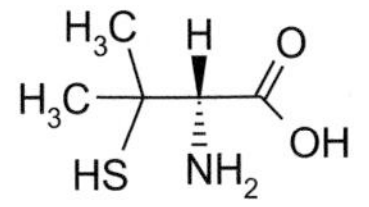

7.35 Penicillamin

Abb. 7.9. Tetraethylthiuramdisulfid **7.31** (Disulfiram), besser bekannt unter seinem Handelsnamen Antabus®, ist ein Hemmstoff der Aldehyd-Dehydrogenase. Die Anreicherung des toxischen Acetaldehyds führt zu Übelkeit. Iproniazid **7.32**, ein einfaches Derivat des Isoniazids **7.20** (Abb. 7.5), ist ein Monoaminoxidase-Hemmer. Über die Verlängerung der Wirkung biogener Amine wirkt es antidepressiv. Von Dicoumarol **7.33** leitet sich das Rattengift Warfarin **7.34** ab. Obwohl seine Wirkung auf die Blutgerinnung sorgfältig überwacht werden muß, ist Warfarin heute der Standard zur Therapie von Krankheiten, die mit einer erhöhten Gerinnungsneigung einhergehen, z. B. Herzinfarkt oder Schlaganfall. Penicillamin **7.35** ist ein Komplexbildner für Schwermetalle, u. a. zur Behandlung des Wilson-Syndroms, einer Erbkrankheit, die zur Anreicherung von Kupfer im Gewebe führt. Erst später wurde entdeckt, daß die Substanz bei chronisch rheumatischen Erkrankungen wirksam ist.

und Schweißausbruch. Die Wirkung ist allerdings schwer kontrollierbar. Alkoholkonsum nach der Therapie hat sogar zu vereinzelten Todesfällen geführt.

Das klassische Beispiel der Entdeckung wichtiger neuer Einsatzgebiete über die Beobachtung von Nebenwirkungen in der Klinik sind die Sulfonamide. Die Sulfonamid-Diuretika und die oralen Antidiabetika, Mittel zur Behandlung bestimmter Formen der Zuckerkrankheit, gehen darauf zurück (Abschnitt 8.4).

Iproniazid **7.32** (Abb. 7.9) ist ein Derivat des Isoniazids **7.20** (Abb. 7.5). Eine 1957 bei Tuberkulosepatienten beobachtete deutliche Stimmungsaufhellung führte zu einem breiten Einsatz zur Behandlung chronisch-depressiver Patienten. Die Substanz mußte aber wenige Jahre nach ihrer Einführung wegen schwerer Nebenwirkungen wieder vom Markt genommen werden.

Süßklee wird in Europa seit Jahrhunderten als Viehfutter verwendet. Die Einführung in den USA und Kanada in den zwanziger Jahren unseres Jahrhunderts hatte verheerende Folgen, da er anfangs falsch gelagert wurde. Massive Blutungen und Todesfälle bei Rindern ließen sich auf die Verfütterung verdorbenen Süßklees zurückführen. Der Wirkstoff, das antithrombotisch wirkende Dicoumarol **7.33** (Abb. 7.9), wurde 1942 in die Therapie eingeführt, die therapeutische Wirkung war aber unzuverlässig. Die Wisconsin Alumni Research Foundation untersuchte 150 Analoge und führte 1948 das Warfarin **7.34** als Rattengift ein. Sein Name leitet sich vom Firmen-Acronym WARF und der Endung „arin" des Cumarins ab. 1951 wollte ein amerikanischer Armeekadett mit einer hohen Warfarin-Dosis Selbstmord verüben. Da er überlebte, wurden auch mit dieser Substanz klinische Prüfungen durchgeführt. Trotz der Notwendigkeit zur ständigen Kontrolle der Gerinnungswerte ist die Anwendung von Warfarin heute eine Standardtherapie nach Herzinfarkt und Schlaganfall.

Ein Beispiel für eine wichtige Indikationsausweitung ist das Penicillamin **7.35** (Abb. 7.9). Eingeführt wurde es zur Behandlung des Wilson-Syndroms, einer Erbkrankheit, die zu Kupferanreicherung im Gewebe führt. Als Komplexbildner ist es auch zur Ausschleusung von Schwermetallen bei Vergiftungen geeignet. Erst später, in der praktischen Anwendung, wurde seine viel größere Bedeutung zur Basistherapie rheumatischer Erkrankungen erkannt. Der Wirkmechanismus ist noch weitgehend ungeklärt.

7.8 Wie geht es weiter?

Alle in den vorangehenden Abschnitten beschriebenen Ansätze werden in der industriellen Pharmaforschung verfolgt. Wegen der enormen Kosten, die mit der Entwicklung eines Arzneimittels verbunden sind, ist die Suche nach originären Leitstrukturen ein zunehmend wichtigeres Ziel. Für neuartige therapeutische Ansätze, Testmodelle oder die 3D-Strukturen von neuen Zielproteinen werden hohe Summen bezahlt. Solche Informationen können zu einem Wettbewerbsvorsprung führen, der zwar einige Zeit vorhält, aber mit aller Kraft verteidigt und weiter ausgebaut werden muß.

Nach dem Prinzip der Risikostreuung und der maximalen Nutzung aller Ressourcen begleiten das Screening von Pflanzenextrakten und mikrobiellen Brühen und das Massenscreening von hauseigenen, zugekauften und kombinatorischen Substanz-Bibliotheken (Kapitel 11) die rationalen Methoden. Daneben findet heute die **Wirkstoffsuche** *in computro* statt. Von Tausenden bis Millionen Strukturen werden jeweils eine 3D-Struktur oder mehrere Konformationen (Kapitel 16) erzeugt. Ausgehend von der röntgenkristallographisch ermittelten 3D-Struktur des Proteins wird ihre Eignung als Ligand für ein bestimmtes Protein mit dem Computer überprüft (Kapitel 25).

Eine immer größere Rolle für die Auffindung neuer Leitstrukturen spielt die Identifizierung therapeutisch relevanter Proteine. Die Aufklärung des menschlichen Genoms (Abschnitt 12.3) liefert uns die Sequenzen aller humanen Proteine. Vergleiche der Expressionsmuster von gesunden und kranken Zellen erlauben es, bestimmte Proteine als Ursache oder Folge eines Krankheitsgeschehens zu erkennen. Gelingt es, ein solches Protein aufzuspüren, sind die nächsten Schritte vorgegeben. Es erfolgt die Prüfung des therapeutischen Konzepts an einem gentenchnisch verändertem Tier (Abschnitt 12.4), die Etablierung eines molekularen Testsystems und die 3D-Strukturaufklärung des Proteins. Damit sind die wichtigsten Schritte auf dem Weg zur Leitstruktur für die Auffindung eines neuen Arzneimittels bereits getan.

Viele Firmen bemühen sich, in den von ihnen bearbeiteten Indikationen mehrere, chemisch voneinander unabhängige Leitstrukturen zu entwickeln. Die Ausarbeitung von Tiermodellen für die präklinische Prüfung und die Vorbereitung der klinischen Prüfungen erfordern einen derart hohen personellen und finanziellen Aufwand, daß es unvertretbar erscheint, mit nur einer einzigen Verbindungsklasse ein solches Programm zu starten. Streuung und damit Minimierung des Risikos sind gefragt, sowohl bei der Suche wie auch bei der Entwicklung eines neuen Arzneimittels.

Allgemeine Literatur

A. Burger, A Guide to the Chemical Basis of Drug Design, John Wiley & Sons, New York, 1983

E. Verg, Meilensteine. 125 Jahre Bayer, 1863–1988, Bayer AG, 1988

W. Sneader, Chronology of Drug Introductions, in: Comprehensive Medicinal Chemistry, C. Hansch, P. G. Sammes und J. B. Taylor, Hrsg., Band 1, P. D. Kennewell, Hrsg., Pergamon Press, Oxford, 1990, S. 7–80

Spezielle Literatur

M. Suffness, Taxol: From Discovery to Therapeutic Use, Ann. Rep. Med. Chem. **28**, 305–314 (1993)

P. J. Hylands und L. J. Nisbet, The Search for Molecular Diversity (I): Natural Products, Ann. Rep. Med. Chem. **26**, 259–269 (1991)

M. S. Tempesta und S. R. King, Ethnobotany as a Source for New Drugs, Ann. Rep. Med. Chem. **29**, 325–330 (1994)

A. D. Buss und R. D. Waigh, Natural Products as Leads for New Pharmaceuticals, Burger's Medicinal Chemistry and Drug Discovery, M. Wolff, Hrsg., John Wiley & Sons, 1995, S. 983–1033

G. R. Pettit *et al.*, Isolation of Dolastatins 10–15 from the Marine Mollusc *Dolabella Auricularia*, Tetrahedron **41**, 9151–9170 (1993)

B. Badio et al., Epibatidine: Discovery and Definition as a Potent Analgesic and Nicotinic Agonist, Med. Chem. Res. **4**, 440–448 (1994), und nachfolgende Arbeiten (Sonderheft zu Epibatidin)

8. Die Optimierung der Leitstruktur

Eine Leitstruktur ist erst der Anfang auf dem Weg zum Arzneimittel. In einem meist langwierigen, iterativen Prozeß müssen die Wirkstärke, Spezifität und Wirkdauer optimiert, die Nebenwirkungen und die Toxizität minimiert werden. Jede Änderung der chemischen Struktur einer Substanz ändert ihre 3D-Struktur, die physikalisch-chemischen Eigenschaften und das biologische Wirkspektrum. Der isostere Ersatz von Atomen oder Gruppen, die Einführung hydrophober Gruppen, das Zerschneiden von Ringen bzw. die Einbindung flexibler Molekülteile in cyclische Strukturen und die Optimierung des Substitutionsmusters sind nur einige Möglichkeiten zur gezielten strukturellen Abwandlung einer Leitstruktur.

Kreativität und Glück sind immer noch wichtige Voraussetzungen für den Erfolg in der Arzneimittelforschung. Trotzdem gibt es einen über die Jahrzehnte gewachsenen Schatz an Erfahrung, der beim Prozeß der rationalen Optimierung außerordentlich hilfreich ist. Gerade hier können die computergestützten Methoden ihre volle Leistungsfähigkeit ausspielen. In den weiteren Abschnitten dieses Kapitels werden vor allem klassische Ansätze der Wirkstoffoptimierung präsentiert. Die Diskussion der struktur- und computergestützten Optimierung von Leitstrukturen erfolgt in den Kapiteln 24 und 25, Beispiele für Anwendungen in unterschiedlichen Indikationen werden in den Kapiteln 26 bis 30 vorgestellt.

8.1 Strategien der Wirkstoffoptimierung

Die Optimierung von Wirkstoffen folgt einem Prozeß, der sich am besten mit den Worten des Philosophen Karl Popper charakterisieren läßt: *„Die Wahrheit ist objektiv und absolut. Aber wir können niemals sicher sein, daß wir sie gefunden haben. Unser Wissen ist immer Vermutungswissen. Unsere Theorien sind Hypothesen. Wir prüfen auf Wahrheit, indem wir das Falsche ausscheiden"* (*Objective Knowledge*, 1972).

Dementsprechend folgt die Optimierung der Wirkstärke einer Substanz einer Arbeitshypothese und einem cyclischen Prozeß von Versuch und Irrtum zur Verfeinerung dieser Hypothese. Die vorliegenden Daten zu Zusammenhängen zwischen chemischer Struktur und biologischer Wirkung dienen dem Entwurf neuer Strukturen. Diese werden synthetisiert und getestet und die Arbeitshypothese gegebenenfalls modifiziert. Im negativen Fall wird sie verworfen und eine neue Hypothese erstellt, die mit den biologischen Daten in Einklang steht.

Bei der Struktur eines Wirkstoffs unterscheidet man zwischen

- dem eigentlichen **Pharmakophor** (Abschnitte 8.7 und 17.1), der für die spezifische Bindung verantwortlich ist und bei dem eine chemische Variation meist nur in relativ engen Grenzen erfolgen kann,
- zusätzlichen Gruppen („Haftgruppen"), die höhere Affinität und damit höhere biologische Aktivität bewirken,
- weiteren Gruppen, die nicht die Bindung, sondern nur die Lipophilie des Moleküls und damit den Transport und die Verteilung im biologischen System beeinflussen, und
- Gruppen, die erst abgespalten oder modifiziert werden müssen, um im Organismus die eigentliche Wirkform zu erzeugen (Kapitel 9).

Die wichtigsten Schritte bei der **Optimierung einer Leitstruktur** sind die gezielte Änderung der Gestalt und Form, d. h. der dreidimensionalen Struktur und/oder der physikalisch-chemischen Eigenschaften. Einzelne Schritte auf diesem Weg sind u. a.

- Änderung der Lipophilie und der elektronischen Eigenschaften durch Einführung oder Entfernung hydrophober bzw. hydrophiler Gruppen,
- Variation der Substituenten eines aromatischen oder heterocyclischen Rings,
- Einführung oder Eliminierung von Heteroatomen in Ketten oder Ringen,
- Variation der Substituenten an Heteroatomen,
- Änderung der Kettenlänge eines aliphatischen Restes oder eines Brückengliedes,
- Einführung raumerfüllender Substituenten zur Stabilisierung einer bestimmten Konformation,
- Änderung der Ringgröße alicyclischer oder heterocyclischer Ringe,
- Einbau flexibler Teilstrukturen in Ringe,
- Einbau von Verzweigungen oder Anfügen von Ringen (Rigidisierung),
- Aufschneiden von Ringen und die
- Eliminierung von Chiralitätszentren zur Vereinfachung der Struktur oder
- die Einführung eines Chiralitätszentrums zur Erhöhung der Selektivität.

Bei der klassischen Wirkstoffoptimierung läuft dieser Prozeß meist unidirektional, d.h. die Optimierung erfolgt jeweils nur an einer Position des Moleküls, in einer einzigen Richtung. Solche unidirektionalen Optimierungen haben in der Vergangenheit zu vielen Enttäuschungen geführt, weil gegenseitige Einflüsse struktureller Änderungen oder das Überschreiten einer optimalen Gesamtlipophilie vernachlässigt werden. Für die Variation aromatischer Substituenten zur Optimierung der biologischen Wirkung hat Topliss ein Schema ausgearbeitet, das erlaubt, mit einer minimalen Zahl von Schritten das Wirkoptimum zu erreichen (Abschnitt 8.3). Der Einsatz von Versuchsplänen zur simultanen Änderung mehrerer Bereiche des Moleküls und die Auswertung der Ergebnisse mit Hilfe der quantitativen Struktur-Wirkungsbeziehungen (Kapitel 20) erlaubt in aller Regel eine rasche und effektive Optimierung. Bei der struktur- und computergestützten Optimierung von Wirkstoffen führt die 3D-Struktur des Zielproteins und seiner Komplexe zu einer gezielten Strukturvariation der Wirkstoffe. Aber auch hier dürfen Aspekte der Gesamtlipophilie oder des Metabolismus nicht außer acht gelassen werden.

8.2 Isosterer Ersatz von Atomen und Gruppen

Isosterer Ersatz ist der Austausch bestimmter Gruppen eines Moleküls gegen sterisch und elektronisch verwandte Gruppen. Bleibt die biologische Wirkung dabei im wesentlichen erhalten, verwendet man den Begriff **bioisosterer Ersatz** (Abb. 8.1). Im einfachsten Fall ist das der Austausch eines einzelnen Atoms, z.B. Cl (lipophil, schwach elektronenziehend) gegen Br (gleiche Eigenschaften wie Cl) oder Methyl (lipophil, schwach elektronenliefernd), bzw. -O- (polarer H-Brücken-Akzeptor) gegen -NH- (polarer H-Brücken-Donor) oder -CH_2- (lipophil, keine Fähigkeit zur Ausbildung von H-Brücken). Daneben versteht man unter bioisosterem Ersatz auch den Austausch ganzer Gruppen, z.B. -COOH, ein H-Brücken-Akzeptor und -Donor, gegen andere Gruppen mit gleichen bzw. modifizierten Eigenschaften, z.B. gegen das ebenfalls saure Tetrazol (Abb. 8.1).

Was an isosterem Ersatz möglich ist, illustriert der Austausch aller drei Iodatome des Schilddrüsenhormons Thyroxin **8.1** gegen Alkylreste, zum 3,5-Dimethyl-3′-isopropyl-thyronin **8.2** (Abb. 8.2), das immer noch beachtliche Affinität und agonistische Wirkung am Thyroidhormonrezeptor aufweist. Im Gegensatz zum Thyroxin, das durch eine Deiodinase sowohl iodiert als auch abgebaut werden kann, lassen sich die Alkylreste von **8.2** aber metabolisch nicht mehr abspalten.

Bioisosterer Ersatz war und ist eine der wichtigsten Strategien der Arzneimittelforschung. Trotzdem gibt es dabei auch Überraschungen. Bei den Lokalanästhetika (Abschnitt 3.4) führt der Ersatz einer Ester-

Substituenten:　F, Cl, Br, I, CF_3, NO_2
Methyl, Ethyl, Isopropyl, Cyclopropyl, t-Butyl,
-OH, -SH, $-NH_2$, OMe, $N(Me)_2$

Brückenglieder:　$-CH_2-$, -NH-, -O-
$-COCH_2-$, CONH-, -COO-
>C=O, >C=S, >C=NH, >C=NOH, >C=NOAlkyl

Atome und Gruppen in Ringen:　-CH=, -N=
$-CH_2-$, -NH-, -O-, -S-,
$-CH_2CH_2-$, CH_2-O-, -CH=CH-, -CH=N-

Größere Gruppen:　$-NHCOCH_3$, $-SO_2CH_3$

-COOH, -CONHOH, $-SO_2NH_2$,

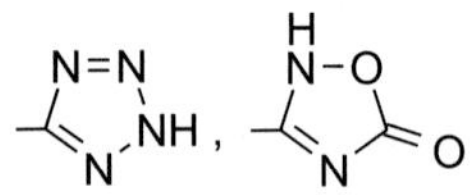

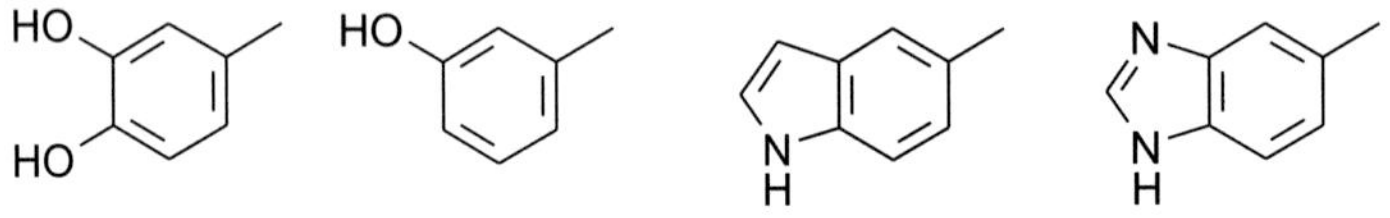

Abb. 8.1　Einige Beispiele für Möglichkeiten zum isosteren Austausch von Atomen bzw. Gruppen.

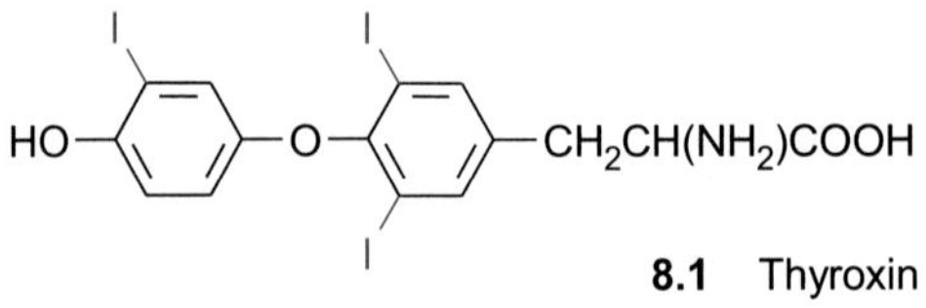

8.1　Thyroxin

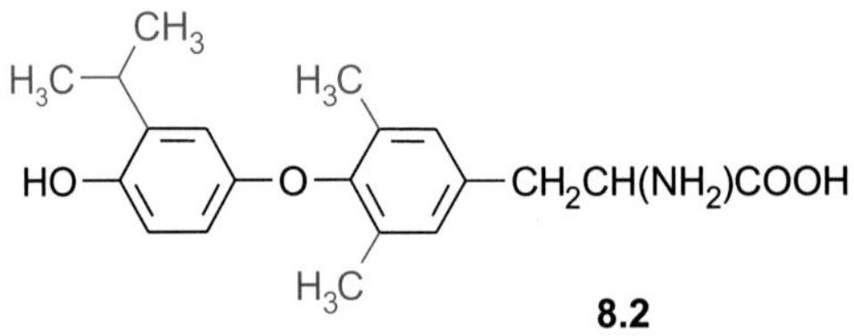

8.2

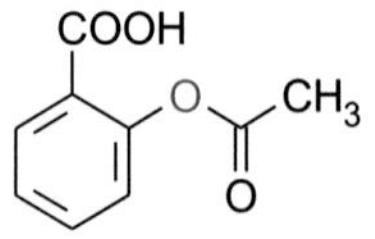

8.3　Acetylsalicylsäure

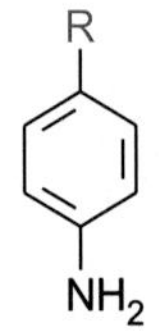

8.4　R = -COOH
oder $-SO_2NH_2$

Abb. 8.2　Isosterer Ersatz mit Erhalt (links), Verlust (rechts oben) und Umkehr der biologischen Wirkung (rechts unten). Im Schilddrüsenhormon Thyroxin **8.1** können alle drei Iodatome gegen Alkylreste ausgetauscht werden. Verbindung **8.2** ist immer noch wirksam. Bei der Acetylsalicylsäure **8.3** führt der Austausch von $-OCOCH_3$ gegen $-NHCOCH_3$ zum Verlust der acylierenden Eigenschaften und damit zum weitgehenden Verlust der biologischen Wirkung. Aus *p*-Aminobenzoesäure **8.4** (R = COOH), einer von den Bakterien benötigten Zwischenstufe für die Dihydrofolat-Synthese, entsteht durch Austausch der Carboxylgruppe gegen eine Sulfonamidgruppe der Antimetabolit Sulfanilamid **8.4** (R = SO_2NH_2).

gruppe durch eine Amidgruppe erwartungsgemäß zu erhöhter metabolischer Stabilität. Bei der Acetylsalicylsäure **8.3** (Abb. 8.2) darf dieser Austausch nicht vorgenommen werden. Beim analogen Ersatz von -COO- gegen -CONH- geht die Wirkung verloren, da das Amid das Enzym Cyclooxygenase nicht mehr acylieren kann (Abschnitt 3.1). Bei der *p*-Aminobenzoesäure **8.4** (R = -COOH, Abb. 8.2) führt der Austausch der Carboxylgruppe gegen eine Sulfonamidgruppe zum Sulfanilamid **8.4** (R = -SO$_2$NH$_2$), einem Antimetaboliten der *p*-Aminobenzoesäure (Abschnitte 2.3 und 4.7).

Weitere, überraschende Folgen eines vermeintlich „bioisosteren" Ersatzes von Atomen oder Gruppen belegen die Enzyminhibitoren **8.5** und **8.6** (Abb. 8.3). In einigen Fällen lassen sich die biologischen Daten und die resultierenden komplexen Struktur-Wirkungsbeziehungen nur an Hand der experimentellen 3D-Strukturen der Ligand-Pro-

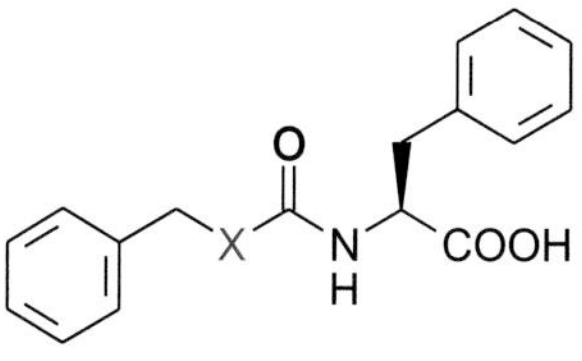

8.5 Thermolysininhibitoren
X = -O- oder -CH$_2$-

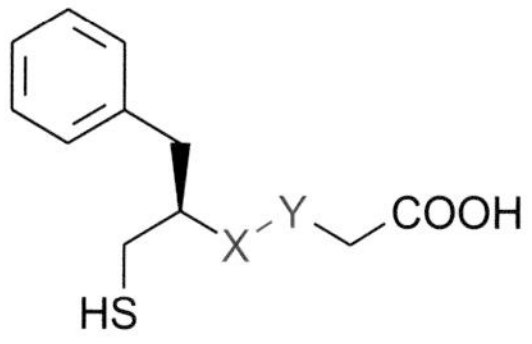

8.6 Thiorphan und *retro*-Thiorphan
X, Y = -CO-NH- bzw. -NH-CO-

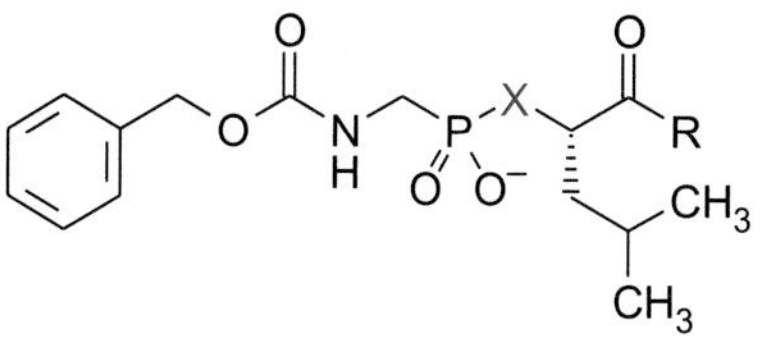

8.7 Thermolysininhibitoren
X = -NH-, -O- oder -CH$_2$-
R = -OH oder Aminosäurerest

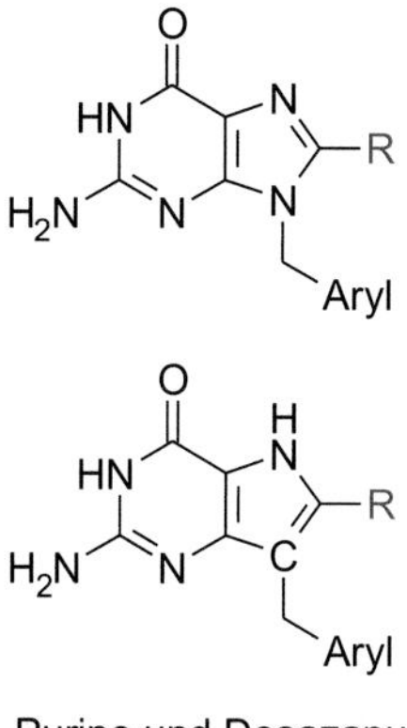

8.8 Purine und Desazapurine
R = H bzw. NH$_2$

Abb. 8.3 Bei den Thermolysininhibitoren **8.5** führt der isostere Austausch von -O- zu -CH$_2$- zu unterschiedlichem Bindungsmodus (Abschnitt 18.2). Thiorphan **8.6** (X = -CONH-) und *retro*-Thiorphan **8.6** (X = -NHCO-) haben gleiche Wirksamkeit gegenüber Thermolysin und Enkephalinase (NEP 24.11), aber deutlich unterschiedliche Aktivität gegenüber dem Angiotensin-Konversions-Enzym (Abschnitte 6.5 und 18.1). Die Phosphonsäureester **8.7** zeigen mit X = -O- etwa 1 000-fach geringere Affinität zu Thermolysin als die Analogen mit X = -NH- und -CH$_2$- (Abschnitt 5.6). Bei den Purinnucleosidphosphorylase-Inhibitoren **8.8** führt der Austausch eines Purin-Stickstoffs gegen Kohlenstoff oder die Einführung einer Aminogruppe zu deutlich wirksameren Verbindungen; die Kombination beider Gruppen schwächt die Wirkung aber wieder ab (Abschnitt 18.5).

tein-Komplexe verstehen, z. B. bei den Enzyminhibitoren **8.7** und **8.8** (Abb. 8.3). Diese Beispiele werden in anderen Kapiteln des Buches ausführlicher besprochen.

Relativ selten wird eine Leitstruktur ausschließlich von einer Arbeitsgruppe beforscht. Andere Firmen übernehmen erfolgreiche Vorbilder, spätestens nach dem wirtschaftlichen Erfolg eines neuen Arzneimittels. Ziel dieser sogenannten *„me too"*-**Forschung** ist es, durch Abwandlung der Leitstrukturen der Konkurrenz zu patentfreien Analogen zu kommen, die wirksamer, selektiver oder besser verträglich sind. Man muß akzeptieren, daß gerade diese Form der Konkurrenz in vielen Indikationsgebieten erst zu den therapeutisch wertvollsten Verbindungen geführt hat. Einerseits ist eine Fülle von Doppelarbeit geleistet worden, andererseits sind immer wieder neue Analoge mit besseren Eigenschaften entstanden, die sich langfristig in der Therapie durchgesetzt haben. Penicilline der dritten und vierten Generation, mit Breitbandwirkung und metabolischer Stabilität, Betablocker mit verbesserter Selektivität und viele andere spezifische Arzneimittel hätte es ohne die vielfach geschmähte *„me too"*-Forschung einfach nicht gegeben.

8.3 Systematische Variation aromatischer Substituenten

Das Ziel der Optimierung einer Leitstruktur hat Rückwirkungen auf die Planung der entsprechenden Versuchsreihe. Will man den Einfluß bestimmter struktureller Änderungen auf die biologische Wirkung mit minimalem Aufwand überprüfen, muß ein sorgfältiges **Design** der zu synthetisierenden Substanzen vorausgehen. Dabei entsteht ein fast unlösbares Problem, weil der Austausch eines Substituenten oder einer Gruppe in aller Regel zu einer komplexen Änderung mehrerer Eigenschaften führt. Methyl gegen Ethyl ändert nur die Lipophilie und die Größe des Substituenten. Methyl gegen Chlor ändert die Polarisierbarkeit, die elektronischen Eigenschaften und darüber hinaus noch den Metabolismus. Bei anderen Substituenten können sich H-Brücken-Donor- und -Akzeptoreigenschaften sowie die Ionisation und die Dissoziation ändern.

Paul Craig hat 1971 vorgeschlagen, für die strukturelle Variation aromatischer Substitutenten ein einfaches Diagramm zu verwenden, in dem wichtige Eigenschaften dieser Substituenten, z. B. Lipophilie und elektronische Eigenschaften, gegeneinander aufgetragen sind. Eine Auswahl von Substituenten aus unterschiedlichen Quadranten dieses Diagramms erlaubt die Überprüfung verschiedener Kombinationen von Eigenschaften. Das Konzept läßt sich auf mehrere Dimensionen ausweiten, gegebenenfalls unter Zuhilfenahme mathematisch-statistischer Methoden.

John Topliss hat 1972 einen weitergehenden Vorschlag gemacht, den wir heute als evolutive Strategie bezeichnen würden. Zur Optimierung des Substitutionsmusters einer aromatischen Verbindung wird jeweils ein Substituent, z. B. Wasserstoff, gegen einen anderen, z. B. Chlor, ausgetauscht. Die Planung der nächsten Verbindung orientiert sich daran, welche der beiden Substanzen zu überlegener Wirkung führt. Verbessert der neue Substituent die Wirkung, so wählt man einen Substituenten, der gleiche physikalisch-chemische Eigenschaften in stärkerem Ausmaß hat oder führt mehrere dieser Substituenten ein. Verschlechtert der neue Substituent die biologische Wirkung, dann wird ein Substituent gewählt, der entgegengesetzte physikalisch-chemische Eigenschaften hat. Bei etwa gleichem Effekt zweier unterschiedlicher Substituenten auf die biologische Wirkung wird überprüft, ob verschiedene physikalisch-chemische Eigenschaften die Wirkung gegenläufig beeinflussen. Trotz ihrer Eleganz scheitert diese Strategie oft ganz banal am zeitlichen Aufwand, der für ein schrittweises Vorgehen erforderlich ist.

In Folge der Arbeiten von Craig und Topliss wurden weitere Design-Methoden ausgearbeitet. Keine dieser Methoden darf zu eng gesehen werden. Synthesepläne müssen sich sowohl an der Herstellbarkeit der Substanzen als auch an einer größtmöglichen strukturellen Vielfalt, d. h. einer Vielfalt ihrer physikochemischen Eigenschaften und 3D-Strukturen messen lassen. Mit der zunehmenden Bedeutung der kombinatorischen Chemie (Kapitel 11) wird das rationale Design diverser Substanzbibliotheken eine ganz neue Dimension erlangen.

8.4 Optimierung des Wirkspektrums und der Selektivität

Die strukturelle Variation einer Leitstruktur beeinflußt nicht nur ihre Wirkstärke, sondern auch ihr Wirkspektrum. Das kann durchaus von Vorteil sein, bringt aber das Risiko, daß die Selektivität auch schlechter werden kann. Als einfache Faustregel gilt, daß die Vergrößerung eines Moleküls, die Einführung optisch aktiver Zentren und eine Rigidisierung die Selektivität erhöhen, vorausgesetzt, die Wirkung geht dabei nicht ganz verloren. Umgekehrt resultiert nach Entfernung chiraler Zentren, Flexibilisierung oder Verkleinerung des Moleküls meist eine unspezifische und schwächere Wirkung.

Bei Verbindungen, die auf Neurorezeptoren des Gehirns einwirken sollen, entscheidet ihre Polarität, ob sie die Blut-Hirn-Schranke durchdringen können. Polare Verbindungen sind dazu nicht in der Lage, sie wirken nur in der Peripherie, z. B. auf den Kreislauf. Beispiele dafür sind Adrenalin **8.9** und Dopamin **8.10** (Abb. 8.4). Die schrittweise Entfernung bzw. Maskierung polarer Gruppen bringt jedoch die zentrale Wirkung in den Vordergrund. Ephedrin **8.11** greift im Gehirn und in

Abb. 8.4 Die polaren Verbindungen Adrenalin **8.9** und Dopamin **8.10** sind bei intravenöser Gabe nur im Kreislauf (peripher) wirksam. Ephedrin **8.11** ist lipophiler und zeigt dementsprechend periphere und zentrale Effekte. Beim noch unpolareren Amphetamin **8.12** (*Speed*) überwiegt die zentralnervöse stimulierende Wirkung. Das 3,4-Methylendioxymethamphetamin **8.13** (MDMA, *Ecstasy*) wirkt halluzinogen. Polare Gruppen sind rot, neutrale bzw. lipophile Gruppen blau eingefärbt.

polare Moleküle:

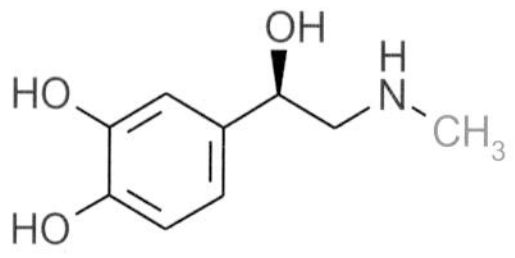

8.9 Adrenalin

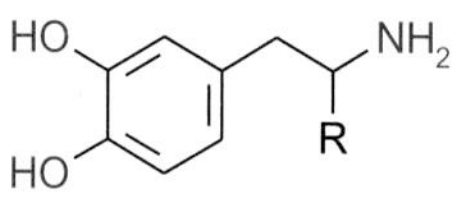

8.10 Dopamin, R = H
L-Dopa, R = COOH

mittlere Polarität:

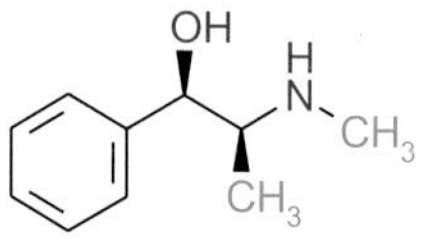

8.11 Ephedrin

unpolare Moleküle:

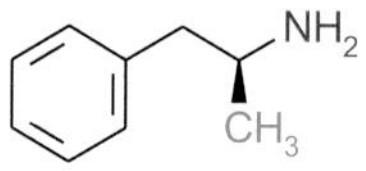

8.12 Amphetamin

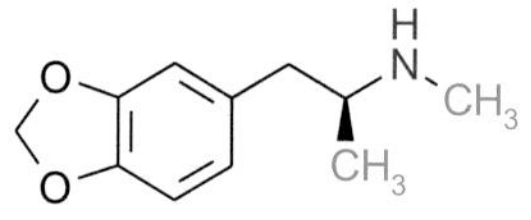

8.13 MDMA

der Peripherie an, es wirkt zentral anregend und blutdruckerhöhend. Amphetamin **8.12** (*Speed*) und das Rauschmittel MDMA **8.13** (die Designer-Droge *Ecstasy*) sind schwache Basen. Ihre relativ unpolaren Neutralformen überwinden spielend die Blut-Hirn-Schranke, die zentralnervöse Wirkung überwiegt (Abb. 8.4).

Auch hier gibt es Ausnahmen. L-Dopa **8.10** (R = COOH, Abb. 8.4) ist eine extrem polare Aminosäure. Über passive Diffusion könnte sie die Blut-Hirn-Schranke nie überwinden. Sie wird aber vom Aminosäure-Transporter erkannt und aktiv ins Gehirn und durch Membranen

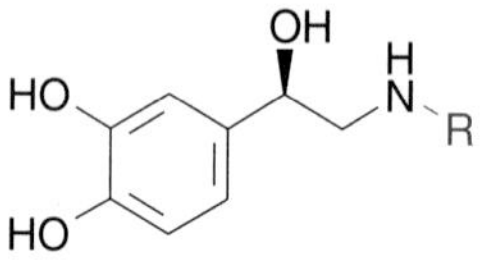

8.14 Noradrenalin, R = H
überwiegend α-mimetisch

8.9 Adrenalin, R = CH$_3$
α- und β-mimetisch

8.15 Isoprenalin, R = -CH(CH$_3$)$_2$
β-mimetisch

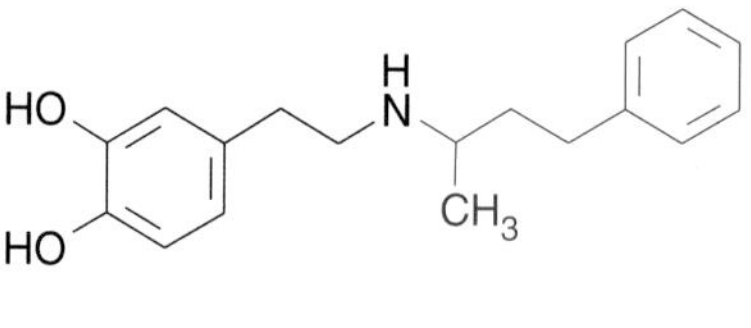

8.16 Dobutamin
β_1-mimetisch

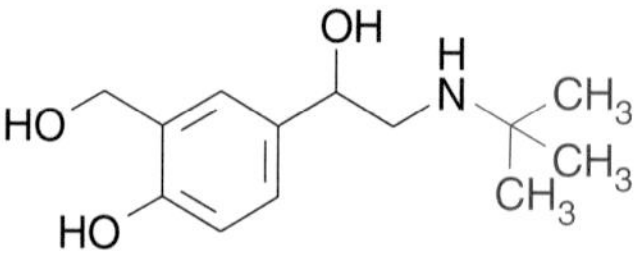

Abb. 8.5 Noradrenalin **8.14**, Adrenalin **8.9** und Isoprenalin **8.15** greifen in unterschiedlichem Ausmaß an α- und β-Rezeptoren an. Selektive β_1- und β_2-Agonisten, z. B. **8.16** bzw. **8.17** und **8.18**, wirken spezifisch als Cardiostimulantien bzw. Broncholytika.

8.17 Salbutamol
β_2-mimetisch

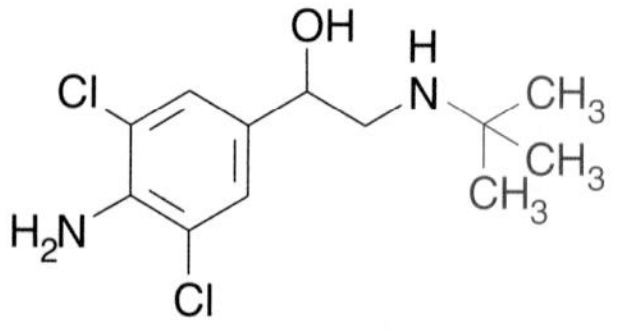

8.18 Clenbuterol
β_2-mimetisch

geschleust. Damit ist gleichzeitig das Problem gelöst, Dopamin **8.10** (R = H) zur Therapie der Parkinsonschen Krankheit ins Gehirn zu bringen, denn L-Dopa wird dort zu Dopamin decarboxyliert (Abschnitte 4.6 und 9.4).

Welch entscheidenden Einfluß selbst geringfügige Änderungen der Struktur haben können, zeigt das Wirkspektrum der Hormone und Neurotransmitter Noradrenalin und Adrenalin und ihrer synthetischen Analoga. Während Noradrenalin **8.14** (Abb. 8.5) überwiegend an α-adrenergen Rezeptoren angreift, wirkt sein *N*-Methylderivat Adrenalin **8.9** (Abb. 8.4) an α- und β-Rezeptoren, es ist ein gemischter α/β-Agonist. Dieser Unterschied wurde genutzt, um durch Vergrößerung des *N*-Alkylrestes zum spezifischen β-Agonisten Isoprenalin **8.15** (Abb. 8.5) zu gelangen. Innerhalb der Klasse der β-adrenergen Substanzen konnte eine weitere Differenzierung der Wirkung erreicht werden. Dem Dobutamin **8.16** fehlt die alkoholische Hydroxygruppe des Adrenalins. Trotz der strukturellen Verwandtschaft zu Dopamin **8.10** (R = H, Abb. 8.4) ist die Substanz ein β$_1$-Agonist mit cardioselektiver Wirkung. Spezifische β$_2$-Agonisten, z. B. Salbutamol **8.17** und Clenbuterol **8.18** (Abb. 8.5), werden zur Behandlung von Asthma eingesetzt, da sie bronchodilatorisch wirken, ohne die cardiostimulierenden Nebenwirkungen der unspezifischen β-Agonisten aufzuweisen.

Die Sulfonamide sind ein Paradebeispiel für die gezielte Optimierung von Leitstrukturen in verschiedenen therapeutischen Indikationen. Aus den antibakteriell wirksamen ersten Vertretern resultierten sowohl Diuretika (Entwässerungsmittel) als auch Antidiabetika. Bereits 1940 wurde die Beobachtung gemacht, daß Sulfanilamid (Abschnitt 2.3)

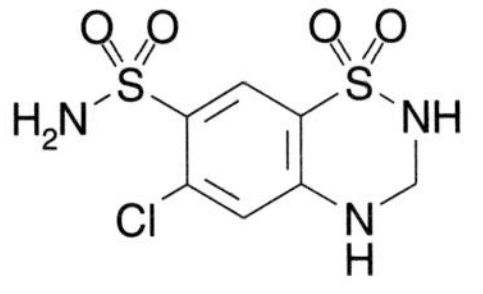

8.19 Hydrochlorothiazid 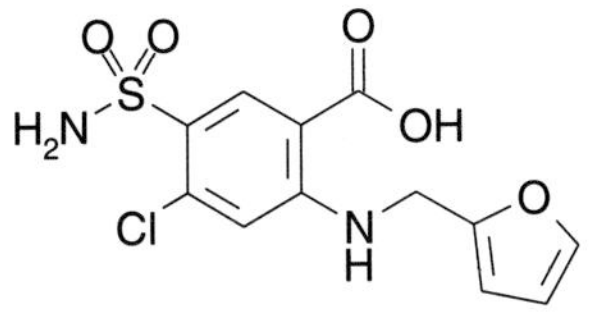   **8.20** Furosemid

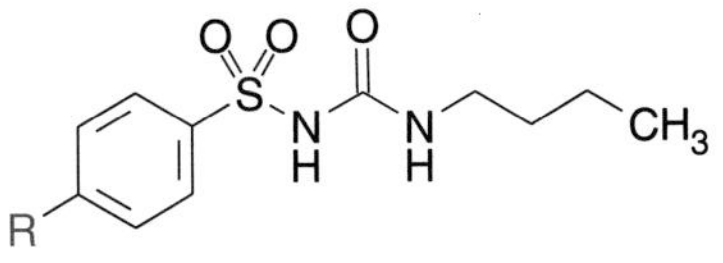

8.21 Carbutamid, R = NH$_2$
8.22 Tolbutamid, R = CH$_3$

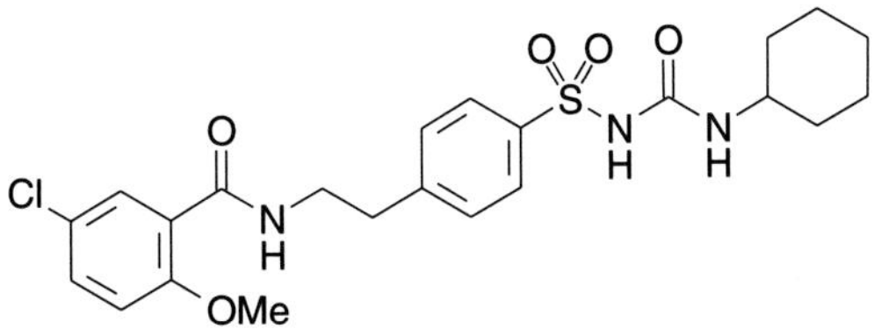

8.23 Glibenclamid

Abb. 8.6 Hydrochlorothiazid **8.19**, Furosemid **8.20** und dazu strukturell verwandte diuretisch wirkende Sulfonamide zeichnen sich gegenüber den meisten antibakteriellen Analogen durch eine unsubstituierte Sulfonamidgruppe aus. Carbutamid **8.21** und Tolbutamid **8.22** waren erste unspezifische Sulfonamide mit blutzuckersenkender Wirkung, die später von spezifischen Antidiabetika vom Typ des Glibenclamids **8.23** abgelöst wurden.

auch das Enzym Carboanhydrase hemmt und daher zu vermehrter Harnausscheidung führen sollte. Therapeutische Bedeutung erlangten u. a. Hydrochlorothiazid **8.19**, Furosemid **8.20** (Abb. 8.6) und strukturell verwandte Substanzen. In den frühen vierziger Jahren wurde in der Klinik auch die blutzuckersenkende Wirkung einiger Sulfonamide beobachtet. Das zugleich antibakterielle und blutzuckersenkende Carbutamid **8.21** wurde 1955 in die Therapie eingeführt, später das lipophile und damit besser bioverfügbare Tolbutamid **8.22**. Systematische strukturelle Variation führte schließlich zum deutlich stärker und spezifisch wirkenden Glibenclamid **8.23** (Abb. 8.6).

8.5 Von Agonisten zu Antagonisten

Es gibt kein allgemeines Rezept zur Überführung eines Agonisten in einen Antagonisten. Ein Beispiel dafür, der langwierige Weg vom Agonisten Histamin zu den H_2-Antagonisten, wurde in Abschnitt 3.6 ausführlich beschrieben. Dennoch gibt es gewisse Prinzipien, die sich bewährt haben. So führt z. B. der Austausch von polaren zu unpolaren Substituenten oder die Einführung großer Reste, z. B. zusätzlicher aromatischer Ringe, bei einigen Rezeptor-Agonisten zu Antagonisten. Der Ersatz der beiden phenolischen Hydroxygruppen des Isoprenalins **8.15** (Abb. 8.5) gegen zwei Chloratome (DCI, **8.24**) oder einen weiteren aromatischen Ring (Pronethalol, **8.25**) lieferte die ersten β-adrenergen Antagonisten, die Betablocker (Abb. 8.7). Die Einfügung eines Sauerstoffatoms in die Seitenkette und weitere strukturelle Optimierung ergab β$_1$-selektive Antagonisten, z. B. Practolol **8.26** und Metoprolol **8.27**. Der β$_1$-selektive partielle Agonist Xamoterol **8.28** ist

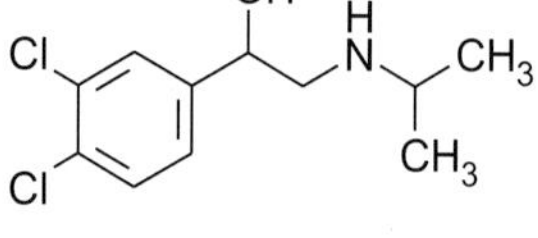

Abb. 8.7 Die von Isoprenalin **8.19** (Abb. 8.5) abgeleiteten Wirkstoffe 3,4-Dichlorisoprenalin **8.24** (DCI) und Pronethalol **8.25** waren die ersten, noch unspezifischen β-Blocker. Practolol **8.26** und Metoprolol **8.27** sind spezifische β$_1$-Antagonisten. Xamoterol **8.28** ist ein partieller β$_1$-Agonist, ein Mischtyp aus Agonist und Antagonist.

8.24 DCI

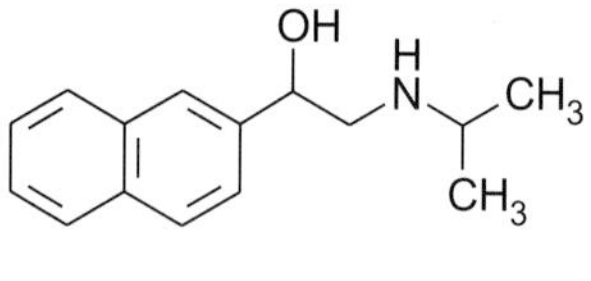

8.25 Pronethalol

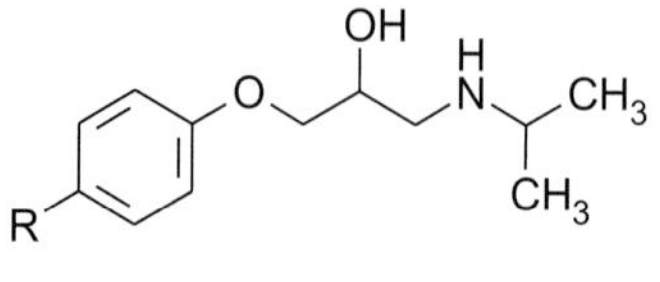

8.26 Practolol, R = -NHCOCH$_3$

8.27 Metoprolol, R = -CH$_2$CH$_2$OMe

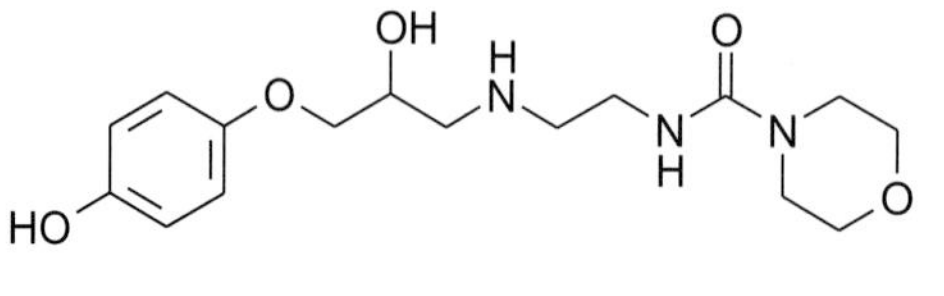

8.28 Xamoterol

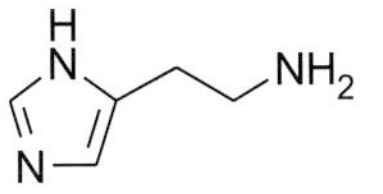

8.29 Histamin
H-Agonist

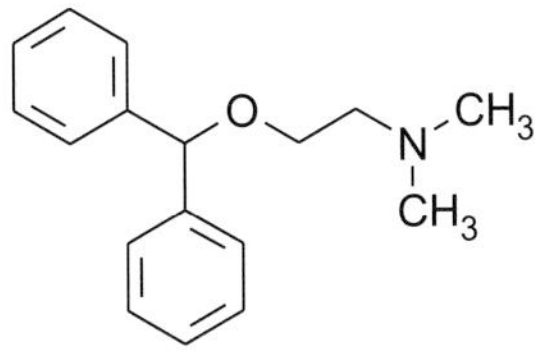

8.30 Diphenhydramin
unpolarer H$_1$-Antagonist (sedierend)

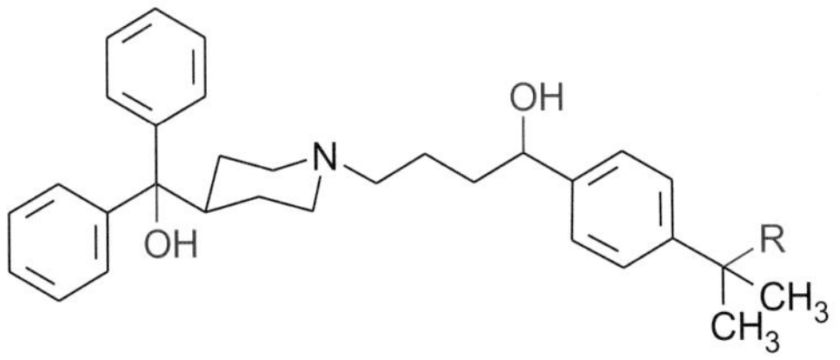

8.31 Terfenadin, R = CH$_3$
polarer H$_1$-Antagonist (nicht sedierend)
wirksamer Metabolit: R = -COOH

Abb. 8.8 Ausgehend von Histamin **8.29** erhält man durch Einführung großer hydrophober Reste H$_1$-Antagonisten, z. B. Diphenhydramin **8.30**. Die zusätzliche Einführung polarer Gruppen im Terfenadin **8.31** reduziert die sedierenden Nebenwirkungen. Terfenadin wird rasch zum noch polareren Metaboliten **8.31** (R = COOH) oxidiert, der *in vivo* Hauptträger der Wirkung ist.

sowohl Blocker als auch schwacher Agonist (Abb. 8.7). Er besetzt β$_1$-Rezeptoren und entfaltet dort eine mäßig stimulierende Wirkung. Durch die Rezeptorbesetzung schützt er aber vor einer übersteigerten Rezeptorantwort bei erhöhter Ausschüttung von Adrenalin, z. B. bei körperlicher Anstrengung oder bei Streß.

Analog führt der Austausch des Imidazolrings des Histamins **8.29** gegen große hydrophobe Gruppen zu H$_1$-Antagonisten, z. B. Diphenhydramin **8.30** (Abb. 8.8). Die bedeutendste Nebenwirkung der klassischen H$_1$-Antagonisten, die zur Therapie von Allergien eingesetzt werden, ist ihre sedierende Wirkung. Beim Terfenadin **8.31** und anderen modernen Antihistaminika reduziert die Einführung polarer Gruppen die zentralnervösen Nebenwirkungen, da diese Substanzen die Blut-Hirn-Schranke nicht mehr überwinden können.

Die sedierende Nebenwirkung der Antihistaminika hat letztlich auch zu Neuroleptika und Antidepressiva (Abschnitt 1.6) geführt. Hier zeigen sich aber die Grenzen rationaler Wirkstoffoptimierung. Prometha-

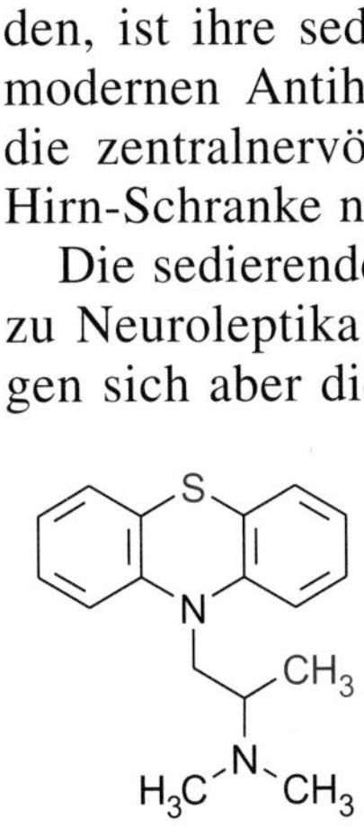

Abb. 8.9 Strukturell nahe verwandte Wirkstoffe können qualitativ sehr unterschiedliche Wirkungen aufweisen. Von Promethazin **8.32**, einem H$_1$-Antagonisten mit antiallergischer Wirkung, leiten sich sowohl das Chlorpromazin **8.33** ab, ein Dopaminantagonist mit neuroleptischer Wirkung, als auch das Imipramin **8.34**, ein Hemmstoff des Dopamintransporters mit antidepressiver Wirkung.

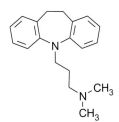

8.32 Promethazin
H$_1$-Antagonist

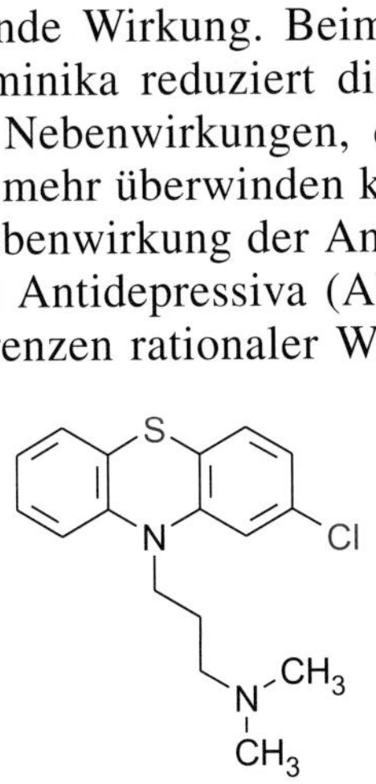

8.33 Chlorpromazin
Neuroleptikum

8.34 Imipramin
Antidepressivum

zin **8.32** ist ein Antihistaminikum mit antiallergischer Wirkung und sedierender Nebenwirkung. Das Neuroleptikum Chlorpromazin **8.33** wirkt zentral dämpfend und damit antipsychotisch, das strukturell außerordentlich nahe verwandte Imipramin **8.34** wirkt dagegen anregend, es ist ein Antidepressivum (Abb. 8.9). Alle drei Substanzen haben unterschiedlichen Wirkmechanismus. Auch bei anderen Rezeptoragonisten, z. B. den Neurotransmittern Acetylcholin und Dopamin (Abschnitt 1.4), hat die Einführung zusätzlicher aromatischer Ringe zu Antagonisten geführt.

8.6 Optimierung der Bioverfügbarkeit und der Wirkdauer

Die Resorption der meisten Wirkstoffe hängt nur von ihrer Lipophilie ab. Je polarer ein Arzneimittel ist, desto schlechter kann es Lipidmembranen durchdringen und desto geringer ist seine Resorption. Die Erhöhung seiner Lipophilie verbessert die Resorption. Extrem lipophile Verbindungen sind aber wasserunlöslich, die Resorption verläuft zu langsam. Lipophile Säuren und Basen bieten hier Vorteile, falls ihre Aciditätskonstanten nicht zu weit vom Neutralpunkt pH = 7 entfernt sind. Als ionisierte Formen sind sie gut wasserlöslich, ihre im Gleichgewicht dazu stehenden Neutralformen sind lipophil und gut membrangängig. Diese Zusammenhänge werden in Abschnitt 22.5 ausführlicher diskutiert. Die Molekülgröße beeinflußt die Bioverfügbarkeit insofern, als Substanzen mit Molekulargewichten über 500–600 kD allein wegen ihrer Molekülgröße in der Leber abgefangen und über die Galle rasch ausgeschieden werden. Daneben gibt es Arzneistoffe, die unabhängig von ihrer Polarität Membranen durchdringen. Sie werden von Transportern (Abschnitt 4.6) in die Zelle aufgenommen oder aus der Zelle ausgeschieden. Dazu gehören u. a. Strukturanaloge von Aminosäuren und Nucleosiden.

Klassische Strategien zur Wirkverlängerung sind die Veresterung bzw. Veretherung von freien Hydroxygruppen (vgl. Abschnitt 9.2), der Ersatz von Estergruppen durch Amidgruppen und von metabolisch labilen Amidgruppen durch isostere Gruppen. In einigen Fällen sind solche strukturellen Änderungen mit einer Abschwächung der Wirkung verbunden, die durch ihre längere Wirkdauer allerdings mehr als kompensiert wird. Bei Peptiden hat sich besonders der Austausch der L-Aminosäuren durch D-Aminosäuren, die Inversion von Amidgruppen und der Ersatz größerer Strukturelemente zu einem Peptidomimetikum (Kapitel 10) bewährt.

Die Metabolisierung aliphatischer Aminogruppen läßt sich durch Alkyl-Substitution oder durch Verzweigung am α-Kohlenstoff zurückdrängen. Sekundäre Alkohole werden durch eine Ethinylgruppe am gleichen Kohlenstoffatom in die besser bioverfügbaren tertiären Alkohole überführt (Abschnitt 3.5). In Phenylringen verhindert die Einführung des zu Wasserstoff isosteren Fluoratoms in der *para*-Stellung die metabolische Hydroxylierung in dieser Position. Falls sterische Faktoren keine Rolle spielen, kann die *para*-Stellung auch mit einem größeren Rest blockiert werden, z. B. einer Methyl, Chlor- oder Methoxygruppe. Bei den in 3- und 4-Stellung des Phenylrings hydroxylierten Neurotransmittern Dopamin, Adrenalin und Noradrenalin hat die Abwandlung zu monohydroxylierten Analogen, zu 3,5-Dihydroxyverbindungen oder auch zu den -NH-isosteren Indolen (Abb. 8.1, Abschnitt 8.2) zu metabolisch stabilen und damit länger wirksamen Verbindungen geführt.

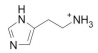

8.29 Histamin (bei pH = 7 vorliegende, positiv geladene Form)

8.7 Rationales Design

Das rationale Design zeichnet sich dadurch aus, daß aus gemeinsamen Merkmalen aktiver Verbindungen und Unterschieden zu schwächer wirksamen bzw. unwirksamen Analogen Hypothesen zur Struktur des Pharmakophors abgeleitet werden. Ein **Pharmakophor** (Abb. 8.10) ist eine definierte räumliche Anordnung funktioneller Gruppen, die mehreren Wirkstoffen gemeinsam ist und die Grundlage der biologischen Wirkung bildet (Abschnitt 17.1).

Bei der rationalen Optimierung verändert man das Molekülgerüst und die Substituenten des Pharmakophors, um unter Erhalt der Wirkqualität zu höherer Wirkstärke oder besserer Selektivität zu kommen. Eine andere Strategie behält den Pharmakophor bei und modifiziert nur solche Gruppen, die für die pharmakokinetischen Eigenschaften, den Transport, die Verteilung, den Metabolismus und die Ausscheidung verantwortlich sind. Wichtig für die strukturelle Abwandlung ist ein möglichst ökonomisches Vorgehen. Dazu ist es erforderlich, daß nicht zu viele Änderungen zur gleichen Zeit und nicht zu einseitige Abwandlungen vorgenommen werden. Mit wenigen Synthesen muß ein möglichst breites Spektrum verschiedener physikalisch-chemischer Eigenschaften und dreidimensionaler Strukturen abgedeckt werden.

In den sechziger Jahren kam zu den rationalen Methoden die **quantitative Struktur-Wirkungsanalyse** (Kapitel 20). Sie erlaubte zum ersten Mal, qualitative Hypothesen zum Zusammenhang zwischen chemischer Struktur bzw. physikalisch-chemischen Eigenschaften und biologischer Wirkung quantitativ zu überprüfen. Eine neue Dimension erhielten diese Methoden durch die vergleichende Betrachtung der 3D-Strukturen von Ligand-Protein-Komplexen und die Ausweitung auf 3D-QSAR-Methoden (Kapitel 21).

Heute werden die rationalen Methoden von der Röntgenstrukturanalyse und den NMR-Methoden (Kapitel 13), dem Molecular Modelling (Kapitel 15) und Suchen in 3D-Struktur-Datenbanken begleitet. Das

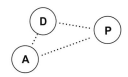

Pharmakophor

Abb. 8.10 Der Wirkstoff Histamin und der dieser Struktur entsprechende Pharmakophor (A = Akzeptor, D = Donor, P = positiv geladene Gruppe).

struktur- und computergestützte Design von Wirkstoffen (Kapitel 24 und 25) geht von der 3D-Struktur eines biologisch relevanten Proteins, meist eines Enzyms, aus. Mit Hilfe der Struktur eines natürlichen Liganden versucht man zu Vorstellungen über die optimale Struktur eines Inhibitors zu kommen. Bei membrangebundenen Rezeptoren fehlen zur Zeit noch experimentelle 3D-Strukturen; man leitet Modelle von strukturanalogen Membranproteinen ab, z. B. vom Bacteriorhodopsin (Abschnitt 19.4).

Allgemeine Literatur

J. Büchi, Grundlagen der Arzneimittelforschung und der synthetischen Arzneimittel, Birkhäuser Verlag, Basel, 1963

G. Ehrhart und H. Ruschig, Arzneimittel. Entwicklung, Wirkung, Darstellung, 2. Auflage Verlag Chemie GmbH, Weinheim, 1972

O. May, Molekülvariationen. Basis für therapeutischen Fortschritt, MPS Medizinisch Pharmazeutische Studiengesellschaft e.V., Editio Cantor, Aulendorf, 1980

Spezielle Literatur

C. Hansch, Bioisosterism, Intra-Science Chem. Rept. **8**, 17–25 (1974)

C. W. Thornber, Isosterism and Molecular Modification in Drug Design, Chem. Soc. Rev. **8,** 563–580 (1979)

C. A. Lipinski, Bioisosterism in Drug Design, Ann. Rep. Med. Chem. **21**, 283–291 (1986)

P. P. Mager, Zur Entwicklung von bioaktiven Leitstrukturen. Versuch einer Systematik, Pharmazie in unserer Zeit **16**, 97–121 (1987) und P. P. Mager, Zur Optimierung von bioaktiven Leitstrukturen, I, II und III, Pharmazie in unserer Zeit **17**, 106–126, 129–144 und 177–188 (1988)

A. Burger, Isosterism and Bioisosterism in Drug Design, Fortschr. Arzneimittelforsch. **37**, 287–371 (1991)

9. Der Entwurf von Prodrugs

Nach der Optimierung der Wirkung einer Leitstruktur gibt es immer noch Probleme. Vielen Substanzen fehlen wichtige, für die Therapie beim Menschen notwendige Eigenschaften, z. B. ausreichende Bioverfügbarkeit und Wirkdauer, die Fähigkeit zum Durchdringen der Blut-Hirn-Schranke, Selektivität oder gute Verträglichkeit. Oft ist es unmöglich, diese Eigenschaften durch klassische Strukturvariation zu erzielen oder zu verbessern. Dann geht man den Umweg über besondere Zubereitungen, z. B. bei schlecht wasserlöslichen Substanzen, oder über die Derivatisierung zu einem **Prodrug**. Unter diesem inzwischen auch im Deutschen üblichen Begriff versteht man eine nicht oder nur schwach wirksame Vorstufe bzw. ein Derivat des Wirkstoffs. Im Organismus setzt diese Form dann den eigentlichen Wirkstoff frei. In den meisten Fällen geschieht dies durch enzymatische Reaktionen, in einigen Fällen auch über spontanen chemischen Zerfall.

Daneben gibt es einige Arzneimittel, deren Metabolite ebenfalls günstige therapeutische Eigenschaften zeigen. In Einzelfällen haben sich daraus neue, bessere Arzneimittel ergeben, in anderen Fällen wurde der ursprüngliche Wirkstoff als Prodrug beibehalten.

9.1 Grundlagen des Arzneimittelmetabolismus

Für Resorption, Bioverfügbarkeit und Wirkdauer eines Arzneimittels sind mehrere Faktoren von ausschlaggebender Bedeutung. Die wichtigsten sind die Löslichkeit und die Lipophilie des Wirkstoffs, die in erster Näherung parallel gehen, ferner die Molekülgröße und die metabolische Stabilität. Die Begriffe Resorption und Bioverfügbarkeit haben sehr unterschiedlichen Inhalt. Bei der **Resorption** betrachtet man die gesamte aus dem Magen/Darmtrakt aufgenommene Wirkstoffmenge. Für die **Bioverfügbarkeit** interessiert nur derjenige Anteil des Wirkstoffs, der im Kreislauf zur Verfügung steht.

Nach oraler Gabe eines Arzneimittels beginnt der Abbau der Substanz durch Enzyme. Ester- und Amidbindungen werden gespalten, oft

schon im Magen und Darm bzw. beim Durchtritt durch die Magen-
und Darmwand. Alles Blut, das den Darm durchströmt, gelangt zuerst
über die Pfortader in die Leber (Abb. 9.1). Diese Passage bezeichnet
man als den „*first pass*". Wegen ihres reichen Spektrums an spaltenden, oxidierenden, reduzierenden und konjugierenden Enzymen ist die
Leber der hauptsächliche Ort des Abbaus von Arzneimitteln, der Metabolisierung. Bei raschem und ausgeprägtem Abbau in der Leber kann
ein Arzneimittel trotz guter Resorption schlecht bioverfügbar sein. Für
viele Stoffe bedeutet die erste Leberpassage sogar schon das Ende
ihrer Laufbahn. Sie werden zwar gut resorbiert, aber sofort abgebaut
oder über die Galle ausgeschieden. Bei einem solchen bereits während
der ersten Passage erfolgenden weitgehenden Abbau des Wirkstoffs
spricht man von einem *first pass*-**Effekt**. Einem besonders intensiven
first pass-Effekt unterliegen lipophile Wirkstoffe und Substanzen mit
Molekulargewichten größer als 500–600 kD. Natürlich strömt das Blut
immer wieder durch die Leber und so findet auch immer weiter metabolischer Abbau statt. Die Substanzen liegen aber dann im Blut nicht
mehr in so hohen Konzentrationen vor wie bei der ersten Leberpassage, sie sind bereits im Gewebe verteilt.

Hydrolytische Spaltungen von Ester- oder Amidgruppen führen zu
gut wasserlöslichen Metaboliten, die über die Niere leicht ausgeschieden werden können. Auch die **Konjugation**, die Verknüpfung der
Wirkstoffe mit körpereigenen polaren Substanzen, z. B. mit Sulfat-
gruppen, mit der Aminosäure Glycin oder dem Glucose-Oxidations-
produkt Glucuronsäure, führt zu leicht ausscheidbaren Metaboliten.
Kritischer ist es, wenn eine Substanz weder eine Sollbruchstelle noch
eine Konjugationsstelle aufweist. Dann machen sich Cytochrome über
die Substanz her, eine Gruppe von nahe verwandten oxidierenden
Enzymen, die oft mehr Schaden als Nutzen anrichten. In ihrem
Übereifer, körperfremde Substanzen zu knacken, entsteht manch ein

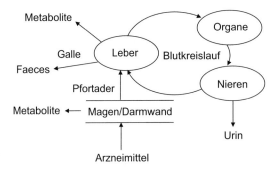

Abb. 9.1 Schematische Darstellung des Schicksals eines Arzneimittels nach oraler
Gabe. Bereits beim Durchtritt durch die Magen- und/oder Darmwand und vor allem
bei der ersten Leberpassage wird das Arzneimittel metabolisiert. Im Blutkreislauf wird
der Wirkstoff, je nach seiner Lipophilie, mehr oder weniger stark an Albumin gebunden. Die Ausscheidung erfolgt für lipophile Arzneistoffe und Substanzen mit Molekulargewichten > 500–600 kD über die Galle. Für polare Substanzen erfolgt sie über
die Nieren, in freier Form, konjugiert und/oder als Stoffwechselprodukte (Metabolite).

reaktives Zwischenprodukt, das toxische, mutagene oder krebserzeugende Wirkungen aufweist.

Die Evolution hat über Jahrmillionen Zeit gehabt, sich auf den Abbau und die Ausschleusung von Fremdsubstanzen einzustellen. Bei vielen Stoffen versagt dieses System aber. Statt Entgiftung erfolgt das Gegenteil, eine „**Giftung**". Die krebserregende Wirkung der polycyclischen Kohlenwasserstoffe geht auf einen oxidativen Angriff zurück, ebenso die durch Benzol **9.1** verursachten Knochenmarksschädigungen und Blutkrankheiten. Das einfachste Alkylhomologe des Benzols, Toluol **9.2**, ist allein deswegen weniger giftig, weil es bevorzugt zu Benzoesäure **9.3** oxidiert wird, die nach Konjugation mit der Aminosäure Glycin als Hippursäure **9.4** ausgeschieden wird (Abb. 9.2).

Man kann lange spekulieren, weshalb es der Evolution nicht gelungen ist, einen Multienzym-Komplex zu entwerfen, der solche durch Oxidation entstehenden toxischen Zwischenprodukte sofort in polare, ungiftige Konjugate überführt. Wahrscheinlich war dies für die Evolution bisher „kein Thema". Für die meisten Tiere spielen Tumoren wegen ihres ohnehin kurzen Lebens eine untergeordnete Rolle. Selbst beim Menschen waren bis vor wenigen Generationen Kriege und Infektionskrankheiten die primäre Todesursache. Die Evolution kümmert sich auch wenig um die alten Individuen. Ist die Fortpflanzung erfolgt, wird das Elternteil höchstens noch für die Brutpflege benötigt. Man denke nur an Spinnenweibchen, die ihre Partner unmittelbar nach der Paarung als die nächste Beute betrachten!

Aus den oben aufgeführten Beispielen toxischer Chemikalien darf nicht der falsche Schluß gezogen werden, daß nur vom Menschen hergestellte Stoffe Krebs auslösen können. Das trifft auch für viele Naturstoffe zu, z. B. die Aflatoxine. Diese mikrobiellen Sekundärmetabolite, die in verschimmelten Nüssen und anderen verdorbenen Nahrungsmitteln entstehen, sind hochwirksame Cancerogene. Auch bestimmte Alkaloide aus dem Kreuzkraut sind starke Cancerogene. Diterpenester aus einigen Wolfsmilchgewächsen sind krebsfördernde Substanzen, sogenannte Tumorpromotoren.

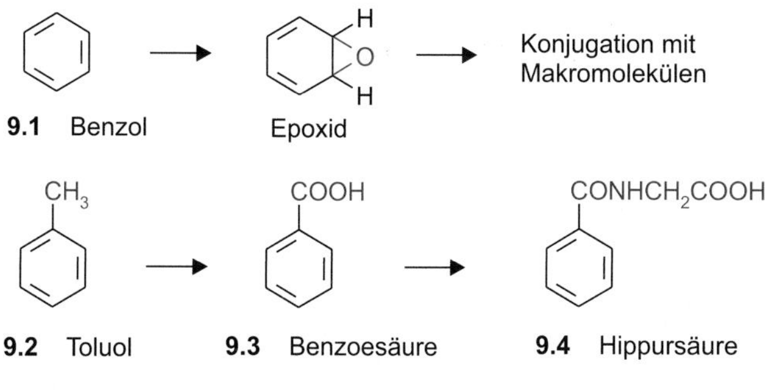

Abb. 9.2 Oxidation von Benzol **9.1** führt zu einem reaktiven und toxischen Zwischenprodukt. Im Gegensatz dazu entsteht aus Toluol **9.2** durch Oxidation Benzoesäure **9.3**, die als ungiftiges Glycin-Konjugat **9.4** über die Niere ausgeschieden wird.

Bei Arzneimitteln werden nach dem Grundsatz des „*nil nocere*" (lat., nicht schaden) strengere Kriterien angewendet als bei den meisten anderen Stoffen. Für die Prüfung und Entwicklung von Wirkstoffen bedeutet dies, daß sie besonders genau auf krebserregende, mutagene und fruchtschädigende Wirkung untersucht werden müssen. Schon der begründete Verdacht, daß ein tatsächlicher oder möglicher Metabolit solche Wirkungen haben könnte, führt dazu, daß eine solche Substanz nicht weiter entwickelt wird.

9.2 Ester sind ideale Prodrugs

Ein Prodrug, das traurige Berühmtheit erlangt hat, ist das Heroin **9.5** (Abb. 9.3), die Diacetylverbindung des Morphins (Abschnitt 3.3). Der Pharmakologe Heinrich Dreser, der bei Bayer auch die Acetylsalicylsäure prüfte, führte 1898 das Heroin wegen seiner geringeren atmungsdämpfenden Wirkung als Schmerz- und Hustenmittel in die Therapie ein. Aber Heroin gehört zu den Substanzen mit dem höchsten Suchtpo-

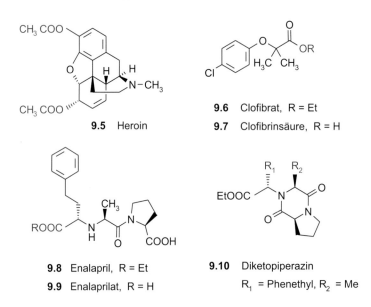

9.5 Heroin

9.6 Clofibrat, R = Et
9.7 Clofibrinsäure, R = H

9.8 Enalapril, R = Et
9.9 Enalaprilat, R = H

9.10 Diketopiperazin
R₁ = Phenethyl, R₂ = Me

Abb. 9.3 Die Diacetylverbindung des Morphins, das Heroin **9.5**, wirkt zuverlässig und rasch, „heroisch". Es ist zwar wie Morphin oral unwirksam, kann aber nach intravenöser Applikation die Blut-Hirn-Schranke 100-mal schneller durchdringen als Morphin. Dort wird der Ester durch das Enzym Pseudocholin-Esterase zu Morphin abgebaut, das wegen seiner hohen Polarität das Gehirn mehr verlassen kann. Der Cholesterinspiegelsenker Clofibrat **9.6** ist ein Prodrug des eigentlichen Wirkstoffs, der freien Säure **9.7**. Auch der Blutdrucksenker Enalapril **9.8** ist ein Prodrug der Wirkform **9.9**. Hier vermittelt aber nicht die höhere Lipophilie die Resorption, sondern es findet ein aktiver Transport über die Bindung an einen Dipeptid-Transporter statt. Der Diester des Enaprils ist als Wirkstoff ungeeignet, da er spontan in das unwirksame Diketopiperazin **9.10** übergeht.

tential. Sein Mißbrauch ist heute in vielen Ländern ein außerordentliches soziales Problem. Therapeutisch eingesetzt wird es nur noch ausnahmsweise, z. B. zur Schmerzlinderung bei Krebskranken, vor allem bei nicht mehr therapierbaren Fällen.

Viele andere Prodrugs sind ebenfalls Ester. Die Umwandlung einer Säure- oder Alkoholgruppe zum Ester führt meist zu leichter resorbierbaren Produkten. Der Lipidsenker Clofibrat **9.6** (Abschnitt 3.7) ist ein solcher gut bioverfügbarer Ester der biologisch aktiven freien Säure **9.7**. Auch der blutdrucksenkende Angiotensin-Konversionsenzym-Hemmer Enalapril **9.8** (Abschnitt 28.3) und einige seiner Analogen sind Prodrugs. Die freie Säure **9.9** wird nicht resorbiert, ist aber *in vitro* die aktive Form (Abb. 9.3). Der Diester ist chemisch instabil, er bildet sehr rasch das inaktive Diketopiperazin **9.10**. Essentiell ist hier also die Veresterung nur einer Säuregruppe, um die Bildung dieses Nebenprodukts zu vermeiden. Der Monoester **9.8** wird als Dipeptid „interpretiert" und von einem speziellen Transporter (Abschnitt 4.6) durch die Zellmembran geschleust.

Bei der Biosynthese des Cholesterins wird Hydroxymethylglutaryl-Coenzym A **9.11** (HMG-CoA) enzymatisch zu Mevalonsäure **9.12** reduziert. Der Cholesterinspiegelsenker Lovastatin **9.13** (Abschnitt 3.7) verhindert diese Reaktion über eine Hemmung der HMG-CoA-Reduktase. Er enthält einen Lactonring, der durch Hydrolyse in die aktive offene Form **9.14** übergeht (Abb. 9.4). Diese Form ist dem Produkt der enzymatischen Reaktion, der Mevalonsäure **9.12**, strukturell sehr ähnlich.

Andere Ester-Prodrugs wurden für Depotformen entwickelt, um bei subkutanen oder intramuskulären öligen Injektionen längere Wirkdauer zu erzielen. In Einzelfällen dient ein Prodrug nur der Gemacksverbesserung, z. B. beim extrem bitteren Chloramphenicol **9.15**. Durch die Umsetzung zum Palmitat **9.16** (Abb. 9.5) geht die Wasserlöslichkeit stark zurück, die Substanz schmeckt nicht mehr bitter. Daß parallel auch die Resorbierbarkeit zurückgeht, ist unwesentlich. Schon im Zwölffingerdarm wird die Substanz durch das Enzym Pankreas-Lipase

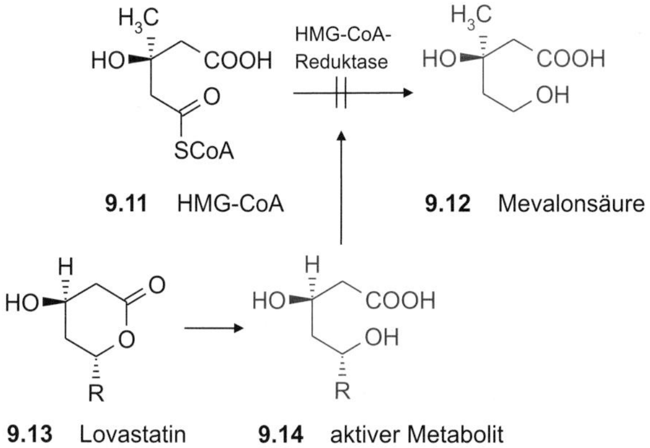

9.11 HMG-CoA   **9.12** Mevalonsäure

9.13 Lovastatin   **9.14** aktiver Metabolit

Abb. 9.4 Die enzymatische Reduktion von Hydroxymethylglutaryl-Coenzym A **9.11** (HMG-CoA) zu Mevalonsäure **9.12** wird durch den aktiven Metaboliten des Lovastatins **9.13** (Abschnitt 3.7), die im Lactonring geöffnete Form **9.14**, gehemmt.

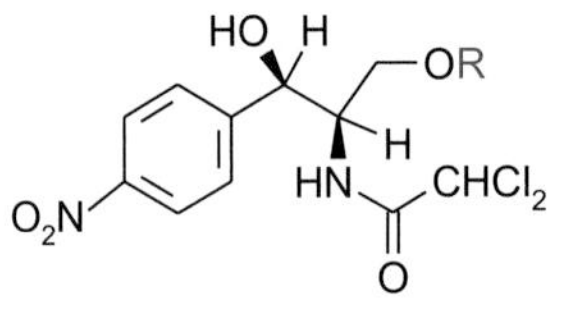

9.15 R = H

9.16 R = $CO(CH_2)_{14}CH_3$

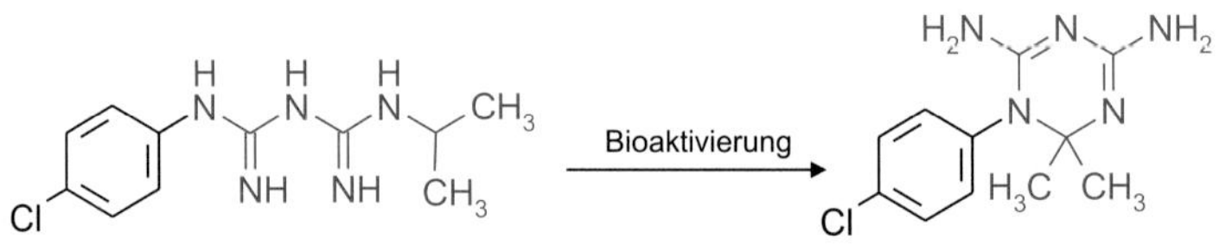

9.17 Proguanil **9.18** Cycloguanil

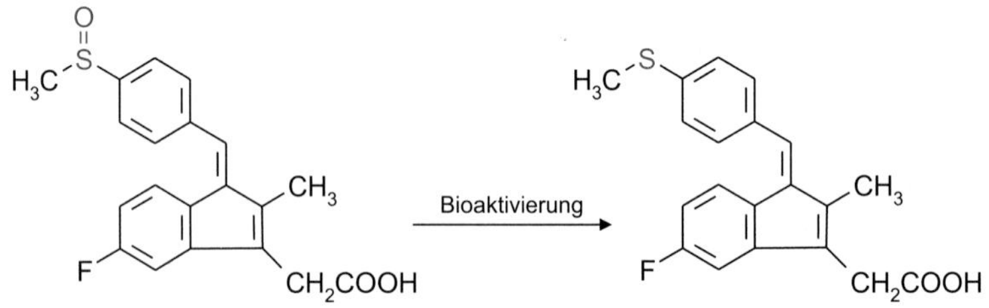

9.19 Sulindac **9.20**

Abb. 9.5 Beim Chloramphenicol **9.15** beseitigt die Prodrug-Form **9.16** nur den extrem bitteren Geschmack der Verbindung. Durch metabolische Cyclisierung entsteht aus der unwirksamen Vorstufe Proguanil **9.17** das gegen Malariaerreger wirksame Cycloguanil **9.18**. Der Entzündungshemmer Sulindac **9.19** hat im Magen-Darmbereich geringere Nebenwirkungen und eine um den Faktor 100 bessere Wasserlöslichkeit als die eigentliche Wirkform, das Sulfid **9.20**. Neben dieser reversiblen enzymatischen Reduktion findet auch eine irreversible enzymatische Oxidation zum biologisch inaktiven Sulfon statt.

wieder zum leicht löslichen und gut resorbierbaren Chloramphenicol zurückgespalten.

Das Glucosid Salicin (Abschnitt 3.1) entspricht einem echten Prodrug, das über Hydrolyse und Oxidation in die entzündungshemmende Salicylsäure übergeführt wird. Dagegen ist die Acetylsalicylsäure (ASS) ein Mischtyp. Über die irreversible Hemmung der Cyclooxygenase hat sie eine hohe Eigenwirkung, vor allem als gerinnungshemmende Substanz. Andererseits hat ASS auch Prodrug-Charakter, denn die metabolisch freigesetzte Salicylsäure trägt einen kleinen Teil zur entzündungshemmenden Wirkung bei (Abschnitt 3.1). Außerdem ist ASS weniger schleimhautreizend und schmeckt weniger unangenehm als die Salicylsäure. Für einen Wirkstoff mit dem Molekulargewicht 180 D ist diese Kombination von günstigen Eigenschaften in einer Struktur eine stolze Leistung.

9.3 Andere Prodrugs

Das antibakteriell wirksame Sulfonamid Sulfachrysoidin (Abschnitt 2.3) ist ein Prodrug. Erst das nach Spaltung der Azo-Bindung entstehende Stoffwechselprodukt Sulfanilamid wirkt als Antimetabolit der von den Mikroorganismen benötigten *p*-Aminobenzoesäure. Isoniazid

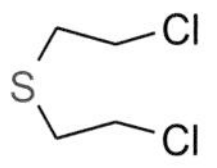

9.21 Senfgas

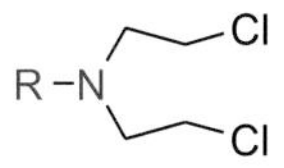

9.22 *N*-Lost, R = CH₃

9.23 *N*-Aryl-Lost, R = Aryl

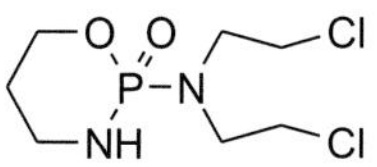

9.24 Cyclophosphamid

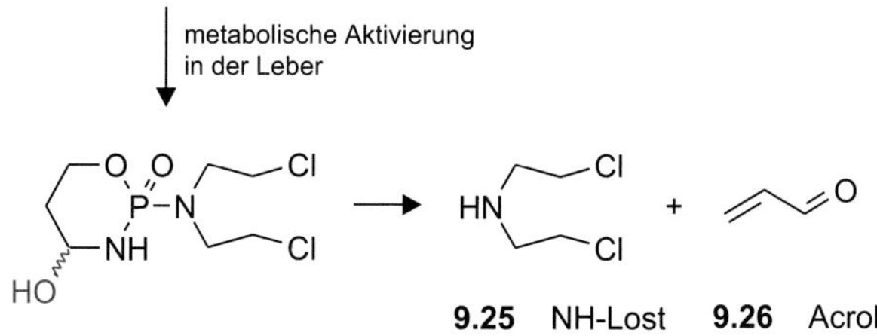

metabolische Aktivierung in der Leber

9.25 NH-Lost   **9.26** Acrolein

Abb. 9.6 Vom Senfgas **9.21** leiten sich die cytostatischen *N*-Methyl- und *N*-Arylverbindungen **9.22** und **9.23** ab. Die Aktivierung des Prodrugs Cyclophosphamid **9.24** verläuft im ersten Schritt über eine metabolische Hydroxylierung des Kohlenstoffs in Nachbarstellung zum Stickstoffatom. Das biologisch aktive Agens **9.25** und das giftige Nebenprodukt Acrolein **9.26** entstehen aus labilen Zwischenprodukten durch enzymatischen Abbau oder spontanen Zerfall.

(Abschnitt 7.5) ist ein Prodrug der Isonicotinsäure, die als Antimetabolit der Nicotinsäure wirkt. Weitere Prodrugs sind Proguanil **9.17**, das durch Cyclisierung in Cycloguanil **9.18** übergeht, und der Entzündungshemmer Sulindac **9.19**, der metabolisch in das wirksame Sulfid **9.20** umgewandelt wird (Abb. 9.5).

Die Bombardierung eines alliierten Schiffs, das mit 100 Tonnen Lost **9.21** (Senfgas, Bis-ß-chlorethyl-sulfid, Abb. 9.6) in einem italienischen Hafen lag, führte zur Beobachtung, daß bei vielen Vergifteten die Zahl der weißen Blutkörperchen stark vermindert war. Diese hohe Giftigkeit für Zellen, die sich rasch teilen, wollte man zur Abtötung von Tumorzellen nutzen. Eine gezielte Suche nach Analogen mit geringerer Toxizität führte über *N*-Lost **9.22** zu aromatisch substituierten *N*-Lost-Derivaten **9.23**, bei denen Verträglichkeit und Tumorspezifität aber ebenfalls noch unzureichend waren. Tumorzellen sind besonders reich an Phosphatasen. Deshalb ging H. Arnold bei der deutschen Firma Chemie Grünenthal davon aus, daß Phosphorsäurederivate des *N*-Lost geeignete Prodrugs für eine spezifische Tumortherapie sein könnten. Die interessanteste Verbindung war Cyclophosphamid **9.24**, eine der wenigen Substanzen, die im Tierversuch zum vollständigen Verschwinden von Tumoren führen kann. Der ursprünglich angenommene Mechanismus trifft jedoch nicht zu, denn *in vitro*, in Zellkulturen von Tumoren, ist die Substanz unwirksam. Die metabolische Aktivierung erfolgt außerhalb des Tumors, in der Leber, durch oxidativen Abbau (Abb. 9.6).

9.4 Die L-Dopa-Therapie, ein elegantes Prodrug-Konzept

Die Neurotransmitter Dopamin und Acetylcholin erfüllen in bestimmten Bereichen des Zentralnervensystems gegensätzliche Aufgaben. Die Parkinsonsche Krankheit, auch Schüttellähmung genannt, entsteht durch Zerstörung von dopamin-produzierenden Zellen in der *Substantia nigra* des Mittelhirns. Das dadurch verursachte Ungleichgewicht zwischen dopaminergen und cholinergen Nervenimpulsen führt zu anfallartigen und chronischen Bewegungsstörungen, wie Starre, Schütteln, Zittern und ruckartigen, willkürlich nicht mehr beeinflußbaren Bewegungen. Ähnliche Nebenwirkungen werden auch von Substanzen verursacht, die Dopaminrezeptoren blockieren, z.B. von tricyclischen Neuroleptika (Abschnitt 1.6). Die intravenöse Gabe von Dopamin **9.27** (Abb. 9.10), zur Substitution dieses Neurotransmitters, führt nicht zum gewünschten Effekt, da die Substanz die Blut-Hirn-Schranke nicht durchdringen kann. Wegen ihrer rein peripheren Wirkung werden nur unerwünschte Wirkungen auf Herz und Kreislauf beobachtet, z.B. Blutdruckanstieg und Erhöhung der Pulsfrequenz.

Das gewünschte Gleichgewicht im Gehirn sollte sich durch eine Dämpfung des cholinergen Systems wiederherstellen lassen. Dieser Weg wird therapeutisch auch beschritten, mit der Gabe von Anticholinergika, d.h. Antagonisten der cholinergen Rezeptoren. Eine elegantere Möglichkeit zur Dopamin-Substitution ist die Gabe der Aminosäure L-Dopa **9.28** (Abb. 9.10). Diese metabolische Vorstufe des Dopamins ist ein oral bioverfügbares und zentralnervös wirksames Arzneimittel. Sie ist zwar noch polarer als Dopamin und könnte über passive Diffusion weder resorbiert werden, noch die Blut-Hirn-

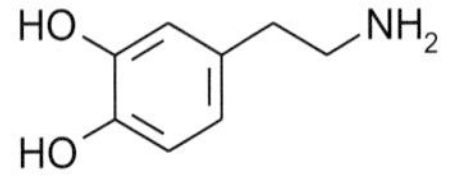

9.27 Dopamin

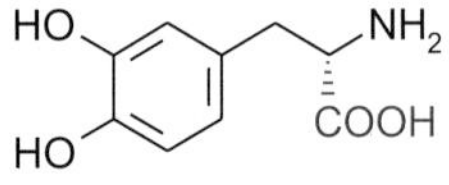

9.28 L-Dopa

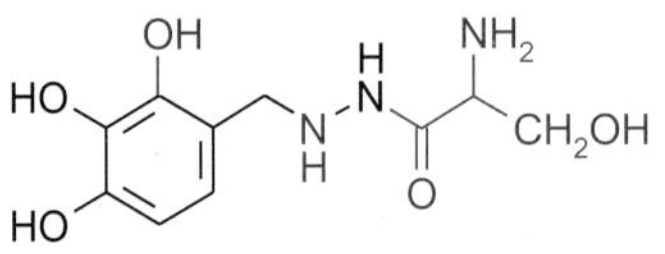

9.29 Benserazid (Racemat)

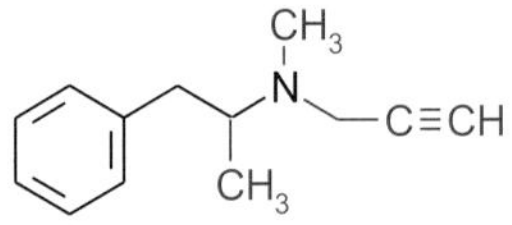

9.30 Selegilin

Abb. 9.7 Da Dopamin **9.27** nicht ins Zentralnervensystem gelangen kann, wird die metabolische Vorstufe L-Dopa **9.28** eingesetzt. Zur Reduktion von dopaminbedingten Kreislaufwirkungen kombiniert man die Substanz mit dem nur peripher wirksamen Decarboxylase-Hemmer Benserazid **9.29**. Die Gabe eines Monoaminoxidase-Hemmers, z.B. Selegilin **9.30**, verhindert den raschen Abbau des Dopamins.

Schranke überwinden. Als Aminosäure benutzt sie aber den Aminosäure-Transporter (Abschnitt 4.6).

Damit ist das erste Ziel, die zentralnervöse Wirkung, erreicht. Nach L-Dopa-Gabe werden aber immer noch zu viele periphere Nebenwirkungen beobachtet. Außerdem wirkt L-Dopa nur kurz, das entstehende Dopamin wird im Gehirn zu rasch abgebaut. Man muß also versuchen, den Abbau der Substanz zu verhindern und gleichzeitig ihre Konzentration im Kreislauf zu verringern. Die Kombination von L-Dopa mit dem nur peripher wirksamen Decarboxylase-Hemmer Benserazid **9.29** und dem auch zentralnervös wirksamen Monoaminoxidase-Hemmer Selegilin **9.30** (Abschnitt 6.6) löst diese Probleme weitgehend. In der Kombination sind die peripheren Nebenwirkungen reduziert, die zentralnervöse Wirkung ist verlängert (Abb. 9.7). Trotz dieser Meisterleistung des Wirkstoffdesigns, die zu einem signifikanten Therapiefortschritt führte, wirkt das metabolisch entstehende Dopamin immer noch an zu vielen Stellen. Neben restlichen peripheren Nebenwirkungen sind plötzliche Wechsel zwischen übersteigerten Bewegungen, norma-

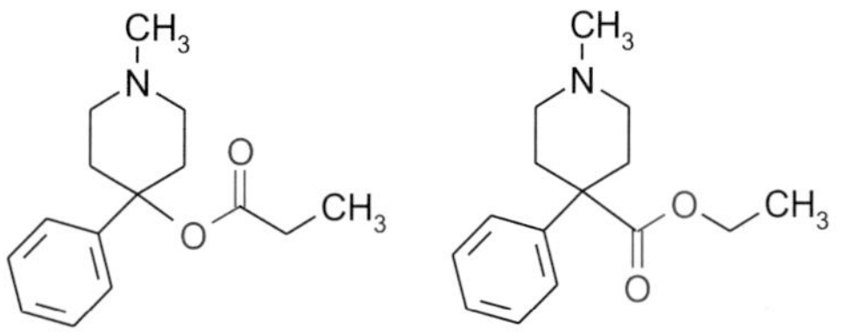

9.31 MPPP **9.32** Pethidin

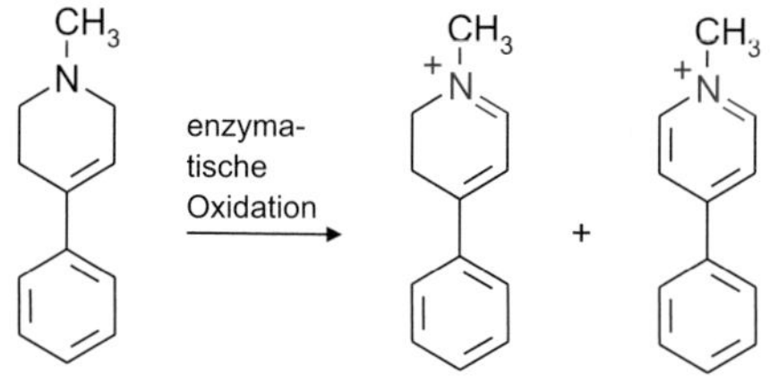

9.33 MPTP **9.34** **9.35**

toxische Metabolite

Abb. 9.8 1-Methyl-4-phenyl-4-propionyloxy-piperidin **9.31** (MPPP) ist eine Designerdroge, die sich vom Schmerzmittel Pethidin **9.32** (Abschnitt 3.3) durch umgekehrten Einbau der Estergruppe ableitet. Die Wirkung entspricht zwar der des Pethidins, aus der stabilen Estergruppe wird aber eine chemisch labile Gruppe, eine „Abgangsgruppe". Ungünstige Bedingungen bei der Herstellung, z. B. zu hohe Reaktionstemperaturen, führen über eine Eliminierung der Propionyloxygruppe zum Nebenprodukt 1-Methyl-4-phenyltetrahydropyridin **9.33** (MPTP). Metabolische Oxidation liefert daraus positiv geladene Substanzen **9.34** und **9.35**, die innerhalb der Nervenzellen angereichert werden und zu irreversiblen Schäden führen. MPTP ist also Prodrug dieser Zellgifte. Der Monoaminoxidase-Hemmer Selegilin **9.30** (Abb. 9.7) verhindert diese Oxidation. In seiner Gegenwart ist MPTP untoxisch.

ler Beweglichkeit und Starre, sowie Schlaflosigkeit, Unruhe und Halluzinationen Ausdruck einer generalisierten ZNS-Wirkung.

Zur Aufklärung der Ursachen der Parkinsonschen Krankheit hat übrigens ein „Wirkstoffdesigner" ganz entscheidend beigetragen. 1977 wurden bei einem jungen Drogensüchtigen Parkinson-analoge Symptome festgestellt. Nach seinem Tod ergab die Autopsie die gleichen Veränderungen im Gehirn, wie sie bei Parkinsonkranken beobachtet wird. Erste Tierversuche brachten kein Ergebnis. Aber analoge Befunde bei anderen Drogensüchtigen führten zur Aufklärung der Zusammenhänge. Seit langem kursieren in der Fixer-Szene sogenannte Designer-Drogen. Das sind Wirkstoffe, die in Analogie zu bekannten Hypnotika, Halluzinogenen und Aufputschmitteln entwickelt werden und oft (noch) nicht auf Verbotslisten stehen. Eine dieser Substanzen, das MPPP **9.31**, wurde strukturell von Pethidin **9.32** (Abschnitt 3.3) abgeleitet. Es ist relativ leicht herstellbar und seine Wirkung entspricht der Erwartung. Die bei falschen Reaktionsbedingungen leicht entstehende Verunreinigung MPTP **9.33** führt aber zu einer Zerstörung der dopamin-produzierenden Zellen der *Substantia nigra*, analog wie bei der Entstehung der Parkinsonschen Krankheit. Verantwortlich dafür sind die positiv geladenen polaren Metabolite **9.34** und **9.35** (Abb. 9.8). Diese Substanzen können nicht mehr durch Zellmembranen diffundieren. Sie werden intrazellulär angereichert und führen zum Zelltod.

In Zusammenhang mit dieser Beobachtung wird darüber spekuliert, ob neben endogenen und genetischen Faktoren auch Umwelteinflüsse für die Auslösung der Parkinsonschen Krankheit verantwortlich gemacht werden müssen, z. B. metabolische Umsetzungen von strukturanalogen Fremdstoffen.

9.5 Drug Targeting, Trojanische Pferde und Pro-Prodrugs

Als **Drug Targeting** bezeichnet man den Entwurf von Wirkstoffen, die ihre Wirkung nur oder überwiegend in einem bestimmten Organ entfalten. Neben allgemeinen Prinzipien, z. B. einer optimalen Lipophilie als Voraussetzung für das Durchdringen der Blut-Hirn-Schranke, werden auch spezifische metabolische Umsetzungen genutzt. Das in Abschnitt 9.4 beschriebene Parkinsonmittel L-Dopa ist ein solches Prodrug.

Das krampfhemmende Mittel Progabid **9.36** ist ein doppeltes Prodrug, da beide funktionelle Gruppen des Neurotransmitters **9.37** maskiert sind. Nach Überwindung der Blut-Hirn-Schranke und Freisetzung der Amino- und Carboxylgruppen entsteht daraus der eigentliche Wirkstoff, die γ-Aminobuttersäure (GABA, Abb. 9.9).

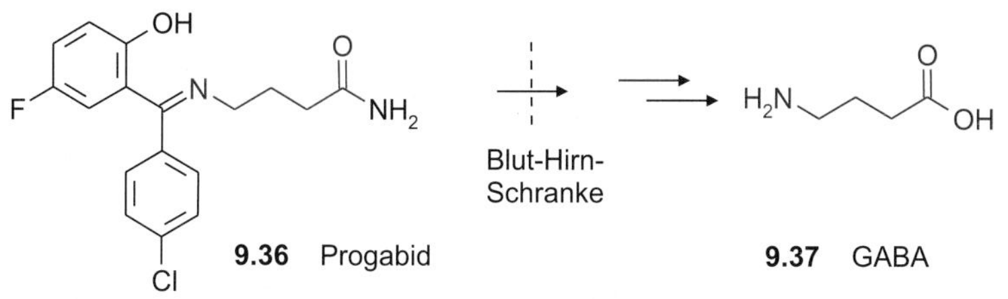

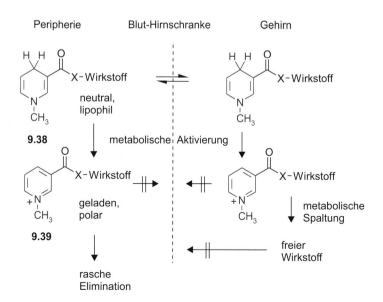

Abb. 9.9   Progabid **9.36** kann als lipophiles Neutralmolekül die Blut-Hirn-Schranke überwinden. Nach metabolischer Freisetzung der Amino- und Carboxylgruppen geht es in den Neurotransmitter γ-Aminobuttersäure **9.37** (GABA) über.

Die Eigenschaft der Blut-Hirn-Schranke, polare Substanzen zurückzuhalten, kann ebenfalls für ein Prodrug-Konzept genutzt werden. Dazu wird ein Wirkstoff über eine metabolisch labile Gruppe an ein Dihydropyridin gekoppelt. Das neutrale Konjugat **9.38** kann die Blut-Hirn-Schranke überwinden. Oxidation führt zu einer permanent geladenen Verbindung **9.39**, die das Gehirn nicht mehr verlassen kann. Nach metabolischer Spaltung entsteht der freie Wirkstoff an Ort und Stelle (Abb. 9.10). Erfolgt die Oxidation in der Peripherie, wird der gut wasserlösliche Komplex bereits vor der Freisetzung des Wirkstoffs ausgeschieden.

Einige Analoge von Nucleosidbasen und Nucleosiden sind **trojanische Pferde**. Das Herpesmittel Aciclovir **9.40** gelangt als unwirksame Form in alle Zellen. Aber nur in den virus-infizierten Zellen erfolgt die Phosphorylierung zur Wirkform, durch eine virus-spezifische Thymidin-Kinase. Dadurch wirkt Aciclovir gezielt antiviral. Die Substanz wird allerdings nur schlecht resorbiert. Das besser geeignete Desciclo-

Abb. 9.10   Drug Targeting ins Gehirn erfolgt über ein Wirkstoff-Dihydropyridin-Konjugat **9.38**. Diese Substanz kann leicht ins Zentralnervensystem gelangen. Metabolische Oxidation führt zum permanent geladenen Pyridin **9.39**, das nicht mehr durch die Blut-Hirn-Schranke treten kann. In den Gehirnzellen erfolgt die Freisetzung des Wirkstoffs, in der Peripherie eine rasche Ausscheidung des polaren Konjugats.

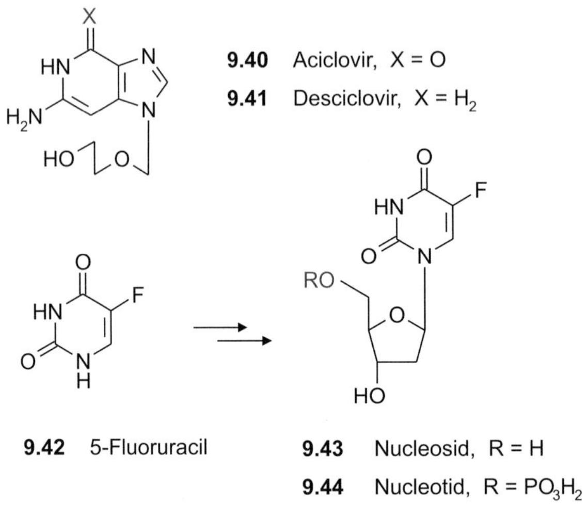

Abb. 9.11 Aciclovir **9.40** ist ein trojanisches Pferd. Nur in den virus-infizierten Zellen entsteht aus dem Prodrug durch enzymatische Phosphorylierung seiner alkoholischen Hydroxygruppe die aktive Form. Desciclovir **9.41** ist ein Pro-Prodrug, da es durch Oxidation in Aciclovir überführt und anschließend aktiviert wird. Auch 5-Fluoruracil **9.42** ist ein Pro-Prodrug. Über das Nucleosid **9.43** entsteht das wirksame Nucleotid **9.44**.

9.40   Aciclovir, X = O
9.41   Desciclovir, X = H$_2$

9.42   5-Fluoruracil

9.43   Nucleosid, R = H
9.44   Nucleotid, R = PO$_3$H$_2$

vir **9.41** (Abb. 9.11) ist als **Pro-Prodrug** anzusehen. Im Organismus wird es zuerst zu Aciclovir oxidiert und anschließend vom viralen Enzym in die Aktivform übergeführt. Desciclovir ist lipophiler als Aciclovir, trotzdem deutlich besser wasserlöslich und zu ungefähr 75 % bioverfügbar.

Auch das Krebstherapeutikum 5-Fluoruracil **9.42** ist ein Pro-Prodrug. Es wird metabolisch in das Nucleosid 5-Fluor-desoxyuridin **9.43** und anschließend in das Nucleotid 5-Fluor-desoxyuridylat **9.44** übergeführt (Abb. 9.11), das ein Hemmstoff der Thymidylat-Synthase ist (Kapitel 29). Da sich Krebszellen rascher teilen als gesunde Zellen, sind sie von der Aktivität dieses Enzyms stärker abhängig als gesunde Zellen.

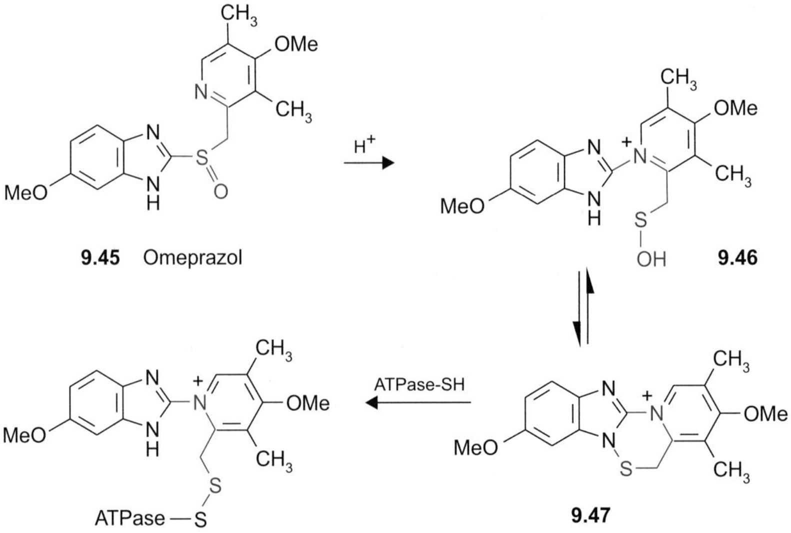

Abb. 9.12 Omeprazol **9.45** wird durch Säuren in die Sulfensäure **9.46** umgelagert, die im Gleichgewicht mit dem cyclischen Sulfenamid **9.47** steht. Dieses reagiert irreversibel mit SH-Gruppen einer H$^+$/K$^+$-ATPase, der sogenannten Protonenpumpe.

9.45   Omeprazol

Omeprazol **9.45** ist das Prodrug eines irreversiblen Inhibitors des Enzyms H⁺/K⁺-ATPase, der sogenannten Protonenpumpe. Nur in stark saurer Umgebung, in den säureproduzierenden Zellen des Magens, erfolgt eine Umlagerung zur Sulfensäure **9.46**, die im Gleichgewicht mit dem cyclischen Sulfenamid **9.47** steht (Abb. 9.12). Dieses reagiert unter Bildung eines Disulfids irreversibel mit SH-Gruppen des Enzyms. Omeprazol wirkt effektiver als die H$_2$-Antagonisten (Abschnitt 3.6), da es nicht nur die histaminstimulierte Säuresekretion, sondern alle Formen der Säuresekretion hemmt.

Zur selektiven Wirkung in einem bestimmten Organ kann man auch die unterschiedliche metabolische Aktivität der verschiedenen Gewebe nutzen. Adrenalin (Abschnitt 1.4) und einige Betablocker (Abschnitt 8.5) sind prinzipiell für die Therapie des Glaukoms (grüner Star) geeignet, da sie den erhöhten Augeninnendruck auf normale Werte herabsetzen. Allerdings haben die Substanzen unerwünschte Nebenwirkungen auf die Herzfunktion und den Kreislauf. Dies vermeidet man über die Gabe von Prodrugs, die im Auge rascher bzw. nur im Auge metabolisiert werden, z. B. dem schwer spaltbaren Ester **9.48** des Adrenalins **9.49** oder einem Keton-Oximether **9.50** des Timolols **9.51** (Abb. 9.13).

Die Forschung auf dem Gebiet des Drug Targeting befindet sich noch in einem frühen Stadium. Neben den geschilderten Prodrugs, die aktive Wirkstoffe erst im Zielgebiet freisetzen, verfolgt man das Konzept antikörper-gekoppelter Wirkstoffe, besonders für die Entwicklung neuartiger Krebstherapeutika. Ein weiterer Ansatz ist die Kopplung von Wirkstoffen mit zellspezifischen Erkennungssequenzen. Das Ziel dieser Arbeiten ist es, die Membrantransporter ganz bestimmter Zellen zu täuschen, damit sie die Wirkstoff-Konjugate in diese Zellen einschleusen.

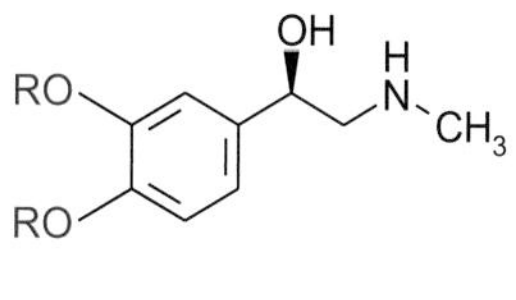

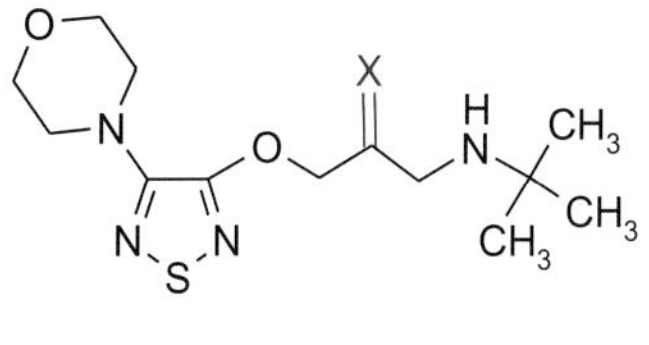

9.48 Dipivefrin, R = COC(CH$_3$)$_3$

9.49 Adrenalin, R = H

9.50 Oximether, X = N-OCH$_3$

Keton, X = O

9.51 Timolol, X = H, OH

Abb. 9.13 Drug Targeting zur Glaukomtherapie nutzt die metabolischen Besonderheiten des Auges. Der Bis-pivaloylester **9.48** (Dipivefrin) des Adrenalins **9.49** wird nach Durchtritt durch die Hornhaut im Auge fast 20-mal schneller hydrolysiert als in der Peripherie. Der Oximether des Timolols **9.50** wird nur im Auge über das Keton zur Wirkform Timolol **9.51** metabolisiert.

Allgemeine Literatur

H. Bundgaard, Hrsg., Design of Prodrugs, Elsevier, Amsterdam, 1985

N. Bodor, Prodrugs and Site-Specific Chemical Delivery Systems, Ann. Rep. Med. Chem. **22**, 303–313 (1987)

H. Bundgaard, Design and Application of Prodrugs, in: A Textbook of Drug Design and Development, P. Krogsgaard-Larsen und H. Bundgaard, Hrsg., Harwood Academic Publishers, Chur, 1991, S. 113–191

G. G. Gibson, Introduction to Drug Metabolism, Blackie, London, 1994

R. B. Silverman, Medizinische Chemie, VCH Weinheim, 1994, Kapitel 7, Metabolisierung von Wirkstoffen, S. 285–359, und Kapitel 8, Prodrugs und Systeme zum Transport und zur Freisetzung von Medikamenten, S. 361–411

L. P. Balant und E. Doelker, Metabolic Considerations in Prodrug Design, in: Burger's Medicinal Chemistry, M. E. Wolff, Hrsg., 5. Auflage, Band I, John Wiley & Sons, New York, 1995, S. 949–982

Spezielle Literatur

M. E. Brewster, E. Pop und N. Bodor, Chemical Approaches to Brain-Targeting of Biologically Active Compounds, in: Drug Design for Neuroscience, A. P. Kozikowski, Hrsg., Raven Press, New York, 1993, S. 435–467

10. Peptidomimetika

Peptide sind aus **Aminosäuren** aufgebaute, kettenförmige Moleküle (Abb. 10.1). Die Hauptkette besteht aus einer alternierenden Abfolge von Amidgruppen -CONH- und als C_α bezeichneten aliphatischen Kohlenstoffatomen. Die Seitenketten zweigen von der Hauptkette am C_α-Atom ab. Die Amidgruppe ist eben und kaum flexibel. Hingegen ist eine Drehung um die Bindungen zum C_α-Atom möglich. Ebenso sind die Seitenketten flexibel. Dadurch kann jede einzelne Aminosäure in einem Peptid mehrere Konformationen einnehmen. Peptide sind daher meist sehr flexible Moleküle mit vielen drehbaren Bindungen und einer Vielzahl von Möglichkeiten unterschiedlicher räumlicher Anordnungen.

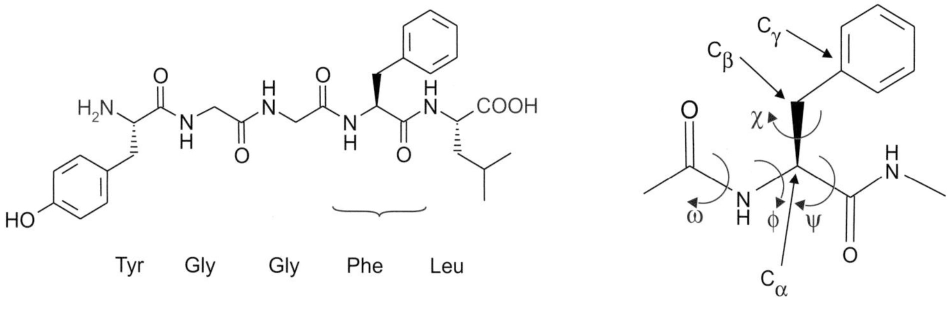

Abb. 10.1 Das Pentapeptid Leu-Enkephalin als Beispiel für eine Peptidstruktur. Das linke Ende, mit der freien NH_2-Gruppe, wird als N-Terminus bezeichnet, das andere Ende ist der C-Terminus. Jede Aminosäure trägt mit drei Atomen zur Peptidkette bei. Die Natur setzt zum Aufbau von Peptiden fast ausschließlich die zwanzig natürlichen L-Aminosäuren ein (siehe Abb. im Einband). In Abhängigkeit von den funktionellen Gruppen der Seitenkette unterscheidet man hydrophile, saure und basische Aminosäuren und solche mit hydrophoben aliphatischen und aromatischen Seitenketten. Die Aminosäuren werden mit einem Code aus drei Buchstaben bezeichnet. Auch eine Kurzbezeichnung durch einen Buchstaben ist gebräuchlich. Am Beispiel der Aminosäure Phenylalanin ist die Definition der Torsionswinkel ω, ϕ, ψ und χ gezeigt. Der Winkel ω liegt praktisch immer bei $180°$. Der Verlauf des Peptidrückgrats im Raum wird durch die Winkel ϕ und ψ bestimmt. Das erste Atom in der Seitenkette wird als C_β-Atom bezeichnet, das nächste trägt den Index γ.

10.1 Die therapeutische Bedeutung von Peptiden

Peptide sind im menschlichen Organismus als Enzymsubstrate oder als Botenstoffe für zahlreiche biologische Funktionen verantwortlich. Einige wichtige Vertreter sind in Tabelle 10.1 zusammengefaßt. Dementsprechend sind Peptide auch für die Therapie interessant und in der Tat sind einige wichtige Arzneimittel Peptide (Abb. 10.2).

Der Einsatz von Peptiden als Medikamente wird allerdings durch einige Faktoren wesentlich eingeschränkt:

Tabelle 10.1   Einige wichtige peptidische Botenstoffe

Peptid	Funktion
Leu-Enkephalin, Met-Enkephalin	Ligand des Morphin-Rezeptors (Analgetikum)
Gastrin	Säuresekretion
Angiotensin II	Blutdrucksteigerung
Endothelin	u. a. Blutdrucksteigerung
Neuropeptid Y	u. a. Blutdrucksteigerung
Substanz P	verschiedene, u. a. Bronchokonstriktion und Schmerzleitung

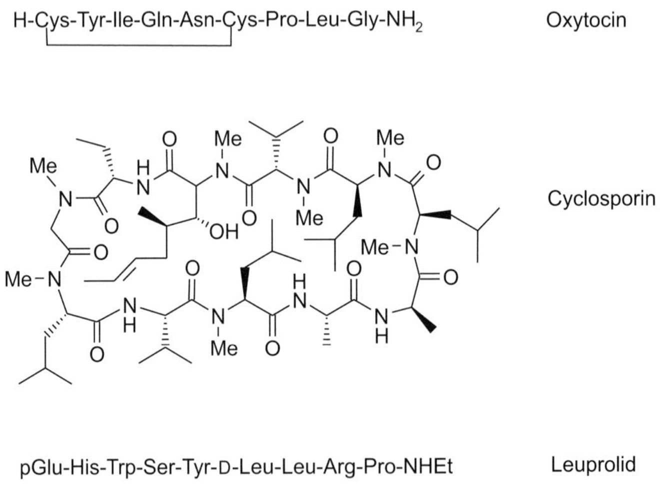

H-Cys-Tyr-Ile-Gln-Asn-Cys-Pro-Leu-Gly-NH$_2$ Oxytocin

Cyclosporin

pGlu-His-Trp-Ser-Tyr-D-Leu-Leu-Arg-Pro-NHEt   Leuprolid

Abb. 10.2 Peptide als Arzneimittel. Oxytocin wird zur Einleitung und Verstärkung von Geburtswehen verwendet. Das Immunsuppressivum Cyclosporin verhindert Abstoßungsreaktionen nach Organtransplantationen. Leuprolid (pGlu = pyro-Glutamat) ist ein Analoges des LHRH, eines Hypothalamus-Hormons, das über das Hormon LH die Biosynthese der weiblichen und männlichen Sexualhormone steuert. Leuprolid wird zur Behandlung von Prostatakrebs im fortgeschrittenen Stadium eingesetzt.

- Peptide werden nach oraler Gabe meist schlecht resorbiert, im wesentlichen bedingt durch das hohe Molekulargewicht und die hohe Polarität.
- Peptide werden durch Proteasen im Magen-Darm-Trakt und im Serum leicht gespalten und sind daher metabolisch nicht stabil.
- Der Körper ist in der Lage, Peptide über die Leber und die Nieren sehr schnell wieder auszuscheiden.

Es besteht daher ein großes Interesse daran, Wirkstoffe ohne die oben genannten negativen Eigenschaften zu finden, die aber trotzdem am gleichen Rezeptor wie das Peptid binden, bzw. das Enzym blockieren, das sonst ein peptidisches Substrat umsetzt. Ein Peptidomimetikum muß also folgende Eigenschaften aufweisen:

- wenige bzw. nicht spaltbare Amidbindungen zur Erhöhung der metabolischen Stabilität,
- geringes Molekulargewicht zur Erhöhung der oralen Verfügbarkeit,
- die gleiche räumliche Anordnung der für die Rezeptor- bzw. Enzymbindung verantwortlichen Gruppen wie im Peptid, um eine feste Bindung zu gewährleisten.

10.2 Der Entwurf von Peptidomimetika

Anfang der achtziger Jahre gab es nur ein allgemein akzeptiertes Beispiel für einen niedermolekularen Wirkstoff, der die Funktion eines körpereigenen Peptids übernimmt: die Opiate. Morphin **10.1** ist ein Mimetikum des körpereigenen Peptids β-Endorphin **10.2** (Abb. 10.3). Ein Vergleich beider Strukturen macht sofort klar, daß Morphin unmöglich alle funktionellen Gruppen des Peptids simulieren kann. Offensichtlich sind nicht alle für seine biologische Aktivität notwendig. Dies legte die Vermutung nahe, daß auch andere Peptide nur mit wenigen funktionellen Gruppen an den Rezeptor binden. Wenn dies so ist, dann sollte es möglich sein, die essentiellen funktionellen Gruppen zu identifizieren, um dann ein kleines organisches Molekül zu finden,

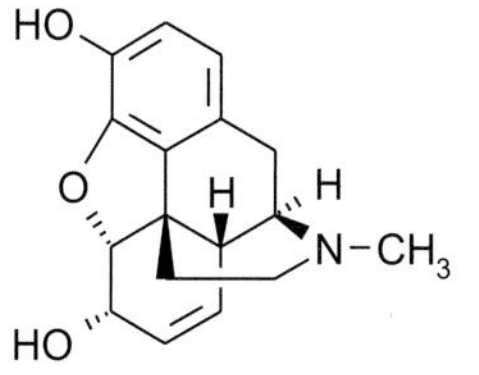

10.1 Morphin

Tyr-Gly-Gly-Phe-Met-Thr-Ser-Glu-Lys-Ser-Gln-Thr-Pro-Leu-Val-Thr-Leu-Phe-Lys-Asn-Ala-Ile-Ile-Lys-Asn-Ala-Tyr-Lys-Lys-Gly-Glu

10.2 β-Endorphin

Abb. 10.3 Morphin **10.1** ist ein Peptidomimetikum für die endogenen Peptide β-Endorphin **10.2** und die Enkephaline (Abschnitt 1.4). Es bindet als Agonist an den Opiatrezeptor.

das die benötigten Gruppen in der richtigen relativen Anordnung enthält.

Startpunkt zum Entwurf eines Peptidomimetikums ist zunächst die Identifizierung des biologisch aktiven Peptids, dessen Funktion man nachbilden will. Im ersten Schritt werden dann einzelne Aminosäuren weggelassen, um festzustellen, ob nicht auch ein Teil des Peptids ausreichend ist. Danach wird die Bedeutung einzelner Seitenketten untersucht. In einem sogenannten **Alanin-Scan** wird jede Aminosäure einzeln gegen Alanin (Methyl als Seitenkette) ausgetauscht. Ein starker Abfall der Aktivität ist Indiz dafür, daß die entfernte Seitenkette wichtig ist. Bis zu diesem Punkt wurden nur Peptide mit natürlichen Aminosäuren untersucht. Im nächsten Schritt folgt die Einführung von Strukturelementen, die in den natürlichen Aminosäuren nicht vorkommen. Im Prinzip bieten sich folgende Möglichkeiten zur Abwandlung einer Peptidstruktur an:

- Verwendung von D- statt L-Aminosäuren,
- Modifizierung der Seitenkette von Aminosäuren,
- Veränderung der Peptidhauptkette,
- Cyclisierung zur Konformationsstabilisierung und die
- Verwendung von Templaten, die eine bestimmte Sekundärstruktur erzwingen, oder an die sich Seitenketten in einer definierten räumlichen Anordnung anfügen lassen.

10.3 Modifizierung der Seitenketten

Eine Verbesserung der Bindungseigenschaften eines Peptids läßt sich häufig durch Verwendung anderer Seitenketten erreichen. Als Beispiel sind in Abbildung 10.4 einige Analoga der Aminosäure Phenylalanin aufgeführt, die als möglicher Ersatz in Frage kommen. Eine Erhöhung der Bindungsaffinität kann z. B. erreicht werden, wenn die Verwendung einer unnatürlichen Aminosäure zu einer besseren Ausfüllung der Bindetasche führt. Rigide Analoga führen dann zu einer verbesserten Bindung, wenn die biologisch aktive Konformation, also die am Rezeptor eingenommene Konformation, fixiert wird.

Die Einführung unnatürlicher Aminosäuren kann die metabolische Stabilität erhöhen. Die Hydroxylierung aromatischer Seitenketten läßt sich durch einen Substituenten in *para*-Position, z. B. Fluor oder eine Methoxygruppe, unterdrücken. Die Stabilität gegen eine Spaltung durch das Verdauungsenzym Chymotrypsin wird durch Einführung zusätzlicher Substituenten am C_β-Atom verbessert, da die modifizierte Seitenkette nicht mehr in das aktive Zentrum dieser Protease hineinpaßt. Die proteolytische Stabilität eines Peptids läßt sich auch durch den Austausch von L- gegen D-Aminosäuren steigern.

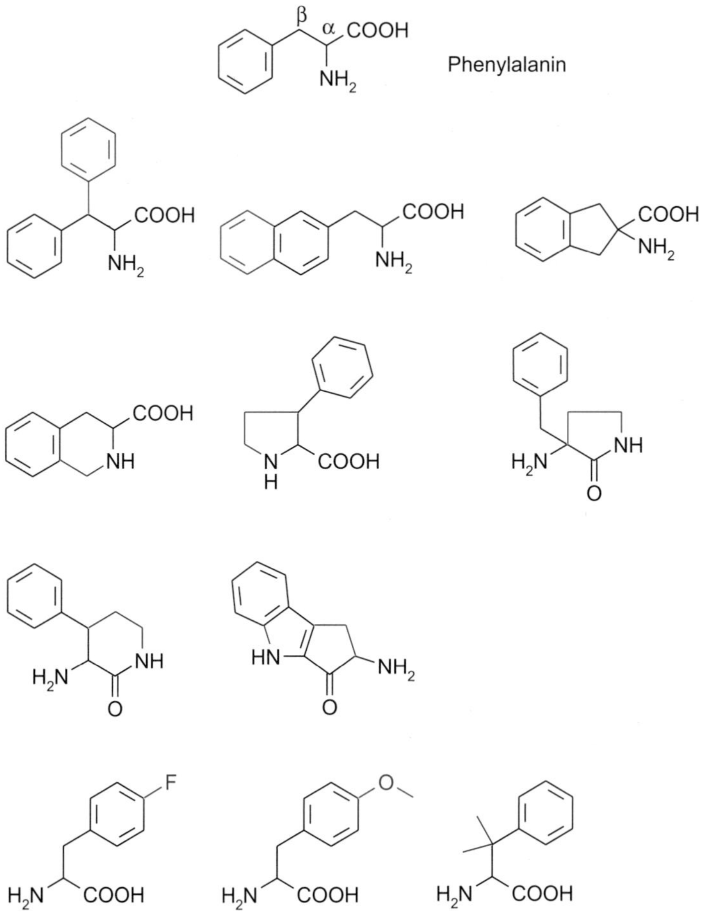

Abb. 10.4 Sterisch anspruchsvolle, konformell fixierte oder metabolisch stabile Analoga der Aminosäure Phenylalanin.

10.4 Abwandlung der Hauptkette

Ein wichtiger Schritt beim Entwurf eines Peptidomimetikums ist der Ersatz von Amidbindungen. Einige hierfür häufig benutzte Gruppen sind in Abbildung 10.5 zusammengestellt. Für Amidgruppen, bei denen sowohl die C=O- als auch die N-H-Gruppe Wasserstoffbrücken zum Protein ausbilden, kann es schwierig oder sogar unmöglich sein, einen Ersatz zu finden, der die Bindungsaffinität nicht deutlich verringert. Verbrückt die Amidgruppe lediglich funktionelle Gruppen miteinander, ohne selbst H-Brücken auszubilden, dann bietet sich eine größere Anzahl unterschiedlicher Gruppen als Ersatz an. Eine Substitution des Amidstickstoffs führt zu einer metabolischen Stabilisierung, da *N*-methylierte Amidbindungen durch Proteasen kaum gespalten werden. Führt die *N*-Methylierung einer Hauptketten-Amidgruppe zu einem Verlust an Bindungsaffinität, dann kommen zwei Erklärungen in

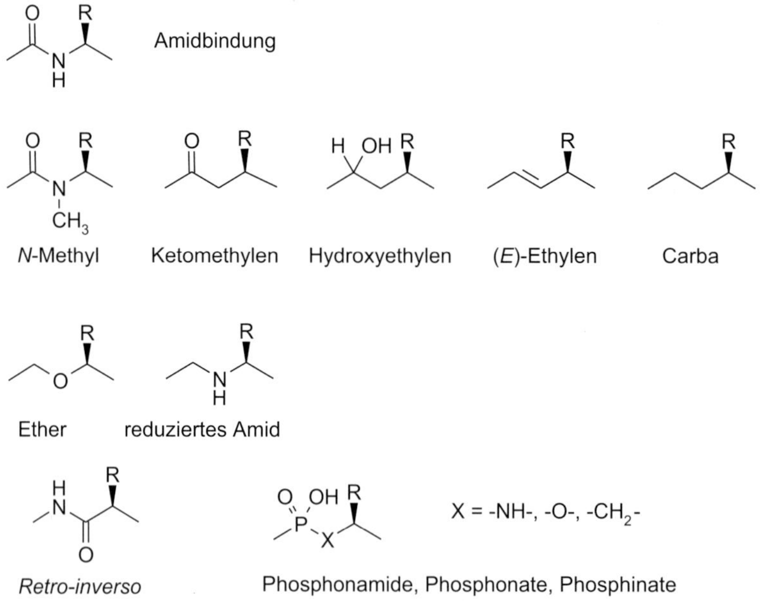

Abb. 10.5 Verschiedene funktionelle Gruppen, die in Peptidomimetika als Ersatz für eine Amidbindung eingesetzt werden.

Frage. Die *N*-methylierte Verbindung kann keine H-Brücke bilden. Eine Möglichkeit ist also, daß die NH-Gruppe an einer H-Brücke beteiligt ist. Ebenfalls in Betracht gezogen werden muß die Möglichkeit einer unerwünschten Konformationsänderung durch die zusätzliche Methylgruppe oder einer sterischen Behinderung der Bindung. Umgekehrt deutet eine Bindungssteigerung durch *N*-Methylierung darauf hin, daß die biologisch aktive Konformation stabilisiert wird.

Wird in dem Substrat einer Protease die zu spaltende Amidbindung durch eine isostere, nicht spaltbare Gruppe ersetzt, so kann aus dem Substrat ein **Inhibitor** werden (Abschnitt 7.6). Falls die neu eingeführte Gruppe mit dem aktiven Zentrum des Enzyms besonders günstige Wechselwirkungen ausbildet, kann auf diese Weise ein äußerst potenter Enzym-Inhibitor resultieren. Beispielsweise ist die Ketomethylengruppe ein für Serin- und Cysteinprotease-Hemmer möglicher geeigneter Ersatz der spaltbaren Amidbindung (Kapitel 26). Die Hydroxyethylengruppe ist besonders geeignet für Aspartylprotease-Hemmer (Kapitel 27). Phosphonamide, Phosphonate und Phosphinate sind häufig starke Inhibitoren von Metalloproteasen (Kapitel 28).

10.5 Stabilisierung der Konformation

Ein wichtiger Aspekt beim Entwurf von Peptidomimetika betrifft die **Peptidkonformation**. Peptide sind flexible Moleküle und können unterschiedliche Konformationen einnehmen. Es hat sich aber gezeigt, daß bestimmte Konformationen in Proteinen und auch in einigen Peptiden bevorzugt eingenommen werden. Hierzu gehören zunächst die beiden wichtigsten Sekundärstruktur-Elemente, die α-Helix und das β-Faltblatt (Abschnitt 14.2). Darüber hinaus gibt es jedoch an den Enden dieser Sekundärstruktur-Elemente Schleifen („*turns*"), für die ebenfalls bevorzugte Muster gefunden werden, insbesonders β-**Schleifen** (Abb. 10.6).

Von einer β-Schleife wird dann gesprochen, wenn sich eine Wasserstoffbrücke zwischen der Carbonylgruppe der Aminosäure i und der NH-Gruppe der Aminosäure i + 3 ausbildet. Es liegt auf der Hand, daß sich eine solche Wasserstoffbrücke nur für ganz bestimmte Kombinationen der Torsionswinkel ϕ und ψ der dazwischen liegenden Aminosäuren i + 1 und i + 2 ausbilden kann.

β-Schleifen sind von besonderem Interesse, weil für viele Peptide bekannt ist oder angenommen wird, daß sie in einer β-Schleifen-Konformation an den Rezeptor binden. Bereits 1971 wiesen Urry und Walter darauf hin, daß es keinen Beweis für eine direkte Wechselwirkung des Amidgerüsts eines Peptidhormons mit dem Rezeptor gibt. Die These von Urry und Walter lautet, daß die Funktion der Peptidhauptkette darin besteht, die Seitenketten so zu positionieren, daß sie optimal mit dem Rezeptor wechselwirken können. Also sollte es möglich sein, die Peptidkette durch einen anderen Grundkörper zu ersetzen, an den dann Substituenten mit funktionellen Gruppen so angebracht werden, daß sie die gleiche räumliche Anordnung wie die Aminosäure-Seitenketten annehmen können.

Wenn ein Peptid als β-Schleife an einen Rezeptor bindet, dann sollte ein starres Analogon, das die β-Schleifen-Konformation „einfriert", zu einer verbesserten Bindung führen. Die einfachste Möglichkeit zur Erzwingung einer β-Schleife ist der Einbau der fraglichen Sequenz in ein kleines cyclisches Peptid. Aus experimentellen Strukturbestimmungen ist bekannt, daß cyclische Penta- und Hexapeptide fast immer eine β-Schleife enthalten. Die Konformationen dieser Peptide sind in der Arbeitsgruppe von Horst Kessler an der TU München ausführlich untersucht worden. Kessler konnte zeigen, daß die Position der

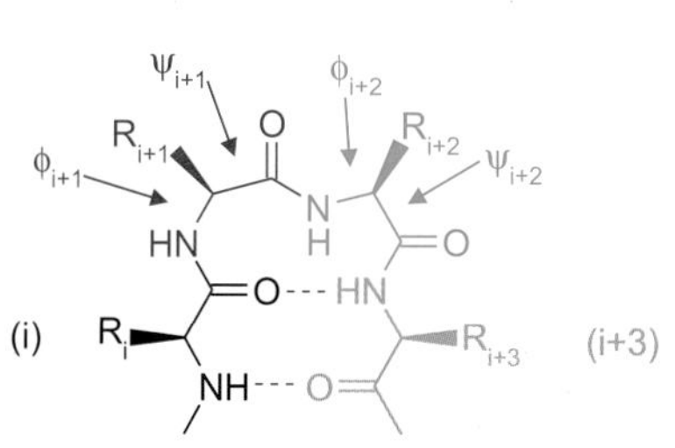

Abb. 10.6 Eine β-Schleife ist eine Peptidkonformation, in der zwischen den Aminosäuren i und i + 3 eine Wasserstoffbrücke gebildet wird. Kennzeichnend für eine β-Schleife sind bestimmte Wertebereiche für die Torsionswinkel ϕ_{i+1}, ψ_{i+1}, ϕ_{i+2}, und ψ_{i+2}.

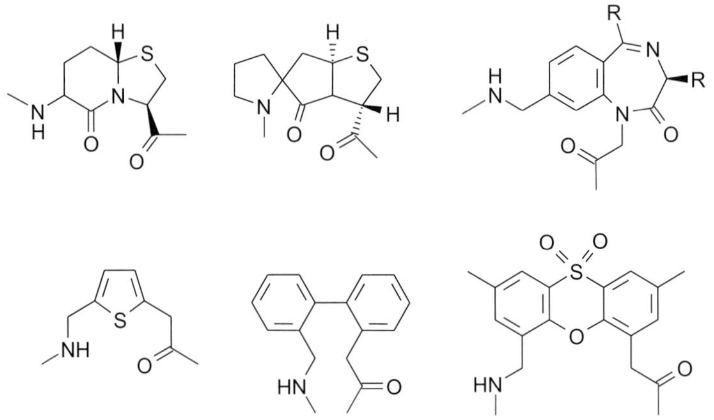

Abb. 10.7 Einige typische β-Schleifen-Mimetika. Die Aminosäuren werden an den farbig markierten Stellen an das Templat angefügt.

β-Schleife in einer Sequenz steuerbar ist. Prolin sowie D-Aminosäuren befinden sich bevorzugt in der Position i + 1 einer solchen Schleife. Die Einführung einer D-Aminosäure begünstigt die Bildung einer β-Schleife gegenüber anderen, ebenfalls denkbaren Konformationen.

Eine β-Schleife läßt sich auch durch ein nichtpeptidisches **Templat** erzwingen. Eine Vielzahl von β-Schleifen-Mimetika sind hierfür vorgeschlagen worden (Abb. 10.7). Ein Teil der Strukturen dient als Templat, mit dem zwei Peptidketten in eine antiparallele Anordnung gebracht werden können. Allerdings ist eine Substitution zur Einführung der Seitenketten R_2 und R_3 (vgl. Abb. 10.6) synthetisch schwierig. Interessanter sind Gerüste wie das Benzodiazepin, an die sich alle vier Seitenketten R_1 - R_4 anknüpfen lassen.

Auch andere Peptidkonformationen können durch Einführung starrer Gruppen fixiert werden. Einige Beispiele für solche konformationsstabilisierende Ringsysteme sind in Abb. 10.8 aufgeführt.

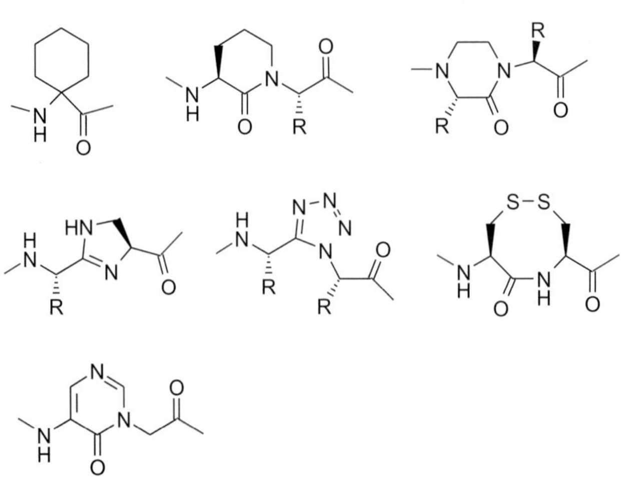

Abb. 10.8 Die dargestellten konformationsstabilisierenden Cyclen ersetzen eine oder zwei Aminosäuren und erzwingen so eine bestimmte Konformation.

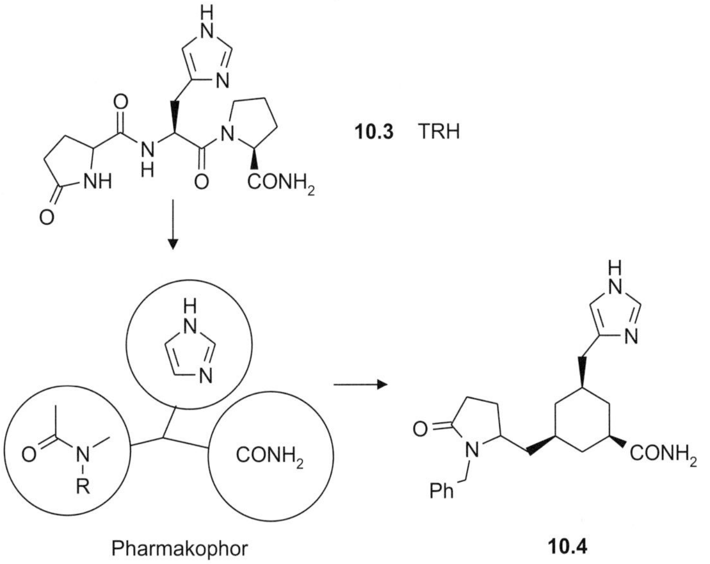

Abb. 10.9 Ausgehend von der Struktur des Tripeptids TRH **10.3** und einer Hypothese über die für die Bindung essentiellen funktionellen Gruppen wurde ein nichtpeptidisches Molekül **10.4** entworfen, das ebenfalls an den TRH-Rezeptor bindet.

Ein besonders schönes Beispiel für ein **Gerüstmimetikum** ist der Entwurf eines Analogons des Thyreotropin-Releasing-Hormons (TRH) durch Olson und Mitarbeiter. TRH ist das Tripeptid pGlu-His-Pro-NH$_2$ (**10.3**). Die Vorgehensweise ist in Abbildung 10.9 gezeigt. Nach Ableitung einer Pharmakophorhypothese wurde nach einem starren Gerüstmolekül gesucht, an das sich die Seitenketten in der richtigen relativen Orientierung anhängen lassen. Die Wahl fiel auf Cyclohexan als Gerüst. Verbindung **10.4** ist ein potenter Ligand für den TRH-Rezeptor! Die Substanz wirkt als Agonist und löst damit die gleichen Effekte aus wie TRH. In Tierversuchen konnte nach Gabe von **10.4** eine deutliche Verbesserung der kognitiven Fähigkeiten beobachtet werden.

10.6 Fibrinogen-Rezeptorantagonisten, ein Beispiel des erfolgreichen Entwurfs von Peptidomimetika

Fibrinogen ist ein Protein, das an ein spezielles Adhäsionsprotein, das Glycoprotein IIb/IIIa, bindet und dadurch die Blutplättchenaggregation auslöst (Abschitt 4.7). Dieses Glycoprotein wird auch als Fibrinogenrezeptor bezeichnet. Ein Antagonist, der die Wechselwirkung blockiert, sollte ein Medikament zur Behandlung von thrombotischen Erkrankungen sein. 1986 wurde berichtet, daß die in Fibrinogen enthaltene Tripeptidsequenz Arg-Gly-Asp, das sogenannte RGD-Motiv, die Fibrinogen-GP IIb/IIIa-Wechselwirkung hemmt. Zunächst war die Frage zu klären, in welcher Konformation dieses Tripeptid an den

Rezeptor bindet. Hierzu wurden cyclische Pentapeptide mit der Arg-Gly-Asp-Sequenz synthetisiert. Das Peptid cyclo-(Arg-Gly-Asp-Phe-D-Val) **10.5** (Abb. 10.10) erwies sich mit einer Hemmkonstante von IC_{50} = 2 nM als hochaffiner Ligand des Fibrinogenrezeptors. Nach NMR-spektroskopischen Untersuchungen nimmt dieses cyclische Pentapeptid eine Konformation mit einer β-Schleife ein.

Weitere stark wirksame peptidische Strukturen wurden gefunden, u. a. bei der Firma SmithKline Beecham das cyclische Peptid **10.6** mit einer Disulfidbrücke (K_i = 2 nM). Damit war die weitere Zielsetzung klar: Suche nach kleinen organischen Molekülen, deren funktionelle Gruppen den Seitenketten von Arg und Asp in **10.5** und **10.6** entsprechen und gleichzeitig dieselbe Anordnung im Raum einnehmen. Dieses Problem wurde von mehreren Pharmafirmen gleichzeitig in Angriff genommen.

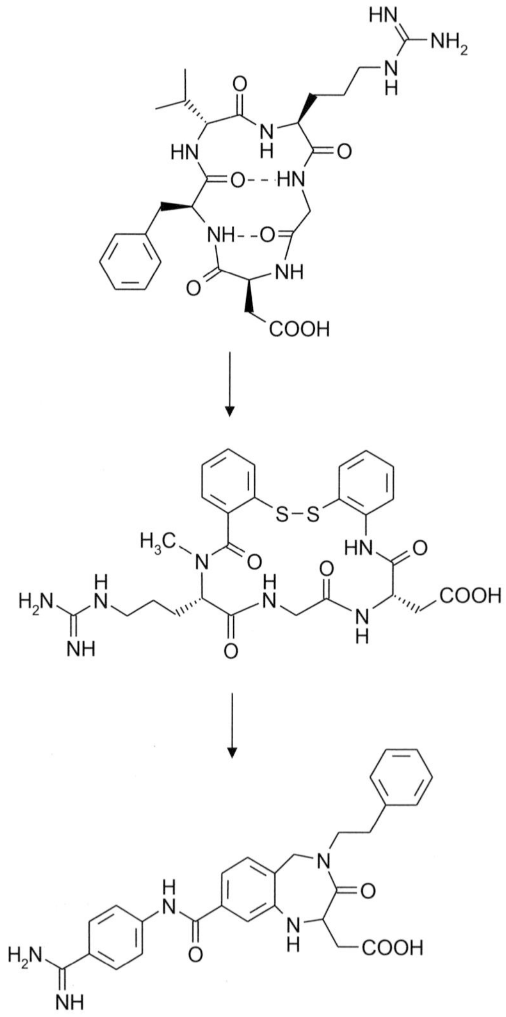

10.5

10.6

10.7

K_i = 2,3 nM

Abb. 10.10 Ausgehend von der 3D-Struktur der peptidischen Fibrinogen-Rezeptorantagonisten **10.5** und **10.6** wurde die nicht-peptidische Verbindung **10.7** entworfen.

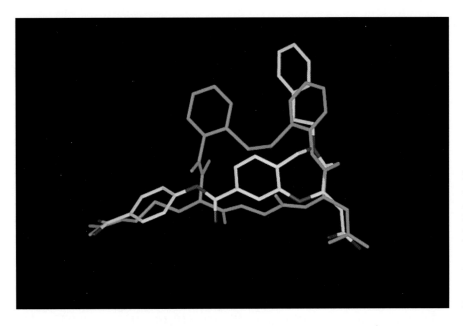

Abb. 10.11 Die 3D-Struktur von **10.7** (Kohlenstoff: weiß, Sauerstoff: rot, Stickstoff: blau) ist mit der 3D-Struktur von **10.6** (grün) überlagert. Die positiv geladenen Guanidinium- bzw. Amidiniumgruppen sowie die negativ geladenen Carboxylatgruppen lassen sich gut miteinander zur Deckung bringen.

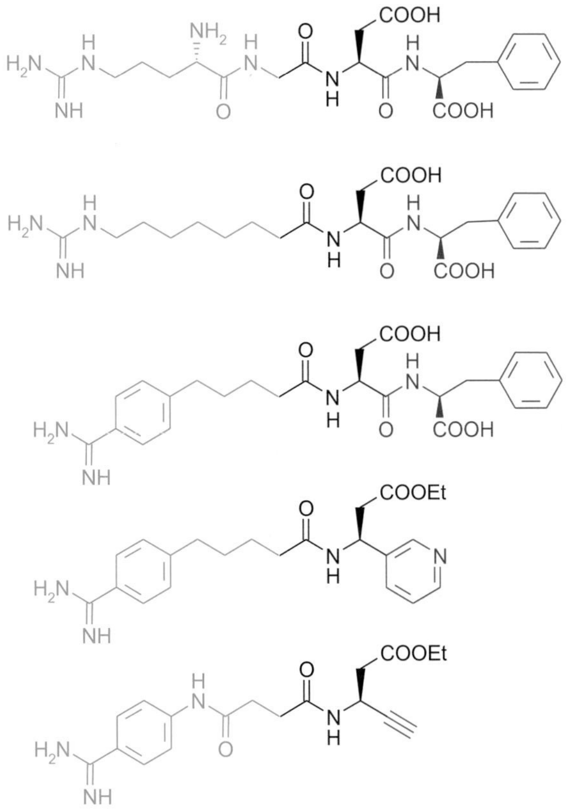

10.8

10.9

10.10
SC-52012

10.11

10.12

Abb. 10.12 Der Entwurf eines nichtpeptidischen Rezeptorantagonisten, ausgehend vom linearen Peptid Arg-Gly-Asp-Phe **10.8**. Durch schrittweise Veränderungen wird Verbindung **10.12** erhalten, die im Vergleich zur Ausgangsstruktur ein wesentlich geringeres Molekulargewicht aufweist und zwischen den Aminosäuren keine „normale" Amidbindung mehr enthält. Die Verwendung der Ethinylgruppe anstelle des Pyridinrings läßt die Bindungsaffinität unverändert, erhöht aber deutlich die Bioverfügbarkeit.

Die Forscher der Firma SmithKline Beecham konzentrierten sich auf Benzodiazepinderivate. Diese Strukturklasse weist zwei günstige Eigenschaften auf. Zum einen sind Benzodiazepine chemisch intensiv untersucht, viele Derivate sind einfach zugänglich. Zum anderen sind Benzodiazepine starr und damit zur Konformationsstabilisierung hervorragend geeignet. Ein Vergleich mehrerer Benzodiazepinderivate mit der peptidischen Leitstruktur ergab schließlich, daß das Derivat **10.7** in der Lage sein sollte, die Arg- und Asp-Seitenketten genauso wie in **10.6** relativ zueinander zu positionieren. In der Tat ist **10.7** ein potenter Fibrinogen-Rezeptorantagonist (K_i = 2,3 nM). Die 3D-Strukturen von **10.6** und **10.7** sind in Abbildung 10.11 miteinander verglichen.

Einen etwas anderen Weg ging die Arbeitsgruppe bei Searle (Abb. 10.12). Ausgangspunkt war hier das Peptid Arg-Gly-Asp-Phe (**10.8**, IC_{50} = 29 μM). Im ersten Schritt wurde das Dipeptidfragment Arg-Gly gegen einen 8-Guanidinooctanoyl-Rest ausgetauscht (**10.9**, IC_{50} = 3 μM). Geleitet von Befunden bei Thrombin-Hemmern, die zeigten, daß ein Alkylguanidin durch ein Benzamidin ersetzt werden kann, wurde eine solche Gruppe eingeführt. Dies ergab eine dramatische Steigerung der Bindungsaffinität (**10.10**, IC_{50} = 0,072 μM). Obwohl diese Verbindung oral nicht verfügbar ist, war SC-52012 der erste Fibrinogen-Rezeptorantagonist von Searle, der für eine i.v.-Applikation einer klinischen Prüfung unterzogen wurde. Ziel der weiteren Arbeiten war nun weniger eine weitere Erhöhung der bereits ausreichenden Bindungsaffinität, sondern vielmehr eine Verbesserung der Bioverfügbarkeit. Hierzu wurden vorrangig Derivate mit niedrigerem Molekulargewicht untersucht. Es zeigte sich, daß die C-terminale Aminosäure Phenylalanin ohne Affinitätsverlust durch einen einfachen Pyridinring ersetzt werden konnte. Durch zusätzliche Veresterung der Carboxylatgruppe gelangte die Searle-Arbeitsgruppe zu einer Verbindung mit schwacher oraler Aktivität. **10.11** ist ein Prodrug, das im Körper durch Esterasen schnell in das freie Carboxylat, die aktive Form, umgewandelt wird (IC_{50} = 0,15 μM für die Verbindung mit freier Carboxylatgruppe). Schließlich wurden Aminobenzamidinosuccinate **10.12** untersucht. Hier war die Idee, durch Wiedereinführung einer Amidgruppe eine zusätzliche H-Brücke zum Rezeptor auszubilden, um so die Affinität zu steigern. In der Tat ist **10.12** ein hochpotenter Fibrinogen-Rezeptorantagonist (IC_{50} = 0,067 μM für die freie Säure). Wichtiger noch, die Verbindung wird nach oraler Gabe gut resorbiert. Mit einer Halbwertszeit von über 6 Stunden ist sie zur Entwicklung als oral verfügbarer Fibrinogen-Rezeptorantagonist geeignet.

Die in zahlreichen Pharmafirmen durchgeführten Forschungsarbeiten zur Entwicklung von Fibrinogen-Rezeptorantagonisten haben zu mehreren Verbindungen geführt, die sich zur Zeit in den Phasen II bzw. III der klinischen Prüfung befinden.

10.7 Der Entwurf von selektiven Neurokinin-Rezeptorantagonisten

Tachykinine sind Neuropeptide, die alle den gleichen lipophilen C-Terminus enthalten: -Phe-X-Gly-Leu-Met-NH$_2$. Ein gut untersuchter Vertreter der Tachykinine ist Substanz-P, Arg-Pro-Lys-Pro-Gln-Gln-Phe-Phe-Gly-Leu-Met-NH$_2$ (**10.13**, Tabelle 10.2). Tachykinine binden an mindestens drei unterschiedliche Tachykinin-Rezeptoren, die mit NK$_1$, NK$_2$ und NK$_3$ bezeichnet werden. Alle drei gehören zur Klasse der G-Protein-gekoppelten Rezeptoren (Abschnitt 4.4). Sie vermitteln eine ganze Reihe biologischer Effekte, beispielsweise bei der Bronchokonstriktion und bei der Schmerzleitung. Ein Rezeptorantagonist könnte daher zur Behandlung von Asthma hilfreich sein, ebenso zur Schmerzbekämpfung.

Tabelle 10.2   Der rationale Entwurf von NK$_2$-Rezeptor-Liganden

	Nr.	Struktur	Rezeptor-bindung K_i [nM]
Substanz P	**10.13**	Arg-Pro-Lys-Pro-Gln- Gln-Phe-Phe-Gly-Leu-Met-NH$_2$	295
Minimalfragment	**10.14**	Leu-Gln-Met-Trp-Phe-Gly-NH$_2$	11,7
Ala-Scan	**10.15**	**Ala**-Gln-Met-Trp-Phe-Gly-NH$_2$	40
	10.16	Leu- **Ala**-Met-Trp-Phe-Gly-NH$_2$	138
	10.17	Leu-Gln-**Ala**- Trp-Phe-Gly-NH$_2$	156
	10.18	Leu-Gln-Met-**Ala**-Phe-Gly-NH$_2$	>10 000
	10.19	Leu-Gln-Met-Trp-**Ala**-Gly-NH$_2$	8 300
	10.20	Leu-Gln-Met-Trp-Phe-**Ala**-NH$_2$	28
	10.21	Leu-Gln-Met-Trp-Phe-NH$_2$	200
Dipeptid	**10.22**	Z-Trp-Phe-NH$_2$	2 700
fixiere die biologisch aktive Konformation	**10.23**	Z-Trp-(R,S)-(α-Me)Phe-NH$_2$	327
optimiere den N-Terminus	**10.24**	(2,3-di-OCH$_3$)C$_6$H$_3$CH$_2$OCO-Trp-(R,S)-(α-Me)Phe-NH$_2$	37,6
optimiere die Stereochemie	**10.25**	(2,3-di-OCH$_3$)C$_6$H$_3$CH$_2$OCO-Trp-(R)-(α-Me)Phe-NH$_2$	10 000
	10.26	(2,3-di-OCH$_3$)C$_6$H$_3$CH$_2$OCO-Trp-(S)-(α-Me)Phe-NH$_2$	17,2
füge zusätzliche Gruppe an	**10.27**	(2,3-di-OCH$_3$)C$_6$H$_3$CH$_2$OCO-Trp-(S)-(α-Me)Phe-Gly-NH$_2$	1,4

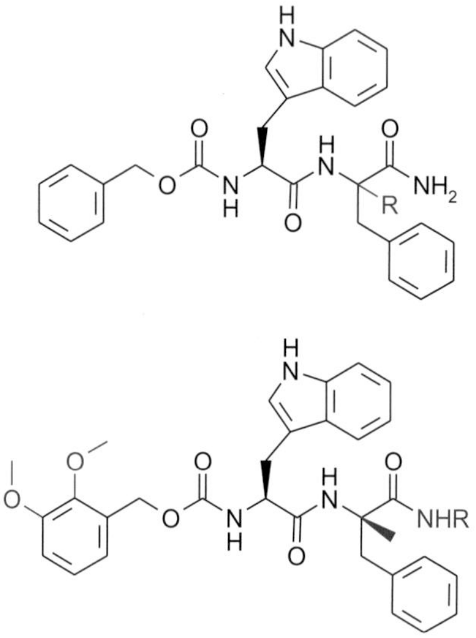

10.22, R = H

K_i = 2 700 nM

10.23, R = CH$_3$

K_i = 327 nM

10.26, R = H

K_i = 17,2 nM

10.27, R = CH$_2$CONH$_2$

K_i = 1,4 nM

Abb. 10.13 Wichtige Zwischenstufen auf dem Weg zum selektiven NK$_2$-Rezeptorantagonisten **10.27**.

Die bei Parke-Davis in Cambridge durchgeführten Arbeiten zur Entwicklung eines NK$_2$-Rezeptorantagonisten sind ein Schulbeispiel für die systematische Abwandlung eines Peptids zu einem Peptidomimetikum (Tabelle 10.2 und Abb. 10.13). Gesucht wurde nach einer Verbindung, die an den gleichen Rezeptor wie Substanz P bindet. Ausgangspunkt der Arbeiten war das aus der Literatur bekannte Hexapeptid Leu-Gln-Met-Trp-Phe-Gly-NH$_2$ (**10.14**), das mit nanomolarer Affinität an den NK$_2$-Rezeptor bindet (K_i = 11,7 nM). Dieses Peptid war aus früheren, bei Merck durchgeführten Arbeiten bekannt.

Im ersten Schritt wurde jede Aminosäure reihum gegen Alanin ausgetauscht (Verbindungen **10.15** – **10.20**). In einigen Fällen führte die Verwendung von Alanin nur zu einem schwachen Abfall an Bindungsaffinität. Beispielsweise konnte das *N*-terminale Leu gegen Ala ausgetauscht werden (**10.15**). Hieraus folgte, daß die Leu-Seitenkette für die Rezeptorbindung nur von untergeordneter Bedeutung ist. Die Verbindungen, in denen Trp oder Phe durch Ala ersetzt wurden, zeigten hingegen nur noch geringe Affinität für den NK$_2$-Rezeptor. Dies legte den Schluß nahe, daß diese beiden Aminosäuren für die Bindung essentiell sind. Die Entfernung der *C*-terminalen Aminosäure Gly (Verbindung **10.21**) verringerte die Affinität um den Faktor 7. Offensichtlich hat auch diese Aminosäure eine gewisse Bedeutung für die Rezeptorbindung. Die Testung mehrerer *N*-terminal geschützter Dipeptide führte dann zu Z-Trp-Phe-NH$_2$ (**10.22**, K_i = 2 700 nM) als Leitstruktur für die weiteren Arbeiten. Damit war das erste Etappenziel des Projekts erreicht. **10.22** ist als Dipeptid eine interessante Leitstruktur für die weiteren Arbeiten (Abb. 10.13).

Als nächstes wurden an unterschiedlichen Stellen des Moleküls zusätzliche Methylgruppen eingeführt. Hierdurch wird eine Einschrän-

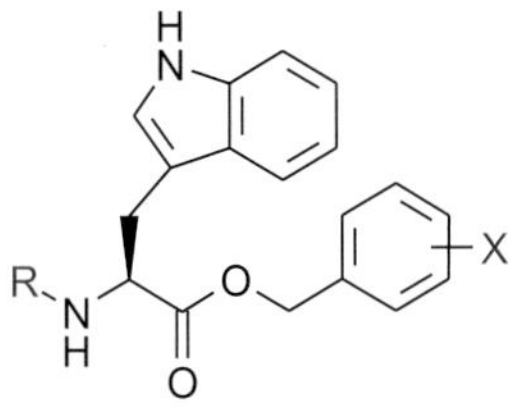

10.28, R = Et, X = H IC_{50} = 3 800 nM

10.29, R = H, X = H IC_{50} > 10 000 nM

10.30, R = H, X = 3,5-di-CH$_3$ IC_{50} = 1 533 nM

10.31, R = Ac, X = 3,5-di-CH$_3$ IC_{50} = 67 nM

10.32, R = Ac, X = 3,5-di-CF$_3$ IC_{50} = 1,6 nM

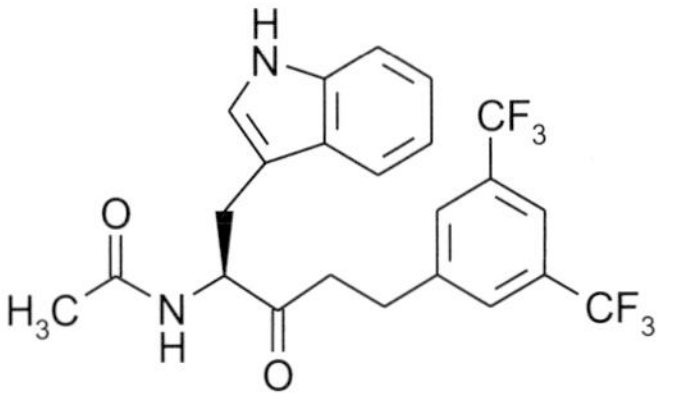

10.33, IC_{50} = 3 nM

Abb. 10.14 Die Optimierung der im Screening gefundenen Leitstruktur **10.28** zu den selektiven NK$_1$-Rezeptorantagonisten **10.32** und **10.33**. Im Gegensatz zu den metabolisch labilen Benzylestern **10.28** – **10.32** ist das Keton **10.33** auch im Tierversuch wirksam.

kung der Zahl der möglichen Konformationen erreicht. Für viele untersuchte Verbindungen mit konformeller Einschränkung wurde eine Abnahme der Bindungsaffinität beobachtet. Eine Methylgruppe am C$_\alpha$-Atom von Phenylalanin hingegen steigerte die Bindungsaffinität um den Faktor 8 (**10.23**, K_i = 327 nM). Eine mögliche Erklärung für diesen Befund ist, daß die am Rezeptor eingenommene Konformation durch die zusätzliche Methylgruppe stabilisiert wird. Danach wurde der *N*-terminale Teil der Verbindung variiert. Der Ersatz des endständigen Phenylrings gegen eine 2,3-Dimethoxyphenylgruppe ergibt eine weitere Steigerung der Bindungsaffinität um den Faktor 10 (**10.24**, K_i = 37,6 nM). Dieser Wert gilt bei Verwendung von racemischem α-Methylphenylalanin. Die enantiomerenreine Verbindung **10.26** mit diesem Baustein in der (*S*)-Konfiguration bindet mit K_i = 17,2 nM. Die Wiedereinführung des *C*-terminalen Glycins führte schließlich zu der hochpotenten Verbindung **10.27** (K_i = 1,4 nM).

Unabhängig von den Arbeiten bei Parke-Davis wurde bei Merck, Sharp und Dohme die im Screening gefundene Leitstruktur **10.28** zu den NK$_1$-spezifischen Rezeptorantagonisten **10.32** und **10.33** optimiert. Während **10.28** – **10.32** nur *in vitro* wirksam sind, ist **10.33** wegen seiner höheren metabolischen Stabilität auch *in vivo* wirksam (Abb. 10.14).

Die hier vorgestellten Arbeiten haben noch zu keinem neuen Arzneimittel geführt. Sie belegen jedoch, ebenso wie das vorangehende Beispiel, daß es mit einer systematischen Vorgehensweise möglich ist, von einer längeren Aminosäuresequenz zu einer niedermolekularen Verbindung zu kommen, die nicht mehr die für Peptide typischen ungünstigen Eigenschaften aufweist.

10.8 CAVEAT: ein Ideengenerator zum Entwurf von Peptidomimetika

In den vorherigen Abschnitten klang es schon an: Häufig sind die Seitenketten der Aminosäuren für die Bindung an einen Rezeptor verantwortlich. Die Hauptkette spielt hier lediglich die Rolle eines Gerüsts, das dazu dient, die Seitenketten in die zur Bindung notwendige relative Orientierung zu bringen. Wenn dies aber so ist, dann sollte ein starres nichtpeptidisches Gerüst, an das sich die Seitenketten in der gleichen räumlichen Anordnung anfügen lassen, optimal sein, um zu einem fest bindenden Rezeptorliganden zu kommen. Dies war der Startpunkt für Paul Bartlett von der University of California in Berkeley zur Entwicklung eines Computerprogramms. Ziel des Programms CAVEAT ist die Suche nach einem rigiden Molekül, das einen ganz bestimmten Abschnitt eines Peptidgerüsts ersetzen kann. Das zentrale Konzept von CAVEAT (Abb. 10.15) ist die Darstellung einer chemischen Bindung als Vektor. Startpunkt ist die Kenntnis der 3D-Struktur des Peptids, für das ein Peptidomimetikum gesucht wird. Die Position der Seitenketten wird durch den Vektor C_α-C_β bestimmt, also die Richtung dieser C-C-Bindung im Raum. Hierbei wird angenommen, daß

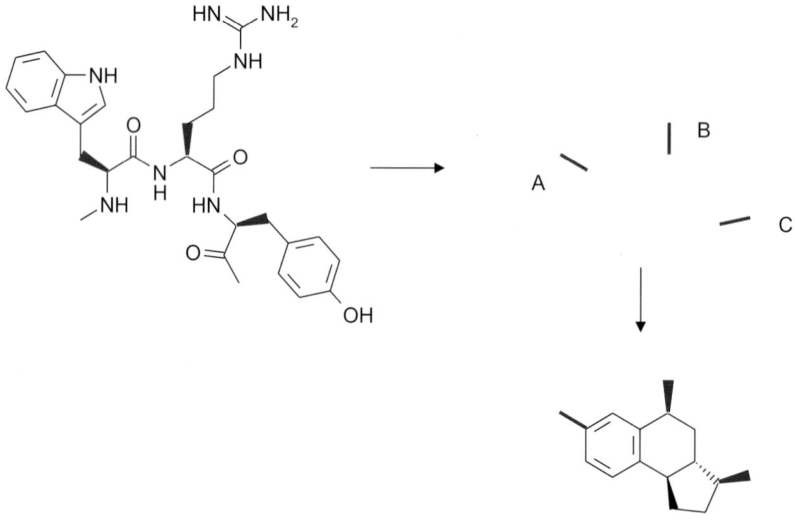

Abb. 10.15 Prinzip einer 3D-Suche nach Gerüstmimetika mit dem Programm CAVEAT. In einer peptidischen Leitstuktur wird zunächst die relative Orientierung der für die biologische Wirkung verantwortlichen Seitenketten durch Angabe der C_α-C_β-Vektoren definiert. In diesem Beispiel sind dies die drei aufeinanderfolgenden Aminosäuren Trp, Arg und Tyr. Die drei Vektoren A, B und C sind die wesentliche Information für CAVEAT, das in einer 3D-Datenbank nach starren Grundstrukturen sucht, die drei substituierbare Bindungen in der gleichen relativen Anordnung enthalten wie die drei Vektoren. Resultat einer CAVEAT-Suche ist eine Liste cyclischer Strukturen, die mögliche Template für Peptidomimetika darstellen.

die Hauptkette des Peptids starr ist und die Seitenketten flexibel. Die relative Anordnung von drei Aminosäure-Seitenketten wird dann durch die relative Lage der entsprechenden C_α-C_β-Vektoren bestimmt. Anschließend durchsucht CAVEAT eine 3D-Datenbank nach Molekülen, die drei substituierbare chemische Bindungen enthalten, die genauso angeordnet sind wie die C_α-C_β-Vektoren. Das Resultat ist eine Liste starrer, cyclischer Molekülgerüste, mit deren freien Positionen die Seitenketten der Aminosäuren zumindest formal verknüpft werden können.

CAVEAT ist ein Ideengenerator, es konstruiert keine Wirkstoffe. Die Kunst bei der Benutzung dieses Programms besteht darin, die gefundenen Treffer in synthetisierbare Strukturen umzusetzen. Hier helfen einstweilen nur die Erfahrung und die Kreativität des Chemikers.

10.9 Design von Peptidomimetika: Quo vadis?

In diesem Kapitel wurden systematische Vorgehensweisen zum Entwurf von Peptidomimetika beschrieben. Diese Ansätze haben sich in vielen Fällen bewährt und zu einer Vielzahl attraktiver Wirkstoffe geführt. Allerdings gibt es auch Schwierigkeiten. Das erste Problem besteht in dem schrittweisen Vorgehen. Ein Peptid wird systematisch modifiziert, wobei die zunächst synthetisierten Strukturen nur dazu dienen, die essentiellen funktionellen Gruppen zu identifizieren. Die Synthese vieler daraus resultierender Derivate, z. B. praktisch alle, in denen eine Amidgruppe durch eine der in Abbildung 10.4 aufgeführten Gruppen ersetzt wird, ist mit erheblichem Aufwand verbunden. Zudem dienen diese Verbindungen nur als Tool, da es sich ja um modifizierte Peptide mit hohem Molekulargewicht und daher ohne orale Verfügbarkeit handelt.

Gerade bei den Rezeptorantagonisten wurden in den letzten Jahren durch Massenscreening viele neue nichtpeptidische Wirkstoffe gefunden, die häufig in relativ kurzer Zeit zu einem klinischen Kandidaten weiterentwickelt werden konnten (vgl. Abb. 10.14). Wenn man dies bedenkt, wird klar, warum die Begeisterung, die Mitte der achtziger Jahre bezüglich des rationalen Entwurfs von Peptidomimetika herrschte, etwas verflogen ist. Trotzdem wird der Entwurf von Peptidomimetika ein wichtiges Arbeitsgebiet des Wirkstoffdesigns bleiben. Auch in der Zukunft wird es Projekte geben, in denen durch Screening keine aussichtsreiche Leitstruktur gefunden wird. Nach den bisherigen Erfahrungen ist dies bisweilen bei der Suche nach Enzym-Inhibitoren der Fall (Kapitel 26). Hier bleibt zum Wirkstoffdesign dann nur der vom Substrat ausgehende peptidomimetische Ansatz. Darüberhinaus spielen peptidomimetische Konzepte ganz allgemein eine wichtige Rolle bei der Leitstrukturoptimierung.

Allgemeine Literatur

R. Hirschmann, Die Medizinische Chemie im Goldenen Zeitalter der Biologie: Lehren aus der Steroid- und Peptidforschung, Angew. Chem. **103**, 1305–1330 (1991)

A. Giannis und T. Kolter, Peptidmimetika für Rezeptorliganden – Entdeckung, Entwicklung und medizinische Perspektiven, Angew. Chem. **105**, 1303–1326 (1993)

J. Gante, Peptidmimetika – maßgeschneiderte Enzyminhibitoren, Angew. Chem. **106**, 1780–1802 (1994)

Spezielle Literatur

G. L. Olson, D. R. Bolin, M. P. Bonner *et al.*, Concepts and Progress in the Development of Peptide Mimetics, J. Med. Chem. **36**, 3039–3049 (1993)

J. A. Zablocki, J. G. Rico, R. B. Garland *et al.*, Potent *in Vitro* and *in Vivo* Inhibitors of Platelet Aggregation Based Upon the Arg-Gly-Asp Sequence of Fibrinogen. (Aminobenzamidino)succinyl (ABAS) Series of Orally Active Fibrinogen Receptor Antagonists, J. Med. Chem. **38**, 2378–2394 (1995)

T. W. Ku, F. E. Ali, L. S. Barton *et al.*, Direct Design of a Potent Non-peptide Fibrinogen Receptor Antagonist Based on the Structure and Conformation of a Highly Constrained Cyclic RGD Peptide, J. Am. Chem. Soc. **115**, 8861–8862 (1993)

W. Howson, Rational Design of Tachykinin Receptor Antagonists, Drug News & Perspectives **8**, 97–103 (1995)

A. M. McLeod, K. J. Merchant, M. A. Cascieri *et al.*, *N*-Acyl-L-tryptophan Benzyl Esters: Potent Substance P Receptor Antagonists, J. Med. Chem. **36**, 2044–2045 (1993)

K. J. Merchant, R. T. Lewis and A. M. MacLeod, Synthesis of Homochiral Ketones Derived from L-Tryptophan: Potent Substance P Receptor Antagonists, Tetrahedron Letters **35**, 4205–4208 (1994)

G. Lauri und P. A. Bartlett, CAVEAT: A Program to Facilitate the Design of Organic Molecules, J. Comput.-Aided Mol. Design **8**, 51–66 (1994)

11. Kombinatorische Chemie

Die Suche nach neuen Leitstrukturen und deren systematische Abwandlung zur Optimierung ihres Wirkprofils gehören zu den zeit- und kostenaufwendigen Schritten in der Wirkstoff-Forschung. Als Beispiel mag die Optimierung eines kleinen organischen Moleküls dienen. Selbst wenn man sich auf relativ wenige unterschiedliche Reste pro Position beschränkt, ergeben sich z. B. für eine mehrfach substituierte Tetrahydroisochinolin-carbonsäure **11.1** (Abb. 11.1) bereits mehrere Millionen mögliche Strukturen. Die kombinatorische Explosion der denkbaren Substitutionsmöglichkeiten kann mit klassisch-chemischen Verfahren nicht mehr realisiert werden. Die Vielfalt steigt weiter, wenn man verschiedene Stereoisomere berücksichtigt. Ihre Zahl ist damit schon deutlich größer als die Zahl aller in Chemical Abstracts (14 Mio. Verbindungen) oder im Beilstein (6,7 Mio. Verbindungen) erfaßten chemischen Strukturen.

Zu Zeiten der Testung von Substanzen am Ganztier oder in komplexen pharmakologischen *in vitro*-Modellen war die biologische Prüfung der geschwindigkeitsbestimmende Schritt. Mit der Einführung moleku-

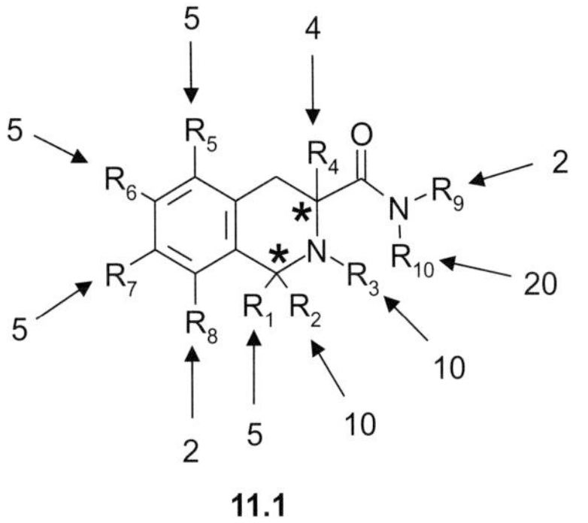

11.1

Abb. 11.1 Das Tetrahydroisochinolincarbonsäureamid **11.1** soll an 10 Positionen mit Substituenten versehen werden. Die Reste an diesen Positionen umfassen eine Vielfalt von insgesamt 68 Bausteinen (R_1 – R_{10} = 5, 10, 10, 4, 5, 5, 5, 2, 2, 20 Reste). Damit lassen sich bereits 20 Millionen Verbindungen konstruieren. Berücksichtigt man die strukturelle Vielfalt, die durch die beiden Stereozentren (*) erzeugt wird, vergrößert sich bei unterschiedlichen Resten R_1 und R_2 diese Zahl nochmals um den Faktor vier.

larer Testmodelle, z. B. Enzym- oder Rezeptorbindungstests, und der weitgehenden Automatisierung der Substanzprüfung hat sich diese Situation grundlegend gewandelt. Die Testung von vielen hundert Verbindungen pro Tag ist technisch kein Problem. Um die enorme Kapazität dieser Testmodelle ausschöpfen zu können, erscheint jetzt die Synthese von tausenden, ja sogar zehntausenden oder hunderttausenden unterschiedlichen Molekülen wünschenswert. Die Strategie kann dazu entweder auf die automatisierte Parallelsynthese einer großen Zahl Einzelverbindungen oder auf die simultane Herstellung von Verbindungsgemischen ausgelegt sein.

11.1 Wie erzeugt die Natur chemische Vielfalt?

In den Nucleinsäuren und Proteinen hat die Natur einen Weg aufgezeigt, wie kombinatorische Vielfalt zu erreichen ist. Eine DNA-Sequenz von 600 Basenpaaren kodiert ein Protein mit 200 Aminosäuren. Aus dem „Pool" der vier Nucleotide, die als Dreiersequenz jeweils eine der 20 natürlichen Aminosäuren kodieren, ergeben sich 4^{600} (eine Zahl mit 360 Stellen!) verschiedene DNA-Sequenzen. Diese lassen sich in 20^{200} (eine Zahl mit 260 Stellen!) unterschiedliche Aminosäuresequenzen für das resultierende Protein übersetzen.

Bereits mit den 20 natürlichen Aminosäuren lassen sich kleine Peptide mit einer enormen strukturellen Vielfalt aufbauen. Geht man von den natürlichen Aminosäuren A zu einer noch überschaubaren Zahl von 100 modifizierten Aminosäuren M über, erhöht sich die Zahl der möglichen Analogen noch weiter (Tabelle 11.1).

Tabelle 11.1   Mit den 20 natürlichen Aminosäuren A lassen sich 400 Dipeptide, 8 000 Tripeptide, 160 000 Tetrapeptide und 64 Millionen Hexapeptide erzeugen. Erweitert man die Palette durch modifizierte, nichtnatürliche Aminosäuren M auf 100 Ausgangskomponenten, erhöht sich die kombinatorische Vielfalt dramatisch.

Substanzen	Anzahl
natürliche Aminosäuren, **A**	20
Dipeptide, **A-A**	400
Tripeptide, **A-A-A**	8 000
Tetrapeptide, **A-A-A-A**	160 000
Hexapeptide, **A-A-A-A-A-A**	64 000 000
modifizierte Aminosäuren, **M**	z. B. 100
modifizierte Hexapeptide, **M-M-M-M-M-M**	1 000 000 000 000
Zahl aller bekannten Stoffe	≈ 14 000 000

Peptide spielen in biologischen Systemen eine wichtige Rolle. In freier Form oder als einfache Derivate findet man sie als Proteinliganden, z. B. die Peptidhormone. Peptidsequenzen an der Oberfläche von Proteinen bestimmen deren Erkennung durch einen Rezeptor. Zu dieser selektiven Erkennung schöpft die Natur die volle kombinatorische Vielfalt der variablen Sequenzen in den Oberflächenregionen (Epitope) der Proteine aus. Diese Prinzipien der Natur kann man sich zu eigen machen, um riesige Substanzbibliotheken mit stark variierender Zusammensetzung herzustellen.

11.2 Die Proteinbiosynthese als Werkzeug zum Aufbau von Substanzbibliotheken

Wie kann man den biochemischen Syntheseapparat als Vehikel benutzen, um eine Vielfalt von Peptidsequenzen zu synthetisieren? Es ist möglich, kurze Sequenzen in ein Trägerprotein so einzufügen, daß sie sich an dessen Oberfläche befinden und in einem molekularen Testsystem mit dem Zielprotein in Wechselwirkung treten können. Das Testsystem ist so aufgebaut, daß die Bindung an das Zielprotein über ein leicht registrierbares Signal, z. B. ein Fluoreszenzsignal oder eine Farbreaktion, festgestellt werden kann (Abschnitt 12.5).

Um die Proteinbiosynthese für den Aufbau einer solchen **Bibliothek** auszunutzen, muß man die Information über die zufällig zusammengesetzten Peptide als „Erbgut" in ein DNA-Molekül einbringen. Dieses kodiert die Sequenz des Proteins, an dessen Oberfläche die Bibliothek präsentiert wird. Beliebig zusammengewürfelte, doppelsträngige DNA-Sequenzen gilt es an der korrekten Stelle in die DNA einzuführen. Nach der Herstellung einer riesigen Zahl identischer Kopien (Klonierung) können die erhaltenen Gene exprimiert werden. Es entsteht eine große Population von Proteinen, die in einem ganz bestimmten Bereich die zufällig zusammengesetzten Peptidsequenzen tragen. Diese Proteine werden im Testsystem untersucht. Die Verteilung der 20 natürlichen Aminosäuren über den variablen Sequenzabschnitt wird nicht völlig gleichförmig sein. Dies liegt daran, daß manche Aminosäuren durch eine einzige Dreierbasensequenz (Codon), andere durch bis zu fünf verschiedene Codons repräsentiert werden. Dadurch entstehen zwangsläufig verzerrte Bibliotheken.

Als Expressionssystem erfreut sich der Bakteriophage M13 großer Beliebtheit. M13 ist ein Virus, der *E. coli*-Bakterienstämme zu infizieren vermag. Das Virus trägt sechs Proteine auf seiner Hülle. In zwei dieser Hüllproteine lassen sich am einen Ende die zufällig zusammengewürfelten Peptidabschnitte anbringen. Mit diesem M13-System ist eine Bibliothek aus zwanzig Millionen modifizierten 15er-Peptiden aufgebaut worden. Getestet wurde ihre Bindung an das Protein Streptavidin. Dabei fielen 58 Kandidaten als Bindungspartner auf. Sie hatten alle den Sequenzabschnitt -His-Pro-Gln- gemeinsam. Kürzlich konnte die Kristallstruktur eines dieser Oligopeptide im Komplex mit Streptavidin bestimmt werden. Das Peptid besetzt mit dem His-Pro-Gln-Abschnitt die Bindetasche, die normalerweise durch Biotin eingenommen wird. Dies beweist, daß man über eine solche Strategie selektiv bindende Peptidsequenzen finden kann.

Der biochemische Ansatz zum Erzeugen und Präsentieren einer Substanzbibliothek hat den besonderen Vorteil, daß man die leistungsfähige Proteinbiosynthese für sich arbeiten läßt. Zudem kann man sich der ausgefeilten Protein- und DNA-Synthesetechnik bzw. Nachweisanalytik (Abschnitt 11.7) zur Charakterisierung der „Screening-Hits" bedienen. Er hat aber auch Nachteile. Die molekulare Vielfalt beschränkt sich auf die 20 natürlichen L-Aminosäuren. Als Leitstrukturen resultieren nur Peptide. In der Wirkstoffentwicklung will man aber weg von den metabolisch instabilen, kaum bioverfügbaren Peptiden. Vielmehr sucht man Strukturen mit klassisch organischen Molekülgerüsten. Zumindest sind Peptidomimetika oder Peptide mit metabolisch stabilen, nichtnatürlichen Aminosäuren gewünscht. Der Schritt weg vom Peptid, hin zu alternativen Gerüsten unter Erhalt der biologischen Aktivität ist aber leider nicht trivial (Kapitel 10).

11.3 Organische Chemie einmal anders: Zufallsgesteuerte Synthesen von Verbindungsgemischen

Alternativ zu den biologischen Verfahren zur Erzeugung von Substanzbibliotheken werden daher organisch-präparative Methoden ausgearbeitet. Einen einfachen Zugang zu einer Substanzbibliothek erhält man, indem man einen reaktiven Molekülbaustein vorgibt, zum Beispiel ein oligofunktionelles Säurechlorid (**11.2** bis **11.4**, Abb. 11.2). Diese Komponente wird simultan mit einer Vielzahl von Reagentien umgesetzt, beispielsweise mit Aminen. In unkontrollierter Weise entsteht dabei ein Gemisch aus einer großen Zahl von Produkten. Entgegen der allgemeinen Lehrmeinung, daß organische Reaktionen nur einheitliche Produkte liefern sollten, ist hier eine möglichst große Produktvielfalt erwünscht. Der Vorteil der Methode ist, daß sie sehr einfach durchführbar ist. Eine Automatisierung läßt sich leicht realisieren. Diese Synthesestrategie hat aber auch Nachteile. Die Kupplungskomponenten haben unterschiedliche Reaktivität. Folglich werden die Produkte nicht gleichverteilt anfallen. Die Umsetzung an einer bestimmten funktionellen Gruppe des Zentralbausteins kann davon abhängen, mit welchen Komponenten er an seinen anderen funktionellen Gruppen bereits reagiert hat.

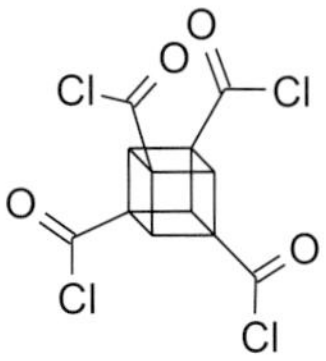

Abb. 11.2 Die Zentralbausteine Cuban **11.2**,
Xanthen **11.3** und Benzol
11.4 werden als oligofunk-
tionelle Säurechloride mit
geschützten Aminosäuren
umgesetzt. Eine mit
Xanthen erhaltene Biblio-
thek hemmt das Verdau-
ungsenzym Trypsin. Zur
Charakterisierung der aktiven Komponenten wird die
Bibliothek durch gezielte
Resynthesen entfaltet. Am
Ende verbleiben die beiden
Isomere **11.5** und **11.6** als
potenteste Verbindungen.
Das Derivat **11.5** hemmt
mit $K_i = 9{,}4$ µM.

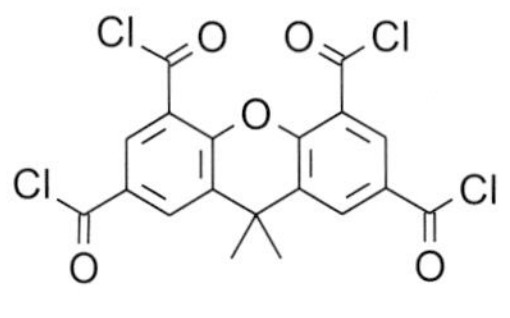

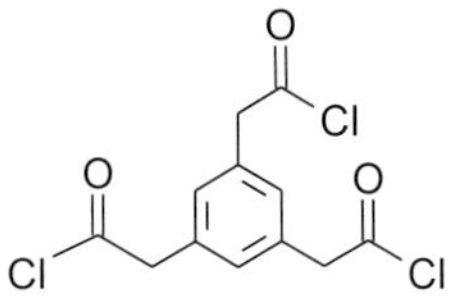

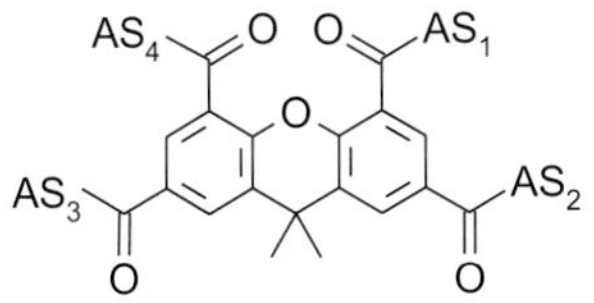

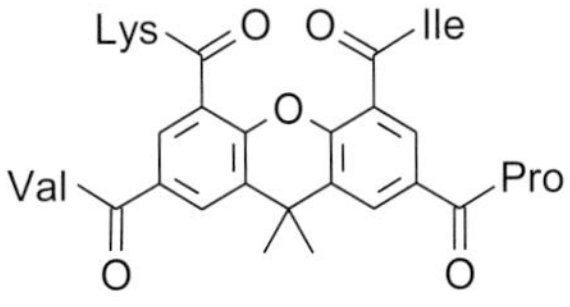

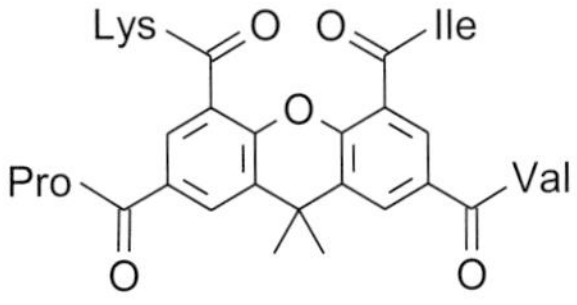

Die so erzeugte Bibliothek wird getestet. Falls Bindung an das Zielprotein nachgewiesen wird, gilt es, in dem Gemisch die aktiven Substanzen zu charakterisieren, eine nicht gerade einfache Aufgabe. Auf
der einen Seite kann man auf eine ausgefeilte Analytik, wie die Flüs-
sigkeitschromatographie unter Ankopplung der NMR-Spektroskopie
zurückgreifen. Andererseits kann man versuchen, die Bibiothek zu
„**entfalten**". Dazu führt man gezielte Resynthesen der Bibliothek
durch, bei denen über die definierte Auswahl der eingesetzten Bausteine Teilbibliotheken entstehen. Diese kleineren Bibliotheken werden
erneut getestet. Iterativ wird auf die Zusammensetzung der aktiven
Mischungen geschlossen. Diese Strategie muß bis auf die Ebene definiert zusammengesetzter Reaktionsprodukte zurückverfolgt werden
(vgl. Abb. 11.5 und 11.6, Abschnitt 11.9).

11.4 Trypsin-Inhibitoren aus einer zufallsgesteuert erzeugten Molekülbibliothek

Die Arbeitsgruppe von Julius Rebek synthetisierte kombinatorische
Bibliotheken mit etwa 10^4 - 10^5 Molekülen. Drei starre Zentralbausteine, die oligofunktionellen Carbonsäurechloride des Cubans **11.2**,
Xanthens **11.3** und Benzols **11.4**, wurden mit Gemischen von 19
geschützten Aminosäuren umgesetzt (Abb. 11.2). Theoretisch kann

eine große Produktvielfalt entstehen. Kein analytisches Nachweis-
verfahren ist in der Lage, bei dieser Vielfalt eine Kontrolle über
die wirklich entstandenen Produkte zu leisten. Chromatographie und
Massenspektrometrie beweisen aber das Entstehen einer enormen Sub-
stanzvielfalt.

Bibliotheken aus jeweils einem der Zentralbausteine mit den ange-
fügten Aminosäuren wurden auf inhibierende Wirkung beim Verdauungsenzym Trypsin getestet. Nur die von Xanthen **11.3** abgeleitete
Bibliothek zeigte Hemmung. Um herauszufinden, welche der Aminosäurereste für diese Wirkung veranwortlich zeichnen, wurden gezielt
Teilbibliotheken erzeugt. Bei diesen Resynthesen ließ man jeweils
Gruppen von Aminosäuren weg, um herauszufinden, welche Aminosäuren einen großen Beitrag zur Trypsinhemmung leisten. In der
nächsten Resynthese-Runde wurden dann nur noch die „hemmenden"
Aminosäuren verwendet. Durch systematische Entfaltung der ursprünglichen Bibliothek verblieben am Ende die beiden Isomeren **11.5**
und **11.6**. Das höheraffine Derivat **11.5** bindet mit 9,4 μM.

11.5 Substanzbibliotheken auf festem Trägermaterial: Vollständige Umsetzung und leichte Reinigung

Ein hohes Entwicklungspotential bietet die Synthese von Substanzbibliotheken auf festem Trägermaterial. Als Träger werden organische
Polymere verwendet, in der Regel vernetzte Polystyrole. Dieses Material wird chemisch so modifiziert, daß es eine Vielzahl reaktiver funktioneller Gruppen einer bestimmten Sorte trägt, z. B. Carboxylat- oder
Aminogruppen. Über eine dieser Gruppen bleibt das Umsetzungspro-
dukt während der Synthese über viele Reaktionsschritte kovalent mit
dem unlöslichen Trägermaterial verbunden. Es wird durch Kupplung
mit geeignet geschützten Bausteinen, z. B. Aminosäuren, und nachfolgende Abspaltung der Schutzgruppen schrittweise verlängert. Große
Überschüsse an Reagentien bewirken schnelle und nahezu vollständige
Umsetzungen. Die Ausgangsmaterialien lassen sich durch einfaches
Waschen entfernen. Nach dem Aufbau der Zielsequenz werden alle
Schutzgruppen entfernt. Das Produkt wird am Ende entweder am Trä-
ger getestet oder abgespalten und in Lösung auf seine biologische
Aktivität untersucht (Abschnitt 11.7).

Das Verfahren läßt sich leicht automatisieren. Merrifield entwickelte
Anfang der sechziger Jahre die **Festphasensynthese** für Peptide und
kleine Proteine (Abb. 11.3). Anfang der achtziger Jahre tauchte erstmals der Gedanke auf, bei Peptidsynthesen kombinatorische Prinzipien
zu nutzen. Geysen arbeitete eine Multipin-Synthese von Peptiden aus.
Mit Hilfe einer konventionellen Merrifield-Festphasensynthese werden
auf Polymerstiften in einer 8 x 12-Anordnung simultan 96 verschie-

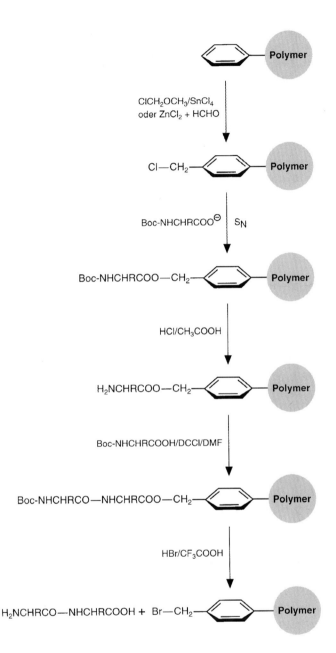

Abb. 11.3 Die Merrifield-Peptidsynthese baut auf einem polymeren Träger-harz auf, das in geeigneter Weise funktionalisiert wird. An die Chlormethylen-gruppe wird die erste, am N-Terminus geschützte Aminosäure gekuppelt (Boc = t-Butoxycarbonyl-Schutzgruppe). Dann setzt man die Aminofunktion frei und kuppelt unter Aktivie-rung mit Dicyclohexylcar-bodiimid mit der zweiten Aminosäure. Das entstan-dene Dipeptid kann am N-Terminus entschützt und anschließend verlängert werden. Es kann aber auch unter stark sauren Bedingungen als Peptid vom Harz abgetrennt werden.

dene Peptide bzw. definierte Peptidgemische synthetisiert. Dieses Kon-zept war so revolutionär, daß ein 1984 von Geysen eingereichtes Manuskript ursprünglich nicht zur Publikation angenommen wurde. Die Gutachter waren zu sehr dem traditionellen Denken verhaftet. Für Geysen stand nicht mehr die absolute Kontrolle über Stöchiometrie und Ausbeute im Vordergrund, sondern die Erzeugung einer kombina-torischen Vielfalt mit möglichst geringem Aufwand. Pro Woche lassen sich auf diesem Weg einige tausend unterschiedliche Peptide synthetisieren. Damit können ganze Bibliotheken von Substanzen hergestellt und getestet werden. Die neuen Methoden wurden anfangs zum „Epitop-Mapping" eingesetzt, d. h. zum strukturellen Abtasten der Oberfläche eines Proteins mit unterschiedlichen Antikörpern. Dieses Verfahren erlaubt die Erkennung der Bereiche einer Polypeptidkette, die an der Oberfläche eines Proteins exponiert werden. Später dienten sie der Suche nach optimalen Sequenzen von Protease-Substraten und zur Synthese biologisch aktiver Peptide. Neben der Multipin-Methode haben sich weitere leistungsfähige Methoden etabliert, z. B. die Teebeutel-Methode. Trägerkügelchen werden in Teebeutel eingefüllt und jeweils in diejenigen Lösungen geschützter Aminosäuren eingetaucht, mit denen die Peptidsequenz verlängert werden soll.

11.6 Substanzbibliotheken am festen Träger erfordern ausgeklügelte Synthesestrategien

Zum Aufbau der Substanzbibliothek benötigt man eine besonders ausgefeilte Synthesestrategie. Als Beispiel sollen Hexapeptide betrachtet werden. Im Prinzip könnte man alle 20 Aminosäuren verwenden und damit $20^6 = 64$ Millionen Hexapeptide herstellen und getrennt voneinander testen – ein unmögliches Unterfangen. Daher braucht man intelligente Strategien, um schneller die biologisch aktiven Sequenzen zu identifizieren. So versucht man die 64 Millionen Peptide in Teilbibliotheken zusammenzufassen. Sie besitzen in vorgebenen Positionen festgelegte Aminosäuren. An den verbleibenden Positionen sind sie zufällig zusammengesetzt. Beispielsweise sollen alle 400 Teilbibliotheken möglicher Hexapeptide der Form XXABXX hergestellt werden (A, B = fest vorgegebene Aminosäuren, X = beliebiges Gemisch aller natürlichen Aminosäuren). Nach Testung dieser 400 Teilbibliotheken stellt das biologisch aktivste Gemisch den Ausgangspunkt für einen zweiten Synthesecyclus dar. Es werden wiederum 400 Teilbibliotheken erzeugt, die jetzt die Form $XA(As_1)(As_2)BX$ besitzen. As_1 und As_2 sind die Aminosäuren aus dem aktivsten Gemisch der ersten Testung. Auch sie werden der Testung zugeführt. Man findet die „besten" Aminosäuren für die Positionen 2 und 5. Diese Strategie verfolgt man Schritt für Schritt, bis die aktivsten Sequenzen ermittelt sind.

In einem einfacheren Verfahren variiert man die Aminosäuren nur in einzelnen Positionen. Ausgehend von 20 Bibliotheken AXXXXX bestimmt man zunächst die aktivste Aminosäure in der ersten Position. Im nächsten Synthesecyclus geht man von der aktivsten Mischung As_1XXXXX aus. Durch Variation der nächsten Position legt man die zweite Aminosäure fest. Dies wiederholt man, bis über $6 \times 20 = 120$ Hexapeptid-Bibliotheken der Form AXXXXX, As_1AXXXX, ...,

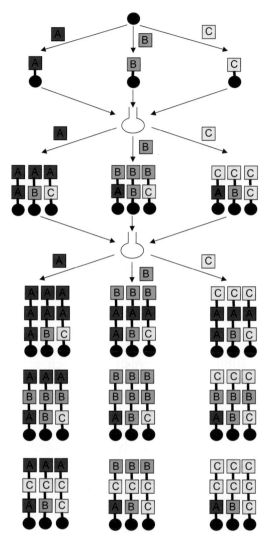

Abb. 11.4 Der Aufbau einer Substanzbibliothek nach der „*Split-and-Combine*"-Technik geht von einer vorgegebenen Menge polymerer Harzkügelchen aus. Sie werden gleichmäßig auf n Reaktionsgefäße aufgeteilt. Aus Gründen der Übersichtlichkeit sollen nur drei Reaktionsgefäße betrachtet werden. Im ersten Kolben wird Reagenz A, z. B. die Aminosäure A, an das Harz gekuppelt. In Kolben 2 bzw. 3 geht man analog mit Reagenz B und C vor. Im nächsten Schritt soll ein Dipeptid aufgebaut werden. Um das Problem unterschiedlicher Reaktionsgeschwindigkeiten bei gleichzeitiger Umsetzung mit verschiedenen Aminosäuren A, B und C zu lösen, setzt man zu einer Mischung festphasengebundener Edukte nur einen gelösten Reaktionspartner im Überschuß ein. Dazu wird nach dem ersten Syntheseschritt das mit einer Aminosäure beladene Harz aus allen drei Kolben vereinigt und durchmischt. Dann trennt man wieder auf drei (oder mehr) Reaktionsgefäße auf. Die nächste Reaktion wird durchgeführt. Im Fall einer Peptidsynthese setzt man wieder in Kolben 1 mit Aminosäure A, in 2 mit B und in 3 mit C um. Man vereinigt und mischt das Harz. Auf den Kügelchen liegen inzwischen alle neun möglichen Dipeptide vor. Nach erneuter Aufspaltung folgt der dritte Umsetzungsschritt. Falls man die Peptidkette um eine weitere Aminosäure verlängern will, fügt man wieder Aminosäure A in Kolben 1, B in 2 und C in 3 hinzu. Am Harz liegen nun nach drei sequenziell ausgeführten Reaktionsschritten aus jeweils drei Parallelreaktionen alle 27 denkbaren Tripeptide vor. Auf jedem Harzkügelchen befindet sich eine eindeutig definierte Verbindung. Die Bibliothek kann direkt am Polymer oder unter Abspaltung vom Träger in Lösung getestet werden.

$As_1As_2As_3As_4As_5A$ die „besten" Aminosäuren in allen Positionen ermittelt sind.

Eine andere Methode erlaubt den gezielten Aufbau einer Bibliothek in wenigen Arbeitsschritten. Durch die Konzeption der Synthese wird gewährleistet, daß auf einem Kügelchen (engl. *bead*) des polymeren Trägermaterials eine definierte Verbindung entsteht (engl. *one-bead-one-compound*). Man erreicht dies durch die sogenannte „***Split-and-Combine***"-**Technik** (Trennen und Mischen, Abb. 11.4). Beispielsweise gelingt die Synthese aller 8 000 möglichen Tripeptide aus den zwanzig natürlichen Aminosäuren in nur 60 Reaktionsschritten. Man erhält sie als 20 Mischungen von jeweils 400 Substanzen. Am Ende befindet sich auf jedem Harzkügelchen eine definierte Verbindung. Die einzelnen Kügelchen liegen als Gemenge vor. Wegen der Größe der Kugeln lassen sie sich allerdings mechanisch gut separieren.

11.7 Welche Verbindung der kombinatorischen Festphasen-Bibliothek ist biologisch aktiv?

Die auf dem Träger erzeugten Bibliotheken werden biologisch getestet. Das kann direkt, mit den auf dem Polymer immobilisierten Verbindungen erfolgen. Ähnlich wie bei der Testung der Bibliothek auf Bakteriophagen besteht allerdings die Gefahr, daß das Trägermaterial den Test beeinflußt, z. B. durch sterische Hinderung oder unspezifische Wechselwirkungen. Schwerer wiegt die Tatsache, daß das Testprotein in löslicher Form vorliegen muß. Membrangebundene Rezeptoren entziehen sich damit einer Testung. Alternativ kann man die Substanzbibliothek vom Harz abspalten. Dazu muß die Verknüpfung zwischen den Bibliothekskomponenten und dem Harz über geeignete „Linker" erfolgen, die ein gezieltes Freisetzen der Bibliothek erlauben. Diese Linker werden zum Beispiel bei niedrigem pH oder photochemisch durch UV-Strahlung gespalten. Sie dürfen mit dem synthetischen Aufbau einer Bibliothek keinesfalls interferieren und bereits während der Synthese gespalten werden. Die Abtrennung vom Harz darf die Produkte nicht zerstören. Eine Testung im abgespaltenen Zustand entspricht sicherlich besser den physiologischen Bedingungen. Durch Ausbreiten auf einer großen Fläche oder Einbettung in ein Gel kann man erreichen, daß die vom Harz freigesetzten Verbindungen räumlich getrennt, in lokal hohen Konzentrationen mit dem Testprotein reagieren. Auf diesem Weg läßt sich auch die Bindung an unlösliche Rezeptoren testen. Der Vorteil der mechanischen Manipulation einer an das Polymer gekuppelten Substanzbibliothek geht allerdings durch ihre Freisetzung verloren.

Wenn im Test biologische Wirkung gefunden wird, bleibt nachzuweisen, welche Verbindung der Bibliothek dafür verantwortlich ist. Ist die Bibliothek über das Syntheseprogramm genau definiert, so weiß man, welche Verbindungen getestet wurden. Durch Entfaltung und Resynthese von Teilbibliotheken kreist man die aktiven Komponenten immer weiter ein. Bei der *One-bead-one-compound*-Technik liegt auf jedem Harzkügelchen nur eine definierte Verbindung vor. Man weiß aber nicht, welche vorliegt. Erst nachdem sie aufgefallen ist, versucht man, sie zu charakterisieren. Dazu bieten sich folgende Wege an. Testet man auf dem Harz, so können die aufgefallenen Harzkügelchen abgetrennt und die Verbindungen analysiert werden. Liegen Peptide oder Oligonucleotide als Bibliothek vor, so nimmt man eine Peptidsequenzierung über den Edman-Abbau vor (sie gelingt schon mit Zehnteln eines Picomols!) oder man setzt die Polymerase-Kettenreaktion ein, die eine Vervielfältigung und Anreicherung des Nucleotids erlaubt.

Aber noch raffiniertere Techniken sind verwendet worden. Man läßt während der Synthese die zu testende Bibliothek auf mehreren verschiedenen Linkern „aufwachsen". Von diesen Linkern lassen sich die einzelnen Bibliotheksverbindungen bei unterschiedlichen Bedingungen freisetzen, z. B. bei verschiedenen pH-Werten oder photochemisch bei verschiedenen Wellenlängen. Es wird zuerst vom ersten Linker abgespalten, um die Testung durchzuführen. Die Trennung vom zweiten Linker erfolgt dann zum analytischen Nachweis nach mechanischer Selektion der aufgefallenen Harzkugel. Diese Methode dient praktisch zum „Etikettieren" der Harzkugeln. Das Verfahren ist somit eine elegante Variante der Testung einer Bibliothek im abgelösten Zustand. Die an den verschiedenen Linkern befindlichen Substanzen auf einer Harzkugel müssen nicht identisch sein. So kann die Testbibliothek aus Peptiden, die Bibliothek zum Etikettieren der Harzkügelchen aus Oligonucleotiden bestehen. Es wurden auch halogenierte Aromaten als Etiketten vorgeschlagen, die sich selbst in geringsten Mengen massenspektrometrisch gut nachweisen lassen. Die Etiketten können anhand ihrer Sequenz kodiert sein oder durch die Auswahl der Monomerbausteine über einen geeigneten Binärcode verschlüsselt sein.

Das Verfahren der Etikettierung der Harzkügelchen erfordert einen erheblichen Syntheseaufwand beim Herstellen der Bibliothek. Deutlich mehr Synthesestufen sind erforderlich. Die Umsetzungsschritte zum Aufbau der Bibliothek und der Etiketten dürfen sich gegenseitig nicht stören. Auch das anschließende Lesen der Etiketten kann mehrere Arbeitsschritte benötigen. Die Alternative über das programmierte Synthesekonzept mit Entfaltung und Resynthese bedeutet zwar einen erhöhten Aufwand durch den wiederholten Aufbau der Bibliothekskomponenten. Es sind aber immer wieder die gleichen Arbeitsschritte, nur mit unterschiedlicher Zusammenstellung der Einsatzstoffe durchzuführen. In Hinblick auf eine Automatisierung stellt dies sicherlich einen Vorteil dar.

11.8 Kombinatorische Bibliotheken mit großer Diversität: Eine Herausforderung an die präparative Chemie

Ein weiterer Aspekt spricht für das zuletztgenannte Konzept. In jüngster Zeit wird versucht, die Festphasensynthese einer Vielzahl organischer Reaktionen zugänglich zu machen. Für jede trägergebundene Synthese muß eine Strategie, ein spezifischer Linker und eine geeignete Spaltmethode ausgearbeitet werden. Jeder einzelne Syntheseschritt muß mit den verwendeten Schutzgruppen, dem polymeren Träger und dem Linker kompatibel sein. Es wird aber eine ganz andere Dimension von chemischer Vielfalt erschlossen, als dies über Peptide und Oligonucleotide möglich ist.

Die Gesamtzahl aller denkbaren organischen Strukturen mit einem Molekulargewicht < 500 kD wurde einmal ganz grob auf 10^{120} geschätzt. Selbst bei Berücksichtigung eines Schätzfehlers von einigen Dutzend Größenordnungen würden die Atome des Weltalls nicht ausreichen, um all diese Strukturen zu realisieren.

Für die kombinatorische Chemie ist daher ein Design sinnvoller Strukturen unerläßlich. Beschränkungen ergeben sich einerseits aus der Herstellbarkeit, d. h. der Entwicklung geeigneter Syntheseschemata, andererseits aus der gewünschten strukturellen **Diversität** der resultierenden Substanzbibliotheken. Computermethoden konzentrieren sich zur Zeit auf eine „sinnvolle" Auswahl der Synthesekomponenten. Wie erhält man optimale Diversität? Beim Zusammenstellen einer Bibliothek kann man auf allgemein gültige Kriterien achten, wie das Molekulargewicht, die Gesamtlipophilie, eine ausgewogene Verteilung von Wasserstoffbrücken-Donor- und -Akzeptorgruppen sowie die Größe der hydrophoben Oberfläche. Sie sind wichtig für die Ähnlichkeit bzw. Verschiedenheit von Wirkstoffmolekülen (Kapitel 17). Die gewünschte Diversität einer Bibliothek ist aber in Hinblick auf ihre biologischen Eigenschaften an einem Rezeptor zu betrachten. Kriterien, die Moleküle für einen Rezeptor „ähnlich" oder „divers" machen, sind für einen anderen Rezeptor nicht identisch. In Hinblick auf die breite Palette von Proteinen, an denen kombinatorische Bibliotheken getestet werden sollen, gibt es somit kein absolutes Maß für Diversität.

11.9 Nanomolare Liganden für G-Protein-gekoppelte Rezeptoren

Mitarbeiter der Firma Chiron synthetisieren eine Bibliothek aus *N*-substituierten Triglycinen (Peptoide) nach dem „*split-and-combine*"-Verfahren (Abb. 11.5). Die Wissenschaftler hatten beim Design ihrer Stickstoff-Substitituenten die G-Protein-gekoppelten Rezeptoren (GPCR, Abschnitte 4.4 und 19.4) als Testsysteme im Auge. Diese Rezeptoren sind das Ziel vieler Neurotransmitter und Hormone. Für

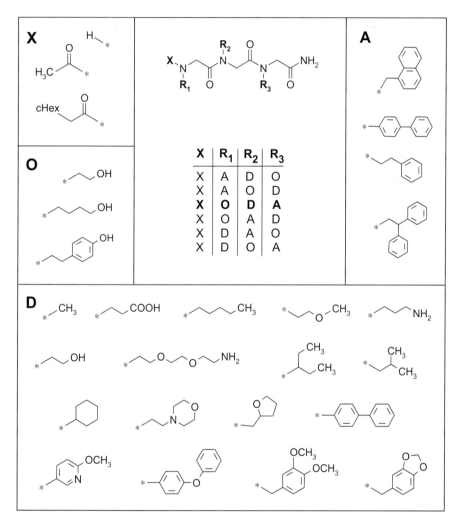

Abb. 11.5 Peptoide sind am Stickstoff substituierte Oligoglycine. Eine Bibliothek aus Di- und Tripeptoiden wurde nach dem „*Split-and-Combine*"-Verfahren aufgebaut. N-Terminal wurden drei Reste **X** eingesetzt. Als Stickstoff-Seitenketten wurden verwendet: 3 Reste **O** mit Hydroxy-Funktion, 4 Reste **A** mit Aromaten und 17 Reste **D** mit diversen Gruppen. 18 Mischungen (6 Permutationen von A, O und D mit 3 Endgruppen) ergeben insgesamt 6030 Di- und Tripeptoide. Am α-adrenergen Rezeptor fällt die H-ODA-NH$_2$-Bibliothek durch Bindung auf. Zuerst werden die Reste der Hydroxy-Gruppe **O** entfaltet. Die Verbindungen mit *p*-Hydroxyphenethyl-Rest sind am aktivsten. In der nächsten Syntheserunde stellt man 17 Teilbibliotheken mit diesem Rest aus der **O**-Gruppe und definierten Resten aus der diversen Gruppe **D** zusammen. Verbindungen mit einem Diphenyl- bzw. Diphenylether-Rest sind besonders aktiv. Mit diesen Resten der **D**-Gruppe wird weitergearbeitet. Die Aufspaltung der aromatischen Seitenkette **A** an der letzten Position führt zu 8 Einzelverbindungen.

den Aufbau ihrer Peptoide kombinierten sie wenigstens einen aromatischen Rest und eine Seitenkette mit einem H-Brücken-Donor in Form einer Hydroxygruppe (Abb. 11.5, Gruppen A und O). Außerdem ist in jedem Molekül ein basischer, protonierbarer Stickstoff vorhanden. Genau diese Gruppen kommen auch in den Neurotransmittern und Hormonen vor. Für den verbleibenden dritten Substituenten wählten sie eine möglichst diverse Zusammensetzung (Gruppe D). Mit diesen Resten entstand eine Peptoid-Bibliothek aus 6030 Di- und Tripeptoiden.

Unterschiedliche Gemische wurden am adrenergen Rezeptor getestet. Als aktivste Teilbibliothek fiel H-ODA-NH$_2$ auf. Sie diente als Ausgangspunkt für die schrittweise Entfaltung. Teilbibliotheken wurden resynthetisiert, zuerst unter Festlegung der Hydroxy-Seitenkette O, dann der Mitglieder der diversen Gruppe D und zuletzt der aromatischen Substituenten A. Am Ende verblieb **11.7** als nanomolarer Ligand (Abb. 11.6).

Die gleiche Peptoid-Bibliothek wurde an einem anderen GPCR, dem Opiatrezeptor, getestet. Hier fiel in der ersten Stufe als aktivste Teilbibliothek die Sequenz H-ADO-NH$_2$ auf. Eine entsprechende Entfaltung durch Resynthese lieferte **11.8** als nanomolaren Liganden. Das Molekül enthält einen *p*-Hydroxyphenethylrest und eine Diphenylmethangruppe an den Enden des Tripeptoids. Aus detaillierten Studien am Met-Enkephalin **11.9** weiß man, daß die Aminosäuren Tyrosin und Phenylalanin essentiell für eine Wirkung sind. Für beide Reste finden sich analoge Gruppen im Tripeptoid (Abb. 11.6).

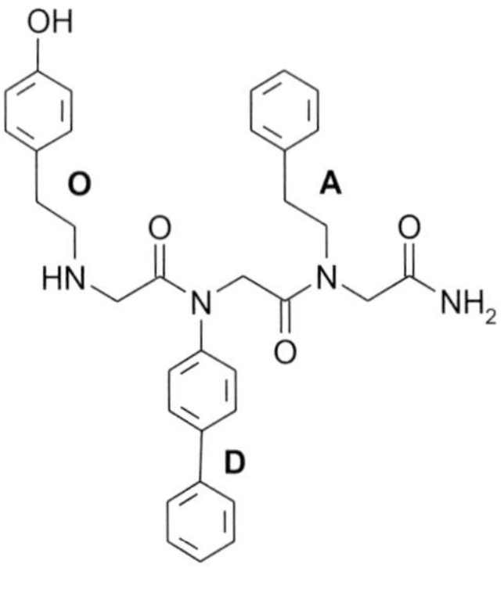

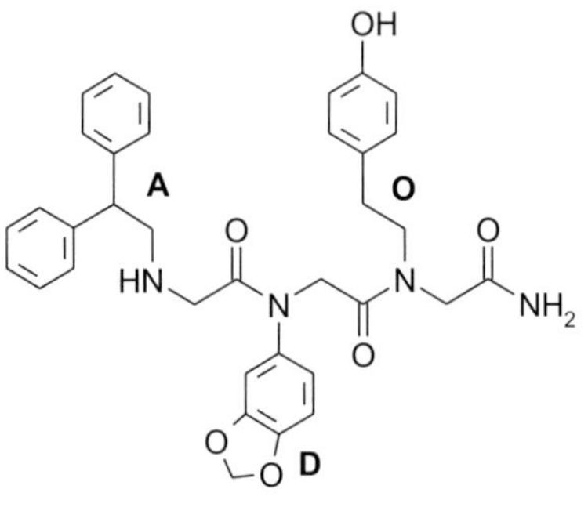

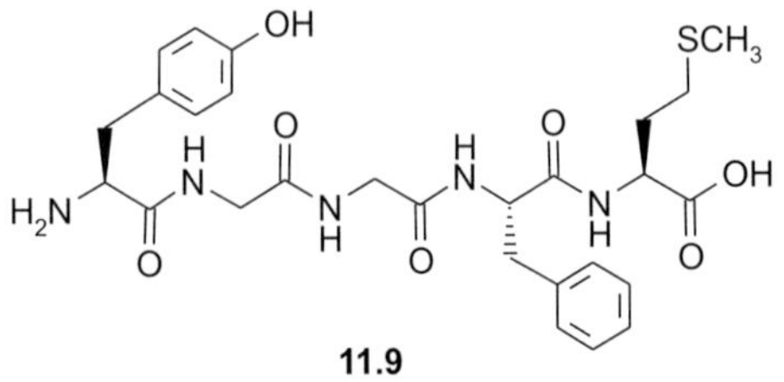

Abb. 11.6 Das Derivat **11.7** ist am α-adrenergen Rezeptor mit K_i = 5 nM die potenteste Verbindung der H-ODA-NH$_2$-Bibliothek. Testung am Opiatrezeptor ergibt nach Entfaltung der H-ADO-NH$_2$-Bibliothek **11.8** als affinsten Kandidaten (K_i = 6 nM). Met-Enkephalin **11.9** ist ein potenter Ligand des Opiatrezeptors. Man kann eine strukturelle Verwandtschaft zwischen dem *p*-Hydroxyphenethylrest in **11.8** und der Tyrosin-Seitenkette in **11.9** bzw. einem Phenylrest der Diphenylmethangruppe in **11.8** und dem Benzylrest des Phenylalanins in **11.9** entdecken. Tyr und Phe sind für die Wirkung des Met-Enkephalins essentiell.

11.10 Wirkstärker als Captopril: ein Treffer in einer kombinatorischen Bibliothek von substituierten Pyrrolidinen

Bei der Firma Affymax wurde die 1,3-dipolare Cycloaddition zur „*split-and-combine*"-Synthese einer Bibliothek von ca. 500 unterschiedlich substituierten Pyrrolidinen verwendet. Im ersten Schritt wurde das Harz mit einer geschützten Aminosäure (Gly, Ala, Leu und Phe) beladen (Abb. 11.7). Dann folgte mit vier verschiedenen aromatischen Aldehyden eine Umsetzung zu den Iminen. Cycloaddition mit fünf unterschiedlichen Olefinen führte zu Fünfringheterocyclen. Im letzten Schritt wurde der Stickstoff des Pyrrolidins mit drei verschiedenen Mercaptoverbindungen substituiert.

Dieser letzte Syntheseschritt erfolgte in Hinblick auf eine Testung der Liganden am Angiotensin-Konversions-Enzym (ACE, Abschnitte 17.5 und 28.3). Inhibitoren dieses Enzyms weisen als C-Terminus funktionalisierte Prolinreste auf. Sie besitzen eine Carboxylfunktion

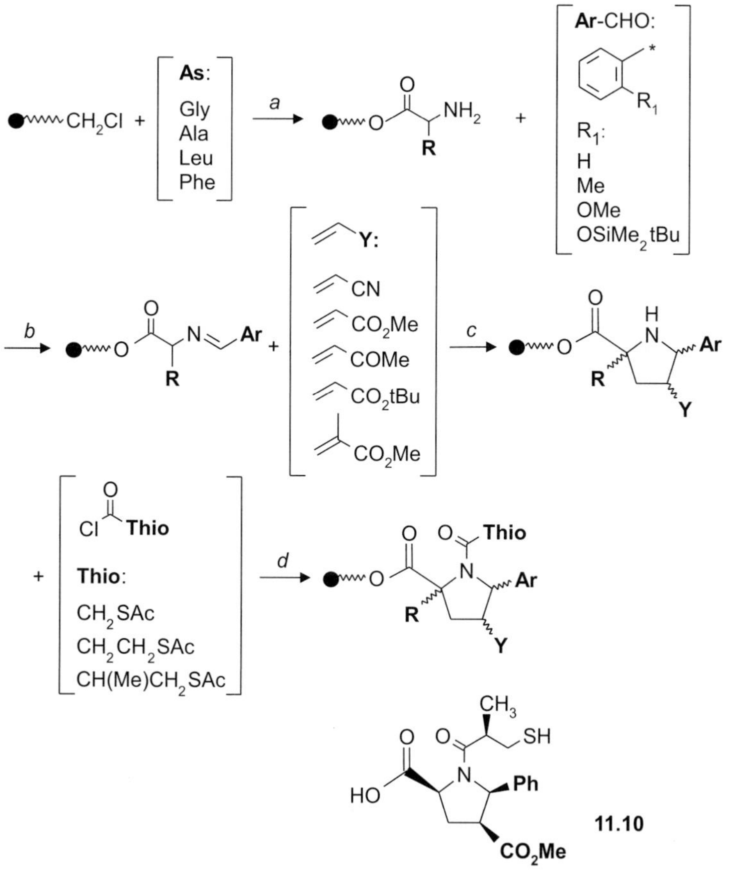

Abb. 11.7 An das Trägerharz wird eine der Aminosäuren **As** = Gly, Ala, Leu oder Phe gekuppelt (a). Anschließend setzt man mit vier verschiedenen aromatischen Aldehyden **Ar**-CHO zum Imin um (b), das unter 1,3-dipolarer Cycloaddition mit fünf verschiedenen Olefinen zu Pyrrolidinen weiterreagiert (c). In der letzten Stufe wird das freie NH-Proton am Heterocyclus mit drei unterschiedlichen Mercaptoverbindungen **Thio**-COCl umgesetzt (d). Die mit Hilfe der „*Split-and-Combine*"-Technik gewonnene Bibliothek spaltet man unter Freisetzung einer Säurefunktion vom Polymer ab. Es wird die Hemmung des Angiotensin-Konversions-Enzyms getestet. Durch Resynthese und erneute Testung wird die Bibliothek bis auf die aktiven Einzelmoleküle entfaltet. Dabei fällt **11.10** als hochaffiner Inhibitor auf.

und eine Gruppe, die an das katalytische Zink koordiniert, z.B. eine Thiolgruppe (Abb. 17.4, Abschnitt 17.5). Diese Kenntnisse beeinflußten die Auswahl der Thiolseitenketten. Die iterative Entfaltung der Bibliothek lieferte **11.10** als potenten ACE-Inhibitor (Abb. 11.7, $K_i = 160$ pM). Er ist deutlich affiner als das Marktprodukt Captopril und gehört zu den wirkstärksten thiolhaltigen Inhibitoren des ACE.

Die beiden beschriebenen Beispiele geben Hoffnung, daß sich durch eine wohldurchdachte Auswahl der Synthesekomponenten schnell und gezielt hochaffine Liganden finden lassen. Die kombinatorische Chemie ist ein Paradebeispiel dafür, wie spät anscheinend naheliegende Konzepte gefunden und umgesetzt werden. Sie zeigt aber auch, mit welch rasanter Geschwindigkeit neue technologische Entwicklungen heutzutage ihren Eingang in die industrielle Forschung finden. Den Schwierigkeiten Geysens, seine ersten Arbeiten zur kombinatorischen Peptidsynthese zu publizieren, stehen heute, nur ein Jahrzehnt später, Hunderte von Publikationen zu diesem Thema gegenüber. Dutzende Firmen wurden aufbauend auf diesem Konzept neu gegründet. Die ersten aus kombinatorischer Chemie abgeleiteten Leitstrukturen befinden sich bereits auf dem Weg in die Wirkstoffentwicklung.

Allgemeine Literatur

G. Jung und A. G. Beck-Sickinger, Methoden der multiplen Peptidsynthese und ihre Anwendungen, Angew. Chem. **104**, 357–391 (1992)

W. H. Moos, G. D. Green und M. R. Pavia, Recent Advances in the Generation of Molecular Diversity, Ann. Rep. Med. Chem. **28**, 315–324 (1993)

L. Weber, Kombinatorische Chemie – Revolution in der Pharmaforschung, Nachr. Chem. Tech. Lab. **42**, 698–702 (1994)

R. M. Baum, Combinatorial Approaches Provide Fresh Leads for Medicinal Chemistry, Chemical & Engineering News, 7. Februar 1994, S. 20–26

M. A. Gallop, R. W. Barrett, W. J. Dower, S. P. A. Fodor und E. M. Gordon, Applications of Combinatorial Technologies to Drug Discovery. 1. Background and Peptide Combinatorial Libraries, J. Med. Chem. **37**, 1233–1251 (1994)

E. M. Gordon, R. W. Barrett, W. J. Dower, S. P. A. Fodor und M. A. Gallop, Applications of Combinatorial Technologies to Drug Discovery. 2. Combinatorial Organic Synthesis, Library Screening Strategies, and Future Directions, J. Med. Chem. **37**, 1385–1401 (1994)

D. Madden, V. Krchnak und M. Lebl, Synthetic Combinatorial Libraries: Views on Techniques and Their Application, Persp. Drug Discov. Design **2**, 269–285 (1994)

G. Jung, Hrsg., Combinatorial Peptide and Nonpeptide Libraries. A Handbook, VCH, Weinheim, 1996

R. Cortese, Hrsg., Combinatorial Libraries. Synthesis, Screening and Application Potential, de Gruyter, Berlin, 1996

A. W. Czarnik und J. A. Ellman, Hrsg., Special Issue on Combinatorial Chemistry, Acc. Chem. Res. **29**, 111–170 (1996)

F. Balkenhohl *et al.*, Angew. Chem. **108** (1996), im Druck

Spezielle Literatur

H. M. Geysen, R. Meloen und S. Barteling, Use of Peptide Synthesis to Probe Viral Antigens for Epitopes to a Resolution of a Single Amino Acid, Proc. Nat. Acad. Sci. USA **81**, 3998–4002 (1984)

B. K. Kay, Biologically Displayed Random Peptides as Reagents in Mapping Protein-Protein Interactions, Persp. Drug Discov. Design **2**, 251–268 (1994)

T. Carell, E. A. Wintner, A. J. Sutherland, J. Rebek, Y. M. Dunayevskiy und P. Vouros, New Promise in Combinatorial Chemistry: Synthesis, Characterization, and Screening of Small-Molecule Libraries in Solution, Chemistry & Biology **2**, 171–183 (1995)

C. T. Dooley, N. N. Chung, P. W. Schiller und R. A. Houghton, Acetalins: Opioid Receptor Antagonists Determined Through the Use of Synthetic Peptide Combinatorial Libraries, Proc. Nat. Acad. Sci. USA **90**, 10811–10815 (1993)

R. N. Zuckermann, E. J. Martin, D. C. Spellmeyer *et al.*, Discovery of Nanomolar Ligands for 7-Transmembrane G-Protein-Coupled Receptors from a Diverse N-(Substituted)glycine Peptoid Library, J. Med. Chem. **37**, 2678–2685 (1994)

M. M. Murphy, J. R. Schullek, E. M. Gordon und M. A. Gallop, Combinatorial Organic Synthesis of Highly Functionalized Pyrrolidines: Identification of a Potent Angiotensin Converting Enzyme Inhibitor from a Mercaptoacyl Proline Library, J. Am. Chem. Soc. **117**, 7029–7030 (1995)

12. Gentechnologie in Arzneimittelforschung und Therapie

Ingenieure und Schriftsteller haben viele Entwicklungen der Wissenschaft und Technologie vorausgeahnt. Leonardo da Vinci hat neben anderen raffinierten Maschinen das Prinzip des Hubschraubers beschrieben. Charles Babbage entwarf Anfang der zwanziger Jahre des 19. Jahrhunderts einen weit in die Zukunft weisenden Rechenautomaten. Über 160 Jahre später wurde dieser mechanische Vorläufer eines programmierbaren Computers tatsächlich gebaut und er funktionierte! Jules Verne hat U-Bootfahrten und eine Reise zum Mond beschrieben und Hans Dominik die Gewinnung von Energie aus der Atomspaltung. Alle diese Visionen sind Wirklichkeit geworden. Von einer der bahnbrechendsten Entwicklungen unserer Zeit, der Gentechnik, ist nur eine einzige Anwendung vorbeschrieben, die Klonierung identischer Individuen in Aldous Huxleys *„Schöne neue Welt"*.

Mit den Methoden der **Gentechnologie** ist es möglich, neue Gene in eine Zelle einzubringen, zu vervielfachen, auszutauschen oder zu entfernen. Bei Entfernung oder Veränderung kann die Zelle das aus dem ursprünglichen Gen abgeleitete Protein nicht mehr herstellen. Bei Einbringung eines neuen Gens und geschickter Wahl der Methode stellt die Zelle aber ein für sie fremdes Produkt her, entweder ein gezielt abgewandeltes Protein oder ein vollkommen neues Protein.

Für viele Krankheiten sind als molekulare Ursachen das Fehlen oder die genetisch bedingte Veränderung eines Proteins bekannt. Nur einige wenige, allgemein bekannte Beispiele seien hier erwähnt:

- Diabetes, als Folge eines Insulinmangels,
- bestimmte erbliche Krebsformen (familiärer Enddarmkrebs, Melanome),
- Veitstanz (*Chorea Huntington*), eine chronische Hirnatrophie,
- Sichelzellanämie, eine Erbkrankheit (Abschnitt 12.9), und
- Bluter-Krankheiten, die durch das Fehlen bestimmter Gerinnungsfaktoren ausgelöst werden (vgl. Abschnitt 12.9).

Aus der Möglichkeit, beliebige Proteine gezielt herzustellen, ergeben sich die **Hauptanwendungsgebiete der Gentechnologie**:

- die Identifizierung von Genen und Proteinen, die für die Behandlung einer Krankheit eine wichtige Rolle spielen können,
- die Entwicklung von Tiermodellen zur Überprüfung eines Therapieprinzips,
- die Herstellung von Proteinen zur Therapie von Krankheiten, bei denen bestimmte Proteine fehlen,
- die Herstellung monoklonaler Antikörper und Impfstoffe,
- die Herstellung von Proteinen für molekulare Testsysteme und zur Aufklärung der 3D-Strukturen von Enzymen und anderen löslichen Proteinen,
- die Erzeugung von Proteinen, bei denen eine oder mehrere Aminosäuren ausgetauscht sind (engl. *site-directed mutagenesis*), zur Aufklärung des Wirkmechanismus von Enzymen und der Bindestellen von Rezeptoren,
- die Herstellung von Antisense-Oligonucleotiden als Arzneimittel, sowie
- die somatische, auf den einzelnen Patienten gerichtete Gentherapie.

Andere Anwendungsmöglichkeiten, z. B. Eingriffe in die menschliche Keimbahn oder die genetische Veränderung von Nutzpflanzen zur Erzielung einer Herbizidresistenz oder der Verlängerung der Haltbarkeit von Früchten sollen hier nur kurz erwähnt werden.

12.1 Geschichte und Grundlagen der Gentechnologie

Die Grundlagen der Gentechnik wurden erst ab der Mitte unseres Jahrhunderts erarbeitet. Der Startschuß fiel wohl im Jahr 1953. Damals klärten James Watson und Francis Crick die dreidimensionale Struktur der Erbsubstanz aller Lebewesen, der **Desoxyribonucleinsäure** (engl. *deoxyribonucleic acid*, DNA) auf. Aus der Struktur ergaben sich unmittelbar Hinweise auf den Mechanismus der Vererbung und auf den genetischen Code für die Biosynthese der Proteine. Wenige Jahre später fand Werner Arber Enzyme, die an ganz bestimmten Stellen der Doppelhelix angreifen und die DNA sequenzspezifisch spalten, die **Restriktionsenzyme**. Was anfangs als wissenschaftliches Kuriosum angesehen wurde, sollte sich bald als eine überaus wichtige Entdeckung für die Gentechnologie erweisen. Mit diesen Enzymen ist es möglich, DNA gezielt zu zerschneiden und neue Teile einzufügen. Anschließend erfolgt das Verschmelzen der neuen Information mit der ursprünglichen DNA, die **Rekombination** des Erbguts, mit **Ligasen** aus bestimmten Viren, den Bacteriophagen. Auch die Techniken zur Sequenzierung von DNA machten entscheidende Fortschritte. Schon bald wurde die Aminosäure-Sequenz eines Proteins nicht mehr direkt, sondern durch Analyse der entsprechenden DNA bestimmt. Heute geht man oft den Umweg über die zur RNA komplementäre DNA.

Im Jahr 1973 gelang es Stanley Cohen und Herbert Boyer, zum ersten Mal das Erbgut eines Bakteriums neu zu kombinieren (Abb. 12.1). Dann ging alles Schlag auf Schlag: Schon zwei Jahre später wurde der auch heute noch verwendete Bakterienstamm *Escherichia coli* K12 entwickelt. Ihm fehlen Teile seines Erbguts, so daß er nur unter speziellen Bedingungen im Labor lebensfähig ist. Dieses Bakterium kann man genetisch beliebig manipulieren, ohne befürchten zu müssen, daß es Schaden anrichten könnte. Die britischen Wissenschaftler W. Smith und E. Anderson führten unabhängig voneinander Selbstversuche durch, bei denen sie Milliarden der *E. coli* K12-Bakterien oral einnahmen. Sie konnten nachweisen, daß diese im Darm nur kurz überleben und daß K12-Gene, z. B. die für eine Selektion der transformierten Zellen erforderlichen Antibiotika-Resistenzen, nicht auf die *E. coli*-Zellen der normalen Darmflora übertragen werden. Auf einer Tagung im kalifornischen Asilomar diskutierten Experten über die möglichen Gefahren von Gen-Experimenten und definierten verschiedene Risiko- und Sicherheitsklassen. 1976 erfolgte die Gründung der Firma Genentech. Herbert Boyer mußte sich dafür 500 US-$ leihen! Als er mit seinem Unternehmen 1980 an die Börse ging, wurde er durch die Wertsteigerung seiner Aktien binnen weniger Minuten zum Millionär. In diesem Jahr wurde auch die Firma Amgen gegrün-

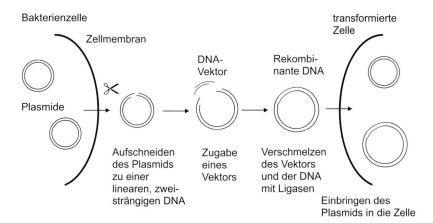

Abb. 12.1 Das Prinzip der Gentechnologie. Außerhalb des bakteriellen Chromosoms findet sich die Erbsubstanz DNA in ringförmigen **Plasmiden**. Diese werden den Zellen entnommen und mit sequenzspezifischen bakteriellen Enzymen, den sogenannten **Restriktionsenzymen**, aufgeschnitten. An die überstehenden einsträngigen Enden bindet ein im Labor gezielt hergestellter DNA-Abschnitt, ein sogenannter **Vektor**, der die gewünschte neue Erbinformation enthält. Daneben trägt der Vektor noch zusätzliche Information, die später die Erkennung und Selektion der transformierten Zellen erlaubt. Ebenfalls mit Enzymen, den **Ligasen**, werden die DNA-Enden verknüpft und das veränderte Plasmid, die **rekombinante DNA**, in die Bakterienzelle eingebracht. Man erhält eine gentechnisch veränderte, **transformierte Zelle**.

det. Bereits 1982 brachte Genentech das erste gentechnisch herge-stellte Medikament, ein humanes Insulin (Humulin®), auf den Markt.

Einen ganz entscheidenden Beitrag zur Gentechnologie lieferte auch die von Kary Mullis im Jahr 1983 bei der bereits 1971 gegründeten kalifornischen Firma Cetus entwickelte **Polymerase-Kettenreaktion** (engl. *polymerase chain reaction*, PCR): Beim Erhitzen zerfällt dop-pelsträngige DNA in ihre Einzelstränge. Zugabe der vier verschiede-nen DNA-Nucleotide sowie komplementärer kurzer DNA-Sequenzen, sogenannter **Primer**, und einer Polymerase führt im Reagenzglas zu einer DNA-Neusynthese. Ausgehend von den Primern wird ein neuer Doppelstrang gebildet (Abb. 12.2). Für die DNA-Synthese verwendet man eine hitzestabile Polymerase aus dem Bakterium *Thermus aquati-cus*, das in den heißen Quellen des Yellowstone-Nationalparks vor-

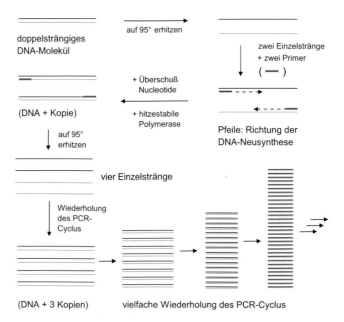

Abb. 12.2 Mit der **Polymerase-Kettenreaktion** lassen sich aus einem DNA-Mole-kül beliebig viele identische Kopien herstellen. Dazu wird die DNA zuerst erhitzt, um den Doppelstrang in die komplementären Einzelstränge zu trennen. In ihrer Sequenz ebenfalls komplementäre, synthetische Oligonucleotide mit etwa 20 Basen, soge-nannte **Primer**, werden an die Enden dieser DNA-Stränge angelagert. Die Primer sind erforderlich, um in Anwesenheit einer **Polymerase** mit einem Überschuß der vier verschiedenen Nucleotide eine DNA-Neusynthese zu bewirken. Bedingt durch die Gegenläufigkeit der DNA-Stränge und die Spezifität der Polymerase geschieht dies bei den beiden DNA-Strängen in entgegengesetzter Richtung (gestrichelte Pfeile). Der neu synthetisierte DNA-Abschnitt kann einige hundert bis tausend Basenpaare lang sein. Das Ergebnis sind zwei identische doppelsträngige DNA-Moleküle. Nach Erhitzen erhält man wieder Einzelstränge und das oben beschrie-bene Verfahren wird wiederholt. Da die Polymerase hitzestabil ist, muß sie nicht neu zugegeben werden. Jede Wiederholung der oben angegebenen Schritte führt zu einer Verdoppelung der DNA-Moleküle. Ihre Zahl wächst exponentiell an. 10 Cyclen führen zu rund 1 000 DNA-Molekülen, 20 zu einer Million und 30 bereits zu einer Mil-liarde. So kann ein einziges DNA-Molekül in wenigen Stunden zu einer biochemisch analysierbaren Menge vervielfältigt werden.

kommt. Jede Wiederholung dieser Schritte liefert eine Verdoppelung der ursprünglichen DNA-Menge. So können in wenigen Stunden Milliarden und Abermilliarden DNA-Moleküle aus einem einzigen Startmolekül hergestellt werden. Diese Menge genügt bereits für eine Sequenzierung des betreffenden DNA-Abschnitts.

Die PCR-Methode wird inzwischen breit angewendet. Aus einzelnen DNA-Molekülen läßt sich die genetische Information eines Individuums ableiten. In der medizinischen Diagnostik dient dies zum Nachweis von Erbkrankheiten, Krebs, Infektionskrankheiten und Risikofaktoren. Auch bei Vaterschafts-Untersuchungen und in der Kriminalistik wird die PCR-Methode zur Erstellung eines genetischen Fingerabdrucks eingesetzt.

Nicht nur in Bakterienzellen, sondern auch in Hefen, virus-infizierte Insektenzellen und sogar in Säugerzellen kann neue genetische Information eingebracht werden. In erster Näherung gilt aber: Je komplexer der Organismus ist, vom Bakterium bis zur Säugerzelle, desto schwieriger bzw. aufwendiger wird die Produktion des Proteins in diesen Zellen. Auf der anderen Seite haben Insekten- und Säugerzellen den Vorteil, daß sie nicht nur einfache kleine Proteine, sondern auch komplexe Produkte, z. B. glykosylierte Proteine, in funktionsfähiger Form produzieren. In vielen Fällen ist man daher auf solche Systeme angewiesen.

Welche **Bedeutung der Gentechnologie** inzwischen zukommt, erkennt man an den Umsätzen der Größten dieser Branche (Tabelle 12.1). In den USA, in denen die meisten Gentechnik-Firmen lokalisiert sind, erzielten 103 000 Beschäftigte im Jahr 1993 einen Umsatz von 7,7 Milliarden US-$. Diese Zahlen sind zu vergleichen mit 353 800 Beschäftigen und 84,8 Milliarden US-$ Umsatz der amerikanischen Pharma-Industrie, im gleichen Jahr. Die Größten der Gentechnik-Branche machen erhebliche Gewinne. Fast alle kleineren Firmen schreiben rote Zahlen, da sie sich noch in der Phase der Forschung und Entwicklung befinden. Dieser Zustand wird sich aber für diejenigen Firmen rasch ändern, die interessante Entwicklungsprodukte in den Phasen II oder III der klinischen Prüfung haben. Die Wertschätzung der Gentechnologie für die Zukunft ergibt sich auch daraus, daß viele Pharma-

Tabelle 12.1 Umsätze der größten Gentechnik-Firmen (Quelle: Pharma Business, September/Oktober 1995, S. 18–53).

Unternehmen	Umsatz 1994, in Mio US-$ (Vergleich mit 1993)	Gewinne/Verluste 1994, in Mio US-$
Amgen	1 648 (+ 20 %)	320
Genentech	795 (+ 22 %)	124
Chiron	454 (+ 43 %)	18
Genzyme	311 (+ 15 %)	16
Biogen	156 (+ 5 %)	-5
Immunex	142 (+ 14 %)	-33

firmen Kooperationen mit diesen Firmen eingehen und daß eine Gentechnik-Firma nach der anderen aufgekauft wird. Dies geschieht zur Zeit vor allem durch die großen Schweizer Pharmafirmen, die in den letzten Jahren rund 7 Milliarden US-$ in die US-Biotechnologie investiert haben.

12.2 Die Gentechnologie ist eine Schlüsseltechnologie für das Wirkstoffdesign

Die siebziger und achtziger Jahre waren die große Zeit der Rezeptorbindungs-Tests mit Membranpräparationen. Radioaktiv markierte Liganden wurden eingesetzt, um die spezifische Bindung neuer Substanzen über die Verdrängung dieser Liganden zu bestimmen. Man kannte die wichtigsten Rezeptoren für Hormone und Neurotransmitter und man unterschied in einigen Fällen zwischen prä- und postsynaptischen Rezeptoren. Die verschiedenen Subtypen und ihre Aminosäuresequenzen kannte man nicht. Dementsprechend grob waren die Ergebnisse dieser Untersuchungen.

In den folgenden Abschnitten wird belegt, wie die Gentechnologie dem kranken Menschen hilft, direkt und indirekt. Neben der Bereitstellung von **rekombinanten Proteinen** als Arzneimittel und Impfstoffe (Abschnitte 12.6 und 12.7) und der noch in voller Entwicklung befindlichen Antisense- und Gentherapie (Abschnitte 12.8 und 12.10) sind es vor allem die Beiträge zum gezielten Wirkstoffdesign (Abb. 12.3), die eine Anwendung der Gentechnologie in der Arzneimittelforschung unverzichtbar machen. Binnen kürzester Zeit hat sie sich zu einer Schlüsseltechnologie für das Wirkstoffdesign entwickelt.

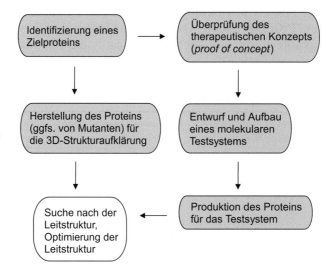

Abb. 12.3 Die Bedeutung der Gentechnologie für das rationale Wirkstoffdesign. Die rot gekennzeichneten Schritte, die in späteren Abschnitten dieses Kapitels eingehend diskutiert werden, könnten ohne die Methoden der Gentechnologie nicht oder nur mit erheblichem Aufwand realisiert werden.

Die Methoden der Gentechnologie erlauben die Herstellung einheitlicher Proteine in praktisch beliebigen Mengen. Schon beim allerersten Schritt, der **Identifizierung eines Zielproteins**, spielt sie daher eine wichtige Rolle. Methodische Fortschritte führen zur Entdeckung immer neuer Rezeptoren, mit zum Teil noch unbekannter Funktion oder Spezifität. Die nächsten Schritte sind die **Überprüfung des therapeutischen Konzepts** mit gentechnisch veränderten Tieren und die Ausarbeitung eines molekularen Testsystems. Ein weiterer wichtiger Beitrag ist die **Bereitstellung von Proteinen** für diese Tests und die Gewinnung ausreichender Mengen für die Aufklärung ihrer 3D-Struktur. Dies geschieht entweder nach Kristallisation mit Hilfe der Röntgenstrukturanalyse oder der Kryo-Elektronenmikroskopie bzw. direkt mit multidimensionalen NMR-Techniken (Kapitel 13). Sieht man von ganz wenigen Proteinen ab, die aus Blut oder anderen natürlichen Quellen isoliert werden können, so ist man für die Herstellung größerer Mengen von Proteinen in allen Fällen auf die Methoden der Gentechnologie angewiesen.

Die Gentechnologie bietet auch die Möglichkeit zur gezielten strukturellen Variation von Proteinen. Die **Erzeugung von Punktmutationen** (engl. *site-directed mutagenesis*) erlaubt es, bestimmte Eigenschaften von Proteinen zu verbessern und die Binde- und Katalyse-Eigenschaften von Enzymen gezielt zu verändern (Abschnitte 31.2 und 31.4). Membrangebundene Rezeptoren lassen sich positionsweise abtasten, um festzustellen, welche Aminosäuren für die Aufrechterhaltung der 3D-Struktur, für die Einnahme einer bestimmten Konformation oder für die Wechselwirkung mit einem Liganden von entscheidender Bedeutung sind (Abschnitt 31.2). 3D-Strukturmodelle von Rezeptoren können auf diese Weise erstellt bzw. auf ihre Relevanz hin überprüft werden.

Auch bei der **Herstellung von Proteinen für die 3D-Strukturaufklärung** hat es sich in vielen Fällen bewährt, Punktmutationen einzuführen, die zu anderen Oberflächeneigenschaften führen. Manchmal müssen für den Erfolg bei der Kristallisation eines Proteins erst die Ladungen einzelner Aminosäuren verändert werden. Bei Proteinen, die mit einem Teil ihrer Sequenz in der Membran verankert sind, wird man vor der Kristallisation zuerst diesen Membrananker, der die Kristallisation behindert, abschneiden. Bei löslichen Rezeptoren hat es sich bewährt, einzelne Domänen herauszuschneiden, zu kristallisieren und in ihrer Struktur aufzuklären. Natürlich müssen solche veränderten Proteine ihre Teilfunktionen noch erfüllen, d. h. einen Liganden binden oder an DNA anlagern. Ist der schwierige Schritt der Kristallisation gelungen, dann ist die eigentliche Strukturaufklärung in den meisten Fällen nur eine Angelegenheit von wenigen Monaten (Kapitel 13).

Betrachtet man den aus all diesen Beiträgen für die Menschheit resultierenden Fortschritt, so fragt man sich unwillkürlich: Woher rühren die Ängste breiter Schichten der Öffentlichkeit gegenüber der Gentechnik? Es bereitet wenig Mühe, diese Vorbehalte zu verstehen. Mit der Gentechnologie ist auf dem Gebiet der Vererbung fast alles machbar, was theoretisch vorstellbar ist. Das Vertrauen der Menschen in die Wissenschaft ist nicht mehr so unerschüttert wie vor der Atombombe. Jetzt, wo deutlich mehr Chancen als Risiken gegeben sind, rächen sich die Sünden unserer Väter und Vorväter. Zu oft haben Wissenschaftler in der Vergangenheit mögliche Risiken unterschätzt und ethische Bedenken hintangestellt. Die Wissenschaftler haben es bisher nicht geschafft, diese Ängste vieler Menschen abzubauen. Wir müssen sie ernst nehmen und durch verantwortungsbewußtes Handeln neues Vertrauen erwerben.

12.3 Genomprojekte entschlüsseln biologische Baupläne

Die gesamte **menschliche Erbinformation** ist in 23 Chromosomen angeordnet. Sie besteht aus 3 Milliarden Basenpaaren, die insgesamt etwa 100 000 Gene kodieren. Im Jahr 1990 startete in den USA die mit einem Etat von 3 Milliarden US-$ ausgestattete **Human Genome Organization** (HUGO) mit dem damals überaus ehrgeizigen Ziel, innerhalb von 15 Jahren die gesamte Erbinformation des Menschen aus der DNA zu entschlüsseln. Bereits Ende 1993 stand eine erste Genomkarte mit Markierungen zur Verfügung, die später schrittweise weiter verfeinert wurde. In immer rascherer Folge werden die einzelnen Gene aufgeklärt. Es ist abzusehen, daß das Projekt bereits um die Jahrtausendwende erfolgreich beendet werden kann.

Zwei Strategien werden verfolgt: Zum einen die komplette Analyse des Genoms, über das Setzen von immer engeren Markierungen, das schrittweise Zerschneiden des Genoms und die systematische Aufklärung seiner Sequenz. Beim Menschen bedeutet dies aber, daß neben den 3 % DNA, die Genen entspricht, weitere 97 % DNA aufgeklärt werden, deren Funktion vollkommen unklar ist. Etwas abfällig bezeichnet man sie als „*junk* DNA" (engl., Abfall). Bei einer zweiten, eleganteren Methode wertet man nur die Information der **Boten-RNA** (*messenger RNA*, m-RNA) aus. Diese RNA enthält keine „sinnlosen" Abschnitte, nur die zur Biosynthese der Proteine erforderlichen Sequenzen. Retroviren, z. B. das für die Immunschwächekrankheit AIDS verantwortliche HIV-Virus, enthalten eine Reverse Transkriptase, die RNA in DNA umschreiben kann. Mit diesem Enzym bauen die Retroviren die Erbinformation ihrer RNA in Säuger-DNA ein. Die Genforschung bedient sich dieses Enzyms, um m-RNA in eine dazu **komplementäre DNA**, die **c-DNA** (engl. *complementary DNA*), zu übersetzen. Anschließend wird deren Sequenz aufgeklärt.

Im Frühjahr 1995 gab es den ersten Triumph der Genomforschung: Craig Venter und seine Gruppe identifizierten in nur 15 Monaten die vollständige Bauanleitung des Bakteriums *Haemophilus influenzae*. Die gewaltige Menge von 1 830 121 Millionen Basenpaaren (1,83 Mb), die insgesamt 1 749 Gene kodieren, wurde in ihrer exakten Sequenz zugeordnet. Die kompletten Genome einzelner Viren waren schon früher bekannt, aber dies war die erste Entschlüsselung der Erbinformation eines eigenständigen Lebewesens. Nur 4 Monate dauerte die Entschlüsselung der Sequenz der 580 067 Basenpaare des Genoms von *Mycoplasma genitalium* durch Venters Ehefrau Claire Fraser.

Venter und seine Gruppe arbeiten mit einer Schrotschußmethode, dem „*whole-genome shotgun sequencing*": Dabei bestimmen sie die Sequenzen einer Vielzahl kleiner und mittlerer DNA-Bruchstücke und setzen mit Hilfe des Computers überlappende Enden zusammen. Eine schlimme Vorstellung für systematische Genomforscher, die den aufwendigen Weg über Markierungen und die Aufklärung der dazwischenliegenden Sequenzen gehen! Der von Craig Venter gewählte statistische Ansatz war so ungewöhnlich, daß sein Antrag auf finanzielle Förderung vom amerikanischen National Institute of Health (NIH) abgelehnt wurde. Das Argument war, daß es bei der enormen Größe eines Genoms wohl unmöglich sei, alle durch die Zerstückelung entstehenden Lücken zu füllen. Es mag auch eine Rolle gespielt haben, daß sich Venter einige Jahre zuvor vom Genomprogramm des NIH gelöst hatte. Das Institut hatte seinen Plänen zur Patentierung der Daten nicht zugestimmt. Im eigenen Unternehmen *The Institute for Genomic Research* (TIGR) konnte Venter die Forschung nach seinen Ideen und Plänen weiter vorantreiben. Der Erfolg gibt vorerst Venter recht.

Trotzdem, auch die Vertreter der klassischen Methode kommen zügig voran. Die vollständige Aufklärung des Genoms der Bäckerhefe, *Saccharomyces cerevisiae* (14,4 Mb), wurde 1996 abgeschlossen. Die Genome der Acker-Pflanze *Arabidopsis thaliana* (100 Mb), des Reis, *Oryza sativa* (970 Mb), des Wurms *Caenorhabditis elegans* (100 Mb), der Fruchtfliege *Drosophila melanogaster* (165 Mb), der Maus, *Mus musculus* (3 000 Mb), und vieler anderer Organismen sind in Arbeit. Mit der cDNA-Methode kommen die Arbeiten zur Aufklärung der menschlichen Gene viel schneller voran als in den ohnehin schon optimistischen Plänen vorgesehen. Am 28. September 1995 veröffentlichte die Zeitschrift Nature einen Katalog mit 88 000 Teilstücken der rund 100 000 menschlichen Gene. Rund 90 % der gesamten Information sind bereits gesammelt und werden z.Zt. aufgeklärt. Der rasche Erfolg erzeugt aber auch Probleme: Wie ist mit der Fülle der Information umzugehen? Wie kann die genetische Information in nutzbares Wissen umgesetzt werden? Die **Bioinformatik** ist gefordert. Computerprogramme zum intelligenten Vergleich von Sequenzen und zum Erkennen von Ähnlichkeiten in diesen Sequenzen existieren bereits. Programme zur Vorhersage der 3D-Struktur von Proteinen aus ihrer Primärsequenz stehen dagegen noch am Anfang.

Mindestens so wichtig wie die Kenntnis aller menschlichen Gene ist die Information, in welchen Zellen und bei welchen pathologischen

Zuständen bestimmte Gene an- oder abgeschaltet werden. Hier führt eine Strategie weiter, die m-RNA normaler und krankhaft veränderter Zellen differenziert zu betrachten. Die weiter oben diskutierte Methode zur Überschreibung der RNA-Information in eine c-DNA erlaubt den Nachweis, welche Proteine in einer krankhaft veränderten Zelle verstärkt auftreten. Dieses Verfahren läuft viel einfacher und schneller als die Isolierung und Identifizierung der Proteine. So kann z. B. eine rheumatoide Bindegewebszelle mit einer normalen Zelle verglichen werden.

Die Jagd auf interessante neue Gene ist in vollem Gang. Für attraktive Kandidaten werden hohe Summen bezahlt. Im Februar 1995 erwarb die Firma Amgen von der Rockefeller-Universität für eine Anzahlung (!) von 20 Mio US-$ die Rechte am *ob*-Gen, dessen Defekt bei Mäusen Übergewicht (engl. *obesity*) verursacht. Obwohl unklar war, ob sich daraus eine Therapie der Fettsucht ergeben kann, stieg der Wert der Amgen-Aktien am Tag nach Bekanntgabe des Kaufs um 500 Mio US-$! Tatsächlich hat auch der Mensch ein *ob*-Gen. Inzwischen ist die Euphorie aber weitgehend verflogen. Besonders dicke Menschen haben ein intaktes *ob*-Gen. Weitere therapeutische Angriffspunkte sind im Gespräch, u. a. der adrenerge β_3-Rezeptor, dem man bisher keine eindeutige Aufgabe im Organismus zuordnen konnte. β_3-Agonisten könnten also schon bald an die Stelle bisheriger „Schlankmacher" treten.

12.4 Die Überprüfung eines therapeutischen Konzepts

Die Molekularbiologie liefert eine Fülle von Information, wie Krankheiten entstehen und wie ihr Verlauf zu beeinflussen ist. Davon ausgehend kann man den langen Weg der Suche und Entwicklung eines neuen Arzneimittels gehen. Am Ende wird man vielleicht feststellen, daß das Ergebnis, auch wenn alles noch so schön geplant war, in der Klinik nicht zum gewünschten Erfolg führt. Es ist daher wichtig, zur Überprüfung eines therapeutischen Konzepts ein Tiermodell zur Verfügung zu haben. Klassische Testmodelle sind oft nicht vorhanden, weil die entsprechenden Krankheiten beim Tier nicht vorkommen.

Seit Anfang der achtziger Jahre setzt man in der pharmakologischen Forschung zunehmend **transgene Tiere** ein. Das sind Tiere, bei denen ein bestimmtes Gen vollständig oder teilweise ausgeschaltet bzw. durch ein menschliches Gen ersetzt ist. Ein Tier, bei dem das Gen vollständig ausgeschaltet ist, entspricht einem Tier, bei dem das entsprechende Protein nicht vorhanden oder funktionsunfähig ist. Ein heterocygotes Tier, bei dem das Gen nur eines Elternteils vorhanden ist, entspricht einem Tier, bei dem das entsprechende Protein nur zum Teil blockiert ist. Handelt es sich um das Gen eines Enzyms oder eines

Rezeptors, so kann man damit den Einfluß eines Inhibitors bzw. eines Antagonisten simulieren. An solchen Tieren läßt sich das Entstehen und Fortschreiten einer Krankheit oder der Einfluß der Hemmung eines Proteins auf ein Krankheitsbild beobachten. So verschafft man sich bereits vor einem überaus langen Forschungs- und Entwicklungsprozeß Gewißheit über die Relevanz des therapeutischen Konzepts. Durch Vervielfältigung eines Gens kann man auch die verstärkte Produktion eines bestimmten Proteins induzieren.

Bei der sogenannten **knock-out-Methode** wird ein ganz bestimmtes Gen spezifisch ausgeschaltet. Die Technik wurde 1987 von Mario Capecchi an der Universität Utah entwickelt. Die Sequenz des auszuschaltenden Gens muß bekannt sein. Man erzeugt ein strukturell homologes Gen, das aber nicht funktionsfähig ist, z. B. über den Einbau eines Stopsignals. Das Gen wird in ein Tier eingebracht und das intakte Gen an Ort und Stelle ersetzt. Diesen Vorgang nennt man **homologe Rekombination** oder auch *gene targeting*. Mäuse sind dafür besonders gut geeignet, da die Technologie zur Manipulation ihrer embryonalen Stammzellen besonders weit fortgeschritten ist. Man kann aber auch ein fremdes Gen, z. B. ein humanes Gen, einbringen. Auch dafür sind Mäuse gut geeignet, da ihr Genom dem menschlichen Genom ähnlicher ist als das vieler anderer Tierarten.

Zur Erzeugung einer **transgenen Maus** werden weibliche Mäuse so behandelt, daß sie eine große Zahl von Eizellen produzieren. Nach Befruchtung werden den Embryonen in einem sehr frühen Stadium, dem **Blastocyten-Stadium**, Stammzellen entnommen. Sie werden im Reagenzglas vermehrt und das gewünschte Gen in die Zellen injiziert. Dieser Vorgang funktioniert nur mit geringer Ausbeute. Man hat daher Techniken ausgearbeitet, um transformierte von nicht-transformierten Zellen zu unterscheiden. Dazu wird das Gen, das übertragen werden soll, vorher mit einem Gen gekoppelt, das eine Resistenz gegen das Zellgift Neomycin vermittelt. Bei Behandlung der Zellen mit Neomycin überleben nur die transformierten Zellen. Man vereinigt sie mit den Blastocyten anderer Mäuse und läßt die derart veränderten Embryonen durch Mäuse austragen. Die Nachkommen der „Leihmütter" sind Chimären, die Erbinformation sowohl der Spender- als auch der Empfängermäuse tragen. Da hierfür Mäuse mit unterschiedlicher Fellfarbe gewählt werden, erkennt man die transformierten Mäuse leicht am gefleckten Fell.

Eine andere Methode besteht darin, die Fremd-DNA direkt in Embryonen im Frühstadium zu injizieren. Nachteilig beim ungezielten Einbau eines Gens ist die Möglichkeit der Zerstörung eines anderen Gens, eine fehlende Expression des neuen Gens oder ein mehrfacher Einbau. Bei beiden Methoden zur Erzeugung transgener Mäuse werden die Tiere des ersten Wurfs weiter vermehrt, um neben genetisch gemischten, heterocygoten Tieren auch genetisch einheitliche, homocygote Tiere zu erhalten. Besonders raffinierte Techniken erlauben sogar das gezielte An- und Abschalten der neuen Gene.

Auf diese Weise hat man transgene Tiere erzeugt, an denen man **Erbkrankheiten**, z. B. cystische Fibrose, Morbus Crohn (eine chronische Darmentzündung), Phenylketonurie u. a. studieren kann. Aber auch für Krankheiten, die verschiedene oder mehrere genetische Ursachen haben, z. B. Krebs, Diabetes, Rheuma und die Alzheimer-Krankheit, existieren inzwischen entsprechende Tiermodelle. Seit 1988, als das amerikanische Patentamt erstmals die Patentierung einer transgen veränderten Maus zuließ, ist ein Streit darüber entbrannt, ob Lebewesen überhaupt patentiert werden können. Inzwischen gibt es zwar eine ganze Reihe von Patenten für gentechnisch veränderte Tiere, u. a. auch europäische und deutsche Patente, der Streit um die ethische und rechtliche Gültigkeit dieser Patente hält aber weiter an.

12.5 Die Entwicklung molekularer Testsysteme

Schon früh standen für *in vitro*-**Tests** reine oder angereicherte Enzyme zur Verfügung, allerdings nur in solchen Fällen, in denen dieses Material leicht verfügbar war, z. B. humanes Thrombin aus Blut. In anderen Fällen mußte auf tierisches Material zurückgegriffen werden, mit allen Risiken, die sich daraus für ein gezieltes Design ergeben (vgl. Abschnitt 23.4). Es gibt aber viele Proteine, die sich nicht in ausreichenden Mengen oder einheitlicher Form isolieren lassen. Die Sequenzbestimmung und die Herstellung solcher Proteine ist heute relativ einfach. Die unglaublich kleine Menge von weniger als 1 pmol (1 pmol = 10^{-12} mol) eines Proteins genügt, um eine relativ kurze Sequenz seiner Primärstruktur zu bestimmen. Man konstruiert den entsprechenden Genabschnitt, fischt das Gen aus einer stückweisen Kopie der gesamten Erbinformation, einer **cDNA-Bibliothek**, produziert es mit der PCR-Technik in größerer Menge und bestimmt über die Basensequenz der DNA die Sequenz seiner Aminosäuren.

Anschließend bringt man das Gen in Zellen ein, die vermehrt werden. Nur bei diesem Schritt gibt es in einigen Fällen Schwierigkeiten. In Bakterien, wie dem Darmbakterium *Escherichia coli*, oder in Hefezellen lassen sich nur einfache lösliche Proteine produzieren. Dabei muß der Genabschnitt für ein kleines Protein oft mit der Information für ein anderes Protein verknüpft werden. Das in der Zelle entstehende größere Protein-Konjugat ist gegen einen metabolischen Abbau besser geschützt als das kleine Protein. Bei der Aufarbeitung spaltet man die nicht benötigten Teile des Protein-Konjugats ab. Probleme kann es geben, wenn die Faltung der Proteine nicht korrekt erfolgt oder wenn mehrere Ketten, z. B. beim Insulin, erst nachträglich über Disulfidbrücken verknüpft werden. Größere Proteine, die für ihre Funktionsfähigkeit mit Zuckerresten versehen (glykosyliert) sein müssen, können nur in Zellen höherer Organismen, z. B. in Säugerzellen, produziert werden. Besonders attraktiv, vor allem für Forschungszwecke, ist die Herstellung komplexer Proteine in Insektenzellen geworden. Diese Zellen werden mit dem sogenannten Baculovirus infiziert, in dessen Genom die gewünschte Information eingebracht wird. Das Virus kodiert das Protein, die Insektenzellen besorgen die Produktion und die nachfolgende Glykosylierung.

Nicht nur Enzyme, auch Rezeptoren und Ionenkanäle, ja sogar ganze Signalketten lassen sich auf diese Weise in Zellen herstellen! In den Zeitschriften Nature und Science finden sich nahezu jede Woche neue aufsehenerregende Forschungsergebnisse. Sie beschreiben molekularbiologische Erkenntnisse, die es ohne die Gentechnologie nie gegeben hätte. Auch daraus läßt sich die Bedeutung dieser Methoden unmittelbar nachvollziehen.

Aber die Gentechnologie kann noch viel mehr: In einem biologischen Test muß ein Signal gemessen werden, als Folge der Wechsel-

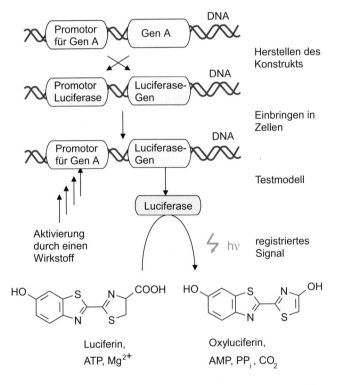

Abb. 12.4 Jedes Gen wird durch einen vorgeschalteten **Promotor** gesteuert. Eine über den Promotor erfolgende Aktivierung des Gens, z.B. nach Stimulation eines β-adrenergen Rezeptors oder eines Steroidrezeptors, führt zur Biosynthese des entsprechenden Proteins. Dies erlaubt die Konstruktion eines mit dem Enzym Luciferase gekoppelten Testsystems. Dazu wird der **Promotor** eines Gens, der durch die Bindung eines Agonisten an einen Rezeptor aktiviert wird, mit dem Gen für **Luciferase** verbunden. Die Aktivierung des Promotors liefert jetzt nicht mehr das ursprüngliche Genprodukt, sondern führt zur Synthese von Luciferase. In Gegenwart von Luciferin, ATP und Mg^{2+}-Ionen resultiert eine **Chemolumineszenz**, die über das entstehende Lichtsignal gemessen wird. Auch Rezeptorantagonisten lassen sich testen: Sie verhindern die Entstehung des durch einen Agonisten ausgelösten Lichtsignals.

wirkung eines Wirkstoffs mit einem Zielprotein. Früher geschah dies vor allem über die Verdrängung und Messung radioaktiv markierter Liganden. Heute setzt man *chromogene* Substrate ein, die eine Messung des Effekts über eine Farbreaktion erlauben, oder fluoreszenzmarkierte Substrate, deren Bindung mit geeigneten Meßtechniken in Millisekunden bestimmt werden kann. Besonders elegant ist die **Konstruktion eines Testmodells** mit den Methoden der Gentechnologie. So kann z. B. ein sogenanntes **Reporter-Gen**, das einen biologischen Effekt „berichtet", in eine Zelle eingebracht werden. Einer der beliebtesten Reporter-Effekte ist die bei einer enzymatischen Reaktion beobachtete Chemolumineszenz. Das Enzym Luciferase des nordamerikanischen Leuchtkäfers *Photinus pyralis* bewirkt in Gegenwart von ATP und Mg^{2+}-Ionen die oxidative Decarboxylierung von Luciferin. Dabei entstehen einzelne Lichtblitze, die sich zum „Leuchten" des Glühwürmchens aufaddieren. Der biologische Effekt, der gemessen werden soll, wird mit dem Luciferase-Gen verkoppelt (Abb. 12.4). Als Antwort auf die Bindung eines Liganden erhält man ein Lichtsignal, das einfach und rasch gemessen werden kann.

In allen größeren Pharmafirmen existieren heute **automatisierte Testsysteme**, die mit diesen Strategien konstruiert wurden. Roboter holen programmgesteuert die Substanzgläschen von ihren Stellplätzen, wiegen pulverförmige Substanzen ein, lösen sie, verteilen die Lösungen in Röhrchen bzw. auf Mikrotiterplatten und stellen die Substanzen sorgfältig wieder zurück. Auch die biologischen Tests werden von Robotern durchgeführt. In einem solchen *High Throughput Screening* (HTS; engl., Testung mit hohem Durchsatz) können pro Tag tausend und mehr Substanzen untersucht werden.

12.6 Die gentechnologische Produktion von Proteinen

Körpereigene Proteine werden schon seit längerer Zeit zur **Substitutionstherapie** verwendet. Zuckerkranke erhalten Insulin, Bluter mit Faktor VIII-Mangel entsprechende Konzentrate aus Blut. Beim Insulin zur Therapie des Diabetes handelt es sich aber um Material aus tierischen Bauchspeicheldrüsen, das sich in einer Aminosäure (Schweine-Insulin) bzw. drei Aminosäuren (Rinder-Insulin) von menschlichem Insulin unterscheidet. Obwohl diese Insuline für die Therapie geeignet sind und obwohl auch Verfahren existieren, um die strukturell abweichende Aminosäure des Schweine-Insulins gegen die des humanen Insulins auszutauschen, würden alle Schlachthöfe dieser Welt nicht ausreichen, um sämtliche Zuckerkranken mit dem nötigen Insulin zu versorgen. Auch bei der Faktor VIII-Therapie würde das verfügbare Humanblut nicht für eine Behandlung aller Bluter ausreichen. Ein zusätzliches Risiko entsteht durch die mögliche Verunreinigung solcher Isolate mit Viren. Faktor VIII-Konzentrate aus Blutkonserven waren früher gelegentlich mit Hepatitis- und AIDS-Viren verseucht.

Man hat sich daher schon früh um die **gentechnologische Produktion humaner Proteine** bemüht. Als erstes derart erzeugtes Protein wurde Insulin aus dem Bakterium *Escherichia coli* von Eli Lilly 1982 in die Therapie eingeführt. Obwohl auch Hoechst ein entsprechendes Verfahren bis zur industriellen Herstellung ausgearbeitet hatte, konnte die Produktion erst 1994 aufgenommen werden. So lange hat es gedauert, bis in Deutschland alle Einsprüche gegen die Genehmigung zur Herstellung behandelt waren. In der Zwischenzeit hatte sich das Eli Lilly-Produkt nicht nur in den USA, sondern auch in Deutschland einen schönen Markt erobert. Dem gentechnisch hergestellten Insulin folgten das menschliche Wachstumshormon, ein Hepatitis B-Impfstoff, der Gewebs-Plasminogenaktivator und andere Proteine. Einen Überblick über die Umsätze der wichtigsten gentechnisch hergestellten Pharmaproteine gibt die Tabelle 12.2. Dabei ist zu beachten, daß die vertreibenden Firmen oft nicht mit den Firmen identisch sind, deren Forschung zur Herstellung dieser Produkte geführt hat.

Tabelle 12.2   Wichtige gentechnisch hergestellte Pharmaproteine und ihre Umsätze, geordnet nach dem Jahr ihrer ersten Einführung (Quelle: Pharma Business, September/Oktober 1995, S. 18–53).

Wirkstoff (Anwendung)	Firmen	Einführung	Umsätze in Milliarden US-$	
			1993	1994
Insulin (Diabetes)	Novo-Nordisk, Eli Lilly, Hoechst u. a.	1982	1,74	1,91
Wachstumshormon (Wuchsstörungen)	Pharmacia, Novo-Nordisk, Eli Lilly u. a.	1985	1,04	1,14
Hepatitis B-Vaccine (Impfstoff)	SmithKline Beecham, Merck & Co	1986	0,73	0,88
Gewebs-Plasminogen-aktivator (Thrombolyse)	Genentech, Boehringer Ingelheim	1987	0,34	0,43
Alpha-Interferon (Hepatitis, Leukämie u. a. Tumoren, AIDS)	Sumitomo, Schering-Plough, Roche u. a.	1988	1,48	1,41
Erythropoetin, EPO (Anämie, bei Dialyse)	Amgen, Johnson & Johnson, Chugai u. a.	1989	1,73	2,15
Faktor VIII (Hämophilie)	Baxter, Cutter/Miles (Bayer)	1990	0,05	0,13
Granulocyten-stimu-lierender Faktor, G-CSF (Chemotherapie)	Amgen, Chugai, Sankyo, Immunex u. a.	1991	1,11	1,25
Glucocerebrosidase (Gaucher-Krankheit)	Genzyme	1991	0,17	0,13
Beta-Interferon (Tumoren, Multiple Sklerose, AIDS u. a.)	Ares Serono, Daiichi	1993	0,30	0,23

Die Produktion in Bakterien und Zellkulturen ist nur eine Möglichkeit zur Herstellung humaner Proteine. Seit einigen Jahren geht man daran, die genetische Information in lebende Tiere einzubringen. In den Niederlanden hat der Stier Herman Berühmtheit erlangt. In seinem Erbgut trägt er die Information für das menschliche Lactoferrin, ein Bestandteil der Muttermilch, der Kleinkinder vor Magen- und Darm-Infektionen schützt. Auch Patienten, deren Immunsystem geschwächt ist, z. B. durch AIDS oder während einer Chemotherapie, kann das Lactoferrin helfen. Die weiblichen Nachkommen von Herman produzieren das Lactoferrin in ihrer Milch. Die Firma Genzyme Transgenics züchtet transgene Schafe. Sie produzieren in ihrer Milch den zur Auflösung von Blutgerinnseln eingesetzten Gewebs-Plasminogenaktivator t-PA (engl., *tissue plasminogen activator*) in einer Menge von bis zu drei Gramm pro Liter Milch. Dadurch reduzieren sich die Herstellkosten von einigen hundert Dollar pro Gramm, in Zellkultur, auf einige Dollar. Der nächste Schritt könnte die Übertragung der genetischen Information auf Nutzpflanzen sein. Man stelle sich einmal einen Acker mit Zuckerrüben vor, die Insulin oder ein anderes menschliches Protein in großer Menge produzieren!

Neben der Produktion von Proteinen zur Therapie von Krankheiten, bei denen bestimmte Proteine ersetzt werden müssen, und den schon genannten Anwendungen in der Arzneimittelforschung spielt die Gentechnologie eine wichtige Rolle bei der Herstellung von

- Antikörpern und Impfstoffen (Abschnitt 12.7),
- Enzymen für die medizinische Diagnostik,
- Proteinen für Bio-Sensoren und
- Proteinen für biotechnologische Prozesse, z. B. bei der enzymatischen Herstellung optisch aktiver Zwischenprodukte.

12.7 Monoklonale Antikörper und Impfstoffe

Ein **Antigen** ist eine körperfremde Substanz, die eine Immunantwort hervorruft. Zellen, die dagegen **Antikörper** produzieren, stellen immer nur einen ganz bestimmten Antikörper her. Im menschlichen Organismus liegen gleichzeitig etwa 10^{12} verschiedene Antikörper vor. Beim Erscheinen eines Antigens werden nur solche Immunzellen für eine rasche Vermehrung selektiert, die für das Abfangen des Antigens geeignete Antikörper produzieren. In Kultur wachsen solche Zellen über einige wenige Generationen, dann sterben sie ab. Georges Köhler hielt sich 1975 im Laboratorium von Cesar Milstein in Cambridge, England, auf, um die Technologie zur Herstellung von Antikörpern in Zellkulturen zu verbessern. Hier entstand die Idee, normale antikörper-produzierende Zellen mit leicht vermehrbaren Tumorzellen zu **Hybri-**

domzellen zu verschmelzen, um auf diese Weise beide Eigenschaften in einer Zelle zu vereinen. Wieder einmal half der glückliche Zufall. Köhler hatte sich für aktivierte Mauszellen entschieden. Später stellte sich heraus, daß diese Zellen 100-fach besser mit Tumorzellen fusionieren als andere Zellen. Die Hybridomzellen produzieren die gewünschten Antikörper und sie teilen sich über beliebig viele Generationen. Sie sind „unsterbliche" Antikörper-Produzenten geworden. Aus dieser Methode zur **Herstellung monoklonaler Antikörper** hat sich in der Zwischenzeit ein Milliardengeschäft entwickelt. Georges Köhler und Cesar Milstein erhielten den Nobelpreis. Das war ihr ganzer Lohn. Sie hatten ihre Methode weder patentiert, noch hatten sie versucht, über eine Firmengründung Gewinn aus ihrer Erfindung zu schlagen.

Antikörper dienen vor allem als **medizinische Diagnostika**. Sie werden in der Zukunft aber auch für die Behandlung von Tumoren, zur Behandlung des septischen Schocks und bei anderen Krankheiten, bei denen man ein Protein im Körper neutralisieren will, eine wichtige Rolle spielen. Ein Problem bei der Anwendung von Antikörpern beim Menschen ist ihre Herkunft aus tierischem Material. Viele dieser Antikörper sind nicht in der Lage, das Immunsystem zu aktivieren, sie wirken selbst antigen und sie haben eine relativ kurze biologische Halbwertszeit. Hier hilft die Bildung von Chimären, d. h. Kombinationen von Teilen eines Maus-Antikörpers mit Teilen humaner Antikörper. Eleganter ist die sogenannte **Humanisierung**, bei der nur die (variable) Antigen-Bindestelle eines Maus-Antikörpers mit einem menschlichen Antikörper verknüpft wird. Ein weiterer Weg ist die *in vitro*-Produktion kompletter humaner Antikörper mit bestimmten Viren. Nur im Ansatz gelöst ist eine Methode, die vollständige genetische Information menschlicher Antikörper in Mäuse einzubringen. Ebenso wie therapeutisch wichtige Proteine lassen sich auch humane Antikörper aus der Milch von Schafen gewinnen. Genzyme Transgenics züchtet transgene Schafe, die in ihrer Milch einen humanen monoklonalen Antikörper produzieren.

Eine weitere wichtige Anwendung der Gentechnologie ist die **Herstellung von Impfstoffen**. Ein Impfstoff gegen Hepatitis B wurde früher aus dem Blut chronisch infizierter Patienten gewonnen, ein sehr aufwendiges und gefährliches Verfahren. Aber für einen Impfstoff braucht man schließlich nicht das komplette Virus. Für die Erkennung durch einen Antikörper reicht es aus, eine typische Oberflächensequenz seiner Hülle nachzubilden. Die genetische Information für diese Bereiche wird dem Virus entnommen, in Plasmide eingebaut (Abb. 12.1) und der Hüllprotein-Abschnitt wie jedes andere Protein in Bakterien oder in anderen geeigneten Zellen produziert. Gentechnische Impfstoffe gegen AIDS und andere virale und bakterielle Krankheiten, ja sogar gegen Erkrankungen, die durch Parasiten verursacht werden, wie die Malaria, befinden sich in der Entwicklung.

12.8 Antisense-Oligonucleotide als Arzneimittel?

Bei Krebserkrankungen, überschießender Immunreaktion und septischem Schock, aber auch bei einigen anderen Krankheiten, z.B. Bluthochdruck, Lungenemphysem oder Bauchspeicheldrüsen-Entzündung, will man die unerwünschten Effekte ganz bestimmter Proteine unterbinden. Dies kann auf verschiedenen Wegen erfolgen. Auf der Ebene der Proteine lassen sich Enzyme durch Inhibitoren, Rezeptoren durch Antagonisten blockieren. Diese Wirkprinzipien wurden bereits ausführlich diskutiert. Man kann aber auch auf der DNA-Ebene einwirken, durch Hemmung der Proteinbiosynthese. Lösliche (cytosolische) Rezeptoren, z.B. die Steroidrezeptoren, wirken direkt auf die DNA ein, indem sie bestimmte Genabschnitte regulieren (Abschnitt 4.4). Agonisten und Antagonisten dieser Rezeptoren steuern damit indirekt die Neusynthese der durch die entsprechenden Gene produzierten Enzyme. Auf diesem Weg will man also nicht die Funktion des Proteins unterbinden, sondern man verhindert seine Biosynthese.

Es gibt einen weiteren Weg, die Bildung eines bestimmten Proteins zu unterbinden, und zwar den Eingriff auf der Ebene der **messenger-RNA** (Boten-RNA, m-RNA), durch Komplexierung mit einem **Antisense-Oligonucleotid** (engl. *antisense* = Gegensinn). Bei der Expression eines Proteins erfolgt zuerst die Transkription der doppelsträngi-

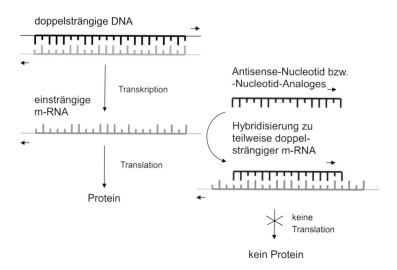

Abb. 12.5 Nur einer der beiden DNA-Stränge trägt die eigentliche Erbinformation. Aus dem schwarzen „sinnvollen" Strang der doppelsträngigen DNA entsteht durch Transkription die einsträngige *messenger*-RNA. Diese liefert die Information für die Translation, denn sie dient als Lese-Vorlage für die ribosomale Proteinbiosynthese. Die Zugabe einer Antisense-Sequenz, eines strukturell komplementären synthetischen Oligonucleotids bzw. eines Oligonucleotid-Analogen (rot), führt in diesem Bereich zur Doppelstrangbildung. Die Information kann nicht mehr übersetzt werden und die Biosynthese des Proteins wird verhindert. Die kleinen Pfeile bei den einzelnen Strängen geben die Leserichtung an.

gen DNA zur m-RNA (Abb. 12.5). Nur einer der beiden DNA-Stränge, und zwar der „sinnvolle" Strang, der die Erbinformation trägt, wird umgesetzt. Die m-RNA liegt dementsprechend einsträngig vor. Nach ihrer Anlagerung an die Ribosomen erfolgt als letzter Schritt die Translation der Information, die eigentliche Proteinbiosynthese. Dieser Schritt wird durch Zugabe eines zur Struktur der m-RNA komplementären, „gegensinnigen" Oligonucleotids verhindert. Bei ausreichender Länge bildet es über die Länge der komplementären Sequenz mit der m-RNA einen Doppelstrang. Dieser Bereich kann bei der Proteinbiosynthese nicht abgelesen werden, das Protein wird von der Zelle nicht mehr produziert. (Abb. 12.5). Alternativ läßt sich die m-RNA mit einem Antisense-DNA-Abschnitt komplexieren. Dies führt zu einem enzymatischen Abbau der m-RNA. Eine weitere Möglichkeit ist, einen Antisense-m-RNA-Abschnitt herzustellen, der bei der ribosomalen Proteinsynthese mit der nativen m-RNA konkurriert. Bei viralen Erkrankungen bietet es sich an, komplementäre Oligonucleotid-Sequenzen zu synthetisieren, die direkt gegen einzelne virale Gene gerichtet sind.

So einfach das Prinzip der komplementären Komplexierung einer Nucleinsäure klingt, so schwierig ist es in die Praxis umzusetzen. Oligonucleotide (Abb. 12.6) sind wegen ihres Zuckerphosphat-Gerüsts sehr polare, mehrfach negativ geladene Moleküle, die Zellmembranen nicht durchdringen können. Ihr Gerüst muß chemisch verändert werden, z. B. durch Austausch eines Sauerstoffatoms der Phosphatgruppen gegen ein Schwefelatom. Diese einfache Modifikation führt zwar zu einer höheren Stabilität gegen Nucleasen, aber auch zu einer schlechteren Komplexierung der m-RNA. Neben vielen weiteren Modifikationen dieser Art, z. B. zu Carbonaten, Carbamaten, Acetalen, Iminen oder Oximen, wurden auch die Zuckerbausteine chemisch modifiziert. Ein sehr weitgehender Austausch ist der Ersatz der Zuckerphosphatgruppen durch Oligoglycin-Analoge, zu sogenannten Peptid-Nucleinsäuren (Abb. 12.6), die mit m-RNA sehr gut komplexieren.

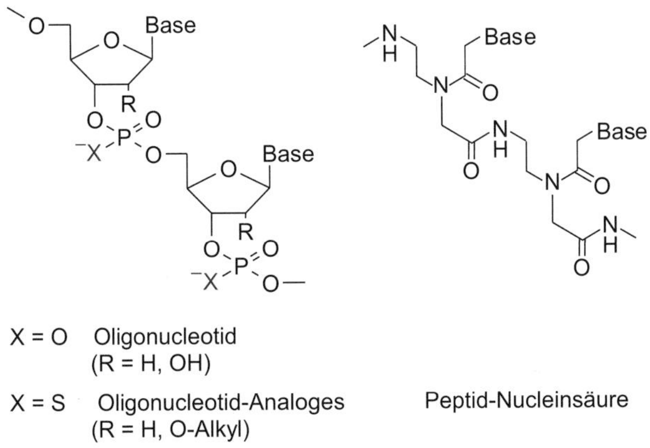

X = O   Oligonucleotid
        (R = H, OH)

X = S   Oligonucleotid-Analoges   Peptid-Nucleinsäure
        (R = H, O-Alkyl)

Abb. 12.6 Struktur eines Oligo-Ribonucleotids und zweier Nucleotid-Modifikationen.

Wichtige Kritierien, die ein Antisense-Arzneimittel erfüllen muß, sind:

- leichte chemische Herstellbarkeit,
- ausreichende *in vivo*-Stabilität,
- gute Verteilung im Organismus,
- ausreichende intrazelluläre Halbwertszeit,
- feste und sequenzspezifische Bindung an die Ziel-m-RNA und
- keine unspezifische Bindung an andere biologische Makromoleküle.

Tierexperimente zeigen, daß das Antisense-Konzept realisierbar ist. Die Antisense-Behandlung verschiedener viraler Erkrankungen und der akuten Leukämie wird bereits klinisch erprobt.

Anzumerken ist, daß die Antisense-DNA-Technologie bei Pflanzen bereits gut ausgearbeitet ist und ein wichtiges Hilfsmittel für die Aufklärung spezifischer Stoffwechselwege darstellt. Hier wird kein m-RNA-Nucleotid zugegeben, sondern eine Antisense-DNA, die z. B. auf kleine Goldpartikel aufgezogen und in die Zellen „eingeschossen" wird. Transkription der Antisense-DNA liefert eine Antisense-m-RNA, die mit der „richtigen" m-RNA einen Komplex bildet und auf diesem Weg die Biosynthese des entsprechenden Proteins verhindert. Das erste gentechnisch veränderte Nahrungsmittel, die länger haltbare Flav'r-Sav'r-Tomate, wurde auf diesem Weg erzeugt.

12.9 Die Evolution und die Erbkrankheiten

Erbkrankheiten haben eine molekulare Ursache. Ein Gen ist verändert, manchmal auch die von beiden Eltern stammenden Gene. Jeder von uns trägt in sich eine große Zahl solcher veränderter Gene, die durch zufälligen Basenaustausch, durch Mutationen, entstanden sind. Die **Evolution** ungeschlechtlich vermehrter Arten ist auf diese zufälligen **Mutationen** angewiesen. Bei der geschlechtlichen Vermehrung tritt neben den Mutationen ein **Crossover** auf, eine ebenfalls zufällige, überkreuzend verlaufende neue Verknüpfung benachbart liegender Gensequenzen der beiden Eltern. Ohne Mutation und Crossover bliebe es bei einer absoluten Konstanz der Arten.

Der Theologe William Paley hat 1802 einen Gottesbeweis veröffentlicht, in dem er davon ausging, daß eine Uhr, mit ihrer besonderen mechanischen Komplexität, nur von einem Uhrmacher entworfen und zusammengebaut werden kann, also einen Schöpfer haben muß. Umso mehr müßte dies für die viel komplizierteren Werke der belebten Natur gelten. Die richtigen Antworten fanden Charles Darwin, Gregor Mendel und in unserer Zeit die Molekularbiologen. Zufällige Mutationen und der Crossover-Mechanismus führten zur Entwicklung und

Vielfalt der Arten. Die an ihre Umwelt besser angepaßten Arten hatten und haben eine bessere Überlebenschance. Die Evolution ist der Schöpfer, der Uhrmacher der Natur! Richard Dawkins hat sie mit einem blinden Uhrmacher verglichen, denn sie geht nach keinem Plan vor. Erst die Tauglichkeit des Individuums entscheidet über seine Überlebens- und Fortpflanzungschancen.

Die Mathematiker haben in den beiden letzten Jahrzehnten die Prinzipien der Evolution in ihren Werkzeugkasten übernommen. Sie haben Reproduktion, Mutation und Crossover in „genetische Algorithmen" eingebaut. Wer je bewundern konnte, wie ein solcher Algorithmus auch komplexeste Optimierungen zielsicher und in verblüffend kurzer Zeit durchführt, der wird keinen Zweifel mehr haben, daß auch die Evolution der biologischen Arten in analoger Weise abgelaufen ist.

Die Mechanismen der Evolution produzieren im Einzelfall leider mehr Fehler als Verbesserungen. Ausgehend von einem funktionsfähigen Protein werden Mutationen zu Varianten führen, die keine oder verschlechterte Funktion haben. Andererseits mag aus einem beliebigen Protein irgendwann einmal eine Mutante entstehen, die in einer Einbuchtung ihrer Oberfläche eine negative Ladung stabilisieren kann oder aber ein Serin trägt, das katalytisch wirkt. Im Ansatz liegt hier bereits eine Serinprotease vor. Weitere Mutationen mögen noch zu einem Histidin und einem Aspartat oder Glutamat in geeigneter Entfernung führen. Die Serinprotease ist fertig! Der Strukturvergleich verschiedener Serinproteasen zeigt, daß im Lauf der Evolution tatsächlich mehrmals und ganz unabhängig voneinander verschiedene Serinproteasen entstanden sind (Abschnitt 14.7). Was geschieht, wenn eine Aminosäure dieses Proteins in der Nähe des katalytischen Zentrums, z. B. am Grund einer Bindetasche, verändert wird? Die Serinprotease wird ihre Spezifität ändern, sie wird andere Substrate binden und spalten. Auch dafür gibt es Beispiele, wie die evolutionär verwandten Proteasen Trypsin, Thrombin und Elastase (Abschnitt 26.2).

Einige Fehler der Evolution sind die Ursache von Erbkrankheiten. Bei der **Sichelzellanämie** ist eine einzige Aminosäure des roten Blutfarbstoffs Hämoglobin ausgetauscht, und zwar eine Glutaminsäure in Position 6 der β-Kette des Hämoglobin A (HbA) gegen Valin. Das veränderte Hämoglobin aggregiert, es „verklebt" in den Blutkörperchen. Die Zellen fallen ein und erhalten so ihre charakteristische Sichelform. Homozygote Träger, d. h. Individuen, bei denen das kranke Gen von Vater und Mutter vererbt wurde, sind nicht lebensfähig. Heterozygote Träger, die ein krankes und ein gesundes Gen tragen, produzieren normales und verändertes Hämoglobin nebeneinander. Diese Menschen sterben zwar früh, meist aber erst nach Erreichen eines fortpflanzungsfähigen Alters. In malariagefährdeten Gebieten gibt es einen **Selektionsdruck** für diese Erbkrankheit. Heterozygote Träger der Sichelzellanämie sind resistenter gegen Malaria als Gesunde (Abschnitt 3.2). Hier sind wir Zeugen eines Großversuchs der Natur. Wie wird er ausgehen? Auch der Mensch greift ein. Bei erfolgreicher Behandlung der

Malaria hätten HbA-Gesunde keinen Nachteil mehr, der evolutionäre Vorteil der Sichelzell-Kranken und der dadurch bedingte Selektionsdruck in Richtung dieser Krankheit fiele weg. Möglicherweise würde diese Erbkrankheit bereits nach einigen Generationen „aussterben". Könnten wir andererseits, konventionell oder gentherapeutisch, die Sichelzellanämie behandeln, dann hätten diese Menschen wieder ganz normale, „gesunde" rote Blutkörperchen. Die Malaria-Erreger könnten sich in ihnen wieder gut vermehren. Der Schutz vor dieser Krankheit würde entfallen und die Anfälligkeit dieser Menschen gegenüber Malaria auf das normale Risiko ansteigen.

Neben der Sichelzellanämie sind rund zweitausend weitere Erbkrankheiten und deren molekulare Ursachen bekannt. Einige, z. B. die cystische Fibrose, die Phenylketonurie und erbliche Bluter-Krankheiten, treten relativ häufig auf. Viele andere sind eher selten, zum Teil nur ein einziges Mal beschrieben. In den letzten Jahren wird für eine zunehmende Zahl von Krankheiten eine multifaktorielle genetische Ursache nachgewiesen, z. B. für Diabetes, Rheuma, bestimmte Krebserkrankungen, Asthma und die Alzheimer-Krankheit. Das Auftreten dieser Krankheiten wird durch das Zusammentreffen mehrerer genetischer Veränderungen ausgelöst oder zumindest begünstigt.

Die Mechanismen der Evolution sind auch verantwortlich für das Entstehen von Resistenzen (Abschnitt 4.8). Hier wird der Selektionsdruck durch das Arzneimittel oder durch ein Insektizid erzeugt, z. B. bei der Bekämpfung der Mücken als Überträger der Malaria. Bakterien und Viren passen sich wegen ihrer raschen Vermehrung schnell an eine „feindliche" Umwelt an. Wahre Künstler sind die Retroviren, die wegen ihrer hohen Mutationsraten besonders rasch Resistenzen entwickeln und damit den Erfolg eines Arzneimittels mit einem Schlag zunichte machen können.

12.10 Möglichkeiten und Grenzen der Gentherapie

Die vierjährige Ashanti DeSilva war im September 1990 die erste Patientin, die gentherapeutisch behandelt wurde. Die Gene beider Eltern für das Enzym Adenosin-Desaminase waren defekt. Da dieses Enzym für die Funktion des Immunsystems ganz entscheidend ist, litt das Mädchen an einer schweren Immuninsuffizienz, die klassisch nicht mehr behandelt werden konnte. Zur Therapie wurden die weißen Blutkörperchen der Patientin mehrfach mit einem Virus infiziert, das die korrekte genetische Information für das fehlende Enzym enthielt. Die früher hospitalisierte, ständig infektionsgefährdete Patientin hat sich inzwischen zu einem quicklebendigen Mädchen mit ganz normaler Gesundheit entwickelt. Allerdings scheinen sich die Ärzte ihrer Sache doch nicht so ganz sicher zu sein. Vorsichtshalber wird eine Begleittherapie mit intravenöser Gabe von Adenosin-Desaminase durchgeführt.

Unter **Gentherapie** versteht man jede Technik, bei der ein Gen in Körperzellen eines Patienten eingeführt wird, um ein defektes oder fehlendes Gen zu ersetzen. Im Prinzip ist alles ganz einfach. Die Viren machen es uns tagtäglich vor: Sie bringen ihre eigene Erbinformation in fremde Zellen ein und kodieren damit einige Schlüsselenzyme, die für ihre Vermehrung nötig sind. Im übrigen benutzen sie den Biosynthese-Apparat der von ihnen befallenen Zellen. Die Retroviren, deren Erbinformation in einer RNA kodiert ist, überschreiben diese Information sogar in die Wirts-DNA. So wird auch bei der Gentherapie in das Genom eines Virus ein Nucleinsäure-Abschnitt eingesetzt, der das Protein kodiert, das man im Patienten substituieren will. Das **Konstrukt**, so nennt man dieses abgewandelte Virusgen, wird mit der Virushülle umgeben und in Körperzellen des Patienten eingebracht. Das kann entweder außerhalb des Körpers erfolgen, z. B. in vorher entnommenen Knochenmarkszellen oder weißen Blutkörperchen, oder innerhalb des Körpers, z. B. durch Injektion in Tumorgewebe oder in ein bestimmtes Organ.

Als Träger für Gene sind Viren geeignet, die ihre Erbinformation in Säuger-DNA einbauen, z. B. Adenoviren, Herpesviren oder Retroviren. Während Retroviren die genetische Information erst bei einer Zellteilung übertragen, bringen Adenoviren auch nichtteilende Zellen dazu, die fremde genetische Information aufzunehmen und zu verwerten. Experimentiert wird auch mit Plasmiden, DNA in Liposomen und reinen DNA-Konstrukten. Die Raten für den Transfer der neuen Information in die zelluläre DNA liegen hier aber noch deutlich unter denen der Viren.

Im Jahr 1995 liefen weltweit über hundert klinische Studien zur Gentherapie, die meisten in den USA und überwiegend zur Tumortherapie. Krebs ist zwar keine Erbkrankheit, aber die genetische Information, die von Zelle zu Zelle weitergeben wird, macht ihn zu einer „lokalen" Erbkrankheit. **Onkogene** sind eine große Gruppe von Proteinen, die für die Entstehung von Tumoren verantwortlich sind. **Tumorsuppressorgene** kodieren Proteine, die in den Zellcyclus eingreifen und die Teilung der Zellen anhalten. Mit der rasch wachsenden Kenntnis der molekularen Struktur dieser Proteine ergeben sich viele verschiedene Ansätze für eine Gentherapie von Tumoren.

Auch andere Krankheiten können gentherapeutisch angegangen werden. Bei kardiovaskulären Erkrankungen, bei denen ein überschießendes Wachstum von Gefäßwandzellen eine Einengung dieser Gefäße bewirkt, erfolgt als Standardtherapie oft eine mechanische Ausweitung mit einem Ballonkatheter. Das hilft, aber nur vorübergehend. Nach einigen Monaten wuchern die Zellen erneut und die Blutversorgung in den nachgeschalteten Gebieten nimmt wieder bedrohlich ab. Hier könnte eine Gentherapie ansetzen. Bei der Ballonkatheter-Behandlung lassen sich lokal Adenoviren freisetzen. Diese tragen die genetische

Information für ein Protein, das die Zellteilung hemmt, das sogenannte Retinoblastoma-Protein. Dadurch können die Zellen nicht weiterwachsen. Bei Ratten und Schweinen funktioniert das Prinzip bereits.

AIDS-Kranke sterben an Infektionen, weil Teile ihres Immunsystems geschädigt sind. Es sind die sogenannten T-Zellen, die zugrundegehen. Als Therapie bieten sich Knochenmarkstransplantationen an. Dabei ist es entscheidend, daß Spender und Empfänger in ihren immunologischen Eigenschaften möglichst exakt übereinstimmen. Viele Menschen scheiden daher als Spender aus, ganz zu schweigen von Tieren. Oder doch nicht? Ein neuer Ansatz für Knochenmarksübertragungen, später vielleicht sogar für Organtransplantationen, ist die **Humanisierung von Tieren**. Dazu werden unreife menschliche Knochenmarkszellen, sogenannte Stammzellen, z. B. auf einen Pavian übertragen. Durch Behandlung mit Immunsuppressiva wird eine Abstoßungsreaktion der körperfremden Zellen verhindert. Nicht mehr der menschliche Empfänger trägt das Risiko einer Immunreaktion, eines Fehlschlags, sondern der tierische Spender. Nach der Vermehrung der menschlichen Zellen im Tier können die Zellen ohne größeres Risiko wieder auf den menschlichen „Pro-Spender" übertragen werden.

Wird die Gentherapie die klassische Arzneitherapie ablösen? Die Antwort lautet mit absoluter Sicherheit: Nein. Das Verfahren ist sehr aufwendig und jeder Patient braucht eine individuell angepaßte Therapie. Für bestimmte Krankheiten wird sich die Gentherapie aber ihren Platz erobern, denn sie bringt Heilung, nicht nur symptomatische Therapie. Die Vorhersage sei gewagt, daß mit wachsender Erfahrung und besserer Abschätzung der möglichen Risiken von der Öffentlichkeit auch Eingriffe in das menschliche Erbgut akzeptiert werden. Damit wäre es möglich, eine Erbkrankheit für das Individuum und für seine Nachkommen ein für alle Male aus der Welt zu schaffen.

Die Gentechnik löst nicht nur Probleme, sie erzeugt auch Probleme. Die technische Barriere zur Schaffung eines *Homo perfectus* ist so niedrig wie noch nie zuvor in der Geschichte der Menschheit. Dem möglichen Mißbrauch scheint Tür und Tor geöffnet. Es ist zu hoffen, daß Ethik und Vernunft dies auch weiterhin verhindern. Zu enge gesetzliche Regelungen schaden den nützlichen Anwendungen der Gentechnik mehr, als sie zur Verhinderung des Mißbrauchs beitragen können. Das haben die Verantwortlichen erkannt und einen Rahmen geschaffen, in dem sich die Gentechnologie weiter zum Wohl der Menschheit entwickeln kann.

Allgemeine Literatur

B. R. Glick und J. J. Pasternak, Molekulare Biotechnologie, Spektrum Akademischer Verlag, Heidelberg, 1995

S. Unternährer-Rosta, B. Dalle Carbonare, C. Manzoni und S. Ryser, Gentechnik – worum geht es? Editiones Roche, Basel, 1994

K. B. Mullis, F. Ferré und R. A. Gibbs, Hrsg., The Polymerase Chain Reaction, Birkhäuser, Boston, 1994

N. G. Cooper, Ed., The Human Genome Project. Deciphering the Blueprint of Heredity, University Science Books, Mill Valley, CA, USA, 1994

T. Strachan, Das menschliche Genom, Spektrum Akademischer Verlag, Heidelberg, 1994

G. M. Monastersky und J. M. Robel, Hrsg., Strategies in Transgenic Animal Science, Blackwell Science, Oxford, 1995

J. S. Kiely, Recent Advances in Antisense Technology, Ann. Rep. Med. Chem. **29**, 297–306 (1994)

S. Agrawal, Hrsg., Antisense Therapeutics, Human Press, Totowa, NJ., 1996

S. Jones, The Language of the Genes, Harper Collins Publishers, London, 1993

P. Berg und M. Singer, Die Sprache der Gene. Grundlagen der Molekulargenetik, Spektrum Akademischer Verlag, Heidelberg, 1993

J. A. Wolff, Gene Therapeutics. Methods and Applications of Direct Gene Transfer, Birkhäuser, Boston, 1994

L. E. Post, Gene Therapy: Progress, New Directions, and Issues, Ann. Rep. Med. Chem. **30**, 219–226 (1995)

Spezielle Literatur

K. B. Mullis, Eine Nachtfahrt und die Polymerase-Kettenreaktion, Spektr. Wiss. 1990 (6), 60–67

R. D. Fleischmann *et al.* (40 Autoren, u. a. J. C. Venter), Whole Genome Random Sequencing and Assembly of *Haemophilus influenzae Rd*, Science **269**, 496–512 (1995)

M. D. Adams *et al.* (85 Autoren, u. a. J. C. Venter), Initial Assessment of Human Gene Diversity and Expression Patterns Based Upon 83 Million Nucleotides of cDNA Sequence, Nature **377**, Suppl., 3–174 (1995)

M. W. Chang, E. Barr, J. Seltzer, Y.-Q. Jiang, G. J. Nabel, E. G. Nabel, M. S. Parmacek und J. M. Leiden, Cytostatic Gene Therapy for Vascular Proliferative Disorders with a Constitutively Active Form of the Retinoblastoma Gene Product, Science **267**, 518–522 (1995)

C. Craig, Bristol-Myers to Pay \$2.7M for Transgenic Goats that Make Human Antibodies, BioWorld Today **6** (May 18), 1 (1995)

R. K. Seide und A. Giaccio, Patenting Animals, Chemistry & Industry **16**, 656–659 (1995)

Teil III

Experimentelle und theoretische Methoden

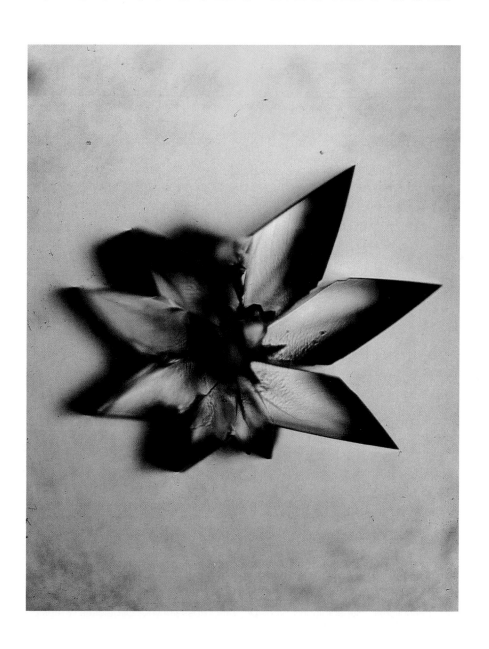

13. Experimentelle Methoden zur Strukturaufklärung

In diesem Kapitel wollen wir uns den experimentellen Methoden zur Strukturbestimmung von Liganden und Proteinen zuwenden. Es sind vor allem zwei Verfahren, die Informationen über die dreidimensionale Struktur von kleinen organischen Molekülen bis hin zu Proteinen liefern: die **Kristallstrukturanalyse** und die **hochauflösende NMR-Spektroskopie**. Das erste Verfahren ist die ältere Methode: Sie geht auf ein Experiment von Max von Laue im Jahr 1912 zurück. Gerade 17 Jahre zuvor hatte Wilhelm Röntgen eine elektromagnetische Strahlung entdeckt, die ihm zu Ehren später als **Röntgenstrahlung** bezeichnet wurde. Zusammen mit seinen Mitarbeitern Friedrich und Knipping konnte Laue mit dieser Strahlung an Kupfersulfat-Kristallen die Wellennatur der Röntgenstrahlen demonstrieren. Gleichzeitig bewiesen sie damit den Gitteraufbau von Kristallen. Nur ein Jahr später ernteten W. L. Bragg und sein Vater W. H. Bragg die Früchte dieses Experiments. Sie bestimmten als erste die Kristallstruktur von Kochsalz. Über die Jahre ist das Verfahren immer weiter entwickelt worden. Heute hat man bereits Strukturen von Proteinen mit 4 000 Aminosäuren aufgeklärt. In jüngster Zeit erweist sich die **Elektronenmikroskopie** als ein weiteres, sehr leistungsfähiges kristallographisches Beugungsverfahren zur Strukturaufklärung membrangebundener Proteine. Die **NMR-Spektroskopie** ist ebenfalls ein relativ junges Verfahren: Im Jahr 1945 beobachteten die Gruppen um Bloch und Purcell in den USA zum ersten Mal die Resonanzanregung von Wasserstoffatomkernen in einem Magnetfeld. Ausgehend von diesem Experiment ist die Methode inzwischen, vor allem durch apparative Fortschritte, so weit entwickelt worden, daß die Strukturaufklärung von Proteinen mit bis zu 300 Aminosäuren möglich ist.

13.1 Kristalle: Ästhetisch nach außen, regelmäßig nach innen

Der Begriff **Kristall** läßt sofort an wohlgeformte Minerale oder funkelnde Edelsteine mit prächtigem Schliff denken. Erst in zweiter Linie verbinden wir damit die Strukturen der Moleküle, die unser Leben bestimmen. Kristalle haben auf den ersten Blick nichts mit „Leben" zu tun. Als Jack Dunitz Ende der fünfziger Jahre sein Amt als Professor für Organische Chemie an der ETH Zürich übernahm, hat der bekannte Naturstoffchemiker Leopold Ruzicka ihm gegenüber die Kristalle als „chemischen Friedhof" abqualifiziert. Doch über viele Jahre konnte Dunitz mit seiner Arbeitsgruppe zeigen, daß Kristallstrukturen der Schlüssel zum Verständnis der Struktur, Dynamik und Reaktivität von Molekülen sind.

Betrachtet man ein Mineral, so fällt der regelmäßige Aufbau der einzelnen Kristalle auf. Auch organische Materie ist in der Lage, wohlgeformte Kristalle zu bilden: Man denke nur an die faszinierenden Kristalle des Kandiszuckers! Ist diese äußere Regelmäßigkeit ein Abbild des inneren Aufbaus? Bevor wir diese Frage beantworten, wollen wir klären, wie Kristalle zu erhalten sind. Ein Mineraloge hat es einfach: Die Natur hat über Jahrtausende viele wohlgeformte Kristalle entstehen lassen. Organische Moleküle und Proteine findet man in der Natur nur selten kristallin. Es müssen Bedingungen gefunden werden, unter denen sie kristallisieren.

Im allgemeinen züchtet man Kristalle aus einer Lösung. Für einfache organische Substanzen kann dies auch aus der Schmelze oder durch Sublimation gelingen. Beide Kristallisationsverfahren kennen wir vom Wasser, etwa beim Zufrieren eines Sees oder bei der Bildung wunderschöner Rauhreifkristalle. Bei der **Kristallisation aus Lösung** ist ein Lösungsmittel zu wählen, in dem die Verbindung ausreichend löslich ist. Durch Änderung der Bedingungen wird dann der **Sättigungspunkt** der Lösung überschritten. Geschieht dies langsam, bilden sich wenige Kristallisationskeime, die zu großen Kristallen heranwachsen. In aller Regel nimmt die Löslichkeit einer Verbindung mit sinkender Temperatur ab. Das Überschreiten des Sättigungspunktes kann man also durch Verändern der Temperatur erreichen. Man kann aber auch die Lösung „eindicken", d. h. man entfernt einen Teil des Lösungsmittels. Eine weitere Möglichkeit besteht in der Zugabe eines zweiten Lösungsmittels, in dem die Verbindung schlechter löslich ist. Bei richtiger Abstimmung der Löslichkeit in den beiden Lösungsmitteln kann man sich langsam an den Sättigungspunkt herantasten. Für Verbindungen mit sauren oder basischen Gruppen lassen sich durch Wahl des pH-Werts Bedingungen finden, unter denen sie als Salze vorliegen. Wegen starker ionischer Wechselwirkungen bilden Salze häufig gute Kristalle. Man kann sie auch „**aussalzen**": Dazu setzt man der wäßrigen Lösung einer ionisiert vorliegenden Verbindung ein anorganisches Salz zu, z. B. Kochsalz. Das Kochsalz „verbraucht" Wassermoleküle, um in Lösung zu gehen. Es umgibt sich mit einer Wasserhülle. Dadurch entzieht es der organischen Verbindung, die sich ebenfalls mit einer Wasserhülle umgeben hat, das Lösungsmittel. Der Sättigungspunkt der Verbindung wird überschritten, die Kristallisation beginnt.

Proteine sind komplexe Gebilde, die in aller Regel nur in wäßrigen Medien löslich sind. Bedingt durch ihren Aufbau aus Aminosäuren tragen sie an ihrer Oberfläche geladene, ionische Gruppen. Auch bei Proteinen gilt es nun, Bedingungen zu finden, unter denen sie geordnet assoziieren. Dies gelingt durch langsames Verändern der Wassermenge, in der das Protein gelöst vorliegt. Einstellen des richtigen pH-Werts, Auswahl geeigneter Salze zum Aussalzen und verschiedene Temperaturen sind die Bedingungen, die optimiert werden müssen. Neben Salzen können auch oberflächenaktive Substanzen (Detergentien) zur Beeinflussung der Solvathülle bei der Kristallisation dienen. Trotzdem ist die Kristallisation eine hohe Kunst. Für die Suche nach geeigneten Bedingungen sind Kreativität und Fleiß gefordert.

In die Strukturbestimmung von Proteinen wird oft ein erheblicher Aufwand investiert. So gelang 1995 die Kristallisation und Strukturaufklärung der HIV-Integrase, eines Schlüsselenzyms im Generationscyclus des AIDS-Virus, erst mit der vierzigsten Punktmutante des ursprünglichen Proteins. Diese Punktmutationen hatten zum Ziel, die Oberflächeneigenschaften des Proteins so zu verändern, daß eine regelmäßige Aggregation zu einem Kristall resultiert.

Kehren wir zur Frage zurück, ob das regelmäßige Äußere eines Kristalls seinen inneren Aufbau widerspiegelt. Ein Kristall ist chemisch einheitlich zusammengesetzt. Das organische Molekül bzw. das Protein stellt den Grundbaustein dar. Nur wenn man diesen Baustein regelmäßig im Raum anordnet, erhält man eine optimale und möglichst dichte Füllung des Raums. Letztlich ist es ein Packungsproblem, für das es auch Beispiele aus dem Alltag gibt, z. B. Zuckerstücke, die nur bei richtiger Schichtung in eine Zuckerschachtel passen, oder Pflastersteine, die nur bei regelmäßiger Anordnung eine ebene Fläche lückenlos schließen können (Abb. 13.1).

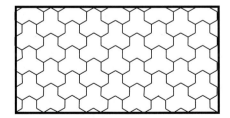 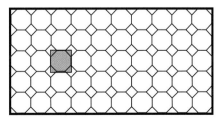

Abb. 13.1 Pflastersteine bedecken eine Oberfläche ohne Lücken. Dies gelingt nur, wenn sie sich von bestimmten geometrischen Grundtypen, z. B. einem Parallelogramm, Rechteck, Quadrat, Dreieck oder Sechseck, ableiten. Dieser Grundtyp kann durch komplementäre Einbuchtungen und Auswölbungen stark moduliert werden. Mit gleichseitigen fünf- oder achteckigen Pflastersteinen kann man eine Straße nicht lückenlos bedecken. Kombiniert man einen achteckigen mit einem quadratischen Stein, so gelingt die vollständige Flächenfüllung. Dies wird sofort klar, wenn man den quadratischen Stein entlang seiner beiden Diagonalen in vier Dreiecke zerschneidet. Mit den so erhaltenen Teilen kann das Achteck zu einem Quadrat ergänzt werden.

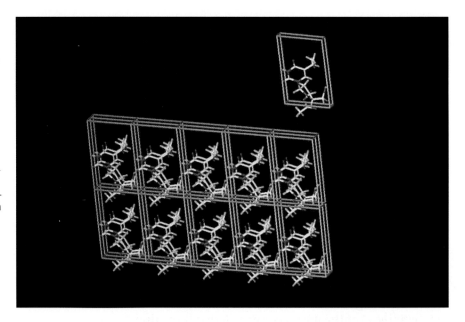

Abb. 13.2 Im einfachsten Fall wird eine Molekül-packung durch reines Verschieben eines Moleküls in die drei Raumrichtungen erzeugt. Die generierende Einheit, die Elementarzelle, leitet sich von einem schiefwinkligen Körper, einem Spat (oben rechts, violett), ab. Greift man einen Punkt nahe dem Molekül heraus und verbindet dessen Position in allen Molekülen der Kristallpackung, so erhält man ein dreidimensionales Gitter.

Ein einzelner Pflasterstein stellt, richtig aneinandergesetzt, die sich wiederholende Einheit im Flächennetz dar. Der Kristallograph bezeichnet diese Einheit als **Elementarzelle** und das Aneinandersetzen als **Translation**. In den einfachsten organischen Kristallstrukturen entspricht die Elementarzelle einem Molekül (Abb. 13.2).

13.2 Symmetrien bestimmen das Packungsmuster

Abb. 13.3 Eine Fläche läßt sich nicht nur durch reines Verschieben eines Objekts, der asymmetrischen Einheit, vollständig bedecken. Zusätzlich lassen sich Symmetrieoperationen, wie Spiegelungen und Drehungen, auf dieses Objekt anwenden. Dadurch werden mehrere Kopien des Objekts erzeugt. Im vorliegenden Fall ergibt der Blütenzweig zusammen mit seinem Spiegelbild die Einheit (Elementarzelle), die durch Verschiebungen die Fläche regelmäßig und vollständig bedeckt.

Der Inhalt einer Elementarzelle kann auch komplizierter zusammengesetzt sein, z. B. wie bei einem Tapetenmuster. Man sucht nach dem Grundmotiv, das sich wiederholt und so die Flächenfüllung erzeugt. Das Grundmotiv nennt der Kristallograph die **asymmetrische Einheit**. In Abbildung 13.3 ist dieses Motiv ein Blütenzweig. Durch reines Verschieben kann man nicht alle anderen Zweige erzeugen, man muß das Motiv zusätzlich noch spiegeln. Ein Paar aus Bild und Spiegelbild entspricht der Elementarzelle. Mit diesem Baustein kann man jetzt durch Verschiebungen die gesamte Fläche füllen. Neben der Spiegelung lassen sich mit dem Grundmotiv z. B. auch Drehungen ausführen. Durch Anwendung von Drehungen und Spiegelungen, den sogenannten **Symmetrieoperationen,** erzeugt man aus der asymmetrischen Einheit den Inhalt der Elementarzelle. Diese Zelle wird in alle drei Raumrichtungen zu einem regelmäßigen **Kristallgitter** aneinandergesetzt. Auch als dreidimensionales Gebilde muß die Elementarzelle für eine vollständige Raumerfüllung ganz bestimmte Formen annehmen. Kombiniert man die Grundtypen der Elementarzellen mit den möglichen Symmetrieoperationen, ergeben sich genau 230 Möglichkeiten, den Raum mit einem Grundmotiv zu füllen. Der Kristallograph spricht von 230 **Raumgruppen**.

13.3 Kristallgitter beugen Röntgenstrahlen

Max von Laue hat Kristalle verwendet, um durch **Beugung** die **Wellennatur der Röntgenstrahlen** zu beweisen. Zur Erläuterung wollen wir Wasserwellen betrachten. Beim Auftreffen eines Regentropfens auf eine Pfütze bilden sich kreisförmige Wellenzüge, die vom Zentrum nach außen laufen. Der Tropfen erzeugt beim Eintauchen eine sogenannte Elementarwelle. Treffen zwei Tropfen in gewissem räumlichen Abstand gleichzeitig auf die Wasseroberfläche, so laufen von beiden Eintauchstellen kreisförmige Wellen nach außen. Besser läßt sich das Experiment beobachten, wenn man eine stetige „Anregung" der Wasseroberfläche vornimmt, z. B. mit tropfenden Wasserhähnen. Die kreisförmig nach außen laufenden Wellenzüge treffen irgendwann aufeinander. Was passiert? Es bildet sich ein streifenförmiges Muster, in dem bestimmte Bereiche der Wasseroberfläche in Ruhe, andere heftig bewegt zu sein scheinen (Abb. 13.4). Im Querschnitt bewegt sich die Wasseroberfläche sinusförmig (Abb. 13.5). Wie verhalten sich zwei

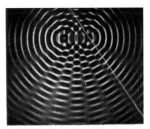

Abb. 13.4 Zwei Regentropfen treffen auf eine Wasseroberfläche und bilden kreisförmig nach außen laufende Wasserwellen. Diese überlagern sich und bilden ein streifenförmiges Interferenzmuster. Entlang der Streifen gibt es Bereiche, in denen die Wasseroberfläche in Ruhe ist. An anderen Stellen bewegt sie sich umso stärker.

Abb. 13.5 Im Querschnitt verläuft eine Wasserwelle sinusförmig. Den Abstand zwischen zwei Wellenbergen nennt man Wellenlänge. Die Höhe der Wasserwelle im Scheitelpunkt bezeichnet man als Amplitude. Die Position, an der eine Welle durch die Ruhelage geht, bestimmt ihre Phase. (a) Treffen zwei Wellenzüge mit gleicher Phase aufeinander, so addieren sie sich und man erhält eine verdoppelte Amplitude. Diese Situation liegt in Abbildung 13.4 an den Stellen vor, an denen die Wasseroberfläche in starker Bewegung ist. (b) Besteht zwischen ihnen eine Phasendifferenz von einer halben Wellenlänge, so treffen ein Wellenberg und ein Wellental aufeinander. Die beiden Wellen löschen sich gegenseitig aus. Dies entspricht in Abbildung 13.4 den Bereichen mit ruhiger Wasseroberfläche. (c) Bei jeder anderen Phasenverschiebung entsteht durch die Überlagerung eine Welle, deren Amplitude zwischen den beiden Extrema (a) und (b) liegt.

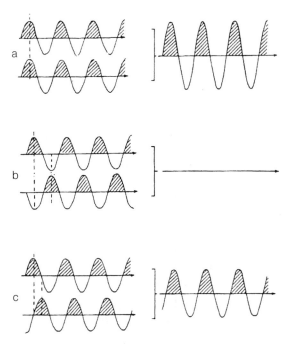

Wellenzüge, die aufeinander zulaufen und sich überlagern? Treffen Wellenberg und Wellenberg bzw. Tal und Tal aufeinander, verstärkt sich die Welle. Fällt dagegen ein Wellenberg mit einem Tal zusammen, so löschen sie sich gegenseitig aus. Die Wasseroberfläche bleibt in Ruhe. Das Streifenmuster von bewegter und ruhiger Wasseroberfläche zwischen den nach außen laufenden Wellenzügen entsteht durch diese Überlagerung. Sie wird als **Interferenz** bezeichnet. Die Streifendichte hängt davon ab, wie weit die Eintauchstellen der Tropfen voneinander entfernt sind. Das entstehende Interferenzmuster enthält also die Information über die relative Lage der Punkte, an denen die Elementarwellen erzeugt wurden.

Wenn parallele Wasserwellen, z.B eine Wellenfront an der Küste, auf ein Hindernis mit einer kleinen Öffnung, z. B. eine Hafeneinfahrt, laufen, bilden sich dahinter halbkreisförmige Wellenzüge aus. Besitzt dieses Hindernis zwei nebeneinanderliegende Öffnungen (Doppelspalt) so entstehen hinter jeder Öffnung halbkreisförmige Wellenzüge, die sich überlagern. Man erhält das gleiche Bild wie bei den beiden Regentropfen (Abb. 13.4). Die Wellen interferieren hinter dem Doppelspalt-Hindernis, es entsteht ein **Beugungsmuster**. Die Dichte dieses Musters, d. h. die Abfolge der Streifen, hängt von der Geometrie des Doppelspalts ab.

Die Beugungsvorgänge an einem Kristallgitter sind, formal gesehen, ganz analog. Die gleichen Prinzipien gelten, nur die Überlagerungen sind komplexer. Es soll ein sehr einfaches Gitter betrachtet werden, das aus nur einer Atomsorte besteht. Ein Röntgenstrahl läuft als paralleler Wellenzug auf diesen Kristall. Er trifft auf eine Atomreihe und tritt mit dieser in Wechselwirkung, vergleichbar dem Auftreffen des Regentropfens auf die Pfütze. Durch die Wechselwirkung der Röntgenwelle mit den Elektronen der Atome erzeugt jedes Atom eine kreisförmige Kugelwelle. Der Kreiswelle auf der Wasseroberfläche entspricht also eine Kugelwelle im Raum. Alle auslaufenden Kugelwellen überlagern sich und bilden einen Wellenzug, der den Kristall mit veränderter Richtung verläßt (Abb. 13.6). Formal gesehen stehen einfallender und auslaufender Wellenzug in einer Winkelbeziehung zueinander, die einer Reflexion der Welle an einer Ebene senkrecht zur betrachteten Atomreihe entspricht. Deshalb behandelt man die Beugung an einem dreidimensionalen Kristallgitter auch formal als eine Reflexion an Gitterebenen.

Viele Scharen solcher Gitterebenen, die man durch einen Kristall legen kann (Abb. 13.7), unterscheiden sich durch ihren relativen Abstand und ihre Besetzungsdichte mit Atomen. Die reflektierten Wellenzüge enthalten die Information über die Geometrie (Abstand) und Besetzungsdichte (Streuvermögen) dieser Ebenen. Zur Vermessung eines Kristalls muß man jede der Ebenenscharen eines Kristalls so zum Röntgenstrahl orientieren, daß sie zur Reflexion kommt. In Abhängigkeit vom relativen Winkel zum Röntgenstrahl vermißt man die Intensität der reflektierten Röntgenstrahlung. Diese aufwendige Arbeit übernimmt ein computergesteuertes Diffraktometer.

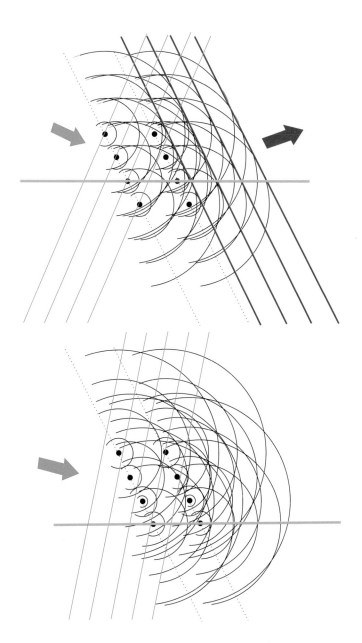

Abb. 13.6 Trifft eine ebene Wellenfront (blau) auf eine Atomreihe (schwarze Punkte auf den gestrichelten Linien), so stellt jedes Atom dieser Reihe den Ausgangspunkt einer kreisförmigen Welle dar. Dies ist ganz analog zum Auftreffen eines Regentropfens auf der Wasseroberfläche einer Pfütze. Die hinter der Atomreihe entstehenden kreisförmigen Wellen überlagern sich, ganz ähnlich wie dies bei den Wasserwellen der Fall ist (Abb. 13.4). Unter der gezeigten Einfallrichtung werden alle kreisförmigen Wellen mit gleicher Phase erzeugt (oben). Als Resultat dieser Überlagerung entsteht eine neue Wellenfront (rot), die den Kristall mit veränderter Richtung verläßt. Bezogen auf die Einfallrichtung weist sie einen Winkel auf, der einer formalen Reflexion der einfallenden Wellenfront an der durch die grüne Linie markierten Atomreihe entspricht. Bei einer anderen Einfallrichtung werden die Kreiswellen nicht zum gleichen Zeitpunkt erzeugt (unten), d. h. es besteht zwischen ihnen eine Phasendifferenz. Ihre Überlagerung führt zu keiner neuen Wellenfront.

Abb. 13.7 Durch die Atome eines Kristallgitters kann man Scharen von parallelen Ebenen legen (a, b, c). Sie unterscheiden sich in ihrem relativen Abstand und in der Besetzungsdichte mit Atomen. Jede kann in einem Beugungsexperiment zur „Reflexion" von Röntgenstrahlen Anlaß geben. Dazu muß der Kristall in die jeweils korrekte Orientierung zum einfallenden Strahl gebracht werden. Das Zählrohr ist so zu positionieren, daß es den auslaufenden Strahl auffängt. Aus dieser Geometrie läßt sich auf die räumliche Lage der Ebenenschar im Kristall schließen. Die Besetzungsdichte mit Atomen entscheidet, wie „gut" eine bestimmte Ebenenschar die Strahlung reflektiert. Diese Information ist in der Intensität bzw. Amplitude der auslaufenden Welle enthalten. In einem Molekülkristall liegen verschiedene Sorten von Atomen in räumlichem Bezug zueinander vor. Durch jedes Atom des Moleküls (hier: dreiatomiges Molekül) kann man parallele Ebenenscharen legen, z. B. (d). Die Amplitude des auslaufenden Strahls resultiert aus der Überlagerung von Wellenzügen, die an diesen Ebenen reflektiert werden.

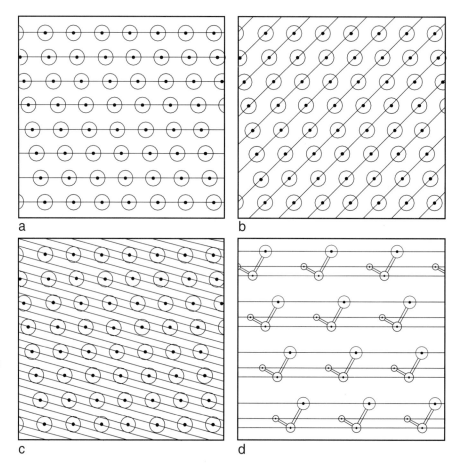

a   b

c   d

13.4 Die Kristallstrukturbestimmung: Auswertung der Anordnung und Intensitäten der Röntgenreflexe

Um zu demonstrieren, daß unterschiedliche Gitter auch tatsächlich verschiedene Beugungsmuster erzeugen, soll ein einfaches Experiment betrachtet werden. Man benötigt dazu einen Laser und unterschiedliche Lochblenden. Diese Lochblenden stellen zweidimensionale periodische Gitter dar. Der Laserstrahl wird an den Lochmasken gebeugt und erzeugt auf einem Schirm die in Abbildung 13.8 gezeigten Beugungsbilder. In den ersten beiden Blenden wurden die Abstände und Symmetrien der Lochmasken verändert. Das sich wiederholende Motiv besteht aus jeweils gleich großen Löchern. In der dritten Blende besteht das Motiv aus zwei unterschiedlich großen Löchern, entsprechend einem Molekül aus zwei Atomsorten. Dieses Motiv läßt aneinandergereiht das periodische Gitter entstehen. Es besitzt die gleiche Metrik wie die Maske in der oberen Reihe. Vergleicht man die Beugungsbilder, so ist die Verteilung der Intensitäten in den einzelnen

Lichtpunkten unterschiedlich. Darin steckt die Information über den Aufbau der Motive, die ein Gitter erzeugen. Genau diese Information nutzt man zur Bestimmung einer Kristallstruktur.

Die **Reflexe**, d. h. die Intensitäten der einzelnen Lichtpunkte des Beugungsbildes enthalten die Information über die Gestalt der Moleküle. Es gibt ein mathematisches Verfahren, die **Fouriertransformation**, mit dem man aus einem Beugungsbild auf das dem Gitter zugrundeliegende Motiv schließen kann. Eine Fouriertransformation ist die Überlagerung vieler Sinus- und Cosinusfunktionen. Die Beiträge der Funktionen werden durch die Intensitäten der Beugungsreflexe bestimmt, aber auch durch ihre relative Phasenlage. Die Wichtigkeit dieses Aspekts wurde bereits bei der Interferenz von Wellenzügen hervorgehoben (Abb. 13.5). Leider geht gerade diese wichtige Information über die relative Phasenlage beim Beugungsexperiment verloren. Das Diffraktometer registriert nur die Intensität der Reflexe. Die fehlende Phaseninformation bezeichnet man als das **Phasenproblem der Kristallstrukturbestimmung**. Sie muß für die einzelnen Reflexe mit geeigneten Meßtechniken und Rechenverfahren wieder erzeugt

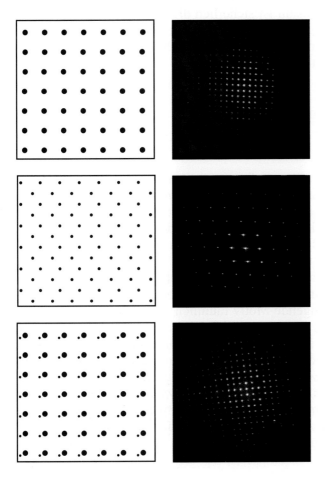

Abb. 13.8 Lochblenden können zu Beugungsexperimenten mit einem Laserstrahl verwendet werden. Dazu müssen die gezeigten Lochmuster (links) in der Größenordnung der Wellenlänge des Laserlichts liegen. Rechts sind die Beugungsbilder gezeigt, die durch diese Lochblenden erzeugt werden. In den ersten beiden Blenden besitzen alle Löcher jeweils gleiche Größe, vergleichbar einem Gitter aus einer Atomsorte. Die Lochanordnung ändert sich von weitmaschig quadratischer zu schiefwinkliger Anordnung. Die Beugungsbilder spiegeln diese Lochabstände und Symmetrien wider. In der unteren Lochblende ist der Abstand für die Wiederholung der erzeugenden Einheit identisch mit der ersten Maske. Die Zusammensetzung des Motivs, das die wiederholende Einheit darstellt, variiert aber. Es besteht aus Löchern unterschiedlicher Größe. Man kann dies mit den unterschiedlichen Atomen eines Moleküls vergleichen. Der Abstand zwischen den gebeugten Lichtreflexen ist in den Beugungsbildern der ersten bzw. dritten Maske identisch. Die Intensität der gebeugten Strahlung variiert aber von Reflex zu Reflex. Sie enthält die Information über die Zusammensetzung und die Geometrie des erzeugenden Motivs.

werden. Häufig werden dazu große elektronenreiche Elemente, z. B. Schwermetallionen, in das Protein eingelagert, z. B. durch Koordination an Histidine oder Cysteine. Diese Schweratome dominieren das Beugungsbild und verraten dadurch ihre Position im Kristallgitter. Bei kleinen Molekülen gibt es Verfahren, die eine direkte Rekonstruktion der Phaseninformation aus der Intensitätsverteilung erlauben, sogenannte „**direkte Methoden**". Für Proteinstrukturbestimmungen arbeitet man an der Entwicklung solcher Verfahren.

Mit diesen Verfahren gelingt die Phasenbestimmung am Anfang einer Strukturanalyse nur näherungsweise. Insgesamt ist die Wiedergewinnung der Phaseninformation leider nicht trivial. Noch in den sechziger Jahren hat die Phasenberechnung einen Wissenschaftler sogar bei kleinen organischen Molekülen mehrere Jahre beschäftigt. Durch methodische Fortschritte und die gestiegene Leistung der Computer gelingt dies inzwischen in wenigen Minuten. Für Proteine kann dieser Schritt auch heute noch eine erhebliche Herausforderung bedeuten. Es ist aber zu erwarten, daß hier in den nächsten Jahren entscheidende Fortschritte erzielt werden. Die Vergangenheit hat gezeigt, daß es von der Kristallisation bis zur Strukturbestimmung manchmal sehr lange dauern kann. Ein Kuriosum ist sicherlich die Urease. Sie war das erste Protein, das mit Erfolg kristallisiert werden konnte. Dies gelang James B. Sumner bereits im Jahr 1926. Ihre 3D-Struktur wurde aber erst 1995, d. h. siebzig Jahre später aufgeklärt!

13.5 Streuvermögen und Auflösung bestimmen die Genauigkeit einer Kristallstruktur

Als Ergebnis der Fouriertransformation erhält man ein Abbild des Inhalts einer Elementarzelle. Er wird in Form einer **Elektronendichte** im Raum dargestellt (Abb. 13.9). Bis zu welchem Detail man diese Elektronendichte ermitteln kann, hängt von der räumlichen Auflösung ab, mit der man das Beugungsbild vermessen hat. In den Beugungsbildern mit dem Laserstrahl (Abb. 13.8) läßt sich feststellen, daß die Intensitäten zu den Randzonen deutlich abnehmen. Wie weit das Beugungsbild nach außen hin registrierbar ist, begrenzt die Genauigkeit, mit der man das erzeugende Motiv räumlich auflösen kann. Für kleine organische Moleküle erreicht man leicht eine Auflösung, bei der Atome als getrennte Maxima in der Elektronendichte zu sehen sind. Nimmt die Qualität der Kristalle durch zunehmende Baufehler und Unordnungen ab, so wird auch die Auflösung schlechter. Bei Proteinkristallen liegt die Auflösung üblicherweise zwischen 1,5 und 3 Å. Im besten Fall erreicht man also eine Auflösung in der Größenordnung einer Bindungslänge. An der oberen Grenze liegt sie etwa beim Durchmesser eines Benzolrings.

Bei hoher Auflösung weist man die Maxima der Elektronendichte direkt den Atomen des Moleküls zu (Abb. 13.9). Anfangs ist diese Zuweisung noch recht grob; die in die Fouriertransformation eingesetzten Phasen stimmen nur näherungsweise. Die gefundenen Maxima müssen in ihrer Lage noch optimiert werden. Man sagt, die Struktur muß noch „verfeinert" werden. Dazu gleicht man das experimentell beoachtete Beugungsbild auf das Beugungsbild ab, das sich aus den Atompositionen des vorläufigen Modells berechnen läßt. Bei sehr guten Messungen wird am Ende der Strukturbestimmung von der beoachteten Elektronendichte die Dichte eines „Pseudomoleküls" aus kugelförmigen Atomen abgezogen. Es verbleibt die Elektronenverteilung in den Bindungen zwischen den Atomen des Moleküls.

Allerdings ist dies nur bei sehr hochaufgelösten Messungen möglich. Bei geringer Auflösung, wie bei Proteinstrukturbestimmungen, kann man keine direkte Zuordnung der Atome des Proteins zu den

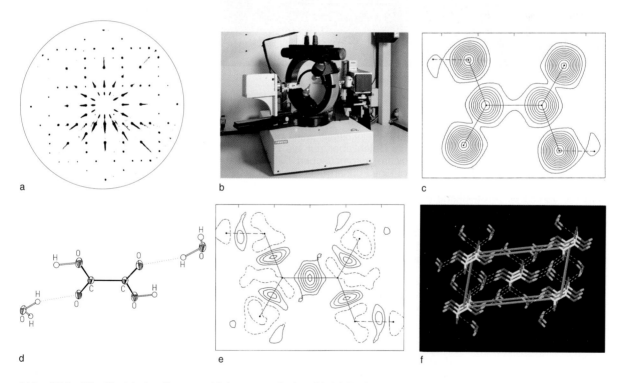

Abb. 13.9 Die Strukturbestimmung kleiner organischer Moleküle benötigt Kristalle mit ca. 0,1–0,3 mm Kantenlänge. (a) Im Röntgenstrahl erhält man ein Beugungsbild (vergl. Abb. 13.8), das auf einer Fotoplatte abgebildet oder (b) mit einem Diffraktometer-Zählrohr registriert wird. Aus den Reflexen wird auf das Molekül zurückgerechnet, das, periodisch im Kristall angeordnet, dieses Beugungsbild erzeugt hat. (c) Mit genäherten Phasen führt man eine Fouriertransformation durch und erhält eine Elektronendichte im Raum, die nach ihrer Höhe konturiert wird. Den Maxima weist man die Atome des Moleküls zu (hier Oxalsäure). (d) Die räumliche Verschmierung der Elektronendichte assoziiert man mit einer thermischen Bewegung der Atome. Sie wird durch Ellipsoide dargestellt, die 50 % der Aufenthaltswahrscheinlichkeit der Atome umfassen. (e) Sehr gut streuende Kristalle erlauben die Bestimmung der Elektronendichte in den Bindungen zwischen den Atomen. (f) Die Anwendung von Symmetrieoperationen erzeugt die Packung der Moleküle im Kristallgitter. Sie liefert die Information über die nichtkovalenten Wechselwirkungen zwischen den Molekülen.

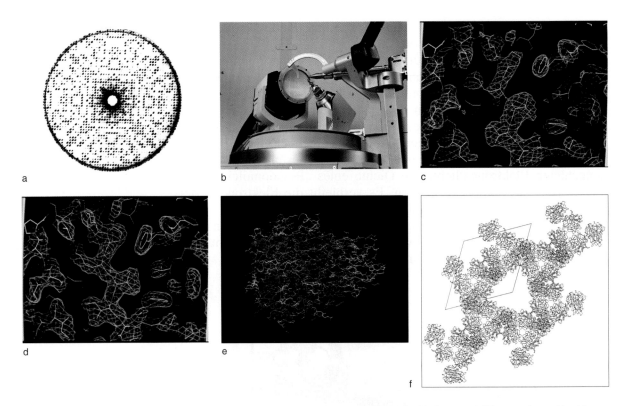

Abb. 13.10 (a) Das Beugungsbild eines Proteinkristalls weist deutlich mehr Reflexe auf. Wegen der schlechteren Streuqualität der Kristalle lassen sich die Daten aber nur bis zu einer geringeren Auflösung registrieren. (b) Die enorme Datenflut registriert man auf einem automatischen Diffraktometer mit Flächenzähler. Dieser erlaubt die simultane Registrierung vieler Reflexe. (c) Eine Fouriertransformation mit Phasen aus einem ersten Modell liefert die Verteilung der Elektronendichte (blaues Netz) im Raum. Da in dieser Dichte keine Atomzentren aufgelöst werden, wird der Verlauf der Proteinkette (hier: Ausschnitt aus einem β-Faltblatt des Tumor-Nekrose-Faktors, TNF) in die Elektronendichteverteilung eingepaßt. Vor der Verfeinerung der Struktur entsprechen die Phasen und die Elektronendichte nur einer ersten Näherung. An einigen Stellen (z. B. Bildmitte) ist die Dichte entlang der Hauptkette unterbrochen. (d) Das erhaltene Strukturmodell und die Phasen werden verfeinert, bis alle Atome des Proteins mit möglichst geringen Abweichungen in die Dichte passen. Diese umgibt den Kettenverlauf jetzt optimal, Unterbrechungen sind nicht mehr zu finden. (e) Die thermische Bewegung der Moleküle wird farbkodiert über das Molekül dargestellt. Blau über rot nach gelb zeigt den Übergang von geringer zu starker Bewegung. (f) Symmetrieoperationen erzeugen die Molekülpackung im Kristallgitter. Es fallen „leere" Bereiche auf, die von einer Vielzahl von Wassermolekülen besetzt werden. Wegen ihrer starken thermischen Bewegung und der dadurch verursachten Unordnung werden sie in der Elektronendichte nicht gefunden.

Maxima der Elektronendichte vornehmen (Abb. 13.10). Vielmehr wird der Kettenverlauf des Proteins in die Elektronendichte eingepaßt. Da Proteine insgesamt nur aus 20 unterschiedlichen Aminosäuren aufgebaut sind, die bevorzugt in typischen Geometrien auftreten, vereinfacht sich die Interpretation der Elektronendichte (Abb. 13.10). Wie bei niedermolekularen Strukturen verbessert man das Modell iterativ durch Verfeinerung der Strukturdaten.

Röntgenstrahlen werden an Elektronen gebeugt. Daher bestimmt die Zahl der Elektronen eines Atoms, wie gut es in der resultierenden Dichte zu erkennen ist. Wasserstoffatome besitzen in ihrer Hülle nur ein Elektron. Daher lassen sie sich oft nicht oder nur mit geringer

Genauigkeit in der Elektronendichte lokalisieren. Bei Strukturbestimmungen kleiner Moleküle kann man Wasserstoffe als Maxima in der Dichte erkennen, bei Proteinstrukturen ist dies unmöglich. Das wiegt nicht schwer, solange es sich um Wasserstoffe handelt, deren Position durch die Molekülgeometrie eindeutig festlegt, z. B. bei Wasserstoffatomen an Phenylringen. Problematischer sind Wasserstoffe an beweglichen Resten oder an Gruppen, die protoniert bzw. deprotoniert werden können. Für eine Carboxylgruppe würde man gerne wissen, ob sie ionisiert oder als freie Säure vorliegt und in welche Richtung sich der Wasserstoff orientiert. Solche Hinweise lassen sich aus Proteinstrukturen nur indirekt gewinnen, etwa durch die genaue Analyse der räumlichen Anordnung der umgebenden Wasserstoffbrückenpartner.

Die Genauigkeit einer Strukturbestimmung hängt davon ab, bis zu welcher Auflösung sich Meßdaten an einem Kristall erfassen lassen. Auch wenn die Struktur eines Proteins auf dem Bildschirm genauso wie die eines kleinen organischen Moleküls dargestellt wird, darf dies nicht darüber hinwegtäuschen, daß seine Geometrie mit wesentlich geringerer Genauigkeit bekannt ist. In kleinen Molekülen betragen die Fehlergrenzen für Bindungslängen ca. 0,01 Å, für Winkel ca. 0,1°, und für Torsionswinkel (Kapitel 16) 1–2°. Für Proteine sind deutlich größere Fehler anzunehmen, die schwieriger zu quantifizieren sind. Dies hängt damit zusammen, wie die Strukturen verfeinert werden. Die Elektronendichte läßt keine Auflösung einzelner Atome zu. Daher plaziert man die Aminosäuren mit idealisierten Bindungslängen und Winkeln in die Elektronendichte. In der anschließenden Verfeinerung beläßt man ihre Geometrie bei den vorgegebenen Erfahrungswerten. Teilweise beruht die Zuweisung von Atomtypen bei der Plazierung der Seitenketten auf Annahmen. Man verwendet Erfahrungswerte oder versucht, das Netzwerk der Wasserstoffbrücken konsistent zu halten. Diese Aspekte sind bei der Beurteilung der Genauigkeit einer Proteinstruktur zu berücksichtigen.

13.6 Elektronenmikroskopie: Mit zweidimensionalen Kristallen den Membranproteinen auf der Spur

Die Kryo-Elektronenmikroskopie stellt eine ideale Ergänzung zur Röntgenstrukturanalyse dar, da sie die Strukturen sehr großer, membrangebundener Proteine zugänglich macht. Als Strahlung werden Elektronen verwendet. Diese dringen nur geringfügig in das kristallin vorliegende Probenmaterial ein und belasten es weniger als Röntgenstrahlen. Elektronen werden von Molekülen erheblich stärker gestreut als Röntgenstrahlen. Daher können wesentlich kleinere Kristalle verwendet werden. Es genügen sogar Kristalle, die in einer Richtung hauchdünn sind und nur eine oder wenige Molekülschichten umfassen.

Selbst Einzelmoleküle lassen sich abbilden, allerdings muß ihr Molekulargewicht dann mehrere Millionen Dalton überschreiten. Kleinere Molmassen machen periodisch angeordnete Verbände aus mehreren Molekülen erforderlich. Für Membranproteine ist es inzwischen mehrfach gelungen, Kristalle in einer zweidimensional periodischen Molekülanordnung zu züchten. Versuche, von solchen Proteinen ausreichend große Kristalle für eine Röntgenstrukturanalyse zu gewinnen, schlugen bisher in nahezu allen Fällen fehl.

Neben dem Arbeiten mit leichter herstellbaren Kristallen besitzen Elektronenstrahlen aber noch einen weiteren Vorteil gegenüber Röntgenstrahlen: Man kann mit ihnen sowohl Beugungsexperimente durchführen als auch direkte Abbildungen eines Objekts anfertigen. Mit den Röntgenstrahlen gelingt die mikroskopische Abbildung leider nicht, da man für Röntgenstrahlen keine Sammellinsen bauen kann. Für Elektronen gelingt dies aber durch die Magnetfelder geeigneter Spulen.

Warum verwendet man dann nicht generell Elektronenmikroskope zur Abbildung von Molekülen? Trotz der geringeren Strahlenbelastung zerstören Elektronen die Proben immer noch erheblich. Man muß bedenken, daß die eingesetzten Kriställchen nur etwa ein Milliardstel der Probenmenge eines Kristalls für die Röntgenstrukturbestimmung darstellen. Die Daten für eine Röntgenstruktur kann man häufig an einem einzigen Kristall vermessen. Im Elektronenmikroskop benötigt man dagegen einige hundert der winzigen, oft nur 5 μm großen Kristalle. Im Hochvakuum setzt man sie schockgefroren direkt dem Elektronenstrahl aus. Das sind Bedingungen, die Proteine nur nach spezieller Präparation überstehen. Es wird mit einer sehr geringen Strahlendosis gearbeitet. Dadurch sind die Aufnahmen stark verrauscht, man muß über viele Abbildungen mitteln. Um eine detaillierte Auflösung senkrecht zur zweidimensionalen Kristallebene zu erhalten, müssen Kristalle in vielen Orientierungen vermessen werden. Feine Strukturdetails gehen dabei verloren. Im Elektronenbeugungsdiagramm, analogen Aufnahmen, wie man sie aus den Experimenten mit Röntgenstrahlen erhält, lassen sie sich aber mit geeigneten Rechenverfahren korrigieren. Mit Hilfe der Fouriertransformation erhält man auch hier eine Elektronendichte der Moleküle. Ihre Interpretation bzw. Verfeinerung erfolgt wie bei den Röntgenexperimenten. Die Phasen, die für die Fouriertransformation erforderlich sind, lassen sich im Elektronenmikroskop über direkte Abbildungen bestimmen.

Das Verfahren ist noch sehr jung. Erhebliche Entwicklungsarbeiten sind noch zu leisten. Strukturbestimmungen dauern derzeit mehrere Jahre und nur wenige Labors verfügen über ausreichend leistungsfähige Mikroskope. Dennoch beziehen sich unsere heutigen Kenntnisse über die Strukturen membrangebundener Rezeptoren meist auf Ergebnisse, die mit dieser Methode erzielt wurden (Abschnitte 14.7 und 19.4).

13.7 Strukturen in Lösung: Das Resonanzexperiment in der NMR-Spektroskopie

Viele Atomkerne besitzen einen Drehimpuls, den **Spin**. Unter den in biologischen Systemen vorkommenden Kernen besitzen das Wasserstoffisotop ^1H, das Kohlenstoffisotop ^{13}C, das Stickstoffisotop ^{15}N und das Phosphorisotop ^{31}P einen geeigneten Kernspin. Ähnlich einem Kreisel rotieren die Kerne um ihre Achse. Solange kein Magnetfeld anliegt, orientieren sich diese Kreisel in alle möglichen Raumrichtungen. In einem Magnetfeld zwingt man sie zu einer Ausrichtung (Abb. 13.11). Bringt man einen Spielzeugkreisel zur Drehung, so bewegt auch er sich in einem Feld, dem Gravitationsfeld. Dieses Feld gibt eine Vorzugsrichtung vor. Stimmen die Rotationsachse des Kreisels und die Richtung des Gravitationsfelds, die auf den Erdmittelpunkt ausgerichtet ist, nicht miteinander überein, so „eiert" der Kreisel. Das obere Ende der Achse läuft auf einem Kreisbogen mit einer ganz bestimmten Umlaufgeschwindigkeit. Sie hängt von der Masse und Geometrie des Kreisels ab. In der Physik bezeichnet man diese Bewegung als **Präzession**.

Atomkerne mit einem Spin verhalten sich ganz ähnlich. Im Gegensatz zu einem Kreisel gehorchen sie jedoch den Gesetzen der Quantenmechanik. Dies bedeutet, daß ihre Rotationsachse bei einer Präzessionsbewegung um die angelegte Feldrichtung nur ganz bestimmte Winkel zu dieser Richtung einnehmen kann. Für die Kerne ^1H, ^{13}C, ^{15}N und ^{31}P ergibt sich, daß die Rotationsachse entweder in oder gegen die Feldrichtung auf einem Kreisbogen präzessiert. Die Orientierung in Richtung des Feldes ist energetisch etwas günstiger als der Umlauf gegen die Feldrichtung. Im statistischen Mittel werden sich in einer Substanzprobe daher mehr Kernspins in Feldrichtung orientieren.

Abb. 13.11 Atomkerne mit einem Drehimpuls verhalten sich wie Kreisel. Ohne Anlegen eines äußeren Magnetfeldes sind sie in alle möglichen Raumrichtungen orientiert (links). Nach Anlegen eines Feldes richten sich ihre Rotationsachsen in oder gegen die Feldrichtung aus. Sie präzessieren auf Kreisbögen um die angelegte Feldrichtung. Die Einstellungen in bzw. gegen die Feldrichtung unterscheiden sich energetisch. Dementsprechend besteht ein kleiner Besetzungsunterschied zwischen beiden Zuständen. Durch Anlegen eines elektromagnetischen Strahlungsfeldes mit einer Frequenz, die der Umlaufgeschwindigkeit der Kreiselachsen entspricht, läßt sich diese Besetzung invertieren. Die Resonanzabsorption, deren genaue Frequenz von der Kernsorte und ihrer näheren chemischen Umgebung abhängt, wird mit einem Spektrometer registriert.

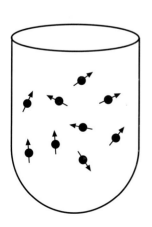

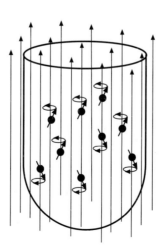

Legt man zu dem äußeren Magnetfeld ein zusätzliches elektromagnetisches Feld an und stimmt dessen Frequenz auf die Umlauffrequenz des Kernspins ab, kann man die Besetzung von „in Feld"- zu „gegen Feld"-Richtung kreiselnden Kernen umkehren und eine **Resonanzabsorption** der Probe registrieren. Über einen gewissen Zeitraum stellt sich dann wieder die Ausgangssituation ein (**Relaxation**). Dies ist das Prinzip der **NMR-Spektroskopie** (NMR, von engl. *nuclear magnetic resonance*).

Die Umlaufgeschwindigkeit der Kreiselachse bei der Präzessionsbewegung ist für jede Kernsorte charakteristisch. Sie hängt aber davon ab, in welcher chemischen Umgebung sich ein Kern befindet. Ein Kohlenstoffatom eines Phenylrings besitzt eine andere Resonanzabsorptionsfrequenz als das einer aliphatischen Kette. Die relative Lage der Resonanzabsorption, bezogen auf eine Standardreferenz, bezeichnet man auch als **chemische Verschiebung**. Darüber hinaus „spüren" die einzelnen Kerne die Spineinstellungen der Nachbarkerne. Eine Einstellung in gleicher Richtung zum Nachbarkern unterscheidet sich energetisch von der mit entgegengesetzter Orientierung. Auch dieser Einfluß moduliert die Umlaufgeschwindigkeit des Spins des betrachteten Kerns. Diese Informationsübertragung bezüglich der Einstellrichtung bzw. des Magnetisierungszustands der Kerne in der Nachbarschaft kann sich über mehrere Bindungen erstrecken. Aber auch über den Raum erfolgt diese Übermittlung, ohne direkte kovalente Verknüpfung.

Um ein **NMR-Spektrum** aufzunehmen, muß man die Lösung der Substanz in ein starkes Magnetfeld bringen. Zusätzlich legt man ein veränderliches elektromagnetisches Strahlungsfeld an die Probe an. Man registriert, bei welchen Frequenzen die Kerne der Probe in Resonanz treten, d. h. zum Umklappvorgang veranlaßt werden. Aus dem resultierenden Spektrum lassen sich Hinweise auf die Zusammensetzung und chemische Umgebung der Atomkerne einer Probe entnehmen. Ein solches Spektrum enthält auch Informationen über die Raumstruktur der untersuchten Moleküle. In den letzten 20 Jahren sind, ausgehend von Arbeiten der Gruppe um Richard Ernst, mehrdimensionale NMR-Techniken entwickelt worden. Durch geeignete Meßtechniken und selektive Einstrahlung elektromagnetischer Felder wird die Information über die wechselseitige Beeinflussung der Resonanzfrequenzen der einzelnen Kerne separiert und analysiert. Diese wechselseitig induzierte Informationsübertragung der Magnetisierungszustände benachbarter Kerne drückt sich in der Signalform mehrdimensionaler Spektren aus und wird in Form von Kreuzsignalen registriert.

Mit diesen Techniken lassen sich heute die Spektren von Proteinen bis zu 300 Aminosäuren im Detail interpretieren. Aus den registrierten Spektren entnimmt man:

- Welche Atomkerne kommen in welcher chemischen Umgebung vor?
- Welche unmittelbare, über kovalente Bindungen verknüpfte Nachbarschaft besitzen diese Kerne? In diesen spektralen Parametern stecken auch Hinweise auf die räumliche Anordnung der Atome in der Nachbarschaft.
- Welche Geometriebeziehungen gibt es zwischen unterschiedlichen Abschnitten der Polypeptidkette? Diese resultieren aus der Informationsübertragung der Magnetisierungszustände zwischen Kernen, die nicht direkt über kovalente Bindungen miteinander verknüpft sind.

13.8 Vom Spektrum zur Struktur: Aus Abstandsmustern entsteht eine Raumstruktur

Diese zuletzt genannten Meßgrößen, die aus dem **nuclearen Overhauser-Effekt** (NOE) resultieren, ergeben für räumlich benachbarte, aber nicht direkt kovalent verbundene Atome ihre intramolekularen Abstände. Aus der Konnektivität, d. h. einer Liste aller kovalenten Verknüpfungen innerhalb eines Moleküls und der Liste dieser intramolekularen Abstände gilt es, die Struktur des Moleküls zu erzeugen (Abb. 13.12). Man verwendet dazu **Distanzgeometrie-Rechnungen**, mit denen die Raumkoordinaten der Atome berechnet werden.

Bei komplexen Molekülen erfüllen häufig mehrere gleichwertige Strukturmodelle die experimentell bestimmten Abstandsbedingungen. Wenn in Teilbereichen einer Struktur die spektralen Parameter zu dünn gesät sind, gelingt es kaum, eine eindeutige räumliche Bedingung für die Atome festzulegen. Daher koppelt man die Erzeugung eines Strukturmodells mit Moleküldynamiksimulationen (Kapitel 15). Diese Rechnungen liefern Moleküle in energiegünstigen, den spektralen Parametern genügenden 3D-Strukturen. In Bereichen mit wenigen spektralen Bedingungen führen sie zu mehreren leicht divergierenden Modellen. Deshalb geben die NMR-Spektroskopiker für Proteine stets eine Schar von Strukturvorschlägen an (Abb. 13.13).

Häufig wird versucht, die Güte von Röntgen- und NMR-Strukturen zu vergleichen. Beide Methoden vermessen unterschiedliche Eigenschaften, die Strukturen leiten sich also von unterschiedlichen Meßgrößen ab. Dies ist beim direkten Vergleich zu berücksichtigen. Die Genauigkeit der NMR-Struktur schwankt in Abhängigkeit von der Dichte und Zahl der Abstandsbedingungen, die der Röntgenstruktur hängt vom Auflösungsvermögen des Beugungsexperiments ab.

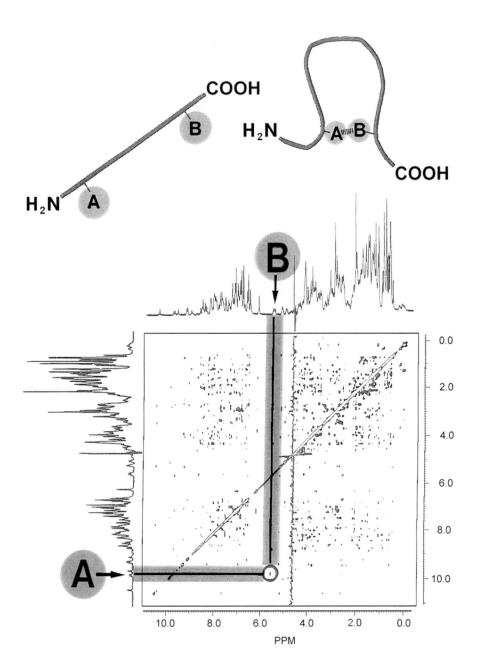

Abb. 13.12 In einem mehrdimensionalen NMR-Spektrum sind Informationen über die räumliche Nachbarschaft der Atomkerne in einem Molekül (hier: der Trypsin-Inhibitor aus der Bauchspeicheldrüse von Rindern) enthalten. Sie drücken sich in den sogenannten Kreuzsignalen aus. Aus ihnen lassen sich Angaben über Abstände zwischen nichtkovalent verknüpften Atomen eines Moleküls herauslesen. Die einzelnen Signale der Spektren werden den Atomen des Moleküls zugeordnet (z. B. A und B). Aus der Sequenz eines Proteins weiß man, an welcher Stelle sich diese Atome in der Polypeptidkette befinden (links oben). Die Intensität des Kreuzsignals verrät, welchen räumlichen Abstand die Kerne A und B in der gefalteten Polypeptidkette einnehmen (oben rechts). Ganz analog wie für A und B werden die vielen anderen Kreuzsignale ausgewertet und in Abstandsbedingungen umgesetzt.

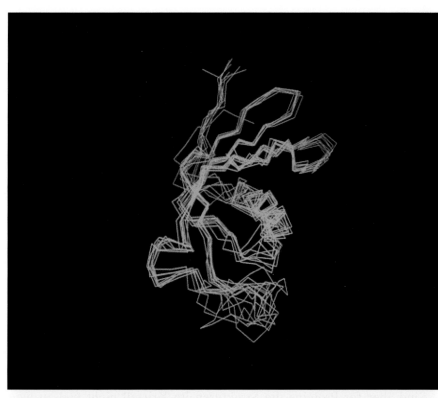

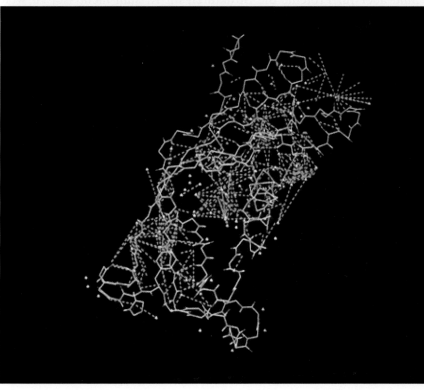

Abb. 13.13 Die Genauigkeit einer NMR-Struktur hängt von der Dichte der experimentell bestimmten Atomabstände ab. Sie stammen aus Experimenten, die Informationen über den Austausch der Magnetisierungszustände räumlich benachbarter, aber nicht direkt miteinander verknüpfter Atome vermitteln (sogenannte **N**ukleare **O**verhauser-**E**ffekte, NOEs). Mit der Konnektivitätsliste und den NOE-Bedingungen werden mehrere Strukturmodelle (oben, nur Hauptketten) erzeugt. Diese Modelle entsprechen energiegünstigen Geometrien, die auch den spektralen Parametern genügen. Im unteren Teil der Abbildung sind, verteilt über die gemittelte 3D-Struktur des Cysteinprotease-Inhibitors Cystatin, experimentell gemessene NOEs (blau gestrichelte Linien) eingetragen. Aus Gründen der Übersichtlichkeit sind nur *„long range"* (weitreichende) NOEs angegeben. Auch die meisten Aminosäureseitenketten wurden unterdrückt; viele dieser NOEs weisen daher auf Positionen nicht gezeigter Atome. In Bereichen, in denen nur wenige Abstände (z. B. unten links und rechts) ermittelt werden können, ist das Modell nicht eindeutig definiert. Mehrere Modelle (rechte Bildhälfte) stehen mit den experimentellen Daten im Einklang. Die Hauptkette des Proteins fächert auf. In Bereichen mit einer großen Zahl von NOE-Bedingungen, z. B. die Helix in der Mitte und die Schleifen oben rechts, weichen die erzeugten Strukturmodelle kaum voneinander ab.

13.9 Wie relevant sind Strukturen im Kristall oder im NMR-Röhrchen für ein biologisches System?

Die diskutierten Strukturbestimmungsverfahren untersuchen Moleküle im Kristallverband oder in Lösung im NMR-Röhrchen. Sind die dort angetroffenen Bedingungen überhaupt relevant für die biologischen Verhältnisse in einem Organismus?

Kleine, flexible Moleküle ändern ihre Geometrie in Abhängigkeit von der Umgebung. Im Kristall, in Lösung oder in der Bindetasche eines Proteins werden sie im allgemeinen eine andere Gestalt annehmen. Daher kann man die Frage stellen, ob Daten aus einer niedermolekularen Kristallstruktur geeignet sind, Hinweise auf die Molekülgeometrie in einer Bindetasche zu liefern. Aus der Vielzahl der bekannten Kristallstrukturen, es sind mittlerweile über 140 000, lassen sich Prinzipien über die molekulare Architektur organischer Verbindungen herauslesen. Auf Initiative der Gruppe um Olga Kennard in Cambridge werden alle veröffentlichten Kristallstrukturen elektronisch gespeichert. So können sie per Computer recherchiert und miteinander verglichen werden. In den Kapiteln 14 und 16 wird belegt, daß statistische Auswertungen dieser Daten wertvolle Hinweise auf mögliche Molekül- und Wechselwirkungsgeometrien in der Proteinbindetasche bereithalten.

Sind aber für Proteine die Strukturen im Kristall nicht viel zu weit von den Verhältnissen in einem biologischen System entfernt, viel weiter als beispielsweise im gelösten Zustand? Es liegen heute eine ganze Reihe von parallel durchgeführten Strukturbestimmungen im Kristall und in Lösung vor. Die Erfahrung zeigt, daß es meist große Übereinstimmung gibt. Abweichungen findet man bevorzugt an der Oberfläche der Proteine. Dort treten die Seitenketten der Aminosäuren mit der jeweiligen Umgebung in Wechselwirkung. Deshalb dürfen Abweichungen in diesem Bereich nicht verwundern. In Abbildung 13.10 ist die Kristallpackung des Tumor-Nekrose-Faktors (TNF) vorgestellt worden. In der Kristallpackung fallen große „Löcher" auf. Diese Bereiche sind mit Wassermolekülen gefüllt, die so locker in den Kristall eingelagert sind, daß sie sich weitgehend frei bewegen können. Deshalb sind sie in der Elektronendichte auch nicht lokalisierbar. Mit Wasser gefüllte Kanäle in Proteinkristallen können bis zu 70 % des Kristallgewichts ausmachen! Man kann daher einen Kristall auch als hochkonzentrierte, geordnete Lösung ansehen. Für NMR-Messungen benötigt man ebenfalls relativ hohe Konzentrationen. Sie liegen deutlich höher als in biologischen Systemen, sind aber dennoch um den Faktor 10–100 niedriger als in Proteinkristallen.

Der hohe Wassergehalt in Proteinkristallen bietet die Möglichkeit, kleine Moleküle in die Kristalle diffundieren zu lassen. In den Wasserkanälen bewegen sie sich ähnlich wie in wässriger Lösung. In günstigen Fällen stößt die Bindetasche der Proteine an einen solchen Kanal.

Durch Einlegen der Proteinkristalle in eine Lösung des Wirkstoffs (engl. *soaking*) kann dieser durch die Kanäle in den Kristall eindringen, an die Bindetasche herandiffundieren und sich dort anlagern. Mit einem so beladenen Kristall führt man ein erneutes Beugungsexperiment durch. Man vermißt seine Reflexe und erzeugt anhand der bekannten Struktur des Proteins eine Elektronendichte. Dann zieht man die Dichte des unkomplexierten Proteins ab. Es verbleibt eine Differenzdichte für den eingelagerten Liganden. Für das Verständnis der Wechselwirkungen kleiner Moleküle mit Proteinen ist diese Information von essentieller Bedeutung. Kapitel 29 stellt ein Beispiel vor, bei dem mit dieser Technik Leitstrukturen optimiert wurden.

Immer noch nicht beantwortet ist die Frage, ob die experimentellen Strukturen für die biologischen Bedingungen auch wirklich relevant sind. Kristallines Hämoglobin vermag reversibel Sauerstoff aufzunehmen und wieder abzugeben. An Kristallen der Purinnucleosid-Phosphorylase (PNP) konnte gezeigt werden, daß das Enzym auch im Kristall noch katalytisch aktiv ist (Abb. 13.14). Mit intensiver Röntgenstrahlung aus einem Synchrotron kann man Beugungsreflexe sehr schnell vermessen (sogenannte **Laue-Technik**). Mit diesen Experimenten ist es gelungen, stabile Zwischenstufen von Enzymreaktionen zu beobachten. (Abschnitt 14.6). An zweidimensionalen Kristallen des

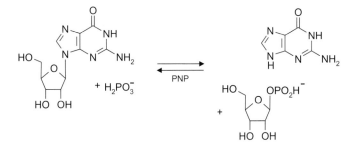

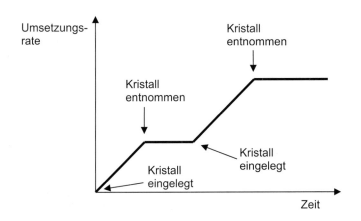

Abb. 13.14 Das Enzym Purinnucleosid-Phosphorylase (PNP) setzt Guanosin und Phosphat zu Guanin und Ribose-1-phosphat um. Legt man einen Proteinkristall in eine Lösung der Reaktanden ein, so beginnt die Umsetzung. Diese könnte auch durch teilweises Auflösen des Enzymkristalls verursacht sein. Entfernt man den Kristall aus der Lösung, wird die Reaktion gestoppt. Bei erneutem Einbringen des Kristalls schreitet sie weiter fort. Dieses Experiment demonstriert, daß auch das kristalline Enzym katalytisch aktiv ist. Daher muß es im Kristall in einer Geometrie vorliegen, die der biologisch aktiven Form entspricht.

Acetylcholin-Rezeptors (Abschnitt 14.7) konnten elektronenmikroskopisch Strukturänderungen nach Beladen mit dem natürlichen Liganden beobachtet werden. Diese und andere Experimente beweisen, daß die Proteine im Kristallgitter in einer Geometrie vorliegen, die der biologisch aktiven Form zumindest sehr ähnlich sein muß.

Allgemeine Literatur:

J. P. Glusker und K. N. Trueblood, Crystal Structure Analysis, A Primer, 2. Auflage, Oxford Univ. Press, New York, 1985

J. P. Glusker, M. Lewis and M. Rossi, Crystal Structure Analysis for Chemists and Biologists, VCH, Weinheim, 1994

T. L. Blundell und L. N. Johnson, Protein Crystallography, Academic Press, London, 1976

J. D. Dunitz, X-Ray Analysis and the Structure of Organic Molecules, Cornell Univ. Press, Ithaca, 1979

J. Drenth, Principles of Protein X-ray Crystallography, Springer Verlag, Berlin, 1994

H. Friebolin, Ein- und Zweidimensionale NMR-Spektroskopie, VCH, Weinheim, 1992

K. Wüthrich, NMR of Proteins and Nucleic Acids, Wiley, New York, 1986

Spezielle Literatur:

R. Boese, Kann man chemische Bindungen sehen?, Chemie in unserer Zeit **23**, 77–85 (1989)

E. Keller, Röntgenstrukturanalyse von Molekülen I, II, Chemie in unserer Zeit **16**, 71–88 und 116–123 (1982)

A. McPherson, Proteinkristalle, Spektr. Wiss. **1989** (5), 108–116

D. J. DeRosier, Turn-of-the-Century Electron Microscopy, Curr. Biol. **3**, 690–692 (1993)

14. Beschreibung der Struktur von Biomolekülen

Im Wirkstoffdesign steht der Ligand im Vordergrund, in der Regel ein kleines organisches Molekül mit einem Molekulargewicht < 500 D. Er geht Wechselwirkungen mit einem makromolekularen Rezeptor ein und nimmt Einfluß auf dessen Eigenschaften. Gezielte Eingriffe in diese Wechselwirkungen setzen nicht nur das Verständnis des strukturellen Aufbaus der Liganden sondern auch der Rezeptoren voraus. Nachdem im letzten Kapitel die Methoden zur Bestimmung der Struktur von Biomolekülen vorgestellt wurden, wollen wir sehen, was aus diesen Strukturen über ihre Bauprinzipien und Eigenschaften zu lernen ist. Proteine setzen sich aus 20 Grundbausteinen, den Aminosäuren (Abb. im Einband), zusammen. Durch die Verknüpfung zweier Aminosäuren entsteht unter Ausbildung einer Amidbindung ein Dipeptid. Über weitere Amidbindungen entstehen größere Peptide und Proteine.

14.1 Die Amidbindung: Das Rückgrat der Proteine

Das einfachste Molekül mit einer Amidbindung ist Formamid **14.1**. Seine Struktur ist in Abbildung 14.1 gezeigt. In Proteinen kommt diese Verknüpfung viele hundert Male vor, z. B. in der Hülle des Rhinovirus über 50 000-mal. Aus der Kristallstruktur des Formamids kann man die Bindungslängen zwischen Kohlenstoff, Sauerstoff und Stickstoff ermitteln (Abb. 14.1). Auch das Mikrowellen-Spektrum des gasförmigen Formamids liefert solche Bindungslängen. Es ergeben sich aber andere Werte. In der Gasphase liegt Formamid „isoliert" vor, d. h. es „spürt" in seiner unmittelbaren Umgebung keine Nachbarn. Die

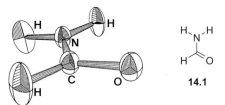

14.1

	Bindungslänge in Å	
	C=O	C-N
Kristallverband	1,241	1,318
Gasphase	1,219	1,352

Abb. 14.1 Formamid **14.1** ist das kleinste Molekül, das eine Amidgruppe enthält. Auf der linken Seite ist seine Molekülstruktur dargestellt. Aufgrund thermischer Bewegungen im Festkörper führen die Moleküle Schwingungsbewegungen aus. Ihre Elektronendichte wird dadurch über einen größeren Bereich des Raums verteilt. Man beschreibt diese Bewegungen durch Ellipsoide, die 50 % der Aufenthaltswahrscheinlichkeit der Atome umfassen. In der Kristallpackung des Moleküls bildet die Carbonylgruppe zwei Wasserstoffbrücken zu Amidgruppen benachbarter Moleküle aus. Ein ausgedehntes H-Brücken-Netzwerk stabilisiert die Kristallstruktur und polarisiert die Amidgruppe. Die Bindungslängen (in Å) der Amid- bzw. Carbonylgruppe unterscheiden sich im Kristallverband und in der Gasphase (rechts).

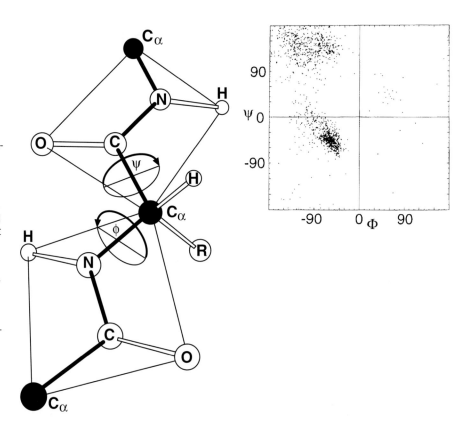

Abb. 14.2 Der räumliche Verlauf einer Polypeptid-kette wird durch die relative Orientierung der planaren Peptidbindungen bestimmt (links). Die Verdrillung dieser Ebenen gegeneinander mißt man anhand der beiden Verdrillungs- oder Torsionswinkel ϕ und ψ. Sie nehmen nicht alle Werte um die jeweiligen Bindungsachsen an, sondern sind auf einige Kombinationen von Wertebereichen beschränkt. Im Diagramm der Werte für beide Winkel (rechts), einem sogenannten Ramachandran-Plot, entspricht der Bereich in der Mitte links einer α-Helix (Abb. 14.3), der Bereich links oben einem β-Faltblatt (Abb. 14.4).

C=O-Doppelbindung ist kürzer, die C-N-Einfachbindung länger als im kristallinen Formamid. Im Kristallverband sind die Formamidmoleküle nicht „allein". Sie sind über Wasserstoffbrücken mit Nachbarmolekülen verknüpft. Eine Wasserstoffbrücke ist eine nichtkovalente Wechselwirkung. Sie verknüpft eine funktionelle Gruppe, die einen Wasserstoff trägt (z. B. NH oder OH), mit einem elektronegativen Heteroatom (z. B. N, O, Abschnitt 5.2). Offensichtlich bewirkt das Einbinden eines Moleküls in ein Netzwerk von Wasserstoffbrücken eine Veränderung seiner Geometrie. Die Elektronendichte zwischen den Atomen wird so verschoben, daß die C=O-Doppelbindung länger und damit schwächer wird. Die C-N-Einfachbindung wird gleichzeitig kürzer und starrer. Verdrillungen des Moleküls um diese Bindung, weg von der Planarität, werden somit erschwert.

Die Amidbindung ist ein ganz wesentlicher Baustein der Proteine. Jede dritte Bindung in der Polymerkette ist eine Amidbindung. Wie wir am Formamid gesehen haben, liegt sie mit planarer Geometrie vor, d. h. man kann durch ihre Atome eine Ebene legen. Die Faltung der Polymerkette und damit der räumliche Aufbau eines Proteins wird durch die Verdrillungswinkel der Ebenen der Amidbindungen gegeneinander bestimmt (Abb. 14.2). Ihre Steifheit und damit ihre Planarität ist entscheidend für die Stabilität eines im Raum gefalteten Proteins. In Proteinen liegt die Amidbindung praktisch nur in der trans-Konfiguration

vor. Als Freiheitsgrade verbleiben der Polymerkette also nur die Ver-
drehungen der Amidbindungsebenen gegeneinander. Diese Torsionen
(Kapitel 16) treten um die Bindungen auf, die vom dazwischenliegenden
Kohlenstoffatom C_α ausgehen. Wie der Bindungslängenvergleich an gas-
förmigem und kristallinem Formamid gezeigt hat, ergibt sich eine entscheidende zusätzliche Versteifung der Amidbindung durch Einbinden
ihrer funktionellen Gruppen in Wasserstoffbrücken-Netzwerke.

14.2 Proteine falten im Raum zu α-Helices und β-Faltblättern

Für die beiden dem C_α-Atom benachbarten Torsionswinkel, sie werden
üblicherweise als ϕ- und ψ-Winkel bezeichnet, treten Wertepaare vor
allem in zwei Bereichen auf. Sie entsprechen dem helicalen bzw. falt-
blattartigen Verlauf einer Polymerkette (Abb. 14.2). In der α-Helix, die
einen rechtshändigen Drehsinn besitzt, stehen alle CO- und NH-Gruppen jeweils in die gleiche Richtung (Abb. 14.3). Sie bilden ein Netz-

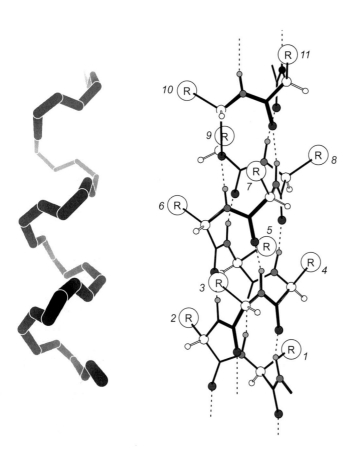

Abb. 14.3 Die α-Helix ist
eine häufig beobachtete
Sekundärstruktur. Die Polypeptidkette bildet eine
rechtshändige Wendel mit
einer Ganghöhe von ca.
7 Å und 3,6 Aminosäuren
pro Windung (links). Alle
Carbonylgruppen (Sauer-
stoffe rot) werden parallel
zur Helixachse in die gleiche Richtung orientiert. Die
NH-Funktionen (Stickstoffe
blau, Wasserstoffe hellblau)
stehen in die entgegenge-
setzte Richtung (rechts).
Untereinander bilden die
Gruppen ein ausgeprägtes
H-Brücken-Netzwerk. Die
Seitenketten an den
C_α-Atomen stehen nach
außen, von der Helixachse
weg. Dadurch ergibt sich
auf der Oberfläche einer
Helix ein typisches Rillen-
muster, das sich spiralför-
mig über die Oberfläche
zieht. Dieses „Berg-und-
Tal"-Muster bestimmt die
gegenseitige Packung von
α-Helices in Proteinen.

werk von H-Brücken. Jede Aminosäure einer Helix steht mit der viert-
nächsten Aminosäure der Sequenz in Kontakt. Während eine Helix
aus Aminosäuren eines einzelnen Sequenzabschnitts gebildet wird,
müssen beim β-Faltblatt die Aminosäuren wenigstens zweier Sequenzabschnitte des Polymerstrangs zusammenkommen. Bezogen auf die
Abfolge der Aminosäuren in der Polymerkette können beide Stränge
entweder in paralleler oder antiparalleler Ausrichtung über Wasserstoffbrücken miteinander verknüpft sein (Abb. 14.4). Dieses Netzwerk
weist für beide Ausrichtungen eine unterschiedliche Abfolge der H-
Brücken auf. Die Seitenketten stehen alternierend oberhalb bzw. unterhalb des gewellten Faltblatts. Der gesamte Strang ist leicht in sich verdreht. Dadurch weist ein Faltblatt aus mehreren Strängen in der Sei-

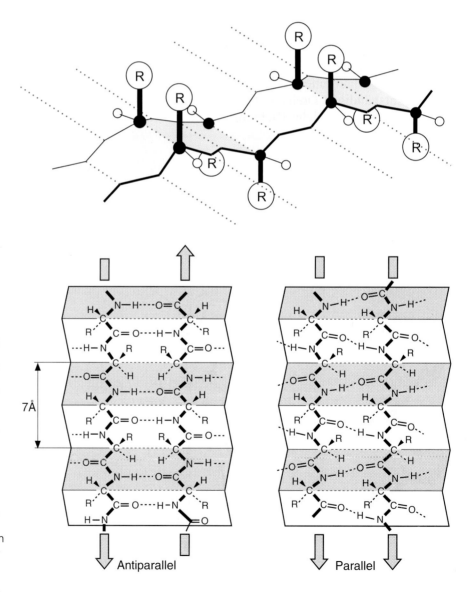

Abb. 14.4 Eine zweite wichtige Sekundärstruktur, der β-Strang, baut sich aus mehreren Abschnitten der Polymerkette auf, die jeweils in gestreckter Konformation vorliegen. Die Stränge können parallel oder antiparallel verlaufen. Untereinander sind sie über Wasserstoffbrücken vernetzt. Die blattartige Struktur weist eine zick-zack-förmige Faltung auf und wird als β-Faltblatt bezeichnet. Die Seitenketten der Aminosäuren stehen alternierend nach oben bzw. nach unten vom Faltblatt weg.

7Å

Antiparallel

Parallel

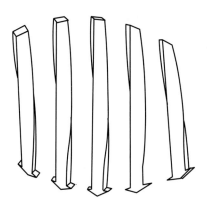 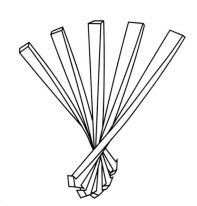

Abb. 14.5 Innerhalb eines β-Faltblatts aus mehreren Strängen, hier mit paralleler Ausrichtung gezeigt, tritt eine rechtshändige Verdrillung auf. Zur Vereinfachung stellt man den einzelnen β-Strang durch einen perspektivischen Pfeil dar. Die Verdrillung läßt sich durch die interne Verdrehung der Pfeile veranschaulichen. Das Faltblatt ist hier aus zwei zueinander senkrechten Blickrichtungen gezeigt.

tenansicht eine Verdrillung auf (Abb. 14.5). Neben diesen beiden häufigen Sekundärstrukturen treten weitere typische Kombinationen von Torsionswinkeln auf. Eine Polymerkette, die sich im Raum zu einer globulären Struktur faltet, muß ihre Richtung umkehren. Dies erreicht sie in sogenannten Schleifenbereichen (Abschnitt 10.5).

Welche Kraft bewirkt die Organisation eines Proteins? Aminosäuren besitzen hydrophile und hydrophobe Seitenketten. Hydrophobe Gruppen weichen einer wäßrigen Umgebung aus (Abschnitt 5.2). Während der Faltung der Polymerkette im wäßrigen Medium lagern die hydrophoben Aminosäuren aneinander und verringern so ihre gemeinsame hydrophobe Oberfläche. Daher trifft man hydrophobe Aminosäuren hauptsächlich im Inneren eines gefalteten Proteins an. Die polaren Gruppen der Amidbindungen der Hauptkette sättigen sich in den Sekundärstrukturen über Wasserstoffbrücken ab. Seitenketten polarer Aminosäuren sind im Inneren eines Proteins nur dann zu finden, wenn sie mit einer anderen Aminosäure in ihrer Nachbarschaft eine polare Wechselwirkung eingehen können. Sonst orientieren sie sich an die Oberfläche des Proteins, sie ragen in das umgebende Wasser. Proteine können auch eine Zellmembran durchspannen. Sie besitzen dann in dem Bereich, der mit der unpolaren Membran in Kontakt steht, eine große zusammenhängende hydrophobe Oberfläche (Abschnitt 19.4). Betrachtet man die Packungsdichte im Inneren eines Proteins, so liegt sie in der gleichen Größenordnung wie in Kristallen kleiner organischer Moleküle. Die Wechselwirkungen, die in beiden Fällen die Molekülpackung bestimmen, sind identisch.

14.3 Von der Sekundärstruktur über Motiv und Domäne zur Tertiär- und Quartärstruktur

Proteine organisieren ihre Sekundärstrukturabschnitte in **Motiven**. Beispielsweise bildet die Abfolge einer α-Helix, eines β-Strangs und einer weiteren α-Helix ein Motiv. Mehrere Motive falten zu **Domänen** und ergeben die **Tertiärstruktur** der Proteine. Domänen können bevorzugt aus Helices, Faltblättern oder einer Kombination beider Bausteine aufgebaut sein. Häufig ist die Domäne Träger einer bestimmten Funktion. Viele Proteine bestehen aus einer einzelnen Domäne. Komplexe Proteine können auch aus mehreren Domänen aufgebaut sein. Bildet sich ein solcher komplexer Verband aus mehreren getrennten Polymerketten, wie z. B. beim Hämoglobin, so spricht man von einer **Quartärstruktur**.

Trotz der ungeheuren Kombinationsvielfalt, Aminosäuren zu einer Sequenz zu verknüpfen, scheint es nur eine begrenzte Zahl von Faltungsmöglichkeiten für Domänen zu geben. Man kann darüber spekulieren, wieviele **Faltungsmuster** es insgesamt gibt. In den heute bekannten Kristallstrukturen hat man ca. 80 verschiedene Faltungsmuster gefunden. Schätzungen gehen davon aus, daß es vielleicht 1 000 stabile Muster gibt. Diese Zahl ist aber spekulativ, da man bisher nur von einer kleinen Zahl aller sequenzierten Proteine die 3D-Strukturen aufgeklärt hat. Diese Proteine sind zum größten Teil globuläre Enzyme und Transportproteine. Etwa 30 % gehören zu einer der in Abbildung 14.6 gezeigten Klassen. Aus der Gruppe der membranständigen Proteine kennt man bisher nur sehr wenige Strukturen. Auf der Basis der wenigen Beispiele erscheint es schwierig, zuverlässige Prognosen über die denkbaren Faltungsklassen dieser Proteine aufzustellen.

Das Wirkstoffdesign konzentriert sich auf die Wechselwirkung eines Liganden mit einem Protein. Deshalb beschränken sich die Strukturbetrachtungen des Chemikers in der Regel auf Aminosäurereste, die in die Bindetasche des Proteins ragen. Doch das Faltungsmuster eines Proteins nimmt in der Umgebung der Bindetasche Einfluß auf die dort vorliegenden Eigenschaften. So bestimmt z. B. eine auf die Bindetasche ausgerichtete Helix maßgeblich das vorherrschende elektrostatische Potential. Auch dieses könnte man zum Design selektiver Liganden ausnutzen, die nur an Proteine einer Faltungsklasse binden.

Trotz methodischer Fortschritte bei den Strukturbestimmungsverfahren kann es immer wieder vorkommen, daß die Strukturbestimmung eines wichtigen Proteins nicht gelingt, aber z. B. die Struktur eines verwandten Proteins aufgeklärt werden kann (Kapitel 19). Aus dieser läßt sich ein Modell des gesuchten Proteins aufbauen. Dazu sind einige Grundkenntnisse über die Bau- und Faltungsprinzipien der Proteine notwendig. Sie lassen verstehen, welche Teile eines Proteins sein Gerüst stabilisieren, welche die Funktion bestimmen und welche die Unterschiede zwischen homologen Vertretern ausmachen.

Eine ausführliche Diskussion dieser Prinzipien würde hier zu weit führen. Exemplarisch soll aber auf ein Faltungsmuster, das „β-Barrel" (engl. *barrel*, das Faß) eingegangen werden. Ein ausgedehntes Faltblatt aus mehreren β-Strängen besitzt eine interne Verdrillung (vgl. Abb. 14.5). Wenn sich beispielsweise acht solche Stränge nebeneinander anordnen, können sie einen Zylinder formen. Dieses faßartige Faltungsmuster aus acht und mehr Strängen wird häufig beobachtet. In

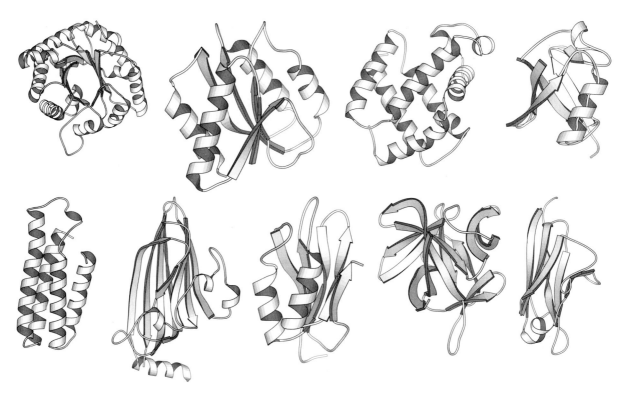

Abb. 14.6 Der Verlauf der Polypeptidkette wird für α-Helices durch Spiralen, für β-Faltblätter durch Pfeile und für Schleifenabschnitte durch Fäden symbolisiert. Etwa 30 % der strukturell bekannten Proteine lassen sich einer der neun gezeigten Faltungsklassen zuordnen. Das erste Faltungsmuster (links oben) entspricht einem „TIM-Barrel", das zweite einer offenen Faltblattstruktur.

Abbildung 14.7 sind einige Varianten dieses Faltungsmusters dargestellt, die zeigen, nach welchen Prinzipien sich eine Polypeptidkette
im Raum falten kann.

In den Beispielen der Abbildung 14.7 wurden nur Schleifen als ver-
bindende Elemente zwischen den Faltblattsträngen des β-Barrels
betrachtet. Auch α-Helices können als Verbindungsglieder dienen
(Abb. 14.6). Es entsteht eine faßartige Struktur, auf deren Oberfläche
sich die überbrückenden α-Helices anordnen. Dieses Faltungsmuster
hat man zuerst in der **T**riosephosphat-**I**so**m**erase entdeckt. Man
bezeichnet es daher als TIM-Barrel (Abb. 14.6). Eine andere wichtige
Faltungsklasse aus α-helicalen und β-Faltblatt-Segmenten sind die
offenen Blattstrukturen (Abb. 14.6). In dieser Klasse schließt sich das
Faltblatt nicht zu einem Zylinder, sondern bleibt offen. Um das Blatt
gruppieren sich oberhalb und unterhalb Helices.

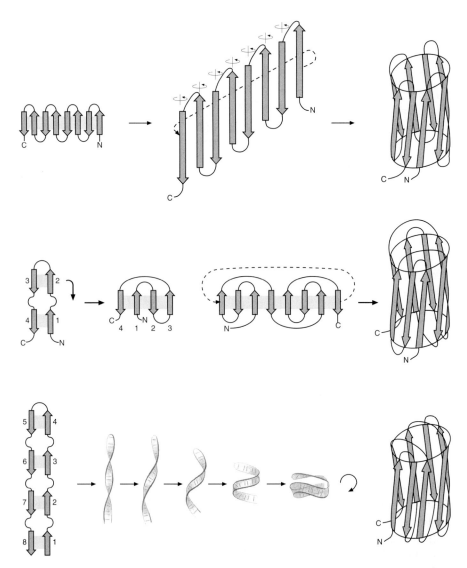

Abb. 14.7　Faltungsmuster verschiedener „β-Barrel"-Strukturen kann man sich aus einer Polymerkette mit acht getrennten β-Strängen (Pfeile) entstanden denken. Sie sind durch Schleifenbereiche getrennt. Oben: Ein „Up-and-Down Barrel" entsteht, wenn die Faltung der Polymerkette aus acht β-Strängen einem Zickzack-Muster folgt. Die antiparallelen Abschnitte bilden untereinander Wasserstoffbrücken zu einem Faltblatt, das sich an den Enden zu einem Zylinder schließt. Mitte: Die Polypeptidkette aus vier β-Strängen legt sich so nebeneinander, daß der erste mit dem vierten und der zweite mit dem dritten β-Strang wechselwirkt. Anschließend faltet sich der Doppelstrang und das erste Paar kommt neben dem zweiten zu liegen. Da der entstandene Verlauf der Polymerketten an Gravuren auf griechischen Vasen erinnert, bezeichnet man ihn als „*Greek-Key*". Zwei solche Muster können sich zu einer zylinderförmigen Anordnung zusammenfinden und einen „*Greek-Key-Barrel*" formen. Unten: Ein weiteres Faltungsmuster entsteht aus einem zusammengelagerten Doppelstrang nach interner Verdrillung. Der Doppelstrang wickelt sich zylinderförmig zu einer Struktur auf, die auf englisch als „*Jelly-Roll*" bezeichnet wird.

14.4 Sind die Faltungsstruktur und die biologische Funktion von Proteinen aneinander gekoppelt?

Wie ist die Struktur eines Proteins mit seiner Funktion verknüpft? Weisen z. B. alle Proteasen das gleiche Faltungsmuster auf? Eine große Zahl von Enzymen, die deutlich unterschiedliche Funktionen besitzen, gehört dem TIM-Barrel-Typ oder den offenen Blattstrukturen an. So gibt es viele Oxidasen, Isomerasen, Kinasen, Aldolasen, Synthasen, Dehydrogenasen oder Proteasen, die sich diesen beiden Klassen zuordnen lassen. Die Funktion eines Proteins ist also nicht an ein spezielles Faltungsmuster gekoppelt. Analysiert man den Aufbau der Enzyme genauer, zeigt sich, daß die katalytischen Zentren der Proteine einer Faltungsklasse aber an der gleichen Stelle liegen. In den „TIM-Barrel"-Strukturen befinden sie sich am Ende des Fasses, bei den offenen Blattstrukturen beim Wechsel der verknüpfenden Helices von der Ober- auf die Unterseite des Blattes (Abb. 14.8). Die funktionsbestimmenden Aminosäurereste fallen in die Schleifenbereiche zwischen benachbarten Faltblättern und Helices.

Warum verfolgt die Natur dieses Prinzip der Trennung von Faltungsstruktur und Funktion? Die Aminosäurereste, die eine stabile Faltung einer Domäne ermöglichen, werden von denen getrennt, die eine spezifische Funktion induzieren. Dieses Vorgehen ist eine sehr effiziente Strategie der Evolution. Zwei Lösungen hat sie gleichzeitig optimiert:

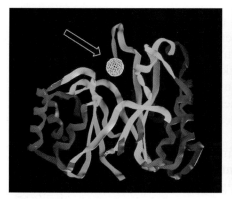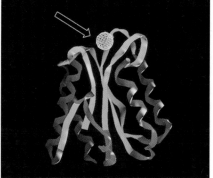

Abb. 14.8 In Proteinen befinden sich die faltungsbestimmenden und funktionstragenden Aminosäurereste in unterschiedlichen Regionen. Links: In Strukturen vom „TIM-Barrel"-Typ (α-Helices: rot, β-Stränge: grün) liegt das katalytische Zentrum (durch Pfeil und gelbe Kugel symbolisiert), das ein Substrat bindet und umsetzt, am Ende des Fasses, dort, wo man einen „Deckel" erwarten würde. Die Schleifen der Polymerkette, die diesen „Deckel" umgeben (blau), tragen die funktionsbestimmenden Aminosäurereste. Rechts: In offenen Faltblattstrukturen treten die funktionsbestimmenden Aminosäurereste in Schleifenbereichen zwischen Faltblattsträngen und Helices auf, wo die verknüpfenden Helices von der Ober- auf die Unterseite des Faltblatts wechseln.

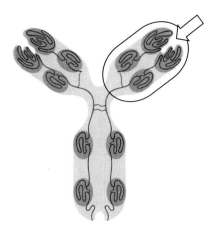
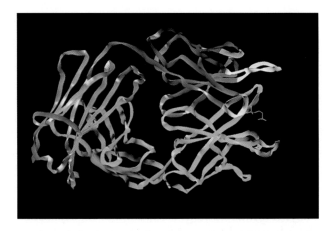

Abb. 14.9 Die Immunglobuline bilden hochspezifische Bindetaschen aus, in denen sie körperfremde Substanzen, die Antigene, erkennen. Die enorm große strukturelle Vielfalt dieser Bindetaschen erreichen sie durch Variationen von Aminosäuren in Schleifenbereichen. Die Immunglobuline besitzen Y-förmige Gestalt, die sich in einen Stamm (konstante Domäne F_c) und zwei identische Äste F_{ab} gliedert (links). Der Polymerkettenverlauf dieser Äste entspricht dem „Barrel"-Typ. Die Antigenbindestelle ist durch einen Pfeil markiert. Auf der rechten Seite ist der im linken Bildteil umkreiste Ast im Ausschnitt dargestellt. An seinem rechten Ende befinden sich die Schleifen (weiß bzw. gelb), die für die Erkennung der körperfremden Substanzen verantwortlich sind. Sie umklammern das Antigen, hier Phosphocholin (grün), wie die Finger zweier Hände.

- die Stabilität des Proteingerüsts in einem bestimmten Faltungsmuster und
- den Zuschnitt der Aminosäuresequenz auf eine bestimmte Funktion.

Durch die räumliche Trennung und Verlagerung der funktionstragenden Reste in die strukturell wenig festgelegten Schleifenbereiche lassen sich beide Ziele parallel optimieren. Durch den Austausch einer einzelnen Aminosäure in einem Sekundärstruktur-Baustein könnte das Faltungsmuster destabilisiert und aufgebrochen werden. Dies wird vermieden, wenn die Aminosäuresequenz in Hinblick auf eine Funktionsoptimierung auf einem stabilen Gerüst aufsetzt, das bei dieser Optimierung unangetastet bleibt.

Eine Proteinklasse, die dieses Prinzip mit großer Perfektion umsetzt, sind die **Immunglobuline**. Als **Antikörper** erkennen und binden sie körperfremde Substanzen, die **Antigene**. Für die Ausschleusung eines Antigens müssen in wenigen Tagen Immunglobuline mit hochspezifischen Bindetaschen und hoher Affinität zur Verfügung stehen. Die erkannten Substanzen können kleine organische Moleküle bis hin zu großen Proteinen sein. In ihrer variablen Region, der Bindestelle, unterscheiden sich die verschiedenen Antikörper in ihren Aminosäuresequenzen. Jede antikörper-produzierende Zelle stellt nur ein bestimmtes Immunglobulin her. Trotzdem schätzt man, daß rund 10^{12} verschiedene variable Sequenzen gebildet werden, bei nur etwa 10^5

menschlichen Genen. Die schwierige Aufgabe, eine solch hohe Diversität zu erzielen, lösen die Zellen des Immunsystems durch Kombination verschiedener variabler Genabschnitte und exzessive Mutationen in diesen Abschnitten während der Reifung der Lymphocyten. Dadurch entstehen variable Schleifenbereiche, die auf dem stabilen Gerüst einer faßähnlichen Faltblattstruktur aufsetzen (Abb. 14.9).

14.5 Proteasen erkennen und spalten ihre Substrate in maßgeschneiderten Taschen

Proteasen spalten Polypeptidketten, z. B. beim enzymatischen Abbau oder bei der Freisetzung eines aktiven Proteins oder Peptids aus einer inaktiven Vorgängerform. Dazu besitzen diese Enzyme ein katalytisches Zentrum, in dem die Spaltung abläuft (Abschnitt 14.7 und Kapitel 26–28). Um ein bestimmtes Substrat spezifisch zu erkennen, weisen sie an ihrer Oberfläche mehrere Bindetaschen auf. Diese sind strukturell komplementär zu den Seitenketten des Substrats, die sich um das katalytische Zentrum anordnen. Schechter und Berger haben 1967 eine Nomenklatur zur Beschreibung dieser Taschen vorgeschlagen (Abb. 14.10). Die Positionen der Aminosäuren des Peptidsubstrats werden mit P_3, P_2, P_1, P_1', P_2', P_3', usw. bezeichnet. Die Aminosäure auf Position P_1 befindet sich unmittelbar vor, die in Position P_1' unmittelbar nach der Spaltstelle. Die Bindetasche des Enzyms für die Seitenkette der Aminosäure P_1 wird S_1 genannt, entsprechendes gilt für die anderen Seitenketten. Diese sehr nützliche Nomenklatur ist zunächst rein formal. Die Übertragung der Bezeichnungen auf ein bestimmtes Enzym bedeutet nicht, daß die genannten Bindetaschen auch wirklich vorhanden sind. Zwei Bindetaschen können sich in der 3D-Struktur als eine große Tasche erweisen. So bilden S_2 und S_3 in der Serinprotease Thrombin in Wirklichkeit eine große lipophile Tasche (Abschnitt 18.3). Ebenso kann es passieren, daß für eine Aminosäure des Substrats keine komplementäre Bindetasche im Enzym vorhanden ist. Dann ragt sie einfach ins Wasser hinaus.

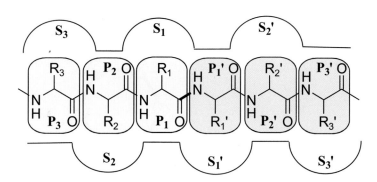

Abb. 14.10 Die Seitenketten eines Peptidsubstrats und der dazu gehörenden Bindetaschen einer Protease klassifiziert man auf der N-terminalen Seite des Peptids durch ... P_3, P_2, P_1 bzw. ... S_3, S_2, S_1 (links), auf der C-terminalen Seite durch P_1', P_2', P_3' ... bzw. S_1', S_2', S_3'... (rechts).

14.6 Wenn Kristallstrukturen laufen lernen: Von der statischen Kristallstruktur zur Dynamik und Reaktivität

Welche Informationen lassen sich aus Kristallstrukturen über die Dynamik und Reaktivität von Molekülen entnehmen? Auch im Festkörper führen Moleküle Schwingungsbewegungen aus. Dies spiegelt sich in einer räumlichen Unschärfe der Elektronendichte wider. Wenn ein Molekül eine Reaktion eingeht, werden Bindungen gelöst und neue geschlossen. Die Bildung bzw. Spaltung einer Amidbindung ist eine zentrale Aufgabe in vielen biochemischen Prozessen. Das Molekül **14.2** enthält eine Amidgruppe und eine Estergruppe (Abb. 14.11). Führt man einem Kristall dieser Verbindung thermische Energie zu, so findet im Festkörper eine Reaktion zu **14.3** statt. Hier liegt das Molekül also mit einer Geometrie vor, die günstig für den Eintritt in den Reaktionspfad ist.

Hinweise auf die Änderung der geometrischen Anordnung funktioneller Gruppen entlang chemischer Reaktionen sind entscheidend für das Verständnis der dabei auftretenden strukturellen Änderungen. Für das Design von Übergangszustands-Inhibitoren sind diese Kenntnisse Voraussetzung (Abschnitt 7.6). In Hinblick auf die Bildung bzw. Spaltung einer Amidbindung stellt sich die Frage: Aus welcher Richtung greift eine Aminogruppe im Verlauf einer nucleophilen Addition den Carbonylkohlenstoff an, um eine neue Bindung zu knüpfen?

Anfang der siebziger Jahre haben Hans-Beat Bürgi und Jack Dunitz begonnen, Hinweise auf Geometrieänderungen entlang solcher Reaktionsschritte aus Kristallstrukturen herauszulesen. Als es noch kein Kino oder Fernsehen gab, entwickelten die Menschen kreative Ideen, um Bildern das Laufen beizubringen, z.B. das Daumenkino (Abb. 14.12). Es vermittelt den Eindruck des dynamischen Ablaufs

Abb. 14.11 Führt man einem Kristall von **14.2** thermische Energie zu, so reagiert die Carbonylgruppe der Esterfunktion mit der Amid-NH$_2$-Gruppe unter Ausbildung einer Imidbindung zwischen N1 und C8 zu **14.3**. Dazu muß die angedeutete Schwingungsbewegung (rechts) in eine Reaktion einmünden. Gleichzeitig wird während dieses Reaktionsschritts die Esterbindung zwischen C8 und O2 gespalten.

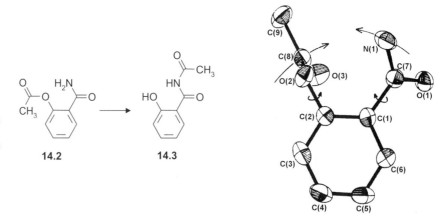

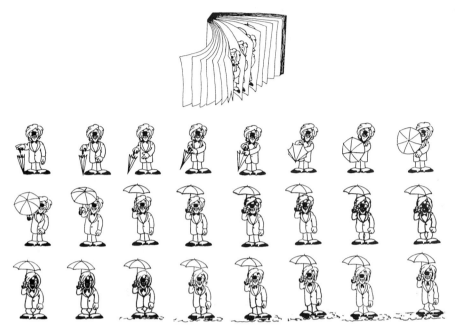

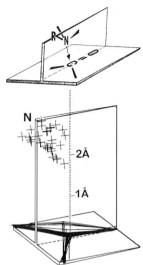

Abb. 14.12 Auf den Seiten eines Daumenkinos ist eine Geschichte in statischen Bildern festgehalten. Läßt man die verschiedenen Seiten dieser Geschichte schnell genug vor den Augen vorbeihuschen, so erhält man den Eindruck eines dynamischen Vorgangs.

Abb. 14.13 Die Bildung bzw. Spaltung einer Amidbindung verläuft über eine nucleophile Addition. Ein Nucleophil, z. B. ein Sauerstoff- oder Stickstoffatom, nähert sich dem planaren Carbonylkohlenstoff. Während der Reaktion erhebt er sich aus der Ebene seiner drei Nachbarn und geht in eine tetraedrische Anordnung über. Aus niedermolekularen Kristallstrukturen werden alle Beispiele herausgesucht, in denen sich in der Kristallpackung ein Stickstoffatom im Abstand zwischen einer Einfachbindung und einem Van-der-Waals-Kontakt einer Carbonylgruppe genähert. Aus der Überlagerung dieser Daten erkennt man, daß der nucleophile Stickstoff „schräg" hinter der Carbonylgruppe steht und der Angriff daher von dort erfolgen muß. Bei der Annäherung wandert der Kohlenstoff aus der Ebene in Richtung auf das Nucleophil. Die Geometrie dieses Reaktionsschritts bestimmt den strukturellen Aufbau der katalytischen Zentren verschiedener Proteasen.

einer Geschichte. Durch häufige Benutzung sei das Büchlein „aus dem Leim" gegangen. Die einzelnen Seiten befinden sich in Unordnung. Sie müssen wieder in eine korrekte Folge gebracht werden. Dazu benötigt man Ordnungskriterien. Beim Ordnen der Strukturdaten zu einer Reaktion stellt sich eine ähnliche Aufgabe. Man sucht aus der Datenbank bekannter Kristallstrukturen (Abschnitt 13.9) diejenigen heraus, in denen sich eine Aminogruppe in räumlicher Nachbarschaft zu einer Carbonylgruppe befindet, etwa die Struktur von **14.2**. Anschließend bringt man sie in die logische Reihenfolge (Abb. 14.13).

Der systematische Vergleich von Kristallstrukturdaten liefert Erkenntnisse über strukturelle Moleküleigenschaften, z. B. über ihre bevorzugte Konformation (Abschnitt 16.4). Auch die Geometrie nichtkovalenter Wechselwirkungen kann man auf diesem Weg auswerten. Die Seitenkette der Aminosäure Histidin enthält einen Imidazolring mit zwei Stickstoffatomen. Im ungeladenen Zustand ist einer dieser Stickstoffe ein Wasserstoffbrücken-Akzeptor, der andere ein -Donor. In der Datenbank niedermolekularer Kristallstrukturen finden sich über hundert Beispiele von Molekülen mit einem Imidazolring. In diesen Strukturen geht der Imidazolring tatsächlich sowohl als Akzeptor wie als Donor Wechselwirkungen, meist mit Nachbarmolekülen, ein. Alle diese Strukturen werden anhand ihrer Imidazolringe zu einem gemeinsamen Bild überlagert (Abb. 14.14). Es zeigt, in welchen Raumrichtungen um die Imidazolstickstoffe die Wasserstoffbrückenpartner zu finden sind. Die Aufgabe, in der Bindestelle eines Proteins mögliche Wechselwirkungspositionen für funktionelle Gruppen eines Liganden abzuschätzen, stellt sich im Rahmen des *De novo*-Designs von Wirkstoffen (Kapitel 25). Weiterhin braucht man diese Informationen beim Vergleich der Bindungseigenschaften von Molekülen (Kapitel 17).

14.7 Verschiedene Lösungen zum gleichen Problem: Serinproteasen unterschiedlicher Faltung haben identische Funktion

In Abschnitt 14.4 wurde gezeigt, daß die Aminosäuren, die Faltung und Funktion eines Proteins bestimmen, in getrennten Bereichen der Struktur auftreten. Für Enzyme mit gleicher Funktion ist die Natur durch unterschiedliche Faltung zu identischen Lösungen gekommen.

Die Funktion und therapeutische Bedeutung der Serinproteasen wird in Kapitel 26 genauer diskutiert. Eine Einheit aus drei Aminosäuren, die sogenannte **katalytische Triade**, spielt eine Schlüsselrolle bei der Beschleunigung der Hydrolyse einer Amidbindung durch diese Enzyme. Die beiden Aminosäuren Serin und Histidin und eine saure Aminosäure, Asparagin- oder Glutaminsäure, befinden sich in einer charakteristischen räumlichen Anordnung. Sie ist durch die in engen Grenzen festgelegte Reaktionsgeometrie einer nucleophilen Addition definiert (Abschnitt 14.6). Ihre Zusammensetzung ist ideal für die Spaltung einer Amidbindung geeignet.

Das Enzym Trypsin baut sich aus zwei „barrel"-förmigen Untereinheiten auf (Abb. 14.15). An der Schnittstelle zwischen diesen Untereinheiten befindet sich das katalytische Zentrum. Subtilisin ist eine andere Serinprotease, die zur Klasse der offenen Faltblattstrukturen gehört. Die katalytische Triade fällt in Schleifenbereiche am Rande des Faltblatts (Abb. 14.15). Nimmt man die an der Katalyse beteiligten

Abb. 14.14 Einen Überblick über mögliche Wechselwirkungsgeometrien von Wasserstoffbrücken-Akzeptor- (rechts) bzw. -Donorgruppen (links) um die Stickstoffatome eines Imidazolrings erhält man aus den Kristallpackungen niedermolekularer Verbindungen. Dazu werden alle Strukturen mit einem Imidazolring herausgesucht, in denen mindestens eines der beiden Stickstoffatome eine Wasserstoffbrücke bildet. Die Überlagerung der Strukturen zeigt an, wo Positionen von wechselwirkenden Partnern zu erwarten sind.

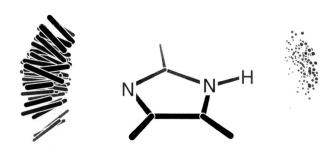

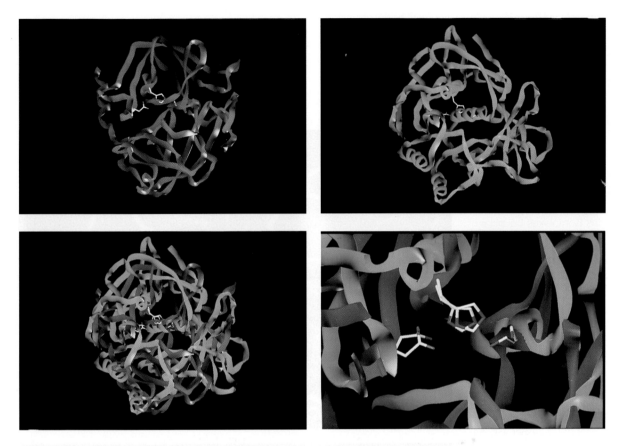

Abb. 14.15 Trypsin (links, rot) und Subtilisin (rechts, grün) sind Serinproteasen. Sie besitzen die gleiche katalytische Triade aus Serin, Histidin und Asparaginsäure. Diese für die Funktion entscheidenden Aminosäuren setzen aber auf völlig verschiedenen Faltungsmustern auf. In der linken unteren Bildhälfte sind die Kettenverläufe beider Proteine überlagert. Trotzdem liegen die Seitenketten der Aminosäuren der katalytischen Triade im Raum an den gleichen Positionen (Ausschnitt rechts unten). Die Verläufe der Polymerketten sind durch farbige Bänder, die räumlichen Anordnungen der drei katalytischen Aminosäuren durch die Geometrie der Seitenketten dargestellt.

Aminosäuren aus beiden Proteinen heraus und überlagert ihre Raumpositionen, wird die identische Geometrie der Triade offensichtlich (Abb. 14.15). Außer bei den beiden geschilderten Enzymen trifft man diese katalytische Triade noch in Lipasen und Esterasen an, die ebenfalls Peptid- oder Esterbindungen spalten. Obwohl sie wieder andere Gerüstfaltung aufweisen, ist die geometrische Anordnung ihrer Triaden ebenfalls identisch.

In Abschnitt 13.9 war die schnelle Datensammlung mit intensiver Synchrotronstrahlung als Technik zur Verfolgung der Reaktionsschritte in Enzymen erwähnt worden. Aus den zeitaufgelösten Meßdaten erhält man Hinweise auf strukturelle Änderungen, die sich bei der Reaktion abspielen. Der Reaktionsmechanismus von Serinproteasen wurde mit dieser Technik untersucht. Die Enzymreaktion verläuft über einen Acyl-Enzym-Komplex (Kapitel 26). Der C-terminale Teil der zu spal-

$$H_2N-\overset{\displaystyle H}{\underset{\displaystyle +}{N}}-\text{[benzoat]}-O-\text{[Ser-Enzym]}$$

14.4

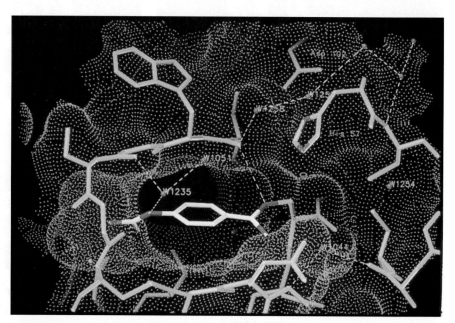

Abb. 14.16 Guanidinumbenzoat **14.4** (farbig atomkodiert) bildet mit Trypsin einen Acylkomplex (Proteinoberfläche blau gepunktet, Wassermoleküle rote Kugeln, Wasserstoffbrücken gestrichelt). Oben ist die Kristallstruktur des Komplexes bei pH = 5,5 zu sehen. Verändert man den pH-Wert im Medium um den Kristall auf 8,5, beginnt der proteolytische Abbau des Acylkomplexes. Kurze Zeit nach dem pH-Sprung konnte mit intensiver Synchrotronstrahlung die Struktur erneut bestimmt werden (unten). Die Anordnung der Wassermoleküle in der Bindetasche hat sich geändert. Ein Wassermolekül (W1082, größere Kugel) greift die Carbonylgruppe benachbart zu Ser 195 an (grüner Pfeil). Die Geometrie dieses Angriffs entspricht der in Abbildung 14.13. Die Carbonylgruppe, auf die der nucleophile Angriff erfolgt, wird durch mehrere Wasserstoffbrücken polarisiert. So auch durch das neu zu erkennende Wassermolekül W1187, das durch den Histidinrest His 57 in Position gebracht wird. Zur Charakterisierung des Bereichs, in dem mit Wasserstoffbrücken-Kontakten zum Histidin zu rechnen ist, wurde die Verteilung von Donorgruppen (Abb. 14.14) als violette Vektoren um den Stickstoff (blau) des Histidins dargestellt. Das Wassermolekül W1187 fällt in diesen Bereich.

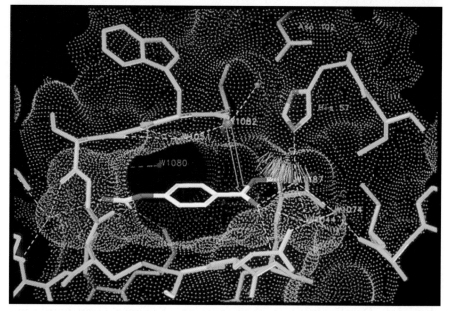

tenden Peptidkette geht eine kovalente Verknüpfung mit dem katalytischen Serin ein. Bei Trypsin konnte der Acyl-Enzym-Komplex mit Guanidinumbenzoat (**14.4**) kristallisiert und von Robert Sweet am Synchrotron in Brookhaven, USA, untersucht werden (Abb. 14.16). Ausgangspunkt war die Struktur bei niedrigem pH-Wert. Nach pH-Erhöhung beginnt die Hydrolyse des Acylkomplexes unter nucleophilem Angriff eines Wassermoleküls auf den Carbonylkohlenstoff zwischen dem Serin und dem kovalent gebundenen Substrat. Die Anordnung der Wassermoleküle in der Bindetasche hat sich verändert. Anhand des Strukturmodells eines nucleophilen Angriffs (Abb. 14.13) läßt sich ein neu zu erkennendes Wassermolekül als Nucleophil identifizieren. Gleichzeitig wird die Carbonylgruppe in ein erweitertes Netzwerk von Wasserstoffbrücken eingebunden.

14.8 Wie ein Ligand einen Ionenkanal steuert: Struktur des nicotinischen Acetylcholin-Rezeptors

Nigel Unwin ist es zu verdanken, daß wir ein erstes, wenn auch unscharfes Bild eines membrangebundenen Rezeptors, des nicotinischen Acetylcholinrezeptors (Abschnitt 4.4), kennen. Mit Hilfe der Elektronenmikroskopie an zweidimensionalen Kristallen ist es ihm gelungen, bei 9 Å Auflösung ein Bild dieses ligandgesteuerten Ionenkanals aus dem elektrischen Organ des Zitterrochens zu ermitteln (Abb. 14.17). Mit fünf Untereinheiten, die sich jeweils aus vier Transmembranhelices zusammensetzen und den Ionenkanal bilden, durchspannt er die Membran. Er erhebt sich ca. 60 Å über die Membran in den synaptischen Spalt. Hier bilden drei stabförmige, vermutlich helicale Domänen den eigentlichen Rezeptor mit der Bindetasche für den Neurotransmitter Acetylcholin. Nach Beladen der zweidimensionalen Kristalle mit Acetylcholin konnte Unwin die dadurch bedingten konformellen Änderungen beobachten. Er registrierte räumliche Verschiebungen der Helices im angenommenen Bindebereich des Acetylcholins. Auf diesem Weg „spürt" der Rezeptor die Ligandenbindung und gibt sie an den ca. 30 Å entfernten Ionenkanal weiter. Dieser bleibt nach der Ligandenbindung im offenen Zustand. Die direkt auf das Innere des Kanals ausgerichteten Transmembranhelices weisen in der Mitte einen Knick auf. Im geschlossenen Zustand orientieren sich die Helices mit ihren Knickstellen zur zentralen Achse des Kanals. Im offenen Zustand drehen sie sich und wenden die Knickstellen nach außen. Dadurch wird im Zentrum ein Kanal von ca. 9–10 Å Durchmesser gebildet.

Diese Arbeiten geben einen ersten faszinierenden Einblick in die Funktion und Dynamik eines Rezeptors. Riesige Proteingebilde reagieren auf die Bindung eines vergleichsweise winzigen Agonisten, vermutlich indem die „aktive" Konformation des Rezeptors stabilisiert wird. Informationen werden über große Distanzen weitergereicht. Es ist zu hoffen, daß uns die elektronenmikroskopische Strukturbestimmung an zweidimensionalen Kristallen in Zukunft weitere Einblicke in die Struktur und Funktion von Membranproteinen vermittelt. Kürzlich konnte Nogales mit dieser Methode die Bindung von Taxol, einem derzeitigen Hoffnungsträger in der Tumortherapie (Abschnitt 7.1), an das Protein β-Tubulin nachweisen. Tubulin ist der Baustein der Microtubuli, zellulärer Strukturen, die entscheidend am Prozeß der Zellteilung beteiligt sind. Taxol bindet an den *N*-Terminus von β-Tubulin und beeinflußt so dessen Assoziation zu den röhrenförmigen Strukturen der Mikrotubuli.

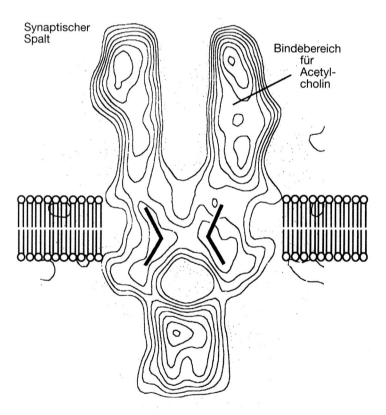

Abb. 14.17 Der zylindrische Acetylcholin-Rezeptor besitzt einen Durchmesser von 80 Å und ist 125 Å hoch. In der Abbildung ist ein Schnitt durch den Rezeptor gezeigt. Die elektronenmikroskopisch bestimmte Elektronendichte ist als Konturkarte in Form von Höhenlinien angegeben. Kationen, die diesen Kanal durchdringen wollen, müssen durch eine enge Pore, die sich im Bereich des Membrandurchtritts (> <) befindet. Sie wird aus fünf Untereinheiten gebildet, die aus je vier Transmembranhelices bestehen. Zum Zentrum des Kanals orientieren sich Helices, die in ihrer Mitte einen Knick aufweisen. Die Pore kann sich durch seitliches Verdrehen der abgeknickten Helices öffnen. Der synaptische Teil des Rezeptors erhebt sich 30 Å über die Membran. Der Ligand Acetylcholin bindet in diesem Bereich.

Allgemeine Literatur:

C. Branden und J. Tooze, Introduction to Protein Structure, Garland Publ. Inc., New York, 1991

J. Kyte, Structure in Protein Chemistry, Garland Publ. Inc., New York, 1994

G. A. Jeffrey und W. Saenger, Hydrogen Bonding in Biological Structures, Springer Verlag, Berlin, 1991

H. B. Bürgi und J. D. Dunitz, Structure Correlation, Bd. 1 und 2, VCH, Weinheim, 1994

G. E. Schulz und R. H. Schirmer, Principles of Protein Structure, Springer Verlag, New York, 1978

Spezielle Literatur

F. A. Allen, O. Kennard und R. Taylor, Systematic Analysis of Structural Data as a Research Technique in Organic Chemistry, Acc. Chem. Res. **16**, 146–153 (1983)

C. A. Orengo, D. T. Jones und J. M. Thornton, Protein Superfamilies and Domain Superfolds, Nature **372**, 631–634 (1994)

K. Vyas, H. Monahar und K. Venkatesan, Thermally Induced O to N Acyl Migration in Salicylamides. Thermal Motion Analysis of the Reactants, J. Phys. Chem. **94**, 6069–6073 (1990)

G. Klebe, The Use of Composite Crystal-Field Environments in Molecular Recognition and the *De Novo* Design of Protein Ligands, J. Mol. Biol. **237**, 212–235 (1994)

P. T. Singer, A. Smalas, R. P. Carty, W. F. Mangel und R. M. Sweet, The Hydrolytic Water Molecule in Trypsin, Revealed by Time-Resolved Laue Crystallography, Science **259**, 669–673 (1993)

N. Unwin, Nicotinic Acetylcholine Receptor at 9 Å Resolution, J. Mol. Biol. **229**, 1101–1124 (1993)

N. Unwin, Acetylcholine Receptor Channel Imaged in the Open State, Nature **373**, 37–43 (1995)

E. Nogales, S. G. Wolf, I. A. Khan, R. F. Luduena, K. H. Downing, Structure of Tubulin at 6.5 Å and Location of the Taxol-Binding Site, Nature **375**, 424–427 (1995)

15. Molecular Modelling

In der Chemie werden bevorzugt zweidimensionale Strukturformeln verwendet. Dieser Formalismus hat sich bewährt und als enorm fruchtbar erwiesen. Nicht zu unterschätzen ist die Fähigkeit eines Chemikers, Strukturformeln schnell zu erfassen und intellektuell zu verarbeiten. Die Schreibweise hat aber auch ihre Grenzen. Insbesondere ist aus der chemischen Formel die dreidimensionale Gestalt eines Moleküls nicht ohne weiteres ersichtlich. Diese ist aber für die physikalischen, chemischen und biologischen Eigenschaften von Wirkstoffen und damit auch für das Wirkstoffdesign von großer Bedeutung. Daher kommt der Strukturbestimmung (Kap. 13) besondere Bedeutung zu. Wann immer möglich, wird man versuchen, zur Erklärung von Struktur-Wirkungsbeziehungen experimentell bestimmte 3D-Strukturen des Wirkstoffs und des Zielproteins heranzuziehen. Allerdings besteht häufig das Problem, daß die Strukturen nicht verfügbar sind. In diesem Fall bleibt zur Erklärung experimenteller Befunde durch Strukturbetrachtungen nur die Erzeugung eines Modells.

15.1 3D-Strukturmodelle werden in der Chemie seit langem verwendet

Dreidimensionale Strukturmodelle werden in der Chemie seit van't Hoff und Le Bel eingesetzt. Emil Fischer berichtet in seinem Buch „Aus meinem Leben" von einem Ferienaufenthalt in Italien: *„Im vor-aufgegangenen Winter 1890/91 hatte ich mich mit der Aufgabe beschäftigt, die Konfiguration der Zucker aufzuklären, ohne ganz zum Ziel zu gelangen. Da kam mir in Bordighera der Gedanke, die Entscheidung über die Konfiguration der Pentosen durch ihre Beziehung zu den Trioxyglutarsäuren zu treffen. Leider konnte ich wegen Mangel eines Modells nicht feststellen, wieviel solcher Säuren nach der Theorie möglich seien, und ich legte die Frage deshalb Baeyer vor. Er griff solche Dinge mit großer Wärme auf und konstruierte gleich aus Zahnstochern und Brotkügelchen Kohlenstoffatome. Aber*

*nach langem Probieren gab auch er die Sache auf, angeblich weil es
ihm zu schwer wurde. Es ist mir erst später in Würzburg durch lange
Betrachtungen von guten Modellen gelungen, die endgültige Lösung
zu finden."*

Linus Pauling schlug als erster die α-Helix als Sekundärstruktur von
Proteinen vor. *„Der Schlüssel zu Paulings Erfolg war sein Vertrauen
auf die einfachen Gesetze der Strukturchemie. Die Alpha-Spirale
war nicht etwa durch ewiges Anstarren von Röntgenaufnahmen
gefunden worden. Der entscheidende Trick bestand vielmehr darin,
sich zu fragen, welche Atome gern nebeneinander sitzen. Statt Blei-
stift und Papier war das wichtigste Werkzeug bei dieser Arbeit ein
Satz von Molekülmodellen, die auf den ersten Blick dem Spielzeug
der Kindergartenkinder glichen."* Mit diesen Sätzen beschreibt der
Nobelpreisträger James Watson in seinem Buch „Die Doppel-Helix"
die Vorgehensweise von Pauling. Der Erfolg Paulings beruhte aber
auch auf fundierten Kenntnissen der theoretischen Chemie. So wußte
Pauling, daß die Amidbindung starr und eben ist, während seine Kon-
kurrenten Bragg, Perutz und Kendrew der Auffassung waren, sie sei
flexibel. Bei der Suche nach der DNA-Struktur gingen Watson und
Crick den gleichen Weg wie Pauling: *„Wir sahen also keinen Grund,
warum wir das DNA-Problem nicht auf die gleiche Weise (wie Pauling) lösen sollten. Alles, was wir zu tun hatten, war, einen Satz
Molekülmodelle zu bauen und dann damit zu spielen – wenn wir ein
bißchen Glück hatten, würde die Struktur eine Spirale sein."*

Das Arbeiten mit Molekülmodellen muß damals nicht die reine
Freude gewesen sein. An einer Stelle des Buches heißt es beispielsweise: *„Die ersten fünf Minuten mit unseren Modellen waren allerdings nicht sehr erfreulich. Obwohl nur etwa fünfzig Atome im Spiel
waren, fielen sie immer wieder aus den verfluchten Klammern, die
sie in der richtigen Entfernung voneinander halten sollten."* Später
ist dann von anderen Problemen die Rede: *„Mehrere Tage wurden
jedoch überhaupt keine vernünftigen Modelle gebaut. Zum einen
fehlte es an den notwendigen Purin- und Pyrimidinkomponenten,
zum anderen hatten wir in der Werkstatt noch nie Phosphoratome
zusammensetzen lassen. Unser Mechaniker brauchte drei Tage, um
auch nur die einfachsten Phosphoratome zustande zu bringen."* Vor
diesem Hintergrund erscheint die Leistung von Watson und Crick
umso beeindruckender. Für die Aufklärung der Doppelhelix-Struktur
der DNA wurde ihnen 1962 der Nobelpreis verliehen. Dieses Beispiel
soll die Bedeutung von Modellen in der Wissenschaft verdeutlichen.
Um es mit den Worten von Francis Crick zu sagen: *„A good model is
worth its weight in gold."*

15.2 Die Vorgehensweise beim Molecular Modelling

Im Gegensatz zu den fünfziger und sechziger Jahren sind heute Computer mit beeindruckenden Graphikleistungen und hoher Rechengeschwindigkeit verfügbar. Dementsprechend stehen auch Rechenprogramme zum Arbeiten mit Molekülmodellen zur Verfügung. Das neue Arbeitsgebiet **Molecular Modelling** hat sich etabliert. Wir verstehen unter diesem Begriff die Berechnung, Darstellung und Bearbeitung von realistischen dreidimensionalen Molekülstrukturen und ihren physikochemischen Eigenschaften. Die wichtigsten Methoden, die im Rahmen des Molecular Modelling eingesetzt werden, sind in Tabelle 15.1 zusammengestellt.

Im Prinzip kann man das Molecular Modelling von zwei Seiten angehen. Eine Möglichkeit besteht darin, von bekannten experimentellen Daten auf die Geometrie und physikochemischen Eigenschaften der zu untersuchenden Struktur zu extrapolieren. Der andere Ansatz versucht, ausgehend von den physikalischen Naturgesetzen mit möglichst genauen Rechenverfahren Aussagen zu erhalten. Hierzu gehören die quantenchemischen Verfahren und die Kraftfelder. In der Praxis werden beide Ansätze immer parallel und miteinander verknüpft ein-

Tabelle 15.1 Übersicht über die wichtigsten Methoden des Molecular Modelling in der Pharmaforschung

Interaktive Computergraphik	Darstellung von 3D-Strukturen
Modellierung kleiner Moleküle	Strukturerzeugung (CONCORD, CORINA)
	Molekülmechanik – Kraftfelder
	Moleküldynamik
	Quantenmechanische Verfahren
	Konformationsanalyse
	Berechnung physikochemischer Eigenschaften
Molekülvergleich	Überlagerung von Molekülen nach ihrer Ähnlichkeit
	Volumenvergleich
	3D-QSAR (z. B. CoMFA-Methode)
Modellierung von Proteinen	Sequenzvergleiche von Proteinen
	Protein-Homologiemodelling
	Simulation der Proteinfaltung
Modellierung von Protein-Ligand-Wechselwirkungen	Berechnung von Bindungskonstanten
	Docking von Liganden
Liganden-Design	Suche in 3D-Datenbanken
	Strukturbasiertes Ligandendesign
	De novo-Design

gesetzt. Falls relevante experimentell bestimmte Strukturen vorhanden
sind, wäre es unsinnig, diese nicht zum Modellbau zu verwenden.
Andererseits sind quantenchemische und molekülmechanische Ansätze
breit anwendbar und liefern in sich schlüssige Resultate.

Der **Aufbau eines Strukturmodells** erfolgt in drei Schritten:

• Erzeugung eines Startmodells,
• Optimierung und Analyse,
• Arbeiten mit dem Modell.

Bei der Erzeugung eines Startmodells ist man gut beraten, möglichst
nahe an experimentellen Strukturen zu bleiben. Für den Bau der 3D-
Struktur eines Wirkstoffs heißt dies, daß man in der Datenbank experimentell bestimmter Strukturen kleiner Moleküle nach Strukturen
sucht, die der gesuchten möglichst nahe kommen. Im nächsten Schritt
wird die Struktur durch eine Kraftfeldrechnung optimiert.

Zur Erzeugung eines Startmodells gibt es inzwischen auch Stan-
dardprogramme, die nach dem Prinzip eines molekularen Baukastens
eine 2D-Strukturformel in eine 3D-Raumstruktur übersetzen. Diese
„elektronischen Molekülbaukästen" haben Listen von Bindungslängen
und -winkeln sowie bevorzugte Geometrien von Fragmenten abgespeichert und bauen Moleküle nach einem ausgeklügelten Regelwerk auf.
In Bruchteilen von Sekunden ermitteln sie aus einer 2D-Strukturformel
eine 3D-Raumstruktur. Die beiden wichtigsten Programme sind
CONCORD von Robert Pearlman aus Austin/Texas sowie CORINA
von Johann Gasteiger und Jens Sadowski von der Universität Erlangen.
Beide Programme werden zur Erzeugung von 3D-Strukturen kleiner
Moleküle eingesetzt. Die 3D-Struktur eines Proteins kann damit nicht
gebaut werden. Hierzu sind komplexere Verfahren erforderlich (Kapitel 19).

15.3 Wissensbasierte Ansätze

Vielleicht der zukunftsträchtigste Ansatz des Molecular Modelling ist
das sogenannte wissensbasierte Vorgehen (engl. *knowledge-based*).
Hier wird versucht, das enorme Wissen, das sich in Form von experimentell bestimmten Molekülstrukturen, Kristallpackungen, Proteinstrukturen, Proteinsequenzen, Struktur-Wirkungsbeziehungen von Protein-Ligand-Komplexen, usw., angesammelt hat, in effizienter Weise
zur Beantwortung aktueller Problemstellungen auszunutzen. Im
Grunde wird hier nichts anderes gemacht, als die Vorgehensweise
eines sorgfältig arbeitenden Wissenschaftlers mit einem Computerprogramm nachzuahmen. Zunächst werden möglichst viele experimentelle
Daten zusammengetragen und analysiert. Wichtige 3D-Strukturdaten-

banken sind die Cambridge-Datenbank mit über 140 000 Kristallstrukturen kleiner organischer Moleküle sowie die Brookhaven-Proteindatenbank mit mehr als 4 000 Protein- und DNA-Strukturen. Auch physikochemische Eigenschaften sind in Datenbanken verfügbar. Die Beilstein-Datenbank mit 6,7 Millionen chemischen Strukturen enthält beispielsweise die pK_a-Werte von mehr als 20 000 Verbindungen. Das Problem besteht nun darin, aus der enormen Fülle elektronisch verfügbarer Information die für die aktuelle Fragestellung benötigten Daten zu extrahieren. Zu bedenken ist weiterhin, daß die Daten aus unterschiedlichen Quellen stammen und zum Teil fehlerhaft sein können. In den Abschnitten 16.6 bzw. 25.5 werden zwei wissensbasierte Verfahren vorgestellt, die zum einen relevante 3D-Strukturen generieren und zum anderen für eine Protein-3D-Struktur nach möglichen Liganden suchen.

Den größten Zuwachs an elektronisch zugänglichen Daten hat es in der jüngsten Vergangenheit auf dem Gebiet der DNA-Sequenzen gegeben. Die schier endlose Zahl von Sequenzen läßt sich nur noch mit intelligenten Suchverfahren bewältigen. Auf diesem Gebiet und bei der Modellierung von Proteinstrukturen spielen wissensbasierte Ansätze eine zentrale Rolle.

15.4 Kraftfeldmethoden

Kraftfeldmethoden, auch **Molekülmechanik** genannt, sind empirische Verfahren zur Berechnung von Molekülgeometrien und -energien. Ziel einer **Kraftfeldrechnung** ist die Ermittlung einer energetisch günstigen dreidimensionalen Struktur eines Moleküls oder eines aus mehreren Molekülen bestehenden Komplexes. Die zwischen den Atomen wirkenden Kräfte werden in Form einer analytischen Funktion mit anpaßbaren Parametern beschrieben. Hierbei werden sowohl kovalente als auch nichtkovalente Kräfte berücksichtigt. Die zentrale Idee der Molekülmechanik ist die Annahme, daß Bindungslängen und -winkel in Molekülen, wann immer möglich, Standardwerte einnehmen. Sterische Wechselwirkungen, d. h. die Abstoßung zweier nicht direkt miteinander verknüpfter Atome, können dazu führen, daß bestimmte Bindungslängen und -winkel nicht ihre Idealwerte einnehmen können. Diese abstoßenden Wechselwirkungen werden auch als van-der-Waals-Wechselwirkungen bezeichnet. Im Jahr 1946 wurde zum ersten Mal vorgeschlagen, daß die Verwendung der drei Terme **van-der-Waals-Wechselwirkung**, **Bindungsstreckung** und **Winkeldeformation** ausreichen sollte, um die Struktur und Energie von Molekülen zu berechnen. Allerdings war zu diesem Zeitpunkt die Durchführung der entsprechenden Rechnungen noch extrem schwierig. Erst mit der Verfügbarkeit von Computern gewannen die Molekülmechanikrechnungen an Bedeutung. Ein typisches, heute verwendetes Kraftfeld enthält zusätzlich zu den ursprünglich vorgeschlagenen drei Termen mindestens einen zusätzlichen Beitrag, der die Verdrehung von Diederwinkeln berücksichtigt (Abb. 15.1).

Die Ableitung eines Kraftfelds erfolgt durch Kalibrierung an experimentellen Daten und aus den Resultaten möglichst genauer quantenmechanischer Rechnungen. Hierzu dienen vor allem 3D-Strukturen kleiner Moleküle, sowie aus Infrarot- und Ramanspektren abgeleitete Kraftkonstanten. Es ist klar, daß für eine Einfachbindung zwischen zwei Kohlenstoffatomen andere Parameter verwendet werden müssen

$$E = E_{\text{Bindungslänge}} + E_{\text{Bindungswinkel}} + E_{\text{Torsion}} + E_{\text{nichtkovalent}}$$

$$E = \frac{1}{2} \sum_{\text{Bindungen}} K_{\text{b}}(b - b_0)^2$$

$$+ \frac{1}{2} \sum_{\text{Bindungswinkel}} K_{\Theta}(\Theta - \Theta_0)^2$$

$$+ \frac{1}{2} \sum_{\text{Torsionswinkel}} K_{\Phi}(1 + \cos(n\Phi - \delta))$$

$$+ \sum_{\substack{\text{nichtgebundene} \\ \text{Atompaare}}} (A_{ij}r_{ij}^{-12} - C_{ij}r_{ij}^{-6} + q_i q_j / D r_{ij})$$

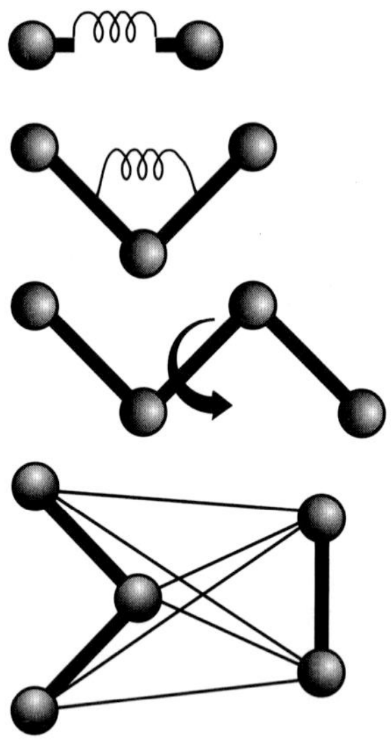

Abb. 15.1 E ist die Gesamtenergie eines Moleküls oder eines Komplexes aus mehreren Molekülen. Sie setzt sich aus mehreren Beiträgen zusammen. Der erste Term beschreibt die Energieänderung bei Dehnung oder Stauchung einer chemischen Bindung. Im vorgestellten Beispiel handelt es sich um ein sogenanntes harmonisches Potential mit der Kraftkonstanten K_{b} und der Gleichgewichtsbindungslänge b_0 als Parameter. Die Energie als Funktion der Bindungswinkel Θ wird durch den zweiten Term erfaßt. Auch hier wird ein harmonisches Potential mit einer Kraftkonstanten K_{Θ} und einem Gleichgewichtswert Θ_0 verwendet. Der dritte Beitrag beschreibt die Änderung der Energie bei der Änderung der Torsionswinkel und der letzte Term steht für nichtkovalente Wechselwirkungen. Für diesen letzten Beitrag wird eine Summe aus drei Termen verwendet. Der erste Term A_{ij}/r_{ij}^{12} ist immer positiv und steigt mit abnehmendem Abstand schnell an. Er beschreibt die Abstoßung zwischen Atomen, die sich zu nahe kommen. Der Parameter A_{ij} ist proportional zur Summe der Atomradien der Atome i und j. Der Beitrag $-C_{ij}/r_{ij}^6$ ist immer negativ und geht mit zunehmendem Abstand r_{ij} gegen Null, wenn auch nicht ganz so schnell wie der Abstoßungsterm. Er beschreibt anziehende Wechselwirkungen, die auch als Dispersionswechselwirkungen bezeichnet werden. Zwischen polaren Molekülen existieren weitere anziehende Wechselwirkungen, die ebenfalls proportional zu $1/r_{ij}^6$ sind (Potentialverlauf siehe Abschnitt 21.4, Abb. 21.2). Der letzte Term $q_i q_j / D r_{ij}$ beschreibt die elektrostatischen Wechselwirkungen, dargestellt mit einem Punktladungsmodell (Potentialverlauf siehe Abschnitt 21.4, Abb. 21.2). D ist die Dielektrizitätskonstante. Die nichtkovalenten Beiträge zur Gesamtenergie, ohne den elektrostatischen Term, werden auch als **van-der-Waals-Energie** bezeichnet.

als für eine Doppelbindung. Daher werden in einem Kraftfeld mehrere unterschiedliche Atomtypen pro Element verwendet. Kristallpackungen kleiner organischer Moleküle können zur Ableitung der Parameter für nichtbindende Wechselwirkungen herangezogen werden. Die neueste Version des an der University of California in San Francisco entwickelten AMBER-Kraftfelds verwendet allein für Kohlenstoff die in Tabelle 15.2 aufgeführten 13 Atomtypen. Dies ist eine beachtliche Anzahl. Trotzdem sind Fälle offensichtlich, für die keine Parameter vorliegen. Beispielsweise gibt es keinen speziellen Atomtyp für dreifach gebundene Kohlenstoffatome, weil diese in Proteinen und DNA-Molekülen nicht vorkommen.

Tabelle 15.2 Atomtypen für Kohlenstoff im AMBER-Kraftfeld

CT	sp^3-Kohlenstoff
C	Carbonyl-sp^2-Kohlenstoff
CA	Aromatischer-sp^2-Kohlenstoff
CM	doppelt gebundener sp^2-Kohlenstoff
CC	Aromatischer sp^2-Kohlenstoff in fünfgliedrigem Ring benachbart zu N, mit einem Substituenten
CV	Aromatischer sp^2-Kohlenstoff in fünfgliedrigem Ring benachbart zu C und unprotoniertem N
CW	Aromatischer sp^2-Kohlenstoff in fünfgliedrigem Ring benachbart zu C und protoniertem N
CR	Aromatischer sp^2-Kohlenstoff in fünfgliedrigem Ring benachbart zu zwei Stickstoffatomen
CB	Aromatischer sp^2-Kohlenstoff auf Naht zwischen fünfgliedrigem und sechsgliedrigem Ring (z. B. in Seitenkette von Tryptophan)
C*	Aromatischer sp^2-Kohlenstoff in fünfgliedrigem Ring benachbart zu zwei Kohlenstoffatomen
CN	Aromatischer sp^2-Kohlenstoff auf Naht zwischen fünfgliedrigem und sechsgliedrigem Ring und benachbart zu CH und NH
CK	Aromatischer sp^2-Kohlenstoff in fünfgliedrigem Ring zwischen N und N-R
CQ	Aromatischer sp^2-Kohlenstoff in sechsgliedrigem Ring zwischen zwei unprotonierten Stickstoffatomen

15.5 Fallstricke bei der Durchführung von Kraftfeldrechnungen

Kraftfeldrechnungen können viele interessante Einsichten in 3D-Strukturen von Molekülen und ihre Beziehungen zur biologischen Aktivität liefern. Allerdings ist bei der Durchführung solcher Rechnungen auf einige Probleme zu achten. Die beiden wichtigsten sind

- die Wahl des Systems und
- die Wahl der Startgeometrie.

Zunächst zur Wahl des Systems. Im biologischen System befinden sich sowohl der Wirkstoff als auch das Protein in Wasser. Also sollte die Kraftfeldrechnung auch den Einfluß des Lösungsmittels berücksichtigen. Häufig unterbleibt dies, um Rechenzeit einzusparen. Ohne Wassermoleküle gibt es natürlich auch keine Wechselwirkung mit dem Lösungsmittel, insbesondere keine Wasserstoffbrücken (vgl. Abschnitt 16.5). Wenn wir bedenken, daß polare Wechselwirkungen sehr stark sind (Abschnitt 5.3), bedeutet dies, daß bei der Optimierung eines einzelnen Moleküls nur intramolekulare Wasserstoffbrücken ausgebildet werden können. Ohne Wasser sind diese energetisch begünstigt und die Kraftfeldrechnung wird unweigerlich zu einer Konformation mit intramolekularen H-Brücken führen. Bei Kraftfeldrechungen ohne Wasser sollte man also immer prüfen, ob die Bildung solcher intramolekularer H-Brücken kein unrealistisches Artefakt ist. In einem solchem Fall muß die Rechnung mit Wassermolekülen wiederholt werden.

Der zweite häufig gemachte Fehler betrifft die Wahl der Startgeometrie. Eine Kraftfeldrechnung führt zu einer Energieminimierung. Ausgehend von einer energetisch ungünstigen Geometrie führt die Kraftfeldrechnung energetisch bergab, zum nächsten lokalen Minimum auf der Energiehyperfläche. Startet man von zwei unterschiedlichen Geometrien, so können auch die minimierten Strukturen unterschiedlich sein (Abschnitt 16.2). Die meisten Moleküle und erst recht Protein-Wirkstoff-Komplexe können viele energetisch günstige Konformationen einnehmen. Im Zweifelsfall sollte man also mehrere Kraftfeldrechnungen durchführen, die mit unterschiedlichen Startgeometrien beginnen.

15.6 Quantenmechanische Rechenverfahren

In quantenmechanischen Ansätzen wird die elektronische Struktur von Molekülen mit der **Schrödinger-Gleichung** berechnet. Ihre exakte Lösung ist allerdings nur für triviale Fälle, wie z. B. für das Wasserstoff-Molekülion möglich. Für Moleküle mit mehreren Elektronen ist man zur Lösung des quantenmechanischen Vielteilchenproblems auf Näherungen angewiesen. Die am häufigsten benutzte Näherung ist das sogenannte **Hartree-Fock-Verfahren**. Hierbei wird das Vielteilchenproblem auf ein Einteilchen-Problem zurückgeführt. Die Summe der Elektron-Elektron-Wechselwirkungen eines Moleküls wird durch ein effektives Feld ersetzt, das sich schrittweise verfeinern läßt. Daher stammt auch der häufig benutzte Name SCF-Verfahren (engl. *self-consistent field*). Jedes Elektron „sieht" in diesem Modell neben dem Potential der Kerne das gemittelte Potential der übrigen Elektronen. Der Zustand jedes Elektrons eines Moleküls wird durch eine Einteilchen-Funktion, das sogenannte **Atom-** (AO) bzw. **Molekülorbital** (MO) beschrieben. Die Wellenfunktion des gesamten Moleküls wird als antisymmetrisches Produkt dieser vielen Orbitale angesetzt. Die Hartree-Fock-Gleichungen erhält man aus der Bedingung, daß optimal gewählte Orbitale zu einer minimalen Energie führen. Den wesentlichen Fehler des Hartree-Fock-Ansatzes, nämlich die Vernachlässigung der Elektronenkorrelation, kann man mit weitergehenden Verfahren korrigieren, wobei jedoch die Rechenzeit stark zunimmt.

Quantenmechanische *ab initio*-**Rechenverfahren** erlauben die Berechnung der Molekülstruktur und der Elektronendichteverteilung sowie molekularer Eigenschaften, ohne die in Kraftfeldverfahren notwendigen Annahmen. In vielen Fällen ist es z. B. schwierig, *a priori* Aussagen über den Hybridisierungsgrad von Atomen zu machen. Bei Aminen und Sulfonamiden ist es häufig nicht möglich, exakt vorherzusagen, ob sich die an das Stickstoffatom gebundenen Atome in einer Ebene befinden oder ob sich das Stickstoffatom in einer mehr tetraedrischen Umgebung befindet. Bei einer Kraftfeldrechnung muß man sich bereits vor ihrer Durchführung entscheiden, welchen Atomtyp man dem Atom zuweisen will. Hat man den falschen Atomtyp gewählt, so ist die resultierende Struktur natürlich unsinnig. Quantenmechanische Rechnungen benötigen keine solchen Annahmen.

Die meisten derzeit gebräuchlichen Kraftfelder verwenden ein Punktladungsmodell zur Beschreibung der elektrostatischen Wechselwirkungen. Eine falsche Wahl der Ladungen führt zu unzuverlässigen Resultaten. Problematisch sind hier besonders solche funktionellen Gruppen, für die im Kraftfeld keine Parameter vorhanden sind. Eine Möglichkeit zur Ableitung der Atomladungen besteht in der quantenmechanischen Berechnung des elektrostatischen Potentials eines kleinen Moleküls, das die fragliche Gruppe enthält. Anschließend wird ein Satz von Partialladungen auf den Atomkernen so gewählt, daß das quantenmechanisch berechnete Potential möglichst gut wiedergegeben wird. Die Ladungen können dann in einer Kraftfeldrechnung an großen Systemen verwendet werden.

Eine weitere wichtige Anwendung quantenmechanischer Rechnungen im Wirkstoffdesign besteht in der Berechnung von Konformationsenergien kleiner Moleküle zur Kalibrierung von Kraftfeldern. So verwenden alle in den letzten fünf Jahren neu entwickelten Peptid- und Proteinkraftfelder quantenmechanisch berechnete Konformationsenergien kleiner Peptide.

Quantenmechanische Verfahren sind im Gegensatz zu den Kraftfeldmethoden in der Lage, Verschiebungen der Elektronendichte durch den Einfluß benachbarter Gruppen zu berücksichtigen. Beispielsweise sind in einer α-Helix alle Amid-Dipole gleichsinnig orientiert, so daß sie sich zu einem beachtlichen Gesamtdipolmoment summieren. Es ist klar, daß dieser große zusammengesetzte Dipol andere Gruppen, die sich am Ende der Helix befinden, polarisiert. Solche induzierten Dipole können von Kraftfeldverfahren bisher nicht beschrieben werden, sind aber für quantenmechanische Ansätze kein Problem. Ein weiteres wichtiges Anwendungsgebiet sind chemische Reaktionen, für die Kraftfelder bis auf wenige Spezialfälle noch nicht parametrisiert wurden. Hier sind quantenmechanische Verfahren die einzige Möglichkeit zur theoretischen Beschreibung.

Quantenmechanische Verfahren sind wesentlich aufwendiger als Kraftfeldverfahren. Die genauesten Methoden, die allerdings auch die meiste Rechenzeit verschlingen, sind die sogenannten **ab initio-Verfahren**. Bis vor ca. 10 Jahren war die Anwendbarkeit der *ab initio*-Verfahren wegen des enormen Speicherplatzbedarfs auf Systeme bis ca. 10–30 Atome begrenzt. Einen Durchbruch haben hier die sogenannten **direkten Verfahren** gebracht, bei denen die Anforderung an den verfügbaren Speicherplatz drastisch reduziert ist. Besonders hervorzuheben ist das an der Universität Karlsruhe von Reinhart Ahlrichs und Mitarbeitern entwickelte Programm TURBOMOLE. Dieses Programm erlaubt die Durchführung von *ab initio*-Rechnungen an Systemen mit bis zu 200 Atomen auf einer UNIX-Workstation. Daneben gibt es andere, weniger rechenintensive Verfahren. Bei den **semiempirischen Methoden** werden gewisse Integrale, deren Bestimmung bei den *ab initio*-Verfahren der geschwindigkeitsbestimmende Schritt ist, durch einfach auszurechnende Näherungen ersetzt. Die dadurch erzielte drastische Reduzierung der Rechenzeit, bei allerdings reduzierter Genauigkeit, ermöglicht eine routinemäßige Anwendung semiempirischer Rechnungen auf Wirkstoffmoleküle. Für die Geometrieoptimierung eines Moleküls mit 20–30 Atomen werden auf einer Workstation bei einer Kraftfeldrechnung wenige Sekunden, mit einem semiempirischen Verfahren wenige Minuten und mit einem *ab initio*-SCF-Verfahren einige Stunden benötigt.

15.7 Berechnung und Analyse von Moleküleigenschaften

Das Resultat einer Molekülmechanikrechnung ist zunächst ein Satz von Atomkoordinaten, der die dreidimensionale Gestalt des Moleküls definiert. Was kann man damit anfangen? Eine wichtige Anwendung der Kraftfeldrechnungen ist die Ermittlung von Konformationsenergien. Darunter wird die relative Energie einer Molekülkonformation im Vergleich zu einer anderen verstanden. So gibt es beispielsweise für das Molekül *n*-Butan die *trans*- und *gauche*-Konformationen (Abschnitt 16.1). Die experimentell ermittelte Energiedifferenz beträgt 3,8 kJ/mol. Mit dem sogenannten MM3-Kraftfeld von Allinger erhält man für diese beiden Konformationen einen Unterschied von 3,4 kJ/mol. Nun ist *n*-Butan kein besonders aufregendes Molekül. Allerdings kann man erwarten, daß ein Kraftfeld, das kleine Moleküle korrekt beschreiben kann, auch bei größeren Wirkstoffmolekülen eingesetzt werden kann, wenn in diesen ähnliche Bindungsverhältnisse herrschen. So ist MM3 auch in der Lage, die Bindungslängen und -winkel in Steroiden genau vorherzusagen.

Zwei Moleküleigenschaften sind besonders wichtig: die Molekülgröße bzw. Molekülgestalt und die elektrostatischen Eigenschaften. Zunächst zur Frage: Wie sieht ein Molekül aus? Alle derzeit gebräuchlichen Graphikprogramme verfügen über mehrere unterschiedliche Darstellungsformen für 3D-Strukturen. Die wichtigsten sind in Abbildung 15.2 zusammengestellt.

Die in der Praxis am häufigsten verwendete Darstellungsform ist die einfache Strichdarstellung (Dreiding-Modell). Sie stellt die geringsten Anforderungen an die Graphikleistung des Rechners. Eine populäre Form der Darstellung sind Kalottenmodelle, die eine Darstellung der **van-der-Waals-Oberfläche** eines Moleküls liefern. Hier wird um jeden Atomkern eine Kugel gezeichnet, deren Größe dem van-der-Waals-Radius entspricht. Die Werte für die van-der-Waals-Radien werden aus Kristallpackungen abgeleitet. Jedes Modellingprogramm ver-

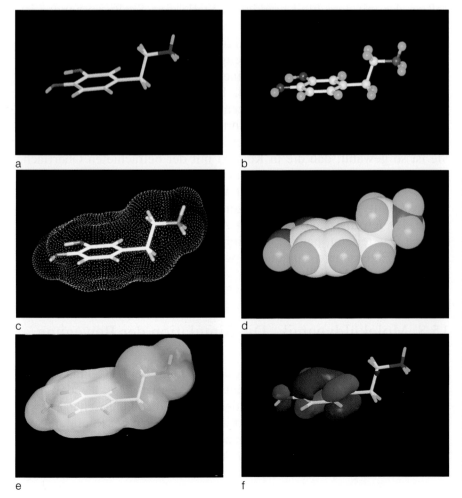

Abb. 15.2 Verschiedene computergraphische Darstellungen von Dopamin (Abschnitt 1.4, Formel **1.13**). Kohlenstoffatome sind weiß gefärbt, Wasserstoffatome hellblau, Stickstoffatome blau und Sauerstoffatome rot. (a) Dreidingmodell. (b) Kugel-und-Stab-Darstellung (*ball and stick*). (c)Lösungsmittelzugängliche Oberfläche. (d) Kalottenmodell (CPK-Darstellung). (e) Elektrostatisches Potential auf der Oberfläche (positiv geladene Bereiche blau, negativ geladene Bereiche rot gefärbt). (f) Höchstes besetztes Molekülorbital (HOMO). In den blauen bzw. roten Bereichen weist die Wellenfunktion ein unterschiedliches Vorzeichen auf.

a

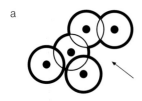

b

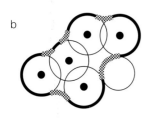

c

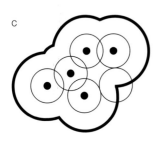

Abb. 15.3 Definitionen der molekularen Oberfläche: (a) van-der-Waals-Oberfläche. An der durch einen Pfeil markierten Stelle befindet sich eine Höhle, die jedoch zu schmal ist, um ein Wassermolekül aufzunehmen. (b) Lösungsmittelzugängliche Oberfläche. (c) Lee-Richards-Oberfläche.

fügt über die Fähigkeit, solche van-der-Waals-Oberflächen darzustellen. Eine entsprechende Darstellung wird auch als CPK-Modell (benannt nach den Wissenschaftlern Corey, Pauling und Koltun) bezeichnet. Entsprechende mechanische Modellbausätze sind seit langer Zeit im Handel. In seinem Vortrag anläßlich der Verleihung des Nobelpreises beschreibt Donald Cram 1988 die Verwendung von CPK-Modellen in seinem Labor: *„Von Anfang an benutzten wir Corey-Pauling-Koltun-Molekülmodelle. Sie dienten als eine Art Kompaß auf einem kartographisch noch nicht vermessenen Meer voller synthetischer Zielmoleküle. Hunderte von Stunden haben wir damit verbracht, CPK-Modelle potentieller Komplexe zu bauen, um daraus eine Hitliste von Forschungszielen zu erstellen."*

Daneben gibt es noch andere Definitionen der Oberfläche, die in Abbildung 15.3 gezeigt sind. Für Proteine hat sich besonders die „lösungsmittelzugängliche Oberfläche" (engl. **solvent accessible surface**) bewährt. Sie wird in den meisten der in diesem Buch verwendeten Proteindarstellungen als gepunktete Oberfläche angegeben. Die van-der-Waals-Oberfläche in Abbildung 15.3 vermittelt den Eindruck, daß an der mit dem Pfeil markierten Stelle eine Spalte vorhanden ist. Allerdings ist diese Spalte so eng, daß kein Atom hineinpaßt. Die van-der-Waals-Oberfläche berücksichtigt dies nicht. Eine lösungsmittelzugängliche Oberfläche wird erzeugt, indem eine Kugel mit 1,4 Å Radius, entsprechend der Größe eines Wassermoleküls, über die Oberfläche des Moleküls gerollt wird. Diese Oberfläche ist viel glatter. Noch vorhandene Höhlen bedeuten, daß dort auch wirklich kleine Moleküle, zumindest ein Wassermolekül, hineinpassen. Weniger gebräuchlich, jedoch sehr hilfreich ist die Lee-Richards-Oberfläche. Sie ist so gewählt, daß die in Kontakt mit der betrachteten Oberfläche stehenden Ligandenatome direkt auf dieser Fläche liegen.

Die Oberfläche kann eingefärbt werden. Beispielsweise kann man jedem Atomtyp eine Farbe zuweisen und dann für die Oberfläche die Farbe des jeweils nächstliegenden Atoms verwenden. Sehr instruktiv ist eine Darstellung, bei der die Moleküloberfläche entsprechend einer anderen Eigenschaft eingefärbt wird, z.B. dem elektrostatischen Potential eines Moleküls.

15.8 Moleküldynamik: Die Simulation der Bewegung

Alle uns interessierenden Vorgänge laufen nicht bei 0 Kelvin, sondern bei Körpertemperatur, etwa 310 Kelvin ab. Es ist also klar, daß nicht nur die potentielle Energie sondern auch die kinetische Energie berücksichtigt werden muß. Moleküle bewegen sich bei Raumtemperatur. Sie diffundieren und sie ändern ihre Gestalt, da sie unterschiedliche Konformationen einnehmen können. Bei der Protein-Ligand-Wechselwirkung spielt die Flexibilität beider Partner eine wichtige

Rolle. Vorraussetzung für die Bindung des Liganden ist, daß er eine Konformation einnehmen kann, die der Gestalt der Proteinbindetasche entspricht. Umgekehrt sind auch Proteine in gewissem Umfang flexibel. Zum Beispiel können an der Oberfläche befindliche Seitenketten unterschiedliche Konformationen einnehmen oder ganze Domänen können sich relativ zueinander bewegen.

Die **Moleküldynamiksimulation (MD)** ist ein theoretisches Verfahren zur Beschreibung dieser Effekte. Das Prinzip der Moleküldynamiksimulation besteht darin, die Bewegung einer endlichen Zahl von Atomen bzw. Molekülen ($10-10^5$) unter der Einwirkung des gewählten Kraftfelds zu verfolgen. Bei der Rechnung wird angenommen, daß die Wechselwirkung zwischen den Teilchen den Gesetzen der klassischen Mechanik folgt. Die Newtonschen Bewegungsgleichungen werden hierbei mit einem numerischen Verfahren schrittweise für alle Teilchen gleichzeitig gelöst. Meist wird angenommen, daß die zwischen zwei Teilchen wirkende Kraft nicht von weiteren Teilchen beeinflußt wird.

In der Praxis geht man so vor, daß zunächst eine Startgeometrie erzeugt wird (Abb. 15.4). Ist eine experimentell bestimmte Struktur, z. B. eines Protein-Ligand-Komplexes, verfügbar, so wird man von dieser ausgehen. Dann muß festgelegt werden, in welchem Umfang die Solvathülle berücksichtigt werden soll. Geht es nur um die Bindetasche, dann mag es ausreichen, nur diese mit Wassermolekülen zu füllen. Ist man an der Dynamik des ganzen Proteins bzw. Komplexes interessiert, so wird man das Molekül auch außen mit Wassermolekülen umgeben. Häufig wird das Protein in einen Kasten gesetzt, der mit Wassermolekülen gefüllt ist. Zur Vermeidung von Randeffekten wird ein Trick verwendet, die sogenannten periodischen Randbedingungen. Zu Beginn der eigentlichen Simulation wird jedem Atom zufällig eine Startgeschwindigkeit zugewiesen. Die Geschwindigkeiten sind so gewählt, daß sie im Mittel der gewünschten Temperatur entsprechen. Dann wird für jedes Atom die Kraft ausgerechnet, die durch die umgebenden Atome auf dieses Teilchen einwirkt. Mit einer vorgegebenen Schrittweite wird die nächste Position errechnet, und so weiter. Die Schrittweite beträgt typischerweise 1 Femtosekunde (1 fsec = 10^{-15} Sekunden). Diese kleine Schrittweite ist notwendig, da es auf molekularer Ebene viele extrem schnell ablaufende Prozesse gibt. Auf den derzeit leistungsfähigsten Computern können bis zu 10^7 Schritte berechnet werden, d. h. die Bewegung eines komplexen molekularen Systems kann über einen Zeitraum von bis zu zehn Nanosekunden verfolgt werden. Ein solcher berechneter Bewegungsablauf wird auch als **Trajektorie** bezeichnet. Zehn Nanosekunden sind ausreichend, um die Bewegung von Seitenketten und sogar von Proteindomänen zu verfolgen. Sie reichen aber nicht aus, um die Diffusion eines Wirkstoffs in die Bindetasche zu verfolgen. Auf keinen Fall kann die Faltung eines Proteins simuliert werden. Zum Vergleich: Die zur Faltung eines Proteins benötigte Zeit liegt zwischen zwanzig Millisekunden und einer Stunde.

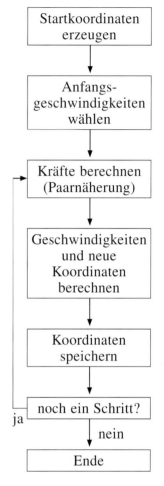

Abb. 15.4 Schematischer Ablauf einer Moleküldynamiksimulation. Die Startgeometrie ist entweder eine experimentell bestimmte Struktur oder eine durch Kraftfeldrechnung optimierte Geometrie. Jedem Atom wird eine passende Anfangsgeschwindigkeit zugewiesen. Mit diesen Startbedingungen werden dann schrittweise die Bewegungsgleichungen gelöst und die Koordinaten periodisch abgespeichert.

Noch eine weitere Anwendung der MD-Simulation, die Berechnung von Bindungsaffinitäten, soll hier erwähnt werden. Im Prinzip läßt sich die freie Enthalpie G für ein gegebenes System berechnen. Im Zusammenhang mit Protein-Ligand-Wechselwirkungen sind besonders Differenzen der freien Bindungsenergien verschiedener Liganden von Interesse. In der Praxis hat sich allerdings gezeigt, daß sich nur Differenzen der Bindungsenthalpien zwischen sehr ähnlichen Liganden, die sich z. B. um eine zusätzliche Methylgruppe voneinander unterscheiden, berechnen lassen. Weitere technische Probleme, wie beispielsweise sehr lange Rechenzeiten, schränken den Anwendungsbereich dieser Methode derzeit noch stark ein.

15.9 Die Dynamik eines kleinen Peptids in Wasser

Die wichtigste Anwendung der moleküldynamischen Simulation ist sicher die Verfolgung der Bewegung eines oder mehrerer Moleküle in Lösung. Zum Beispiel kann man an einem Protein-Ligand-Komplex die Frage untersuchen, welche Teile der Proteinbindetasche bzw. des Liganden im Komplex starr bleiben und welche flexibel sind.

Die Anwendung der MD-Simulation soll hier mit einem einfachen Beispiel vorgestellt werden. N-Acetylalanin-N'-methylamid **15.1** (Ac-Ala-NHMe) ist ein häufig untersuchtes Modell für ein Dipeptid. Mit allen wichtigen Kraftfeldern wurden die lokalen Minima berechnet. Nimmt man an, daß die Amidbindungen immer in der energetisch günstigen *trans*-Konformation bleiben, dann verfügt dieses Molekül nur über zwei drehbare Bindungen. Jede Konformation des Moleküls ist also durch ein bestimmtes Wertepaar für ϕ und ψ charakterisiert. Ac-Ala-NHMe kann mehrere energetisch günstige Konformationen einnehmen, die auch den in Proteinen gefundenen Konformationen der Aminosäuren entsprechen. Um die Bewegung eines Peptids in Wasser zu verfolgen, wird das Molekül in einen Kasten gesetzt, der mit Wassermolekülen aufgefüllt wird. Nach einer Phase von 40 Pikosekunden zur Einstellung des Gleichgewichts wird die Bewegung des Systems über einen Zeitraum von 80 Pikosekunden verfolgt. Die Koordinaten werden periodisch abgespeichert. Das Molekül ändert ständig seine Konformation, wobei bevorzugt helicale ($\psi = -30°$ bis $-60°$, $\phi = -60°$ bis $-90°$) oder faltblattartige Konformationen ($\psi = 90°$ bis $150°$, $\phi = -120°$ bis $-150°$) eingenommen werden (Abb. 15.5). Interessanterweise sind dies auch die Konformationen, die Alanin und viele andere Aminosäuren in Proteinen einnehmen.

MD-Simulationen können auch zur Konformationsanalyse (Kapitel 16), d. h. zur Berechung energetisch günstiger Konformationen eingesetzt werden. Mit dem Computer ist es kein Problem, eine starke Temperaturerhöhung zu simulieren. Dadurch ändert ein Molekül häufiger seine räumliche Gestalt und die Suche nach alternativen Konformationen wird effizienter.

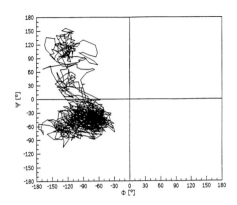

Abb. 15.5 Die bei einer Moleküldynamiksimulation verfolgte Bewegung von Ac-Ala-NHMe **15.1** in Wasser wird als Linienzug in einem sogenannten Ramachandranplot (vgl. Abschnitt 14.1, Abb. 14.2) dargestellt. Es ist zu erkennen, wie das Peptid im Verlauf der Simulation mehrmals von der Faltblattkonformation in die helicale Konformation übergeht.

15.10 Modell und Simulation: Wo liegt der Unterschied?

Zum Schluß dieses Kapitels sollen kurz die Begriffe Modell und Simulation einander gegenübergestellt werden. **Molekülmodelle** werden verwendet, um Fragestellungen nachzugehen, die experimentell nicht oder nur schwierig zu klären sind. Welche unterschiedlichen Konformationen kann ein Molekül einnehmen? Diese Frage ist derzeit experimentell nur schwer zu beantworten. Paßt ein möglicher Wirkstoffkandidat in eine Protein-Bindetasche? Auch diese Frage ist nur mittels aufwendiger Experimente zu beantworten. Die Verwendung von Modellen ist ein elementarer Bestandteil jeder naturwissenschaftlichen Disziplin. Besonders in der Chemie haben Modelle immer eine zentrale Rolle gespielt. In den Kapiteln 24 bis 29 wird gezeigt, wie auf den Kristallstrukturen von Protein-Ligand-Komplexen aufbauende Modelle wichtige Beiträge zum Wirkstoffdesign liefern.

Der Begriff **Simulation** bezeichnet das Rechnen mit Modellen. Auf dem Computer lassen sich für ein gegebenes mathematisches Modell mehrere Optionen oder Variablenkombinationen rasch durchspielen. Solche Untersuchungen können zu einem besseren Verständnis des Systems wesentlich beitragen. Computersimulationen sind neben Theorie und Experiment als dritte Säule der exakten Wissenschaften bezeichnet worden.

Für den Bereich des Wirkstoffdesigns sei aber vor zu hohen Erwartungen gewarnt! Es darf nicht übersehen werden, daß die Durchführung einer sinnvollen Simulation voraussetzt, daß die zugrundeliegenden Modelle genau sind und ihre Anwendungsgrenzen gut verstanden sind. Diese Voraussetzung ist für viele Bereiche der Ingenieurwissenschaften wohl hinreichend gut erfüllt, so daß die Simulation beim Entwurf neuer Autos oder Chips eine wichtige Rolle spielt. In der Chemie liegen die Dinge leider komplizierter. Die uns derzeit zur Verfügung stehenden Molekülmodelle erlauben die Aufstellung von Rangfolgen zur Synthese anstehender Verbindungen. Sie können auch zum Entwurf neuer Liganden mit verbesserten Bindungseigenschaften benutzt werden. Allerdings sind die Modelle derzeit noch nicht genau genug, um detaillierte Simulationen eines Protein-Ligand-Komplexes mit einer ausreichenden Genauigkeit zur Ermittlung der Bindungsenergie zu erlauben. In Anbetracht der Wichtigkeit dieses Arbeitsgebiets kann das eigentlich nur bedeuten, daß noch mehr Anstrengungen zur Entwicklung besserer Modelle unternommen werden müssen.

Allgemeine Literatur

K. B. Lipkowitz und D. B. Boyd, Hrsg., Reviews in Computational Chemistry, VCH, Weinheim, 1990 ff.

U. Burkert und N. L. Allinger, Molecular Mechanics, ACS Monograph **177**, American Chemical Society, Washington, 1982

P. Birner, H. J. Hofmann und C. Weis, MO-theoretische Methoden in der organischen Chemie, Akademie-Verlag, Berlin, 1979

G. Barnickel, Molecular Modelling – von der Theorie zur Wirklichkeit, Chemie in unserer Zeit **29**, 176-185 (1995)

R. W. Kunz, Molecular Modelling für Anwender, Teubner Studienbücher, 1991

J. M. Goodfellow, Hrsg., Computer Modelling in Molecular Biology, VCH, Weinheim, 1995

W. F. van Gunsteren und P. K. Weiner, Computer Simulations of Biomolecular Systems, ESCOM, Leiden, 1989

Spezielle Literatur

E. Fischer, Aus meinem Leben, Springer, Berlin, 1922, S. 134

J. D. Watson, Die Doppel-Helix, Rowohlt, Hamburg, 1969

D. J. Cram, Von molekularen Wirten und Gästen sowie ihren Komplexen, Angew. Chem. **100**, 1041–1052 (1988)

B. Pullman, Molecular Modelling, With or Without Quantum Chemistry, in: Modelling of Molecular Structures and Properties, J. L. Rivail, Hrsg., Studies in Physical and Theoretical Chemistry, Band **71**, S. 1–15, Elsevier, Amsterdam, 1990

W. D. Cornell et al., A Second Generation Force Field for the Simulation of Proteins, Nucleic Acids, and Organic Molecules, J. Am. Chem. Soc. **117**, 5179–5197 (1995)

K. Rommel-Möhle und H. J. Hofmann, Conformation Dynamics in Peptides: Quantum Chemical Calculations and Molecular Dynamics Simulations on N-Acetylalanyl-N'-methylamide, J. Mol. Struct. (THEOCHEM) **285**, 211–219 (1993)

16. Konformationsanalyse

Schon beim Zusammenstecken eines mechanischen Molekülmodells läßt sich feststellen, daß man um einzelne Bindungen drehen kann. Man gibt dem Molekül dabei eine andere Gestalt, oder wie der Chemiker sagt, man überführt es in eine andere **Konformation**. In einem realen Molekül sind die Drehungen um diese Bindungen nicht völlig frei. Sie unterliegen einem Potential, das Molekül „rastet" während der Drehungen bei bestimmten Winkeln in energetisch günstigen Lagen ein. Den einfachsten Fall stellt *n*-Butan dar (Abb. 16.1). Der zentrale **Torsionswinkel** gibt die relative Stellung der beiden Bindungen zu den Methylgruppen an. Dreht man *n*-Butan aus der „*trans*"-Lage bei 180° heraus, so stehen bei 120° und 240° eine Methylgruppe am „vorderen" und ein Wasserstoffatom am „hinteren" Kohlenstoff auf Deckung (engl. *eclipsed*). Sie kommen sich nahe, daher ist diese Geometrie aus sterischen Gründen ungünstig. Bei 60° und 300° stehen die Reste wieder auf Lücke, eine gestaffelte, energetisch günstigere Situation ist erreicht (engl. *staggered*). Durch die räumliche Nachbarschaft der Methylgruppen, die jetzt, wie man sagt, „*gauche*" zueinander stehen, ist diese Geometrie aber etwas ungünstiger als die *trans*-Anordnung. Noch ungünstiger wird die Situation, wenn die beiden Methylgruppen hintereinander auf Deckung stehen (0°, 360°). Drehungen um die Bindungen zu den endständigen Methylgruppen beeinflussen die Konformationsenergie nur geringfügig.

16.1 Viele drehbare Bindungen erzeugen große konformelle Vielfalt

Je nachdem, welche Atome und Gruppen an einer drehbaren Bindung beteiligt sind, können die Potentialverläufe eine Vielzahl von Maxima und Minima entlang einer vollen Umdrehung aufweisen. Sie liegen, relativ zueinander, auf unterschiedlichen Energieniveaus. Das tiefste Minimum bezeichnet man als globales Minimum, die höherliegenden als lokale Minima. Ihre Kenntnis ist wichtig, da Moleküle vor allem

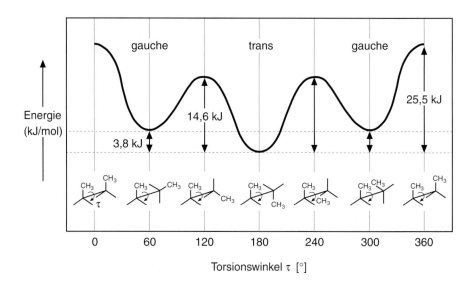

Abb. 16.1   Butan, $CH_3CH_2CH_2CH_3$, ist eine lineare Kette aus vier Kohlenstoffatomen. Stehen bei Drehungen um die zentrale C-C-Bindung die beiden terminalen Methylgruppen auf Deckung, so beträgt der Torsionswinkel der mittleren Bindung $0°$. Bei $60°$ halbiert die Bindung zur „hinteren" Methylgruppe den Winkel zwischen „vorderer" Methylgruppe und einem Wasserstoff. Diese Situation bezeichnet man als *gauche*-Anordnung. Bei $120°$ befinden sich eine Methylgruppe und ein Wasserstoffatom auf Deckung zueinander. Bei $180°$ stehen sich die endständigen Methylgruppen gegenüber. Hier ist die energetisch günstigste Lage, die *trans*-Anordnung, erreicht. Von nun an verläuft die Drehung spiegelsymmetrisch, um nach $360°$ wieder bei der Ausgangslage zu enden. Die Anordnung bei $120°$ und $240°$ ist gegenüber der Anordnung bei $180°$ energetisch um $14,6$ kJ/mol ungünstiger. Die *gauche*-Anordungen bei $60°$ und $300°$ stellen relative oder lokale Minima dar. Sie liegen um $3,8$ kJ/mol höher als das globale Minimum bei $180°$. Die Geometrie bei $0°$ und $360°$ ist am ungünstigsten und liegt um $25,5$ kJ/mol höher. Will man mit einem Minimierungsverfahren, das nur „bergab" laufen kann, die drei Minima der Potentialkurve erreichen, so kann man beispielsweise bei den Punkten $110°$, $130°$ und $350°$ starten.

Geometrien einnehmen, die Energieminima entsprechen. Rechnungen sind notwendig, um diese Minima zu finden. Ein möglicher Weg besteht in der systematischen Drehung um die drehbaren Bindungen, z. B. in $10°$-Schritten. Bei jedem Schritt wird die Energie des Moleküls mit einem Kraftfeld berechnet. Alle relativen Minima entsprechen möglichen Konformationen des Moleküls.

Die meisten Wirkstoffmoleküle besitzen viele Einfachbindungen und daher mehr als eine drehbare Bindung. Für jede dieser Bindungen kann der Torsionswinkel mehrere mögliche Werte einnehmen. Diese Werte sind für alle drehbaren Bindungen des Moleküls miteinander zu kombinieren. Die Zahl der möglichen Kombinationen steigt dadurch multiplikativ an. Das Molekül *n*-Hexan besitzt drei drehbare Bindungen. Nimmt man in Analogie zum *n*-Butan (Abb. 16.1) für jede drehbare Bindung drei Minima bei $\pm\,60°$, $180°$ und $300°$ an, so ergeben sich bereits $3\cdot3\cdot3 = 27$ Minima. Zur systematischen Suche nach diesen Minima in $10°$-Schritten sind aber schon $36\cdot36\cdot36 = 46\,656$ Einstellungen nötig. Im Prinzip muß man für jede Einstellung die Energie berechnen. Nicht alle Winkeleinstellungen werden zu sinnvollen Geometrien führen. Es kann passieren, daß sich Molekülteile durch Zurückfaltung miteinander überlagern müßten. Solche Kollisionen werden in einem Computerprogramm erkannt und die Geometrien von der weiteren Betrachtung ausgeschlossen. Man kann sich leicht vorstellen, daß mit einer steigenden Zahl von drehbaren Bindungen die Zahl der lokalen Minima und der einzustellenden Geometrien bei einer systematischen Suche gewaltig ansteigt.

16.2 Konformationen sind lokale Energieminima eines Moleküls

Im Kapitel 15 wurde gezeigt, daß man mit Hilfe eines Kraftfelds oder eines quantenmechanischen Verfahrens die Energie und Geometrie eines Moleküls berechnen kann. Das mathematische Verfahren, das eine Minimumstruktur sucht, kann auf einem Potentialgebirge nur „bergab" laufen (Abschnitt 15.5). Dazu soll nochmals das Potential des *n*-Butans betrachtet werden (Abb. 16.1). Startet man mit einem Winkel von 130°, so wird die Minimierung bei der *trans*-Geometrie enden. Beginnt man dagegen bei 110°, also bei einem nur 20° kleineren Winkel, so führt die Optimierung zur *gauche*-Anordnung. Damit sind zwei der drei möglichen Minima gefunden. Das dritte Minimum, das dem gespiegelten *gauche*-Konformeren entspricht, wird z. B. von einem Startpunkt bei 350° erreicht. Damit hat man für den einfachsten Fall alle möglichen Konformationen aufgefunden.

Wie geht man bei komplexeren Molekülen vor? Im Prinzip genauso. Da man meist nicht weiß, bei welchen Torsionswinkeln die einzelnen Einfachbindungen Potentialminima, d. h. stabile Konformationen aufweisen, muß mit einer Vielzahl von Startwinkeln für die einzelnen Bindungen begonnen werden. Von diesen Werten läuft die Minimierung stets „bergab". So findet man letztlich alle Minima der Potentialfläche. Die Kunst besteht in einer effizienten Auswahl der Startpunkte, von denen aus minimiert wird. Bei großen Molekülen ist dies ein sehr aufwendiges Verfahren. Es kommt der Aufgabe eines Wanderers gleich, in den Alpen das am tiefsten liegende Tal zu suchen.

Adenosinmonophosphat **16.1** soll als Beispiel dienen (Abb. 16.2). Die Analyse konzentriert sich auf den fünfgliedrigen RiboRing, die Bindung zum Stickstoff des Adenins und die drei Bindungen der Zukkerphosphat-Seitenkette. Welche Konformationen kann dieses Molekül einnehmen? Man dreht in 10°-Schritten um die offenkettigen Bindungen. Bei einer systematischen Suche für den Ribosering werden nur solche Anordnungen berücksichtigt, in denen sich der Ring schließen läßt. Um eine grobe Beschreibung für das Aussehen der erhaltenen Geometrien zu bekommen, wird der Abstand zwischen dem Zentrum

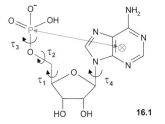

16.1

Abb. 16.2 In Adenosinmonophosphat **16.1** liegen ein konformell flexibler Ribosering und vier offenkettige Torsionswinkel τ_1–τ_4 vor. Bei einer Konformationsanalyse dreht man um jeden dieser Torsionswinkel. Um eine grobe Beschreibung der dabei erzielten Geometrien zu erhalten, wird der Abstand zwischen dem Phosphoratom in der Seitenkette und dem Zentrum des Adeningerüsts (⊗) vermessen.

des Adeningerüsts und dem Phosphoratom in jeder eingestellten Geometrie vermessen. Für die mehr als 300 000 generierten Geometrien liegt er zwischen 4,5 und 9,3 Å. Um eine Abschätzung des Energieinhalts eines Moleküls in einer beliebigen Geometrie zu erhalten, wird seine van-der-Waals-Energie (Kapitel 15) berechnet. Eine solche Berechnung läßt sich sehr schnell durchführen. Die 300 000 Geometrien fallen in den Bereich zwischen 0 und 64 kJ/mol. Die so generierten Strukturen befinden sich noch nicht in lokalen Potentialminima. Um diese zu erreichen, muß man alle Startstrukturen minimieren (vergl. Potentialkurve von Butan in Abb. 16.1). Die erhaltenen Konformationen werden miteinander verglichen, um festzustellen, ob eventuell gleiche Minima von verschiedenen Punkten aus erreicht wurden.

Bei 300 000 Startstrukturen ist dies ein ziemlich aufwendiges Unterfangen! Es kommt dem Ansinnen gleich, den Wanderer auf seiner Suche nach dem tiefsten Tal der Alpen jedes Planquadrat ablaufen zu lassen. Hoffentlich ist ihm ein langes Leben beschert, so daß er das Ergebnis seiner Suche noch erleben darf! Kann man diese Suche effektiver gestalten?

16.3 Wie kann man den Konformationsraum möglichst effektiv absuchen?

Manchmal ist Würfeln besser als systematisches Ausprobieren! Der Wanderer könnte zufällige Punkte in den Alpen auswählen, um von dort aus in das nächstliegende Tal abzusteigen. Mit etwas Glück findet er das tiefste Tal mit wesentlich geringerem Aufwand. In der Konformationsanalyse sind solche **Monte-Carlo-Verfahren** sehr beliebt. Dabei werden die Startwinkel für die Konformationssuche rein zufällig gewählt. Ein anderer Ansatz bedient sich der **Moleküldynamik**. Der Wanderer müßte dazu ein Flugzeug besteigen, das mit hoher Geschwindigkeit zwischen den Bergen kreuzt und vor jedem Hindernis seine Richtung ändert. Nach festen Zeitintervallen springt er vom Flugzeug ab und wandert nach der Landung in die Talsohle. Je höher das Flugzeug fliegt, desto weniger Bergspitzen stellen sich in den Weg und desto schneller wird es die Alpen flächendeckend durchkreuzen können. Im Rahmen der Moleküldynamik verfolgt man die Trajektorie (Abschnitt 15.8) eines Moleküls und speichert in festen Zeitintervallen Geometrien ab, um sie als Startpunkte für Energieminimierungen bei einer Konformationsanalyse zu verwenden. Durch Erhöhen der Temperatur (höheres Fliegen) kann man größere Bereiche des Konformationsraums in kürzeren Zeitabschnitten absuchen.

16.4 Muß man überall im Konformationsraum suchen?

Bisher lagen die betrachteten Moleküle nur im isolierten Zustand vor. Wie verhält sich ihre Flexibilität, wenn man sie in eine Umgebung, z. B. in die Bindetasche eines Proteins bringt? An ihrer konformellen Flexibilität ändert sich im Prinzip nichts. Es kann aber sein, daß die Minima wegen der sterischen und elektrostatischen Wechselwirkungen mit der Bindetasche an anderen Stellen liegen und andere relative Energien besitzen. Es fragt sich, ob man für einen Liganden, der sich in einer Bindetasche befindet, überhaupt in allen Bereichen der Torsionswinkel suchen muß. Kommen Energieminima bei bestimmten Torsionswinkeln bevorzugt vor, so ist es sinnvoll, die Suche auf diese Winkel zu beschränken. Der Wanderer könnte beispielsweise die Erkenntnis gewinnen, daß Ortschaften vermehrt in Tälern und kaum auf Bergspitzen oder an Abhängen liegen. Damit wären alle Ortschaften lohnende Ausgangspunkte für seine Minimumsuche.

Moleküle stehen in der Bindetasche eines Proteins unter dem Einfluß gerichteter Wechselwirkungen der dort befindlichen Aminosäuren. Ähnliche Verhältnisse gelten für ein Molekül in einem Kristallgitter. Dort wird seine Umgebung durch identische Nachbarmoleküle gebildet (Kapitel 13). Diese gehen mit dem Molekül, analog den Aminosäuren in der Bindetasche, gerichtete Wechselwirkungen ein. Interessanterweise ist die molekulare Packungsdichte im Inneren eines Proteins ähnlich der in Kristallgittern organischer Moleküle. Wie schon in Abschnitt 13.9 vorgestellt, sind die Kristallstrukturen einer Vielzahl organischer Moleküle bekannt und in einer Datenbank hinterlegt. Die Erfahrung zeigt aber leider, daß die Konformation eines flexiblen Moleküls in seiner Kristallstruktur oft nicht identisch oder auch nur ähnlich zur Geometrie des Moleküls in der Bindetasche eines Proteins ist. Entsprechendes gilt auch für die in Lösung vorliegenden Konformationen.

Die rezeptorgebundene Konformation eines Moleküls kann man also aus seiner niedermolekularen Kristallstruktur oder der Konformation in Lösung nicht eindeutig ableiten. Trotzdem läßt sich aus den Kristallstrukturen eine Menge lernen. Als Beispiel soll nicht das gesamte Molekül betrachtet werden, sondern nur einzelne Torsionswinkel. In Abbildung 16.1 ist die Potentialkurve für den zentralen Torsionswinkel des n-Butans dargestellt. Entnimmt man einer Datenbank niedermolekularer Kristallstrukturen die Winkel für C-CH_2-CH_2-C-Fragmente (Abb. 16.3), so fallen sie vor allem in Bereiche um die Potentialminima des n-Butans. Im Adenosinmonophosphat **16.1** liegen vier offenkettige Torsionswinkel, τ_1–τ_4, vor. So bildet die Verknüpfung zwischen dem Riboserung und dem Adeningerüst ein Fragment mit dem Torsionswinkel τ_4. Ein weiteres Fragment ist die Phosphatgruppe mit dem Sauerstoff und dem benachbarten Kohlenstoff in der Kette (τ_3). In der Datenbank kommt dieses Fragment in einer Vielzahl unter-

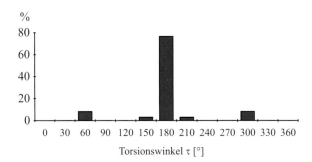

Abb. 16.3 Für das C-CH$_2$-CH$_2$-C-Fragment findet man in der Datenbank niedermolekularer Kristallstrukturen eine Werteverteilung der Torsionswinkel, die Häufungen bei 60°, 180° und 300° aufweist. Die meisten Werte werden bei 180° gefunden. Im Diagramm sind die Torsionswinkel zwischen 0° und 360° als relative Häufigkeiten in Prozent aufgetragen. Die Maxima der Verteilung liegen an den Stellen, an denen auch die Potentialkurve des n-Butans (Abb. 16.1) ihre Energieminima aufweist.

schiedlicher Strukturen vor. Es ist ein repräsentatives Bild zu erwarten, denn bei einer ausreichenden Zahl von Kristallstrukturen liegen diese Fragmente in sehr vielen verschiedenen Umgebungen vor. In Abbildung 16.4 sind die Ergebnisse solcher Suchen für die vier Torsionswinkel τ_1–τ_4 als Häufigkeitsverteilungen, sogenannte Histogramme, angegeben. Die Erfahrung zeigt, daß für viele Torsionswinkel eine klare Bevorzugung bestimmter Werte auftritt. Für τ_1, τ_2 und τ_3 ist das hier der Fall. Man kann sich fragen, warum man diese statistischen Auswertungen nicht besser an den Liganden der kristallographisch untersuchten Protein-Ligand-Komplexe durchführt. Leider liegen wenig Daten vor und sie sind für die gewünschten Auswertungen meist nicht genau genug. Dennoch zeigen vergleichende Untersuchungen, daß dort die gleichen Torsionswinkel bevorzugt werden wie in den niedermolekularen Kristallstrukturen.

Die Erfahrung, daß Torsionswinkel bestimmte Werte bevorzugen, kann man natürlich für die Konformationssuche nutzen. Der Winkel τ_4 zwischen Ribosering und Adeningerüst weist eine breite Verteilung vieler möglicher Werte auf (Abb. 16.4). Hier läßt sich die Suche leider nicht beschränken. Für die anderen drei Winkel τ_1 – τ_3 sieht es besser aus. Es treten nur ganz bestimmte Werte auf. Begrenzt man die systematische Suche auf diese Bereiche und sucht in 10°-Schritten um die Mittelwerte, so werden nur noch 6 340 Geometrien erzeugt. Mit 5,9–9,3 Å Abstand zwischen Phosphor und Adenin decken sie annähernd den gleichen Bereich ab wie bei der vollen Suche. Führt man für diese Geometrien eine Berechnung der van-der-Waals-Energien durch, so fallen sie in einen Bereich zwischen 0 und 16,3 kJ/mol. Gegenüber dem Ergebnis aus Abschnitt 16.2 fehlen also alle Geometrien, die dem ungünstigen „oberen" Energiebereich entsprechen.

Wie kann man überprüfen, ob die Suche auch den Konformationsbereich abdeckt, in dem die rezeptorgebundenen Konformationen

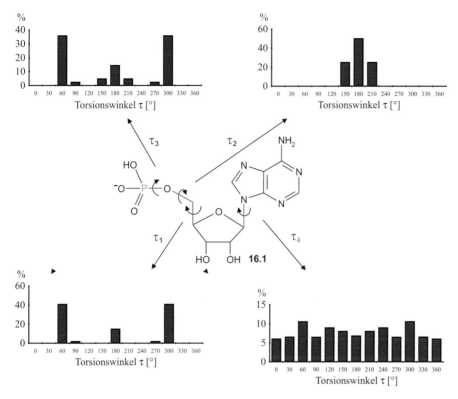

Abb. 16.4 Den offenkettigen Bindungen des Adenosinmonophosphats sind Häufig-keitsverteilungen der Torsionswinkel zugeordnet, wie sie in Kristallstrukturen niedermo-lekularer organischer Moleküle gefunden werden. Diese Torsionswinkel-Histogramme sind für Fragmente zusammengestellt, die repräsentativ für die Fragmente des Test-moleküls sind. Für die Winkel τ_1–τ_3 ergeben sich klare Bevorzugungen bestimmter Werte, τ_4 entspricht einer breiten Verteilung aller möglichen Winkel. Man verwendet dieses Wissen in der Konformationsanalyse und beschränkt die Suche für τ_1 – τ_3 auf die bevorzugten Wertebereiche.

angetroffen werden? Adenosinmonophosphat **16.1** tritt auch häufig als Bestandteil von Cofaktoren in Proteinstrukturen auf, so daß für dieses spezielle Beispiel genügend Information über seine rezeptorgebunde-nen Konformationen vorliegt. Sie stammt aus Röntgenstrukturanalysen von Proteinen mit diesen Cofaktoren. Die Abstände von 5,9–9,2 Å zwischen dem Adeningerüst und dem Phosphor in den rezeptorgebun-denen Strukturen decken den gleichen Bereich ab, der in der verkürz-ten systematischen Suche gefunden wurde. Man kann also annehmen, daß eine ausreichende Menge Geometrien erzeugt wurde, die zu den lokalen Minima der gebundenen Zustände des Adenosinmonophos-phats führen. Übertragen auf das einfache Butan-Beispiel (vgl. Abb. 16.1) zeigt dics, daß man die Startpunkte so geschickt gewählt hat, daß alle Minima erreicht werden.

16.5 Probleme bei der Suche nach Minima, die dem rezeptorgebundenen Zustand entsprechen

Wie bereits beschrieben, erhält man bei einer systematischen Konformationsanalyse die lokalen Minima, indem alle erzeugten Geometrien einer Optimierung mit einem Kraftfeld unterworfen werden. Dabei kann es aber Probleme geben. Um dies zu erklären, soll ein anderes Molekül, die Citronensäure **16.2**, in der Bindetasche der Citrat-Synthase betrachtet werden. Mit ihren drei Carboxylatgruppen und der OH-Gruppe bildet sie sieben Wasserstoffbrücken zu drei Histidinen und zwei Argininen (Abb. 16.5). Betrachtet man jedoch das freie, nicht proteingebundene Molekül und minimiert seine Geometrie im isolierten Zustand, so wird es eine Konformation annehmen, in der sich die Wasserstoffbrücken intramolekular absättigen (Abschnitt 15.5). Natürlich kann man von anderen Geometrien starten, doch immer wieder wird die Minimierung zu Konformationen mit intramolekularen Wasserstoffbrücken führen. Solche Wasserstoffbrücken liegen aber im proteingebundenen Zustand nicht vor. Daher besitzen die im isolierten Zustand minimierten Konformationen keine Relevanz für die Verhältnisse im Protein.

Allgemein gilt, daß Liganden nur ganz selten in einer Konformation an Proteine binden, die eine intramolekulare Wasserstoffbrücke enthält. Die H-Brücken-bildenden Gruppen dienen der Wechselwirkung mit dem Protein.

Um die Probleme mit der Bildung intramolekularer H-Brücken zu umgehen, kann man auf eine Minimierung der erzeugten Startstrukturen verzichten und alle aus der systematischen Suche stammenden Geometrien für die weiteren Vergleiche verwenden (Kapitel 17). Doch dann müßte man sehr viele Geometrien behandeln. Dies würde, allein schon aus rechentechnischen Gründen, die Möglichkeiten, solche Vergleiche durchzuführen, sehr einschränken. Außerdem könnten die so erzeugten Geometrien stark verzerrten Zuständen entsprechen. Denkbar wäre auch, in dem verwendeten Kraftfeld die Potentialterme abzuschalten, die zur Ausbildung der intramolekularen Wasserstoffbrücken führen. Doch wie zuverlässig wäre solch ein „Rumpfkraftfeld"? Man kann auch versuchen, die erzeugten Geometrien einer systematischen Suche so geschickt zusammenzufassen, daß Gruppen ähnlicher Konformationen durch jeweils einen repräsentativen Vertreter beschrieben werden. Das Problem der Optimierung von Startstrukturen zu Minima, die dem gebundenen Zustand entsprechen, ist leider bis heute keineswegs befriedigend gelöst.

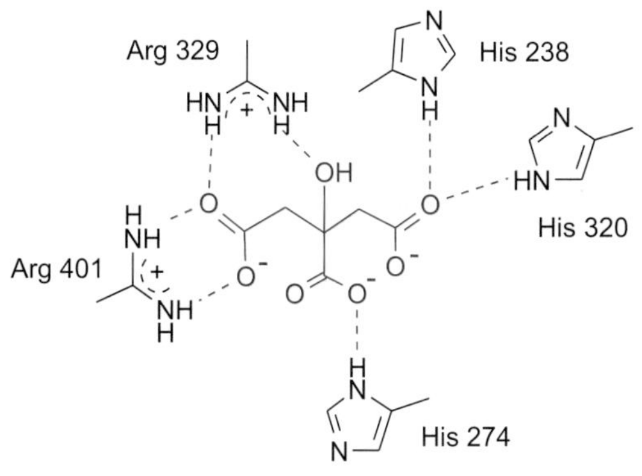

Abb.16.5 Wechselwirkungen zwischen Citronensäure **16.2** und dem Enzym Citrat-Synthase. Das Molekül wird über sieben Wasserstoffbrücken an drei Histidine und zwei Arginine gebunden.

16.6 Effektive Suche nach relevanten Konformationen mit einem wissensbasierten Ansatz

Ein wissensbasierter Ansatz analysiert zunächst experimentell bestimmte Konformationen und erzeugt dann für neue Moleküle nur diejenigen, die mit den experimentellen Daten im Einklang stehen. Dadurch werden von vornherein nicht so viele Geometrien erzeugt. Es soll nochmals das Beispiel des Adenosinmonophosphats **16.1** aufgegriffen werden. Der Ansatz erkennt einen flexiblen fünfgliedrigen Ring und vier offenkettige, drehbare Bindungen. Energiegünstige Konformationen für den Ring werden aus einer Datenbank ausgewählt. Dort hat man die Konformationen sehr vieler verschiedener Ringe aufgenommen, wie sie z. B. in Kristallstrukturen organischer Moleküle gefunden werden. Im vorliegenden Fall schlägt der Ansatz fünf energiegünstige Ringkonformationen vor, von denen zwei in den proteingebundenen Cofaktoren tatsächlich angetroffen werden. Für die offenkettigen Molekülteile orientiert sich das Verfahren an den erwähnten Häufigkeitsverteilungen der Torsionswinkel (Abb. 16.4). Startgeometrien werden nur in Bereichen gesetzt, in denen diese Verteilungen Häufigkeiten aufzeigen. Das dabei verwendete Raster ist recht grob. Im abschließenden Schritt werden die erzeugten Geometrien durch Nachjustieren der Torsionswinkel optimiert. Kontakte zwischen nicht kovalent gebundenen Atomen werden vermieden. Gleichzeitig werden die eingestellten Torsionswinkel möglichst nahe an den bevorzugten Werten gehalten. Dieses Vorgehen kommt mit vergleichsweise wenigen Konformationen aus. Sie sind aber recht gleichmäßig in dem Teil des Konformationsraums verteilt, der für die rezeptorgebundenen Konformationen relevant ist (Abb. 16.6).

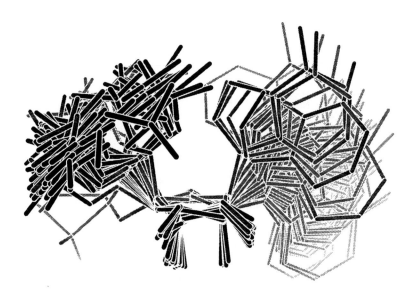

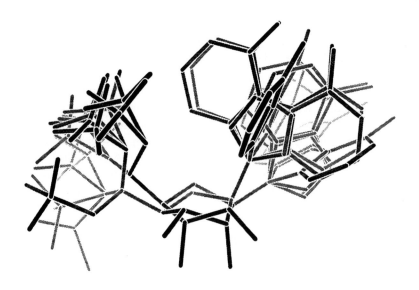

Abb. 16.6 Zur Illustration der Bereiche im Raum, die Adenosinmonophosphat **16.1** im proteingebundenen Zustand erreichen kann, sind 81 Konformere aus experimentell bestimmten Protein-Ligand-Komplexen miteinander überlagert (oben). Im Zentrum ist der Ribosering zu sehen, der in zwei Ringkonformationen auftritt. Rechts sind die möglichen Orientierungen des Adeninrings gezeigt, links die Konformationen der flexiblen Phosphatseitenkette. Eine ähnliche Abdeckung des Konformationsraumes wird durch die überschaubare Zahl von 14 Konformationen erreicht, die ein wissensbasierter Ansatz erzeugt (unten).

16.7 Was ist der Nutzen einer Konformationssuche?

Viele Wirkstoffe sind flexible Moleküle. Sie können, je nach Umgebung, deutlich unterschiedliche Konformationen einnehmen. Eine von diesen wird die rezeptorgebundene Konformation sein. In der Regel wird sie nicht die energetisch günstigste Konformation sein, sie wird aber in einem energetisch günstigen Bereich liegen. Für die Konformationsanalyse bedeutet dies, daß nicht unbedingt das tiefste Minimum gesucht wird. Vielmehr soll das „richtige", dem gebundenen Zustand entsprechende Minimum aufgespürt werden. Nur wenn man die Kriterien zur Suche dieses Minimums kennt, wird man eine Chance haben, es zu finden. In der Schwierigkeit der Aufgabe besteht kein Unterschied, das energetisch günstigste oder das zu einer Bindestelle „passende" Minimum zu finden. Neben einem effizienten Verfahren zur Suche in Konformationsräumen gilt es also die Kriterien zu erarbeiten, die rezeptorgebundene Konformationen definieren. Dies soll im nächsten Kapitel erfolgen.

Allgemeine Literatur

J. Dale, Stereochemie und Konformationsanalyse, VCH, Weinheim, New York 1978

H. B. Kagan, Organische Stereochemie, Georg Thieme Verlag, Stuttgart, 1977

S. Hauptmann und G. Mann, Stereochemie, Spektrum Akademischer Verlag, Heidelberg, 1996

P. Rademacher, Strukturen organischer Moleküle, VCH, Weinheim, 1987

G. Quinkert, E. Egert und C. Griesinger, Aspekte der Organischen Chemie, Band I. Struktur, Verlag Helvetica Chimica Acta, Basel, 1995

Spezielle Literatur

G. Klebe, Structure Correlation and Ligand/Receptor Interactions, in: Structure Correlation, H. B. Bürgi und J. D. Dunitz, Hrsg., VCH, Weinheim, 1994, S. 543–603

G. R. Marshall und C. B. Naylor, Use of Molecular Graphics for Structural Analysis of Small Molecules, in: Comprehensive Medicinal Chemistry, C. Hansch, P. G. Sammes und J. B. Taylor, Hrsg., Band 4, Pergamon Press, Oxford, 1990, S. 431–458

G. Klebe und T. Mietzner, A Fast and Efficient Method to Generate Biologically Relevant Conformations, J. Comput.-Aided Mol. Design **8**, 583–606 (1994)

H. J. Böhm und G. Klebe, Was läßt sich aus der molekularen Erkennung in Protein-Ligand-Komplexen für den Entwurf neuer Wirkstoffe lernen?, Angew. Chem. **108** (1996), im Druck

G. Klebe, Toward a More Efficient Handling of Conformational Flexibility in Computer-Assisted Modelling of Drug Molecules, Persp. Drug Design Discov. **3**, 85–105 (1995)

17. Molekülvergleiche und Pharmakophorhypothesen

Emil Fischers Schlüssel/Schloß-Prinzip (Abschnitt 4.1) dient zur Veranschaulichung der spezifischen Wechselwirkung eines Wirkstoffs mit seinem Rezeptor. Beim Schlüssel sind es die Zacken seines Barts, die mit den Zapfen des Schlosses in Wechselwirkung treten, um das Schloß zu öffnen. Bei Wirkstoffen sind es ganz bestimmte Teile des Moleküls, die mit den funktionellen Gruppen der Aminosäuren in der Bindetasche des Rezeptors in Wechselwirkung treten. Im Wirkstoffdesign werden häufig ähnliche Moleküle miteinander verglichen, um daraus Ideen für neue Strukturen abzuleiten. In diesem Kapitel sollen die Kriterien erarbeitet werden, die solche Vergleiche ermöglichen.

17.1 Der Pharmakophor verankert den Wirkstoff in der Bindetasche

Die Struktur der Bindetasche legt fest, welche funktionellen Gruppen auf der Seite der niedermolekularen Liganden für eine Bindung erforderlich sind. Die räumliche Anordnung dieser funktionellen Gruppen im Liganden bezeichnet man als den **Pharmakophor** (Abschnitt 8.7, Abb. 8.10). Dabei kann es sich um wasserstoffbrückenbildende Gruppen oder hydrophobe Molekülteile handeln. Im Gegensatz zu Schlüssel und Schloß sind Liganden und Proteine flexibel. Im Liganden müssen sich die funktionellen Gruppen des Pharmakophors in Richtung auf die Gegengruppen im Protein orientieren. Daher ist eine detaillierte Kenntnis der konformellen Eigenschaften des Liganden essentiell. Auf der Seite des Rezeptors kann sich die Gestalt der Bindetasche an die Form des Liganden anpassen, ähnlich wie sich ein Handschuh an die Hand seines Trägers anpaßt („*induced fit*", Abschnitt 4.1). Da sich Bindetaschen im Inneren oder in vergrabenen Furchen der Oberfläche von Proteinen befinden, sind die Konformationsänderungen auf der Seite des Proteins meist relativ klein. Beispiele, die einen Eindruck über das Ausmaß dieser Änderungen geben, werden in den Abschnitten 18.5 und 18.6 beschrieben. Aber auch große Änderungen der Proteinstruktur hat man bei der Ligandenbindung beobachtet, z. B. Verschiebungen ganzer Domänen (Abschnitt 14.3) im Raum. Sie können dann auftreten, wenn das Protein ohnehin in der Lage ist, diese Umlagerungen im Rahmen seiner normalen Funktion durchzuführen.

17.2 Strukturelle Überlagerung von Wirkstoffmolekülen

Für den Augenblick wollen wir uns auf Beispiele mit unbekannter Struktur des Rezeptors beschränken. Alle Effekte, die eine Ligandenbindung auf der Seite des Proteins auslösen, bleiben daher außer Betracht. Ein Beispiel soll dies erläutern. Die Früchte des Strauchs *Anamirta cocculus*, die Kokkelskörner, enthalten das Terpen Picrotoxinin **17.1**, das Krämpfe auslöst. Diese Verbindung wirkt auf den Chlorid-Kanal. Wegen ihrer zentral erregenden Wirkung wurde sie früher als Antidot bei Schlafmittelvergiftungen verwendet. Da sie aber hochgradig toxisch ist, besitzt sie heute keine Bedeutung mehr. Die Struktur des Picrotoxinins konnte kristallographisch bestimmt werden (Abb. 17.1).

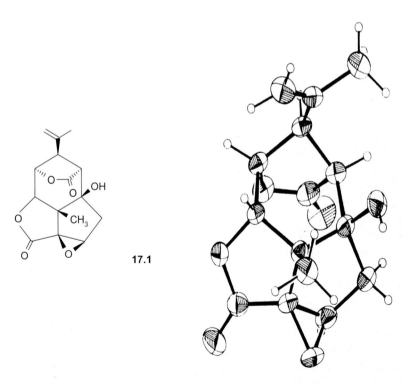

17.1

Abb. 17.1   Picrotoxinin **17.1** ist verantwortlich für die zentral erregende Wirkung der Extrakte aus Kokkelskörnern. Seine Struktur und der räumliche Aufbau wurden durch Röntgenstrukturanalyse gesichert.

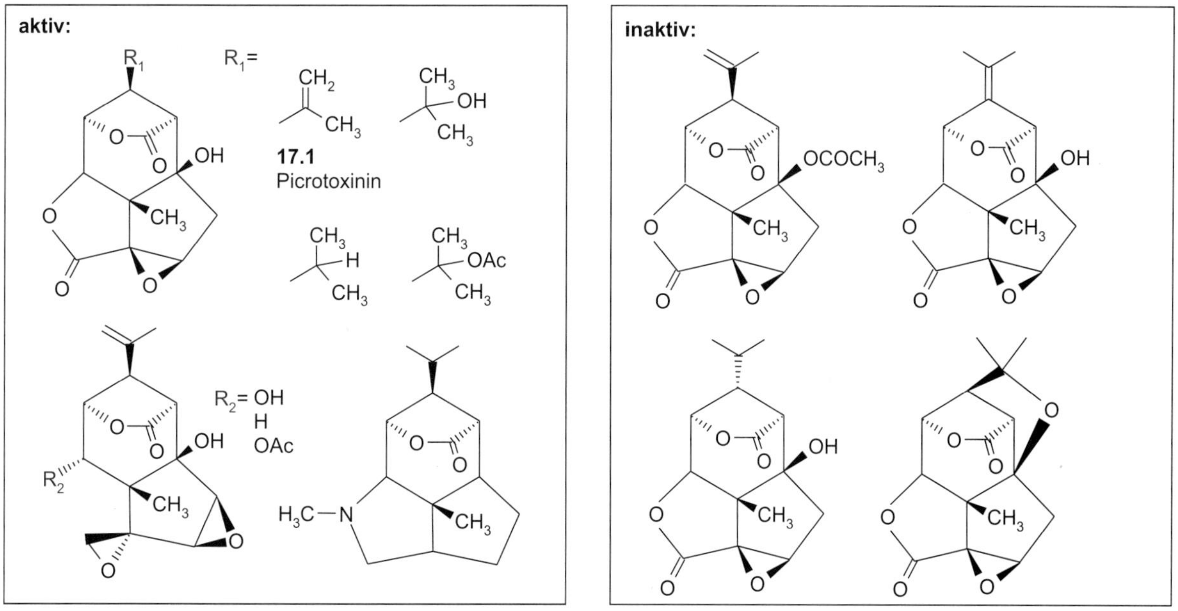

aktiv:

R$_1$=

17.1
Picrotoxinin

R$_2$= OH
H
OAc

inaktiv:

Abb. 17.2 Ausgehend von Picrotoxinin **17.1** wurden aktive und inaktive Derivate synthetisiert.

Synthetische Abwandlungen des cyclischen Grundkörpers haben zu aktiven und inaktiven Derivaten geführt (Abb. 17.2). Mit dem Computer lassen sich die Raumstrukturen der einzelnen Derivate aus der Kristallstruktur der Referenzverbindung aufbauen und miteinander überla-

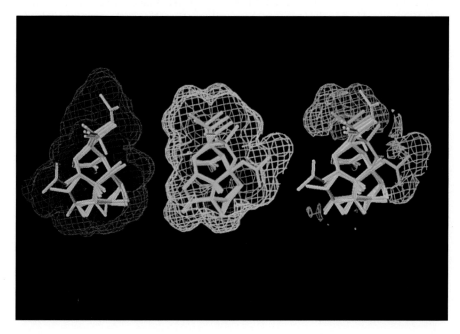

Abb. 17.3 Überlagerung der Raumstrukturen aktiver (gelb) und inaktiver (blau) Derivate des Picrotoxinins. Das Vereinigungsvolumen um die aktiven Derivate ist durch das rote umhüllende Netz angegeben. Das gemeinsame Volumen um die inaktiven Derivate ist blau dargestellt. Zwischen beiden Volumina wird die Differenz gebildet. Das verbleibende Volumen (grün) gibt die Bereiche an, die nur von den inaktiven Molekülen besetzt werden. Eine Erklärung für die fehlende Aktivität dieser Derivate kann sein, daß sie in der Bindetasche Volumenbereiche zu besetzen versuchen, die bereits von Teilen des Rezeptorproteins besetzt sind. Bei den aktiven Derivaten treten diese räumlichen Überlappungen nicht auf.

gern, um Strukturunterschiede zu erkennen. Für diese Überlagerung bringt man die Moleküleile, die im Rahmen eines Pharmakophor-modells als äquivalent angesehen werden, räumlich zur Deckung. In Abbildung 17.3 ist die Überlagerung zusammen mit dem gemeinsamen Volumen aller aktiven und inaktiven Derivate gezeigt. Zwischen den beiden Volumina wird die Differenz gebildet. Sie beschreibt Bereiche im Raum, die nur von Teilen der inaktiven Moleküle besetzt werden.

17.3 Logische Operationen mit Molekülvolumina

Welche Hinweise sind aus solchen Volumina zu entnehmen? Als Arbeitshypothese ist anzunehmen, daß ein Molekül nur dann an einen Rezeptor gebunden wird, wenn seine Größe den dort maximal verfügbaren Platz nicht überschreitet. Wie groß ist dieser maximal verfügbare Platz? Um sich ein Bild darüber zu verschaffen, betrachtet man das gemeinsame Volumen aller aktiven Derivate und vergleicht mit dem Volumen aller inaktiven Derivate. Eine mögliche Erklärung für die fehlende Aktivität eines Moleküls kann sein, daß es Bereiche in der Bindetasche besetzen müßte, die bereits vom Protein eingenommen werden.

Volumenvergleiche zwischen aktiven und inaktiven Derivaten liefern Hinweise auf die mögliche Gestalt der Rezeptortasche. Für das Wirkstoffdesign können solche Vergleiche sehr hilfreich sein. Hat man die „verbotenen" Volumenbereiche für eine Stoffklasse gefunden, so läßt sich für neue Verbindungen noch vor ihrer Synthese überprüfen, ob sie diese „verbotenen" Bereiche auch wirklich unbesetzt lassen.

Wegen der Starrheit der Moleküle ist es bei den Picrotoxinin-Analogen recht einfach, die Moleküle miteinander zu überlagern. Beim Übergang zu flexiblen Molekülen ist kaum zu erwarten, daß sie nach einer Umwandlung der 2D-Strukturformel in eine 3D-Raumstruktur (Kapitel 15 und 16) in Konformationen vorliegen, die in allen Molekülen die funktionellen Gruppen des Pharmakophors im Raum analog orientieren. Es sind also zwei Probleme zu lösen:

- Man muß herausfinden, welche Gruppen der verschiedenen Moleküle einander entsprechen und den Pharmakophor definieren.
- Es wird ein Verfahren benötigt, das die Moleküle in Konformationen bringt, in denen äquivalente Gruppen des Pharmakophors im Raum analog orientiert werden.

17.4 Der Pharmakophor ändert seine Gestalt mit der Konformation

Um das erste Problem anzugehen, ist zu überlegen, welche Aufgabe den funktionellen Gruppen der Wirkstoffe beim Kontakt mit dem Rezeptor zukommt. Sie müssen Wasserstoffbrücken und hydrophobe Wechselwirkungen mit dem Protein eingehen. Ähnlichkeiten von funktionellen Gruppen bedeuten, daß sie analoge Wechselwirkungen zum Protein ausbilden können. Um einen Pharmakophor im Raum zu definieren, braucht man wenigstens drei wechselwirkende Gruppen. Dies wird sofort klar, wenn man sich überlegt, mit wievielen Fingern einer Hand ein beliebig geformter Körper, z.B. eine Kartoffel, im Raum fixiert wird. Mit nur zwei Fingern kann er sich noch um eine Achse drehen. Dagegen legen drei Ankerpunkte seine Position im Raum fest. Bei der Zuordnung der pharmakophoren Gruppen kommt einem häufig die praktische Erfahrung in einer Substanzklasse zu Hilfe. Beispielsweise benötigen die Inhibitoren des Angiotensin-Konversions-Enzyms (Abb. 17.4 und Abschnitt 28.3) eine endständige Carboxylatgruppe, eine Carbonylgruppe und eine Gruppe, die an das katalytische Zink koordiniert.

Wie läßt sich herausfinden, ob es für die als äquivalent angenommenen Gruppen in den verschiedenen Molekülen eine gemeinsame Orientierung im Raum gibt? In einem Rechenverfahren werden an diesen Gruppen „virtuelle" Federn angebracht, die sie miteinander verknüpfen. Unter dem Zug dieser Federn werden sie räumlich aufeinander gezwungen. Um dabei nicht zu völlig verzerrten Molekülgeometrien zu gelangen, berücksichtigt man für jedes der Moleküle gleichzeitig ein Kraftfeld (Kapitel 15). Als Beispiel sollen das Steroid **17.2** und drei verschiedene Inhibitoren **17.3–17.5** betrachtet werden (Abb. 17.5). Sie treten als Liganden eines Enzyms der Ergosterin-Biosynthese auf. Zwischen den mit gleichen Nummern markierten Atomen werden Federkräfte angelegt. Die Minimierung dieser Kräfte, zusammen mit den individuellen Kraftfeldern der vier Moleküle, führt zu der in Abbildung 17.5 gezeigten Überlagerung.

Leider hängt die gefundene Lösung von den Startbedingungen ab. Orientiert man die Moleküle zu Beginn der Rechnung anders im Raum oder geht man von anderen Konformationen aus, so können unterschiedliche Überlagerungen resultieren. Dieser Punkt ist vielleicht auf den ersten Blick nicht einleuchtend. Es ist aber zu bedenken, daß Moleküle nicht nur unter Wirkung der „virtuellen" Federkräfte sondern auch ihrer Kraftfelder betrachtet werden. Im Kapitel 16 wurde vorgestellt, daß Molekül-Kraftfelder viele Minima besitzen. Sie spielen auch hier eine wichtige Rolle. Der Wanderer aus dem letzten Kapitel hilft, diese Problematik zu erläutern. Er steht auf einem Berggipfel und will von dort in ein möglichst tiefes Tal absteigen. Gleichzeitig verspürt er als „Zusatzkraft" großen Durst. Er will sich mit seinen

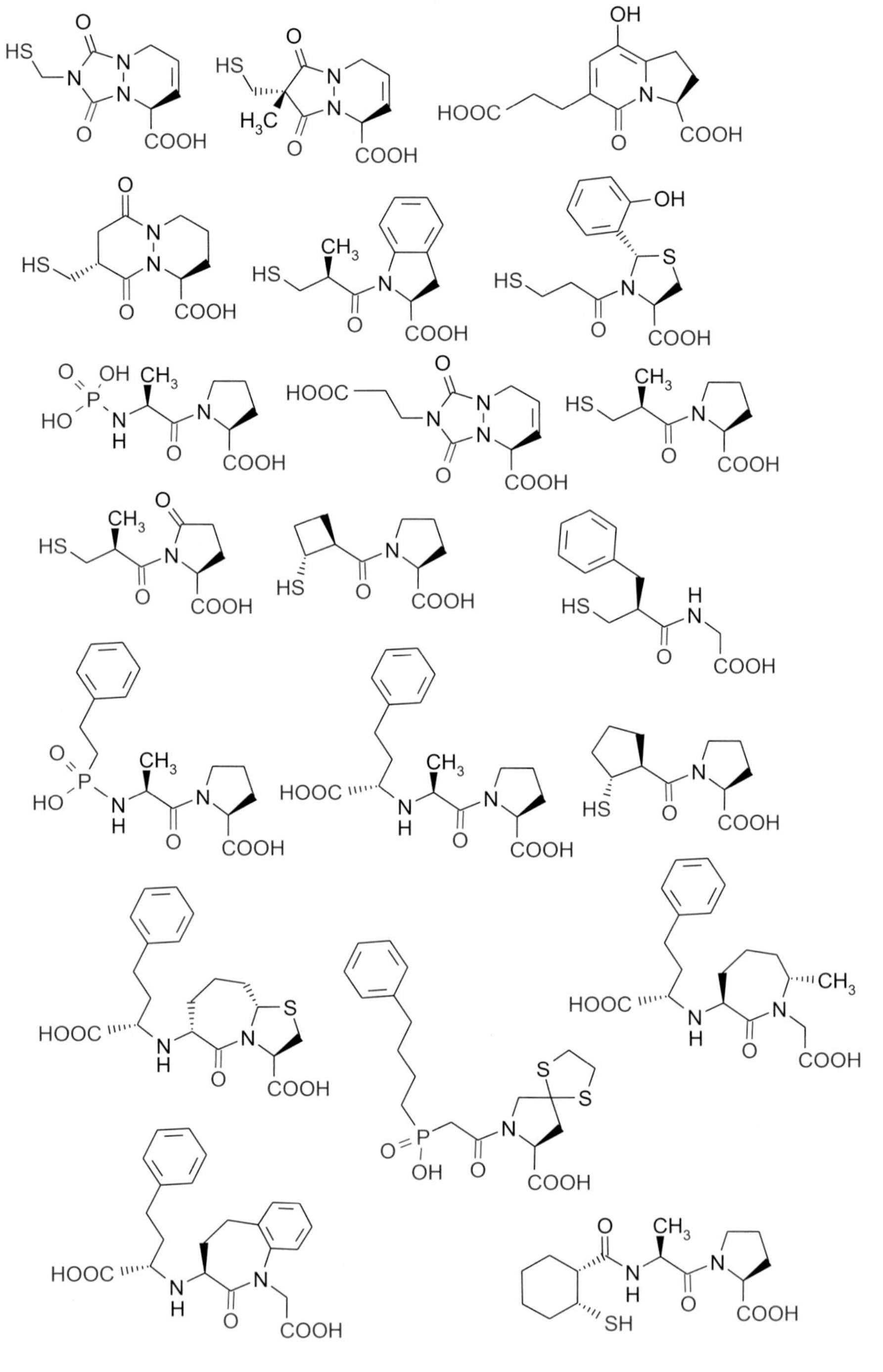

Abb. 17.4 Inhibitoren des Angiotensin-Konversions-Enzyms. Für eine Bindung an das Enzym ist ein Pharmakophor, bestehend aus einer endständigen Carboxylatgruppe, einer Carbonylgruppe und einer Gruppe, die an das katalytische Zink koordiniert, erforderlich. Diese Aufgabe übernehmen eine Thiol-, Phosphorsäure-, Phosphonsäure- oder Carbonsäuregruppe. Die einzelnen Derivate besitzen in unterschiedlichen Bereichen konformelle Flexibilität.

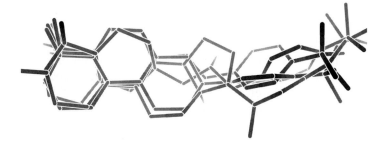

Abb. 17.5 Um das Steroid **17.2** und die drei davon abgeleiteten Inhibitoren **17.3–17.5** zu vergleichen, werden die mit Nummern markierten Atome mit „virtuellen" Federn verknüpft. Unter dem Zugzwang dieser Federn, bei gleichzeitiger Berücksichtigung der Molekülkraftfelder, wird die gezeigte strukturelle Überlagerung (unten) ermittelt.

Freunden in einem Gasthof treffen. Die Freunde kommen von anderen Punkten in den Alpen. In allen Tälern sieht er Gasthöfe. Doch welcher ist der seiner Wahl? Für den gemeinsamen Treffpunkt würde er auch ein weniger tiefes Tal in Kauf nehmen. Am Anfang seiner Wanderung sucht er den steilsten Abstieg, um schnell nach unten zu kommen. Nach einer Weile entschwinden die anderen Täler aus seinem Blickfeld. Wenn er am Ende vor einem anderen Gasthof anlangt, so fehlt ihm die Energie, noch nach weiteren Gasthöfen zu suchen. Wäre er von einem anderen Berg aus gestartet, so hätte er vielleicht ein ähnlich tiefes Tal gefunden, dann allerdings den Gasthof seiner Wahl mit den Freunden. Ganz analog liegt die Problematik bei der Wahl der Startbedingungen für die Molekülvergleiche mit „virtuellen" Federkräften. Wie soll hier geprüft werden, ob auch wirklich die bestmögliche Lösung gefunden wurde? Sie zu finden, d.h. den experimentellen Gegebenheiten nahezukommen, ist ein sehr komplexes und bis heute keineswegs eindeutig gelöstes Problem. Wegen seiner Wichtigkeit ist es Gegenstand intensiver Forschung.

17.5 Systematische Konformationssuche und Pharmakophorvergleiche: Der „*Active Analog Approach*"

Im letzten Kapitel stellten Konformationsanalysen das zentrale Thema dar. Könnte man die dort beschriebenen Verfahren, z. B. das systematische Drehen um bestimmte Bindungen, nicht mit der Suche nach dem Pharmakophor verbinden? Ein solches Verfahren, „*Active Analog Approach*" genannt, hat Garland Marshall Ende der siebziger Jahre entwickelt. Als erstes muß man allen Molekülen eines Datensatzes einen Pharmakophor zuweisen. Es ist zu definieren, welche Gruppen zueinander äquivalent sein sollen. Dann führt man für das erste Molekül des Datensatzes eine systematische Konformationssuche durch. Während der Suche bestimmt man in jeder eingestellten Geometrie die Abstände zwischen den funktionellen Gruppen des Pharmakophors. Diese Abstände werden gespeichert. Da Moleküle nicht jede beliebige Geometrie annehmen können, werden die Abstände in bestimmte Intervalle fallen. Mit dem zweiten Molekül des Datensatzes geht man ganz analog vor. Im Prinzip braucht man jetzt nur noch in den Abstandsbereichen des ersten Moleküls zu suchen. Es kann sein, daß sich mit dem zweiten Molekül alle Abstände, die beim ersten Molekül gefunden wurden, ebenfalls einstellen lassen. Es kann aber auch sein, daß sich bestimmte Bereiche ausschließen und damit die „erlaubten" Abstandsbereiche eingegrenzt werden. So geht man mit allen Molekülen des Datensatzes vor.

Wenn die konformelle Beweglichkeit der Moleküle in unterschiedlichen Bereichen ihrer Gerüste eingeschränkt ist, so besteht die Chance, daß für die funktionellen Gruppen des Pharmakophors nur ein oder wenige Abstandsmuster übrig bleiben. Daraus ergeben sich die möglichen Bindungsgeometrien der pharmakophoren Gruppen in den Liganden. Man kann abschließend noch eine Geometrieoptimierung vornehmen, wobei sich das Verfahren mit den „virtuellen" Federn anbietet. Dieses Verfahren ist jetzt ideal geeignet, da man schon sehr nahe an der Lösung ist, die es zu erreichen gilt. Man kann sich leicht vorstellen, daß die Reihenfolge, in der man seine Moleküle untersucht, entscheidend für die Effizienz des Verfahrens ist. Am besten fängt man mit dem starrsten Molekül des Datensatzes an. Hat man Glück, schränkt dies bereits zu Beginn einen großen Teil des erreichbaren Konformationsraums ein. Die Liste mit den möglichen Abständen bleibt dann klein. Durch konsequentes Ausnutzen solcher Einschränkungen konnte Garland Marshall ein Modell für die rezeptorgebundene Konformation der in Abbildung 17.4 aufgeführten ACE-Inhibitoren ableiten.

17.6 Die Suche nach Pharmakophormustern in Datenbanken liefert Ideen für neue Leitstrukturen

Ein Pharmakophor definiert, welche Gruppen ein Molekül besitzen muß, um an einen bestimmten Rezeptor zu binden. Diese Voraussetzung ist natürlich noch keine ausreichende Bedingung für eine aktive Verbindung. Dazu müssen noch andere Faktoren erfüllt sein, die beispielsweise die Affinität oder den Transport durch Membranen bestimmen (Kapitel 5 und 22). Bei der Suche nach neuen Liganden kann es sehr lehrreich sein und ganz neue Ideen liefern, wenn man aus einer Datenbank Molekülgerüste heraussucht, die den erforderlichen Pharmakophor enthalten. Wie man eine solche Datenbanksuche durchführt und was man dabei herausfindet, hängt davon ab, wieviel Information in der Datenbank abgespeichert wurde. Wenn nur 2D-Strukturformeln vorliegen, kann man alle Beispiele heraussuchen, die bestimmte funktionelle Gruppen oder Substrukturen enthalten. Um den Verwandtschaftsgrad zwischen Molekülen mit einem automatischen Algorithmus zu bestimmen, werden auf der Basis der Topologie unterschiedliche Ähnlichkeitskriterien definiert. Wenn die Festlegung des Pharmakophors sehr allgemein gehalten ist, z. B. Aromat, Säuregruppe und basischer Stickstoff, wird man eine Vielzahl von Treffern finden. Wie bereits erwähnt, kommt es auf die relativen Abstände der Gruppen im Raum an. Bei der Suche in einer Datenbank mit 2D-Strukturen werden solche Aspekte jedoch nicht berücksichtigt.

Datenbanken, die 3D-Geometrien von Molekülen enthalten, lassen Suchen nach dem räumlichen Muster eines Pharmakophors zu. Diese liefern viel aussagekräftigere Ergebnisse. Beispielsweise kann man die Cambridge-Datenbank der Kristallstrukturen organischer Moleküle (Abschnitt 13.9) für diese Suche verwenden. Es werden Moleküle gefunden, deren experimentelle Geometrie dem Pharmakophor genügt. Bei der Suche nach Liganden für die HIV-Protease (Abschnitt 27.4) wurde das Pharmakophormuster aus der bekannten Kristallstruktur des Enzyms abgeleitet. Im Abstand von 8,5 bis 12,0 Å benötigt man zwei lipophile Gruppen, die 3,5 bis 6,5 Å von einem Wasserstoffbrücken-Akzeptor bzw. -Donor entfernt sein dürfen. Zusätzlich soll zwischen beiden lipophilen Gruppen eine funktionelle Gruppe stehen, die ein strukturell konserviertes Wassermolekül aus der Bindetasche verdrängen kann. Die Suche in der Cambridge-Datenbank liefert ein Molekülgerüst, das sich von einem substituierten Phenol **17.6** ableitet (Abb. 17.6). Aus diesem Gerüst wurde bei DuPont-Merck über ein sechs- und siebengliedriges Keton ein cyclischer Harnstoff **17.7** entwickelt, der den zentralen Baustein einer neuen Inhibitorklasse darstellt (Abschnitt 27.4, Abb. 27.12). Vertreter dieser Substanzklasse befinden sich bereits in klinischer Prüfung.

Neben experimentellen Strukturen kann man auch Datenbanken verwenden, in denen 3D-Molekülmodelle gespeichert sind, die aus der

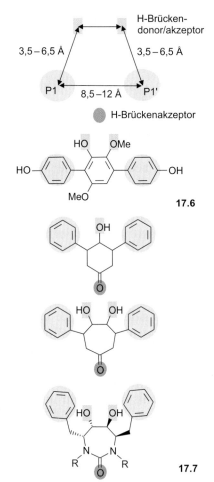

Abb. 17.6 Ausgehend von der bekannten Kristallstruktur der HIV-Protease wurde ein räumliches Pharmakophormuster für einen Inhibitor definiert (oben). Benutzt man dieses Muster als Bedingung bei einer Suche in der Datenbank niedermolekularer Kristallstrukturen, wird das substituierte Phenol **17.6** vorgeschlagen. Aus diesem Gerüst wurde über ein sechs- bzw. siebengliedriges Keton der cyclische Harnstoff **17.7** entwickelt. Mit ihrer Ketogruppe können die Derivate ein strukturell konserviertes Wassermolekül aus der Bindetasche der Protease verdrängen (Abschnitt 27.4).

2D-Strukturformel ermittelt wurden (Abschnitt 15.2). Wie bei den meisten Einträgen der Cambridge-Datenbank liegt hier für jedes Molekül nur eine Konformation vor. Moleküle können aber viele verschiedene Konformationen einnehmen. Es wird daher eher die Ausnahme sein, daß ein flexibles Molekül in der für die Suche „richtigen" Konformation vorliegt. Also muß die konformelle Flexibilität während der Datenbanksuche berücksichtigt werden. Eine aufwendige Suche, beispielsweise unter Verwendung des *Active Analog Approach*, würde zuviel Rechenzeit erfordern. Deshalb versucht man durch schnelle Algorithmen herauszufinden, ob bestimmte Gruppen der Moleküle in vorgegebene Abstandsbereiche fallen können. Es reicht dabei, den minimal oder maximal erreichbaren Abstand abzuschätzen. Solche Suchen liefern mehr Treffer. Durchkämmt man zum Beispiel Datenbestände, in denen für jeden einzelnen Eintrag biologische Wirkungen abgespeichert sind, so findet man unter Berücksichtigung der Flexibilität erheblich mehr der in einer bestimmten Indikation aktiven Verbindungen.

Es ist nicht zu erwarten, daß solche Datenbanksuchen unmittelbar Kandidaten für eine klinische Prüfung liefern. Als Ideengenerator können sie aber den Wirkstofforscher auf neue Leitstrukturen bringen und seine Synthesepläne auf ganz andere Pfade lenken.

17.7 Molekulare Erkennungseigenschaften bestimmen die Ähnlichkeit von Molekülen

Kehren wir zu den Molekülvergleichen zurück. Wurden bei den bisherigen Überlegungen die Eigenschaften der Moleküle angemessen berücksichtigt? Oft fällt die Entscheidung nicht leicht, eine eindeutige Zuordnung der funktionellen Gruppen zu den einzelnen „Zähnen" eines Pharmakophors zu treffen. Analoge funktionelle Gruppen müssen in allen Molekülen in ähnliche Raumrichtungen orientiert werden. Bei den ACE-Inhibitoren (Abb. 17.4) gerät man für einen Teil der Verbindungen bereits bei der Auswahl der funktionellen Gruppen in Konflikte. So tragen einige Derivate zwei Carboxylatgruppen, deren eindeutige Zuordnung zum Pharmakophor für die Vergleiche unbedingt erforderlich ist.

Die Bindung eines niedermolekularen Liganden an ein Protein ist ein wechselseitiger, zielgerichteter Erkennungsprozeß. Beide Partner müssen zueinander passen, damit sie eine feste Bindung miteinander eingehen können. Teile des Liganden, die vergleichbare bzw. komplementäre Erkennungseigenschaften besitzen, werden die Bindung an den Rezeptor bestimmen. Unter Erkennungseigenschaften wollen wir alle Größen verstehen, die zur spezifischen Wechselwirkung zwischen Molekülen beitragen. Bisher standen Eigenschaften und Ähnlichkeiten im Vordergrund, die man direkt aus den Molekülgerüsten ablesen kann. Doch ist das ausreichend? Wie sähe diese Welt aus, wenn wir uns gegenseitig nur über „Gerüste", d.h. anhand von Knochen, erkennen würden? Noch nicht einmal Männlein und Weiblein könnten auf Anhieb voneinander unterschieden werden! Alle Reize zwischenmenschlicher Beziehungen, die über persönliche Erscheinung und Ausstrahlung vermittelt werden, wären verloren. Moleküle wurden bislang nur anhand ihrer „Skelette" betrachtet. Warum sollten Protein-Ligand-Wechselwirkungen auf diesem Niveau beschreibbar sein? Auch Moleküle erkennen sich über ihre Gestalt und Oberfläche sowie über Eigenschaften, mit denen sie in ihre unmittelbare Umgebung ausstrahlen und Kontakte eingehen.

Das folgende Beispiel soll der Erläuterung dienen. Sowohl Methotrexat **17.8** (MTX) als auch Dihydrofolat **17.9** (DHF) binden an das Enzym Dihydrofolat-Reduktase (DHFR, Abb. 17.7). Die Seitenketten beider Moleküle sind nahezu identisch, im Heterocyclus unterscheiden sie sich aber. Aus NMR-spektroskopischen Messungen weiß man, daß

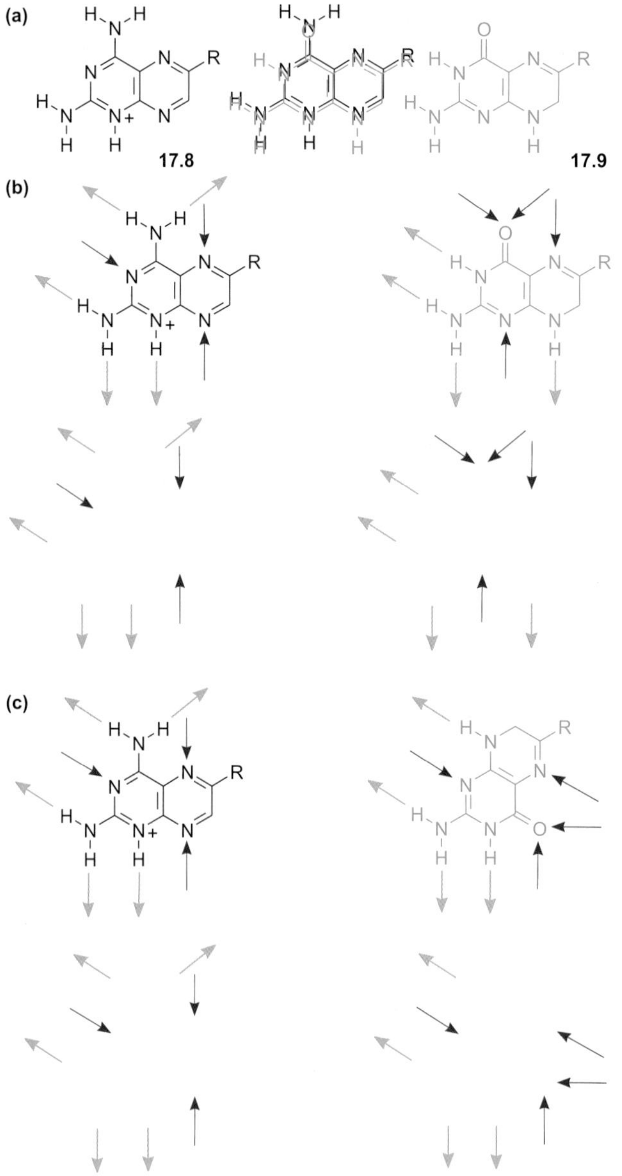

Abb. 17.7 Methotrexat **17.8** und Dihydrofolat **17.9** sind Liganden der Dihydrofolat-Reduktase. In der Seitenkette R (vgl. Abschnitt 7.5, Abb. 7.6) sind sie bis auf eine Methylgruppe am Stickstoff identisch. Im Heterocyclus unterscheiden sie sich. (a) Bei einem Strukturvergleich ist man geneigt, die beiden Heterocyclen direkt übereinander zu legen. Heteroatome fallen dabei paarweise aufeinander. (b) Zum Vergleich der Wasserstoffbrücken-Eigenschaften verteilt man Pfeile um die Moleküle. Sie sind auf das Molekül gerichtet, wenn ein Akzeptor vorliegt. Bei Donorgruppen stehen sie vom Molekül weg. Blendet man die Molekülskelette aus und konzentriert sich nur auf die Verteilung von H-Brücken-Donor- und -Akzeptorgruppen, ergibt sich bei einer Atom/Atom-Überlagerung keine überzeugende Äquivalenz. (c) Klappt man in **17.9** den Heterocyclus um die Verbindungsachse zwischen Heterocyclus und Seitenkette R, so zeigt das erzielte Muster von Donor- und Akzeptorgruppen eine überzeugende Äquivalenz.

MTX in protonierter Form an das Protein bindet. Beim Betrachten der Strukturformeln ist man geneigt, die beiden Heterocyclen zum Vergleich direkt übereinander zu legen (Abb. 17.7). Es ergibt sich eine schöne Äquivalenz der Bindungsgerüste und in beiden Molekülen fallen die Heteroatome aufeinander. Doch der Rezeptor schert sich nicht um diese vordergründigen Äquivalenzen der Molekülskelette. Von Interesse ist vielmehr die Wechselwirkung mit der Moleküloberfläche. Polare Moleküle wie MTX oder DHF werden über viele Wasserstoffbrücken an das Protein gebunden. Die Pfeile in Abbildung 17.7 charakterisieren H-Donor- und -Akzeptorgruppen. Sie werden auf das Molekül gerichtet, wenn eine Akzeptoreigenschaft vorliegt, bei Donorgruppen stehen sie davon weg. Zu Beginn ordnet man die Moleküle so im Raum an, wie es einem direkten Atom/Atom-Vergleich entspricht. Nun ignoriert man für einen Augenblick die zugrundeliegenden Molekülskelette und betrachtet die Verteilung der H-Brücken-Donor- und -Akzeptorgruppen. Die erzielte Äquivalenz ist nicht sehr überzeugend. Also ist eine andere Variante in Erwägung zu ziehen, bei der man den Heterocyclus des DHF um die Bindung zwischen Heterocyclus und Seitenkette klappt. Die Bindung selbst verbleibt dabei an der gleichen Stelle. Die räumliche Überlappung beider Moleküle ist nicht mehr optimal. Aber das Muster von Donor- und Akzeptorgruppen zeigt jetzt für beide Moleküle eine viel bessere Übereinstimmung (Abb. 17.7). In eine andere Konformation gebracht, präsentieren sich die Moleküle mit ganz anderen molekularen Erkennungseigenschaften. Diese Unterschiede kann auch ein geschultes Auge kaum aus der Strukturformel ablesen, selbst in einem so klaren Fall wie hier. Aufgrund zusätzlicher experimenteller Beobachtungen hatte man diese Bindungsgeometrien bereits Anfang der achtziger Jahre vorhergesagt.

Modelle sind schön, doch sind sie auch korrekt? Hier kann nur das Experiment eine Antwort geben. In dem vorliegenden Fall ist man in der glücklichen Lage, daß seit 1990 für beide Liganden Kristallstrukturen im Komplex mit DHFR vorliegen. Die beobachteten Bindungsgeometrien sind in Abbildung 17.8 gezeigt. Für die Erkennung in der Bindetasche sind ein Aspartat, zwei Carbonylgruppen der Hauptkette und zwei Wassermoleküle verantwortlich. Die Wassermoleküle vermitteln H-Brücken zwischen Ligand und Protein. Die experimentell bestimmten Bindungsgeometrien zeigen, daß die Überlegungen zu den Ähnlichkeiten der Wasserstoffbrücken-Eigenschaften korrekte Schlußfolgerungen liefern. Eine auf den ersten Blick überraschende und „nichtäquivalent" erscheinende Orientierung beider Liganden in der Bindetasche klärt sich ganz einfach auf. Man muß die Eigenschaften miteinander vergleichen, die für den wechselseitigen Erkennungsprozeß verantwortlich sind. Nur diese zählen bei den Vergleichen!

Neben Wasserstoffbrücken können noch andere Eigenschaften als Kriterien für eine Analogie der molekularen Erkennungseigenschaften dienen. Das elektrostatische Potential (Kapitel 15) der heterocyclischen Ringsysteme von DHF und MTX (Abb. 17.9) führt zu sehr ähnlichen Schlußfolgerungen. Neben den bereits angesprochenen Wasserstoffbrücken-Eigenschaften und dem elektrostatischen Potential spielen die sterische Raumerfüllung und die Verteilung von hydrophoben Eigenschaften auf der Oberfläche beider Liganden eine wichtige Rolle. Wenn Moleküle überlagert werden, um die mögliche Geometrie in der Bindetasche vorherzusagen, darf dabei die konformelle Flexibilität der Moleküle nicht aus dem Auge verloren werden.

Abb. 17.8 (links) Experimentell bestimmte Bindungsgeometrien von Methotrexat (oben, atomkodiert) und Dihydrofolat (unten, atomkodiert) in der Dihydrofolat-Reduktase (hellblau). Die Heterocyclen der Liganden werden über Wasserstoffbrücken an die Carboxylat- bzw. Carbonylgruppen der in die Bindetasche orientierten Aminosäuren gebunden. Zwei Wassermoleküle vermitteln zusätzliche Wasserstoffbrücken zwischen den Liganden und dem Protein. Die in Abbildung 17.7c diskutierten Unterschiede im Bindungsmodus sind deutlich zu erkennen.

Abb. 17.9 (rechts) Die elektrostatischen Potentiale von Methotrexat (oben) und Dihydrofolat (unten). Die Moleküle befinden sich in der räumlichen Orientierung, die röntgenstrukturanalytisch bestimmt wurde. Das elektrostatische Potential ist durch Konturen gleicher Werte (blau: negatives Potential, gelb: Nullinie, rot: positives Potential) dargestellt. Qualitativ betrachtet, haben die Felder beider Moleküle in dieser Anordnung eine sehr ähnliche Form.

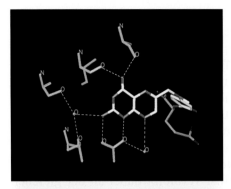

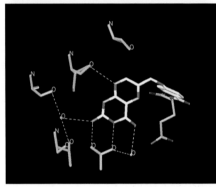

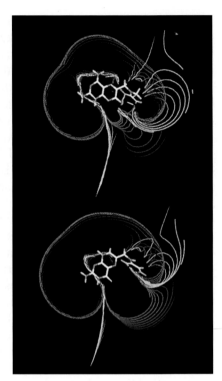

17.8 Automatische Vergleiche und Überlagerungen anhand molekularer Erkennungseigenschaften

Ist es möglich, in einem Überlagerungsverfahren alle im letzten Abschnitt aufgeführten Eigenschaften gleichzeitig zu berücksichtigen? Dazu muß ein Ähnlichkeitsmaß für die Eigenschaften berechnet werden. Dieses Maß wird mit einer räumlichen Abstandsfunktion verknüpft. Anschließend kann man eine Optimierung der räumlichen Überlagerung vornehmen und gleichzeitig das Maximum der Ähnlichkeit der gewählten Eigenschaften suchen. Das Programm SEAL von Simon Kearsley und Graham Smith ermittelt die räumliche Äquivalenz verschiedener Eigenschaften, verteilt über die Molekülgerüste. Gleichzeitig wichtet es diese Äquivalenz mit dem während der Überlagerung erzielten Überlappungsvolumen der Moleküle. Damit gelingt es, die Überlagerung von MTX und DHF dem Experiment entsprechend korrekt vorherzusagen. Auch die konformelle Flexibilität wird bei dieser Analyse berücksichtigt. Dies gelingt durch den Vergleich unterschiedlicher Konformere.

Eine Komplikation entsteht bei der Ähnlichkeitsanalyse der Moleküle über dieses Verfahren. Angenommen, die relevanten Eigenschaften, die eine Ähnlichkeit definieren, seien gefunden. Es stellt sich aber die Frage, was man als „ausreichend" ähnlich für eine vergleichbare Wirkung an einem Rezeptor akzeptiert. Es gibt ein Spielzeug, bei dem Kinder versuchen, unterschiedlich geformte Klötzchen durch vorgeschnittene Löcher in eine Kiste zu werfen. Für jede Klötzchenform, Würfel, Quader und Zylinder mit kreisförmigem oder elliptischem Querschnitt, gibt es ein passendes Loch. In einer Ähnlichkeitsanalyse ist man geneigt, Würfel und Quader, bzw. kreisförmigen und elliptischen Zylinder wegen ihrer Gestalt als verwandt zu gruppieren. Versucht man die Teile durch die Löcher in die Kiste zu stecken, so mag sich herausstellen, daß der Quader nicht nur durch das rechteckige Loch, sondern, vielleicht mit etwas Mühe, auch durch das Loch für den elliptischen Zylinder paßt. Der Würfel ist nur geringfügig zu groß, um zusätzlich zu dem quadratischen Loch auch noch durch das Loch für den kreisförmigen Zylinder zu passieren. Sind daher Quader und elliptischer Zylinder bzw. Würfel und kreisförmiger Zylinder einander nicht ähnlicher? Das Ähnlichkeitsmaß, das auf die Moleküle anzuwenden ist, kalibriert sich am Rezeptor, zu dem die Moleküle passen sollen. Es ist daher immer ein relatives Maß!

Thiorphan und *retro*-Thiorphan (Abschnitt 6.5, Formeln **6.16** und **6.17**) unterscheiden sich nur in der Laufrichtung ihrer Amidbindung. Sie binden mit nahezu identischer Affinität an die Zinkproteasen Thermolysin bzw. NEP 24.11. Daher würde man sie als sehr ähnlich einstufen. An die Zinkprotease ACE bindet Thiorphan mindestens um den Faktor 100 stärker als *retro*-Thiorphan (Abschnitt 6.5, Abb. 6.6). Bezogen auf dieses Enzym müßte man beide Substanzen als unähnlich bezeichnen. Ein anderes Extrem stellt das Oligopeptid-bindende Protein A dar (Abschnitt 4.1). Es vermag jedes Di- bis Pentapeptid, unabhängig von seiner Aminosäure-Zusammensetzung, mit der gleichen Affinität zu binden! Eine Ähnlichkeitsanalyse benötigt also im Prinzip die Information über die Gestalt des Rezeptors. Nur dann läßt sie sich den Erfordernissen entsprechend definieren. Doch für viele Projekte im Wirkstoffdesign kennt man die Struktur des Rezeptors nicht. Hier bleibt keine Wahl: Man muß sich durch Hypothesen und deren experimentelle Überprüfung in kleinen Schritten an die strukturellen Erfordernisse des Rezeptors herantasten.

17.9 Starre Analoge kreisen die biologisch aktive Konformation ein

Die Überlegungen in Kapitel 16 zeigten, daß man für viele Wirkstoffe leicht eine enorm große Zahl von Konformeren erzeugen kann. Will man in den Vergleichen alle Konformere berücksichtigen, so wird ein solches Unterfangen sehr rechenaufwendig. Wann wird man eine Chance haben, ein relevantes Bild der gebundenen Konformationen zu bekommen? Entweder eine Verbindung im Datensatz ist sehr starr und

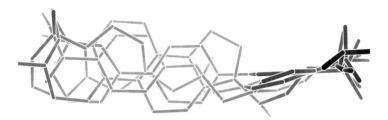

Abb. 17.10 Überlagerung des Steroids **17.2** und der drei Inhibitoren **17.3 bis 17.5** (Abb. 17.5) entsprechend dem räumlichen Vergleich ihrer molekularen Eigenschaften. Dieses Verfahren verlangt im Gegensatz zur Methode mit den „virtuellen" Federkräften keine vorgefaßte Definition der Äquivalenz von Molekülgruppen. Sie ergibt sich automatisch aus dem Ähnlichkeitsvergleich vieler verschiedener Konformationen.

legt dadurch die denkbaren Anordnungen des Pharmakophors im Raum fest. Oder die betrachteten Moleküle sind in unterschiedlichen Bereichen ihres Molekülgerüstes rigide. In Abbildung 17.10 ist die strukturelle Überlagerung des Steroids **17.2** mit den bereits diskutierten Inhibitoren **17.3–17.5** gezeigt. Dieses Ergebnis wurde durch eine Ähnlichkeitsanalyse mit mehreren Konformeren gewonnen. Das erzielte Ergebnis ist der Rechnung mit den „virtuellen" Federkräften sehr ähnlich. Es hat aber einen entscheidenden Vorteil: Es wird keine vorgefaßte Definition von äquivalenten Zentren benötigt, zwischen denen die Federkräfte ansetzen. Diese Äquivalenz ergibt sich automatisch durch den Ähnlichkeitsvergleich der Eigenschaften, die über die Moleküle verteilt sind.

17.10 Falls starre Referenzen fehlen: Modellverbindungen legen die aktive Konformation fest

Im letzten Beispiel lag eine weitgehend starre Referenzverbindung vor. Wie soll man aber vorgehen, wenn eine solche Referenz nicht bekannt ist? Hier kann nur das Experiment weiterhelfen. Man muß rigidisierte Analoge synthetisieren. Diese werden auf ihre biologische Aktivität überprüft. Besitzen sie weiterhin Affinität zum Rezeptor, so ist davon auszugehen, daß die aktive Konformation eingefroren wurde.

Ein Beispiel soll zeigen, wie man sich durch die Synthese rigider Modellverbindungen an die rezeptorgebundene Konformation herantasten kann. Der Calciumantagonist Nifedipin **17.10** (Abschnitt 2.6) besitzt mehrere drehbare Bindungen (Abb. 17.11). Er kann daher eine Vielzahl von Konformationen einnehmen. Welche Anordnung nimmt zum Beispiel der Phenylring relativ zum Dihydropyridinring ein? Diese Frage hat Wolfgang Seidel bei Bayer durch die Synthese und Kristallstrukturbestimmung cyclisierter Derivate **17.11** sehr elegant

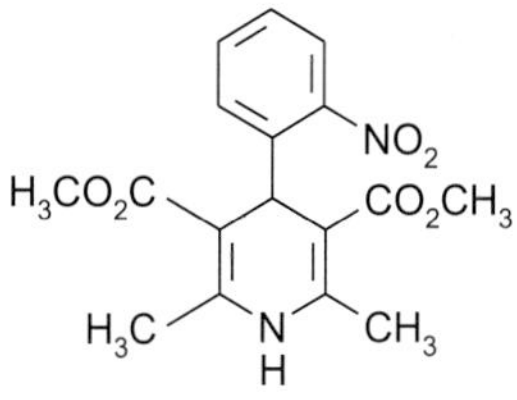

17.10 Nifedipin

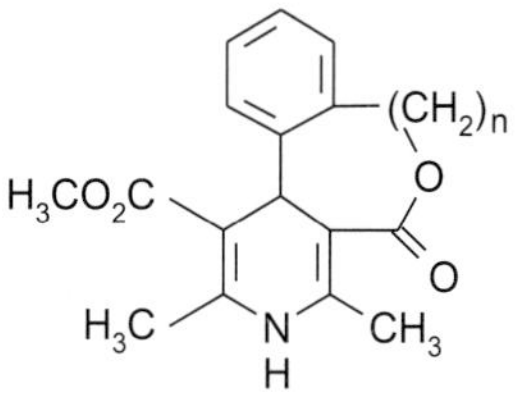

17.11

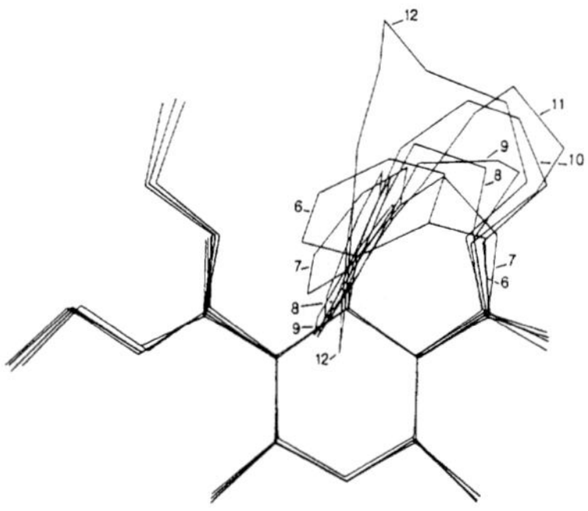

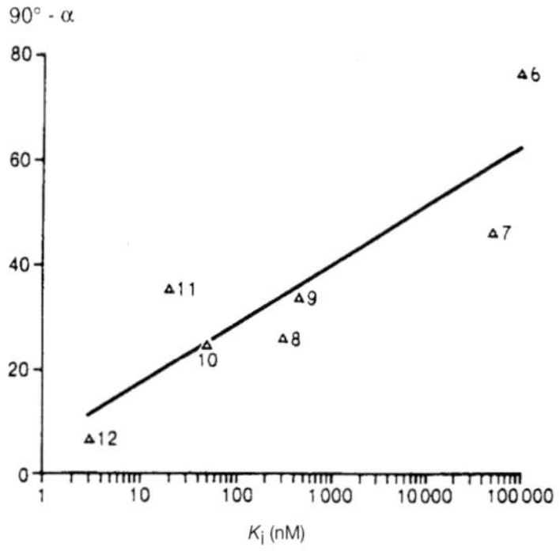

Abb. 17.11 Der Calcium-antagonist Nifedipin **17.10** besitzt mehrere drehbare Bindungen. Der Phenylring kann in der Ebene des Dihydropyridinrings liegen oder dazu senkrecht stehen. Zur Unterscheidung dieser Möglichkeiten wurden Lactone unterschiedlicher Ringgröße (**17.11**) synthetisiert und ihre Kristallstrukturen bestimmt. In der Verbindung mit dem Sechsringlacton (6) liegt der Phenylring nahezu parallel zum Dihydropyridinring ($\alpha \approx 10°$). Mit steigender Ringgröße wächst der Winkel zwischen beiden Ringen an, um im zwölfgliedrigen Derivat (12) eine Senkrechtstellung beider Ringe ($\alpha \approx 85°$) zu erreichen. Die biologische Aktivität steigt vom praktisch unwirksamen Sechsringlacton bis zur Verbindung mit dem Zwölfring um fast fünf Zehnerpotenzen an. Die bioaktive Konformation des Nifedipins erfordert also eine Senkrechtstellung der beiden Ringe.

klären können. In Abhängigkeit von der Ringgröße eines zusätzlich eingeführten Lactonrings ändert sich die biologische Aktivität der Derivate. In der Verbindung mit einem sechsgliedrigen Lacton liegen Phenyl- und Dihydropyridinring praktisch in einer Ebene. Im Derivat mit dem zwölfgliedrigen Ring steht der Phenylring senkrecht zum Dihydropyridinring. Die Affinität dieser Verbindung ist um ca. fünf Größenordnungen höher als die des Derivats mit dem sechsgliedrigen Lacton. Daher muß angenommen werden, daß Nifedipin seine Wirkung in einer Konformation entfaltet, in der Phenyl- und Dihydropyridinring senkrecht zueinander stehen. Nachdem diese Frage beantwortet ist, lassen sich neue Moleküle entwerfen. Eine relevante, den Bedingungen der Proteinbindetasche entsprechende Überlagerung der Wirkstoffe wird möglich. Solchen Überlagerungen kommt im Zusammenhang mit 3D-Struktur-Wirkungsbeziehungen (Kapitel 21) eine ganz entscheidende Bedeutung zu.

Allgemeine Literatur

G. R. Marshall, Computer-Aided Drug Design, in: Computer-Aided Molecular Design, W.G. Richards, Hrsg., IBC Technical Services Ltd, London, 1989, S. 91–104

G. Klebe, Structural Alignment of Molecules, in: 3D-QSAR in Drug Design. Theory, Methods and Applications, H. Kubinyi, Hrsg., ESCOM, Leiden, 1993, S. 173–199

Spezielle Literatur

W. E. Klunk, B. L. Kalman, J. A. Ferrendelli und D. F. Covey, Computer-Assisted Modelling of the Picrotoxinin and γ-Butyrolactone Receptor Site, Mol. Pharmacol. **23**, 511–518 (1983)

M. F. Mackay und M. Sadek, The Crystal and Molecular Structure of Picrotoxinin, Austr. J. Chem. **36,** 2111–2117 (1983)

G. R. Marshall, C. D. Barry, H. E. Bossard, R. A. Dammkoehler und D. A. Dunn, The Conformational Parameter in Drug Design: The Active Analog Approach, in: Computer-Assisted Drug Design, ACS Symp. Series **112**, E. C. Olson und R. E. Christoffersen, Hrsg., Amer. Chem. Soc., Washington DC., 1979, S. 205–226

D. Mayer, C. B. Naylor, I. Motoc und G. R. Marshall, A Unique Geometry of the Active Site of Angiotensin-Converting Enzyme Consistent with Structure-Activity Studies, J. Comput.-Aided Mol. Design **1,** 3–16 (1987)

Y. C. Martin, 3D Database Searching in Drug Design, J. Med. Chem. **35,** 2145–2154 (1992)

P. Y. S. Lam, P. K. Jadhav, C. J. Eyermann *et al.*, Rational Design of Potent, Bioavailable, Nonpeptide Cyclic Ureas as HIV Protease Inhibitors, Science **263,** 380–384 (1994)

J. T. Bolin, D. J. Filman, D. A. Matthews, R. C. Hamlin und J. Kraut, Crystal Structure of *Escherichia coli* and *Lactobacillus casei* Dihydrofolate Reductase Refined at 1.7 Å Resolution, J. Biol. Chem. **257,** 13650–13662 (1982)

C. Bystroff, S. J. Oatley und J. Kraut, Crystal Structures of *Escherichia coli* Dihydrofolate Reductase: The NADP$^+$ Holoenzyme and the Folate-NADP$^+$ Ternary Complex. Substrate Binding and a Model for the Transition State, Biochemistry **29**, 3263–3277 (1990)

S. K. Kearsley und G. M. Smith, An Alternative Method for the Alignment of Molecular Structures: Maximizing Electrostatic and Steric Overlap, Tetrahedron Comput. Methodol. **3**, 615–633 (1990)

G. Klebe, T. Mietzner und F. Weber, Different Approaches Toward an Automatic Structural Alignment of Drug Molecules: Applications to Sterol Mimics, Thrombin and Thermolysin Inhibitors, J. Comput.-Aided Mol. Design **8**, 751–778 (1995)

W. Seidel, H. Meyer, L. Born, S. Kazda und W. Dompert, Rigid Calcium Antagonists of the Nifedipine-Type: Geometric Requirements for the Dihydropyridine Receptor, in: QSAR as Strategies in the Design of Bioactive Compounds, J. K. Seydel, Hrsg., VCH, Weinheim, 1984, S. 366–369

18. Der Bindungsmodus von Liganden

Die Optimierung der Bindungsaffinität eines Liganden erfolgt iterativ, in kleinen Schritten. Eine Leitstruktur wird variiert und die Auswirkungen auf ihre biologischen Eigenschaften werden untersucht. Die strukturellen Abwandlungen können zu veränderten Bindungsgeometrien im Rezeptorprotein führen. Gezieltes Wirkstoffdesign setzt voraus, daß sich die Konsequenzen einer Strukturvariation in Hinblick auf das Bindungsverhalten abschätzen lassen.

Im letzten Kapitel hatten wir die Bindung von Methotrexat und Dihydrofolat an das Enzym Dihydrofolat-Reduktase genauer betrachtet. Die auf den ersten Blick offensichtliche „Ähnlichkeit" der Strukturformeln beider Liganden erwies sich, bei genauerer Betrachtung, als kaum relevant für die Bindung. Vielmehr wurde deutlich, daß nicht die Verteilung der Heteroatome, sondern eine vergleichbare Anordnung der Wasserstoffbrückenpartner entscheidend ist. Die Gruppen, die äquivalente molekulare Erkennungseigenschaften besitzen, müssen in übereinstimmenden räumlichen Positionen vorliegen. Erst durch den Übergang in eine andere Konformation ließ sich eine Äquivalenz beider Liganden erzielen. In diesen Konformationen binden Methotrexat und Dihydrofolat an die gleichen Aminosäurereste des Proteins. In diesem Kapitel werden weitere Beispiele betrachtet, um Zusammenhänge zwischen dem strukturellem Aufbau und der Bindungsgeometrie von Liganden besser zu verstehen.

18.1 Analoger Bindungsmodus von Liganden

Eine Situation, in der die Liganden Gruppen zur Wechselwirkung einsetzen, die äquivalente molekulare Erkennungseigenschaften besitzen, soll als **analoger Bindungsmodus** bezeichnet werden. Beide Liganden

- besetzen vergleichbare Volumenanteile der Bindetasche,
- belegen die gleiche Oberfläche des Proteins und
- interagieren mit den gleichen Aminosäureresten.

Der „analoge Bindungsmodus" läßt sich nicht direkt aus einem Vergleich der Strukturformeln der Liganden ablesen! Vielmehr erfordert er auf der Seite der Liganden eine genaue Analyse der Eigenschaften, die für eine Wechselwirkung mit dem Rezeptor verantwortlich sind.

Durch die zunehmende Zahl der Strukturbestimmungen von Protein-Ligand-Komplexen ist inzwischen ein umfangreiches Wissen über Bindungsmoden verfügbar. Für viele Systeme hat sich gezeigt, daß Moleküle mit ähnlichen Molekülgerüsten auch analoge Bindungsmoden aufweisen. Die Verhältnisse stellen sich hier einfacher dar, als im Fall von Methotrexat und Dihydrofolat. Ein Beispiel dafür sind Proteasen (Kapitel 26–28). Sie erkennen und spalten Peptide einer bestimmten Sequenz mit meist hoher Spezifität. Dies wird durch Bindetaschen in der Protease erreicht, die sich links und rechts der Spaltstelle befinden (Abschnitt 14.5). Man kennt die 3D-Strukturen vieler solcher Enzyme mit gebundenen Inhibitoren. Diese Verbindungen besitzen häufig ein Strukturelement, das enzymatisch nicht gespalten werden kann (Abschnitt 10.4). Die restlichen Teile des Moleküls liegen in benachbarten Bindetaschen. Diese Taschen sind, je nach Enyzm, mehr oder weniger stark ausgeprägt. Zum Beispiel binden bei den Aspartylproteasen Endothiapepsin, Renin oder HIV-Protease (Kapitel 27) die Inhibitoren analog dem Substrat auf beiden Seiten der Spaltstelle. Bei den Serinproteasen (Kapitel 26) sind viele Substanzklassen von Inhibitoren bekannt, die – formal betrachtet – nur auf der N-terminalen Seite der Spaltstelle Reste tragen, die mit dem Enzym wechselwirken. Umgekehrt binden bei Zinkproteasen (Kapitel 28) viele Inhibitoren auf der Seite der Bindetaschen, die den C-terminalen Teil des Substrats erkennen.

Ein substratanaloger Bindungsmodus setzt voraus, daß die Inhibitoren Gruppen mit ähnlichen Erkennungseigenschaften in die zur Spaltstelle benachbarten Bindetaschen orientieren. Inhibitoren der Aspartylproteasen zeigen trotz deutlicher Variationen in den Substituenten sehr ähnliche Bindungsmoden (Abb. 18.1). Dabei bleibt die Geometrie des Proteins weitgehend unverändert. Analoge Bindungsmoden hat man aber auch bei Serin- oder Zinkproteasen beobachtet (Kapitel 26 und 28).

Moleküle können selbst dann noch analog binden, wenn sie sich in ihren Molekülgerüsten unterscheiden. In Abschnitt 6.5 wurde diskutiert, daß man in peptidischen Leitstrukturen die Laufrichtung einer Peptidgruppe umdrehen kann, ohne daß die Bindungsaffinität zum Rezeptorprotein verloren geht. Die Röntgenstrukturanalysen von Thiorphan **18.1** und *retro*-Thiorphan **18.2** im Komplex mit der Metalloprotease Thermolysin lassen diese Beobachtung strukturell verstehen (Abb. 18.2). Trotz unterschiedlicher Topologie können beide Moleküle in gleicher Weise mit dem Protein interagieren.

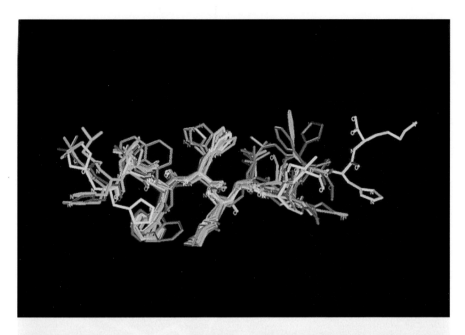

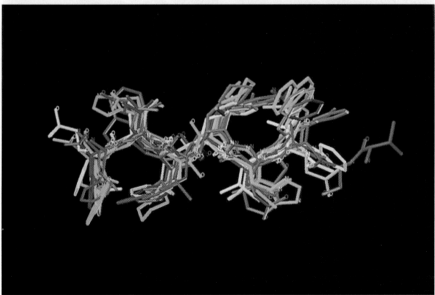

Abb. 18.1 Peptidische Liganden des Endothiapepsins (oben) und der HIV-Protease (unten) weisen trotz deutlicher struktureller Abwandlungen in den Seitenketten sehr ähnliche Bindungsmoden auf. Von allen gezeigten Liganden hat man die Protein-Ligand-Komplexe röntgenstrukturanalytisch aufgeklärt. Zum Vergleich wurden die einzelnen Strukturen entsprechend den Raumkoordinaten des Proteins überlagert. Deutlich zu erkennen ist in beiden Fällen die β-faltblattartige Konformation der Liganden.

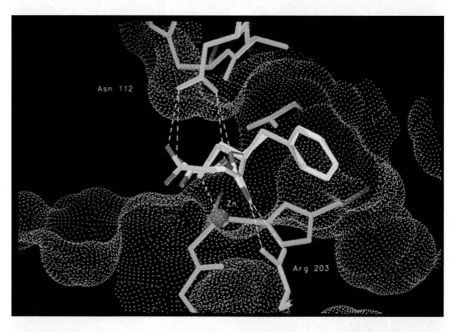

18.1 Thiorphan   **18.2** *retro*-Thiorphan

Abb. 18.2 Thiorphan **18.1** (weiß) und *retro*-Thiorphan **18.2** (gelb) unterscheiden sich in der Laufrichtung der Peptidbindung. Trotz dieses Unterschieds weisen beide einen analogen Bindungsmodus auf. Das Zinkatom (violette Kugel) im katalytischen Zentrum wird über die SH-Gruppe koordiniert. Der Carbonylsauerstoff der Amidbindung bindet an Arg 203. Die Amid-NH-Gruppe und die terminalen Carboxylatgruppen beider Liganden bilden Wasserstoffbrücken (gestrichelt) mit Asn 112.

18.2 Ein neuer Protein-Ligand-Komplex ist immer für Überraschungen gut!

Was wäre die Wissenschaft ohne Überraschungen! So manche Strukturbestimmung hat in der Vergangenheit einen neuen Bindungsmodus aufgedeckt. Man lernt daraus, wie vielschichtig das Erkennen flexibler Liganden durch die Proteine ist. In diesem Abschnitt wollen wir einige Beispiele genauer unter die Lupe nehmen.

An das Hüllprotein des humanen Rhinovirus, der die Menschheit immer wieder mit Schnupfen plagt, binden langgestreckte, niedermolekulare Verbindungen. Dadurch entfalten sie antivirale Wirkung. Michael Rossmann fand 1986, daß diese Moleküle in einem Graben der faßartig aufgebauten Hüllproteine binden. Dort öffnet sich ein Verbindungskanal zum Inneren des Virus, wo die virale RNA gespeichert ist. Man nimmt an, daß dieser Graben Teil der Bindestelle ist, über die das Virus von einer Wirtszelle erkannt wird. Die Verbindungen tragen an ihren beiden Enden einen Oxazolin- bzw. Isoxazolring, in der Mitte eine aliphatische Kette und einen Aromaten. Die beiden Derivate **18.3**

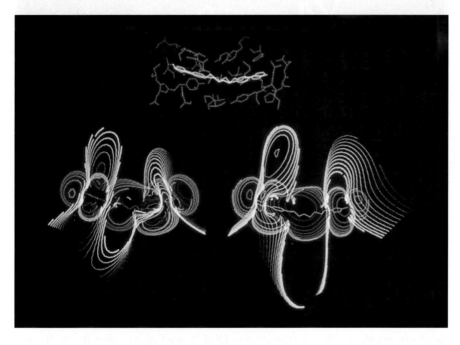

18.3

18.4

Abb. 18.3 Zwei strukturell sehr ähnliche antivirale Wirkstoffe **18.3** und **18.4** binden an das Hüllprotein des Rhinovirus. Überraschenderweise orientieren sie sich entlang ihrer Längsachse mit unterschiedlicher Ausrichtung in der Bindetasche (Mitte). Berechnet man in diesen Orientierungen das elektrostatische Potential um beide Liganden, so erkennt man einen ähnlichen Verlauf im Raum. Es liegt eine angenäherte Spiegelsymmetrie vor. Die Proteinbindetasche verlangt ein entsprechendes Muster des elektrostatischen Potentials. Die symmetrische Verteilung entlang der Liganden macht das Auftreten eines alternativen Bindungsmodus verständlich.

und **18.4**, die sich nur im Substitutionsmuster des Oxazolinrings unterscheiden, binden überraschenderweise mit unterschiedlicher Ausrichtung (Abb. 18.3).

Diesen verblüffenden Unterschied hätte sicherlich niemand vorhergesagt! Kann man verstehen, warum strukturell ähnliche Moleküle in verschiedenen Ausrichtungen aufgenommen werden? Berechnet man das elektrostatische Potential für beide Liganden, so ergibt sich ein sehr ähnlicher Verlauf im Raum (Abb. 18.3). Die Moleküle besitzen eine nahezu spiegelsymmetrische Potentialverteilung senkrecht zu ihrer Hauptachse. Die Ähnlichkeit des elektrostatischen Potentials von Liganden war bereits im Abschnitt 17.7 beim Vergleich vom Methotrexat und Dihydrofolat aufgefallen (Abb. 17.9). Die hier beobachtete

Abb. 18.4 Die beiden
Thermolysin-Inhibitoren
18.5 (weiß) und **18.6** (gelb)
unterscheiden sich in ihrer
chemischen Struktur nur
durch den Austausch einer
Methylengruppe gegen
einen Sauerstoff. Dennoch
liegen sie mit unterschiedlicher Ausrichtung in der
Bindetasche. Sie besitzen
an beiden Enden hydro-
phobe Phenylringe, die sie
in zwei lipophile Bindetaschen plazieren. Im Zen-
trum der Moleküle häufen
sich polare Gruppen. In
beiden Fällen bildet die
Amid-NH-Gruppe eine H-
Brücke zur Carbonyl-
gruppe von Ala 113
(gestrichelt). In **18.5** koordiniert die Carboxylat-
gruppe an das katalytische
Zink (violette Kugel) und
die Carbonylgruppe bindet
über ein Wassermolekül an
Arg 203. In **18.6** komplexiert die Carbonylgruppe
das Zink und die Carboxy-
latgruppe formt eine Salzbrücke mit Arg 203. Beide
Bindungsmoden stehen in
Einklang mit der Symme-
trie der molekularen Erkennungseigenschaften.

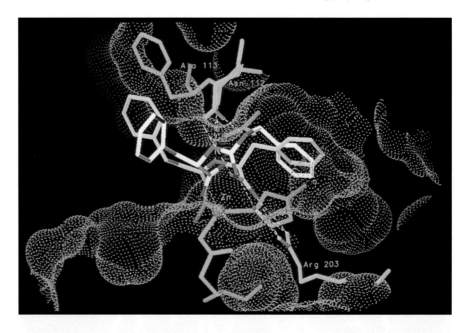

18.5   *N*-Cbz-Phenylalanin   **18.6**   *N*-ß-Phenylpropionyl-Phe

Spiegelsymmetrie macht das Auftreten der beiden Bindungsmoden zumindest verständlich.

Zwei Inhibitoren der Zinkpeptidase Thermolysin, die Phenylalanin-derivate **18.5** und **18.6**, unterscheiden sich in ihrer Strukturformel nur in einer einzigen Position. Doch dieser Austausch von Kohlenstoff gegen Sauerstoff hat Konsequenzen! Es resultieren unterschiedliche Bindungsmoden. Die Verbindung **18.5** koordiniert mit ihrer Säure-gruppe an das Zink. Die Carbonylgruppe baut über ein Wassermolekül eine H-Brücke zu Arg 203 auf (Abb. 18.4). Die beiden endständigen Phenylringe besetzen hydrophobe Taschen. Auch in **18.6** besetzen die beiden Phenylringe diese Taschen. Doch zur Überraschung ist die Orientierung des Moleküls bezüglich der polaren Gruppen im Zentrum vertauscht! Die Reihenfolge der Amidbindung kehrt sich um. Dadurch bildet die geladene Carboxylatgruppe in **18.6** eine Salzbrücke mit Arg 203 und die Carbonylgruppe koordiniert an das Zink. Auch hier erkennt man eine Symmetrie der molekularen Erkennungseigenschaf-ten der Moleküle. Beide Derivate tragen an ihren Enden hydrophobe Phenylgruppen. In der Mitte liegen die Gruppen, die entweder an das Zink koordinieren oder als Partner für die Guanidiniumgruppe von Arg 203 und die Carbonylgruppe von Ala 113 in Frage kommen.

Diese Beispiele zeigen, daß jede neue Struktur eines Protein-Ligand-Komplexes für eine Überraschung gut ist! Eine geringfügige Abwandlung des Moleküls, wie das Hinzufügen einer Methylgruppe oder der Austausch eines Kohlenstoffs gegen einen Sauerstoff, kann Auswirkungen haben, die zu einem anderen Bindungsmodus führen. Betrachtet man allein das Molekülgerüst, mögen diese Änderungen gering erscheinen. Sie können aber deutliche Konsequenzen auf die Konformation und die Eigenschaften der Moleküle haben. Dann ist deren Verwandtschaft nicht mehr so eng, wie es auf den ersten Blick erscheinen mag.

18.3 Alternativer Bindungsmodus von Liganden

Die letzten Beispiele zeigten, daß es verschiedene Bindungsmoden für strukturell sehr ähnliche Liganden geben kann. Man bezeichnet sie als **alternative Bindungsmoden**. Sie liegen zum einen vor, wenn Liganden sehr ähnliche funktionelle Gruppen zur Wechselwirkung mit unterschiedlichen Aminosäureresten einsetzen. Die Abbildungen 18.3 und 18.4 zeigten Beispiele für diesen Fall. Andererseits findet man sie, wenn strukturell ähnliche Liganden verschiedene Regionen einer Bindetasche besetzen und unterschiedliche Seitenketten des Proteins an den Wechselwirkungen beteiligt sind. Zur Beschreibung dieses Falls wollen wir Inhibitoren des Thrombins und der Elastase betrachten.

Die Serinprotease Thrombin spielt eine zentrale Rolle bei der Steuerung der Blutgerinnung (Abschnitt 26.3). Dieses Enzym spaltet eine Peptidkette neben einem Arginin. Bei der Bindung ragt die Argininseitenkette des Substrats in die sogenannte Spezifitätstasche, an deren Boden sich ein Aspartat befindet. Inhibitoren des Thrombins tragen meist eine positiv geladene Guanidinium- oder Amidiniumgruppe, die mit dem Aspartat der Spezifitätstasche Wasserstoffbrückenbindungen eingeht. Weiterhin besitzt das Enzym eine große, in zwei Bereiche strukturierte Bindetasche. Sie kann große hydrophobe Gruppen aufnehmen. NAPAP **18.7** und Argatroban **18.8** sind Beispiele für potente Inhibitoren (Abb. 18.5). Interessanterweise verwenden sie ihre positiv geladene Gruppe zur Bildung zweier paralleler (**18.7**) bzw. gegabelter Wasserstoffbrücken (**18.8**) mit der negativ geladenen Asparaginsäure (Abb. 18.6). Mit ihren beiden hydrophoben Resten an der Sulfonamid- bzw. Amidgruppe besetzen sie die weite Doppeltasche. Diese Reste stehen in der Tasche aufeinander zu. Man nimmt an, daß auch in Lösung eine Konformation vorliegt, die der im gebundenen Zustand ähnelt. Diese „Vorbildung" der gebundenen Konformation trägt entscheidend zur Bindungsaffinität der Inhibitoren bei.

In Rahmen der Suche nach alternativen Molekülgerüsten fand man bei der Firma Hoffmann-La Roche Amidinopiperidine (**18.9**, Abb. 18.5).

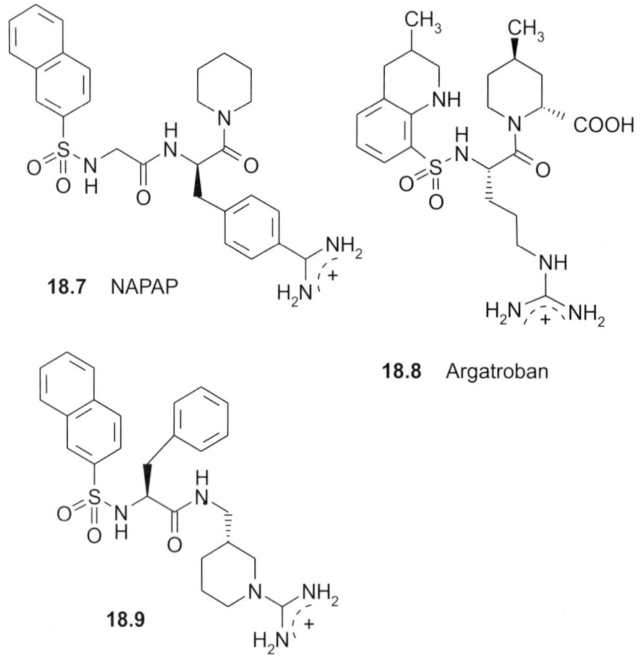

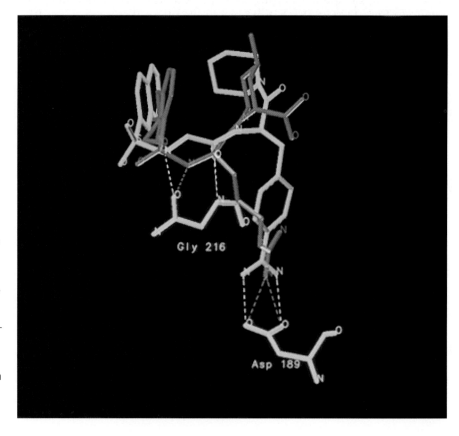

18.7   NAPAP

18.8   Argatroban

18.9

Abb. 18.5 NAPAP **18.7**, Argatroban **18.8** und das Amidinopiperidin **18.9** sind Inhibitoren des Thrombins. Alle besitzen zwei hydrophobe Seitenketten und eine Guanidinium- bzw. Amidiniumgruppe.

Abb. 18.6 Überlagerung von NAPAP (**18.7**, grün) und Argatroban (**18.8**, rot) in der Bindetasche des Thrombins. Die Liganden wurden anhand der Raumkoordinaten des Proteins überlagert. Sie binden mit ihrer Amidinium- bzw. Guanidiniumgruppe in die Spezifitätstasche und bilden entweder einzähnige (violett) oder zweizähnige Wasserstoffbrücken (gelb) mit Asp 189. Mit ihren polaren Gruppen im zentralen Molekülteil formen sie zwei parallele Wasserstoffbrücken zu Gly 216. Die beiden hydrophoben Substituenten stehen aufeinander zu und füllen die lipophile Doppeltasche.

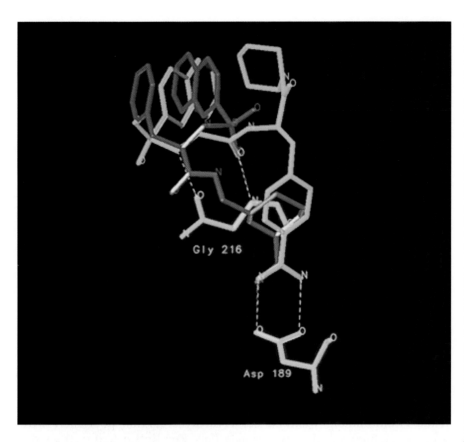

Abb. 18.7 Überlagerung der Bindungsmoden von NAPAP **18.7** (grün) und dem Amidinopiperidin **18.9** (rot) in Thrombin. Beide Liganden binden mit ihrer Amidiniumgruppe in die Spezifitätstasche. Die Wasserstoffbrücken (gelb bzw. violett gestrichelt) zu Asp 189 und Gly 216 fallen jeweils aufeinander. Beide Moleküle besitzen zwei hydrophobe Reste, die sie in die weite Doppeltasche orientieren. In NAPAP kommt der kleinere Piperidinring in den „rechten", sogenannten „proximalen Teil" dieser Tasche neben dem katalytischen Zentrum zu liegen. Der größere Naphthylsulfonylrest besetzt den „distalen Teil", der sich zum Lösungsmittel öffnet. In **18.9** kehren sich die Verhältnisse um. Auch bei diesem Inhibitor stehen die beiden hydrophoben Seitenketten in der Bindetasche des Proteins eng zueinander. Allerdings ist es hier der Naphthylsulfonylrest, der in die „proximale" Tasche ragt. Der kleinere Benzylrest liegt davor und steht in die größere „distale" Tasche. Die beiden hydrophoben Reste der Liganden stehen miteinander in direktem Kontakt und bilden eine gemeinsame Oberfläche. Vom Protein werden sie als einheitliche Gruppen gesehen, die in verschiedenen Orientierungen von der großen Doppeltasche aufgenommen werden.

Sie binden mit der Amidiniumgruppe in die Spezifitätstasche. Ihre Naphthylsulfonyl- bzw. Benzylgruppen binden auf unerwartete Weise an das Thrombin. Aus Analogiegründen sollte man erwarten, daß in **18.9** die Naphthylsulfonylgruppe an der gleichen Stelle bindet wie in **18.7**. Die Benzylgruppe von **18.9** sollte dann dort zu liegen kommen, wo in **18.7** der Piperidinring zu finden ist. Aus der Röntgenstrukturanalyse ergibt sich ein anderes Bild. Der Naphthylsulfonylrest ragt von der „rückwärtigen" Seite, d. h. ähnlich dem Piperidin in **18.7**, in die weite hydrophobe Tasche (Abb. 18.7). Der Benzylrest orientiert sich in den vorderen, dem Lösungsmittel zugewandten Teil dieser Tasche. Die Sulfonylgruppe bildet jetzt eine Wasserstoffbrücke zu Gly 216. Auch in **18.9** stehen, wie bei den anderen Inhibitoren, die hydrophoben Substituenten in der Doppeltasche aufeinander zu. Sie bilden eine Einheit, die, je nach Derivat, mit unterschiedlicher Orientierung in der Tasche liegt. Die hydrophobe Enzymtasche erkennt nur die gemeinsame Oberfläche dieses aus zwei Teilen zusammengesetzten Bausteins.

Ein weiteres Beispiel soll der Veranschaulichung dienen. Auch die Elastase ist eine Serinprotease. Inhibitoren dieses Enzyms können bei der Behandlung des Lungenemphysems eine wichtige Rolle erlangen (Abschnitt 26.4). Wie bei allen Serinproteasen bindet der *N*-terminale Teil des Substrats mit seinen Seitenketten in verschiedene Ausbuchtun-

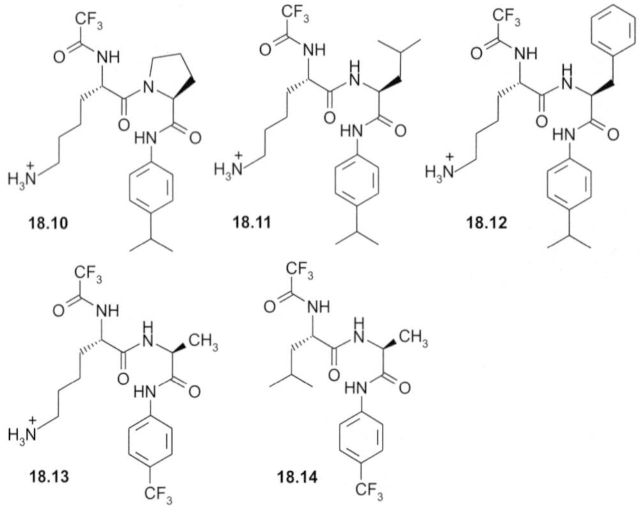

Abb. 18.8 Fünf verwandte Elastase-Inhibitoren **18.10–18.14**. Die Dipeptide tragen an den Enden eine Trifluoracetylgruppe bzw. ein *para*-substituiertes Anilid.

gen einer recht großen Bindetasche. Insgesamt spielen fünf Einzeltaschen bei der Ligandenbindung eine wichtige Rolle (Abb. 18.9). Die S_1-Tasche nimmt während der Enzymreaktion die Aminosäure benachbart zur Spaltstelle auf. Man bezeichnet sie, analog wie im Thrombin, als Spezifitätstasche (Abb. 18.9). Sie ist dem Inneren des Proteins zugewandt. Neben der S_1-Tasche befindet sich das Reaktionszentrum. In dieser Region findet man eine weitere Tasche, in der die zu spaltende Amidbindung während der Hydrolysereaktion polarisiert wird. Man bezeichnet sie als „*oxyanion hole*". Zur linken Seite öffnet sich die S_2-Tasche. In Richtung auf die Öffnung zum Lösungsmittel befindet sich eine weitere Höhle, die S_3-Tasche. Der Eintrittskanal selbst bildet die S_4-Tasche.

Die Dipeptidderivate **18.10–18.14** hemmen Elastase reversibel (Abb. 18.8). Auf den ersten Blick sehen sie eng verwandt aus. Für alle fünf Inhibitoren gelang die Kristallstrukturbestimmung im Komplex mit dem Enzym (Abb. 18.9 und 18.10). Mit den beiden Endgruppen (Trifluoracetyl- bzw. *para*-substituierter Anilidrest) und den zwei peptidischen Seitenketten besitzen die Moleküle vier Reste, die sie in die fünf beschriebenen Taschen plazieren können. In vier von fünf Beispielen (**18.10–18.13**) befindet sich ein Lysin in der ersten Position des Dipeptids. Alle diese Derivate binden mit der Lysin-Seitenkette in die S_2-Tasche. Die lipophile aliphatische Kette mit der polaren Aminogruppe entspricht genau den Erfordernissen dieser Tasche. In **18.14** liegt kein Lysin vor, sondern ein Leucin. Auch dieser Rest bindet in die S_2-Tasche. Interessanterweise findet man in der Kristallstruktur ein zusätzliches Wassermolekül. Es bindet in der S_2-Tasche ungefähr dort, wo in den Lysin-Derivaten die polare Kopfgruppe zu liegen kommt. Die Aufgabe der Lysin-Seitenketten in **18.10–18.13** wird in dem Leucinderivat **18.14** durch die *iso*-Butylgruppe zusammen mit einem Wassermolekül wahrgenommen. Gemeinsam entspricht diese Kombination

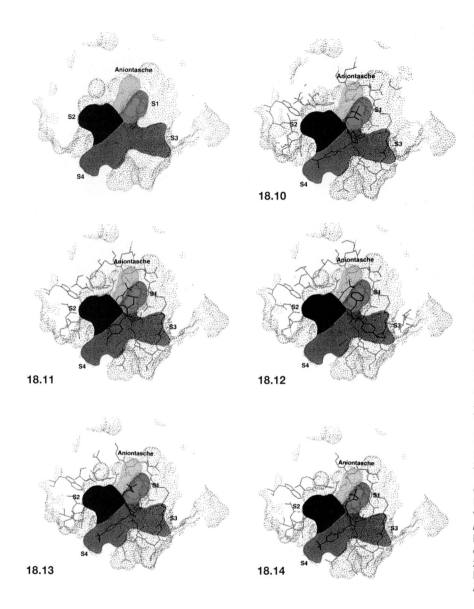

18.10

18.11

18.12

18.13

18.14

Abb. 18.9 Die Serinprotease Elastase weist einen in fünf Taschen strukturierten Bindebereich auf. Während der Enzymreaktion nimmt er den *N*-terminalen Teil der Polypeptidkette des Substrats auf. Eine Tasche ist die Aniontasche („*oxyanion hole*", gelb), die neben dem katalytischen Zentrum liegt. Darunter befindet sich die Spezifitätstasche S_1 (blau). Drei weitere Taschen S_2 (rot), S_3 (lila) und S_4 (braun) schließen sich an. Die fünf Dipeptid-Inhibitoren **18.10–18.14** (Abb. 18.8) besetzen mit ihren vier Seitenketten vier der fünf Taschen im Protein. In allen lysinhaltigen Derivaten liegt dieser Rest in der S_2-Tasche (rot). In **18.14** fehlt ein solcher Rest, hier ragt eine Leucin-Seitenkette in diese Tasche. Die S_1-Tasche (blau) wird in den Derivaten mit einer kleinen oder starren Aminosäure in der zweiten Position (Pro, Ala, **18.10**, **18.13**, **18.14**) vom Trifluoracetylrest besetzt. In den Derivaten mit einer größeren hydrophoben Aminosäure in der zweiten Position (Leu, **18.11**; Phe, **18.12**) nimmt diese die S_1-Tasche ein. Die Trifluoracetylgruppe weicht auf das „*oxyanion hole*" (gelb) aus. In die S_3- bzw. S_4-Tasche stehen entweder der Rest der zweiten Aminosäure (Ala, Pro) oder die terminalen Anilide.

einem Baustein mit ähnlichen Eigenschaften wie eine Lysin-Seitenkette.

Die Trifluoracetylgruppe bindet in drei von fünf Beispielen (**18.10**, **18.13**, **18.14**) in der S_1-Tasche. In diesen Inhibitoren besitzt die zweite Aminosäure der Dipeptidsequenz nur eine kleine hydrophobe Seitenkette (Ala oder Pro). Sie bindet in die S_3-Tasche. Die S_4-Tasche wird vom terminalen Anilid besetzt. In den Derivaten, in denen die zweite Aminosäure einen deutlich größeren hydrophoben Rest, Leu oder Phe, aufweist (**18.11**, **18.12**), bindet dieser Rest in die S_1-Tasche. Die Trifluoracetylgruppe weicht auf das benachbarte „*oxyanion hole*" neben dem katalytischen Zentrum aus. Die Anilidgruppe in **18.11** belegt, wie

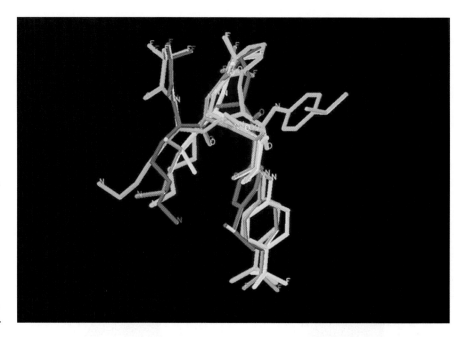

Abb. 18.10 Überlagerung der fünf dipeptidischen Elastase-Inhibitoren (**18.10–18.14**). Für alle Liganden sind die Kristallstrukturen bekannt. Die Überlagerung wurde anhand der Koordinaten des Proteins vorgenommen. Die vier Seitenketten der Liganden besetzen jeweils eine der fünf in Abbildung 18.9 charakterisierten Bindetaschen.

in den anderen Derivaten, die S_4-Tasche. In **18.12** bevorzugt sie die inzwischen verwaiste S_3-Tasche.

Elastasen spalten Peptide nach einer hydrophoben Aminosäure, d. h. die Seitenkette einer solchen Aminosäure bindet in die S_1-Spezifitätstasche (Abschnitt 26.2). Offensichtlich sind bei den hier betrachteten Inhibitoren Phe- bzw. Leu-Seitenketten besser geeignet als die kleinen Reste des Alanins und Prolins. In den zuletzt genannten Derivaten nimmt die S_1-Tasche lieber die Trifluoracetylgruppe auf. Aus diesen fünf Inhibitoren läßt sich lernen, daß bereits kleine Änderungen der Erkennungseigenschaften zu alternativen Bindungsmoden führen. Dies gilt vor allem, wenn weite Bindetaschen vorliegen, die über deutlich mehr Platz verfügen, als die Seitenketten der Inhibitoren benötigen. Im beschriebenen Beispiel liegt eine größere Zahl von Einbuchtungen vor, als die Inhibitoren „Arme" aufweisen.

Wenn verstanden ist, welche Taschen durch welche funktionellen Gruppen bevorzugt besetzt werden und welche Taschen ungenutzt bleiben, läßt sich diese Erkenntnis für den Entwurf von Inhibitoren nutzen. Das neue Molekül soll alle Taschen besetzen. Es muß diese Taschen mit seinen Seitenketten in einer günstigen Konformation erreichen. Die Seitenketten werden so gewählt, daß jeweils die optimale Seitenkette in der richtigen Tasche zu liegen kommt. Dagmar Ringe hat dieses Designkonzept mit einem Bild aus der griechischen Mythologie verglichen. So wie der Schlange Hydra beim Kampf mit Herakles nach dem Zerschmettern eines Kopfes gleich zwei Köpfe nachwuchsen, verwendet man die Information über mehrere Bindungsmoden, um einen affineren Inhibitor mit zusätzlichen Seitenketten, „neuen Hydraköpfen", zu entwerfen.

18.4 Multipler Bindungsmodus von Liganden

Bisher wurden nur Fälle diskutiert, in denen ähnliche Moleküle gleiche oder verschiedene Bindungsmoden aufweisen. In allen Fällen war für einen bestimmten Liganden nur eine Orientierung im Protein nachgewiesen worden. Es sind aber auch Beispiele bekannt, in denen man den gleichen Liganden an unterschiedlichen Stellen der Bindetasche nachgewiesen hat. In Kapitel 13 wurde erläutert, daß die Kristallstrukturanalyse ein gemitteltes Bild über den gesamten Kristall wiedergibt. Abertausende Moleküle tragen zu diesem Bild bei. Angenommen, es gäbe für einen Liganden mehrere energetisch gleichwertige Bindungsmoden in einer Bindetasche. In einem solchen Fall kann es vorkommen, daß bei der Kristallisation oder beim Soaking-Experiment (Abschnitt 13.9) in einem Teil der Proteinmoleküle der eine, in einem anderen Teil ein zweiter oder dritter Bindungsmodus eingenommen wird. Die Röntgenstruktur liefert ein gemitteltes Bild über alle diese Orientierungen. Eine solche Situation, in der ein und derselbe Ligand mehrere verschiedene Lagen in der Bindetasche eines Proteins einnimmt, ist ein **multipler Bindungsmodus**.

Die Serinprotease Trypsin aus dem Verdauungstrakt spaltet, ähnlich dem Thrombin, nach einer basischen Aminosäure wie Arginin oder Lysin. Der Aufbau ihrer Spezifitätstasche ist sehr ähnlich wie in Thrombin. Soaking-Experimente mit Trypsin-Kristallen in einer Lösung von Guanidiniumbenzoat (**18.15**) haben insgesamt drei Orientierungen in der Kristallstruktur aufgezeigt (Abb. 18.11). In der Spezifitätstasche läßt sich der Ligand in zwei verschiedenen Orientierungen nachweisen. In einer dritten Anordnung orientiert er sich in Richtung auf Cys 58 und Lys 60.

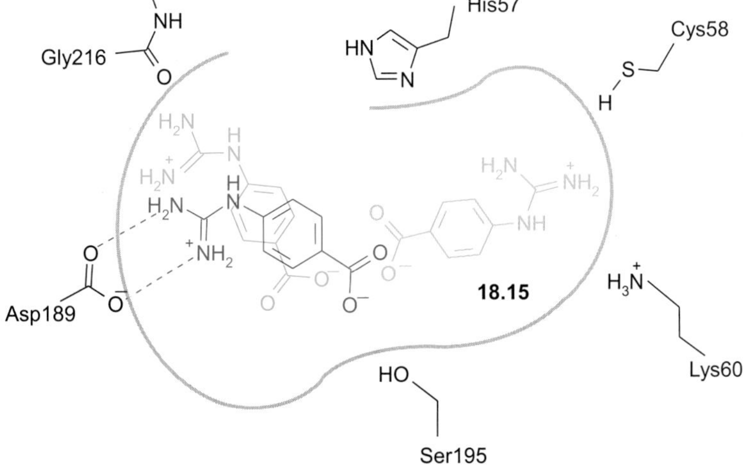

Abb. 18.11 Ein Soaking-Experiment mit Kristallen des Enzyms Trypsin in einer gesättigten Lösung des Liganden Guanidiniumbenzoat **18.15** zeigt drei verschiedene Bindungsmoden des gleichen Liganden. In der Spezifitätstasche kommt der Ligand in zwei Orientierungen vor. Die eine (rot) zeigt eine zweizähnige Wasserstoffbrücke zwischen der Guanidiniumgruppe und Asp 189. In der zweiten Orientierung (blau) steht der Ligand nach oben in Richtung auf Gly 216. In einem dritten Bindungsmodus (grün) orientiert er sich in Richtung auf Cys 58 und Lys 60. In allen drei Bindungsmoden zeigt die Carboxylatgruppe des Inhibitors in den Bereich der Hydroxygruppe des katalytischen Serins 195.

Es sind bisher nur wenige Strukturen bekannt, die einen experimentellen Nachweis für einen multiplen Bindungsmodus geben. In einem Kristall kann man nur dann verschiedene Bindungsmoden nebeneinander nachweisen, wenn diese energetisch so ähnlich sind, daß sie alle nennenswert besetzt sind. Die multiplen Bindungsmoden geben Hinweise auf gleichwertige Lagen eines Liganden im Protein. Wieder besteht, ähnlich wie bei den alternativen Bindungsmoden, die Möglichkeit, diese Kenntnisse zum Design eines größeren, „mehrköpfigen" Inhibitors auszunutzen.

18.5 Schloß und Schlüssel passen sich einander an: „*Induced Fit*" bei Protein-Ligand-Wechselwirkungen

Schon im Abschnitt 17.1 hatten wir kurz den Aspekt der induzierten Anpassung gestreift. Ein Protein kann sich an die Struktur seines Liganden anpassen. Bei der Suche nach Inhibitoren der Purin-Nucleosid-Phosphorylase ist ein solcher „*induced fit*" aufgefallen. In der Zelle ist dieses Enzym an der Rückgewinnung von Purinen beteiligt. Eine Inhibierung des Enzyms wirkt sich auf eine ganze Reihe biochemischer Prozesse aus. Therapeutisch könnte es von Bedeutung sein, da seine Hemmung eine übermäßige T-Zell-Aktivität unterdrückt, die z. B. bei Autoimmun-Krankheiten auftritt. In 9-Position substituierte Guanine binden an das aktive Zentrum dieses Proteins. Wie die Kristallstrukturbestimmung zeigt, bildet der Inhibitor **18.16** eine zweizähnige Wasserstoffbrücke zur terminalen Amidgruppe eines Asparagins (Abb. 18.12). Diese Aminosäure ist ihrerseits mit dem benachbarten Threonin verbrückt. Die Wechselwirkung fixiert den Sauerstoff des Threonins in einer Position, die ideal für eine zusätzliche Wasserstoffbrücke zu einer Donorgruppe in 8-Stellung des Liganden geeignet ist. Infolgedessen erweist sich das 8-Aminoderivat **18.17** um den Faktor 70 stärker affin. Ein auf den ersten Blick isosterer Austausch von N gegen C in der 9-Position (**18.16–18.18**) bedingt in der 7-Position einen Wechsel von einem Wasserstoffbrücken-Akzeptor zu einem -Donor. Dadurch werden die Erkennungseigenschaften des Liganden drastisch verändert! Überraschenderweise besitzen 9-Deazaderivate eine verbesserte Affinität zum Enzym. Der Ligand **18.18** bildet mit seiner Carbonylgruppe in 6-Position und seiner NH-Funktion in 7-Stellung eine stabile zweizähnige Wasserstoffbrücke mit dem Enzym. Dazu dreht sich die terminale Amidgruppe von Asn 243 ein Stück im Raum. Sie stellt dem Liganden nun ihre Carbonylgruppe und ein Amid-NH zur Verfügung. Die Affinität von **18.18** liegt dadurch um den Faktor 170 höher! Natürlich bietet sich an, die Aminogruppe in

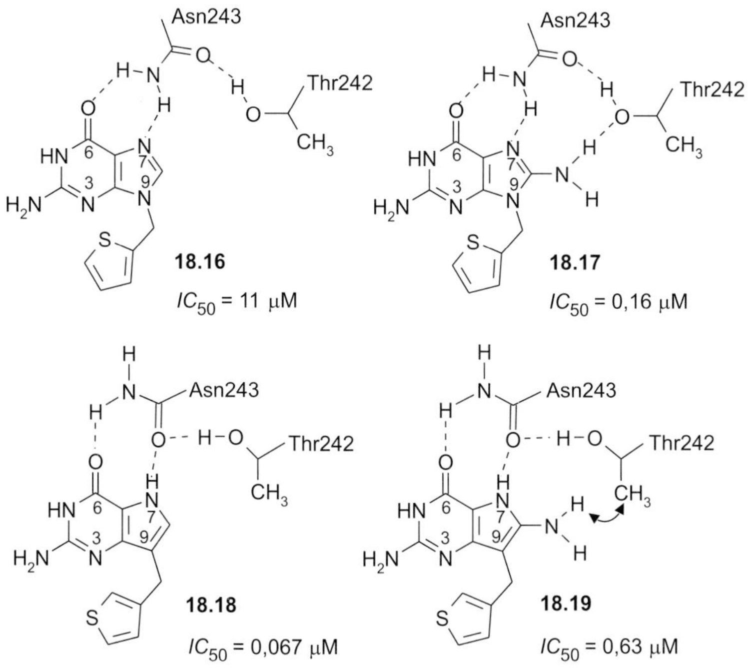

Abb. 18.12 Die Affinitäten von vier Inhibitoren der Purinnucleosid-Phosphorylase lassen sich durch eine induzierte Anpassung des Proteins an seine Liganden verstehen. Das substituierte Guanin **18.16** bildet über die Carbonylgruppe und N7 zwei Wasserstoffbrücken mit Asn 243. Mit dieser Aminosäure geht das benachbarte Thr 242 eine H-Brücke ein. Der Sauerstoff des Threonins kann für eine H-Brücke mit einem Substituenten in 8-Position des Liganden eingesetzt werden. Das 8-Aminoderivat **18.17** ist deutlich affiner. Der N → C-Austausch in der 9-Position wandelt den Stickstoff in 7-Stellung von einem Akzeptor zu einem Donor um (**18.16** → **18.18**). Das benachbarte Asparagin reagiert auf diesen Wechsel und präsentiert nach seitlicher Verschiebung seine Carbonylgruppe und die NH-Funktion. Das mit dem Liganden gebildete H-Brückenmuster ist sehr stabil. Die Umlagerung des Asn 243 zieht eine Drehung des Threonins nach sich. Dieses richtet jetzt nicht mehr seinen Sauerstoff, sondern die Methylgruppe auf die 8-Position des Liganden. Deshalb bringt eine 8-Aminogruppe in dem 9-Deazaguanin **18.19** keine Affinitätssteigerung, sondern einen Abfall. Die unterschiedliche Verknüpfung mit den Thiophenringen übt keinen Einfluß auf die biologische Aktivität aus.

8-Stellung einzuführen, um mit **18.19** eine noch affinere Verbindung zu erhalten. Beim Übergang von **18.16** zu **18.17** war diese Gruppe für eine Affinitätssteigerung um den Faktor 70 gut. Aber leider, weit gefehlt! Das 8-Aminoderivat ist um den Faktor 10 weniger affin als die beiden anderen Analogen. Wie läßt sich das verstehen? Die Röntgenstrukturanalyse klärt das Rätsel auf! Threonin 242 bildet weiterhin eine H-Brücke zum Asparagin. Es muß dazu der räumlichen Umlagerung von Asn 243 folgen. Dadurch kommt die Methylgruppe von Thr 242 in räumliche Nachbarschaft zur 8-Position des Liganden. Dies verhindert die Ausbildung einer H-Brücke. Die enge räumliche Nachbarschaft bedingt sogar ungünstige sterische Wechselwirkungen.

Dieses Beispiel verdeutlicht, daß kleine strukturelle Änderungen im Liganden zu geringfügigen Verschiebungen der Aminosäurereste in der Bindetasche führen, die aber dramatische Auswirkungen auf die Bindungsaffinitäten nach sich ziehen.

18.6 Nur 3D-Strukturen lassen Struktur-Wirkungsbeziehungen verstehen

Die Cytochrom P450-Enzyme gehören zur Klasse der oxidierenden Enzyme. Sie bewirken den Abbau körperfremder Substanzen. Das bakterielle P450$_{cam}$-Enzym hydroxyliert Campher regio- und stereospezifisch. Im Zentrum seiner Bindetasche befindet sich ein Eisenatom, eingebettet in ein Porphyringerüst. Das Enzym läßt sich mit den in Abbil-

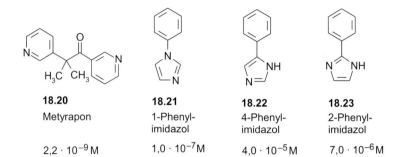

Abb. 18.13 Vier Inhibitoren **18.20–18.23** von Cytochrom P450$_{cam}$ mit ihren Bindungsaffinitäten.

18.20
Metyrapon

$2{,}2 \cdot 10^{-9}\,\mathrm{M}$

18.21
1-Phenyl-imidazol

$1{,}0 \cdot 10^{-7}\,\mathrm{M}$

18.22
4-Phenyl-imidazol

$4{,}0 \cdot 10^{-5}\,\mathrm{M}$

18.23
2-Phenyl-imidazol

$7{,}0 \cdot 10^{-6}\,\mathrm{M}$

dung 18.13 aufgeführten Verbindungen **18.20–18.23** hemmen. Mit allen Inhibitoren gelang die Kristallstrukturbestimmung (Abb. 18.14). Metyrapon **18.20** ist der stärkste Inhibitor. Er bildet Kontakte zum Eisen, zu Tyr 96 und günstige hydrophobe Wechselwirkungen.

Die drei isomeren Phenylimidazole **18.21–18.23** sind weniger affin. Sie zeigen deutlich abgestufte Aktivitäten (Abb. 18.13). Sowohl 1-Phenylimidazol **18.21** als auch 4-Phenylimidazol **18.22** koordinieren über einen Stickstoff an das Eisenatom (Abb. 18.14b, c). Alle weiteren Kontakte zum Protein beruhen auf hydrophoben Wechselwirkungen. Der Phenylring befindet sich ungefähr an der Stelle, wo im Enzym-Substrat-Komplex der Campher zu liegen kommt. Der Affinitätsunterschied zwischen 1- und 4-Phenylimidazol läßt sich nicht durch die Bindungsgeometrie der Komplexe verstehen. Hierzu muß man sich die Wechselwirkungsbilanz in Lösung und im Komplex vor Augen halten. 4-Phenylimidazol besitzt zwei Stickstoffe, die Wasserstoffbrücken bilden können. Im 1-Phenylimidazol steht nur ein Stickstoff für H-Brücken bereit. Der andere mit dem Phenylring substituierte Stickstoff ist aus elektronischen Gründen nicht in der Lage, Wasserstoffbrücken auszubilden. Im Protein finden beide Moleküle für einen ihrer Stickstoffe mit dem Eisenatom einen Partner, der ähnlich gute Wechselwirkungen wie ein Wasserstoffbrücken-Donor eingeht. Beim 1-Phenylimidazol ist die Bilanz zwischen ungebundenem (Lösung) und gebundenem Zustand (am Protein) ausgeglichen. Für das 4-Phenylimidazol verbleibt der zweite Stickstoff „ungepaart". Das kostet seinen Preis, die Bindungskonstante liegt hier um den Faktor 400 niedriger. Es ist inzwischen eine ganze Reihe von Beispielen bekannt, in denen eine solche unausgeglichene Wechselwirkungsbilanz einen drastischen Abfall der Bindungsaffinität bewirkt (vergl. Abschnitt 5.6).

Wie verhält sich das 2-Phenylimidazol **18.23**? Seine Affinität liegt zwischen denen von 1- und 4-Phenylimidazol. Aus sterischen Gründen würde man diesem Inhibitor gar keine Enzymhemmung zutrauen. Versucht man das Eisenatom mit einem der beiden Stickstoffe zu koordinieren, so kommt es unweigerlich zu sterischen Überlappungen zwischen dem Phenylring und den Atomen des Porphyringerüstes. Wie kann der Ligand trotzdem das Enzym blockieren? Die Kristallstrukturbestimmung gibt Klarheit. Der Inhibitor besetzt zwar die Bindetasche,

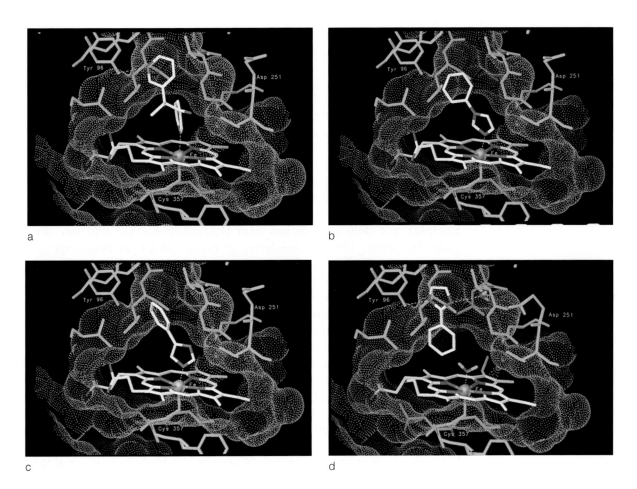

a   b

c   d

Abb. 18.14 Die vier Inhibitoren **18.20–18.23** zeigen unterschiedliche Bindungsmoden. Erst die Röntgenstrukturbestimmungen lassen ihre Struktur/Wirkungsbeziehungen verstehen. (a) Metyrapon **18.20** ist der stärkste Inhibitor. Er koordiniert mit einem seiner Stickstoffe an das Eisenatom (violette Kugel). Der andere geht eine H-Brücke mit Tyr 96 ein. Das Molekül füllt die Bindetasche optimal aus. (b) 1-Phenylimidazol **18.21** und (c) 4-Phenylimidazol **18.22** binden jeweils über einen ihrer Stickstoffe an das Eisenatom. (d) 2-Phenylimidazol **18.23** kann aus sterischen Gründen nicht an das Eisen koordinieren. Es bindet mit einem Stickstoff an Tyr 96. Der zweite Stickstoff geht über ein Wassermolekül eine H-Brücke zu Asp 251 ein. Diese Aminosäure lagert zur Ausbildung der H-Brücke in der Bindetasche um. Zum Auffüllen der sechsten Koordinationsstelle bindet ein Wassermolekül an das Eisenatom.

er koordiniert aber nicht an das Eisen. Vielmehr verbleibt dort als sechster Koordinationsligand ein Wassermolekül (Abb. 18.14d). Mit einem seiner Stickstoffe bildet 2-Phenylimidazol eine Wasserstoffbrücke zu Tyrosin 96. Mit dem anderen Stickstoff formt der Ligand, vermittelt über ein weiteres Wassermolekül (W802), eine Brücke zu Asp 251. Die Seitenkette dieser Aminosäure lagert zur Ausbildung dieser Wechselwirkung im Raum um, ein weiteres Beispiel für die induzierte Anpassung eines Proteins.

Die beiden zuletzt besprochenen Beispiele belegen die Bedeutung von Kristallstrukturbestimmungen als Voraussetzung für eine korrekte Interpretation von Struktur/Wirkungsbeziehungen.

18.7 Bakterium und Wirbeltier: Bindungsmoden in unterschiedlichen Spezies

Proteine unterschiedlicher Spezies weichen in ihrer Aminosäuresequenz mehr oder weniger voneinander ab. Diese Abweichungen können verschiedene Regionen des Proteins betreffen, so auch die Bindetasche. Stets bleibt aber die Funktion des Proteins erhalten. Es sind inzwischen eine Reihe von Beispielen bekannt, in denen sich der Bindungsmodus eines Liganden von Spezies zu Spezies ändert. Das Bakteriostatikum Trimethoprim (**18.24**) hemmt Dihydrofolat-Reduktasen unterschiedlicher Spezies. Seine Kristallstrukturen wurden u. a. im Komplex mit dem Enzym aus dem Bakterium *E. coli* und aus dem Huhn bestimmt. Überraschenderweise bindet **18.24** an beide Spezies mit unterschiedlicher Konformation (Abb. 18.15). Der Ligand liegt im ersten Fall in einer Geometrie vor, bei der die Stellung der Aromaten ähnlich wie die Rotorblätter eines Propellers gegeneinander verdreht sind. Im anderen Enzym erinnern die Aromaten an die gespreizten Flügel eines Schmetterlings.

Zwischen eng verwandten Proteinen können sich die Bindetaschen, ähnlich wie zwischen verschiedenen Spezies, bloß durch den Austausch weniger Aminosäuren unterscheiden. Trypsin und Thrombin, zwei homologe Serinproteasen, sind bereits vorgestellt worden. Beide werden durch NAPAP **18.7** gehemmt. Allerdings nimmt der Naphthylring an der Sulfonamidgruppe in beiden Enzymen eine um 180° gedrehte Konformation ein. Unterschiedliche Bindungsmoden und Ligandkonformationen seien eine Warnung, die Verhältnisse aus einem Protein allzu rasch auf die Bedingungen in einem homologen Protein zu übertragen.

18.8 Bild und Spiegelbild: Für den Rezeptor gleich oder verschieden?

In Kapitel 6 wurde eine Vielzahl von Beispielen aufgeführt, die zeigen, daß Enantiomere und Diastereomere unterschiedliche biologische Eigenschaften besitzen. Proteine haben eine Händigkeit. Für diese Eigenschaft sind die Aminosäuren mit ihren Chiralitätszentren und die Sekundärstrukturbausteine (Abschnitt 14.2) mit ihrem helicalen Drehsinn verantwortlich. Bietet man einem Protein einen rechts- oder linkshändigen Wirkstoff an, so sind unterschiedliche Bindungsmoden zu erwarten, ähnlich wie zwischen zwei rechten Händen ein anderer Händedruck zustandekommt wie zwischen einer rechten und einer linken Hand.

Bisher wurden nur für wenige Beispiele die Strukturen der Proteinkomplexe sowohl mit der links- wie der rechtshändigen Form des

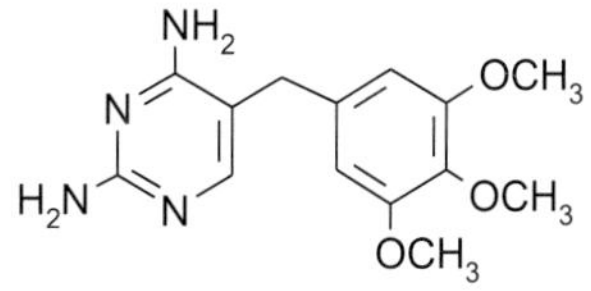

18.24 Trimethoprim

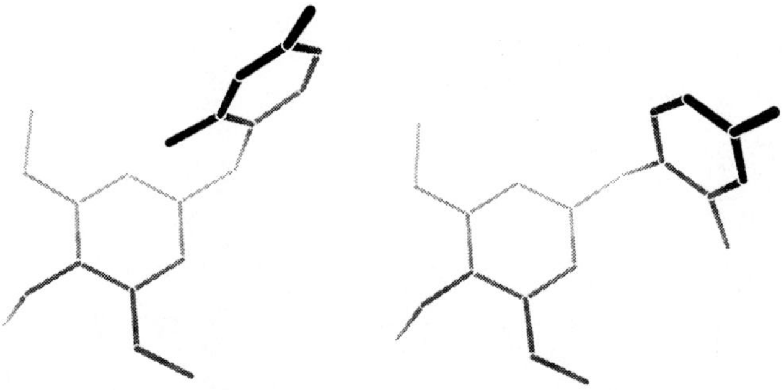

Abb. 18.15 Trimethoprim **18.24** bindet an Dihydrofolat-Reduktase aus Hühnerleber mit einer Konformation, in der die Aromaten wie die Flügel eines Schmetterlings angeordnet sind (rechts unten). In der Bindetasche des Enzyms aus *E. coli* nimmt es eine Konformation ein, in der die Aromaten propellerartig verdreht sind (links unten).

Liganden bestimmt. Es gelingt auch nur, wenn beide Enantiomere ausreichende Affinität zum Zielprotein besitzen, d. h. so stark an das Protein binden, daß sie auch in der Röntgenstruktur gefunden werden. Inhibitoren der Carboanhydrase (Kapitel 28), spielen eine Schlüsselrolle bei der Behandlung des grünen Stars. Beide Enantiomere **18.25** und **18.26** binden an dieses Enzym. Sie unterscheiden sich um den Faktor 100 in ihren Affinitäten. Wie die Röntgenstrukturen zeigen, nehmen sie einen ähnlichen Bindungsmodus ein (Abb. 18.16). Die Affinitätsdifferenz wird auf unterschiedlich gespannte Konformationen der beiden spiegelbildlichen Liganden zurückgeführt.

Wann sind ähnliche, wann verschiedene Bindungsmoden für Enantiomere zu erwarten? Prinzipiell sieht ein Protein Bild und Spiegelbild eines Liganden als zwei unterschiedliche Verbindungen. Vorausgesetzt, beide Formen besitzen ausreichende Bindungsaffinität, so sind nur dann ähnliche Bindungsmoden wahrscheinlich, wenn die Enantiomere Konformationen einnehmen können, in denen sich ihre funktionellen Gruppen sehr ähnlich im Raum anordnen (Abb. 18.16).

Ein weiteres Beispiel soll betrachtet werden. Hier handelt es sich nicht um Bild und Spiegelbild eines Liganden, vielmehr ist die Konfiguration an einem Zentrum vertauscht. Es liegen also Diastereomere vor. An das Enzym Lysozym (Abschnitt 2.3) binden sowohl α- wie auch β-*N*-Acetylglucosamid (**18.27**, **18.28**). Beide Verbindungen werden in der geräumigen Bindetasche über ihre Amidgruppe von Asn 59 und Ala 107 erkannt (Abb. 18.17). Die Amidgruppen binden in einer Weise, wie es bereits für das Paar Thiorphan und *retro*-Thiorphan (Abb. 18.2) aufgefallen war. Aber das sind schon alle Gemeinsamkei-

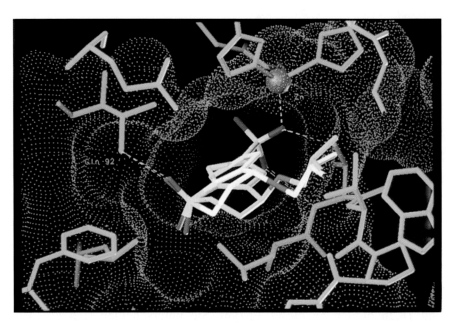

Abb. 18.16 Die enantiomeren Sulfonamide **18.25**
(weiß) und **18.26** (orange)
binden vergleichbar an das
Enzym Carboanhydrase.
Mit ihren Sulfonamidgrup-
pen koordinieren sie an das
katalytische Zink (violette
Kugel). Die SO$_2$-Gruppen
im Sechsring bilden eine
Wasserstoffbrücke zu Gln
92 (gestrichelt). Die hydrophoben *iso*-Butylamino-
Substituenten am Chirali-
tätszentrum ragen in eine
hydrophobe Tasche. Sie
nehmen in beiden Liganden
eine Konformation ein, die
ihren terminalen Methyl-
gruppen eine ähnliche Ausrichtung im Raum erlaubt.

ten in den Bindungsmoden. Beide an C1 unterschiedlich konfigurierten
Formen orientieren sich mit ihren Glucoseringen in entgegengesetzte
Richtungen der Bindetasche. Sie interagieren mit anderen Aminosäureresten. Das Protein erkennt die beiden Diastereomeren als Moleküle
mit deutlich unterschiedlichen Eigenschaften. Vollkommen verschiedene Bindungsmoden sind die Folge.

Dieses Kapitel sollte einen Eindruck über die Vielfalt von Bindungsmoden vermitteln. Sie helfen zu verstehen, wie sich Proteine und
Liganden erkennen. Sicherlich lassen sich Erkennungseigenschaften
nicht einfach aus den Molekülformeln der Liganden ablesen. Verschiedene Konformationen und die Verteilung der Eigenschaften im Raum
müssen betrachtet werden. Das Wissen über Bindungsmoden kann
aber auch für ein gezieltes Wirkstoffdesign genutzt werden.

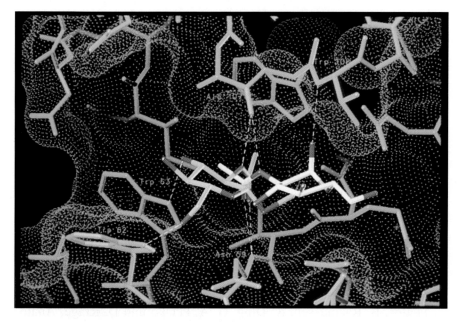

Abb. 18.17 Die an C1 zueinander enantiomer konfigurierten *N*-Acetyl-Glucosamide **18.27** (α-Form, weiß) und **18.28** (β-Form, gelb) binden mit unterschiedlichen Bindungsmoden an Lysozym. Im Zentrum werden die Amidgruppen beider Liganden von den gleichen Aminosäuren des Proteins gebunden. Ihre NH-Funktionen bilden eine Wasserstoffbrücke mit Ala 107 (oben), die Carbonylgruppen interagieren mit der NH-Funktion in der Hauptkette von Asn 59 (unten). Die β-Form steht nach links und ist über Wasserstoffbrücken mit Trp 62 und Trp 63 verknüpft. Die α-Form orientiert sich nach rechts und bildet eine H-Brücke mit Trp 108. Der überlappende Bindungsbereich beschränkt sich auf die *N*-Acetylseitenketten beider Verbindungen.

Allgemeine Literatur

H. Kubinyi, Der Schlüssel zum Schloß. I. Grundlagen der Arzneimittelwirkung, Pharmazie in unserer Zeit **23**, 158–168 (1994)

C. Mattos und D. Ringe, Multiple Binding Modes, in: 3D-QSAR in Drug Design, H. Kubinyi, Hrsg., ESCOM, Leiden, 1993, S. 226–254

H. J. Böhm und G. Klebe, Was läßt sich aus der molekularen Erkennung in Protein-Ligand-Komplexen für den Entwurf neuer Wirkstoffe lernen?, Angew. Chem. **108** (1996), im Druck

E. F. Meyer, I. Botos, L. Scapozza und D. Zhang, Backward Binding and Other Structural Surprises, Persp. Drug Discov. Design **3**, 168–195 (1995)

Spezielle Literatur

A. Sali, B. Veerapandian, J. B. Cooper, D. S. Moss, T. Hofmann und T. L. Blundell, Domain Flexibility in Aspartic Proteinases, Proteins, Struct. Funct. Genet. **12**, 158–170 (1992)

P. S. Anderson, G. L. Kenyon und G. R. Marshall, Hrsg., Therapeutic Approaches to HIV, Persp. Drug Discov. Design **1**, 1–250 (1993)

S. L. Roderick, M. C. Fournie-Zaluski, B. P. Roques und B. W. Matthews, Thiorphan and *retro*-Thiorphan Display Equivalent Interactions When Bound to Crystalline Thermolysin, Biochemistry **28**, 1493–1497 (1989)

J. Badger, I. Minor, M. J. Kremer *et al.*, Structural Analysis of a Series of Antiviral Agents Complexed with Human Rhinovirus 14, Proc. Natl. Acad. Sci. USA **85**, 3304–3308 (1988)

W. R. Kester und B. W. Matthews, Crystallographic Study of the Binding of Dipeptide Inhibitors to Thermolysin: Implications for the Mechanism of Catalysis, Biochemistry **16**, 2506–2516 (1977)

J. A. Shafer und R. J. Gould, Hrsg., Design of Antithrombotic Agents, Persp. Drug Discov. Design **1**, 419–548 (1993)

K. Hilpert, J. Ackermann, D. W. Banner, A. Gast, K. Gubernator, P. Hadvary, L. Labler, K. Müller, G. Schmid, T. B. Tschopp und H. van de Waterbeemd, Design and Synthesis of Potent and Highly Selective Thrombin Inhibitors, J. Med. Chem. **37**, 3889–3901 (1994)

C. Mattos, B. Rasmussen, X. Ding, G. A. Petsko und D. Ringe, Analogous Inhibitors of Elastase Do Not Always Bind Analogously, Nature, Struct. Biol. **1**, 55–58 (1994)

O. Matsumoto, T. Taga, M. Matsushima, T. Higashi und K. Machida, Multiple Binding of Inhibitors in the Complex Formed by Bovine Trypsin and Fragments of a Synthetic Inhibitor, Chem. Pharm. Bull. **38**, 2253–2255 (1990)

J. A. Montgomery und J. A. Secrist III, PNP Inhibitors, Persp. Drug Discov. Design **2**, 205–220 (1994)

T. L. Poulos und A. J. Howard, Crystal Structures of Metyrapone- and Phenylimidazole-Inhibited Complexes of Cytochrome P-450$_{cam}$, Biochemistry **26**, 8165–8174 (1987)

T. Imoto, L. N. Johnson, A. C. T. North, D. C. Phillips und J. A. Rupley, Vertebrate Lysozymes, in: The Enzymes, 3. Aufl., Band VII, S. 665–868, P. D. Boyer, Hrsg., Acad. Press, New York, 1972

J. Greer, J. W. Erickson, J. J. Baldwin und M. D. Varney, Application of the Three-Dimensional Structures of Protein Target Molecules in Structure-Based Drug Design, J. Med. Chem. **37**, 1035–1054 (1994)

19. Proteinmodellierung

In mehreren Kapiteln dieses Buches wurde darauf verwiesen, daß strukturbasiertes Wirkstoffdesign um so erfolgreicher eingesetzt werden kann, je mehr Information sowohl über die Liganden als auch über die Rezeptorproteine vorliegt. Beeindruckende Fortschritte auf dem Gebiet der Proteinstrukturaufklärung (Kapitel 13 und 14) haben dazu geführt, daß für viele therapeutisch relevante Proteine die 3D-Strukturen bekannt sind. In einigen Fällen muß für die Strukturbestimmung ein erheblicher Aufwand betrieben werden, so z. B. bei der HIV-Integrase, bei der die Kristallisation erst mit der vierzigsten Punktmutante des ursprünglichen Proteins gelang (Abschnitt 13.1). Trotzdem darf nicht übersehen werden, daß für den überwiegenden Teil der interessierenden Zielproteine keine 3D-Strukturen bekannt sind.

Mit der Sequenzierung des menschlichen Genoms werden wir in absehbarer Zeit die Baupläne aller Proteine unserer Spezies kennen. Die vorhandene Sequenzinformation wird also in den nächsten Jahren dramatisch ansteigen. Wie läßt sich dieser ungeheure Informationszuwachs für das Design neuer Wirkstoffe nutzen? Leider ist der Weg von der Primärstruktur, d. h. der Aminosäuresequenz, zur 3D-Struktur sehr schwierig und bis heute nur über experimentelle Strukturbestimmungsmethoden (Kapitel 13) beschreitbar. Verfahren zur Vorhersage der Raumstruktur sind Gegenstand intensiver Grundlagenforschung. Sie sind derzeit aber von einem zuverlässigen Einsatz noch weit entfernt. Das „Faltungsproblem", d. h. die Vorhersage der 3D-Struktur eines Proteins aus der Aminosäuresequenz ist nach wie vor ungelöst. Zunehmend häufiger ergibt sich aber die Situation, daß die Struktur eines interessanten Proteins unbekannt ist oder sich nicht experimentell bestimmen läßt, die Struktur eines verwandten Vertreters aber aufgeklärt werden kann. In einer solchen Situation läßt sich anhand der Raumkoordinaten des charakterisierten Biopolymers ein Modell des unbekannten Proteins konstruieren.

19.1 Hohe Sequenzidentität macht den Modellbau einfach

Proteine gleicher Funktion aus unterschiedlichen Spezies differieren in ihren Aminosäuresequenzen. Mit zunehmendem Abstand in der stammesgeschichtlichen Entwicklung nehmen diese Abweichungen zu. Nehmen wir als Beispiel Cytochrom c. Dieses weitverbreitete Protein der Mitochondrien spielt eine wichtige Rolle in der Atmungskette. Es besteht aus einer Polypeptidkette mit etwa 120 ± 20 Aminosäuren. In Abbildung 19.1 sind drei Cytochrome gezeigt, die trotz unterschiedlicher Länge und Zusammensetzung der Peptidkette eine sehr ähnliche Faltung besitzen. Die Proteine aus den stammesgeschichtlich verwandten Spezies Mensch und Schimpanse besitzen 100 % Sequenzidentität. Dagegen zeigt das Enzym aus Hefe nur noch 45 % Identität mit diesen Säugern. Bei sehr hoher Homologie und nur wenigen Mutationen ist der Modellbau relativ einfach durchzuführen. Bei einer Sequenzidentität von mehr als 90 % lassen sich Modelle erstellen, deren Unsicherheit an die Fehlergrenzen der experimentellen Methoden zur Strukturbestimmung heranreicht (Abschnitt 13.5). Sinkt die Sequenzidentität, so wird auch der Modellbau weniger genau. Bei 50 % kann der mittlere Fehler der Koordinaten schon einige wenige Angström betragen. Unterhalb einer Identität von 25–30 % wird das Erkennen struktureller Verwandtschaften sehr problematisch.

Der überwiegende Teil der Sequenzunterschiede zwischen homologen Proteinen befindet sich an der Oberfläche in Schleifenregionen, die unkritisch für die Faltung der Proteine sind. Austausche im Inneren eines Proteins sind wesentlich kritischer. Sie beschränken sich meist auf Aminosäuren mit sehr ähnlichen physikochemischen Eigenschaften und vergleichbarem Volumen, wie z. B. der Austausch von Leu gegen Ile. Häufig zieht der Wechsel einer Aminosäure den komplementären Austausch einer oder mehrerer anderer Aminosäuren in der direkten räumlichen Nachbarschaft nach sich (Abschnitt 31.2). In der neuen, mutierten Form ergeben diese Aminosäuren wieder eine stabile Anordnung. Da eine räumliche Nähe von Aminosäureresten in der Faltung keinesfalls mit einer Nachbarschaft in der Kette einhergehen muß, wird das Erkennen einer strukturellen Verwandtschaft dadurch deutlich erschwert. Mutationen im Kernbereich können zu einer Aufweitung, räumlichen Verschiebung oder Verdrehung von Strukturbausteinen der Proteine führen.

Bei sehr hoher Identität müssen nur einige Seitenketten von Aminosäuren ausgetauscht werden. Die Konformationen dieser Seitenketten lassen sich durch den Vergleich mit strukturell charakterisierten Proteinen ableiten, in denen sich die Aminosäure in einer ähnlichen Umgebung befindet. Mit sinkender Identität müssen Insertionen und Deletionen in Schleifenbereichen, d. h. eine Verlängerung bzw. Verkürzung der Polypeptidkette berücksichtigt werden. Für den Modellbau dieser

(a) NEGDAAKGEKEF-NKCKACHMIQAPDGTDIKGGKTGPNLY
(b) -EGDAAAGEKVS-KKCLACHTFDQGGAN-----KVGPNLF
(c) --GDVAKGKKTFVQKCAQCHTVENGGKH-----KVGPNLW

(a) GVVGRKIASEEGFKYGEGILEVAEKNPDLTWTEANLIEYV
(b) GVFENTAAHKDNYAYSESYTEMKAK--GLTWTEANLAAYV
(c) GLFGRKTGQAEGYSYTDA-----NKSKGIVWNNDTIMEYI

(a) TDPKPLYKKMTDDKGAKTKMTFKMGKNQADVVAFLAQBBP
(b) KDPKAFVLEKSGDPKAKSKMTFKLTKDD--------EIEN
(c) ENPKKYI-------PGTKMIFAGIKKKGER-------QD

(a) BAGZGZAAGAGSBSZ
(b) VIAYLK------TLK
(c) LVAYLKSATS

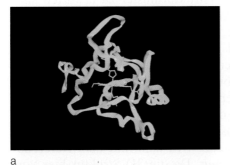
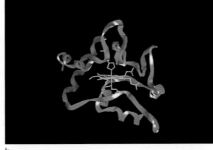
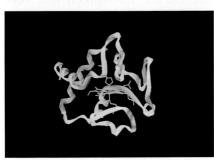
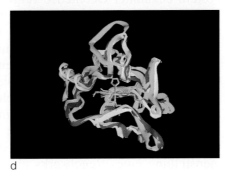

a   b   c   d

Abb. 19.1 Die Primärsequenzen, im üblichen Einbuchstabencode dargestellt, von drei Cytochrom-c-Proteinen aus (a) dem Atmungsbakterium *Paracoccus denitrificans* (134 Aminosäuren), (b) dem Photosynthese-Bakterium *Rhodospirillum rubrum* (112 Aminosäuren) und (c) den Mitochondrien des Thunfischs (103 Aminosäuren). Die Proteine variieren in ihrer Länge und Zusammensetzung. Der Sequenzvergleich zeigt die Überlagerung mit der besten Übereinstimmung. Invariante bzw. konservierte Positionen in der Sequenz sind durch Fettdruck markiert. Die Abkürzungen stehen für A=Ala, B=Asp oder Asn, C=Cys, D=Asp, E=Glu, F=Phe, G=Gly, H=His, I=Ile, K=Lys, L=Leu, M=Met, N=Asn, P=Pro, Q=Gln, R=Arg, S=Ser, T=Thr, V=Val, W=Trp, Y=Tyr, Z=Glu oder Gln. Striche stehen für Bereiche, in denen die anderen Proteine zusätzliche Aminosäuren (Insertionen) tragen. Die roten Balken unter den Sequenzen geben bevorzugt helicale Bereiche an. Im unteren Teil der Abbildung sind die Faltungen dieser Proteine anhand von Bändermodellen veranschaulicht: (a) *Paracoccus denitrificans* in blau, (b) *Rhodospirillum rubrum* in rot und (c) Thunfisch in gelb. Die Cytochrome binden über ein Histidin und ein Methionin ein Eisen-Häm-Zentrum. Die Strukturen wurden röntgenkristallographisch bestimmt. Unten rechts wurden die drei Strukturen miteinander überlagert (d).

Schleifen hat man zur Vorhersage ihrer Konformationen Bibliotheken aus bekannten Proteinstrukturen zusammengestellt. Anhand der Länge und Sequenz werden diese Schleifen in Konformationsfamilien eingeteilt. Sie können mit dem Computer recherchiert werden und helfen bei der Konstruktion des räumlichen Verlaufs einer modifizierten Schleife. Die Überprüfung der Relevanz der modellierten Proteinstrukturen folgt empirischen Regeln. Diese prüfen, ob die aufgebaute Geometrie mit den experimentellen Befunden im Einklang steht. Beispielsweise muß gewährleistet sein, daß sich hydrophobe Reste ins Innere, hydrophile weitgehend nach außen orientieren. Die Kontakte zwischen Aminosäureresten werden überprüft und die gewählten Torsionswinkel mit den üblicherweise beobachteten Werten verglichen.

19.2 Sekundärstrukturvorhersagen und Austauschwahrscheinlichkeiten erleichtern den Modellbau

Sinkt die Sequenzidentität zwischen der bekannten Proteinstruktur und dem zu modellierenden Protein unter ca. 30 %, wird das Feststellen einer Strukturhomologie schwierig. Als Hilfsmittel müssen zusätzliche Informationen herangezogen werden. Für die Sequenz des zu modellierenden Proteins versucht man abzuschätzen, in welchen Abschnitten der Polymerkette bestimmte Sekundärstrukturmuster zu erwarten sind (Abschnitt 14.2). Wertet man die Häufigkeit der einzelnen Aminosäuren aus, in Helices, Faltblättern oder Schleifen aufzutreten, so ergeben sich signifikante Abstufungen. Beispielsweise gilt Prolin als „Helixbrecher". Es tritt höchstens in der ersten Windung einer Helix auf, an anderen Positionen stört es die Geometrie und induziert einen Knick. Um festzustellen, ob ein bestimmter Sequenzabschnitt eher als Helix, Faltblatt oder Schleife faltet, wird diese Information überlappend für jeweils mehrere benachbarte Aminosäuren ausgewertet.

Die derart analysierte Primärsequenz wird dann mit dem Referenzprotein bekannter Geometrie verglichen. Da die 3D-Struktur hier vorliegt, ist die Zuordnung der Sequenz zu den Sekundärstrukturelementen bekannt. Kennt man nicht nur eine, sondern mehrere 3D-Strukturen einer homologen Proteinfamilie, versucht man durch multiple Sequenzvergleiche ein repräsentatives Profil der zu erwartenden Sekundärstrukturen zu erstellen. Dieses Profil dient dann als Referenz für den wechselseitigen Abgleich der Sequenzen von strukturell bekannten bzw. unbekannten Proteinen.

Der Abgleich läßt sich in seiner Zuverlässigkeit verbessern. In der Gruppe von Tom Blundell gelang in den achtziger Jahren die Zusammenstellung eines Regelwerks über die Wahrscheinlichkeit des wechselseitigen Austauschs einzelner Aminosäuren. Dazu werden neben den physikochemischen Eigenschaften der Aminosäuren auch ihre lokalen Konformationseigenschaften, ihre Haupt- und Seitenkettenorientierungen, ihre Zugänglichkeit für Lösungsmittelmoleküle oder ihre Einbindung in Wasserstoffbrücken analysiert. Gleichzeitig berücksichtigt man für diese Aminosäureaustausche die Wahrscheinlichkeiten, mit denen eine solche Mutation auf der Ebene der DNA-Sequenz stattfinden kann. Diese Größen lassen sich an Proteinen mit bekannter Raumstruktur leicht ermitteln. Durch den Vergleich der Strukturen innerhalb eines Satzes homologer Proteine ergeben sich Wahrscheinlichkeiten zum wechselseitigen Ersatz der Aminosäuren. Beispielsweise trägt Glycin im Unterschied zu allen anderen Aminosäuren keine Seitenkette (Abb. im Einband). Es kann daher in der Polymerkette Konformationen ausbilden, die anderen Aminosäuren aus sterischen Gründen verwehrt sind. Solche Konformationen nimmt die Polymerkette in Bereichen nahe der Proteinoberfläche an, wo sie ihren Verlauf umkehrt. Dort spielen die konformell flexiblen Glycine eine wichtige Rolle. So erweisen sich gerade die dem Lösungsmittel exponierten Glycine mit ungewöhnlichen Torsionswinkeln zwischen faltungshomologen Proteinen als weitgehend konserviert. Beim Sequenzabgleich mit einem zu modellierenden Protein kann nach solchen konservierten Glycinen gesucht werden. Sie stellen damit Ankerpunkte im Sequenzabgleich dar. Viele ähnliche Regeln lassen sich aufstellen. Sie dienen als Kriterien zum Erkennen der strukturtragenden Sequenzabschnitte. Anschließend werden sie auf die zu modellierende Sequenz übertragen. Auch bei relativ geringer Sequenzidentität lassen sich so Strukturhomologien zwischen einer Primärsequenz und einem Protein bekannter 3D-Struktur erkennen.

19.3 Renin: Zuerst war das Modell, dann kam die Kristallstruktur

Die Aspartylprotease Renin, ein in der Niere gebildetes Enzym, spaltet spezifisch das im Blut zirkulierende Angiotensinogen unter Freisetzung des *N*-terminalen Decapeptids Angiotensin I. Nach weiterer Abspaltung eines Dipeptids durch das Angiotensin-Konversions-Enzym (Abschnitt 28.3) entsteht Angiotensin II, das eine Erhöhung des Blutdrucks auslöst. Eine gezielte Hemmung des Renins hat daher therapeutische Bedeutung zur Behandlung des Bluthochdrucks.

Anfang der achtziger Jahre standen keine ausreichenden Mengen von Renin zur Kristallisation bereit. Erst die gentechnologische Herstellung lieferte genügend Protein. Gegen Ende der achtziger Jahre gelang im Labor von Michael James nach 1 500 Einzelversuchen zur Kristallisation die Strukturbestimmung. Zuvor hatte man bereits erkannt, daß Renin eine gewisse, wenn auch geringe Sequenzhomologie von 20–30 % mit Aspartylproteasen aus Pilzen besitzt, deren 3D-Struktur bekannt war. Dies war der Startschuß für Homologiemodellierungen in mehreren Laboratorien. Das erste Modell wurde 1984 von Tom Blundells Gruppe veröffentlicht. Sie hatten die Kristallstruktur des Endothiapepsins als Referenz verwendet. Das Enzym besteht aus zwei strukturell verwandten Domänen, die durch einen Spalt voneinander getrennt sind. In diesem Spalt befindet sich die Substratbindetasche mit den beiden katalytischen Asparaginsäuren (Kapitel 27).

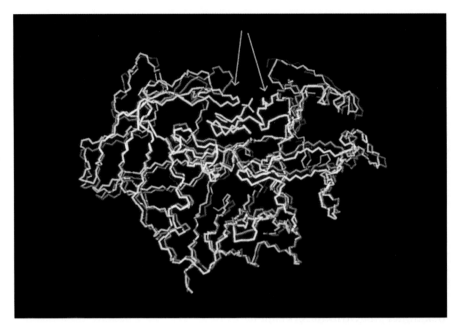

Abb. 19.2 Überlagerung der Hauptkette der modellierten (rot) und kristallographisch bestimmten (blau) 3D-Strukturen des Renins. Die Kristallstruktur wurde im Komplex mit dem in gelb gezeigten Inhibitor ermittelt. Die größten Abweichungen zwischen Modell und Kristallstruktur treten in der sogenannten „flap"-Region (grüne Pfeile) auf. Die Polypeptidkette trägt hier zur Ausbildung der Bindetasche bei.

Zuerst wurde die Reninsequenz mit den anderen Aspartylproteasen verglichen, um strukturell konservierte Regionen zu entdecken. Dann erfolgte die Modellierung im Inneren des Proteins durch Austausch der Reste im Endothiapepsin durch die des Renins. Verkürzungen und Einschübe in die Polypeptidkette mußten berücksichtigt werden. Eine besondere Bedeutung kommt der sogenannten „flap"-Region zu. Diese flexible Peptideinheit öffnet die Bindetasche beim Eintritt des Substrats, um sich dann unter Ausbildung weiterer Wasserstoffbrücken an den Liganden anzulagern. Ihr struktureller Aufbau ist daher sehr wichtig für die Ligandenbindung. Leider weicht die Reninsequenz gerade hier von den Pilz-Enzymen ab.

In Abbildung 19.2 sind die Hauptketten des modellierten Renins mit dem später bei Ciba kristallographisch untersuchten Renin überlagert. In vielen Bereichen, so auch auf der Unterseite der Bindetasche mit den beiden Asparaginsäuren, stimmt das Modell sehr gut mit der Kristallstruktur überein. Deutliche Abweichungen treten in den Schleifenbereichen der „flap"-Region auf. Sie sind, bezogen auf das gesamte Protein, von untergeordneter Bedeutung. Aus dem Blickwinkel des Wirkstoffdesigns sind sie aber entscheidend. Dieser Teil der Peptidkette trägt zur Ausbildung der Spezifitätstasche beiderseits der Spaltstelle bei. Ihre strukturelle Charakterisierung stellt die Grundlage des strukturbasierten Designs dar. Fehler im Strukturmodell führten zwangsläufig zu falschen Vorschlägen. Daher war das Modell für Betrachtungen in dieser Region von sehr eingeschränktem Wert.

19.4 Modelle der G-Protein-gekoppelten Rezeptoren

In Kapitel 4 wurde bereits eine Klasse ubiquitär vorkommender membranständiger Rezeptoren vorgestellt, die G-Protein-gekoppelten Rezeptoren (GPCR). Diese Proteine besitzen ein identisches Bau- und Funktionsprinzip (Abschnitt 4.4, Abb. 4.3). Therapeutisch sind sie von herausragender Bedeutung, denn sie bewirken die Signalübertragung von Zelle zu Zelle und über die Zellmembran ins Innere einer Zelle. Sie greifen in die neuronale Signalübertragung ein, wie die Regelung des Blutdrucks, des Schmerz- und Lustempfindens oder die Geruchs- und Farbwahrnehmung. Ausgelöst wird diese Signalkaskade durch Liganden, die von der extrazellulären Seite an den Rezeptor binden. Diese können so klein sein wie Adrenalin, Dopamin, Serotonin, Acetylcholin oder Histamin (Abschnitt 1.4, Abb. 1.2), aber auch Oligopeptide wie Angiotensin II (Asp-Arg-Val-Tyr-Ile-His-Pro-Phe) oder gar Proteine wie Interleukin-8 mit 72 Aminosäuren sein. Für das Wirkstoffdesign wäre die Kenntnis der dreidimensionalen Strukturen dieser Rezeptoren von sehr großer Bedeutung.

Über 700 Sequenzen dieser Klasse sind bekannt. *N*- bzw. *C*-Terminus, die in ihrer Länge stark variieren, befinden sich extra- bzw. intrazellulär. Sequenzvergleiche und Sekundärstrukturvorhersagen belegen sieben hydrophobe Sequenzabschnitte mit hoher Wahrscheinlichkeit für helicale Faltung. Dieses Muster ist allen Sequenzen der Familie der GPCR gemeinsam. Johann Deisenhofer, Hartmut Michel und Robert Huber konnten 1984 die Kristallstruktur des Photoreaktionszentrums eines Bakteriums aufklären. Man weiß aus der Struktur dieses Membranproteins, daß hydrophobe Helices mit einer Sequenz von mehr als 20 Aminosäuren Proteine in einer Membran einbetten können. Die Vermutung liegt auf der Hand, daß die langen helicalen Abschnitte in den GPCR ähnlich in der Membran eingebettet sind. Die Transmembran-Helices werden durch Schleifen getrennt, die 5 bis mehr als 400 Aminosäuren umfassen können. Punktmutationen haben gezeigt, daß sich die Bindestellen der Rezeptoren, zumindest für kleine Liganden, im Bereich der Transmembranhelices befinden.

Einen Zugang zum strukturellen Aufbau von 7-Transmembran-Rezeptoren ermöglichte die 1990 publizierte 3D-Struktur des Bacteriorhodopsins (Abb. 19.3). Henderson gelang die Strukturbestimmung mit Hilfe der hochauflösenden Elektronenmikroskopie (Abschnitt 13.6) an zweidimensionalen Kristallen. Bacteriorhodopsin selbst ist kein GPCR, sondern eine Protonenpumpe, die an einer Membran einen pH-Gradienten aufbaut. Es besitzt aber ebenfalls eine Struktur mit sieben Transmembranhelices. Zwischen den GPCR-Sequenzen und dem Bacteriorhodopsin besteht keine nennenswerte Homologie. Daher ist intensiv diskutiert worden, ob die Struktur dieser Protonenpumpe überhaupt als Modell für den generellen Aufbau der GPCR dienen kann. Eine gewisse Bestätigung konnte durch die vorläufige Strukturbestim-

Abb. 19.3 Die elektronen-mikroskopisch bestimmte Kristallstruktur des Bacte-riorhodopsins (blau) zeigt den Aufbau aus sieben Transmembranhelices. Mit den ca. 25 Å langen Helices ist das Protein in die Membran eingebettet. Die helicale Struktur ist ohne Seitenketten aus zwei zueinander senkrechten Blickrichtungen gezeigt. Im Inneren der Helixpackung bindet der Ligand Retinal (rot). Die linke Darstellung zeigt die Transmembran-helices, wie sie aufrecht durch die horizontal orien-tierte Membran stehen. Die rechte Ansicht ist von außerhalb der Membran senkrecht auf die sieben Helices gerichtet. Wegen der konjugierten Doppelbin-dungen der Retinal-Seiten-kette erscheint sie in dieser Darstellung als senkrechter Strich.

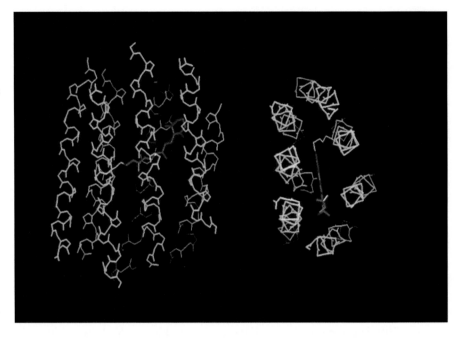

mung eines anderen Rhodopsins, das ein G-Protein-gekoppelter Rezeptor ist, erzielt werden. Die bisher nur mit sehr geringer Auflö-sung vorliegenden Daten deuten auf eine enge strukturelle Beziehung zu Bacteriorhodopsin hin.

Auf der Basis dieser angenommenen Verwandtschaft mit Bacterio-rhodopsin wurde eine Vielzahl von Modellen für unterschiedliche GPCR erstellt. Dazu baut man zuerst die sieben Transmembran-Abschnitte auf. Anfang und Ende der helicalen Bereiche in der Sequenz definiert man über Sequenzvergleiche und Sekundärstruktur-vorhersagen. Die Geometrie der Helices wird anschließend optimiert und zu einem Packungsverband zusammengefügt, der dem Aufbau des Bacteriorhodopsins entspricht. An diesen Modellen konnte eine Reihe interessanter Eigenschaften abgelesen werden. Aus experimentellen Daten weiß man, welche Aminosäuren die Bindung der Liganden bewirken. Für sehr viele Rezeptoren fallen diese Reste in die gleiche Region und bilden vermutlich die Bindestelle für die Agonisten und Antagonisten. Diese ist eine tief zwischen den Helices vergrabene Tasche mit einer Entfernung von ca. 15 Å von der extrazellulären Oberfläche. Interessanterweise bindet auch das Bacteriorhodopsin in dieser Region seinen natürlichen Liganden, das Retinal (Abb. 19.3). Für GPCR, deren Agonisten Peptide sind, vermutet man die Agoni-sten-Bindestelle außerhalb der Transmembranregionen.

Die Rezeptormodelle für die Neurotransmitter Adrenalin **19.1**, Dopamin **19.2**, Serotonin **19.3**, Acetylcholin **19.4** oder Histamin **19.5** weisen in dieser Tasche an der dritten Helix ein Aspartat auf (Abb. 19.4). Dieses Asp ist konserviert für alle Rezeptortypen, die

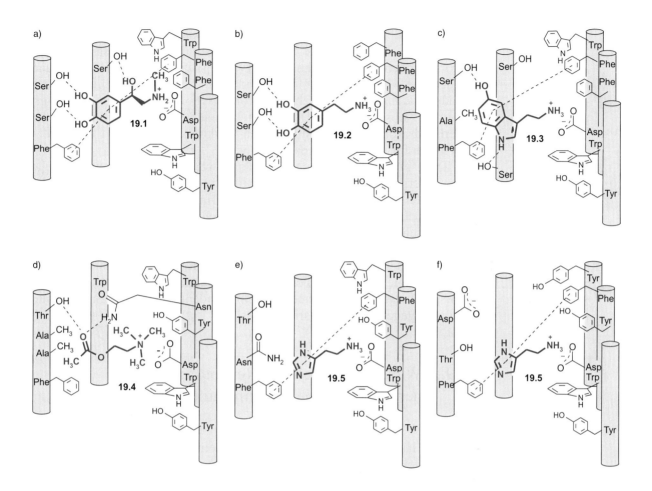

Abb. 19.4 Schematische Darstellung der modellierten Bindung der Neurotransmitter Adrenalin **19.1**, Dopamin **19.2**, Serotonin **19.3**, Acetylcholin **19.4** und Histamin **19.5** an den: (a) adrenergen ß$_2$-, (b) dopaminergen D$_2$-, (c) Serotonin 5-HT$_2$-, (d) muscarinischen M$_2$- und (e,f) den Histamin H$_1$- bzw. H$_2$-Rezeptor. In den Catecholamin-Rezeptoren (Dopamin, Adrenalin) orientieren sich zwei Serinreste in die Bindetasche und bilden H-Brücken zu den Hydroxygruppen des Catecholrings aus (a, b). Im Serotonin findet man nur eine dieser Hydroxygruppen, das zugehörige Rezeptormodell weist statt des zweiten Serins ein Alanin auf (c). Im Rezeptor für Acetylcholin, das eine Estergruppe besitzt, sind die beiden Serine gegen Alanine ausgetauscht (d). Im Histaminrezeptor (Typ H$_1$, H$_2$) findet man statt der beiden Serine ein Threonin und ein Asparagin bzw. ein Aspartat als Bindungspartner für den Imidazolring des Liganden (e, f). In allen Rezeptoren, die einen Neurotransmitter mit aromatischem oder heteroaromatischem Ring binden, treten Phenylalanine als hoch konservierte Aminosäuren in der Bindetasche auf. Sie bilden zu den Liganden günstige Aromat/Aromat-Wechselwirkungen aus (Abschnitt 5.2). In den fünf Sequenzen der muscarinischen Rezeptoren, die Acetylcholin binden, ist das Phe gegen Asn ausgetauscht (d). Dem Acetylcholin fehlt der aromatische Ring. Seine Esterfunktion kann mit dem Asn im Rezeptor eine Wasserstoffbrücke ausbilden. Auch für die polaren Gruppen, wie die OH-Gruppe in der Seitenkette des Adrenalins oder die Indol-NH-Gruppe im Serotonin, stellen die entsprechenden Rezeptoren polare Aminosäuren für Wechselwirkungen zur Verfügung (a,c). Die beschriebenen Rezeptormodelle wurden von Marcel Hibert und seiner Arbeitsgruppe am Marion Merrell Dow-Forschungsinstitut in Straßburg erarbeitet.

kationische Neurotransmitter binden. Es kann mit der Ammonium-
gruppe des Liganden eine Salzbrücke ausbilden. Ein Cluster von drei
aromatischen Aminosäuren (Phe, Tyr, Trp) umschließt das Ionenpaar.
Auch sie sind in dieser Rezeptorklasse konserviert. Eine positive
Ladung kann durch benachbarte aromatische Aminosäuren stabilisiert
werden (Abschnitt 5.2). Dieser Effekt macht verständlich, warum der
Verbund aromatischer Aminosäuren strukturell konserviert und offensichtlich für die Bindung essentiell ist.

Trotz eines gemeinsamen Bauplans weichen die Rezeptormodelle
der unterschiedlichen Neurotransmitter in vielen Details voneinander
ab. Dadurch wird auch die spezifische Bindung der strukturell abweichenden Liganden verständlich. Man beobachtet eine Komplementarität zwischen den funktionellen Gruppen der Neurotransmitter und der
Aminosäurereste in ihrer unmittelbaren Nachbarschaft (Abb. 19.4).
Der Wechsel funktioneller Gruppen in der Reihe der Agonisten **19.1**–
19.5, beispielsweise von polaren zu unpolaren Substituenten, findet im
entsprechenden Rezeptormodell sein Pendant durch den Ersatz einer
polaren gegen eine unpolare Aminosäure.

19.5 Wieviel läßt sich aus Rezeptormodellen herauslesen, wieviel wird hineininterpretiert?

Marcel Hibert, der mit seinen Kollegen eine Reihe von GPCR-Model-
len erstellt hat (Abb. 19.4), vergleicht diese Modelle mit einem
Gemälde des Surrealisten René Magritte. Unter ein sehr realistisches
Bild einer Tabakpfeife hat Magritte den Satz geschrieben: *„Ceci n'est
pas une pipe"* („dies ist keine Pfeife"), um in Erinnerung zu rufen,
daß dieses Abbild nichts mit einer wirklich existierenden Pfeife zu tun
hat. Dennoch weiß jeder nach dem Betrachten des Bildes, wie eine
Pfeife im Prinzip aussieht. Auch die 3D-Modelle der GPCR sind keine
exakten Raumstrukturen, wie etwa eine Röntgenstruktur. Wenn man
alles verfügbare Wissen in den Modellbau einfließen läßt, sind sie eine
Annäherung, wie ein solcher Rezeptor aussehen könnte. In die Modell-
bildung gehen viele Unzulänglichkeiten ein, z. B. Fehler in der Se-
quenzzuordnung des GPCR auf die sieben Transmembranhelices des
nur bedingt geeigneten Modells Bacteriorhodopsin. Die gesamte
Umgebung des Rezeptors, die Membran und die Bindestelle zum G-
Protein bleiben unberücksichtigt. All diese Unsicherheiten führen
dazu, daß sich die GPCR-Modelle unterschiedlicher Arbeitsgruppen oft
deutlich voneinander unterscheiden. Trotzdem können diese Modelle
wichtige Beiträge zum Wirkstoffdesign liefern. Man kann beispielsweise die Bindung von Agonisten anhand dieser Modelle zumindest
qualitativ verstehen. Die Modelle ermuntern zu neuen Fragestellungen
und vor allem zu rational geplanten Experimenten, wie dem zielgerich-

teten Austausch von Aminosäuren. Sie helfen beim Überdenken der Arbeitshypothesen. Man möchte anhand dieser Modelle verstehen, wie die Bindung eines Agonisten als Signal an das G-Protein weitergeleitet wird. Es gibt Spekulationen, daß durch den gebundenen Liganden das Netzwerk der Wechselwirkungen innerhalb der Helices beeinflußt wird. Dieser Einfluß kann Konformationsänderungen im Helixverbund stabilisieren und so das dynamische Verhalten des Rezeptors verändern bzw. einen anderen konformellen Zustand stabilisieren.

Im Rahmen des strukturbasierten Wirkstoffdesigns stellt sich die Frage nach einer gezielten Optimierung der Affinität und Selektivität von Liganden. Bei Rezeptorliganden muß außerdem der Wirktyp auf Agonismus oder Antagonismus ausgelegt werden. Es fragt sich, ob die bis heute erzielte Qualität der GPCR-Modelle bei der Beantwortung dieser Fragen weiterhelfen kann. Das Bindungsverhalten und die Bindungsgeometrie von Agonisten können mit den Modellen plausibel gemacht werden. Ob die Genauigkeit allerdings ausreicht, um korrekte Vorhersagen im Hinblick auf eine Affinitäts- und Selektivitätsverbesserung zu erlauben, ist eher zu bezweifeln. Mehr als qualitative Hinweise können nicht erwartet werden. Die Unterscheidung von Agonist und Antagonist ist eng an die dynamischen Eigenschaften des Rezeptors gekoppelt. Die Verschiebung des Agonisten- zum Antagonisten-Wirktyp verlangt ein genaueres Verständnis der Signalübertragung. Um die Modelle unter diesem Blickwinkel zu nutzen, ist eine exakte Beschreibung der zeitabhängigen Vorgänge eine unabdingbare Voraussetzung.

Allgemeine Literatur

C. Branden und J. Tooze, Introduction to Protein Structure, Garland Publishing, Inc., New York, 1991

J. Kyte, Structure in Protein Chemistry, Garland Publishing, Inc., New York, 1994

J. Hoflack, S. Trumpp-Kallmeyer und M. Hibert, Molecular Modelling of G-Protein-Coupled Receptors, in: 3D-QSAR in Drug Design. Theory, Methods and Applications, H. Kubinyi, Hrsg., ESCOM, Leiden, 1993

T. J. P. Hubbard und A. M. Lesk, Modelling Protein Structures, in: Computer Modelling in Molecular Biology, J. M. Goodfellow, Hrsg., VCH, Weinheim, 1995, S. 9–35

C. Hutchins und J. Greer, Comparative Modelling of Proteins in the Design of Novel Renin Inhibitors, Crit. Rev. Biochem. Molec. Biol. **26**, 77–127 (1991)

Spezielle Literatur

J. Overington, M. S. Johnson, A. Sali und T. L. Blundell, Tertiary Structural Constraints on Protein Evolutionary Diversity: Templates, Key Residues and Structure Prediction, Proc. Royal Soc. Lond. B **241**, 132–145 (1990)

A. Sali und T. L. Blundell, Definition of General Topological Equivalence in Protein Structures, J. Mol. Biol. **212**, 403–428 (1990)

M. Hibert, S. Trumpp-Kallmeyer, J. Hoflack und A. Bruinvels, This is Not a G-Protein-Coupled Receptor, Trends Pharm. Sci. **14**, 7–12 (1993)

J. Hoflack, S. Trumpp-Kallmeyer und M. Hibert, Re-evaluation of Bacteriorhodopsin as a Model for G-Protein-Coupled Receptors, Trends Pharm. Sci. **15**, 7–9 (1994)

R. Henderson, J. M. Baldwin, T. A. Ceska, F. Zemlin, E. Beckmann und K. H. Downing, Model of the Structure of Bacteriorhodopsin Based on High-Resolution Electron Cryo-Microscopy, J. Mol. Biol. **213**, 899–929 (1990)

G. F. X. Schertler, C. Villa und R. Henderson, Projection Structure of Rhodopsin, Nature **362**, 770–772 (1993)

Teil IV

Quantitative Struktur-Wirkungsbeziehungen und Design-Methoden

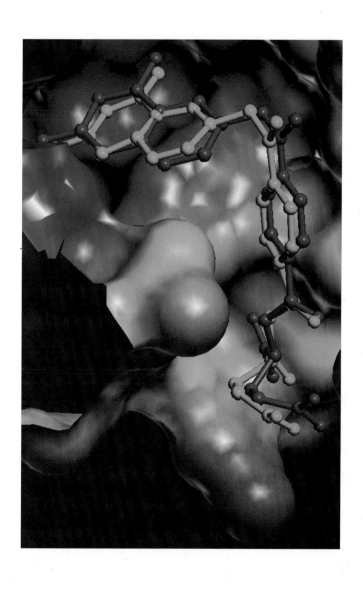

Abbildung auf der Vorseite:

Der Tumorwachstumshemmer Methotrexat (Abschnitte 17.7 und 24.2) bindet an das Enzym Dihydrofolat-Reduktase, deren Oberfläche hier plastisch modelliert ist. Blaue Bereiche kennzeichnen Bereiche mit überwiegend negativer Ladung, rote Bereiche solche mit positiven Ladungen. Das in einer Zusammenarbeit zwischen GMD, EMBL und den Firmen BASF und E. Merck in der Arbeitsgruppe Lengauer, Institut für Algorithmen und Wissenschaftliches Rechnen, entwickelte Programm FlexX erlaubt das automatische flexible Docking eines Liganden an seine Bindestelle. Die Abbildung zeigt den Vergleich des durch FlexX vorhergesagten Bindungsmodus (grün) mit der experimentell ermittelten Struktur (rot) des Komplexes (Mit freundlicher Genehmigung von Prof. Thomas Lengauer, GMD, Forschungszentrum für Informationstechnik GmbH, St. Augustin).

20. Quantitative Struktur-Wirkungsbeziehungen

Quantitative Struktur-Wirkungsbeziehungen, **QSAR** (meist [*kju:sar*] ausgesprochen, von engl. *quantitative structure-activity relationships*), sind eine Disziplin, die Zusammenhänge zwischen chemischen Strukturen und biologischen Wirkungen erfaßt und quantitativ beschreibt. Alle Substanzen müssen aus einer chemisch einheitlichen Serie stammen, d.h. gleiche oder sehr ähnliche Grundgerüste haben. Zudem müssen sie am gleichen biologischen Target angreifen und dort einen identischen Wirkmechanismus aufweisen. Mit QSAR-Verfahren kann man z.B. strukturell analoge Hemmstoffe eines bestimmten Enzyms miteinander vergleichen, nicht aber verschiedene Blutdrucksenker, unabhängig von ihren Strukturen und Wirkmechanismen. Die Korrelation mit den physikochemischen Eigenschaften bezieht sich immer auf relative Wirkstärken in einem Modell, nicht auf unterschiedliche Wirkqualitäten.

Grundlage für quantitative Zusammenhänge zwischen chemischer Struktur und biologischer Wirkung ist die durchaus berechtigte Annahme, daß die Unterschiede in den physikochemischen Eigenschaften der Substanzen für die relative Stärke ihrer Wechselwirkungen mit einem biologischen Makromolekül verantwortlich sind. Solche Wechselwirkungen tragen in erster Näherung additiv zur Affinität eines Wirkstoffs an seinen Rezeptor bei. Daraus leitet sich das Konzept ab, biologische Aktivitäten von Wirkstoffen mit mathematischen Modellen zu beschreiben.

Für die Testsysteme gilt: Je einfacher sie aufgebaut sind, desto eher sollte es möglich sein, eine quantitative Struktur-Wirkungsbeziehung abzuleiten. In besonderem Maß gilt dies für *in vitro*-Systeme, wie die Hemmung eines Enzyms oder die Bindung an einen Rezeptor, die nur die Wechselwirkung der Substanzen mit der Bindestelle am Protein beinhalten. Je komplexer das System ist, z.B. eine zentralnervöse Wirkung am Tier nach peroraler Gabe, desto mehr verschiedene Prozesse sind zu berücksichtigen. In diesem Fall überlagern sich die Resorption, die Verteilung, das Überwinden der Blut-Hirn-Schranke und der weitere Transport zum Wirkort, der Metabolismus und die Ausscheidung mit der eigentlichen Wechselwirkung am Rezeptor. Im Prinzip gibt es für jeden dieser Schritte eine eigene Struktur-Wirkungsbeziehung.

Man darf jedoch davon ausgehen, daß es in günstig gelagerten Fällen möglich ist, den komplexen Mehrschrittprozeß mit einer einzigen Gleichung zu erfassen, wenn ein Prozeß, z. B. der Durchtritt durch die Blut-Hirn-Schranke, die gesamte Struktur-Wirkungsbeziehung dominiert. In anderen Fällen wird es möglich sein, den „Summeneffekt" über mehrere Einzelschritte quantitativ zu beschreiben.

20.1 Struktur-Wirkungsbeziehungen von Alkaloiden

Das südamerikanische Pfeilgift Curare (Abschnitt 7.1) war wohl das erste therapeutische Prinzip, dessen Wirkmechanismus exakt aufgeklärt wurde. Bereits 1851 erkannte Claude Bernard, daß dieses quartäre Alkaloid zwar eine Muskellähmung verursacht, daß aber sowohl der Nerv wie auch der Muskel getrennt erregbar bleiben. Curare muß also an der Verbindungsstelle zwischen Nerv und Muskel angreifen. Die schottischen Pharmakologen Alexander Crum-Brown und Thomas Fraser beschäftigten sich daraufhin etwas eingehender mit der Frage, wie die Quaternierung des Stickstoffs verschiedener Alkaloide (Abb. 20.1) deren biologische Wirkungen beeinflußt. Aus völlig unterschiedlichen Effekten, vor und nach der Umsetzung der Alkaloide, formulierten sie 1868 eine allgemeine Gleichung zur Beschreibung von Struktur-Wirkungsbeziehungen (Gl. 20.1).

$$\Phi = f(C) \tag{20.1}$$

Diese Gleichung ist zwar genial einfach, aber sie sagt uns nur, daß Φ, die biologische Aktivität, eine Funktion von C, der chemischen Struktur, ist. Nun, zu dieser Zeit war noch nicht einmal die Tetraederstruktur des Kohlenstoffs aufgeklärt. Die Konstitution vieler organischer Verbindungen, vor allem komplexer Naturstoffe, war völlig unbekannt.

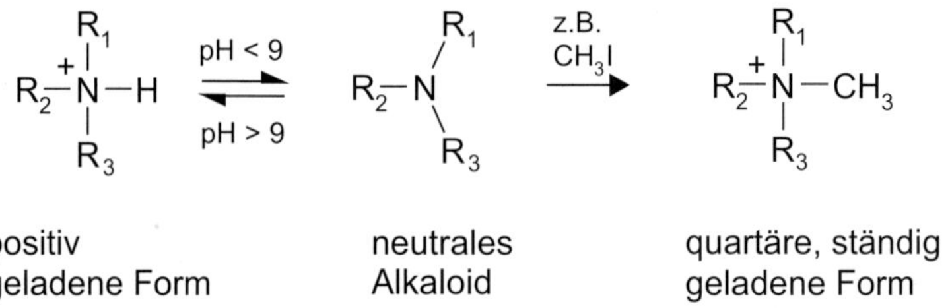

Abb. 20.1 Die Protonierung eines tertiären Amins ist vom pH-Wert des Mediums abhängig (links). Dagegen führt die Quaternierung eines Stickstoffs zu einer permanent positiv geladenen Verbindung (rechts).

20.2 Von Richet, Meyer und Overton zu Hammett und Hansch

Charles Richet veröffentlichte 1893 eine Untersuchung über die Toxizität organischer Verbindungen. Aus dem Vergleich der Wasserlöslichkeiten von Alkohol, Diethylether, Urethan, Paraldehyd, Amylalkohol und Absinth-Extrakt (!) mit ihren tödlichen Dosen am Hund folgerte er *„plus ils sont solubles, moins ils sont toxiques"*, d. h. je besser löslich sie sind, desto weniger toxisch sind sie. Dies war der erste Nachweis einer linearen, inversen Beziehung zwischen Wasserlöslichkeit und biologischer Aktivität.

Um die Jahrhundertwende begründeten der Pharmakologe Hans Horst Meyer und der Botaniker Charles Ernest Overton unabhängig voneinander die **Lipidtheorie der Narkose**, die drei wichtige Aussagen vereint:

- alle chemisch unreaktiven Substanzen, die fettlöslich sind und sich im biologischen System verteilen können, wirken narkotisch,
- der biologische Effekt tritt deswegen in Nervenzellen auf, weil Fette für deren Funktion eine wichtige Rolle spielen, und
- die relative Wirkstärke der Narkotika hängt von ihren Verteilungskoeffizienten in einem Gemisch aus Fetten und Wasser ab.

Man mag die Arbeiten von Crum-Brown und Fraser (Abschnitt 20.1), von Richet oder die Beiträge von Meyer und Overton als Ursprung der quantitativen Struktur-Wirkungsbeziehungen ansehen. In der Tat wurden nach der Formulierung der Narkosetheorie zahlreiche weitere lineare, später auch nichtlineare Abhängigkeiten biologischer Wirkungen von der Lipophilie, der „Fettaffinität" von Wirkstoffen gefunden. Aber all diese Aktivitäten waren relativ unspezifische Effekte, „Membraneffekte".

Mitte der dreißiger Jahre formulierte Hammett eine Beziehung zwischen den elektronischen Eigenschaften der Substituenten und den Reaktivitäten aromatischer Verbindungen. Danach sind die relativen Beiträge elektronenziehender und elektronenliefernder Substituenten zur Elektronendichte in einem aromatischen Ringsystem immer konstant. Sie sind durch den elektronischen Parameter des Substituenten, die **Hammett-Konstante** σ, bestimmt. Elektronenakzeptor-Substituenten mit positiven σ-Werten sind u. a. die Nitrogruppe, die Cyanogruppe und die Halogene. Elektronendonor-Substituenten mit negativen σ-Werten sind Hydroxy- und Aminogruppen, die Methoxygruppe und Alkylsubstituenten. Akzeptor-Substituenten erhöhen die Acidität von Benzoesäuren und Phenolen, sie reduzieren die Basizität von Anilinen und sie erleichtern die alkalische Verseifung von Benzoesäureestern. Donor-Substituenten üben einen umgekehrten Einfluß aus.

Allerdings muß für jeden Reaktionstyp aromatischer Verbindungen eine eigene Reaktionskonstante ρ verwendet werden. Mit Hilfe der Gleichung 20.2, später allgemein **Hammett-Gleichung** genannt, lassen sich aus den Konstanten ρ und σ für beliebige Reaktionen die Gleichgewichtskonstanten K berechnen. R-X und R-H stehen für die mit der Gruppe X substituierte und die entsprechende unsubstituierte aromatische Verbindung.

$$\rho\sigma = \log K_{\text{R–X}} - \log K_{\text{R–H}} \qquad (20.2)$$

Akzeptor- und Donorsubstituenten beeinflussen die Elektronendichte an einem Heteroatom und reduzieren bzw. erhöhen damit seine Fähigkeit, eine Wasserstoffbrücke auszubilden. Daraus erklärt sich u. a. der elektronische Einfluß aromatischer Substituenten auf die biologische Wirkung. Die Hammett-Gleichung wurde daher von Wirkstoffchemikern und Biologen als Herausforderung angesehen, dieses Konzept zur Ableitung quantitativer Struktur-Wirkungsbeziehungen einzusetzen. Viele Gruppen bemühten sich, Zusammenhänge zwischen biologischen Wirkungen und der Hammett-Konstante σ zu finden, bzw. σ- und ρ-analoge Substituenten- und Testparameter für biologische Systeme abzuleiten. Trotz vereinzelter interessanter Ergebnisse resultierte jedoch kein allgemeingültiges Konzept.

Es waren Corwin Hansch und Toshio Fujita, die mit einer 1964 veröffentlichten Arbeit den Grundstein für die quantitativen Struktur-Wirkungsbeziehungen legten, so wie wir sie heute verstehen und einsetzen. Drei wichtige Beiträge kennzeichnen diese bahnbrechende Arbeit:

- die Definition eines Lipophilieparameters π, analog zum elektronischen Term σ der Hammett-Gleichung,
- die Kombination verschiedener Parameter in einem Modell und
- die Formulierung eines parabolischen Modells zur Beschreibung nichtlinearer Lipophilie-Wirkungsbeziehungen.

20.3 Bestimmung und Berechnung der Lipophilie

Corwin Hansch hatte bereits seit langem die Struktur-Wirkungsbeziehungen von Phenoxyessigsäuren untersucht, die wachstumsfördernde Wirkung bei Pflanzen aufweisen. Neben ihrer biologischen Aktivität interessierte ihn besonders ihre **Lipophilie**, die er über die Verteilungskoeffizienten im System Octanol/Wasser bestimmte. Bei der Analyse der Daten fiel ihm auf, daß die Lipophilie ein additiver Molekülparameter ist. Die Logarithmen der **Octanol/Wasser-Verteilungskoeffizienten P** (von engl. *partition coefficient*) lassen sich als Summe der

Gruppenbeiträge einzelner Teile des Moleküls angeben. Hansch definierte analog zur Hammett-Gleichung einen **Lipophilieparameter** π (Gl. 20.3). R-X und R-H haben hier die gleiche Bedeutung wie in Gleichung 20.2. Das Fehlen eines reaktionsspezifischen ρ-Terms in der Gleichung 20.3 ergibt sich aus dem Bezug der π-Werte auf ein einziges Verteilungssystem, *n*-Octanol und Wasser.

$$\pi = \log P_{R-X} - \log P_{R-H} \tag{20.3}$$

n-Octanol wurde aus theoretischen und praktischen Gründen gewählt. Es hat eine lange aliphatische Kette und eine Hydroxygruppe, die sowohl H-Donor als auch H-Akzeptor ist. Damit ähnelt es in seiner Struktur in gewisser Weise den Membranlipiden. Es löst eine große Zahl organischer Stoffe, es hat einen niedrigen Dampfdruck und kann trotzdem leicht entfernt werden. Besonders vorteilhaft für die quantitative Bestimmung von Verteilungskoeffizienten ist seine Durchlässigkeit für UV-Strahlung über einen extrem weiten Bereich.

Mit Hilfe des Lipophilieparameters π können die log P-Werte neuer Verbindungen und damit ihre Lipophilie berechnet werden. Dazu müssen nur die Lipophilie des Grundgerüsts und die π-Werte der Substituenten bekannt sein. So können biologische Wirkungen korreliert werden, ohne die im Einzelfall mühsame experimentelle Bestimmung der Verteilungskoeffizienten. Neben den π-Werten aller wichtigen Substituenten ist eine sehr große Zahl experimentell bestimmter Octanol/Wasser-Verteilungskoeffizienten in der Literatur verfügbar.

Beim Versuch, das π-Konzept auf die Berechnung der Lipophilie aliphatischer Verbindungen zu übertragen, ergaben sich Probleme, die erst nach Definition der **hydrophoben Fragmentkonstante** f gelöst werden konnten. Während π die Lipophilie eines Substituenten relativ zu einem Wasserstoffatom beschreibt, ist f der absolute Lipophiliebeitrag einer bestimmten Gruppe. Die Ermittlung der f-Werte ist sehr einfach. Man startet von den experimentell bestimmten Verteilungskoeffizienten einer großen Zahl von Verbindungen und zerschneidet die Moleküle in kleine Gruppen. Dann bestimmt man die f-Werte der einzelnen Fragmente über eine Regressionsanalyse (Rekker-Methode). Alternativ dazu kann man die Verteilungskoeffizienten ausgewählter kleiner Moleküle sehr genau bestimmen und daraus die f-Werte der entsprechenden Fragmente ableiten (Leo/Hansch-Methode, Abb. 20.2). Die Berechnung der log P-Werte beliebiger organischer Verbindungen erfolgt durch Addition der f-Werte und die Berücksichtigung von Korrektur-Termen. Computerprogramme erlauben solche Berechnungen auch für große Strukturdatenbanken. Einschränkungen ergeben sich für polare Moleküle, die eine Häufung elektronegativer Gruppen in direkter Folge aufweisen, und für Heterocyclen. Bei Säuren und Basen beziehen sich die berechneten log P-Werte immer nur auf die entsprechenden Neutralformen.

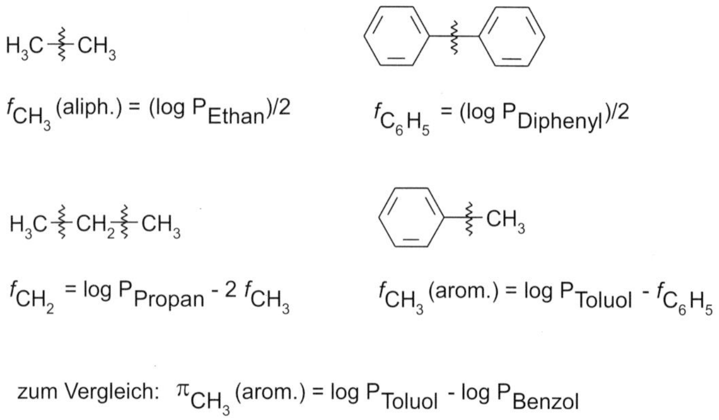

Abb. 20.2 Schema zur Berechnung hydrophober Fragmentkonstanten *f*. Während π-Werte (unterste Zeile) relative Werte sind, bezogen auf Wasserstoff, geben die *f*-Werte absolute Lipophiliebeiträge an. Der *f*-Wert einer Phenylgruppe entspricht z. B. der Hälfte des log *P*-Werts von Diphenyl, der *f*-Wert einer aromatischen Methylgruppe entspricht dem Verteilungskoeffizienten von Toluol, vermindert um den Wert der Phenylgruppe.

$$H_3C \overset{\xi}{\underset{\xi}{}} CH_3$$

$$f_{CH_3}(\text{aliph.}) = (\log P_{\text{Ethan}})/2$$

$$f_{C_6H_5} = (\log P_{\text{Diphenyl}})/2$$

$$H_3C \overset{\xi}{\underset{\xi}{}} CH_2 \overset{\xi}{\underset{\xi}{}} CH_3$$

$$f_{CH_2} = \log P_{\text{Propan}} - 2\, f_{CH_3}$$

$$f_{CH_3}(\text{arom.}) = \log P_{\text{Toluol}} - f_{C_6H_5}$$

$$\text{zum Vergleich:} \quad \pi_{CH_3}(\text{arom.}) = \log P_{\text{Toluol}} - \log P_{\text{Benzol}}$$

20.4 Lipophilie und biologische Aktivität

Viele quantitative Struktur-Wirkungsbeziehungen belegen die überragende Rolle der Lipophilie zur Beschreibung der Abhängigkeit biologischer Wirkungen von der chemischen Struktur. Das ist leicht zu verstehen, denn biologische Systeme bestehen aus wäßrigen Phasen, die durch Lipidmembranen getrennt sind. Der Transport und die Verteilung in solchen Systemen muß daher von der Lipophilie abhängen. Für polare Substanzen stellen Lipidmembranen Barrieren dar, die sie nicht überwinden können. Lipophile Substanzen sind in wäßrigen Phasen schlecht löslich, sie bleiben bevorzugt in den Membranen. Nur Substanzen mittlerer Lipophilie haben eine gute Chance, sowohl wäßrige als auch Lipidphasen gut zu „durchwandern" und in ausreichender Konzentration an den Wirkort zu gelangen (Kapitel 22).

Während lösliche Proteine an ihrer Oberfläche überwiegend polare Aminosäurereste tragen, sind die mehr oder weniger vergrabenen Bindestellen für Liganden aus polaren und unpolaren Bereichen aufgebaut. Polare Gruppen sind das Gerüst des Proteins mit seinen H-Donor- und H-Akzeptorgruppen und die Seitenketten funktionalisierter und geladener Aminosäuren. Unpolar sind die aliphatischen Seitenketten der neutralen Aminosäuren Alanin, Valin, Leucin, Isoleucin und Methionin und die aromatischen Ringe von Phenylalanin, Tyrosin und Tryptophan. Ariëns hat die Strukturierung einer Bindestelle einmal mit einem *„Patchwork aus polaren und lipophilen Flicken"* verglichen. In den hydrophoben Taschen binden hydrophobe Teile des Liganden. Die Größe dieser hydrophoben Oberflächenbereiche ist in ihrer Ausdehnung aber immer begrenzt. So darf auch der lipophile Anteil eines Liganden eine bestimmte Größe nicht überschreiten. Daraus resultiert eine weitere Ursache für nichtlineare Lipophilie-Wirkungsbeziehungen.

Viele lineare und nichtlineare Lipophilie-Wirkungsbeziehungen beschreiben relativ unspezifische biologische Effekte, wie narkotische, bakterizide, fungizide und hämolytische Wirkungen. Sie sollen hier nicht weiter diskutiert werden. Andere beschreiben den Transport und die Verteilung im biologischen System. Solche Struktur-Wirkungsbeziehungen werden in Kapitel 22 diskutiert.

20.5 Polare, elektronische und sterische Eigenschaften

Neben den hydrophoben Wechselwirkungen, die durch die Lipophilie beschrieben werden, findet man zwischen einem Liganden und seinem Rezeptor polare, elektronische und sterische Wechselwirkungen. Für alle wichtigen Substituenten sind die Werte dieser Eigenschaften in Tabellen publiziert.

Als **Polarisierbarkeit** eines Atoms oder einer Gruppe bezeichnet man die Tendenz seiner Elektronenhülle, auf eine Störung von außen, z. B. die Annäherung der Elektronenhülle eines anderen Moleküls, mit einer dynamischen Umverteilung der Ladung zu reagieren, die zu einer gegenseitigen Anziehung beider Partner führt. Große, „weiche" Atome, wie Schwefel, Brom oder Iod, sind leicht polarisierbar, kleine, „harte" Atome, wie Sauerstoff oder Fluor, nur wenig. Die **Molrefraktion MR** wurde schon um die Mitte des letzten Jahrhunderts als additive Moleküleigenschaft erkannt. In erster Näherung ist sie mit der Größe eines Restes korreliert. Manchmal wird sie daher auch als sterischer Parameter eingesetzt. Genau genommen ist MR aber ein Maß für die Polarisierbarkeit eines Moleküls. Besonders bei Enzym-Ligand-Komplexen hat sich MR als geeigneter Parameter für quantitative Struktur-Wirkungsanalysen herauskristallisiert.

Die Definition der σ-Konstante wurde bereits vorgestellt (Gl. 20.2). Über die Elektronendichte in aromatischen Molekülen korreliert σ mit Partialladungen an bestimmten Atomen, z. B. Heteroatomen, und daher mit der Stärke elektrostatischer Wechselwirkungen. Auch die chemische Reaktivität irreversibler Enzyminhibitoren oder alkylierender Antitumormittel (Abschnitt 20.10) kann mit σ-Termen beschrieben werden. Neben unterschiedlichen σ-Konstanten haben auch induktive (Feld-) und Resonanz-Eigenschaften von Substituenten, die sogenannten $\mathscr{F}$- und $\mathscr{R}$-Werte, Eingang in QSAR-Gleichungen gefunden.

Sterische Parameter sind ein Problem für sich. Wie soll man die sterischen Eigenschaften von Substituenten beschreiben, vor allem, wenn man die Struktur der Bindestelle nicht kennt? In erster Näherung wurden Werte verwendet, die bereits früher für die sterische Hinderung der sauren Verseifung von Estern abgeleitet worden waren. Später wurde die Größe der Substituenten analysiert. Die sogenannten **Verloop-Parameter** definieren rein geometrisch eine „Länge", in Richtung der Bindung eines Substituenten an sein Gerüst, und senkrecht dazu unterschiedliche „Breiten" des Substituenten. Wegen der meist unbekannten dreidimensionalen Struktur der Bindestelle ist eine solche Definition mehr als unbefriedigend. Einen Ausweg bieten QSAR-Analysen, bei denen auf die bekannte 3D-Struktur des Proteins zurückgegriffen werden kann (Abschnitte 20.8 und 20.9) und 3D-QSAR-Methoden (Kapitel 21).

20.6 Eigenschaften und Wirkungen: Die Hansch-Analyse

Mehr intuitiv als theoretisch haben Corwin Hansch und Toshio Fujita 1964 ein mathematisches Modell abgeleitet, das Struktur-Wirkungsbeziehungen quantitativ beschreiben kann, die **Hansch-Analyse** (Gl. 20.4).

$$\log 1/C = - k_1 \, (\log P)^2 + k_2 \, \log P + k_3 \, \sigma + ... k \qquad (20.4)$$

In Gleichung 20.4 ist C eine molare Konzentration, die einen bestimmten biologischen Effekt hervorruft. Bezogen auf eine Reihe von Substanzen sind das gleich stark wirkende, **äquieffektive molare Dosen**. Log P ist der Logarithmus des Octanol/Wasser-Verteilungskoeffizienten P und σ ist die Hammettkonstante. Der quadratische log P-Term erlaubt die quantitative Beschreibung nichtlinearer Lipophilie-Wirkungsbeziehungen. Bei linearer Abhängigkeit entfällt dieser Term. Jeder einzelne Term kann wegfallen, wenn er für die Struktur-Wirkungsbeziehung nicht relevant ist. Andere Terme, wie die Polarisierbarkeit, sterische Parameter, etc., können zusätzlich auftreten.

Die Koeffizienten k_1, k_2, .. und k werden mit der Methode der **Regressionsanalyse** ermittelt, einem mathematisch-statistischen Routineverfahren, das in der Wissenschaft breite Anwendung findet. Bei der Hansch-Analyse stellt die Regressionsanalyse auf der Grundlage eines hypothetischen Modells eine quantitative Beziehung zwischen den biologischen Aktivitäten und den physikochemischen Parametern her. Die biologischen Daten sind nicht exakt bestimmbar, sie sind fehlerbehaftet. Um die Regressionsanalyse anwenden zu dürfen, müßten die physikochemischen Eigenschaften fehlerfrei vorliegen, was leider nicht einmal in erster Näherung stimmt. Trotzdem ist die Zuverlässigkeit dieser Parameter meist größer als die der biologischen Daten. Das Ergebnis einer Rechnung beurteilt man über die quadrierten Differenzen zwischen den gemessenen biologischen Werten und den durch das Modell berechneten Werten, die sogenannten Fehler- oder Abweichungsquadrate. Deren Summe muß über alle untersuchten Verbindungen einen kleinstmöglichen Wert aufweisen. Dieser Wert ist ein wichtiges Kriterium für die Erstellung eines Modells und die Beurteilung seiner Güte sowie für den Vergleich verschiedener Modelle unterschiedlicher Güte.

Ein besonders intensiv untersuchtes Beispiel einer quantitativen Struktur-Wirkungsbeziehung ist die antiadrenerge Wirkung von *N,N*-Dimethyl-α-brom-phenethylaminen **20.1** (Tabelle 20.1). Je nach ihrer Struktur heben diese Substanzen die agonistischen Wirkungen einer Adrenalin-Gabe mehr oder weniger auf. Der Wert *C* ist diejenige Dosis eines Antagonisten, die den Adrenalin-Effekt zu 50 % inhibiert. Die Daten lassen sich mit dem in Abbildung 20.3 erläuterten Hansch-Modell beschreiben.

Was bringt eine solche Gleichung? Erstens die Beschreibung des gesamten Datensatzes mit einem mathematischen Modell. Dieses belegt einerseits die Qualität der biologischen Daten, andererseits erlaubt es Rückschlüsse auf den Wirkmechanismus der Substanzen. Über die Abspaltung von Br^- binden die Substanzen nach Ausbildung eines Carbokations irreversibel an den adrenergen Rezeptor. Dementsprechend findet sich in der Hansch-Gleichung (Abb. 20.3) ein σ^+-Term, der zur Beschreibung eines solchen Reaktionstyps besonders gut geeignet ist. Lipophile Substituenten erhöhen die biologische Aktivität (positiver π-Term), elektronenziehende setzen sie herab (negativer σ^+-Term). Optimal für die Wirkung sollten daher lipophile, elektronenliefernde Substituenten sein, z. B. größere Alkylsubstituenten. Zweitens kann innerhalb bestimmter Grenzen die Wirkung weiterer Verbindungen vorhergesagt werden. Interpolationen, d. h. Schlüsse auf sehr ähnliche

Tabelle 20.1 *Meta-* und *para*-Substituenten der Phenethylamine 20.1 und biologische Wirkungen (Ratte, i.v.-Applikation; *C* in mol/kg Ratte)

meta	para	log 1/C	meta	para	log 1/C
H	H	7,46	Cl	F	8,19
H	F	8,16	Br	F	8,57
H	Cl	8,68	Me	F	8,82
H	Br	8,89	Cl	Cl	8,89
H	I	9,25	Br	Cl	8,92
H	Me	9,30	Me	Cl	8,96
F	H	7,52	Cl	Br	9,00
Cl	H	8,16	Br	Br	9,35
Br	H	8,30	Me	Br	9,22
I	H	8,40	Me	Me	9,30
Me	H	8,46	Br	Me	9,52

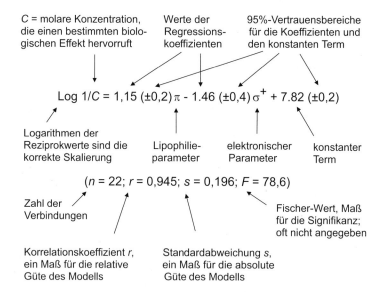

Abb. 20.3 Eine QSAR-Gleichung muß kein Buch mit sieben Siegeln bleiben. Hier sind die einzelnen Parameter des quantitativen Modells für die biologische Aktivität der *N,N*-Dimethyl-α-brom-phenethylamine im Detail erläutert.

Substituenten, haben dabei höhere Zuverlässigkeit als Extrapolationen, d. h. Vorhersagen außerhalb des Parameterraums, z. B. für deutlich lipophilere, polarere oder größere Substituenten. Zu den statistischen Parametern *r*, *s* und *F* (Abb. 20.3) kann in erster Näherung gesagt werden, daß der Korrelationskoeffizient *r* nahe dem Wert 1,00 liegen sollte, die Standardabweichung *s* möglichst klein und der *F*-Wert möglichst groß sein sollten. Je besser diese Kriterien erfüllt sind, desto besser ist das quantitative Modell, d. h. desto besser stimmen die experimentellen und berechneten Werte überein.

Ein Problem ergibt sich aus der Mehrdeutigkeit von QSAR-Analysen. Manchmal resultieren bei Verwendung verschiedener physikochemischer Parameter für den gleichen Datensatz unterschiedliche Modelle mit vergleichbarer Güte. Diese Gleichungen liefern dann voneinander abweichende Vorhersagen für neue Verbindungen. Aber gerade darin liegt eine Chance. Über die Synthese und Testung der entsprechenden Verbindungen kann ein Modell bestätigt und ein anderes ausgeschlossen werden. Damit läßt sich eine Arbeitshypothese verfeinern oder eine falsche Hypothese ausschließen.

20.7 Strukturen und Wirkungen: Das Free-Wilson-Modell

Free und Wilson haben ebenfalls 1964, unabhängig von Hansch und Fujita, ein ganz anderes Modell für die quantitative Struktur-Wirkungsanalyse entwickelt. Da der ursprüngliche Ansatz verwirrend formuliert und umständlich zu rechnen ist, soll hier nur eine später von

Fujita und Ban vorgeschlagene Variante der Free-Wilson-Analyse diskutiert werden. Die Free-Wilson-Analyse geht davon aus, daß in einer Reihe chemisch verwandter Substanzen eine Referenzverbindung, meist die unsubstituierte Ausgangsverbindung, *per se* einen ganz bestimmten Beitrag μ zur biologischen Wirkung liefert. Jeder Substituent an diesem Gerüst liefert einen „additiven und konstitutiven" Beitrag a_i zur biologischen Aktivität (Abb. 20.4). Additiv, ohne Rücksicht auf strukturelle Variationen in anderen Positionen des Moleküls, konstitutiv, weil es sehr wohl darauf ankommt, an welcher Stelle des Moleküls eine bestimmte strukturelle Änderung vorgenommen wird. Trotz dieser relativ einfachen Annahmen liefert die Free-Wilson-Analyse für viele Struktur-Wirkungsbeziehungen gute quantitative Modelle.

Im Gegensatz zur Hansch-Analyse, die Eigenschaften vergleicht, ist die Free-Wilson-Analyse eine echte „Struktur-Wirkungsanalyse", da sie Parameter, die strukturelle Information kodieren (1 für vorhanden, 0 für nicht vorhanden), mit biologischen Wirkungen korreliert. Sie ist einfach durchzuführen, allein die Strukturen und die biologischen Daten müssen bekannt sein. Leider hat die Free-Wilson-Analyse auch Nachteile:

- die strukturelle Variation muß an mindestens zwei unterschiedlichen Substitutionsorten vorliegen, da sonst nicht genügend Freiheitsgrade für die Anwendung einer statistischen Methode gegeben sind,
- die meist große Zahl von Variablen mindert die Aussagefähigkeit und Zuverlässigkeit der Analysen und
- Vorhersagen sind nur für neue Kombinationen der in der Analyse bereits berücksichtigten Substituenten möglich, nicht für neue Substituenten.

Wendet man die Free-Wilson-Analyse auf das oben genannte Beispiel der antiadrenergen Phenethylamine an, so erhält man die in Tabelle 20.2 angegebenen Werte für das Gerüst und die Substituentenbeiträge. Bereits ein kurzer Blick macht einen Anstieg der Werte von F zu Cl, Br und I, d. h. den Einfluß der Lipophilie deutlich. Trotz etwa gleicher Lipophilie unterscheiden sich Methyl und Chlor. Dies erklärt

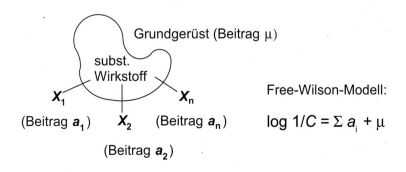

Grundgerüst (Beitrag μ)

subst. Wirkstoff

X_1

(Beitrag a_1) X_2 (Beitrag a_n) X_n

(Beitrag a_2)

Free-Wilson-Modell:

$$\log 1/C = \Sigma\, a_i + \mu$$

Abb. 20.4 Das Prinzip der Free-Wilson-Analyse ist die Additivität von Gruppenbeiträgen zur biologischen Aktivität. Entsprechend der rechts oben angegebenen Gleichung setzt sich die biologische Aktivität eines Moleküls aus der Aktivität μ des Grundgerüsts und den konstanten Gruppenbeiträgen a_i der Substituenten X_i zusammen.

Tabelle 20.2 Free-Wilson-Gruppenbeiträge für die Phenethylamine 20.1

Position	H	F	Cl	Br	I	Me
meta	0,00	-0,30	0,21	0,43	0,58	0,45
para	0,00	0,34	0,77	1,02	1,43	1,26

$\mu = 7{,}82$

($n = 22$; $r = 0{,}97$; $s = 0{,}19$) [a]

[a] zur Bedeutung dieser Werte s. Abb. 20.3

sich durch ihre unterschiedlichen elektronischen Eigenschaften. Auch die Unterschiede in der *meta*- und *para*-Stellung können auf die verschiedenen elektronischen Einflüsse zurückgeführt werden. Für eine qualitative Analyse von Substituenteneffekten hat die Free-Wilson-Analyse also durchaus ihre Vorteile.

20.8 Struktur-Wirkungsbeziehungen bei Enzymen: Papain-Liganden

Enzyme standen für biologische Tests bereits früh in reiner Form zur Verfügung. Dementsprechend wurden die quantitativen Struktur-Wirkungsbeziehungen von Enzymliganden in den letzten 20 Jahren besonders intensiv untersucht. Zum besseren Verständnis der Wechselwirkungen kleiner Moleküle mit der Bindestelle eines Proteins hat auch die Interpretation von QSAR-Gleichungen mit Hilfe der dreidimensionalen Strukturen der Protein-Ligand-Komplexe einen wichtigen Beitrag geliefert.

Das Papain der Papaya-Frucht ist ein hydrolytisches Enzym mit einem Cystein im katalytischen Zentrum, eine sogenannte Cysteinprotease. Diese Protease wird therapeutisch nicht eingesetzt. Als *Tenderizer* („Zartmacher") zur Aufbereitung von zähem Rindfleisch spielt sie aber eine große Rolle. Dort, wo das deutsche Reinheitsgebot nicht gilt, setzt man sie auch zum Klären von Bier ein. Für die quantitativen Struktur-Wirkungsbeziehungen hat sie Bedeutung erlangt, weil sie eines der ersten Enzyme war, bei dem die QSAR-Gleichungen mit Röntgenstrukturen verglichen werden konnten. Für synthetische Glycinesteramide **20.2** (Abb. 20.5), die nur im Phenylring der Estergruppe substituiert sind, konnte Gleichung 20.5 für die **Bindekonstanten** K_m an Papain abgeleitet werden. Zur Erstellung dieses Modells wurde davon ausgegangen, daß die Substanzen entsprechend der Lipophilie des *meta*-Substituenten unterschiedlich binden. Die Annahme war, daß unpolare *meta*-Substituenten X in die Bindetasche orientiert werden, polare *meta*-Substituenten dagegen nach außen zum Lösungsmittel ragen (Abb. 20.5). Dementsprechend wurden zur Berechnung des

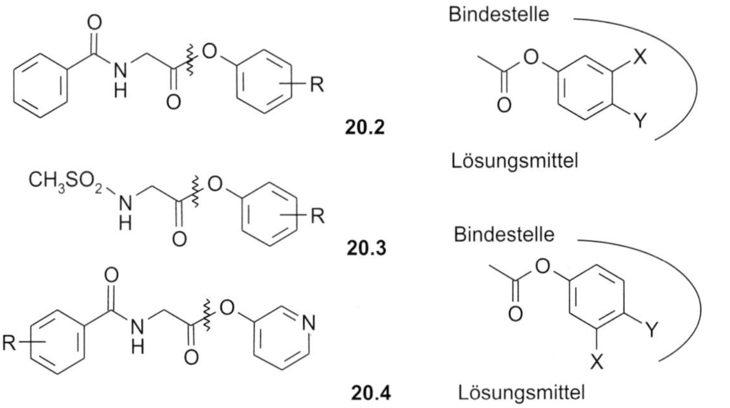

Abb. 20.5 Die Strukturen der Papainsubstrate **20.2**, **20.3** und **20.4** unterscheiden sich durch den Amidrest, den aromatischen Ring der Estergruppe und vor allem durch den Ort der strukturellen Variation. Die gewellten Linien geben die Spaltstellen dieser Papainsubstrate an. Für unpolare *meta*-Substituenten an der Phenylestergruppe wird ein Bindungsmodus mit vergrabenem Substituenten *X* angenommen (rechts oben), für polare *meta*-Substituenten eine Orientierung zum Lösungsmittel (rechts unten).

Lipophilieparameters π nur lipophile *meta*-Substituenten herangezogen, polare Substituenten wurden nicht berücksichtigt. Analog zu Gleichung 20.5 gilt Gleichung 20.6 für die entsprechend substituierten Phenylester des *N*-Mesylglycins **20.3** (Abb. 20.5).

$$\log 1/K_m = 1,03\ (\pm 0,25)\ \pi_{meta} + 0,57\ (\pm 0,20)\ \sigma +$$
$$+ 0,61 (\pm 0,29)\ MR_{para} + 3,80 (\pm 0,17) \tag{20.5}$$
$$(n = 25;\ r = 0,907;\ s = 0,208)$$

$$\log 1/K_m = 0,61\ (\pm 0,09)\ \pi_{meta} + 0,55\ (\pm 0,20)\ \sigma +$$
$$+ 0,46 (\pm 0,11)\ MR_{para} + 2,00 (\pm 0,12) \tag{20.6}$$
$$(n = 32;\ r = 0,945;\ s = 0,178)$$

Was sagen diese Gleichungen aus, wie ähnlich oder verschieden sind die Struktur-Wirkungsbeziehungen? Die Koeffizienten der Lipophilieterme π_{meta} (Einfluß nur in der *meta*-Position) unterscheiden sich geringfügig. Die Koeffizienten für σ bzw. MR_{para} (nur für die *para*-Position) sind jeweils innerhalb ihrer Vertrauensbereiche (Abb. 20.3) identisch. Die konstanten Terme beider Gleichungen unterscheiden sich aber um 1,8 Einheiten, d.h. die Mesylamide **20.3** haben eine um fast zwei Zehnerpotenzen niedrigere Affinität als die Benzamide **20.2**. Das kann als Hinweis auf eine hydrophobe Wechselwirkung dieser Amidgruppen betrachtet werden, denn Mesylamide sind wesentlich polarer als Benzamide. Für *N*-Benzoylglycin-pyridylester **20.4**, die im Benzamid-Teil substituiert sind (Abb. 20.5), enthält Gleichung 20.7 tatsächlich nur einen Lipophilieterm π_{para}.

$$\log 1/K_m = 0,40\ (\pm 0,06)\ \pi_{para} + 4,40\ (\pm 0,09)$$
$$(n = 22;\ r = 0,946;\ s = 0,176) \tag{20.7}$$

Ausgehend von diesen Gleichungen nahmen Hansch und Klein für die Liganden **20.2–20.4** einen Bindungsmodus an, bei dem die Mesyl- bzw. Benzamidgruppen in einer hydrophoben Tasche liegen, während zumindest der *para*-Substituent der Phenyl- bzw. Pyridylester von polaren Gruppen umgeben ist. Diese Interpretation wird durch die Röntgenstrukturanalyse des Papains gestützt.

Alle Verbindungen sind Substrate, sie werden durch Papain an der Estergruppe gespalten. Für die Spaltung der Verbindungen **20.4**, ohne Berücksichtigung der Bindekonstanten, wurden **Geschwindigkeitskonstanten** k_{cat} bestimmt. Erwartungsgemäß sind sie mit der elektronischen Konstante σ korreliert (Gl. 20.8).

$$\log k_{cat} = 0,45 \ (\pm 0,08) \ \sigma + 0,17 \ (\pm 0,04)$$
$$(n = 23; \ r = 0,933; \ s = 0,094) \tag{20.8}$$

Aus der Röntgenstruktur des Papains ist auch das leicht zu verstehen. Die Thiolgruppe des katalytischen Cysteins greift am Kohlenstoffatom der Estergruppe an. Je positiver dieser Kohlenstoff ist, desto leichter kann der Angriff des nucleophilen Schwefels erfolgen. Der niedrige Koeffizient des σ-Werts ergibt sich daraus, daß zwischen dem substituierten Aromaten und der Carbonylgruppe noch eine -$CONHCH_2$-Gruppe eingelagert ist. Wegen dieser Unterbrechung der Konjugation haben die elektronischen Eigenschaften der Substituenten nur einen relativ kleinen Einfluß auf die Reaktivität.

Die **Spezifitätskonstante** einer enzymatischen Umsetzung, k_{cat}/K_m, ist bezüglich der Affinität des Substrats korrigiert. Für die Verbindungen **20.4** ergibt sich aus den Gleichungen 20.7 und 20.8 die Gleichung 20.9.

$$\log k_{cat}/K_m = 0,38 \ (\pm 0,08) \ \pi_4 + 0,43 \ (\pm 0,18) \ \sigma +$$
$$+ \ 4,60 \ (\pm 0,01)$$
$$(n = 22; \ r = 0,933; \ s = 0,193) \tag{20.9}$$

Die schrittweise Ableitung quantitativer Struktur-Wirkungsbeziehungen erlaubt die getrennte Analyse einzelner Molekülteile und eine eindeutige Unterscheidung zwischen Affinität und Reaktivität. Für Papain ist allerdings schon die Beschreibung der Analogen **20.2** oder **20.4** (Abb. 20.5), die jeweils nur in einem aromatischen Ring substituiert sind, überaus komplex. Wie so oft in der Wissenschaft darf man exakte Ergebnisse nur von einem reduktionistischen Ansatz, einer Zerlegung des Problems in Einzelprozesse, erwarten. Nachteilig folgt daraus, daß eine Analyse des Ganzen erst nach genauer Kenntnis dieser Einzelprozesse angegangen werden kann.

Jede quantitative Struktur-Wirkungsbeziehung muß sich daran messen lassen, ob sie allgemeingültig ist und wie gut sie sich auf andere Verbindungen oder analoge Systeme übertragen läßt. Serinproteasen (Kapitel 26) und Cysteinproteasen sind sich in ihren aktiven Zentren und im Wirkungsmechanismus sehr ähnlich. Dies gilt auch für Subtilisin, das zwar ein zu anderen Serinproteasen analoges katalytisches Zentrum hat, in seiner Aminosäuresequenz aber keinerlei Homologie

Tabelle 20.3 Vergleichende Bewertung der QSAR-Ergebnisse mit verschiedenen Serin- und Cysteinproteasen: ρ-Koeffizienten der σ-Terme in den QSAR-Gleichungen der Hydrolyse von 20.2 und 20.3 (Abb. 20.5).

Enzym	Substrat	ρ	pH	Protease-Typ
Papain	**20.2**	0,57	6	Cystein
	20.3	0,55	6	Cystein
Ficin	**20.2**	0,57	6	Cystein
	20.3	0,62	6	Cystein
Actinidin	**20.2**	0,74	6	Cystein
Bromelain B	**20.2**	0,70	6	Cystein
	20.3	0,68	6	Cystein
Bromelain D	**20.2**	0,63	6	Cystein
Subtilisin	**20.2**	0,49	7	Serin
Chymotrypsin	**20.2**	0,42	6,9	Serin
Trypsin	**20.2**	0,71	7	Serin

aufweist (Abschnitt 14.7). Tabelle 20.3 zeigt, daß sich die Verwandtschaft der katalytischen Zentren dieser Enzyme in den Koeffizienten der elektronischen Terme der quantitativen Struktur-Wirkungsbeziehungen wiederfindet.

Der Nachweis solcher Gemeinsamkeiten wurde von Hansch als „vergleichende Bewertung" (engl. *lateral validation*) bezeichnet. Neben rein statistischen Kriterien und der Bedingung, daß QSAR-Gleichungen korrekte Vorhersagen für nahe verwandte Analoge liefern sollten, ist die vergleichende Bewertung quantitativer Struktur-Wirkungsbeziehung ein wichtiger Hinweis für ihre Relevanz.

20.9 Methionin und Leucin – der kleine Unterschied

Für die Bereitstellung des Cofaktors Tetrahydrofolat **20.5**, der zur Nucleosidbiosynthese benötigt wird, spielt das Enzym Dihydrofolat-Reduktase (DHFR) eine wichtige Rolle. DHFR-Inhibitoren werden in Kombination mit Sulfonamiden für die Therapie bakterieller Erkrankungen eingesetzt, daneben auch für die Tumor-, Malaria- und Lepratherapie. Das Diaminopyrimidin Trimethoprim **20.6** (Abb. 20.6) ist ein hochspezifisches Bakteriostatikum, das bakterielle DHFR um mehrere Zehnerpotenzen stärker hemmt als Säuger-DHFR.

Trotz der hohen Spezifität für bakterielle DHFR (Abschnitt 23.3) finden sich deutliche Unterschiede zwischen verschiedenen Organismen, z. B. zwischen dem Darmbakterium *Escherichia coli* und dem Milchsäurebakterium *Lactobacillus casei*. Quantitative Struktur-Wirkungsbeziehungen von verschiedenen im Benzylring substituierten

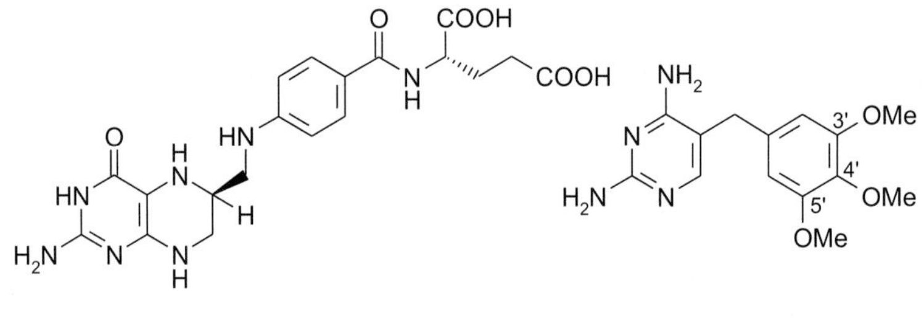

Abb. 20.6 Strukturen des DHFR-Cofaktors Tetrahydrofolat **20.5** und des DHFR-Inhibitors Trimethoprim **20.6**.

20.5   Tetrahydrofolat   **20.6**   Trimethoprim

Analogen des Trimethoprims **20.6** belegen, daß Substituenten in der 3′-, 4′- und 5′-Stellung der Benzylgruppe bei der *E. coli*-DHFR bis zu einer bestimmten Größe die Wirkung verstärken. Bei *L. casei*-DHFR ist ein solcher Effekt nur für die 3′- und die 4′-Position nachzuweisen. Die 5′-Substituenten haben keinen positiven Einfluß, trotz einer ausgeprägten Identität der Aminosäuresequenzen der DHFR beider Spezies, vor allem im Bereich der Bindestelle. Als die Röntgenstrukturen beider Enzyme zur Verfügung standen, ließen sich die Unterschiede ganz einfach erklären. Genau an der Stelle, wo der 5′-Substituent eines Liganden bindet, gibt es einen kleinen Unterschied zwischen beiden Enzymen. Bei *Escherichia coli* befindet sich hier ein Methionin, bei *Lactobacillus casei* ein Leucin. Die flexible $CH_3S(CH_2)_2$-Seitenkette des Methionins kann bei der Bindung des Liganden ausweichen. Der verzweigten und daher relativ starren $(CH_3)_2CHCH_2$-Seitenkette des Leucins ist dies nicht im gleichen Ausmaß möglich. Die Bindestelle der *L. casei*-DHFR ist dadurch enger und der negative Einfluß der sterischen Hinderung hebt den positiven Einfluß einer Wechselwirkung des 5′-Substituenten mit dem Enzym auf. Günstige und ungünstige Effekte halten sich hier die Waage.

20.10 Die Bedeutung der QSAR-Methoden für die Arzneimittelforschung

Jeder Wirkstoffchemiker geht von Struktur-Wirkungshypothesen aus. Diese müssen quantitativ überprüfbar sein. Ist dieses Kriterium nicht erfüllt, mag eine interessante Arbeitshypothese vorliegen, der Beweis ihrer Gültigkeit fehlt aber. Die QSAR-Methoden müssen sich den Vorwurf gefallen lassen, daß sie retrospektive Methoden sind und daß Vorhersagen nur sehr bedingt möglich sind. Darüber hinaus sind sie für die Suche nach neuen Leitstrukturen ungeeignet und nur innerhalb einer chemisch eng verwandten Serie einsetzbar. Auch bezüglich der Zahl der zu variierenden Substitutionsorte bestehen enge Grenzen. Dies trifft alles zu. Andererseits darf nicht verkannt werden, welch enormen indirekten Beitrag Tausende von QSAR-Gleichungen zum

Verständnis der Faktoren beigetragen haben, die für die biologische Wirkung von Molekülen verantwortlich sind.

Die Rolle der Lipophilie, der Polarisierbarkeit, elektronischer und sterischer Faktoren hätte nicht so exakt untersucht werden können, wenn Corwin Hansch nicht vor über 30 Jahren sein mathematisches Modell formuliert hätte. Unsere Kenntnisse über die Rolle der physikochemischen Eigenschaften von Arzneistoffen wurden durch die QSAR-Methoden erweitert und gefestigt. Vieles, was heute im Gedankengut jedes Wirkstoffchemikers fest verankert ist, geht auf QSAR-Studien zurück. Dazu gehören die Betrachtung der Äquivalenz von Substituenten bezüglich ihrer physikochemischen Eigenschaften (Abschnitte 8.2 und 8.3) und die Rolle der Lipophilie und der Ionisation auf die Resorption und Verteilung von Arzneimitteln (Kapitel 22). Die vergleichende Analyse der Wirkungen in verschiedenen biologischen Systemen mit Hilfe quantitativer Wirkungs-Wirkungsbeziehungen (Kapitel 23) ist die Grundlage der Anwendung molekularer Testsysteme als Ersatz für das Tiermodell.

In unseren Tagen ergeben sich durch die Leistungsfähigkeit der kombinatorischen Chemie und molekularer Testsysteme ganz neue Herausforderungen. Hier fällt eine Fülle von Daten an, die wohl nur mit mathematisch-statistischen Methoden geordnet werden kann. Über eine Integration der QSAR-Methoden mit der kombinatorischen Chemie sollte es auch möglich sein, die strukturelle Optimierung eines Gerüsts oder einer Leitstruktur rascher und effizienter durchzuführen als beim Einsatz einer „brute force"-Strategie.

Die QSAR-Methoden liefern auch wichtige Informationen, wann man ein Forschungsprojekt besser beenden sollte. Nach längerer Bearbeitung eines Themas will man einfach wissen, ob ein noch nicht erreichtes Ziel überhaupt realistisch ist. Hier helfen die QSAR-Methoden. Hansch hat für zelltoxische Phenyltriazene den Zusammenhang zwischen therapeutischem Effekt, Toxizität, chemischer Stabilität und physikochemischen Eigenschaften untersucht. Ein negativer σ-Term in der QSAR-Gleichung für die gewünschte biologische Aktivität forderte die Einführung weiterer Elektronendonor-Substituenten in den aromatischen Ring. Aber bereits eine einzige Methoxygruppe reduziert die chemische Stabilität eines Phenyltriazens in wäßriger Lösung auf eine Halbwertszeit von wenigen Minuten. Zudem gehen Toxizität und cytostatische Wirkung in dieser Reihe parallel. Die logische Konsequenz kann daher nur sein, die weitere Bearbeitung der Substanzgruppe einzustellen. Ein anderes Beispiel für ein solches Ergebnis findet sich in Abschnitt 23.6, wo für α_2-Rezeptoragonisten keine Differenzierung der gewünschten blutdrucksenkenden Wirkung von der unerwünschten Nebenwirkung, einer peripheren Gefäßverengung, nachgewiesen werden konnte. Auch hier lohnt es also nicht, weiter in dieser Substanzklasse zu suchen.

Allgemeine Literatur

C. A. Ramsden, Hrsg., Quantitative Drug Design, Band 4 von: Comprehensive Medicinal Chemistry, C. Hansch, P. G. Sammes und J. B. Taylor, Hrsg., Pergamon Press, Oxford, 1990

H. Kubinyi, QSAR: Hansch Analysis and Related Approaches, VCH, Weinheim, 1993

H. van de Waterbeemd, Chemometric Methods in Molecular Design, VCH, Weinheim, 1995

H. van de Waterbeemd, Advanced Computer-Assisted Techniques in Drug Discovery, VCH, Weinheim, 1995

C. Hansch und A. Leo, Exploring QSAR. Fundamentals and Applications in Chemistry and Biology, 2 Bände, American Chemical Society, Washington, 1995

V. Pliska, B. Testa und H. van de Waterbeemd, Lipophilicity in Drug Action and Toxicology, VCH, Weinheim 1996

H. van de Waterbeemd, Structure-Property Correlations in Drug Research, Academic Press, R. G. Landes Company, Austin, TX, 1996

Spezielle Literatur

S. H. Unger und C. Hansch, On Model Building in Structure-Activity Relationships. A Reexamination of Adrenergic Blocking Activity of ß-Halo-ß-arylalkylamines, J. Med. Chem. **16**, 745–749 (1973)

J. M. Blaney, C. Hansch, C. Silipo und A. Vittoria, Structure-Activity Relationships of Dihydrofolate Reductase Inhibitors, Chem. Rev. **84**, 333–407 (1984)

C. Hansch und T. E. Klein, Quantitative Structure-Activity Relationships and Molecular Graphics in Evaluation of Enzyme-Ligand Interactions, Methods Enzymol. **202**, 512–543 (1991)

H. Kubinyi, Der Schlüssel zum Schloß. I. Grundlagen der Arzneimittelwirkung, Pharmazie in unserer Zeit **23**, 158–168 (1994)

H. Kubinyi, Der Schlüssel zum Schloß. II. Hansch-Analyse, 3D-QSAR und *De novo*-Design, Pharmazie in unserer Zeit **23**, 281–290 (1994)

21. 3D-Struktur-Wirkungsbeziehungen

Wie im letzten Kapitel gezeigt, versucht man bei den Struktur-Wirkungsbeziehungen biologische Eigenschaften mit substanzspezifischen Parametern zu korrelieren. Diese Parameter sind Größen, die für das Gesamtmolekül oder bestimmte Gruppen von Substituenten berechnet bzw. gemessen werden, z. B. ihr Volumen, ihre Molrefraktion oder ihre Lipophilie. In diesem Kapitel wird diskutiert, wie Kenngrößen, die von der 3D-Struktur eines Moleküls abgeleitet werden, mit Bindungseigenschaften korreliert werden können. In aller Regel ist bei diesen Ansätzen das Ziel, Bindungsaffinitäten zu berechnen. Zur Unterscheidung von den klassischen QSAR-Verfahren bezeichnet man sie als 3D-QSAR-Methoden.

Idealerweise möchte man aus Parametern, die man aus der 3D-Struktur der Wirkstoffe ablesen kann, direkt auf die Bindungsaffinitäten der Moleküle schließen. Die Zusammenhänge zwischen diesen Parametern und der Aktivität sind aber sehr komplex und bis heute noch keineswegs voll verstanden. Außerdem liegt für Systeme, auf die man die 3D-QSAR-Methoden anwendet, in den meisten Fällen nicht die komplette Information über die Protein-Ligand-Komplexe vor. Viele pharmakologisch relevante Rezeptoren sind membranständig. Ihre Strukturen konnten bislang noch nicht aufgeklärt werden (Kapitel 13 und 19). 3D-Strukturen sind aber die Voraussetzung für eine Abschätzung der Bindungsaffinitäten (Kapitel 5). Aus der Not dieser unvollständigen Information heraus versucht man nicht, die Absolutwerte der Affinitäten zu berechnen. Vielmehr konzentriert man sich auf die relativen Unterschiede zwischen Wirkstoffmolekülen eines Datensatzes. Die graduellen Änderungen der substanzspezifischen Parameter werden mit den biologischen Daten korreliert.

21.1 Strukturelle Überlagerungen als Voraussetzung für den relativen Vergleich von Molekülen

Auch bei den klassischen QSAR-Verfahren fließen Vorstellungen über die Raumstruktur von Molekülen ein. Unterschiedliche Positionen von Substituenten, z. B. in *meta-* und *para-*Stellung eines Aromaten, werden oft mit eigenen Parametern beschrieben. Sie gehen in dieser Form sowohl in Hansch-Gleichungen (Abschnitt 20.6) als auch in die Free-Wilson-Analyse (Abschnitt 20.7) ein. Darüber hinaus werden in klassischen QSAR-Modellen auch Indikatorvariablen für unterschiedliche Konfigurationen von Substituenten bzw. für die Zugehörigkeit eines Stereoisomeren zu einer bestimmten Konfiguration definiert. Bei der Anwendung dieser Parameter wird eine analoge Orientierung der Moleküle in einer hypothetischen Bindetasche angenommen. Beispielsweise geht man davon aus, daß alle an einem Phenylring *ortho*-substituierten Derivate diesen Rest zur „gleichen Seite" orientieren (vgl. aber Abschnitt 20.8, Abb. 20.5). Struktur-Wirkungsbeziehungen, die eine Korrelation der biologischen Aktivitäten mit Eigenschaften der 3D-Strukturen zum Ziel haben, benötigen als Grundlage eine räumliche Überlagerung der Wirkstoffmoleküle. Diese Überlagerung soll die relative Orientierung in der Bindetasche so gut wie möglich annähern. In Kapitel 17 wurden Verfahren diskutiert, die zur Berechnung dieser räumlichen Überlagerungen eingesetzt werden.

21.2 Bindungsaffinitäten als Substanzeigenschaft

Welche substanzspezifischen Größen kann man verwenden, um die Eigenschaften der 3D-Strukturen mit Bindungsaffinitäten zu korrelieren? Wie in Kapitel 5 vorgestellt wurde, setzen sich Bindungsaffinitäten aus einem enthalpischen und einem entropischen Anteil zusammen. Der erste Beitrag faßt alles zusammen, was mit direkten energetischen Wechselwirkungen zusammenhängt. Diese sind vorwiegend sterischer (van-der-Waals-Potential, Kapitel 15) bzw. elektrostatischer Natur (Coulomb-Potential). Der zweite Beitrag konzentriert sich auf den Ordnungsgrad und die Verteilung der Energiebeiträge über die verschiedenen Freiheitsgrade des betrachteten Systems. Sowohl die Liganden wie auch die Bindetaschen eines Proteins sind im unkomplexierten Zustand durch Wassermoleküle solvatisiert. Bei der Komplexbildung gehen die enthalpischen Wechselwirkungen zu diesen Wassermolekülen verloren. Sie werden durch direkte Wechselwirkungen zwischen Ligand und Protein ersetzt. Da nur die relativen Unterschiede zwischen den Molekülen eines Datensatzes von Interesse sind, bleiben Effekte unberücksichtigt, die für alle Derivate gleich sind.

Dazu gehören praktisch alle Einflüsse, die das Protein betreffen. Es ändert bei der Ligandenbindung seinen Solvatisierungsgrad. Wassermoleküle werden aus der Bindetasche verdrängt. Denkbar sind auch ligandinduzierte Umlagerungen von Seitenketten in der Bindetasche (Abschnitt 18.5). In erster Näherung werden diese Effekte vernachlässigt bzw. als gleich für alle Liganden des Datensatzes angenommen.

Zu Beginn sollen nur sterische und elektrostatische Wechselwirkungen, die ein Wirkstoff in einer Bindetasche eingehen kann, in Betracht gezogen werden. Wie lassen sich diese Eigenschaften für eine Reihe von Liganden vergleichen? Ein erster Ansatz dazu waren hypothetische Wechselwirkungsmodelle von Höltje und Kier. Als entscheidende Voraussetzung benötigten diese Modelle eine Auswahl und räumliche Positionierung von Aminosäure-Seitenketten um die Liganden. Von diesen Annahmen wird man unabhängig, wenn man die Moleküle in ein Gitter einbettet und sie systematisch mit einer Wechselwirkungssonde abtastet. Cramer und Milne haben 1978 ein solches Modell vorgestellt. Es hat aber weitere 10 Jahre gedauert, bis daraus ein allgemein anwendbares Verfahren wurde, die CoMFA-Methode (engl. *Comparative Molecular Field Analysis*, vergleichende molekulare Feld-Analyse). Trotz vieler theoretisch und praktisch begründeter Probleme in ihrer Anwendung hat sich die Methode rasch durchgesetzt. Sie wird heute in vielen verschiedenen Varianten eingesetzt.

Vor der praktischen Durchführung einer solchen Analyse sollen ein paar grundlegende Gedanken angestellt werden. Berücksichtigen die sterischen und elektrostatischen Wechselwirkungen alle Beiträge, die zu einer relativen Abstufung der Bindungsaffinitäten führen? Wie schon erwähnt, setzen sich die Bindungsaffinitäten aus einem enthalpischen und einem entropischen Beitrag zusammen. Ein Abtasten der Eigenschaften liefert sicherlich ein Maß dafür, wie gut ein Molekül energiegünstige Wechselwirkungen eingehen kann. Wie steht es aber mit den entropischen Beiträgen? Ein wesentlicher Anteil rührt von Solvatations- und Desolvatationsvorgängen her (Kapitel 5). Bei diesen Vorgängen ändert sich die lokale Wasserstruktur um einen Liganden und in der Bindetasche. In unmittelbarer Umgebung um den hydrophoben Teil der Oberfläche eines Liganden muß die Wasserstruktur einen höher geordneten Zustand annehmen, als dies in reinem Wasser der Fall ist. Die Überführung eines Liganden aus Wasser in die Proteinbindetasche bedingt somit, daß eine bestimmte Anzahl von Wassermolekülen in einen deutlich weniger geordneten Zustand übergeht. Dies erhöht die Entropie des Systems und begünstigt so den spontanen Ablauf des Bindungsvorgangs. Die Anzahl Wassermoleküle, die in diesen Prozeß involviert sind, hängt von der Größe der hydrophoben Oberfläche des Liganden ab. Auch das Freisetzen von gebundenen Wassermolekülen aus der Bindetasche erhöht die Unordnung des betrachteten Systems und vergrößert damit seine Entropie. In der oben angesprochenen Näherung nimmt man an, daß dieser Effekt für alle Moleküle des Datensatzes gleich ist. Bei einem relativen Vergleich fällt er nicht ins Gewicht. In wäßiger Lösung kann sich ein Molekül „frei" bewegen und unterschiedliche Konformationen einnehmen. In der Bindetasche wird es in einer bestimmten Konformation fixiert. Rotations-, Translations- und interne Konformationsfreiheitsgrade werden eingefroren. Dadurch verliert das System Entropie. Für eine korrekte Behandlung von Affinitäten sind alle diese Einflüsse in Betracht zu ziehen. Ansätze, die entropische Beiträge zumindest teilweise berücksichtigen, werden in Abschnitt 21.7 diskutiert.

21.3 Wie führt man eine CoMFA-Analyse durch?

Das wichtigste und am häufigsten benutzte Verfahren der 3D-Struktur-Wirkungsanalyse ist die CoMFA-Methode. Sie soll hier ausführlich vorgestellt werden. Die Durchführung einer CoMFA-Studie erfordert zunächst die Auswahl eines Datensatzes von geeigneten Verbindungen. Dieser Datensatz sollte etwa 20–50 Verbindungen mit ähnlichen Strukturen umfassen. Es sollte gewährleistet sein, daß alle Substanzen am gleichen Protein an der gleichen Stelle binden und daß Bindungsaffinitäten vorliegen. Die Liganden müssen, bezogen auf ihre strukturelle Variation, eine gewisse Vielfalt besitzen. Ihre Bindungsaffinitäten sollten sich über einige Zehnerpotenzen erstrecken. Von allen Molekülen werden Konformationen erzeugt (Kapitel 16) und nach einem der in Kapitel 17 besprochenen Verfahren überlagert. Anschließend bettet man die überlagerten Moleküle in ein Gitter ein (Abb. 21.1), das sie weiträumig umfaßt. Die Punkte des Gitters weisen einen regelmäßigen Abstand von 1 oder 2 Å Maschenweite auf. An jeden Gitterpunkt setzt man eine Sonde, z. B. ein Atom mit den Eigenschaften eines Wasserstoffs, Kohlenstoffs oder Sauerstoffs. Man berechnet die Wechselwirkungsenergien zwischen dieser Sonde und jedem Molekül des Datensatzes (Abb. 21.1). Die Gesamtheit der Wechselwirkungsbeiträge an den Gitterpunkten bezeichnet man als Feld des Moleküls. Daher rührt der Name dieser Methode. Anschließend werden die Felder der Moleküle des Datensatzes miteinander verglichen. Bei einer Kantenlänge von 15–25 Å und einer Maschenweite des Gitters von 1–2 Å sind pro Molekül des Datensatzes mehrere tausend Feldpunkte zu behandeln. Diese Datenflut bedingt, daß die vergleichende Auswertung der Felder sehr rechenaufwendig werden kann.

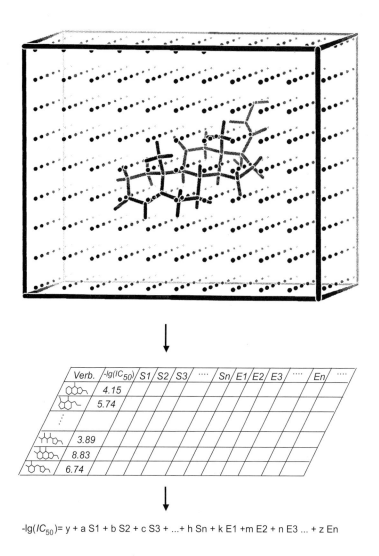

Verb.	$-lg(IC_{50})$	S1	S2	S3	····	Sn	E1	E2	E3	····	En	····
	4.15											
	5.74											
⋮												
	3.89											
	8.83											
	6.74											

$$-lg(IC_{50}) = y + a\,S1 + b\,S2 + c\,S3 + ... + h\,Sn + k\,E1 + m\,E2 + n\,E3 ... + z\,En$$

Abb. 21.1 Zur Berechnung molekularer Felder erzeugt man ein Gitter, das ein Molekül weiträumig umfaßt. In den Schnittpunkten des Gitters mit einer Maschenweite von 1 bis 2 Å berechnet man die Beiträge der gewählten Felder. Für jeden Gitterpunkt werden die Feldbeiträge (S1, S2 ... Sn, E1, E2 ... En) in eine Tabelle eingetragen. Die Auswertung erfolgt für alle Moleküle des Datensatzes. Die Bindungsaffinitäten werden z. B. als $-log(IC_{50})$ in die Tabelle aufgenommen. Mit einer besonderen statistischen Methode, der PLS-Analyse, werden die Feldbeiträge mit den Affinitäten in Bezug gesetzt. Man erhält ein Modell, das in Form einer Gleichung angibt, an welchen Gitterpunkten die verschiedenen Felder Beiträge zur Erklärung der biologischen Wirkung liefern.

21.4 Welche Felder dienen als Kriterien für die vergleichende Analyse?

In den in Kapitel 15 besprochenen Kraftfeldrechnungen wurden sterische und elektrostatische Wechselwirkungen mit einem Lennard-Jones- bzw. Coulomb-Potential beschrieben (Abb. 21.2). Wenn der Abstand zwischen der Sonde und einem Atom des Moleküls gegen Null geht, nehmen das Lennard-Jones- und das Coulomb-Potential bei gleich geladenen Teilchen unendlich große Werte an. Bei entgegengesetzt geladenen Teilchen strebt das Coulomb-Potential gegen negativ unendliche Werte. Diese dem Betrag nach extrem großen Feldbeiträge werden an Gitterpunkten erreicht, die nahe der Oberfläche bzw. innerhalb eines Moleküls liegen. Sie müssen in einer CoMFA-Analyse ver-

Abb. 21.2　Das Lennard-Jones-Potential ist ein Modell für die zwischenmolekulare Wechselwirkung zweier Atome ohne Berücksichtigung ihrer Ladungen. Negative Potentialwerte entsprechen einer gegenseitigen Anziehung, positive Werte einer Abstoßung der Teilchen. Wird ihr wechselseitiger Abstand unendlich, strebt das Potential gegen Null. Bei Annäherung durchläuft es wegen der wechselseitigen Polarisation ein flaches Minimum, um dann wegen der Abstoßung der Atome sehr rasch zu positiv unendlichen Werten anzusteigen. Das Coulomb-Potential berücksichtigt nur elektrostatische Wechselwirkungen, die formal als Punktladungen auf den Kernen der Atome sitzen. Es wird bei gleichsinnig geladenen Teilchen für verschwindenden Abstand ebenfalls unendlich groß. Sind sie entgegengesetzt geladen, so resultieren negativ unendliche Werte. Der hyperbolische Verlauf des Coulomb-Potentials ist deutlich flacher, so daß sich die Teilchen auch noch bei großen Abständen gegenseitig „spüren". In einer CoMFA-Analyse setzt man Grenzwerte für diese Potentiale an.

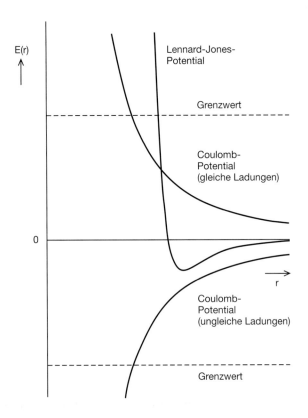

mieden werden. Daher limitiert man Feldbeiträge oberhalb und unterhalb eines vorgegebenen Grenzwerts auf den dort erreichten Wert. Nach diesen „Vorschriften" kann man von jedem Gitterpunkt aus das Lennard-Jones- bzw. Coulomb-Potential berechnen. Als Sonde kommt zum Beispiel ein aliphatischer Kohlenstoff in Frage. Um die elektrostatischen Verhältnisse zu studieren, gibt man dieser Sonde eine positive oder negative Ladung. Peter Goodford hat das Programm GRID entwickelt. Mit ihm kann man für eine Vielzahl von Sonden, die unterschiedliche funktionelle Gruppen beschreiben, Molekülfelder in einem Gitter berechnen. Für eine vorgegebene Sonde findet man die Bereiche im Raum, an denen günstige Wechselwirkungen zwischen der Sonde und dem betrachteten Molekül zu erwarten sind.

　　Neben Feldern, die sterische und elektrostatische Eigenschaften von Molekülen abtasten, lassen sich auch andere Felder definieren. Weiter oben wurde diskutiert, daß die hydrophobe Oberfläche eines Moleküls ein Maß für die entropischen Wechselwirkungsbeiträge darstellt. In der Gruppe von Donald Abraham sind molekulare Felder entwickelt worden, die hydrophobe Eigenschaften von Molekülen abtasten (Programm HINT). Sie werden nach einer ganz ähnlichen abstandsabhängigen Funktion berechnet. Die resultierenden molekularen Felder beschreiben die Lipophilie-Verteilung auf der Oberfläche eines Moleküls.

21.5 3D-QSAR: Korrelation der molekularen Felder mit den biologischen Eigenschaften

Angenommen, man hat für jedes Molekül des Datensatzes mehrere molekulare Felder berechnet und will die Unterschiede in diesen Feldern mit den Bindungsaffinitäten korrelieren. Wie drücken sich diese Unterschiede aus? Dazu wollen wir drei hypothetische Beispiele substituierter Phenylderivate betrachten.

- Als erstes sollen in einer Verbindungsreihe die Substituenten am Phenylring so variiert werden, daß beim Abtasten mit einer positiv geladenen Probe in der Umgebung der Substituenten zunehmend größere Werte der Feldbeiträge resultieren. Wenn die Bindungsaffinitäten mit den größer werdenden Feldbeiträgen in gleicher Weise ansteigen, wird sich dies in der quantitativen Analyse niederschlagen. Sie ergibt, daß Derivate mit zunehmend positiv geladenen Gruppen in dieser Molekülregion die affineren Substanzen sind.
- Ein zweites Beispiel soll etwas anders gelagert sein. Jetzt befinden sich am Phenylring Substituenten mit positiven bzw. negativen Partialladungen. Ihre Variation hat keinen Einfluß auf die Wirksamkeit der Substanzen. Die quantitative Analyse stellt fest, daß die Änderungen der elektrostatischen Feldbeiträge nicht mit den biologischen Eigenschaften korrelieren. Eine mögliche Erklärung wäre, daß sich der elektronische Effekt und eine andere Eigenschaft, z. B. die Größe der Substituenten, in ihrem Einfluß gegenseitig aufheben. Es könnte aber auch sein, daß die biologische Aktivität durch andere Eigenschaften der Substituenten, z. B. ihren hydrophoben Charakter, beeinflußt wird.
- Im dritten Fall sollen die elektrostatischen Eigenschaften von Substituenten, die für die Bindung an den Rezeptor wichtig sind, an der betrachteten Position kaum variieren. Es liegen zwar unterschiedliche Substituenten vor, jedoch alle mit vergleichbaren Partialladungen. Das Modell, das die Feldbeiträge in der Umgebung dieser Gruppen analysiert, erkennt keine Unterschiede und daher auch keine Korrelation mit den Bindungsaffinitäten. Es kann also durchaus sein, daß eine Klasse von Substituenten an einer bestimmten Position des Molekülgerüsts sehr wichtig ist und trotzdem in der Analyse als nicht signifikant erscheint.

Diese Beispiele sind noch relativ leicht überschaubar. Man kann sich fragen, ob man dafür wirklich ein aufwendiges Korrelationsverfahren mit dem „Umweg" über Molekülfelder braucht. In der Praxis ist die Situation komplizierter, vor allem, wenn man Moleküle mit unterschiedlichen Gerüsten betrachtet. Die Substituenten fallen bei der Molekülüberlagerung nicht exakt aufeinander. Ihre Beiträge müssen als Feld im Raum beschrieben werden und sind nur so auszuwerten. In jedem Fall belegen diese Beispiele die Wichtigkeit einer sorgfältigen Selektion: Die Strukturen des Datensatzes müssen so gewählt werden, daß eine größtmögliche Variation der Substituenten und ihrer Eigenschaften erzielt wird.

21.6 Ergebnisse und graphische Auswertung einer vergleichenden Feldanalyse

Betrachtet man die Gesamtheit aller Feldbeiträge als mehrdimensionale Matrix, so kann die Regressionsanalyse zur Erklärung der abhängigen Variablen, z. B. der Bindungsaffinität, nicht eingesetzt werden. Die **PLS-Analyse** (engl. *Partial Least Squares*) ist eine statistische Methode, die aus einer großen Datenmenge relevante und erklärende Faktoren, die sogenannten PLS-Vektoren, extrahiert. Bei CoMFA-Analysen beschreiben diese Vektoren die Bereiche der Felder, die mit den experimentell bestimmten Affinitäten am besten korrelieren. Das Ergebnis ist eine Gleichung, analog zu den in Kapitel 20 besprochenen QSAR-Methoden (Abb. 21.1). Sie gibt an, in welchem Ausmaß bestimmte Gitterpunkte der einzelnen Felder zu den Bindungsaffinitäten beitragen. Bedingt durch die vielen Feldpunkte, die in der Analyse auszuwerten sind, muß eine strenge Kontrolle der statistischen Signifikanz der abgeleiteten Ergebnisse vorgenommen werden. Diese Signifikanz wird durch einen besonderen Test, die **Kreuzvalidierung** (engl. *cross-validation*) überprüft. Man entnimmt dem Datensatz zufällig eine oder mehrere Verbindungen. Mit den verbleibenden Derivaten wird ein Modell erstellt und anhand dieses Modells die Affinitäten der herausgenommenen Verbindungen vorhergesagt. Das Herausnehmen von Strukturen aus dem Datensatz wiederholt man mehrere Male, im einfachsten Fall so oft, bis alle Substanzen einmal entnommen wurden. Die Güte der Vorhersagen stellt ein Maß für die Zuverlässigkeit und Signifikanz des Modells dar. Das erzielte Ergebnis drückt man durch den Wert q^2 aus, der sich aus den Abweichungsquadraten der Vorhersagen berechnen läßt. Er nimmt Werte zwischen $-\infty$ und $+1$ an. Ein Wert von $+1$ sagt aus, daß ein perfektes Modell erzielt wurde. Alle Vorhersagen treffen exakt die gemessenen Bindungsaffinitäten. Es gibt keine Abweichungen. Ein Wert von $q^2 = 0$ sagt aus, daß die Vorhersagen des Modells nicht besser oder schlechter sind als kein Modell, d. h. als der Mittelwert aller Affinitäten. Wenn q^2 gar negative Werte annimmt, ist das Modell schlechter als die Mittelwerte, d. h. schlechter als kein Modell. Einem Modell ist daher nur dann Vertrauen zu schenken, wenn die q^2-Werte oberhalb von 0,4–0,5 liegen.

Das aus den Daten abgeleitete Modell kann man nutzen, um Affinitäten vorherzusagen. Dieser Schritt kam schon bei der Kreuzvalidierung zur Anwendung. Jetzt dient er aber dazu, die Affinitäten neuer, noch nicht synthetisierter Verbindungen abzuschätzen. Wieder werden Konformationen berechnet und mit den anderen Strukturen überlagert. Sie müssen in das für den Trainingssatz definierte Gitter fallen. Anschließend berechnet man die Feldbeiträge. Mit der Korrelationsgleichung läßt sich feststellen, welche Gitterpunkte bei der Berechnung der Bindungsaffinitäten zu berücksichtigen sind.

Das CoMFA-Verfahren erstellt eine Korrelation zwischen Wirkdaten und Moleküleigenschaften. Aus ihrem relativen Vergleich innerhalb des Trainingssatzes leitet man ein Modell ab und schließt auf die Eigenschaften neuer Moleküle. Es sind nur dann relevante Vorhersagen zu erwarten, wenn die Strukturvariationen in den neuen Molekülen im Rahmen des Modells bleiben. Mit anderen Worten, das Modell kann keine Angaben über den Einfluß von Substituenten machen, die in Bereichen auftreten, in denen die Moleküle des Trainingssatzes keine strukturelle Variation aufweisen. CoMFA-Modelle interpolieren zwischen Feldbeiträgen von Molekülen. Eine Extrapolation auf Bereiche, die von den Strukturen des Datensatzes nicht abgedeckt werden, ist nicht möglich.

Die Ergebnisse einer CoMFA-Analyse lassen sich graphisch auswerten. Aus dem Modell weiß man, an welchen Gitterpunkten Feldbeiträge auftreten, die signifikant zur Erklärung der Bindungsaffinitäten beitragen. Diese Beiträge lassen sich nach ihrer Wichtigkeit für die verschiedenen Felder konturieren. Sie verweisen auf Volumenbereiche um die Moleküle, in denen Änderungen der Feldbeiträge parallel oder gegenläufig zu Affinitätsänderungen im Datensatz laufen. Für das Design neuer Wirkstoffe sind diese **Konturdiagramme** (engl. *contour maps*) ein wichtiges Hilfsmittel. Sie geben an, an welchen Stellen die Eigenschaften einer Leitstruktur zu verändern sind, damit eine Affinitätssteigerung erzielt wird.

21.7 Anwendungen, Grenzen und Erweiterungen der CoMFA-Methode

Seit ihrer Vorstellung im Jahre 1988 wurde die CoMFA-Methode bereits auf viele Probleme des Wirkstoffdesigns angewendet. Mehrere hundert Arbeiten sind zu diesem Thema erschienen. Die Palette der Anwendungen reicht von Rezeptorantagonisten und Inhibitoren von Enzymen, deren 3D-Struktur aufgeklärt wurde, bis hin zu fungiziden und herbiziden Wirkstoffen aus dem Pflanzenschutz.

In vielen CoMFA-Analysen wurden nur sterische und elektrostatische Feldbeiträge ausgewertet. Ein hydrophobes Feld kann die Größe der hydrophoben Oberfläche und damit den entropischen Anteil zur

Affinität quantifizieren. Da CoMFA-Auswertungen auch ohne explizite Verwendung hydrophober Felder brauchbare Modelle liefern, müssen diese Feldbeiträge zumindest teilweise bereits in den Lennard-Jones- und Coulomb-Feldern enthalten sein. Die Lipophilie eines Moleküls steigt bei der Vergrößerung einer ungeladenen, sterisch anspruchsvollen Gruppe, z. B. von Methyl zu Butyl. Hier können sterische Feldbeiträge Änderungen der lipophilen Oberfläche korrekt wiedergeben. Aber auch eine Korrelation mit den elektrostatischen Eigenschaften ist denkbar. Hydrophobe Molekülteile tragen in aller Regel nur geringe Partialladungen. Positiv bzw. negativ geladene Gruppen stellen hydrophile Regionen dar. Somit werden über Ladungsunterschiede auch die lipophilen bzw. hydrophilen Oberflächenregionen quantifiziert. Die zusätzliche Berücksichtigung von hydrophoben Feldern bringt aber trotzdem in einer Reihe von Fällen eine Verbesserung des Modells.

Die von einem CoMFA-Modell nicht erklärten Abweichungen schließen neben den Fehlern der experimentellen Daten auch alle nicht ausreichend beschriebenen Bindungsanteile ein. Dazu gehören Änderungen auf der Seite des Proteins, die nicht für alle Verbindungen des Datensatzes identisch sind. Entropische Beiträge, die auf die konformelle Fixierung der Wirkstoffmoleküle in der Bindetasche zurückgehen, werden in den Feldern ebenfalls nicht berücksichtigt.

Neben diesen Unzulänglichkeiten bereiten die Felder selbst einige Probleme. Durch ihren Verlauf werden nahe der Oberfläche oder innerhalb der Moleküle sehr große bzw. sehr kleine Werte erreicht (Abb. 21.2). Da das Lennard-Jones-Potential bei Annäherung der Atome schneller anwächst als das Coulomb-Potential, erreichen beide die willkürlich festgesetzten Grenzwerte (Abschnitt 21.4) in unterschiedlicher Distanz von den Molekülen. Das extrem steile Lennard-Jones-Potential kann seine Funktionswerte innerhalb einer Distanz von 2 Å, der üblicherweise gewählten Maschenweite des Gitters, von praktisch Null bis zum Grenzwert ändern! Diese Unstetigkeiten und die durch Grenzwert-Festsetzungen von jeder Varianz ausgeklammerten Bereiche nahe der Oberfläche bereiten erhebliche Probleme in der Auswertung. Außerdem bedingen sie oft „zerrissene" und daher schwer interpretierbare Konturdiagramme der einzelnen Felder.

Die Unzulänglichkeiten der Felder haben zur Suche nach anderen Lösungen geführt. In einem Verfahren wird die Ähnlichkeit von Molekülen über ihre sterischen und physikochemischen Eigenschaften im Raum ermittelt und mit den Bindungsaffinitäten korreliert (CoMSIA-Methode, engl. *Comparative Molecular Similarity Indices Analysis*). Die Moleküle werden ganz analog wie beim CoMFA-Verfahren miteinander überlagert. Dann wird ihre relative Ähnlichkeit über die Ähnlichkeit zu einer Sonde, beispielsweise einem Kohlenstoffatom, bestimmt. Dazu tastet man für jedes Molekül in den Schnittpunkten eines umgebenden Gitters die Ähnlichkeit mit dieser Sonde ab. Das Ähnlichkeitsmaß zwischen der Sonde und dem Molekül wird abstandsabhängig definiert. Dafür wählt man eine Gauß-Funktion (Abb. 21.3).

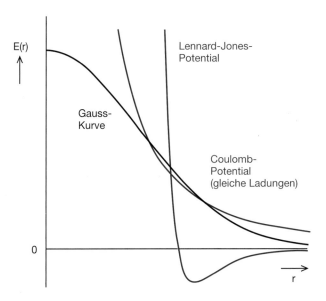

Abb. 21.3 Eine Gauß-funktion hat einen glocken-förmigen Verlauf (nur die rechte Hälfte der „Glocke" ist dargestellt). Bei ver-schwindendem Abstand, wenn die Teilchen aufeinan-derfallen, erreicht sie ihren maximalen Wert, der aber endlich ist. Zum Vergleich sind die in Abbildung 21.2 angegebenen Potentiale in diesem Diagramm noch-mals dargestellt.

Im Gegensatz zum hyperbolischen Verlauf der oben beschriebenen Potentiale (Abb. 21.2) strebt die Gaußsche Glockenkurve für kleiner werdende Abstände gegen einen endlichen Wert. Es müssen also keine Grenzwerte festgesetzt werden. An allen Gitterpunkten wird für eine Vielzahl von Eigenschaften ein Ähnlichkeitsmaß bestimmt. Vorausset-zung ist die Beschreibung der Eigenschaften über atombasierte Werte (z. B. Partialladungen, Atomvolumina). Für alle Eigenschaften wird die gleiche Abstandsabhängigkeit verwendet. Man erhält eigenschafts-spezifische Ähnlichkeitsfelder. Diese werden mit den Bindungsaffini-täten korreliert.

Die Auswertung der Feldbeiträge erfolgt analog wie bei der CoMFA-Methode. Der Vorteil der Methode liegt vor allem in der ein-facheren Interpretierbarkeit der erhaltenen Konturdiagramme. Wenn eine bestimmte Eigenschaft im Bereich der überlagerten Moleküle signifikant mit den Bindungsaffinitäten korreliert, wird diese Region hervorgehoben. Im Gegensatz dazu konturiert das CoMFA-Verfahren Bereiche außerhalb der Moleküle, in denen eine Eigenschaft veränderte Beiträge hervorrufen muß, um sich positiv oder negativ auf die Affini-täten auszuwirken. Die Festsetzung von Grenzwerten blendet aber ganze Bereiche gerade dieser Feldbeiträge nahe der Oberfläche aus.

21.8 Ein Blick hinter die Kulissen: Vergleichende Feldanalyse von Thermolysin-Inhibitoren

Vergleichende Analysen molekularer Felder wurden auf viele Verbin-dungsreihen angewendet. Obwohl sie vor allem dort ihre Anwendung

finden, wo Strukturdaten über das Rezeptorprotein fehlen, soll ein Beispiel herausgegriffen werden, für das die Proteinstruktur bekannt ist.
Anhand dieser Struktur läßt sich verstehen, was die Variation einer
bestimmten Eigenschaft für die Protein-Ligand-Wechselwirkung
bedeutet. Diesen „Blick hinter die Kulissen" kann man nicht erhalten,
wenn die Proteinstruktur als Referenz fehlt. Ihre Kenntnis erlaubt darüber hinaus eine Kontrolle der Überlagerung der Moleküle. In der
Gruppe von Garland Marshall wurden 62 Inhibitoren des Thermolysins
in das aktive Zentrum dieser Zinkprotease eingepaßt. Die berücksichtigten Liganden (Abb. 21.4) decken mit ihren Bindungsaffinitäten fast
10 Dekaden ab. Sie variieren stark in ihrer Größe. Die größten Strukturen des Datensatzes ragen über die Bindetasche hinaus in das umgebende Lösungsmittel.

CoMFA-Analysen ergeben gute Modelle. Die Affinitäten weiterer
Verbindungen, die in das Modell eingepaßt wurden, aber nicht zum
Trainingssatz gehörten, lassen sich korrekt vorhersagen. Die Kontur-
diagramme der einzelnen CoMFA-Feldbeiträge sind aber nicht sehr
übersichtlich und daher schwierig zu interpretieren. Verwendet man
Felder, die durch CoMSIA-Analysen berechnet werden, ergeben sich
Modelle mit vergleichbarer Aussagekraft, aber sehr anschaulichen
Konturdiagrammen.

Die elektrostatischen Feldbeiträge sind in Abbildung 21.5 dargestellt. Fällt eine negativ geladene Gruppe in einen der rot konturierten
Bereiche, so verbessert sie die Bindungsaffinität. Positiv geladene
Gruppen steigern innerhalb der grünen Konturen die Wirksamkeit. Die
beiden Inhibitoren **21.1** und **21.2** (Abb. 21.4) unterscheiden sich durch
eine Carboxylatgruppe in der Seitenkette. Die wirkstärkere Verbindung
21.2 besetzt mit dieser Gruppe einen Bereich, im dem eine negative
Ladung die Affinität steigert. Dem weniger affinen **21.1** fehlt die Carboxylatgruppe an dieser Stelle.

Abbildung 21.6 zeigt das Konturdiagramm für die sterischen Eigenschaften. Der weiß konturierte Bereich führt zu einer Erhöhung der
Bindungsaffinitäten, wenn er durch sterisch anspruchsvolle Gruppen
besetzt wird. Die violett konturierten Volumenbereiche müssen unbesetzt bleiben. Inhibitoren, die in diese Regionen eindringen, fallen in
ihren Affinitäten ab. In das Konturdiagramm sind die beiden Inhibitoren **21.3** und **21.4** (Abb. 21.4) aufgenommen, deren Affinitätsunterschied durch die unterschiedliche Besetzung dieser Bereiche erklärt
werden kann.

Kann man die sterischen Konturen mit Hilfe der Proteinstruktur verstehen? In Abbildung 21.7 sind die Strukturen des Trainingssatzes
zusammen mit der Konturierung der sterischen Feldbeiträge und das
Proteingerüst gezeigt. Die weißen Bereiche im Zentrum umschreiben
zwei Regionen, die als S_1'- und S_2'-Tasche bezeichnet werden
(Abb. 21.8). Ein Besetzen dieser Taschen mit sterisch anspruchsvollen,
lipophilen Resten erhöht die Affinität. Auch in einem dritten weißen
Bereich zwischen Bindetasche und Lösungsmittel erzielen substituierte

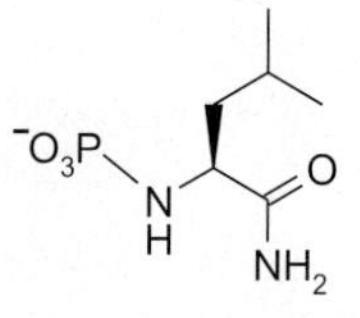

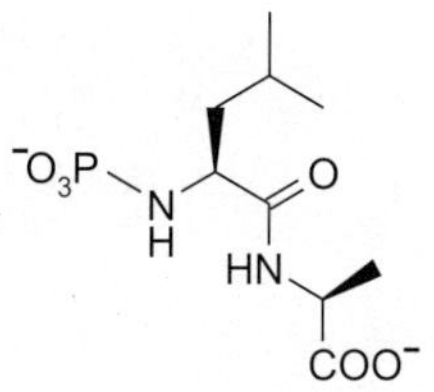

21.1 $7{,}9 \cdot 10^{-5}$ M   **21.2** $3{,}6 \cdot 10^{-7}$ M

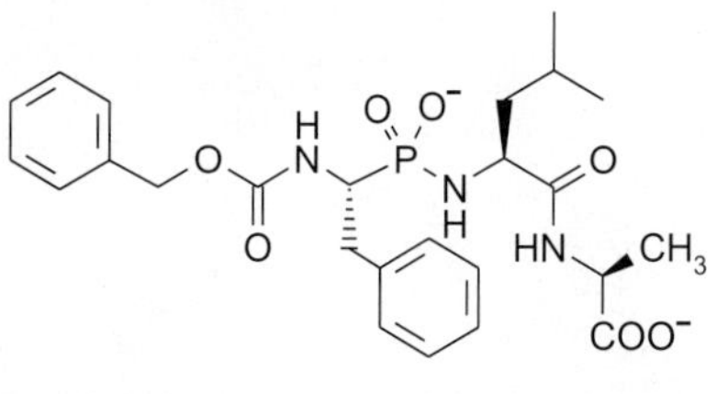

21.3 $6{,}8 \cdot 10^{-11}$ M

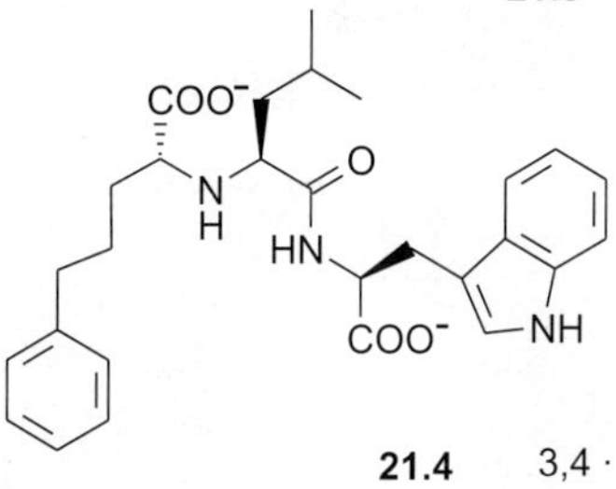

21.4 $3{,}4 \cdot 10^{-8}$ M

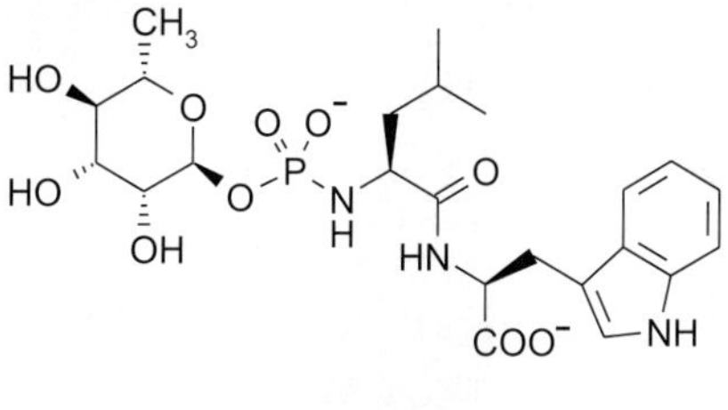

21.5 Phosphoramidon $2{,}8 \cdot 10^{-8}$ M

Abb. 21.4 Fünf Inhibitoren des Thermolysins **21.1–21.5** mit ihren Bindungskonstanten K_i.

Derivate höhere Affinitäten. Dagegen zeigt eine violette, sterisch verbotene Region am katalytischen Zinkatom, daß zusätzliche Gruppen hier ungünstig sind. Eine Besetzung des Grenzbereichs zwischen Protein und Wasserumgebung, benachbart zur S_2'-Tasche, ist ebenfalls ungünstig. In der Kristallstruktur des Komplexes mit Phosphoramidon **21.5** (Abb. 21.4) bleibt dieser Bereich unbesetzt. Dagegen entdeckt man dort ein Wassermolekül, das an Gln 225 bindet (Abb. 21.8). Inhibitoren, die in diesen verbotenen Bereich ragen, müssen das Wassermolekül von der Oberfläche verdrängen. Offensichtlich kostet dies so viel Energie, daß die dort bindenden Inhibitoren dafür mit reduzierter Affinität bezahlen müssen.

Abb. 21.5 Konturdiagramm der elektrostatischen Eigenschaften, die für die Varianz der biologischen Eigenschaften verantwortlich sind. Wenn Gruppen mit einer zunehmend negativen Partialladung in die rot hervorgehobenen Bereiche orientiert werden, ist mit ansteigender Bindungsaffinität zu rechnen. In den grün konturierten Regionen erzielt eine positive Ladung eine Affinitätszunahme. Die beiden in den Konturen überlagerten Inhibitoren **21.1** (blau) und **21.2** (gelb, s. Abb. 21.4) unterscheiden sich in ihren Bindungskonstanten um den Faktor 220. Das wirksamere Derivat **21.2** besitzt an dieser Stelle eine negativ geladene Carboxylatgruppe. Dem weniger affinen Inhibitor **21.1** fehlt dieser Rest. Er läßt den Bereich unbesetzt, in dem sich negative Partialladungen affinitätssteigernd auswirken.

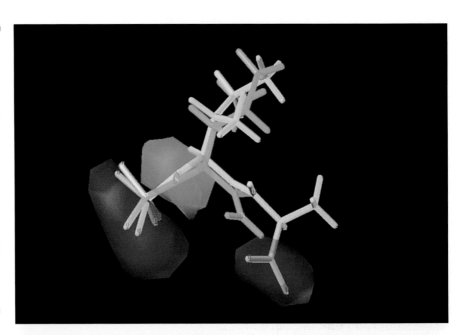

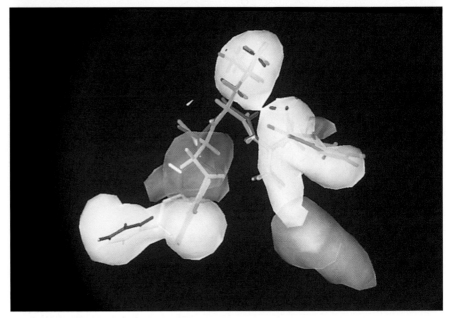

Abb. 21.6 Konturdiagramm der sterischen Eigenschaften. In den weiß konturierten Regionen tragen sterisch anspruchsvolle Reste zur Affinitätssteigerung bei. Eine Besetzung der violetten Bereiche durch Teile der Moleküle führt zum Wirkungsabfall. Die beiden Inhibitoren **21.3** (rot) und **21.4** (grün) unterscheiden sich in ihren Bindungskonstanten um den Faktor 500. Der affinere Ligand **21.3** besetzt den ausgedehnten weißen Bereich im unteren linken Teil, **21.4** läßt diese Region unbesetzt. Der obere weiße Bereich wird von beiden Inhibitoren besetzt. Das weiße Volumen auf der rechten Seite wird von dem weniger aktiven **21.4** zwar besser ausgefüllt, gleichzeitig ragt es aber auch in den kleinen violetten, sterisch ungünstigen Bereich. Reste in diesem Segment führen zu einem Affinitätsabfall. Der violette Bereich rechts unten wird von beiden Inhibitoren nicht besetzt.

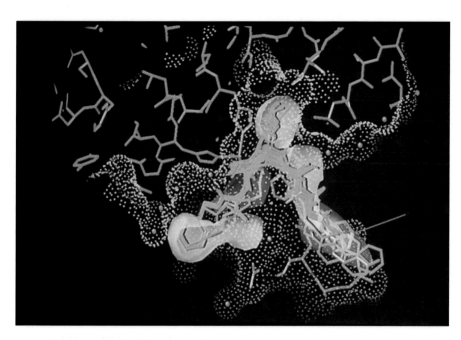

Abb. 21.7 Überlagerung der sterischen Konturen (Farbkodierung wie in Abbildung 21.6, Inhibitoren hellblau) mit der Protein-struktur (grün). Der Bindungsmodus der Liganden ist in Abbildung 21.8 skizziert. Die dem Wasser zugängliche Oberfläche ist gelb gepunktet. Bei ihrer Berechnung wurden die an der Oberfläche befindlichen Wassermoleküle ebenfalls berücksichtigt. Die obere weiße Kontur charakterisiert die S_1'-Tasche. Rechts daneben befindet sich die S_2'-Tasche als sterisch günstiger Bereich. Benachbart zum Zink reduzieren zusätzliche, sterisch anspruchsvolle Gruppen die Wirkung (violetter Bereich links). Die ausgedehnte weiße Kontur im linken unteren Bereich fällt in den Grenzbereich zwischen Bindetasche und umgebendem Lösungsmittel. Liganden mit Gruppen in diesem Bereich besitzen eine höhere Affinität. Dagegen vermindern zusätzliche Gruppen im Grenzbereich zwischen Bindetasche und Proteinoberfläche auf der rechten Seite (violette Kontur rechts unten) die Affinität. Phosphoramidon **21.5** besetzt diesen Teil der Bindetasche nicht. In der Proteinstruktur mit diesem Liganden befindet sich am Ende des violett konturierten Bereichs (grüner Pfeil) ein an Gln 225 gebundenes Wassermolekül (Abb. 21.8). Inhibitoren mit langen Seitenketten müssen dieses Wassermolekül verdrängen. Dies ist offensichtlich so ungünstig, daß sie in ihrer Wirkung stark abfallen.

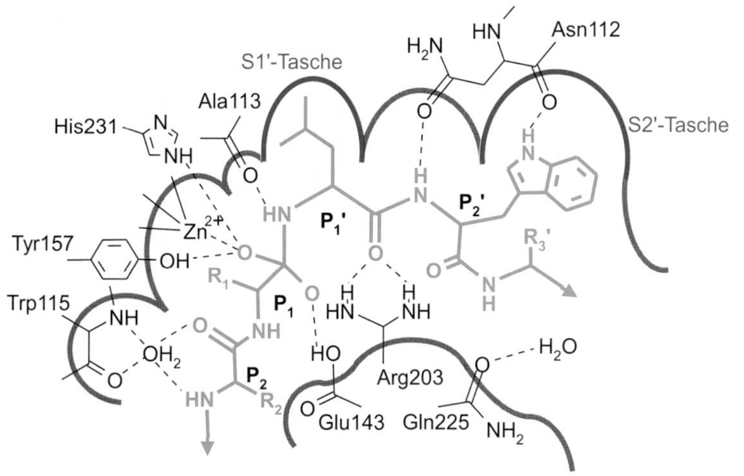

Abb. 21.8 Die Peptidspaltung in Thermolysin verläuft über ein tetraedrisch konfiguriertes Kohlenstoffatom, dessen Sauerstoffreste an Zink und Glu 143 binden. Die P_2-P_1-Amidbindung ist über ein Wassermolekül mit Trp 115 verbunden. Seitenketten R_1 und R_2 ragen an dieser Stelle in den Grenzbereich zwischen Bindetasche und Lösungsmittel. Die Aminosäure nach der Spaltstelle besetzt mit ihrer hydrophoben Seitenkette (Isopropyl, s-Butyl) die S_1'-Tasche. Die folgende Amidbindung bildet Wasserstoffbrücken mit Arg 203 und Asn 112. Die S_2'-Tasche nimmt die Seitenkette eines Tryptophans auf. Am Ende der Bindetasche befindet sich bei Liganden, die keine Reste in diese Region orientieren, ein Wassermolekül. Es ist über eine Wasserstoffbrücke an Gln 225 gebunden.

Abb. 21.9 Konturdiagramm der hydrophoben Eigenschaften, überlagert mit der Proteinstruktur. In den blauen Regionen verbessern hydrophile Reste die Bindungsaffinität, in den gelben bewirken lipophile Gruppen das gleiche Ergebnis. In der Region neben dem Wassermolekül (grüner Pfeil), das sich bei der Betrachtung der sterischen Eigenschaften als schwer verdrängbar herausgestellt hat, werden hydrophile Reste verlangt. Dies wird verständlich, wenn man die direkte Umgebung dieses Bereiches analysiert. In unmittelbarer Nachbarschaft befinden sich drei polare Aminosäuren (His 213, Gln 225 und Asp 226).

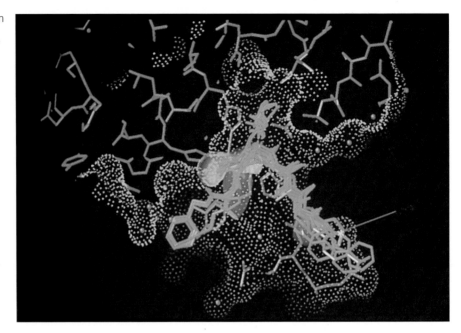

Zur Analyse der hydrophoben Eigenschaften in dieser Region soll das entsprechende Konturdiagramm betrachtet werden (Abb. 21.9). In blau konturierten Bereichen erzielen hydrophile, in gelb konturierten Regionen hydrophobe Reste eine höhere Affinität. Erhöhte Affinität besitzen auch Inhibitoren, die hydrophile Gruppen in die direkte Nachbarschaft zu einem oberflächengebundenen Wassermolekül an Gln 225 orientieren.

Die Konturdiagramme veranschaulichen, wie sich strukturelle Abwandlungen der Inhibitoren auf die regionale Verteilung von günstigen und ungünstigen Eigenschaften auswirken. Umgekehrt kann man die Diagramme auch verwenden, um gegebene Leitstrukturen in Hinblick auf ihre Eigenschaften zu optimieren. Im vorliegenden Beispiel der Thermolysin-Inhibitoren gelingt es, den Einfluß der Änderungen der verschiedenen Eigenschaften unter dem Blickwinkel von Protein-Ligand-Wechselwirkungen zu verstehen. Diese Einblicke ergeben sich, weil die Proteinstruktur als Referenz vorliegt. Das Füllen einer lipophilen Tasche im Protein führt zur Steigerung der Bindungsaffinität. Aber nicht jede der angezeigten Eigenschaftsänderungen steht im direkten Zusammenhang mit Wechselwirkungen zu Aminosäuren des Proteins. Auch Änderungen von Eigenschaften im Grenzbereich zwischen Bindetasche und Lösungsmittelraum können bei einer 3D-Struktur-Wirkungsbeziehung für die Unterschiede in den Bindungsaffinitäten verantwortlich zeichnen. Sie verweisen beispielsweise auf die Verdrängung von Wassermolekülen von der Proteinoberfläche.

3D-Struktur-Wirkungsanalysen wird man nur selten auf Systeme anwenden, für die eine Proteinstruktur vorliegt. Hier gibt es ein Repertoire leistungsfähigerer Methoden (Kapitel 24 und 25). Sind nur Daten über die Wirkstoffe zugänglich, so ist zwar keine strukturelle Grundlage für eine Struktur-Wirkungsbeziehung gegeben, aber die Korrelationen mit den Eigenschaften lassen sich für eine Leitstrukturoptimierung nutzen.

Allgemeine Literatur

H. Kubinyi, Hrsg., 3D-QSAR in Drug Design: Theory, Methods and Applications, ESCOM, Leiden, 1993

Spezielle Literatur

R. D. Cramer, D. E. Patterson, und J. D. Bunce, Comparative Molecular Field Analysis (CoMFA). 1. Effect of Shape on Binding of Steroids to Carrier Proteins, J. Am. Chem. Soc. **110**, 5959–5967 (1988)

S. A. DePriest, D. Mayer, C. B. Naylor und G. R. Marshall, 3D-QSAR of Angiotensin-Converting Enzyme and Thermolysin Inhibitors: A Comparison of CoMFA Models Based on Deduced and Experimentally Determined Active Site Geometries, J. Am. Chem. Soc. **115**, 5372–5384 (1993)

G. Klebe, U. Abraham und T. Mietzner, Molecular Similarity Indices in a Comparative Analysis (CoMSIA) of Drug Molecules to Correlate and Predict Their Biological Activity, J. Med. Chem. **37**, 4130–4146 (1994)

P. J. Goodford, A Computational Procedure of Determining Energetically Favorable Binding Sites on Biologically Important Macromolecules, J. Med. Chem. **28**, 849–857 (1985)

G. E. Kellogg und D. J. Abraham, Key, Lock and Locksmith: Complementary Hydrophathic Map Predictions of Drug Structure from a Known Receptor-Receptor Structure from Known Drugs, J. Mol. Graphics **10**, 212–217 (1992)

22. Transport und Verteilung in biologischen Systemen

Die Wechselwirkung einer Substanz mit der Bindestelle eines therapeutisch relevanten biologischen Makromoleküls ist die entscheidende Grundlage für ihre Eignung als Arzneimittel. Eine andere, nicht minder wichtige Voraussetzung ist die Fähigkeit der Substanz, vom Ort der Applikation auf einem oft sehr verschlungenen Weg zum Wirkort zu gelangen. Dazu muß die Substanz wäßrige Phasen und Lipidmembranen durchdringen. Je nach ihrer Wasser- und Lipidlöslichkeit wird sie auf diesem Weg in unterschiedliche Bereiche (Kompartimente) des biologischen Systems gelangen. Durch metabolisierende Enzyme wird sie chemisch verändert. Nach Konjugation oder Abbau wird sie schließlich über die Niere, die Galle und/oder den Darm ausgeschieden (Abschnitt 9.1).

Im Unterschied zur biologischen Wirkung eines Arzneimittels, die man als **Pharmakodynamik** bezeichnet, summiert man alle Vorgänge, die Aufnahme (Resorption), Verteilung, Metabolismus und Ausscheidung betreffen, die sogenannten **ADME-Parameter** (von engl. *absorption, distribution, metabolism, excretion*), als die **Pharmakokinetik** einer Substanz. Grob vereinfacht kann man die Pharmakodynamik als *„die Wirkung der Substanz auf den Organismus"* und die Pharmakokinetik als *„die Wirkung des Organismus auf die Substanz"* ansehen. In letzter Zeit beginnt diese klare Trennung der Definitionen zu schwinden. Der Begriff Pharmakodynamik wird mehr und mehr auch auf Prozesse der Pharmakokinetik ausgedehnt.

Die Pharmakokinetik ist eine eigene Wissenschaft. Mit mathematischen Modellen beschreibt sie für eine Substanz und ein beliebiges biologisches System die Abhängigkeit der Resorptions-, Verteilungs- und Ausscheidungsvorgänge von der Zeit. Vor dem Eintritt in die **klinische Prüfung** und besonders während der klinischen Phasen I und II, der Prüfung auf Verträglichkeit und auf Wirksamkeit beim Menschen, wird die Pharmakokinetik jedes neuen Arzneimittels sehr eingehend untersucht und das optimale Dosierschema ermittelt. Die Isolierung und Strukturaufklärung der Stoffwechselprodukte beim Menschen dienen dazu, diejenigen Tierarten zu finden, die bezüglich ihres **Metabolismus** dem Menschen am ähnlichsten sind. Diese Spezies werden anschließend für chronische Toxizitätsstudien, Studien zur möglichen Fruchtschädigung und Langzeitstudien zur Prüfung auf krebserregende Wirkung ausgewählt. In Verdachtsfällen werden sogar einzelne Metabolite eines Arzneimittels auf toxische Nebenwirkungen untersucht.

Bezogen auf das rationale Design neuer Wirkstoffe ergibt sich bezüglich der pharmakokinetischen Parameter ein gewichtiges Problem: Wegen des erheblichen experimentellen Aufwands und der hohen Kosten solcher Untersuchungen werden sie nur für sehr wenige Verbindungen durchgeführt, und zwar für solche, die für eine klinische Entwicklung vorgesehen sind. Auf schwach wirksame Analoge und sonstige Substanzen, die ein bestimmtes Wirkungsprofil nicht erfüllen, werden sie nicht ausgedehnt. Dementsprechend ist es schwierig, für diese Größen Struktur-Wirkungsbeziehungen abzuleiten. Trotzdem sind aus einigen systematischen Untersuchungen die wichtigsten Zusammenhänge bekannt, die in diesem Kapitel vorgestellt werden sollen. Nicht die Pharmakokinetik einzelner Substanzen wird diskutiert, sondern vielmehr die Abhängigkeit verschiedener pharmakokinetischer Parameter von den Eigenschaften der Substanzen. Dies erlaubt ein besseres Verständnis der Zusammenhänge zwischen chemischer Struktur und Pharmakokinetik und die Ableitung einiger allgemeiner Regeln für das Design neuer Wirkstoffe.

22.1 Die Geschwindigkeitskonstanten des Substanztransports

Die Verteilung einer Substanz in Phasen unterschiedlicher Lipophilie wird durch den Verteilungskoeffizienten P zwischen diesen Phasen bestimmt (Abschnitt 20.3). Diese Definition gilt für Gleichgewichtssysteme. Biologische Systeme sind offene Systeme, die kinetisch kontrolliert sind. Vorübergehend können sie sich in einem **Fließgleichgewicht** befinden. Dieser Zustand kann mit einem chromatographischen Prozeß verglichen werden, bei dem sich eine Substanz in ständigem Austausch zwischen einer Trägerphase und einer mobilen Phase befindet. Lokal ergeben sich immer wieder Gleichgewichte, die durch das Fortwandern der mobilen Phase stetig gestört werden. Im Gegensatz zu den relativ einfachen Verhältnissen bei der Chromatographie gibt es in einem biologischen System aber eine Unmenge verschiedener Phasen. Ein Wirkstoff wird zwischen allen diesen Phasen verteilt. Zusätzlich laufen parallel die Stoffwechselvorgänge ab, die zu den verschiedenen Metaboliten führen.

Zur Analyse dieser Fließgleichgewichte muß man die **Geschwindigkeitskonstanten des Substanztransports** aus den wäßrigen Phasen in die Lipidphasen und in der umgekehrten Richtung kennen. Es ist erstaunlich, daß solche grundlegenden experimentellen Untersuchun-

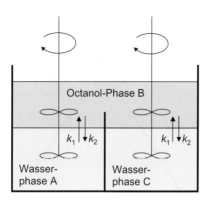

Abb. 22.1 Dreikompartmentsystem zur Bestimmung der Geschwindigkeitskonstanten k_1 und k_2. Zu Beginn des Experiments wird die Substanz in der wäßrigen Phase A gelöst. Anschließend werden nach verschiedenen Zeiten die Substanzkonzentrationen in den Phasen A, B und C ermittelt, bis zur Einstellung eines Gleichgewichts zwischen den einzelnen Phasen.

gen mit organischen Substanzen erst Mitte der siebziger Jahre von Bernhard Lippold durchgeführt wurden, später auch von Han van de Waterbeemd. Lippold benutzte ein Dreiphasensystem Wasser/ n-Octanol/Wasser (Abb. 22.1). Nach Zugabe der Substanz in eine der beiden Wasserphasen ermittelte er die Zeitabhängigkeit der Substanzkonzentrationen in den verschiedenen Phasen. Daraus können k_1-Werte, die Geschwindigkeitskonstanten des Transports aus dem Wasser in das Octanol, und k_2-Werte, die Geschwindigkeitskonstanten des Transports in der entgegengesetzten Richtung, berechnet werden.

Neben der Definition des Verteilungskoeffizienten P durch Gleichung 22.1 ließ sich für die wechselseitige Abhängigkeit von k_1 und k_2 ein sehr einfacher Zusammenhang nachweisen (Gl. 22.2); β und c sind Konstanten, die nur vom System, nicht aber von den Strukturen der Substanzen abhängen.

$$P = k_1/k_2 \qquad (22.1)$$

$$k_2 = -\beta k_1 + c \qquad (22.2)$$

Aus der Kombination beider Gleichungen resultieren die Abhängigkeiten der Geschwindigkeitskonstanten k_1 und k_2 vom Verteilungskoeffizienten P. Die Gleichungen werden meist in logarithmischer Form angegeben (Gl. 22.3 und 22.4).

$$\log k_1 = \log P - \log(\beta P + 1) + \text{const.} \qquad (22.3)$$

$$\log k_2 = -\log(\beta P + 1) + \text{const.} \qquad (22.4)$$

In Abbildung 22.2 sind die von Han van de Waterbeemd bestimmten experimentellen k-Werte von 30 verschiedenen Sulfonamiden und 15 weiteren Substanzen angegeben. Unter den letzteren befinden sich neutrale, saure, basische und sogar quartäre, geladene Verbindungen mit sehr unterschiedlichen Molekulargewichten. Der charakteristische Verlauf der Kurven sagt aus: Die Geschwindigkeitskonstante k_1, von

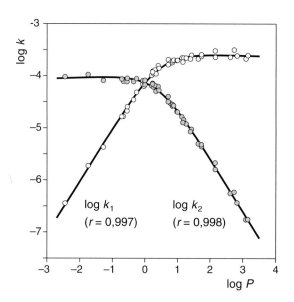

Abb. 22.2 Experimentell bestimmte Geschwindigkeitskonstanten k_1 und k_2 des Transports von 30 Sulfonamiden und 15 weiteren, chemisch unterschiedlichen Substanzen mit Molekulargewichten < 100 bis > 500 Dalton. Die Kurven und Korrelationskoeffizienten r entsprechen der Anpassung der Daten mit den Gleichungen 22.3 und 22.4.

der wäßrigen Phase in die organische Phase, hängt für relativ polare Substanzen linear vom Verteilungskoeffizienten P ab: Sie ist thermodynamisch kontrolliert, d. h. mit zunehmender Lipophilie nimmt sie zu. Es wird aber ein Punkt erreicht, an dem die Diffusion der Substanz den maximal erreichbaren Wert von k_1 begrenzt. Noch lipophilere Substanzen können einfach nicht mehr schneller in die organische Phase eindringen. Für diese Substanzen wird der Transport nur durch die Diffusion kontrolliert, unabhängig von ihrer Lipophilie. Analoges gilt für den Transport in umgekehrter Richtung, von der organischen Phase in die wäßrige Phase, der durch die Geschwindigkeitskonstante k_2 beschrieben wird. Die chemische Struktur spielt in beiden Fällen nur insofern eine Rolle, als sie den Wert des Verteilungskoeffizienten P bestimmt. Wegen der Begrenzung der Geschwindigkeitskonstanten durch die Diffusion müßte in diesem Bereich eine Abhängigkeit von der Molekülgröße zu beobachten sein. Nach dem Diffusionsgesetz sollte sie proportional zum Radius der Teilchen verlaufen, in erster Näherung also parallel zur dritten Wurzel des Volumens. Wegen der relativ geringen Varianz der Molekülgröße organischer Wirkstoffe geht dieser Effekt wohl im Rauschen des Versuchsfehlers unter.

22.2 Die Resorption organischer Verbindungen: Modelle und experimentelle Daten

Für die Geschwindigkeitskonstanten k des Durchtritts durch eine Lipidmembran, von einer wäßrigen Phase in eine andere, gilt Gleichung 22.5. Die Geschwindigkeitskonstanten k_1 und k_2 stehen auch

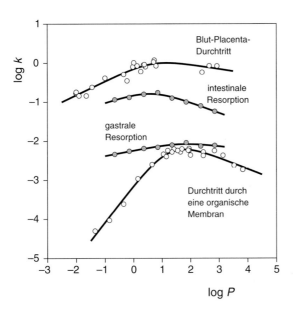

Abb. 22.3 Die Geschwindigkeitskonstanten k des Transports von Arzneimitteln hängen nichtlinear von der Lipophilie ab. Dies gilt sowohl für einfache *in vitro*-Modelle als auch für biologische Systeme. Die untere Kurve beschreibt die log k-Werte des Transports von Barbituraten in einem *in vitro*-Resorptionsmodell aus einer wäßrigen Phase durch eine organische Membran in eine andere wäßrige Phase. Die beiden Kurven in der Mitte (graue Punkte) beschreiben die Abhängigkeit der Resorptionsgeschwindigkeitskonstanten k von der Lipophilie für die Aufnahme homologer Carbamate aus dem Magen (gastrale Resorption) bzw. dem Darm (intestinale Resorption) von Ratten. Die obere Kurve wurde für den Übertritt verschiedener Arzneimittel aus dem Blutkreislauf in die Placenta ermittelt. In allen Fällen ist für polare Substanzen mit steigender Lipophilie ein Anstieg von log k in Abhängigkeit von log P zu beobachten, bis zu einem mehr oder weniger ausgeprägten Maximum für Substanzen mit mittlerer Lipophilie. Für sehr unpolare Substanzen folgt ein Abfall dieser Kurve, in seltenen Fällen auch ein Plateau. Die Kurven für die gastrale und intestinale Resorption und für den Eintritt in die Placenta verlaufen flacher als die Kurve für den *in vitro*-Transport der Barbiturate (unten), da hier keine reinen Lipidbarrieren vorliegen.

hier für den Eintritt in die organische Phase bzw. für den Transport in die Gegenrichtung.

$$\log k = \log k_1 + \log k_2 + \text{const.} \qquad (22.5)$$

In erster Näherung sollte diese Gleichung auch Transportvorgänge in Mehrkompartmentsystemen beschreiben. Modellrechnungen an beliebig komplizierten Systemen zeigen, daß dies tatsächlich der Fall ist. Sie bestätigen eine **bilineare Abhängigkeit** des Transports in die verschiedenen Phasen von der Gesamtlipophilie einer Substanz. Für mehrere Gruppen von Arzneistoffen, z.B. für Barbiturate, wurde das auch experimentell in einfachen *in vitro*-Modellsystemen nachgewiesen (Abb. 22.3, unten). Die log k-Werte nehmen beim Durchtritt durch eine organische Membran mit steigender Lipophilie linear zu, entsprechend der Zunahme von k_1 bei konstantem k_2. Nach Durchlaufen eines Maximums nehmen sie bei konstantem k_1 und abnehmendem k_2 wieder ab. Diese Abhängigkeit läßt sich mit dem sogenannten **bilinearen Modell** (Gleichung 22.6) quantitativ beschreiben; a, b, β und c sind Konstanten, die durch nichtlineare Regressionsanalyse ermittelt werden.

$$\log k = a \log P - b \log(\beta P + 1) + c \qquad (22.6)$$

Ganz analoge Abhängigkeiten beobachtet man bei der Resorption von Verbindungen, z.B. aus dem Magen oder dem Darm (Abb. 22.3, Mitte). Wirkstoffe, die oral verfügbar sein sollen, dürfen also weder zu polar noch zu unpolar sein. Substanzen mit mittlerer Lipophilie können auch die Blut-Placenta-Schranke leichter durchdringen als sehr polare oder sehr unpolare Stoffe (Abb. 22.3, oben). Besonders ausgeprägt ist die Nichtlinearität der Abhängigkeit des Substanzdurchtritts von der Lipophilie bei der Blut-Hirn-Schranke (Abb. 22.4). Das Optimum dieser Barriere liegt im Bereich um log $P = 1{,}5\text{–}2{,}5$. Für zentralnervös wirksame Substanzen sollte eine Lipophilie im optimalen Bereich um log $P = 2{,}0$ angestrebt werden, um ihren Durchtritt durch die Blut-Hirn-Schranke zu erleichtern.

22.3 Die Rolle der Wasserstoffbrücken

Die eben gezeichnete, einfache Vorstellung der Abhängigkeit der Resorption von den Octanol/Wasser-Verteilungskoeffizienten ist in den letzten Jahren etwas ins Wanken geraten. Octanol ist zwar in vieler Hinsicht ein brauchbares Modell für Lipidmembranen (Abschnitte 4.2 und 20.4), den Einfluß von Wasserstoffbrücken kann es aber nur unvollkommen modellieren. Nach Einstellen eines Gleichgewichts im System Octanol/Wasser enthält die organische Phase erhebliche Mengen Wasser, entsprechend einem Molverhältnis Octanol:Wasser = 4:1. Beim Übertritt von Substanzen mit polaren, hydratisierten Gruppen aus der Wasserphase in die Octanolphase müssen sie ihre Wasserhülle daher nicht oder zumindest nicht vollständig abstreifen. Beim Durchtritt durch biologische Membranen ist das offensichtlich anders. Neben der Abhängigkeit von der Lipophilie beobachtet man eine umso schlechtere Membrangängigkeit, je mehr Wasserstoffbrücken ein Wirkstoff ausbilden kann. Auch ein Ligand eines Proteins muß meist seine Wasserhülle abstreifen, bevor er an die Bindestelle anlagern kann.

Besser geeignet für die Beschreibung solcher Prozesse ist das System Cyclohexan/Wasser. Beim Übergang von Wasser zu Cyclohexan kann das Molekül wegen des unpolaren Charakters dieses Kohlenwasserstoffs seine Hydrathülle nicht mitnehmen. Bereits vor 20 Jahren hat Seiler aus der Differenz der Verteilungskoeffizienten in Cyclohexan/Wasser (Abstreifen der Hydrathülle) und Octanol/Wasser (kein Abstreifen der Hydrathülle) Inkremente I_H (Gl. 22.7) für verschiedene funktionelle Gruppen abgeleitet. Diese I_H-Werte charakterisieren die Tendenz der Gruppen, Wasserstoffbrücken auszubilden.

$$\log P_{\text{Cyclohexan}} + \Sigma\, I_H = 1{,}00 \log P_{\text{Octanol}} + 0{,}16 \tag{22.7}$$

Das Konzept von Seiler blieb aber weitgehend unbeachtet. Erst 1988 haben Ganellin und Mitarbeiter die zentrale Verfügbarkeit verschiedener Substanzen, d. h. ihre Fähigkeit, die Blut-Hirn-Schranke zu überwinden, als lineare Funktion eines Δlog P-Werts beschrieben. Dieser Δlog P-Wert ist die Differenz der log P-Werte in den Systemen Cyclohexan/Wasser und Octanol/Wasser. Auch die Verfügbarkeit von

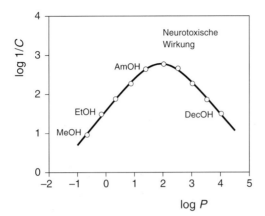

Abb. 22.4 Die Neurotoxizität (C = molare Dosis, die eine bestimmte toxische Wirkung hervorruft) homologer primärer Alkohole bei der Ratte ist ein Maß für ihre Fähigkeit, die Blut-Hirn-Schranke zu überwinden. Polare Substanzen verbleiben überwiegend im Blutkreislauf. Substanzen mit mittlerer Lipophilie können dagegen leicht ins Zentralnervensystem gelangen. Dementsprechend weisen weder Methanol (MeOH) noch Ethanol (EtOH) eine ausgeprägte Neurotoxizität auf. Die hohe allgemeine Toxizität des Methanols (Erblindungen) beruht nicht auf seiner Eigenwirkung, sondern auf der Bildung der stark giftigen Stoffwechselprodukte Formaldehyd und Ameisensäure (Azidose). Wesentlich stärker neurotoxisch als kurzkettige Alkohole wirken die Fuselalkohole, z. B. Amylalkohol (AmOH). Das sehr lipophile Decanol (DecOH) weist wieder geringere Toxizität auf.

Peptiden geht in erster Näherung parallel zum Δlog P-Wert bzw. zur Zahl ihrer Gruppen, die Wasserstoffbrücken eingehen können. Die Methylierung aller -NH-Gruppen eines Peptidgerüsts kann tatsächlich gut bioverfügbare Substanzen liefern. Die Voraussetzungen für gute Membrangängigkeit ähneln denen für hohe Affinität zu einer Bindestelle (Kapitel 5). Auch hier ergibt sich aus der Notwendigkeit zur Ablösung relativ fest gebundener Wassermoleküle oft ein negativer Einfluß auf die Bindungsaffinität.

Als Alternative zu den Systemen Octanol/Wasser bzw. Cyclohexan/Wasser sind einige andere Verteilungssysteme, z. B. Heptan/Ethylenglycol, für die Simulation des Durchtritts durch Lipidmembranen vorgeschlagen worden. Aber auch diese Systeme können die Struktur von Membranen, mit ihrer lipophilen Innenzone und den polaren, negativ geladenen Oberflächen nicht exakt wiedergeben. Einen Ausweg bietet die Bestimmung von Membran/Wasser-Verteilungskoeffizienten, die allerdings experimentell recht aufwendig ist.

22.4 Verteilungsgleichgewichte von Säuren und Basen

Viele Arzneimittel sind Säuren (HA) oder Basen (B). Das hat seinen guten Grund. Durch ihre Dissoziation (Gl. 22.8) bzw. Protonierung (Gl. 22.9) liegen jeweils zwei Formen vor, eine meist unpolare Neutralform und eine polare, ionische Form. Die Werte der Verteilungskoeffizienten der ionischen Spezies sind im allgemeinen um drei bis fünf Zehnerpotenzen niedriger als die der entsprechenden Neutralmoleküle.

$$HA + H_2O \rightleftharpoons A^- + H_3O^+ \qquad (22.8)$$

$$B + H_3O^+ \rightleftharpoons BH^+ + H_2O \qquad (22.9)$$

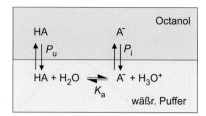

Das Verteilungsgleichgewicht einer Säure und ihres Anions hängt in einem Zweiphasensystem sowohl vom pK_a-Wert und dem pH-Wert der wäßrigen Phase als auch von den Verteilungskoeffizienten P_u und P_i (Abb. 22.5) der Substanz ab. Für den Gleichgewichtszustand des Gesamtsystems müssen alle Komponenten jeder Phase untereinander im Gleichgewicht stehen. Die Abhängigkeit der Verteilungskoeffizienten P vom pH-Wert, die **pH-Verteilungsprofile**, nehmen dabei in aller Regel einen sigmoiden, d. h. S-förmigen Verlauf. Es ergeben sich Plateaus für die ungeladene Neutralform und für pH-Werte, bei denen so wenig Neutralform vorliegt, daß nur die Verteilung der geladenen Spezies in der organischen Phase den Wert des gemessenen Verteilungskoeffizienten bestimmt (Abb. 22.6). Die geladene Spezies geht dabei mit einem Gegenion als **Ionenpaar** in die organische Phase über. Als Gegenionen kommen entweder das entsprechende Ion des Salzes oder die im Überschuß vorliegenden Ionen des wäßrigen Puffers in Frage. Der Verteilungskoeffizient des Ionenpaars hängt ganz entscheidend von der Lipophilie des Gegenions ab. Das Tetrabutylammoniumsalz der Salicylsäure hat einen nur geringfügig niedrigeren Verteilungskoeffizienten als die Neutralform der Salicylsäure. Im Gegensatz dazu zeigt das Di-Natriumsalz der Salicylsäure überhaupt keine Tendenz, in die organische Phase überzugehen. Aminosäuren und andere gemischt saure und basische Verbindungen liefern pH-Verteilungsprofile mit einem Maximum zwischen den pK_a-Werten der beiden ionisierbaren Gruppen (Abb. 22.6).

Bei Kenntnis des log P-Werts der Neutralform und des pK_a-Werts läßt sich der Verteilungskoeffizient einer Substanz am Neutral-pH berechnen. Diese Gesetzmäßigkeiten erlauben es, beim Wirkstoffdesign auch die Resorptions- und Verteilungseigenschaften neuer Substanzen abzuschätzen. Natürlich gelten alle diese Überlegungen nur für Arzneistoffe, für deren Membrandurchtritt kein Transporter (Abschnitt 4.6) existiert.

Ein weiterer wichtiger Aspekt der Dissoziation und Ionisation von Wirkstoffen ist bisher nur unvollkommen experimentell untersucht worden. Die Definition der pK_a-Werte von Säuren und Basen gilt für wäßrige Lösungen. Bereits der Zusatz eines organischen Lösungsmittels, d. h. eine Änderung der Dielektrizitätskonstanten, verschiebt diesen Wert. Umso mehr gilt dies für die Bindestelle eines Proteins oder das Innere einer Membran. Hier ist noch ein weites Feld für die künftige Forschung.

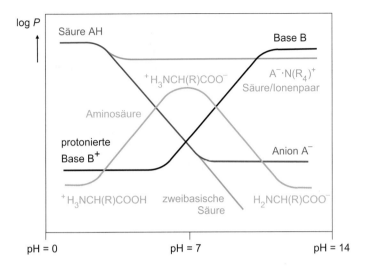

Abb. 22.6 Die pH-Abhängigkeiten der Verteilungsgleichgewichte von Säuren und Basen, die sogenannten pH-Verteilungsprofile, folgen einfachen Gesetzmäßigkeiten. Typischerweise werden bei Vorliegen nur einer sauren bzw. basischen Gruppe sigmoide, d. h. S-förmige Kurven beobachtet. Für eine zweibasische Säure, z. B. die Salicylsäure, setzt sich der Abfall des Verteilungskoeffizienten mit steigendem pH-Wert noch weiter fort. In Anwesenheit lipophiler Gegenionen, z. B. beim Tetrabutylammoniumsalz der Salicylsäure, weist das Ionenpaar jedoch einen sehr hohen Verteilungskoeffizienten auf. Aminosäuren mit neutraler Seitenkette tragen eine basische Aminogruppe und eine saure Carboxylgruppe. Dementsprechend durchläuft ihr Verteilungskoeffizient am Neutralpunkt ein Maximum. Hier liegt zwar der Großteil der Substanz als zweifach geladenes Zwitterion vor, daneben findet sich aber ein größerer Anteil der Neutralform als bei niedrigeren oder höheren pH-Werten.

22.5 Resorptionsprofile von Säuren und Basen

Die Resorption eines Wirkstoffs, z. B. aus dem Darm ins Blut, sollte in ähnlicher Weise vom pH-Wert des umgebenden Mediums und dem pK_a-Wert der Substanz abhängen wie die Verteilung zwischen einem wäßrigen Puffersystem und einer organischen Phase. Sie sollte also ganz analogen Profilen folgen wie die Verteilung. Dementsprechend wurde bereits in den fünfziger Jahren von Brodie, Hogben und Schanker die **pH-Verteilungstheorie** formuliert. Sie besagt, daß die Abhängigkeit der Resorption vom pH-Wert, das **pH-Resorptionsprofil**, mit dem pH-Verteilungsprofil (Abschnitt 22.4) identisch ist. Bestätigt wurde diese Theorie u. a. durch die Untersuchung der Geschwindigkeitskonstanten der Resorption einiger Säuren und Phenole aus dem Dickdarm der Ratte bei pH = 6,8. Die Neutralformen der starken Säuren 5-Nitrosalicylsäure (pK_a = 2,3), Salicylsäure (pK_a = 3,0), m-Nitrobenzoesäure (pK_a = 3,4) und Benzoesäure (pK_a = 4,2) weisen vergleichbare Lipophilie auf, mit log P-Werten zwischen 1,8 und 2,3. Bei den Versuchsbedingungen, nahe dem Neutralpunkt, sind sie weitgehend dissoziiert. Weniger als 0,1 % liegen in der Neutralform vor. Daher werden sie deutlich langsamer resorbiert als die vergleichbar lipophilen, schwach sauren Phenole p-Hydroxypropiophenon (pK_a = 7,8) und m-Nitrophenol (pK_a = 8,2), die bei pH = 6,8 zu mehr als 90 % als Neutralmoleküle vorliegen.

Neutralformen können leicht durch Membranen diffundieren, geladene Formen sind gut wasserlöslich. Im wäßrigen Medium, also auch an den Phasengrenzflächen, stellt sich das Gleichgewicht der beiden Formen sehr rasch ein. Falls die pK_a-Werte der Substanzen nicht mehr als 2–3 Einheiten vom Neutral-pH = 7 entfernt sind, liegen in den wäßrigen Phasen mit 0,1–1 % durchaus ausreichende Konzentrationen der Neutralform vor. Diese dringt in die Membran ein. In der wäßrigen Phase wird sie über das Dissoziationsgleichgewicht sofort wieder nachgebildet. In einem biologischen System erfolgt die Verteilung solcher Substanzen daher relativ gut und rasch (Abb. 22.7), und zwar umso besser, je näher die pK_a-Werte beim Wert 7, dem Neutral-pH, liegen. Das erklärt auch, warum so viele Arzneimittel organische Säuren oder Basen sind. Wegen der unterschiedlichen pH-Werte im Magen und im Darm liegen für Neutralstoffe, Säuren und Basen an irgendeiner Stelle des Verdauungstrakts Bedingungen vor, bei denen sie gut resorbiert werden. Liegen die pK_a-Werte zu weit im basischen Bereich, z. B. bei Amidinen oder Guanidinen mit ihren extrem hohen pK_a-Werten, kann die Resorption zum Problem werden. Das gilt auch für zwitterionische Verbindungen, z. B. Aminosäuren, und für Verbindungen mit mehreren sauren oder basischen Gruppen im Molekül. Wegen des großen Verteilungsvolumens erfolgt die Diffusion überwie-

Abb. 22.7 (a) Eine nicht zu polare Neutralsubstanz N wird sowohl aus dem Magen als auch aus dem Darm sehr gut resorbiert. Im Blutkreislauf verteilt sie sich sehr rasch, so daß der Rücktransport keine besondere Rolle spielt. (b) Eine organische Säure HA (pK_a = 4) wird, falls sie nicht zu polar ist, aus dem Magen gut resorbiert, da sie hier überwiegend in ihrer Neutralform vorliegt. Begünstigt wird die Resorption dadurch, daß die freie Säure im Blut in deutlich geringeren Konzentrationen vorliegt als im Magen. Die Bildung des Anions „zieht" das Konzentrationsgefälle in diese Richtung. Aus dem Darm verläuft die Resorption langsamer, da das Gleichgewicht hier überwiegend auf der Seite der ionisierten Form liegt. (c) Eine schwache Base (pK_a = 5) wird aus dem Magen relativ schlecht resorbiert, da sie überwiegend in der polaren protonierten Form vorliegt. Im Darm wird sie sehr gut resorbiert, da sie hier als Neutralform vorliegt. (d) Eine starke Base mit pK_a = 9 kann aus dem Magen nicht resorbiert werden. Im Darm liegt das Gleichgewicht zwar ebenfalls bei der protonierten Form, die unpolare Neutralform wird aber in ausreichender Menge nachgeliefert. Die Substanz kann daher resorbiert werden. Erst für Substanzen mit pK_a-Werten > 11 reicht auch hier die Konzentration an bioverfügbarer Neutralform für eine gute Resorption nicht mehr aus.

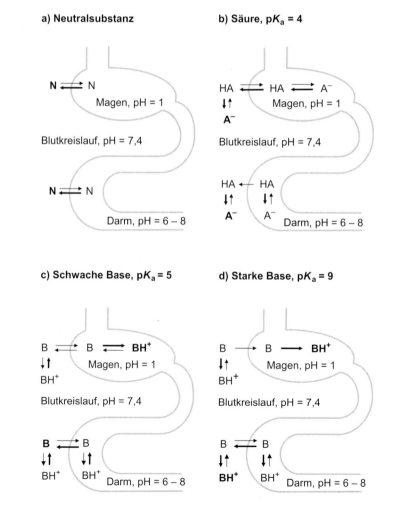

gend aus dem Magen-Darm-Trakt in das Blut und die Gewebe und nur in untergeordnetem Ausmaß in umgekehrter Richtung (Abb. 22.7).

Die Resorption stark saurer Verbindungen nimmt außerhalb des Bereichs, in dem die Verbindungen als neutrale Moleküle vorliegen, in erster Näherung parallel zur Differenz pH – pK_a ab, die von Basen entsprechend der Differenz pK_a – pH. Von dieser Näherung gibt es aber Ausnahmen. Sehr lipophile Verbindungen erfordern eine differenzierte Betrachtung der pH-Resorptionsprofile. Die Neutralformen dieser Substanzen treten in der Nähe einer Membran sofort in diese Lipidphase ein. Dem in der wäßrigen Phase eingestellten Dissoziationsgleichgewicht wird dadurch ständig die Neutralform entzogen. Über eben dieses Gleichgewicht wird sie aber auch sehr rasch wieder nachgeliefert. In der Bilanz erfolgt so ein stetiger Transport der Substanz aus der wäßrigen Phase in die Membran. Die kleine Menge ungeladene Neutralform ist die Drehscheibe, über die sich dieser Vorgang abspielt. Die Geschwindigkeit des Übergangs in die Lipidschicht hängt nicht von der (oft sehr niedrigen) Konzentration dieser Neutralform ab, sondern von

- der Gesamtkonzentration der Verbindung,
- den Geschwindigkeitskonstanten des Dissoziationsgleichgewichts und
- der Diffusionskonstante der Verbindung.

Dementsprechend werden in einem biologischen System für lipophile Säuren und Basen **Verschiebungen der pH-Resorptionsprofile** gegenüber den pH-Verteilungsprofilen beobachtet, die man als *pH-shift* bezeichnet. Dies erfolgt immer in Richtung zum Neutralpunkt, d. h. bei Säuren zu höheren und bei Basen zu niedrigeren pH-Werten (Abb. 22.8). Je größer die Lipophilie einer Säure oder Base ist, desto größer ist die beobachtete Verschiebung des Resorptionsprofils. Für

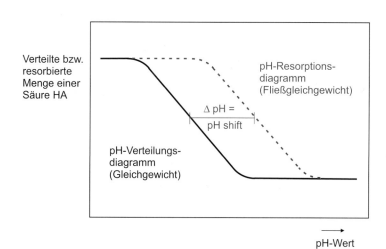

Abb. 22.8 Die Abhängigkeit der Resorption lipophiler Säuren vom pH-Wert, das pH-Resorptionsprofil (gestrichelte Kurve), weicht vom pH-Verteilungsprofil (ausgezogene Kurve, vgl. Abb. 22.6) deutlich ab. Während das pH-Verteilungsprofil für ein Gleichgewichtssystem gilt, stellt sich bei der Resorption ein Fließgleichgewicht ein. Selbst bei relativ hohen pH-Werten, d. h. bei Vorliegen sehr kleiner Konzentrationen der neutralen Spezies, erfolgt eine rasche Resorption dieser wenigen Moleküle. Durch die hohen Anionen-Konzentrationen und die ständig stattfindende rasche Einstellung des Dissoziationsgleichgewichts wird eine für die Resorption minimal erforderliche Konzentration der neutralen Spezies aufrechterhalten. Die dadurch auftretende Verschiebung des pH-Resorptionsprofils bezeichnet man als *pH-shift*. Analoge Verschiebungen werden in der entgegengesetzten Richtung für lipophile Basen beobachtet.

die Beurteilung der Frage, wie gut eine Substanz resorbiert wird, dürfen der log P-Wert und der pK_a-Wert also nicht isoliert betrachtet werden. Entscheidend ist ihr Zusammenwirken. Für das Design neuer Wirkstoffe bedeutet das, daß ein an sich ungünstiges Verteilungsverhalten einer Substanz mit sehr hohem oder sehr niedrigem pK_a-Wert durch Erhöhung der Lipophilie durchaus in die gewünschte Richtung verändert werden kann.

22.6 Wie lipophil soll ein Arzneimittel sein?

Für die Beurteilung der therapeutischen Eignung eines Arzneimittels spielt die Lipophilie eine wichtige Rolle. Dies gilt sowohl für die Resorption als auch für die Verteilung, den Metabolismus und die Ausscheidung. Die Resorption ist, abgesehen von Substanzen, die über einen aktiven Transport (Abschnitt 4.6) aufgenommen werden, in aller Regel umso besser, je höher die Lipophilie der Verbindung ist. Eingeschränkt wird dieser Vorteil nur durch die **Löslichkeit** in wäßrigen Phasen, die mit zunehmender Lipophilie stark abnimmt. Die Löslichkeit einer Substanz ist eine Gleichgewichtsgröße, die außer von der Lipophilie auch von intermolekularen Wechselwirkungen im Kristall abhängt. Darum enthalten Korrelationen zwischen der Lipophilie und der Löslichkeit als zusätzlichen Parameter die Schmelztemperatur. Für eine galenische Formulierung, z.B. die fertige Arzneimittelzubereitung, ist neben der Löslichkeit vor allem die **Lösegeschwindigkeit** wichtig. Sie bestimmt die Substanzmenge, die während der Magen- und Darmpassage in Lösung geht. Diese Größe kann auf verschiedenste Weise erhöht werden, z. B. durch

- Vergrößerung der Oberfläche nach Zermahlen der Kristalle in kleinste Teilchen (Mikronisieren),
- Züchtung einer Kristallmodifikation mit besserem Löseverhalten,
- Kristallisation unter besonderen Bedingungen, um Kristalle einheitlicher (meist kleiner) Größe oder Kristalle mit Gitterfehlstellen zu erhalten,
- Änderung der Salzform,
- Zugabe lösungsvermittelnder Additive oder
- Einbetten in amorphe feste Lösungen leicht löslicher Polymerstoffe.

In den letzten Jahren werden zunehmend Zellkulturen als *in vitro*-Modelle für die Resorption von Substanzen eingesetzt. Auch für die Bestimmung des Durchtritts durch die Blut-Hirn-Schranke wurde ein entsprechendes *in vitro*-Testmodell entwickelt. Diese Modelle sind experimentell relativ aufwendig und die Ergebnisse können oft nur innerhalb einer strukturell verwandten Serie miteinander verglichen werden.

Bei der experimentellen Bestimmung der Resorption verschiedener Substanzen dürfen Ergebnisse, die mit gesättigten Lösungen der Substanzen erhalten werden, nicht mit Ergebnissen aus Lösungen mit konstanten Konzentrationen verglichen werden. Im ersten Fall nimmt die Geschwindigkeit der Resorption sehr lipophiler Substanzen wegen der mit der Lipophilie abnehmenden Löslichkeit linear ab. Im zweiten Fall bleibt die Resorptionsgeschwindigkeit auch für sehr lipophile Substanzen oft bei einem mehr oder weniger konstanten Wert. Ein Vergleich solch unterschiedlicher Versuchsbedingungen muß zu falschen Schlüssen führen. Eine andere Konfusion entsteht durch eine Verwechslung der Begriffe Resorption und Bioverfügbarkeit (Abschnitt 9.1). Die Resorption einer Substanz kann hervorragend sein, ihre Bioverfügbarkeit aber trotzdem gering. Lipophile Verbindungen mit Molekulargewichten größer 500–600 Dalton werden zwar gut resorbiert, aber biliär (d. h. über die Galle) sehr rasch wieder eliminiert. Das geschieht meist schon bei der ersten Leberpassage (*first pass*-Effekt, Abschnitt 9.1), direkt nach der Resorption aus dem Darm. Für eine gute Bioverfügbarkeit darf die Lipophilie also nicht zu groß werden. Auch der Ausscheidungsweg hängt von der Lipophilie ab. Hydrophile Substanzen und polare Metabolite werden, ggfs. nach Konjugation mit noch polareren Gruppen, renal, d. h. über die Niere, ausgeschieden. Die Ausscheidung lipophiler Substanzen erfolgt meist biliär, letztendlich also über den Darm. Solche Substanzen unterliegen oft einem oxidativen Metabolismus, mit der Möglichkeit des intermediären Auftretens toxischer Stoffwechselprodukte (Abschnitt 9.1).

Substanzen, die mit membrangebundenen Rezeptoren oder Ionenkanälen in Wechselwirkung treten, können ihre Bindestelle oft leichter erreichen, wenn sie in der umgebenden Membran angereichert werden. Dafür sollten die Substanzen insgesamt lipophil sein oder einen großen lipophilen Rest tragen, mit dem sie in der Membran verankert werden können (Abschnitt 4.2, Abb. 4.2).

Für ein rationales Design bedeutet dies: Substanzen, die peripher, d. h. im Kreislauf wirken, sollten relativ polar sein. Natürlich brauchen sie für eine gute Bioverfügbarkeit auch eine gewisse minimale Lipophilie. Wegen des Risikos zentraler Nebenwirkungen oder der Entstehung toxischer Metabolite sollte diese Lipophilie aber nicht überschritten werden. Hier gilt sogar das Motto: Lieber etwas geringere Wirksamkeit, als all die anderen Probleme! Eine gute therapeutische Breite ist schließlich für die Therapie interessanter als die picomolare Affinität zu einem Protein. Substanzen, die an membrangebundenen Proteinen angreifen und Substanzen, die im Zentralnervensystem wirken, sollten eine mittlere bis hohe Lipophilie, mit log P-Werten > 1, aufweisen. Zur Vermeidung des Entstehens toxischer Metabolite empfiehlt sich hier der Einbau von

- leicht konjugierbaren Gruppen, z. B. Hydroxyl-, Amino- oder Carboxylgruppen,

- Sollbruchstellen, z. B. Ester- oder Amidbindungen, oder
- oxidierbaren Gruppen, die zu ungiftigen und leicht ausscheidbaren Metaboliten führen, z. B. Methylgruppen.

Natürlich darf diese Strategie nicht übertrieben werden, sonst erfolgt die Ausscheidung der Substanz zu rasch. Die biologische Halbwertszeit geht dann auf Werte zurück, die eine therapeutische Anwendung beim Menschen unmöglich machen.

Bei der Suche nach neuen Wirkstoffen war die strukturelle Berücksichtigung von Eigenschaften, die zu einer optimalen Bioverfügbarkeit, einer ausreichenden biologischen Halbwertszeit und ungiftigen Stoffwechselprodukten führen, schon immer ein Problem. Heute wird das struktur- und computergestützte Design von Wirkstoffen überaus erfolgreich eingesetzt. Bei dieser Vorgehensweise steht die Anpassung eines Liganden an seine Bindestelle so sehr im Vordergrund, daß Aspekte, die sich auf die Pharmakokinetik und den Metabolismus beziehen, in dieser Phase oft nicht ausreichend berücksichtigt werden. Enttäuschungen am Ende einer erfolgreichen Optimierung, in der vorklinischen Phase oder spätestens in der Klinik, sind die zwangsläufige Folge eines solch einseitigen Vorgehens. Für ein erfolgreiches strukturgestütztes Design müssen daher die Anforderungen bezüglich Lipophilie, Wasserlöslichkeit und pK_a-Wert immer im Auge behalten werden.

Allgemeine Literatur

H. Kubinyi, Lipophilicity and Drug Activity, Progr. Drug Res. **23**, 97–198 (1979)

J. K. Seydel und K.-J. Schaper, Quantitative Structure-Pharmacokinetic Relationships and Drug Design, Pharmac. Ther. **15**, 131–182 (1982)

J. M. Mayer und H. van de Waterbeemd, Development of Quantitative Structure-Pharmacokinetic Relationships, Environ. Health Perspect. **61**, 295–306 (1985)

J. C. Dearden, Molecular Structure and Drug Transport, in: Quantitative Drug Design, C. A. Ramsden, Hrsg., Band 4 von: Comprehensive Medicinal Chemistry, C. Hansch, P. G. Sammes und J. B. Taylor, Hrsg., Pergamon Press, Oxford, 1990, S. 375–411

H. Kubinyi, QSAR: Hansch Analysis and Related Approaches, VCH, Weinheim, 1993

H. Kubinyi, Der Schlüssel zum Schloß. II. Hansch-Analyse, 3D-QSAR und *De novo*-Design, Pharmazie in unserer Zeit **23**, 281–290 (1994)

C. Hansch und A. Leo, Exploring QSAR. Fundamentals and Applications in Chemistry and Biology, Band 1, American Chemical Society, Washington, 1995

Spezielle Literatur

B. C. Lippold und G. F. Schneider, Zur Optimierung der Verfügbarkeit homologer quartärer Ammoniumverbindungen, 2. Mitteilung: *In-vitro*-Versuche zur Verteilung von Benzilsäureestern homologer Dimethyl-(2-hydroxyäthyl)-alkylammoniumbromide, Arzneim.- Forsch. **25**, 843–852 (1974)

H. Kubinyi, Drug Partitioning: Relationships between Forward and Reverse Rate Constants and Partition Coefficient, J. Pharm. Sci. **67**, 262–263 (1978)

H. van de Waterbeemd, P. van Bakel und A. Jansen, Transport in Quantitative Structure-Activity Relationships VI: Relationship between Transport Rate Constants and Partition Coefficients, J. Pharm. Sci. **70**, 1081–1082 (1981)

C. Hansch, J. P. Björkroth und A. Leo, Hydrophobicity and Central Nervous System Agents: On the Principle of Minimal Hydrophobicity in Drug Design, J. Pharm. Sci. **76**, 663–687 (1987)

H. van de Waterbeemd und M. Kansy, Hydrogen-Bonding Capacity and Brain Penetration, Chimia **46**, 299–303 (1992)

A. Tsuji, E. Miyamoto, N. Hashimoto und T. Yamana, GI Absorption of β-Lactam Antibiotics II: Deviation from pH-Partition Hypothesis in Penicillin Absorption through *In Situ* and *In Vitro* Lipoidal Barriers, J. Pharm. Sci. **67**, 1705–1711 (1978)

23. Wirkungs-Wirkungsbeziehungen

Wirkstoffe werden zunächst in einfachen *in vitro*-Testmodellen, z. B. auf Enzymhemmung oder Rezeptorbindung, oder in Zellkulturen untersucht, später an Organpräparaten und in Tiermodellen. In aller Regel wird man das einfachste Modell wählen, dessen Ergebnisse auf die Wirkung beim Tier bzw. auf den gewünschten therapeutischen Effekt beim Menschen schließen lassen. Dazu ist es erforderlich, quantitative Beziehungen zwischen den verschiedenen Testmodellen abzuleiten, sogenannte Wirkungs-Wirkungsbeziehungen. Sie beschreiben Zusammenhänge zwischen biologischen Aktivitäten, z. B. zwischen *in vitro*- und *in vivo*-Daten. Im besten Fall erlauben sie aus der Bestimmung der Affinität in einem Bindungs- oder Hemmtest sogar die Extrapolation auf die therapeutische Wirkung am Menschen.

Die Bestätigung einer Korrelation zwischen einem einfachen Testmodell und einem therapeutischen Effekt ist oft noch wichtiger als die Ableitung einer Struktur-Wirkungsbeziehung. Nach Auffindung eines entsprechenden quantitativen Zusammenhangs lassen sich einfache, billige und rasch durchführbare Tests statt aufwendiger Tierversuche einsetzen. Die Zahl der Versuchstiere wird dadurch deutlich reduziert. Das ist aber nicht der einzige Vorteil. Der Einsatz automatisierter molekularer Testsysteme erlaubt eine zuverlässige Charakterisierung der Profile von Wirkstoffen, wie sie vor wenigen Jahren noch unvorstellbar war.

23.1 Natürliche Liganden wirken oft unspezifisch

Vor der biologischen Prüfung eines potentiellen Wirkstoffs sind die Fragen zu klären: Welches therapeutische Ziel soll erreicht werden und wie ist dieses Ziel zu realisieren? Therapeutische Konzepte gehen von der Pathophysiologie des Krankheitsgeschehens aus. Regulatorische Eingriffe mit einem Arzneimittel sollen den ursprünglichen, physiologischen Zustand weitgehend wiederherstellen. Dabei treten jedoch Probleme auf: Um natürliche Liganden von Enzymen und Rezeptoren zu imitieren, müssen Arzneimittel eine ausreichende Spezifität sowohl bezüglich des Wirktyps als auch des Wirkorts aufweisen.

Bei den körpereigenen Wirkstoffen arbeitet die Natur mit zwei orthogonalen Prinzipien: Der **Spezifität der Wirkung** und einer meist sehr ausgeprägten räumlichen **Kompartimentierung**. Hormone wirken überwiegend systemisch, d. h. sie werden an einer Stelle des Organismus ausgeschüttet und über den Kreislauf zu einer oder mehreren ganz anderen Stellen transportiert. Erst dort entfalten sie ihre Wirkungen. Andere Stoffe, z. B. die Neurotransmitter, werden streng lokalisiert eingesetzt. Bezogen auf das Bild von Schlüssel und Schloß (Abschnitt 4.1) bevorzugt die Natur hier meist Generalschlüssel, die an verschiedenen „Schlössern" angreifen. Sie wirken nur am Ort ihres Entstehens und werden nach Erfüllung ihrer Aufgabe sofort wieder entfernt. Die Neurotransmitter werden in einer Nervenzelle synthetisiert, gespeichert und bei Reizung der Zelle in den synaptischen Spalt ausgeschüttet (Abschnitte 1.4 und 4.4). Dort binden sie an spezifische Rezeptoren und bewirken damit eine Erregung der benachbarten Nervenzelle. Nach Abbau, z. B. durch Monoaminoxidase (Amine), Esterasen (Acetylcholin) oder Peptidasen, bzw. nach Wiederaufnahme in die Zelle klingt der Effekt sehr rasch wieder ab.

Die Effizienz der Natur dokumentiert sich besonders eindrucksvoll in der Vielseitigkeit, mit der sie kleine Moleküle, z. B. Adrenalin und Noradrenalin (Abschnitt 1.4), sowohl als Hormone wie auch als Neurotransmitter nutzt. Für diese Substanzen steht eine Fülle unterschiedlicher Rezeptoren und Rezeptorsubtypen zur Verfügung, bei denen ein und derselbe Wirkstoff ganz unterschiedliche Effekte auslösen kann. Die Umcodierung der Aminosäuresequenz eines bestimmten Rezeptors und damit eine Änderung seiner Bindestelle ist auf der Gen-Ebene relativ leicht zu realisieren. Deutlich aufwendiger ist dagegen die Evolution der komplexen Biosynthesewege eines nichtpeptidischen Liganden, die oft über mehrere enzymkatalysierte Stufen ablaufen. Dementsprechend leiten sich fast alle Neurotransmitter und viele Hormone auf einfache Weise von zentralen Zwischenprodukten des Stoffwechsels, z. B. den Aminosäuren, ab. Andererseits hat die Natur bei den Steroidhormonen (Abschnitt 3.5) bewiesen, daß mit einem Satz chemisch ähnlicher Strukturen an evolutionär und strukturell verwandten Rezeptoren sehr unterschiedliche Effekte, wie östrogene, gestagene, androgene, gluco- und mineralocorticoide Wirkungen, erzielt werden.

Sehr oft spielt die regionale Verteilung der Biosynthese bzw. Ausschüttung eines Rezeptorliganden bzw. die Verteilung von membrangebundenen Rezeptoren oder Enzymen eine entscheidende Rolle für die Spezifität einer Wirkung. Unterschiedliche Wirkungen desselben Liganden erzielt der Organismus durch eine lokale Begrenzung der Substanzausschüttung oder durch die Anwesenheit verschiedener Rezeptoren. Dabei wird nicht nur zwischen bestimmten Organen oder Arealen, sondern sogar zwischen einzelnen Zellen und Zellkompartimenten unterschieden. So wurden z. B. die Dopaminkonzentrationen in verschiedenen Hirnregionen der Ratte bestimmt. Während einige Regionen, z. B. der *Nucleus caudatus*, eine wichtige Schaltstelle des motorischen Systems, und das Riechzentrum Konzentrationen bis zu 100 ng/mg erreichen, enthalten die meisten anderen Areale nur zwischen 0,2 und 10 ng Dopamin pro mg Protein. Auch in der *Substantia nigra* des Mittelhirns liegen normalerweise nur 5–8 ng Dopamin/mg Protein vor. Die Degeneration dopaminerger Neuronen dieses Bereiches führt beim Menschen zur Parkinsonschen Krankheit. Aus Markierungsexperimenten weiß man, daß auch die Verteilung und Belegungsdichte von Rezeptorsubtypen in verschiedenen Arealen des Gehirns und anderer Gewebe sehr unterschiedlich sein kann.

23.2 Spezifität und Selektivität der Arzneimittelwirkung

Wie spezifisch soll ein Arzneimittel wirken? Darauf gibt es keine verbindliche Antwort. Da Arzneimittel fast immer oral oder intravenös appliziert werden, wirken sie systemisch, d. h. im gesamten Organismus. Die fehlende Begrenzung auf ein bestimmtes Organ oder ein bestimmtes Kompartment muß durch höhere Spezifität ausgeglichen werden. In jedem Fall muß das Arzneimittel so spezifisch wirken, wie es für eine erfolgreiche Therapie notwendig und von den Nebenwirkungen her vertretbar ist.

Bei Enzyminhibitoren wird man Substanzen vorziehen, die so spezifisch wirken, daß sie nur ein bestimmtes Enzym hemmen. Unspezifische Inhibitoren, die gleichzeitig mehrere Serin- oder Metalloproteasen hemmen, würden im Organismus allerlei Unheil anrichten. Ein Thrombin-Inhibitor, der ein erhöhtes Gerinnungsrisiko reduzieren soll, darf nicht gleichzeitig ein Hemmstoff des nahe verwandten Plasmins sein, das eine Fibrinolyse, d. h. die Auflösung bereits gebildeter Blutgerinnsel bewirkt. Etwas anders liegt die Situation beim Renin-Angiotensin-System. Das Angiotensin-Konversionsenzym (ACE) erzeugt aus dem inaktiven Vorläufer Angiotensin I das blutdrucksteigernde Angiotensin II (Abschnitt 28.3) und setzt zusätzlich das blutdrucksenkende Bradykinin zu unwirksamen Metaboliten um. ACE-Inhibitoren wirken also ebenfalls spezifisch, aber sie üben ihren blutdrucksenkenden Effekt auf duale Weise aus. Diese „unspezifische Wirkung" einer ACE-Hemmung ist durchaus erwünscht. Ein Angiotensin II-Rezeptorantagonist unterdrückt nur die Angiotensin II-Wirkung, der Bradykinin-Abbau bleibt unbeeinflußt. Ein möglicher Vorteil dieser Rezeptorantagonisten bezüglich anderer Nebenwirkungen wird in Abschnitt 30.3 diskutiert.

Auch Rezeptoragonisten und -antagonisten sollten einen hohen Grad an Spezifität aufweisen. β-Agonisten, die zur Behandlung des Asthmas eingesetzt werden (Abschnitt 8.4), müssen β_2-spezifisch wirken, da sie sonst eine unerwünschte Steigerung der Herzfrequenz und des Blutdrucks hervorrufen. Oft lassen sich die für die Therapie erforderlichen Wirkungen eines Arzneimittels nicht mit einem einzigen Wirkstoff erreichen. So ist z. B. zur Blutdrucksenkung beim Menschen oft der gleichzeitige Einsatz verschiedener Arzneimittel angezeigt (Abschnitt 4.9). Ein komplexer, durch mehrere Faktoren verursachter Krankheitsprozeß muß auch über mehrere Mechanismen behandelt werden. Wegen der geringen Dosierungen der verschiedenen Komponenten treten die unspezifischen Nebenwirkungen einzelner Wirkstoffe dabei in den Hintergrund.

Kritisch ist die Spezifität der Wirkung bei zentralnervös wirksamen Arzneimitteln. Der Fortschritt der Gentechologie hat uns eine Explosion des Kenntnisstands bei den Rezeptoren beschert, aber auch ein Dilemma. Von etablierten Substanzen kennen wir die genauen Rezeptorprofile. Wir wissen, welche Spezifitäten erfüllt sein müssen, um einen bestimmten Wirktyp zu imitieren. Aber in vielen Fällen wissen wir nicht, welches Profil vorliegen soll, um einen besseren therapeutischen Effekt zu erzielen. Ein Beispiel soll dies erläutern. Neuroleptika und viele Antidepressiva (Abschnitt 1.6) greifen an Neurorezeptoren an. Die zur Behandlung der Schizophrenie verwendeten klassischen Neuroleptika Chlorpromazin **23.1** und Haloperidol **23.2** (Abb. 23.1) sind relativ unspezifische Dopaminrezeptor-Antagonisten (Tab. 23.1). Auch der neuroleptisch/antidepressive Mischtyp Sulpirid **23.3** wirkt gleichzeitig auf D_2- und D_3-Rezeptoren ein. Alle diese Substanzen verursachen Nebenwirkungen auf den Bewegungsapparat, wie sie bei dem durch die Parkinsonsche Krankheit (Abschnitt 9.4) verursachten Dopaminmangel beobachtet werden. Wegen ihres Wirkmechanismus nahm man die Nebenwirkungen der Neuroleptika aber als zwangsläufige Folge des Antagonismus an den Dopaminrezeptoren hin. Dann kam ein atypisches Neuroleptikum, das Clozapin **23.4** (Abb. 23.1). Es wies diese Nebenwirkungen nicht auf. Heute wissen wir, daß Clozapin

Tabelle 23.1 Der natürliche Neurotransmitter Dopamin bindet mit hoher Affinität an Dopaminrezeptoren vom D_1-Typ. Die klassischen Neuroleptika Chlorpromazin 23.1, Haloperidol 23.2 und (S)-Sulpirid 23.3 unterscheiden sich von Clozapin 23.4 (Abb. 23.1) in einem Punkt: Sie weisen keine vergleichbare Selektivität für den D_4-Rezeptor auf.

| Substanz | Bindung an Dopaminrezeptoren, K_i in nM | | | | |
| | D_1-Typ | | | D_2-Typ | |
	D_1	D_5	D_2	D_3	D_4
Dopamin	0,9	< 0,9	7	4	30
Chlorpromazin **23.1**	90	130	3	4	35
Haloperidol **23.2**	80	100	1,2	7	2,3
(S)-Sulpirid **23.3**	45 000	77 000	15	13	1 000
Clozapin **23.4**	170	330	230	170	21

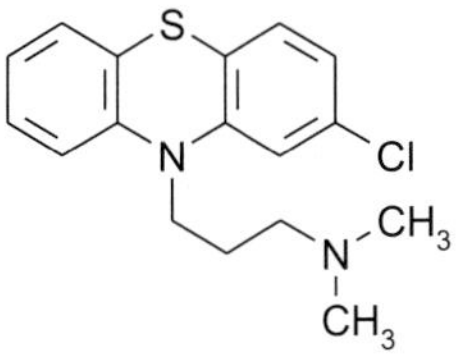

23.1 Chlorpromazin

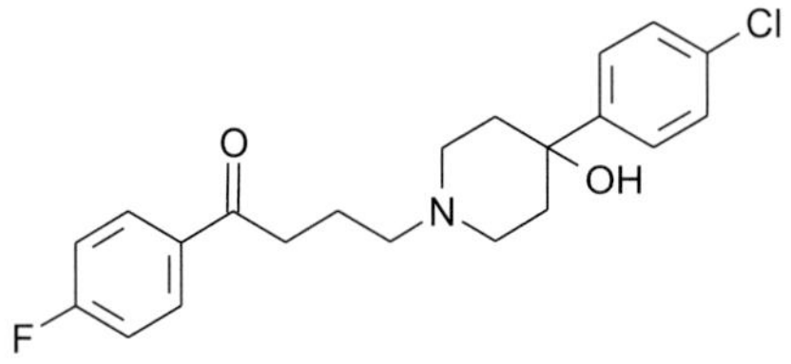

23.2 Haloperidol

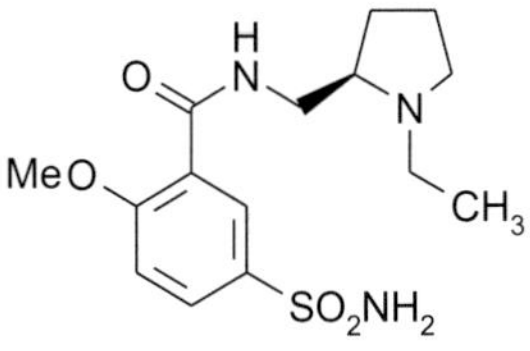

23.3 Sulpirid

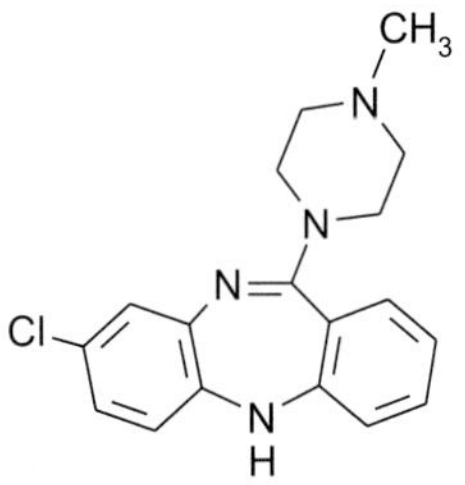

23.4 Clozapin

Abb. 23.1 Chlorpromazin **23.1**, Haloperidol **23.2** und Sulpirid **23.3** sind Neuroleptika mit den typischen Nebenwirkungen unspezifischer Dopaminantagonisten. Clozapin **23.4** unterscheidet sich von diesen Substanzen sowohl im Bindungsprofil an Dopaminrezeptoren (Tab. 23.1) als auch in den Nebenwirkungen.

im Gegensatz zu den anderen Neuroleptika viel stärker an den D_4-Rezeptor bindet als an D_2- und D_3-Rezeptoren (Tab. 23.1). In den Konzentrationen, in denen Clozapin am D_4-Rezeptor wirkt und die auch in der Rückenmarksflüssigkeit behandelter Patienten nachgewiesen werden können, bindet Clozapin aber auch an bestimmte Serotonin- und Muscarinrezeptoren, zum Teil sogar mit höherer Affinität. Bis zum Vorliegen noch spezifischerer D_4-Antagonisten muß offenbleiben, ob nicht etwa die antagonistische Wirkung des Clozapins an diesen Rezeptoren für seine atypische Wirkung verantwortlich ist.

Viele Arzneimittel werden wegen ihres vielfältigen Angriffs an mehreren, ganz unterschiedlichen Rezeptoren als *dirty drugs* bezeichnet. Vom Standpunkt des Pharmakologen mag eine solche Charakterisierung zutreffen. Eine allgemeine Aussage über den therapeutischen Wert kann daraus nicht abgeleitet werden. Es mag sogar sein, daß viele *dirty drugs* gerade wegen ihres ausgewogenen Angriffs an mehreren Rezeptoren optimal für die Therapie sind. Über Eignung oder Nichteignung eines Arzneimittels entscheiden nur die klinische Prüfung und die späteren Erfahrungen aus der breiten Anwendung am kranken Menschen.

23.3 Die Verschiedenheit der Enzyme und Rezeptoren verschiedener Spezies läßt sich therapeutisch nutzen

Speziesdifferenzen der Arzneimittelwirkung spielen immer dann eine Rolle, wenn ein unerwünschter Organismus abgetötet werden soll, d. h. bei Antibiotika, Antimykotika, antiviralen und antiparasitären Arzneistoffen. Um Nebenwirkungen beim Menschen zu vermeiden, greift man gezielt in die Stoffwechselvorgänge der Bakterien, Pilze, Viren oder Parasiten ein, entweder über hohe Selektivität oder über einen Angriffspunkt, der bei den höheren Organismen nicht vorliegt (vgl. Abschnitte 4.7 und 9.5).

Eine besonders hohe Selektivität der Wirkung ist beim Trimethoprim **23.5**, einem Hemmstoff der Dihydrofolat-Reduktase, realisiert. In therapeutisch angewendeten Dosen inhibiert Trimethoprim die bakterielle, aber nicht die humane Dihydrofolat-Reduktase. Die Hemmkonzentrationen liegen je nach Bakterium um den Faktor 60 (*Neisseria gonorrhoeae*, der Erreger der Gonnorhö) bis 50 000 (für das Darmbakterium *Escherichia coli*) niedriger als für humane DHFR. Über diese enorm hohe Spezifität ist viel gerätselt worden, da Trimethoprim an alle diese Enzyme in durchaus vergleichbarer Weise bindet. Selbst bei Berücksichtigung unseres eingeschränkten Verständnisses der Zusammenhänge zwischen Bindungsmodus und Affinität scheinen die Unterschiede in der Art und Zahl der wechselwirkenden Gruppen viel zu gering, um Affinitätsunterschiede von mehreren Zehnerpotenzen erklären zu können.

Erste Hinweise für eine Erklärung lieferten Mutanten von *E. coli*-DHFR, die Trimethoprim schlechter binden als die Wildtyp-DHFR, obwohl die direkt in Wechselwirkung stehenden Aminosäuren der Bindestelle absolut unverändert bleiben. Trimethoprim ist bei physiologischem pH positiv geladen. Ladungen in der Umgebung der Bindestelle sollten daher die Affinität dieses Liganden beeinflussen. In einer DHFR-Mutante ist das negativ geladene Glutamat 118 gegen ein neutrales Glutamin ausgetauscht. Trotz eines Abstands von etwa 15 Å zwischen den gegensätzlich geladenen Gruppen bringt der Wegfall einer negativen Ladung in der weiteren Umgebung der Bindestelle einen Affinitätsverlust um den Faktor 4–5. Ein noch deutlicherer Effekt ist bei einer Doppelmutante zu beobachten, bei der im Abstand von etwa 8 Å zusätzlich noch ein neutrales Leucin zu einem positiv geladenen Arginin ausgetauscht ist. Wegen dieser weiteren ungünstigen Ladungsveränderung liegt die Hemmkonstante hier schon um den Faktor 200 niedriger als beim Wildtyp (Tab. 23.2).

Ein Vergleich der Hühner-DHFR mit *E. coli*-DHFR zeigt, daß in einem Abstand von 10–16 Å vom geladenen Stickstoffatom des Liganden sieben Aminosäureseitenketten ihre Ladung wechseln, zwei von negativ zu neutral und weitere fünf von neutral zu positiv. Die Umgebung der Bindestelle der Hühner-DHFR ist damit für die Anlagerung eines positiv geladenen Moleküls um sieben Ladungseinheiten ungünstiger geworden. Für die Stärke der Schlüssel-Schloß-Wechselwirkung sind also nicht nur die dreidimensionalen Strukturen beider Partner und ihre direkten Wechselwirkungen, sondern auch die elektrischen Ladungen in der weiteren Umgebung verantwortlich.

Andere antibakterielle Prinzipien nutzen spezifische Stoffwechselwege, die nur bei Bakterien vorkommen. Sulfonamide wirken als Antimetabolite der p-Aminobenzoesäure, die von Mikroorganismen zur Folsäure-Biosynthese benötigt wird (Abschnitte 2.3 und 4.7). Höhere Organismen nehmen Folsäure aus der Nahrung auf. Penicilline und Cephalosporine hemmen die bakterielle D-Alanin-Transpeptidase, ein Enzym, das beim Menschen nicht vorkommt. Interkalierende Acridine werden zwischen zwei Basenpaare der DNA eingelagert. Sie wirken bevorzugt an bakterieller DNA, da das bakterielle Chromosom relativ ungeschützt außerhalb des Kerns liegt. Damit ist es für die Einlagerung eines planaren Moleküls besser zugänglich als Säuger-DNA. Tetracycline greifen in die ribosomale Proteinbiosynthese ein. Sie wirken relativ spezifisch, da sie in Bakterienzellen angereichert werden, in Säugerzellen dagegen nicht.

Tabelle 23.2 Dissoziationskonstanten K_D von Trimethoprim 23.5 bei DHFR verschiedener Spezies.

23.5 Trimethoprim (positiv geladene Form bei pH = 7,4)

DHFR aus	K_D in nM
E. coli	0,02
E. coli, Gln 118-Mutante	0,09
E. coli, Arg 28, Gln 118-Mutante	3,8
L. casei	0,4
N. gonorrhoeae	15
Huhn	3 000
Maus	3 000
Rind	330
Mensch	1 000

23.4 Von Mäusen und Menschen

Um vom Tier auf den Menschen zu schließen, aber auch um verschiedene biologische Modelle miteinander vergleichen zu können, bedient man sich quantitativer Wirkungs-Wirkungsbeziehungen. Aus der großen Fülle der in der Literatur beschriebenen Beispiele sollen hier nur einige typische Beziehungen erwähnt werden.

Noch vor der Charakterisierung der unterschiedlichen Dopaminrezeptoren (Abschnitt 23.2, Tab. 23.1) wurden 25 klinisch eingesetzte Neuroleptika untersucht, um Zusammenhänge zwischen Ergebnissen aus *in vitro*-Modellen, Tierversuchsdaten und der Wirkstärke dieser Substanzen beim Menschen aufzudecken. Zur Charakterisierung der Bindung wurden zwei radioaktiv markierte Liganden verwendet, die jeweils bevorzugt am D_1-Typ bzw. am D_2-Typ der Dopaminrezeptoren angreifen, und zwar Dopamin und Haloperidol **23.2** (Abschnitt 23.2, Abb. 23.1). Es zeigte sich, daß die mittleren klinischen Dosen signifikant mit der kompetitiven Verdrängung des D_2-Typ-Liganden Haloperidol **23.2** korrelieren (Abb. 23.2). Für die Verdrängung des D_1-Typ-Liganden Dopamin werden deutlich höhere Konzentrationen benötigt. Eine Korrelation mit diesen Daten ist praktisch nicht gegeben. Nicht nur die klinische Wirksamkeit, auch die Daten aus Tiermodellen, die zur Prüfung auf neuroleptische Wirkung eingesetzt werden, korrelieren besser mit der Verdrängung von Haloperidol als mit der von Dopamin (Tab. 23.3). Aus heutiger Sicht leiden die Befunde unter der Unspezifität der Liganden und der Rezeptorheterogenität der verwendeten Präparationen, denn die Kalbshirn-Homogenate waren bezüglich des Vorhandenseins verschiedener Rezeptorsubtypen ebenfalls uneinheitlich. Alle Substanzen wurden also mit *dirty ligands* in *dirty test models* untersucht. Nur bei Verwendung gentechnisch hergestellter, einheitlicher Rezeptorsubtypen können Selektivitäten und Rezeptorprofile von Wirkstoffen eindeutig zugeordnet werden (vgl. Tab. 23.1).

Es gibt aber viele Fälle, in denen Beziehungen zwischen verschiedenen Testmodellen stark von der verwendeten Spezies abhängen. Untersuchungen an isolierten Arterien und Venen der Lungen von Kaninchen, Schaf, Schwein und Mensch zeigten, daß die Gefäßpräparate von Kaninchen und Mensch auf Noradrenalin in vergleichbarer Weise reagieren. Schaf- und Schweinearterien sind bereits deutlich weniger empfindlich. Isolierte Schweinevenen können durch Noradrenalin in vergleichbaren Dosen überhaupt nicht erregt werden. Bei der Stimulierung durch Acetylcholin sind die Versuchsergebnisse noch heterogener und noch schwieriger zu interpretieren.

Tachykinine sind kurzkettige Peptide, die eine Fülle physiologischer und pathophysiologischer Prozesse steuern. Ihre zentrale Rolle bei der Schmerzauslösung und beim Asthma ist gesichert (Abschnitt 10.7). Sie wirken über drei Rezeptorsubtypen NK_1, NK_2 und NK_3, die jeweils spezifisch die Peptid-Agonisten Substanz P, Neurokinin A und

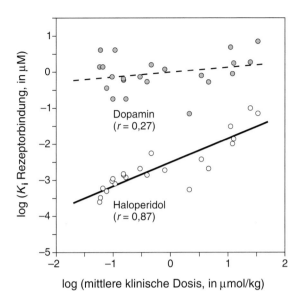

Abb. 23.2 Der Agonist Dopamin bindet bevorzugt an den D_1-Typ, der Antagonist Haloperidol **23.2** an den D_2-Typ der Dopaminrezeptoren (Tab. 23.1). Mit Membranhomogenaten durchgeführte Bindungsstudien belegten schon sehr früh, daß die Wirkstärke klinisch verwendeter Neuroleptika mit der Verdrängung von Haloperidol korreliert ($r = 0,87$), nicht dagegen mit der Dopaminbindung ($r = 0,27$).

Tabelle 23.3   Korrelation der klinischen Wirksamkeit (Abb. 23.2) von 25 verschiedenen Neuroleptika und ihrer Wirkstärke in verschiedenen Tiermodellen, die typischerweise zur Prüfung auf neuroleptische Wirkung eingesetzt werden, mit der Verdrängung von Dopamin bzw. Haloperidol. Die klinischen Daten und die Ergebnisse der Tiermodelle korrelieren deutlich besser mit der Verdrängung des D_2-Typ-Liganden Haloperidol als mit der Verdrängung des D_1-Typ-Liganden Dopamin (r = Korrelationskoeffizient, vgl. Abschnitt 20.6).

Modelle	Korrelation mit der Dopamin-Verdrängung	Korrelation mit der Haloperidol-Verdrängung
Mittlere klinische Dosis beim Menschen	$r = 0,27$	$r = 0,87$
Hemmung des stereotypen Verhaltens nach Gabe von Apomorphin, Ratte	$r = 0,46$	$r = 0,94$
Hemmung des stereotypen Verhaltens nach Gabe von Amphetamin, Ratte	$r = 0,41$	$r = 0,92$
Schutz gegen apomorphin-induziertes Erbrechen, Hund	$r = 0,22$	$r = 0,93$

Neurokinin B binden. CP 96 345 **23.6**, ein nichtpeptidischer NK_1-Antagonist, verdrängt Substanz P in zwei Humanzellkultur-Modellen und an Meerschweinchen- und Kaninchenmembranpräparationen mit hoher Affinität. Bei Membranpräparationen aus Mäuse-, Ratten- und Hühnerhirn, die Substanz P mit durchaus vergleichbarer Affinität binden, weist **23.6** aber um den Faktor 60–500 höhere IC_{50}-Werte auf (Tab. 23.4). Aus sequenzspezifischen Punktmutationen weiß man, daß der Agonist Substanz P und der Antagonist CP 96345 an verschiedene Bereiche dieses Rezeptors binden (Abschnitt 31.2).

Tabelle 23.4   Bindung von Substanz P und Verdrängung durch den Antagonisten CP 96 345 23.6 (getestet als Racemat) bei Zellen unterschiedlicher Herkunft.

23.6   CP 96 345

System	Bindung von Substanz P, IC_{50} in nM	Verdrängung von Substanz P durch **23.6**, IC_{50} in nM
Humane Zellinie U 373	0,13	0,40
Humane Zellinie IM 9	0,20	0,35
Meerschweinchen, Hirn	0,07	0,32
Meerschweinchen, Lunge	0,04	0,34
Kaninchen, Hirn	0,16	0,54
Maus, Hirn	0,19	32
Ratte, Hirn	0,20	35
Huhn, Hirn	0,26	156

Die Unterschiede zwischen dem Menschen und einzelnen Tierarten überraschen nicht, wenn man bedenkt, daß sich die Rezeptorproteine in ihrer Aminosäuresequenz meistens in mehreren Positionen unterscheiden. Genau wie für die Bestimmung der 3D-Strukturen (Kapitel 13 und 14) ist also auch bei molekularen Testsystemen die Verwendung humaner Proteine ganz entscheidend für die Relevanz der Ergebnisse. Dies läßt sich sehr schön mit Ergebnissen an der Aspartylprotease Renin (Abschnitt 27.2) belegen. Der Inhibitor Remikiren **23.7** wurde an Reninen verschiedener Spezies getestet. Die Renine zweier Affenarten und des Menschen werden bereits bei sehr niedrigen Konzentrationen gehemmt, die Renine der üblicherweise in der Herz-Kreislauf-Pharmakologie eingesetzten Versuchstiere Ratte und Hund dagegen erst bei deutlich höheren Konzentrationen (Tab. 23.5). Bei der klassischen Prüfung auf blutdrucksenkende Wirkung wäre Remikiren bei diesen Tierarten zwar gefunden, aber als viel zu schwach wirksam bewertet worden. Der Vergleich der Röntgenstrukturanalysen der Renine der Maus und des Menschen zeigt einen auch gegenüber anderen Aspartylproteasen konservierten Bindungsmodus der Hauptkette der peptidischen Inhibitoren. Am Rand der Binderegion finden sich aber subtile Unterschiede, die für die Speziesdifferenzen verantwortlich gemacht werden können.

Tabelle 23.5 Hemmung der Renine des Menschen und verschiedener Tierarten durch Remikiren 23.7.

23.7 Remikiren

Renin von	IC_{50} in nM
Mensch	0,8
Affe	1,0–1,7
Hund	107
Ratte	3 600

Die Sequenzen der 5-HT$_{1B}$- und 5-HT$_{1D\beta}$-Subtypen der Serotonin-rezeptoren von Mensch und Ratte zeigen mehr als 90 % identische Aminosäuren. Berücksichtigt man zusätzlich die Verwandtschaftsbe-ziehungen zwischen einzelnen Aminosäuren, so ergibt sich sogar eine Homologie von 95 %. Trotz dieser Ähnlichkeit bindet eine Reihe von Wirkstoffen aber mit ganz unterschiedlicher Affinität an diese beiden Rezeptoren. Daß die Unterschiede praktisch auf eine einzige Amino-säure zurückzuführen sind, zeigt der Austausch von Threonin 355 gegen Asparagin (Abb. 23.3). Durch diese Mutation wird aus dem Humanrezeptor, bezogen auf den Gang der Bindungsaffinitäten, ein Rattenrezeptor! Nach dem Austausch dieser Aminosäure weisen die β-Blocker Propranolol und Pindolol um etwa drei Zehnerpotenzen höhere Affinitäten auf. Die Affinität vieler anderer Liganden ist dage-gen deutlich reduziert. Interessant ist, daß in den verschiedenen β-adrenergen Rezeptoren an dieser Stelle ein Asparagin konserviert ist. Dies mag zwar nur ein schwacher Hinweis sein, aber man darf doch spekulieren, daß die beiden β-Blocker in ähnlicher Weise an den mutierten 5-HT-Rezeptor binden wie an den β-Rezeptor (vgl. Abschnitt 19.4).

23.5 Faktoren, Hauptkomponenten und Landkarten

Oft liegt für eine Substanzgruppe aus verschiedenen Testmodellen eine Fülle von Daten vor, in die man Ordnung und Struktur bringen möchte. Hauptkomponenten-Methoden machen dies möglich. Bereits in den dreißiger Jahren führte die zunehmende Beschäftigung der Psycholo-

Abb 23.3 Verschiedene Serotonin-Rezeptorliganden und die β-Blocker (-)-Propranolol und Pindolol zeigen bei strukturell sehr ähnlichen 5-HT-Rezeptoren von Ratte und Mensch sehr unterschiedliche Bindungsaffinitäten. Die offenen Kreise beziehen sich auf den Wildtyp des Humanrezeptors. Sie sind unregelmäßig über das Diagramm verteilt (Korrelationskoeffizient $r = 0{,}27$). Tauscht man eine einzige Aminosäure des Humanrezeptors gegen die entsprechende Aminosäure des Rattenrezeptors aus, so ändert sich das Bindungsprofil. Bezogen auf die Affinitäten der Liganden wird aus dem Humanrezeptor ein Rattenrezeptor. Die gefüllten Kreise beziehen sich auf diese Asn 355-Mutante (Korrelationskoeffizient $r = 0{,}98$).

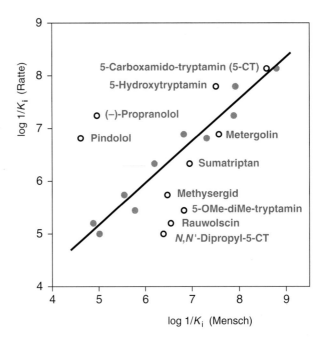

gie mit Persönlichkeitsmerkmalen dazu, daß mathematische Methoden entwickelt wurden, um unterschiedliche Persönlichkeitsmerkmale in Kategorien einzuteilen, d. h. übergeordneten Faktoren zuzuordnen. Faktor- und Hauptkomponentenanalysen untersuchen Beziehungen zwischen einzelnen Wertereihen, ganz unabhängig davon, welche Eigenschaften diese beschreiben.

Das Prinzip der Hauptkomponentenanalyse läßt sich mit der Betrachtung eines Spiralnebels veranschaulichen. Durch das Fernrohr sieht man den Sternenhaufen einer solchen Galaxis oft als elliptische Scheibe, was einer rein zufälligen Projektion auf zwei Dimensionen entspricht. Will man die Positionen der einzelnen Sterne mit nur einer Dimension möglichst exakt beschreiben, wird man den längsten Durchmesser dieses Spiralnebels wählen. Dieser entspricht mathematisch der ersten Hauptkomponente (Abb. 23.4). Die zweite Hauptkomponente ist die dazu senkrechte (orthogonale) Achse, die einen möglichst großen Teil der Entfernung von der ersten Achse beschreibt. Mit einem dritten Vektor, der zu den ersten beiden Hauptkomponenten senkrecht steht, läßt sich die exakte Position jedes Sterns dieser Galaxis beschreiben. Bei einer Form der Galaxis, die einer flachen Scheibe entspricht, liefert dieser dritte Vektor allerdings nur wenig zusätzliche Information. Vereinfacht kann man sagen, daß die angenäherte Beschreibung einer Kartoffel drei Dimensionen, die eines Pfannkuchens zwei Dimensionen und die einer Zigarre nur eine Dimension erfordert.

Bei Daten aus verschiedenen Testmodellen entspricht jede Meßreihe *a priori* einer eigenen Dimension. Bei bestehenden Korrelationen,

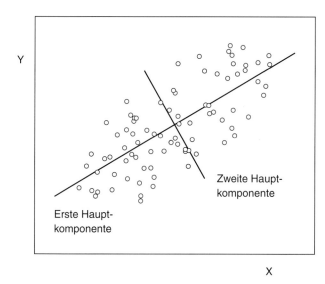

Abb. 23.4 Das Prinzip der Hauptkomponentenanalyse läßt sich mit diesem Diagramm erläutern. Für Punktehaufen in beliebig vielen Dimensionen gibt es jeweils eine „längste" Achse, die erste Hauptkomponente des Datensatzes. Weitere Hauptkomponenten ergeben sich als Achsen, die zu allen vorhergehenden Hauptkomponenten senkrecht stehen und jeweils den größten Teil der noch nicht erklärten Streuung beschreiben.

d. h. linearen Zusammenhängen zwischen einzelnen Modellen, verringert sich aber die Zahl dieser Dimensionen. Die Daten mehrerer Meßreihen können durch einige wenige, zueinander orthogonale Dimensionen beschrieben werden. Beim Vergleich der biologischen Daten der Neuroleptika (Abschnitt 23.4, Tab. 23.3) lassen sich die klinische Wirksamkeit, ausgedrückt über die mittlere Tagesdosis, und die Wirkung in fünf verschiedenen Testmodellen durch nur zwei Hauptkomponenten beschreiben. Die erste Hauptkomponente charakterisiert die Verdrängung von Haloperidol, die verschiedenen Tiermodelle und die Wirkstärke beim Menschen. All diese Modelle sind untereinander so eng korreliert, daß sie mit einem Vektor ausreichend genau beschrieben werden können. Die zweite Hauptkomponente, die von der ersten unabhängig ist, erklärt die abweichenden Ergebnisse bei der Verdrängung von Dopamin. Interpretieren lassen sich die beiden Hauptkomponenten als D_2-Typ- bzw. D_1-Typ-Eigenschaften (vgl. Abschnitt 23.4).

Analog der Projektion unserer Erdoberfläche auf die zwei Dimensionen einer ebenen Weltkarte können auch höherdimensionale Räume auf zwei Dimensionen projiziert werden. Unter der Voraussetzung, daß bei mehreren verschiedenen biologischen Modellen einige Meßreihen miteinander korreliert sind, lassen sich zweidimensionale „Landkarten" erzeugen. Dafür gibt es spezielle statistische Methoden, z. B. die nichtlineare Kartierung (*nonlinear mapping*) und die spektrale Kartierung (*spectral mapping*). Mit diesen Methoden kann z. B. aus einer Tabelle aller Entfernungen zwischen verschiedenen Städten eine Landkarte des betreffenden Gebietes rekonstruiert werden. In den aus biologischen Daten erzeugten Projektionen, die solchen Landkarten entsprechen, liegen vergleichbare Modelle direkt benachbart. Erzeugt man eine Karte für die Wirkstoffe, liegen Substanzen ähnlichen Wirktyps benachbart. Je größer in diesen Karten der Abstand einzelner Modelle bzw. Substanzen ist, desto größer ist auch ihre Verschiedenheit. So sieht man auf einen Blick Zusammenhänge, die aus einer Tabelle mit Dutzenden oder Hunderten von Meßwerten nicht direkt abgelesen werden können.

Paul Janssen und seine Mitarbeiter haben in einer klassischen Untersuchung die Wirkprofile von 40 verschiedenen Neuroleptika in 12 biologischen Tests bestimmt. Mit Hilfe der spektralen Kartierung wurden sowohl die Testmodelle als auch die einzelnen Substanzen auf relative Ähnlichkeit und Verschiedenheit untersucht. Die Interpretation der Diagramme ermöglicht es dem Pharmakologen, die Relevanz seiner Modelle zu überprüfen und den Wirkprofilen der Substanzen leichter zuzuordnen. Diese Ergebnisse, die aus Tierversuchen und mehr oder weniger unspezifischen Bindungsexperimenten stammen, müssen nach dem Vorliegen von Bindungsdaten mit einheitlichen Rezeptorsubtypen allerdings neu bewertet werden.

23.6 Transport und Verteilung spielen eine wichtige Rolle

Bei vielen Arzneimitteln ist es überaus schwierig, die für eine nebenwirkungsarme Therapie erforderliche Lokalisierung der Wirkung zu erzielen. Über die Lipophilie eines Arzneimittels kann gesteuert werden, ob überwiegend zentralnervöse oder periphere Wirkungen auftreten (Abschnitt 8.4). Polare Substanzen wirken nur im Kreislauf und im Gewebe, da sie die Blut-Hirn-Schranke nicht überwinden können. Unpolare Substanzen gelangen ins Zentralnervensystem und entfalten dort ihre Wirkungen bzw. Nebenwirkungen.

Je nach Testmodell überlagern bei *in vitro*-Modellen spezifische Struktur-Affinitätsbeziehungen mit der Lipophilieabhängigkeit der Wirkung. Bei Organpräparaten diffundieren lipophile Analoge so langsam zum Wirkort, daß innerhalb der relativ kurzen Meßzeiten das Maximum der Wirkung nicht erreicht wird. Bei anderen *in vitro*-Modellen können, je nach Komplexität des Systems, ganz deutliche Abweichungen aus der unterschiedlichen Albumin- und Gewebsbindung resultieren. *In vitro*-Tests mit isolierten Proteinen, z. B. Enzymtests, führen meist zur Überbewertung des therapeutischen Potentials stark lipophiler Substanzen.

Substanzen vom Typ des Clonidins **23.8** (Abb. 23.5) wirken blutdrucksenkend. Dieser Effekt wird über die Stimulation zentraler α_2-Rezeptoren hervorgerufen. In der Peripherie beobachtet man aber einen unerwünschten gegenläufigen Effekt. Bei Ratten, deren Zentralnervensystem operativ ausgeschaltet ist, entfällt naturgemäß die zentrale Regulation: Hier tritt nach Gabe der Substanzen eine Verengung der Blutgefäße und damit eine Blutdrucksteigerung auf! Um herauszufinden, ob beide Wirkqualitäten voneinander getrennt werden können, führte Pieter Tim-

23.8 Clonidin

mermans an der Universität Amsterdam gezielte Untersuchungen zur Aufklärung des Wirkmechanismus durch. Er bestimmte die

- blutdrucksenkende Wirkung an der narkotisierten Ratte (C_{25} = molare Dosis für 25 % Blutdrucksenkung, pC_{25} = negativer Logarithmus dieses Wertes),
- blutdrucksteigernde Wirkung an Ratten mit operativ ausgeschaltetem Zentralnervensystem (C_{60} = molare Dosis für 60 mm Blutdrucksteigerung, pC_{60} = negativer Logarithmus dieses Wertes),
- Bindungskonstanten $IC_{50}\alpha_1$ und $IC_{50}\alpha_2$ an α_1- und α_2-Rezeptoren, über die Verdrängung subtypspezifischer, radioaktiv markierter Liganden, und zusätzlich die
- Lipophilie (P = Verteilungskoeffizient) der Verbindungen.

Die mathematische Auswertung der Daten (Gl. 23.1–23.3) zeigt, daß Wirkung und Nebenwirkung in dieser Substanzklasse nicht zu trennen sind. Die blutdrucksteigernde Wirkung der Substanzen an Ratten, deren Zentralnervensystem ausgeschaltet wurde, ist linear mit der Affinität zu α_2-Rezeptoren, $IC_{50}\alpha_2$, korreliert (Gl. 23.1). Auch die blutdrucksenkende Wirkung korreliert mit der α_2-Affinität, zusätzlich beobachtet man aber eine nichtlineare Abhängigkeit von der Lipophilie (Gl. 23.2). Um ihre zentralnervöse Wirkung zu entfalten, müssen die Substanzen ins Zentralnervensystem gelangen. Das Optimum der Lipophilie liegt bei $\log P = 1{,}5$, in Übereinstimmung mit anderen Untersuchungen zur Lipophilieabhängigkeit des Durchtritts durch die Blut-Hirn-Schranke (Abschnitt 22.2). Als Konsequenz dieser beiden Gleichungen beobachtet man einen linearen Zusammenhang zwischen blutdrucksenkender und blutdrucksteigernder Wirkung, unter Berücksichtigung der nichtlinearen Lipophilieabhängigkeit (Gl. 23.3).

$$pC_{60} = 1,16 \log(1/IC_{50}\alpha_2) - 0,96$$
$$(n = 21;\ r = 0,936;\ s = 0,317) \tag{23.1}$$

$$pC_{25} = 1,07 \log(1/IC_{50}\alpha_2) + 0,81 \log P - 3,37 \log(\beta P + 1) - 1,16$$
$$\log \beta = -1,99 \qquad \log P_{\text{opt}} = 1,48 \tag{23.2}$$
$$(n = 21;\ r = 0,971;\ s = 0,284)$$

$$pC_{25} = 0,83\, pC_{60} + 0,78 \log P - 3,69 \log(\beta P + 1) - 0,19$$
$$\log \beta = -2,08 \qquad \log P_{\text{opt}} = 1,51 \tag{23.3}$$
$$(n = 21;\ r = 0,954;\ s = 0,354)$$

Ein einfaches *in vitro*-Modell und die Bestimmung der Lipophilie reichen also aus, um *in vivo*-Wirkungen zuverlässig vorhersagen zu können. Um hundert weitere Analoge dieser Strukturklasse zu untersuchen, braucht man statt vieler tausender Tiere nur mehr das Gehirn einer einzigen Ratte. Die quantitativen Analysen zeigen aber, daß die erwünschte Wirkung, die zentral verursachte Blutdrucksenkung, und die unerwünschte Nebenwirkung, die Gefäßverengung in der Peripherie, in dieser Substanzklasse nicht voneinander zu trennen sind. Es macht also wenig Sinn, weitere Analoge herzustellen und zu untersuchen. Die peripheren Nebenwirkungen einer Substanz dieses Strukturtyps werden dann am geringsten sein, wenn die Lipophilie des Wirkstoffs nahe dem Optimum log $P = 1,5$ liegt. Heute gilt als gesichert, daß Clonidin und seine Analogen bevorzugt an den sogenannten Imidazolinrezeptoren angreifen, wodurch die Relevanz dieser Untersuchung aber nicht beeinträchtigt wird.

23.7 Toxizität und Nebenwirkungen

Eines der schwierigsten Kapitel der präklinischen Forschung ist die Abschätzung der Toxizität eines Stoffes, vor allem der Humantoxizität, aus Daten, die an anderen Spezies gewonnen wurden. Solche Überlegungen müssen angestellt werden, um das Gefährdungspotential einer Substanz vor ihrem Einsatz in der Klinik möglichst genau vorhersagen zu können.

Gibt es ein Arzneimittel ohne Toxizität und ohne Nebenwirkungen? Paracelsus erkannte schon im 16. Jahrhundert: *„Alle Dinge sind Gift und nichts ist ohne Gift, allein die Dosis macht, daß ein Ding kein Gift ist"*. Friedrich Schiller läßt seinen Fiesko sagen: *„Ein verzweifeltes Übel braucht eine verwegene Arznei"* und der Pharmakologe G. Kuschinski formuliert: *„Wenn behauptet wird, daß eine Substanz keine Nebenwirkungen zeigt, so besteht der dringende Verdacht, daß sie auch keine Hauptwirkung hat"*.

Routine ist die Bestimmung der akuten Toxizität an mehreren Tierarten und die Bestimmung der chronischen Toxizität an mindestens zwei Tierarten vor Eintritt in die klinische Prüfung, Phase I, die Verträglichkeitsprüfung am freiwilligen, gesunden Probanden. Dabei gilt als Standard, daß die Spezies für chronische Toxizitätsuntersuchungen vor allem danach ausgesucht werden, welche Tierarten bei der entsprechenden Substanz in ihrer Pharmakokinetik und ihrem Metabolismus dem Menschen am nächsten stehen.

Katzen und Meerschweinchen reagieren auf Herzglykoside extrem empfindlich. Sie sind daher früh als Modelle für die Wirkung am Menschen verwendet worden. Die Ratte reagiert wesentlich unempfindlicher. Das Halluzinogen Lysergsäurediethylamid (LSD, Abschnitt 2.5) zeigt bei mehreren Tierarten deutlich unterschiedliche Toxizität. Ein Versuch, LSD auch beim Elefanten auf seine halluzinogene Wirkung zu prüfen, führte zu einem Desaster! Man wollte dem Tier eine halluzinogene, aber nicht toxische Dosis verabreichen. Trotz vorsichtiger Schätzung dieser Dosis starb ein Elefant, dem 0,3 g LSD (entspricht ca. 0,06 mg/kg) gegeben wurden, innerhalb weniger Minuten. Gegenüber der Maus, die relativ unempfindlich ist (Tab. 23.6), reagiert der Elefant also mindestens 1 000-fach empfindlicher. Dieses Experiment wurde nie wiederholt! Der Erfinder des LSD, Albert Hofmann, hatte bei seinem ersten kontrollierten Selbstversuch 0,25 mg LSD eingenommen. Mit etwa 0,0035 mg/kg war er damit noch deutlich unter der Dosis geblieben, die dem Elefanten das Leben kostete. Trotzdem ist anzunehmen, daß LSD für den Menschen weniger toxisch ist als für

Tabelle 23.6 Akute Toxizität von Lysergsäurediethylamid (LSD, Abschnitt 2.5, Abb. 2.8) bei verschiedenen Tierarten und beim Menschen (LD_{50} = Dosis, die 50 % aller Tiere tötet).

Spezies	Toxizität LD_{50} in mg/kg
Maus	50–60
Ratte	16,5
Kaninchen	0,3
Elefant	<< 0,06
Mensch	>> 0,003

Tabelle 23.7 Akute Toxizität des Tetrachlordibenzodioxins 23.9 bei verschiedenen Tierarten.

23.9 2,3,7,8-Tetrachlordibenzodioxin

Spezies	Toxizität LD_{50} in µg/kg
Maus	114–280
Ratte	22–320
Hamster	1 150–5 000
Meerschweinchen	0,5–2,5
Nerz	4
Kaninchen	115–275
Hund	> 100 < 3 000
Affe	< 70
Mensch	?

den Elefanten. Direkte Todesfälle durch LSD sind nicht bekannt geworden, nur solche, bei denen aus Verwirrtheitszuständen Unfälle oder auch Selbstmorde resultierten.

Sehr genau untersucht wird die Toxizität von Giften, die in unsere Umwelt gelangen. Chlorierte Dibenzodioxine und -furane entstehen beim unkontrollierten Verlauf der chemischen Umsetzung von entsprechend substituierten Chlorphenolen. Auf einen solchen Zwischenfall ist das Seveso-Unglück zurückzuführen. Toxische chlorierte Dioxine und Furane entstehen aber auch bei vielen Verbrennungsvorgängen. Das Tetrachlordibenzodioxin **23.9** (TCDD, das „Seveso-Dioxin") gehört bezüglich seiner Toxizität zu den am besten untersuchten Substanzen. Auch hier reagieren verschiedene Spezies sehr unterschiedlich (Tab. 23.7). Zwischen den relativ nahe verwandten Spezies Hamster und Meerschweinchen besteht ein Toxizitätsunterschied von etwa drei Zehnerpotenzen. Dementsprechend schwierig ist es, auf die Toxizität beim Menschen zu schließen. Extrapoliert man vom Affen auf den Menschen, so wäre TCDD als relativ ungiftig einzustufen. Im Zusammenhang mit dem Menschen ist die Definition einer akuten LD_{50} jedoch absolut unangemessen. Um auch nur einen Todesfall pro 1 Million Menschen ausschließen zu können, müßte eine $LD_{0,000001}$ bestimmt oder berechnet werden. Bei TCDD stehen wegen seiner ausgeprägt mutagenen Wirkung Langzeitschäden im Vordergrund. Ob hier überhaupt ein absoluter *no effect level*, d. h. eine unterste unwirksame Dosis, definiert werden kann, ist fraglich. Ganz anders sieht jedoch die Einschätzung des Gefährdungspotentials umweltrelevanter Chemikalien aus, wenn man dieses auf die durch toxische Naturstoffe, natürliche Radioaktivität, Höhenstrahlung, etc. oder gar durch Genußmittel, wie Alkohol oder Nicotin, verursachten Risiken bezieht. Hier relativiert sich manches, was in der Öffentlichkeit sehr heftig diskutiert wird!

Bei der Diskussion von Wirkungs-Wirkungsbeziehungen muß auch auf die schwierige Problematik von *in vitro*-Untersuchungen zur Abschätzung der Mutagenität und Cancerogenität einer Substanz hingewiesen werden. Solche Tests liefern zwar wertvolle Hinweise, die sorgfältig überprüft werden müssen – im Einzelfall sind sie jedoch weder im positiven, noch im negativen Sinn beweisend.

Theoretische Methoden zur **Abschätzung der Toxizität und Cancerogenität** sind trotz gegenteiliger Behauptungen der Verfechter dieser Methoden weit davon entfernt, zuverlässige Ergebnisse zu liefern. Zu vielfältig und verschieden sind die Mechanismen, die für die Wirkungen verantwortlich sind, zu unterschiedlich die chemischen Strukturen und die in einzelnen Substanzklassen geltenden Struktur-Wirkungsbeziehungen. 1990 forderte Raymond W. Tennant, der Herausgeber der Zeitschrift *Mutagenesis*, die wissenschaftliche Welt auf, für 44 Chemikalien, die im Rahmen des *U.S. National Toxicology*-Programms in einer Dreijahresstudie auf cancerogene Wirkung geprüft werden sollten, Vorhersagen bezüglich der zu erwartenden cancerogenen Wirkungen abzugeben. Die Vorhersagen und ihre Übereinstimmung mit den experimentellen Ergebnissen wurden 1993 auf einem Workshop des *National Institute of Environmental Health Sciences*, USA, diskutiert. Das beste Ergebnis eines Experten, basierend auf der Bewertung von *Salmonella typhimurium*-Mutagenitätsstudien und medizinisch-chemischer Erfahrung lieferte immerhin zu 80 % korrekte ja/nein-Zuordnungen bezüglich der cancerogenen Wirkung an Maus und Ratte. Die theoretischen Ansätze ergaben nur zu 45–65 % korrekte Ergebnisse. Das sind Zahlen ohne jede Relevanz, bezogen auf den Zufallswert von 50 %!

Die Prüfungen auf toxische, cancerogene und teratogene Nebenwirkungen haben heute einen hohen Standard erreicht. **Arzneimittelkatastrophen** früherer Jahrzehnte, wie

- frühkindliche Hirnschädigungen und der Tod vieler Früh- und Neugeborener durch Sulfonamide in den späten dreißiger Jahren,
- über hundert Todesfälle in den USA durch Verwendung von Diethylenglycol als Lösungsvermittler für Sulfanilamid (dieser Vorfall führte zur Gründung der amerikanischen Gesundheitsbehörde, der *Food and Drug Administration*, FDA),
- die durch zu lange und zu häufige Einnahme eines Mittels gegen Durchfallerkrankungen verursachte SMON-Erkrankung (**s**ubakute **M**yelo-**o**ptiko-**n**europathie) von tausenden Japanern und die
- durch Thalidomid (Contergan®) in den späten fünfziger Jahren hervorgerufenen schwerwiegenden Mißbildungen bei weltweit etwa 10 000 Kindern

dürften nach menschlichem Ermessen heute nicht mehr möglich sein. Zusätzlich zu den deutlich verschärften Prüf-Richtlinien für Arzneimittel existieren heute in den meisten Ländern Meldesysteme, die Arzneimittelzwischenfälle registrieren und überprüfen. Beim geringsten Verdacht auf ursächliche Zusammenhänge erfolgt eine Information und Warnung der Öffentlichkeit, bis hin zum Widerruf der Zulassung eines Arzneimittels.

Eine Komplikation für die Abschätzung der Toxizität ist das Entstehen toxischer, insbesonders reaktiver Metabolite, auch in kleinen Mengen. Ein idealer Wirkstoff sollte, wie bereits in den Abschnitten 9.1 und 22.6 diskutiert, neben einer fein abgestimmten Pharmakodynamik und Pharmakokinetik auch Bruch- und/oder Konjugationsstellen enthalten, die einen einfachen Metabolismus ohne oxidativen Angriff zulassen. Je eher diese Voraussetzung erfüllt ist, desto geringer wird das chronische Toxizitätsrisiko der Substanz sein.

Manche Toxizitätsstudien leiden unter der Tatsache, daß wegen unphysiologisch hoher Dosen eine Übertragung der Ergebnisse auf den Menschen meist eine größere Gefahr vorspiegelt als tatsächlich gegeben ist. Andererseits können auch umfangreichste Untersuchungen nicht das Risiko eliminieren, daß bei der breiten therapeutischen

Anwendung am Menschen in außerordentlich seltenen Fällen gravierende Nebenwirkungen auftreten. Eine Nebenwirkungsquote von 1:10 000 oder darunter kann auch bei der sorgfältigsten präklinischen und klinischen Prüfung unentdeckt bleiben.

Toxische Nebenwirkungen beim Menschen werden besonders nach chronischem Arzneimittelmißbrauch beobachtet. So summiert sich die lebenslange Einnahme großer Mengen von Schmerzmitteln zu Kilogramm- und Zentner-Mengen. Beim Phenacetin (Abschnitt 2.1) hat dies dazu geführt, daß ein wirksamer, im Prinzip gut verträglicher Wirkstoff wegen der nach mißbräuchlicher Anwendung resultierenden Nierenschädigungen vom Markt genommen werden mußte.

23.8 Tierschutz und alternative Testmethoden

Bereits 1780 hat der Philosoph Jeremy Bentham Rechte der Tiere diskutiert. Massive Proteste gegen Tierversuche gab es erstmals vor über hundert Jahren. 1875 gründete die engagierte Tierversuchsgegnerin Frances Power Cobbe in England die erste Gesellschaft gegen Vivisektionen, deren Forderungen nach Anästhesie bei Experimenten mit Tieren ein Jahr später zu einem ersten Tierschutzgesetz führten. 1879 wurde in Deutschland eine *„Internationale Gesellschaft zur Bekämpfung der Wissenschaftlichen Thierfolter"* gegründet, 1883 folgte die Amerikanische Anti-Vivisektionsgesellschaft. Eine neue, militante Form des Protests gegen Tierversuche, mit gewaltsamer Befreiung von Versuchstieren bis hin zu Anschlägen auf Wissenschaftler entstand in den siebziger Jahren dieses Jahrhunderts. Das 1975 erschienene Buch *„Animal Liberation"* von Peter Singer wurde zur Bibel aller Tierversuchsgegner. Die oft zitierte Mär von Tierfängern, die ihre Beute an die Pharmaindustrie verhökern, gehörte allerdings schon früher ins Reich der Phantasie. Jeder Pharmakologe weiß, daß an solch unterschiedlichen Tieren erhobene Befunde absolut wertlos wären.

Eher parallel zur Entwicklung des Tierschutzgedankens als dadurch ausgelöst setzten sich ab den späten sechziger Jahren in der pharmakologischen Forschung Ersatzmethoden durch, in erster Linie Bindungsstudien an Membranhomogenaten und Zellkulturuntersuchungen. Schon allein aus wirtschaftlichen Motiven, wegen der enorm hohen Kosten der Versuchstierzüchtung und -haltung, aber auch wegen des rasanten Fortschritts der Gentechnologie ist die Zahl der Tierversuche in den letzten Jahrzehnten signifikant zurückgegangen.

Nach Zuwachsraten in den Jahren 1945–1968 hat die Zahl der Tierversuche in den Folgejahren ein Plateau erreicht. Später ist sie ständig zurückgegangen, allein von 1978 bis 1988 in Deutschland (alte Bundesländer) um 60 %, und sie geht weiter deutlich zurück. Den offiziellen Berichten des Bundesministeriums für Ernährung, Landwirtschaft

Tabelle 23.8   Zahl der Versuchstiere in Deutschland (Bundesministerium für Ernährung, Landwirtschaft und Forsten, Informationen Nr. 44 v. 30.10.1995)

Tierart	1990[a]	1991	1992	1993	1994
Mäuse	1 241 757	1 223 741	1 064 883	973 106	868 312
Ratten	630 172	611 530	558 516	508 769	459 781
Meerschweinchen	108 956	101 842	86 252	73 905	68 457
sonst. Nager	30 854	25 905	21 083	27 492	23 985
Kaninchen	72 839	70 228	63 210	52 188	44 126
Fische	227 789	246 387	170 563	163 494	153 319
Vögel	92 660	87 621	85 676	89 636	103 973
Amphibien	14 354	6 568	6 705	10 718	9 221
Schweine	11 778	12 158	11 239	10 719	12 622
Hunde	6 977	6 517	6 007	5 551	6 067
Katzen	2 167	1 921	1 725	1 127	1 067
sonst. Tiere	10 721	8 292	6 729	7 516	7 570
Gesamt	2 451 024	2 402 710	2 082 588	1 924 221	1 758 500

[a] ab 3. Oktober 1990 einschließlich neue Bundesländer

und Forsten ist zu entnehmen, daß 1991 die Gesamtzahl der Versuchstiere in den alten und neuen Bundesländern 2,40 Millionen betrug, 1994 dagegen nur noch 1,76 Millionen. Über 50 % der Versuchstiere werden zur Prüfung von Arzneimitteln eingesetzt, je 12–15 % zur Grundlagenforschung, zur Erforschung medizinischer Methoden und zur Erkennung von Umweltgefahren. Etwa die Hälfte aller Versuchstiere sind Mäuse. Die restlichen Tiere sind Ratten und sonstige Nager, zu einem kleineren Teil auch Fische und Vögel. Nur etwa 1,5 % der Gesamtzahl aller Tiere sind Katzen, Hunde, Schweine und sonstige Tiere (Tabelle 23.8). Ein großer Teil der Untersuchungen an diesen zuletzt genannten Tieren sind gesetzlich vorgeschriebene chronische Toxizitätsstudien.

Der Rückgang dieser Zahlen ist deshalb bemerkenswert, weil in den Pharmafirmen heute mehr Substanzen den je auf ihre biologische Wirkung untersucht werden. Jedes Jahr werden zehntausende oder hunderttausende Stoffe in vielen, meist automatisierten *in vitro*-Tests genauestens charakterisiert. Nur wenige dieser Substanzen gelangen in ein Tierexperiment. Die Zahlen der Versuchstiere sind aber auch vor dem Hintergrund zu sehen, daß die gesetzlichen Anforderungen an den Nachweis der Wirksamkeit und der Unbedenklichkeit neuer Arzneistoffe eher steigen als sinken. Solche Untersuchungen müssen immer noch überwiegend am Tier durchgeführt werden.

Allgemeine Literatur

E. Kutter, Arzneimittelentwicklung. Grundlagen – Strategien – Perspektiven, Georg Thieme Verlag, Stuttgart, 1978

R. L. Lipnick, Selectivity, in: General Principles, P. D. Kennewell, Hrsg., Band 1 von: Comprehensive Medicinal Chemistry, C. Hansch, P. G. Sammes und J. B. Taylor, Hrsg., Pergamon Press, Oxford, 1990, S. 239–247

H. Kubinyi, QSAR: Hansch Analysis and Related Approaches, VCH Weinheim, 1993

H. Kubinyi, Lock and Key in the Real World: Concluding Remarks, Pharmac. Acta Helv. **69**, 259–269 (1995)

C. A. Reinhardt, Hrsg., Alternatives to Animal Testing, VCH, Weinheim, 1994

F. Gruber und H. Spielmann, Hrsg., Alternativen zu Tierexperimenten, Spektrum Akademischer Verlag, Heidelberg, 1996

Spezielle Literatur

P. Seeman und H. H. M. Van Tol, Dopamine Receptor Pharmacology, Trends Pharm. Sci. **15**, 264–270 (1994)

B. D. Gitter *et al.*, Species Differences in Affinities of Non-Peptide Antagonists for Substance P Receptors, Eur. J. Pharmacol. **197**, 237–238 (1991)

J.-P. Clozel und W. Fischli, Discovery of Remikiren as the First Orally Active Renin Inhibitor, Arzneim.-Forsch. **43**, 260–262 (1993)

V. Dhanaraj *et al.*, X-Ray Analyses of Peptide-Inhibitor Complexes Define the Structural Basis of Specificity for Human and Mouse Renins, Nature **357**, 466–472 (1992)

E. M. Parker, D. A. Grisel, L. G. Iben und R. S. Shapiro, A Single Amino Acid Difference Accounts for the Pharmacological Distinctions Between the Rat and Human 5-Hydroxytryptamine$_{1B}$ Receptors, J. Neurochem. **60**, 380–383 (1993)

P. J. Lewi, Spectral Mapping of Drug-Test Specificities, in: Chemometric Methods in Molecular Design, H. van de Waterbeemd, Hrsg., VCH, Weinheim, 1995

D. J. Hanson, Dioxin Toxicity: New Studies Prompt Debate, Regulatory Action, Chem. & Eng. News (August 12, 1991), 7–14

M. J. Matfield, Animal Liberation or Animal Research? Trends Pharm. Sci. **12**, 411–415 (1991)

24. Strukturbasiertes Wirkstoffdesign

Das strukturbasierte Wirkstoffdesign geht von der zentralen Annahme aus, daß ein Arzneimittel an ein definiertes molekulares Target bindet. Voraussetzung für eine starke und selektive Bindung ist eine möglichst weitgehende strukturelle und chemische Komplementarität zwischen dem Zielprotein und dem Wirkstoff. **Strukturbasiertes Wirkstoffdesign** ist die Suche nach einem kleinen Molekül, das möglichst perfekt in die Bindetasche des Zielproteins hineinpaßt und dort in der Lage ist, energetisch günstige Wechselwirkungen mit dem Protein auszubilden. In den folgenden Kapiteln wollen wir diesen Ansatz etwas detaillierter vorstellen. Zunächst werden wir uns mit den Grundlagen befassen, dann in Kapitel 25 einige Verfahren des computergestützten Wirkstoffdesigns vorstellen und schließlich mehrere Anwendungen diskutieren.

Wie bei vielen anderen neuen und interessanten Ansätzen in den Wissenschaften wurde auch vom strukturbasierten Wirkstoffdesign anfangs mehr erwartet, als es leisten kann. Manche Artikel mit zugkräftigen Titeln und Kommentaren mögen dazu beigetragen haben, solche überzogenen Erwartungen zu wecken. In ihnen wurden Möglichkeiten zum **Entwurf von Arzneimitteln am Reißbrett** versprochen, die sich in solch überaus optimistisch geschilderter Weise nicht realisieren lassen. Trotzdem ist das strukturbasierte Wirkstoffdesign aus der Pharmaforschung nicht mehr wegzudenken. Selbst bei kritischer Betrachtung muß man feststellen, daß es heute zu einer unverzichtbaren Methode zur Auffindung neuer Wirkstoffe geworden ist. Mehrere Arzneimittel, die bereits auf diesen Ansatz zurückgehen (Abschnitte 24.4, 27.4, 28.3, 29.2), sind ein eindeutiger Beleg für die **Erfolge** des strukturbasierten Wirkstoffdesigns.

24.1 Die 3D-Struktur vieler therapeutisch interessanter Proteine ist bekannt

Die Zahl der bekannten 3D-Strukturen von Proteinen hat in den vergangenen Jahren exponentiell zugenommen. Befanden sich 1988 noch 200 3D-Strukturen in der **Brookhaven Protein-Datenbank (PDB)**, so sind es in der neuesten Ausgabe über 4 000 Strukturen, hauptsächlich Proteine und Protein-Ligand-Komplexe. Dieses rasante Anwachsen der Zahl bekannter 3D-Strukturen ist signifikanten Fortschritten in der Gentechnologie, der Proteinchemie und auch der Strukturaufklärung zu verdanken. Die methodischen Weiterentwicklungen geben nunmehr in neuen Projekten zur Hoffnung Anlaß, die **3D-Struktur des Zielproteins** in kurzer Zeit aufzuklären. Entsprechend steigt auch das Interesse an Methoden zur Nutzung dieser Strukturinformation für den Entwurf neuer Wirkstoffe. Schon jetzt ist eine Vielzahl von therapeutisch relevanten Protein-3D-Strukturen bekannt. Einige davon sind in Tabelle 24.1 aufgeführt. Es handelt sich hierbei überwiegend um globuläre, wasserlösliche Enzyme. Die Beispiele in den folgenden Kapiteln konzentrieren sich daher hauptsächlich auf den Entwurf neuer Enzym-Hemmer.

24.2 Pionierarbeiten zum strukturbasierten Wirkstoffdesign

Bedenkt man, daß die meisten Strukturen therapeutisch relevanter Proteine erst in den letzten 10 Jahren bestimmt wurden, ist es umso bemerkenswerter, daß erste Arbeiten zum strukturbasierten Wirkstoffdesign bereits Anfang der siebziger Jahre durchgeführt wurden. Die Pioniere auf diesem Gebiet sind Chris Beddell und Peter Goodford, die 1973 im Forschungslabor von Wellcome in England begannen, Methoden zum **Design von Liganden** zu entwickeln. Als Protein wurde Hämoglobin gewählt, weil es zu diesem Zeitpunkt die einzige bekannte Proteinstruktur mit einer gewissen physiologischen Bedeutung war. Ziel der Arbeiten war es, einen Liganden zu finden, der den gleichen Effekt wie Diphosphoglycerinsäure (DPG) hat. Von diesem Molekül, das innerhalb der roten Blutkörperchen synthetisiert wird, war bekannt, daß es an Hämoglobin bindet und dessen Affinität für Sauerstoff herabsetzt. Dadurch kann der in der Lunge angelagerte Sauerstoff im Gewebe wieder freigesetzt werden.

Der Teil des Hämoglobins, der DPG bindet, enthält eine größere Anzahl positiv geladener Aminosäuren. Ein optimaler Ligand sollte daher negativ geladene Gruppen enthalten, um genau wie DPG mehrere Salzbrücken zum Protein ausbilden zu können. Solche Verbindungen können allerdings die Membran eines roten Blutkörperchens nicht

Tabelle 24.1 Einige therapeutisch interessante Enzyme mit bekannter 3D-Struktur. Für alle angeführten Proteine wurde die 3D-Struktur auch zum Design von Wirkstoffen verwendet.

Protein	Ligand/Inhibitor geeignet zur Behandlung von
Faktor VIIa, Faktor Xa, Thrombin	Thrombosen, Infarkt
Elastase	septischer Schock, Lungenemphysem
HIV-Protease	AIDS
Renin	Bluthochdruck
Collagenase	Entzündungen, Arthritis
Stromelysin	Entzündungen, Arthritis
Interleukin-Konversionsenzym	Autoimmunerkrankungen
Dihydrofolat-Reduktase (Mensch)	Krebs
Dihydrofolat-Reduktase (*E. coli*)	bakterielle Infektionen
Thymidylat-Synthase	Krebs
Purinnucleosid-Phosphorylase	Krebs
β-Lactamase	Resistenzbildung bei bakteriellen Infektionen
Sialidase	Grippe
Carboanhydrase	Glaucom (grüner Star)
Reverse Transkriptase	AIDS
Acetylcholinesterase	Alzheimersche Krankheit
Phospholipase A_2	Entzündungen, Arthritis

durchdringen. Daher wurden von der Wellcome-Arbeitsgruppe Strukturen in Betracht gezogen, die mit Hämoglobin auf andere Weise wechselwirken. Die Wahl fiel schließlich auf Verbindungen, die reaktive Gruppen enthalten, die an die Aminogruppen der in der Bindetasche vorhandenen Lysine bzw. der amino-endständigen Valine binden könnten. Die Idee war, eine Verbindung zu entwerfen, die im richtigen Abstand zwei reaktive Gruppen enthält, die mit zwei dieser Aminogruppen sogenannte Schiffsche Basen bilden. Die Wahl fiel auf den Dibenzyl-4,4'-dialdehyd **24.1** (Abb. 24.1) als Grundkörper. Der ange-

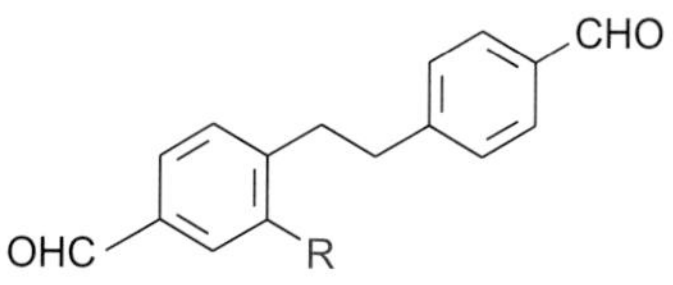

24.1 R = H
24.2 R = OCH_2COOH

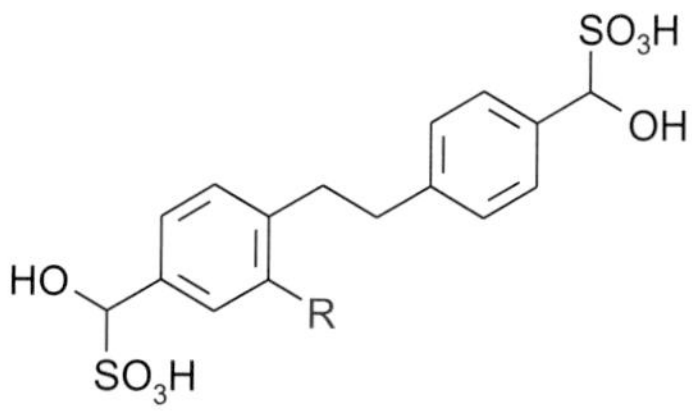

24.3 R = H
24.4 R = OCH_2COOH

Abb. 24.1 Strukturen der von Beddell und Goodford entworfenen Hämoglobin-Liganden **24.1–24.4**.

nommene Bindungsmodus dieser Verbindung ist in Abbildung 24.2 gezeigt. **24.1** wurde synthetisiert, erwies sich jedoch für die Testung als zu wenig löslich. Durch Einführung einer zusätzlichen Carboxylgruppe in **24.2** konnte eine ausreichende Wasserlöslichkeit erreicht werden. Zudem sollte diese Verbindung mit ihrer Carboxylgruppe eine zusätzliche günstige Wechselwirkung mit einer Lysinseitenkette des Proteins ausbilden. Die Verbindungen **24.3** und **24.4** sind die Bisulfitaddukte der entsprechenden Aldehyde. Diese Verbindungen wurden getestet und zeigten tatsächlich den gewünschten Effekt. Der gezielte Entwurf der Dibenzyldialdehyde ist das erste Beispiel für das rationale, strukturgestützte Design eines Proteinliganden.

Ein weiteres Beispiel aus der Anfangszeit des strukturbasierten Wirkstoffdesigns, der Entwurf hochaffiner Trimethoprim-Analoga als Dihydrofolatreduktase-Inhibitoren, stammt ebenfalls aus den Wellcome-Laboratorien. Trimethoprim hemmt selektiv die bakterielle Dihydrofolat-Reduktase (DHFR) und stellt dadurch für Bakterien ein starkes Zellgift dar. Bekannt waren die 3D-Strukturen von DHFR aus Hühnerleber im Komplex mit Methotrexat **24.5** und von DHFR aus *E. coli* im Komplex mit Trimethoprim **24.6** (Abb. 24.3). Der Diaminopyrimidin-Ring beider Inhibitoren bindet in identischer Weise an die DHFR. Methotrexat bildet mit seiner α-Carboxylatgruppe eine Salzbrücke mit der Seitenkette von Arg-57 aus. Auch die γ-Carboxylatgruppe befindet sich in der Nähe positiv geladener Aminosäureseitenketten. Alle diese Aminosäuren sind auch in der DHFR des Bakteriums *E. coli* vorhanden. Also sollte es möglich sein, ein Derivat des Trimethoprims zu entwerfen, das mit einer dieser basischen Gruppen in Wechselwirkung tritt. Ausgehend von Trimethoprim **24.6** wurden daraufhin die Verbindungen **24.7–24.12** synthetisiert. Sie enthalten jeweils eine zusätzliche Carboxylatgruppe, die in der Lage ist, die angestrebte Salzbrücke zu bilden. Die gemessenen Bindungskonstanten sind in Tabelle 24.2 zusammengefaßt. In der Tat ergibt sich, wie

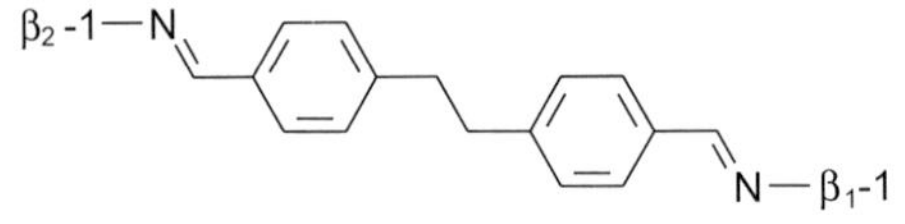

Abb. 24.2 Postulierter Bindungsmodus der Hämoglobin-Liganden **24.1** und **24.4** nach chemischer Reaktion zur Schiffschen Base bzw. zum Bisulfit-Additionsprodukt. Für beide Verbindungen wird angenommen, daß sie kovalent an die *N*-terminalen Aminosäuren der β₁- und β₂-Untereinheiten von Hämoglobin binden. **24.4** sollte zusätzlich in der Lage sein, mit seinen geladenen Gruppen Wasserstoffbrücken zu den Seitenketten der Aminosäuren His 2 und His 143 der β₁- und β₂-Untereinheiten sowie zu Lys 82 der β₁-Untereinheit zu bilden.

Schiffsche Base von **24.1**

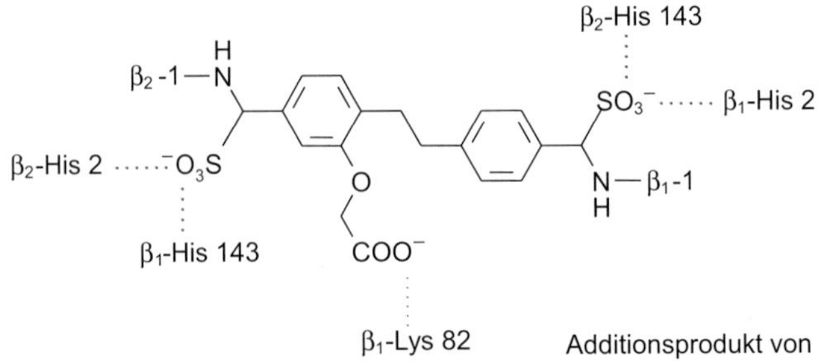

Additionsprodukt von **24.4**

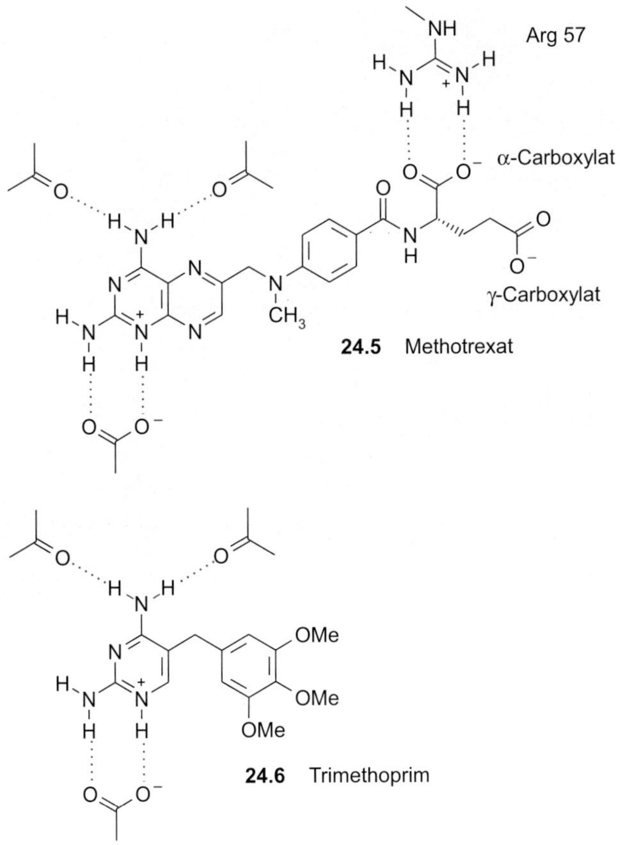

24.5 Methotrexat

24.6 Trimethoprim

Abb. 24.3 Schematischer Bindungsmodus der DHFR-Inhibitoren Methotrexat **24.5** (vgl. Abb. 25.3, Abschnitt 25.1) und Trimethoprim **24.6**. Methotrexat hemmt humane DHFR und wird als Cytostatikum in der Krebstherapie eingesetzt. Trimethoprim hemmt selektiv bakterielle DHFR und wird zur Behandlung bakterieller Infektionen verwendet. Beide Verbindungen bilden mit ihrem Stickstoffheterocyclus identische H-Brücken zum Protein aus. Methotrexat weist zusätzlich eine Salzbrücke zu Arg 57 auf.

Tabelle 24.2 Bindung von Trimethoprim 24.6 und einigen Analogen an DHFR aus *E. coli*. Die Bindungsaffinität hängt stark von der Kettenlänge des Substituenten R ab. Die stärkste Bindung ergibt sich für 24.11 mit R = (CH$_2$)$_5$COOH.

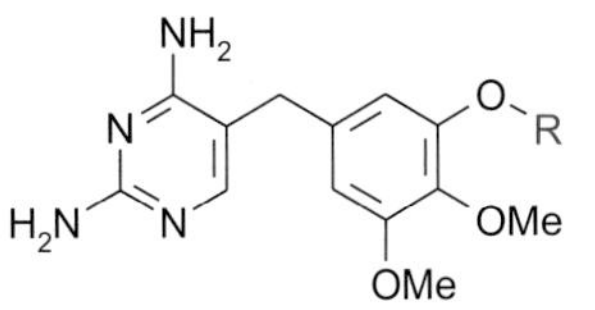

Verbindung	R	K_i [nM]
24.6	CH$_3$	1,3
24.7	CH$_2$COOH	2,6
24.8	(CH$_2$)$_2$COOH	0,37
24.9	(CH$_2$)$_3$COOH	0,035
24.10	(CH$_2$)$_4$COOH	0,066
24.11	(CH$_2$)$_5$COOH	0,024
24.12	(CH$_2$)$_6$COOH	0,050

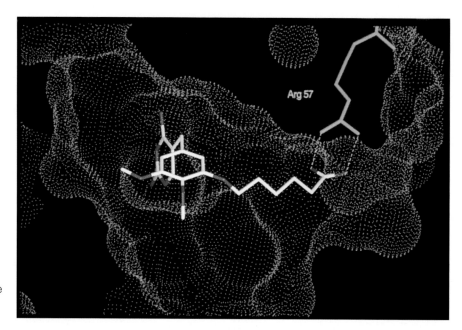

Abb. 24.4 Die experimentell bestimmte 3D-Struktur des DHFR-Komplexes zeigt, daß **24.11** tatsächlich in der Lage ist, die aus Modellingstudien postulierte Salzbrücke zur Seitenkette eines Arginins auszubilden.

vorhergesagt, eine beachtliche Steigerung der Bindungsaffinitäten: Verbindung **24.11** bindet 50-fach stärker an bakterielle DHFR als Trimethoprim! Die experimentell bestimmte 3D-Struktur bestätigte die Arbeitshypothese (Abb. 24.4). Die Argininseitenkette, mit der die zusätzliche Salzbrücke gebildet wird, ist aber sowohl in bakterieller als auch in humaner DHFR vorhanden. Daraus ergibt sich eine unerwünschte verstärkte Bindung an humane DHFR. Wegen dieser unzureichenden Selektivität gegenüber humaner DHFR und wegen schlechter Bioverfügbarkeit ist **24.11** nicht für die Therapie geeignet.

24.3 Die Vorgehensweise beim strukturbasierten Wirkstoffdesign

Der erste Schritt beim Entwurf von Liganden für ein Protein mit bekannter 3D-Struktur ist die genaue Analyse seiner Struktur. Wie sieht die Proteinbindetasche aus? Wo befinden sich *hot spots*, d. h. wo könnte ein Ligand an das Protein binden? Für solche Analysen stehen heute Computerprogramme zur Verfügung. Sie suchen die Oberfläche eines Proteins nach geeigneten Bindestellen für verschiedene funktionelle Gruppen ab. Besonders häufig wird dafür das **Programm GRID** (Abschnitt 25.1) von Peter Goodford eingesetzt.

In jüngster Zeit ist auch eine experimentelle Methode beschrieben worden, um solche bevorzugten Bindestellen durch Röntgenstrukturanalyse zu bestimmen. Alexander Klibanov und Dagmar Ringe züchteten zunächst in Wasser einen Kristall des Enzyms Elastase. Dieser wurde dann in das organische Lösungsmittel Acetonitril eingelegt und die 3D-Struktur neu bestimmt. Es zeigt sich, daß das Protein seine Struktur praktisch beibehält. Signifikante Änderungen werden dagegen in der Solvathülle gefunden. Viele Wassermoleküle, die bei früheren Strukturbestimmungen zugeordnet werden konnten, sind durch Acetonitrilmoleküle verdrängt. Andere Wassermoleküle sind nach wie vor in ihren ursprünglichen Positionen vorhanden. Dieses Experiment erlaubt also die Unterscheidung zwischen stark und schwach gebundenen Wassermolekülen. Noch wichtiger ist, daß zusätzlich **bevorzugte Bindestellen** der organischen Lösungsmittelmoleküle identifiziert werden können. Bei einer weiteren Verfeinerung dieser Technik ist vorstellbar, daß solche bevorzugte Bindestellen für viele unterschiedliche Moleküle nachgewiesen werden. Dies sind äußerst wertvolle Informationen für das strukturbasierte Design eines neuen Wirkstoffs.

Meistens sind zum Zeitpunkt der Strukturaufklärung bereits die Bindungsaffinitäten mehrerer Liganden bekannt, so daß die Struktur verwendet werden kann, um die Struktur-Wirkungsbeziehungen zu erklären. Hieraus lassen sich Schlüsse über die essentiellen Wechselwirkungen zwischen dem Protein und den Liganden ziehen. Sind beim Massenscreening neue Strukturen aufgefallen, wird man sie in die Bindetasche einpassen, um Ideen für eine Strukturoptimierung zu erhalten. Anschließend lassen sich zusätzliche Bereiche in der Bindetasche identifizieren, die von bekannten Liganden noch nicht belegt werden. Mit geeignet modifizierten Verbindungen nutzt man diese weiteren Wechselwirkungen, um zu stärkerer und selektiverer Bindung zu kommen. Aus der Kenntnis der 3D-Struktur ergeben sich auch Ideen zu einer möglichen Vereinfachung des Liganden: Eine Seitenkette des Inhibitors, die mit dem Protein nicht in Kontakt steht, kann häufig weggelassen werden. Andererseits kann eine solche Seitenkette auch gezielt abgeändert werden, um die Transport- und Verteilungseigenschaften eines Wirkstoffs zu verbessern (vgl. Kapitel 29).

Im Prinzip gibt es zum Entwurf neuer Wirkstoffe zwei Vorgehensweisen. Entweder versucht man, eine völlig neue Struktur zu finden (Kapitel 29) oder eine bereits bekannte Leitstruktur wird modifiziert. Die Modifikation einer bekannten Struktur hat den Vorteil, daß man relativ schnell zu potenten und selektiven Proteinliganden kommen kann. Darüber hinaus ergeben sich bei bekannter 3D-Struktur des Proteins in der Regel klare Struktur-Wirkungsbeziehungen. Allerdings werden die Strukturvorschläge sehr nahe an der Leitstruktur bleiben. Typischerweise wird die 3D-Struktur eines Enzyms am Anfang im Komplex mit einem peptidischen Inhibitor gelöst. Modifikationen einer solchen Leitstruktur sind zunächst ebenfalls Peptide. Der Weg zu einem oral verfügbaren Arzneimittel ist dann unter Umständen recht langwierig (Kapitel 10). Die zweite Vorgehensweise ist das *De novo*-Design. Dies ist der „heilige Gral" des Wirkstoffdesigns. Die entsprechenden Verfahren werden im nächsten Kapitel vorgestellt. Das *De*

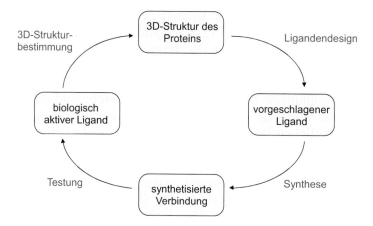

Abb. 24.5 Startpunkt des Design-Cyclus ist die Bestimmung der 3D-Struktur des Proteins. Diese Information wird zum Entwurf neuer Proteinliganden genutzt, die anschließend synthetisiert und getestet werden. Die 3D-Struktur des Protein-Ligand-Komplexes wird bestimmt, um im nächsten Cyclus Liganden mit verbesserten Bindungseigenschaften zu entwerfen.

novo-Design kann zu völlig neuartigen, nichtpeptidischen Strukturen führen. Das Problem besteht hier darin, daß diese Methode oft zu einer enormen Vielfalt möglicher Strukturen führt, die sich nur schwer ordnen und in eine sinnvolle Rangfolge bringen lassen.

Wesentliche Voraussetzung für den Erfolg beim strukturbasierten Wirkstoffdesign ist eine **iterative Vorgehensweise**. Die 3D-Struktur des Proteins ist Ausgangspunkt für den Entwurf eines Liganden, der synthetisiert und getestet wird. Im Fall einer guten Bindung wird versucht, die 3D-Struktur des Protein-Ligand-Komplexes zu bestimmen. Diese neue Struktur ist Startpunkt des nächsten Design-Cyclus. Schematisch ist der Ansatz in Abbildung 24.5 dargestellt. Der große Vorteil des Verfahrens ist, daß man nach jedem Cyclus alle getroffenen Annahmen überprüfen kann. Unterschiedliche Bindungsmoden (Kapitel 18), die gegebenenfalls die Struktur-Wirkungsbeziehungen verschleiern, werden offensichtlich. Daher lohnt es sich manchmal, auch die 3D-Struktur eines schlecht bindenden Liganden im Komplex mit dem Protein zu bestimmen. Diese 3D-Struktur liefert meist eine Erklärung, die dann in Vorschläge für neue Strukturen umgesetzt werden kann.

In Tabelle 24.3 sind die Enzyminhibitoren **24.13–24.20** aufgeführt, die mit strukturbasiertem Design entworfen wurden. Einige dieser Wirkstoffe befinden sich bereits in der klinischen Prüfung. Das strukturbasierte Wirkstoffdesign hat zu einer Vielzahl weiterer Erfolge geführt, die hier nicht alle aufgelistet werden können.

Tabelle 24.3 Beispiele für den erfolgreichen strukturbasierten Entwurf von Enzyminhibitoren.

Ziel-Enzym / Wirkstoff	gewählte Design-Strategie
HIV-Protease **24.13**	*De novo*-Design
HIV-Protease **24.14**	strukturbasierte Optimierung eines Treffers aus dem Massenscreening
Thymidylatsynthase **24.15**	strukturbasierte Optimierung einer bekannten Leitstruktur
Thymidylatsynthase **24.16**	*De novo*-Design
Purinnucleosid-Phosphorylase **24.17** R = Phenyl, 2-Thienyl, etc.	strukturbasierter Entwurf eines substratanalogen Inhibitors
Sialidase **24.18**	strukturbasierte Optimierung eines Übergangszustands-Analogen

Tabelle 24.3   (Fortsetzung).

Ziel-Enzym / Wirkstoff	gewählte Design-Strategie
β-Lactamase	

Entwurf eines irreversiblen Hemmers, bei dem die Deacylierung sterisch nicht möglich ist

24.19

Phospholipase A$_2$

De novo-Design, möglichst optimale Ausfüllung der lipophilen Taschen

24.20

24.4 Ein Erfolg des strukturbasierten Wirkstoffdesigns: Dorzolamid

Das Glaukom, der „Grüne Star", ist eine Augenkrankheit, die zu Sehstörungen und in schweren Fällen zur Erblindung führt. Eine Behinderung des Abflusses des Kammerwassers führt zu einem Überdruck im Auge, der auf Dauer den Sehnerv zerstört. Seit langem ist bekannt, daß Inhibitoren des Enzyms Carboanhydrase die Bildung von Kammerwasser reduzieren und damit den Augeninnendruck vermindern. Die Geschichte der Carboanhydrase-Hemmer begann vor mehr als 60 Jahren mit der Entdeckung dieses Enzyms im Jahre 1932. Die ersten niedermolekularen Inhibitoren wurden einige Jahre später bekannt. So zeigte sich, daß die von Domagk gefundenen Sulfonamide (Abschnitt 2.2) auch Carboanhydrase-Hemmer sind. Einige Nebenwirkungen der Sulfonamide beruhen auf der Hemmung von Carboanhydrase.

Das kleine Molekül Phenylsulfonamid **24.21** (Abb. 24.6) bindet mit IC_{50} = 300 nM an Carboanhydrase! 1945 wurde gefunden, daß Thiophen-2-sulfonamid **24.22** ein noch stärkerer Inhibitor als Phenylsulfonamid ist. Daraufhin wurde eine große Zahl unterschiedlicher heterocyclischer Sulfonamide untersucht. Diese Arbeiten führten schließlich zu Acetazolamid **24.23** und Methazolamid **24.24** als neue Carboanhydrase-Hemmer. Methazolamid wird seit 40 Jahren zur Behandlung des Glaukoms eingesetzt. Allerdings ist diese Verbindung nicht in der

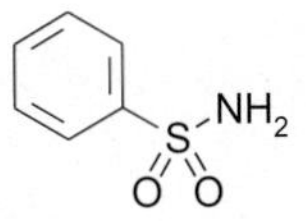

24.21
K_i = 300 nM

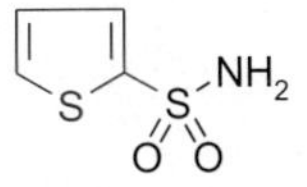

24.22

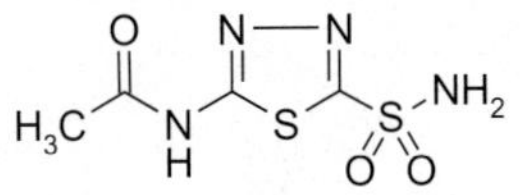

24.23 Acetazolamid

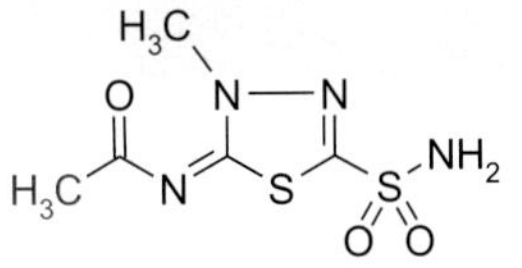

24.24 Methazolamid

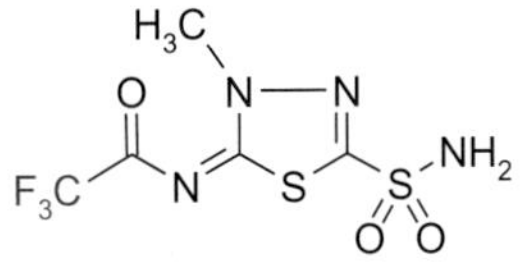

24.25

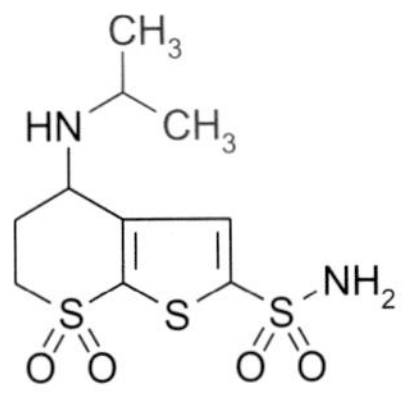

24.26 MK 927
K_i = 0,7 nM

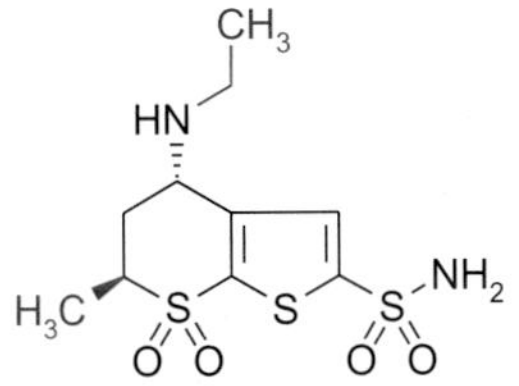

24.27 Dorzolamid
K_i = 0,37 nM

Abb. 24.6 Struktur der Carboanhydrase-Hemmer **24.21–24.27.** Die kleinen aromatischen Sulfonamide **24.21** und **24.22** binden bereits mit sehr hoher Affinität an Carboanhydrase. Methazolamid **24.24** wurde über lange Zeit als systemischer Carboanhydrase-Hemmer zur Behandlung des Glaukoms verwendet. **24.25** war der erste topisch aktive, d. h. zur Verwendung in Augentropfen geeignete Carboanhydrase-Hemmer. Der bei Merck & Co durchgeführte strukturbasierte Entwurf neuer Inhibitoren führte über **24.26** zum Marktprodukt Dorzolamid **24.27**.

Lage, von außen ins Auge einzudringen und damit nicht zur Gabe in Form von Augentropfen geeignet. Bei systemischer Verabreichung wird die Carboanhydrase aber auch außerhalb des Auges gehemmt, woraus unerwünschte Nebenwirkungen resultieren.

Über viele Jahre galt das Dogma, daß Carboanhydrase-Hemmer wegen ihrer ungünstigen physikochemischen Eigenschaften nicht als Augentropfen angewendet werden können. 1983 wurde dann zur allgemeinen Überraschung zum ersten Mal über einen topisch aktiven Car-

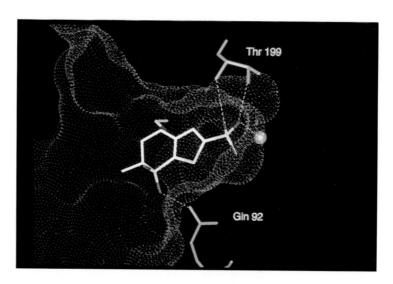

Abb. 24.7. Struktur des Komplexes von Carboanhydrase mit dem Inhibitor Dorzolamid **24.27**. Links sind die polaren Protein-Ligand-Wechselwirkungen schematisch
dargestellt, rechts die 3D-Struktur mit dem Inhibitor. Die Sulfonamidgruppe bindet an
das Zinkion (violette Kugel) und bildet zusätzlich zwei weitere Wasserstoffbrücken zum
Enzym aus. Die Forscher bei Merck gehen dabei davon aus, daß **24.27** als Anion
an Carboanhydrase bindet. Die Sulfongruppe des linken Rings ist ebenfalls in eine
Wasserstoffbrücke eingebunden.

boanhydrase-Hemmer **24.25** berichtet. Besonders verblüffend ist der
kleine strukturelle Unterschied zwischen **24.24** und **24.25**, der diesen
großen Unterschied in den Eigenschaften bedingt: Es handelt sich nur
um den Austausch einer Methylgruppe gegen eine Trifluormethylgruppe! In der Folge dieser Entdeckung wurde durch Untersuchungen
an einer großen Zahl von Carboanhydrase-Hemmern der Lipophiliebe-
reich bestimmt, innerhalb dessen eine topische Anwendung möglich
ist.

Nachdem auch die 3D-Struktur der Carboanhydrase vorlag, waren
alle Voraussetzungen für ein erfolgreiches strukturbasiertes Design
neuer topisch aktiver Inhibitoren gegeben. Bei Merck & Co wurde
Mitte der achtziger Jahre mit dem strukturbasierten Entwurf von Carboanhydrase-Hemmern begonnen. Die erste aktive Verbindung, bei deren
Entwicklung das Molecular Modelling und die Röntgenstrukturanalyse
eine maßgebliche Rolle spielten, war das Thienothiopyran-sulfonamid
24.26 (MK 927). Es bindet mit einer subnanomolaren Hemmkonstante
($K_i = 0{,}7$ nM) an Carboanhydrase.

Vom Komplex der Carboanhydrase mit MK 927 wurde die 3D-
Struktur bestimmt. Wie erwartet, bindet die Sulfonamidgruppe mit
ihrem Stickstoffatom an das Zinkion im aktiven Zentrum des Proteins.
Neben einigen Wasserstoffbrücken bildet die Verbindung hydrophobe
Wechselwirkungen zum Protein aus. Überraschend war der Befund,
daß sich die Isopropylamino-Gruppe in der energetisch ungünstigen
axialen Position befindet. Der Inhibitor paßt nur in dieser ungünstigen

Konformation in die Bindetasche. Also sollte eine Modifikation, die den Energieunterschied zwischen equatorialer und axialer Position für diese Seitenkette verringert, die Affinität zum Enzym steigern. Diese Stabilisierung läßt sich durch Einführung eines weiteren Methylsubstituenten am Sechsring erreichen. Aus der 3D-Struktur war sofort ersichtlich, an welcher Stelle sich Substituenten anfügen lassen, ohne sterische Konflikte zu verursachen. Zum Ausgleich der durch die zusätzliche Methylgruppe erhöhten Lipophilie wurde die Isopropylamino-Gruppe um eine Methylgruppe verkleinert und statt dessen eine Ethylamino-Gruppe verwendet. Das Ergebnis dieser Modellingstudien war Dorzolamid **24.27**. Diese Verbindung bindet mit $K_i = 0,37$ nM an Carboanhydrase. Die 3D-Struktur des Komplexes von Carboanhydrase mit Dorzolamid ist in Abbildung 24.7 zu sehen.

Dorzolamid hat alle klinischen Prüfungen erfolgreich bestanden. Seit 1995 ist es unter dem Namen Trusopt® im Handel. Es ist der erste topisch aktive Carboanhydrase-Hemmer zur Therapie des Glaukoms. Dorzolamid ist wohl das erste Beispiel für ein Arzneimittel, dessen Entwicklung eindeutig auf ein strukturbasiertes Wirkstoffdesign zurückgeht.

Allgemeine Literatur

P. Goodford, Drug Design by the Method of Receptor Fit, J. Med. Chem. **27**, 557–564 (1984)

J. Greer, J. W. Erickson, J. J. Baldwin und M. D. Varney, Application of the Three-Dimensional Structures of Protein Target Molecules in Structure-Based Drug Design, J. Med. Chem. **37**, 1035–1054 (1994)

C. R. Beddell, Hrsg., The Design of Drugs to Macromolecular Targets, Wiley, Chichester, 1992

I. D. Kuntz, Structure-Based Strategies for Drug Design and Discovery, Science **257**, 1078–1082 (1992)

S. Borman, New 3-D Search and De Novo Design Techniques Aid Drug Development, Chem. & Eng. News (August 10, 1992), 18–26

B. Veerapandian, Three Dimensional Structure-Aided Design, in: Burger's Medicinal Chemistry, M. E. Wolff, Hrsg., 5. Auflage, Band I, John Wiley & Sons, New York, 1995, S. 303–348

R. S. Bohacek, C. McMartin und W. C. Guida, The Art and Practice of Structure-based Drug Design: A Molecular Modelling Perspective, Med. Res. Rev. **16**, 3–50 (1996)

Spezielle Literatur

L. F. Kuyper, B. Roth, D. P. Baccanari *et al.*, Receptor-Based Design of Dihydrofolate Reductase Inhibitors: Comparison of Crystallographically Determined Enzyme Binding with Enzyme Affinity in a Series of Carboxy-Substituted Trimethoprim Analogues, J. Med. Chem. **25**, 1120–1122 (1982)

J. Travis, Proteins and Organic Solvents Make an Eye-Opening Mix, Science **262**, 1374 (1993)

J. J. Baldwin, G. S. Ponticello, P. S. Anderson *et al.*, Thienothiopyran-2-sulfonamides: Novel Topically Active Carbonic Anhydrase Inhibitors for the Treatment of Glaucoma, J. Med. Chem. **32**, 2510–2513 (1989)

25. *De novo*-Design

"Ein Königreich für eine neue Leitstruktur!" Dieser Satz ist in vielen Pharmafirmen sicher schon des öfteren gefallen. Eine **Leitstruktur** ist eine Verbindung, die im Prinzip bereits über die gesuchte biologische Eigenschaft verfügt, jedoch noch verbessert werden muß (vgl. Kapitel 7–9). Die Verbindung sollte das Potential zu einem neuen Arzneimittel aufweisen, d. h. ihre Aktivität muß auf einer spezifischen Bindung an ein Zielprotein beruhen und nicht etwa auf einer relativ unselektiven chemischen Reaktivität. Sie sollte mit vertretbarem Aufwand synthetisch zugänglich und auch veränderbar sein, denn nur dann ist ihre **strukturelle Optimierung** möglich. Von besonderem Interesse sind Leitstrukturen, die chemisch völlig neu sind oder zumindest im untersuchten Arbeitsgebiet als Wirkstoff bisher nicht bekannt sind.

Alle großen Pharmafirmen suchen daher mit hohem Aufwand nach neuen Leitstrukturen. Zu diesem Zweck werden firmeneigene Substanzbibliotheken systematisch auf interessante pharmakologische Effekte, z. B. Enzymhemmung oder Rezeptorbindung, untersucht. Dieses **Massenscreening** führt zu einer Fülle neuer Leitstrukturen (vgl. Abschnitt 10.9). Die Optimierung einiger durch die Testung großer Substanzbibliotheken gefundener Strukturen wird in Abschnitt 27.4 und in Kapitel 30 beschrieben.

Darüber hinaus hat sich in den letzten Jahren parallel das neue Arbeitsgebiet des *De novo*-**Designs** etabliert. Hier geht es um den Entwurf von Wirkstoffen, die keinen direkten Bezug zu bekannten Leitstrukturen aufweisen. In den letzten 10 Jahren wurden mehrere Algorithmen beschrieben, die für den *De novo*-Entwurf neuer Proteinliganden bzw. zur Optimierung bekannter Strukturen verwendet werden können. Im folgenden sollen einige dieser Verfahren vorgestellt werden.

25.1 Analyse der Proteinstruktur

Am Anfang eines *De novo*-Designs wird immer eine möglichst genaue **Analyse der Proteinstruktur** stehen. Wo könnte ein Ligand an das Protein binden? Welche funktionellen Gruppen sind besonders geeignet, um in einer Bindetasche günstige Wechselwirkungen mit dem Protein auszubilden? Das **Computerprogramm GRID** von Peter Goodford ist ein zu diesem Zweck häufig eingesetztes Werkzeug. Es berechnet für funktionelle Gruppen eines potentiellen Liganden günstige Positionen in Proteinbindetaschen. Dies können z. B. eine Carboxylatgruppe, eine Hydroxygruppe oder ein aliphatisches Kohlenstoffatom sein. Die Potentialfunktion für GRID wurde für eine Vielzahl funktioneller Gruppen an den Kristallstrukturen organischer Moleküle kalibriert. Das Resultat einer GRID-Rechnung ist ein Satz von Wechselwirkungsenergien für jeden Punkt eines vorgegebenen Gitters. Die Energien werden graphisch dargestellt, beispielsweise durch Markierung des Raumbereichs, in dem die Wechselwirkungsenergie einen vorgegebenen Wert erreicht oder überschreitet. In Abbildung 25.1 sind für das Enzym Thrombin die Bereiche angegeben, in denen die Anziehungsenergie zu einem aliphatischen Kohlenstoffatom günstiger als -3 kJ/mol ist. Solche Rechnungen werden mit einem Satz unterschiedlicher Sonden durchgeführt, z. B. einem Wassermolekül, einem aromatischen Kohlenstoff, einem Wasserstoffbrücken-Akzeptor bzw. -Donor oder einer positiv bzw. negativ geladenen Gruppe. Die Ergebnisse liefern wertvolle Hinweise über die Gestalt und die elektronischen Eigenschaften der Bindetasche.

Eine andere Möglichkeit zur Analyse einer Proteinstruktur stellt die **Berechnung des elektrostatischen Potentials** dar. Am einfachsten geschieht dies durch Verwendung eines Punktladungsmodells (vgl. Abschnitt 15.4, Abb. 15.1). Allerdings vernachlässigt ein solcher Ansatz Polarisationseffekte und meistens auch den Einfluß von Gegenionen im Lösungsmittel. Polare Bereiche der Proteinbindetasche sind meist durch ein stark positives oder negatives elektrostatisches Potential gekennzeichnet. Lipophile Bereiche weisen ein niedriges elektrostatisches Potential auf. Die Darstellung des elektrostatischen Potentials ist ein wertvolles Hilfsmittel, um beim Entwurf neuer Liganden die Komplementarität der Oberflächeneigenschaften zu überprüfen. Zur möglichst exakten Berechnung des elektrostatischen Potentials wurden verschiedene theoretische Verfahren vorgeschlagen.

Ein weiterer Weg zur Analyse von Proteinstrukturen geht von der Überlegung aus, daß die physikalische Natur nichtbindender Wechselwirkungen in Protein-Ligand-Komplexen und in **Kristallpackungen kleiner organischer Moleküle** identisch ist. Letztere sind für diesen Zweck besonders interessant, da sich die Kristallstrukturen kleiner organischer Moleküle routinemäßig mit großer Präzision bestimmen lassen. In der Cambridge-Datenbank sind über 140 000 Kristallstruktu-

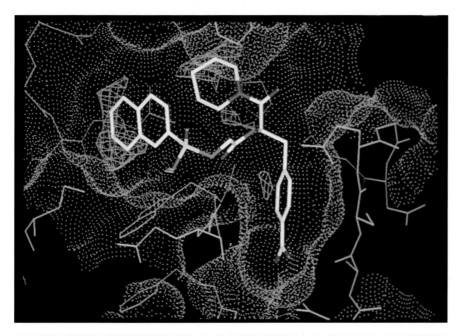

Abb. 25.1 Analyse der Bindetasche von Thrombin mit dem gebundenen Inhibitor Thrombstop (Abschnitt 26.3) mit dem Programm GRID. Die grün markierten Bereiche sind die Regionen, in denen die Wechselwirkungsenergie mit einem aliphatischen Kohlenstoffatom günstiger als -3 kJ/mol ist. Die lipophilen Gruppen des Inhibitors befinden sich in den Raumbereichen, die von GRID als lipophil identifiziert werden.

ren abgespeichert (Abschnitt 13.9). Diese Sammlung ist geradezu ideal, um durch statistische Analysen relevante und zuverlässige Daten für das Ligandendesign zu erhalten (Abschnitt 14.6). Angenommen, in der Proteinstruktur befindet sich eine Carboxylatgruppe -COO⁻, die in die Bindetasche hineinragt. Wo muß eine Gegengruppe positioniert werden, um eine günstige Wechselwirkung auszubilden? Zur Beantwortung dieser Frage wird die Cambridge-Datenbank zunächst nach Verbindungen mit Carboxylatgruppen durchsucht und dann für jede gefundene Gruppe die Position der Gegengruppe abgespeichert, die mit der Carboxylatgruppe eine H-Brücke bildet. Anschließend wird die Gesamtheit der gefundenen H-Brücken überlagert, wobei die Carboxylatgruppen aller Beispiele exakt übereinandergelegt werden. Die Verteilung der H-Brücken-Donorgruppen (Abb. 25.2) ergibt ein gutes Bild des erlaubten Bereichs der H-Brückengeometrien. Nun überlagert man eine solche Verteilung mit der Proteinstruktur, indem sie auf die Carboxylatgruppe des Proteins gelegt wird. Den Bereich der Verteilung, der mit anderen Atomen des Proteins überlappt, läßt man weg. So erhält man für die Gegengruppe den energetisch günstigen Bereich innerhalb der Bindetasche. In Abbildung 25.3 werden diese Verteilungen mit einem Protein-Ligand-Komplex verglichen. Wie zu erwarten, liegen die im Komplex gefundenen Wasserstoffbrückengeometrien innerhalb der Spannweite, die in den Kristallpackungen organischer Moleküle gefunden wird. Aus der statistischen Verteilung für alle in Proteinen auftretenden Gruppen ergibt sich ein **Regelwerk für nichtbindende Wechselwirkungen** in Protein-Ligand-Komplexen.

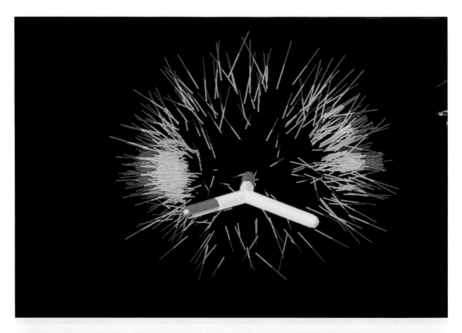

Abb. 25.2 Verteilung der Wasserstoffbrücken um eine Carboxylatgruppe. Aus der Cambridge-Datenbank wurden Strukturen mit Carboxylatgruppen extrahiert, die intermolekulare Wasserstoffbrücken mit Donorgruppen bilden. Diese Beispiele wurden anhand der Carboxylatgruppen überlagert. Es ist zu sehen, daß eine beachtliche Schwankungsbreite der Wechselwirkungsgeometrien existiert. Bevorzugt wird eine Anordnung gefunden, in der die Donorgruppe, entweder N-H oder O-H, etwa in der Ebene der Carboxylatgruppe liegt.

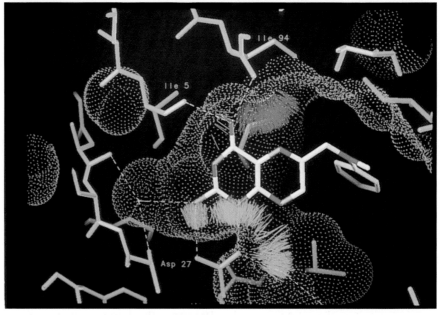

Abb. 25.3 Die Verteilungen der Wasserstoffbrücken-Donorgruppen um eine Carboxylatgruppe bzw. eine Carbonylgruppe sind hier mit der 3D-Struktur des Komplexes von Methotrexat mit Dihydrofolat-Reduktase (Abb. 24.3, Abschnitt 24.2) überlagert. Die Verteilungen wurden auf die Säuregruppe von Asp 27 bzw. die Carbonylgruppen von Ile 5 und Ile 94 gelegt. Die zwischen Protein und Ligand gebildeten Wasserstoffbrücken fallen in den Bereich, der auch häufig in den Kristallstukturen kleiner organischer Moleküle gefunden wird.

25.2 Ligandendesign: Einlagern, Aufbauen, Verknüpfen

Nach der Analyse der Bindetasche ist der nächste Schritt das eigentliche Ligandendesign. Hier gibt es prinzipiell unterschiedliche Ansätze zum computergestützten Entwurf neuer Proteinliganden. Entweder wählt man eine beliebige Struktur und klärt, ob diese Verbindung an das Protein binden könnte, oder man versucht, einen neuen Liganden in der Bindetasche Schritt für Schritt aufzubauen. Der erste Ansatz, die Einpassung eines Liganden in die Bindetasche, wird als **Docking** bezeichnet. Die Konstruktion neuer Liganden ist das eigentliche *De novo*-Design. Hier werden in der Literatur zwei unterschiedliche Strategien diskutiert, die als Aufbauen (**Building**) und Verknüpfen (**Lin-**

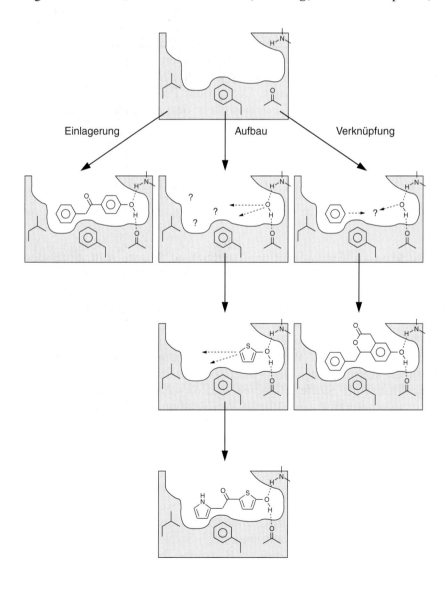

Abb. 25.4 Mögliche Strategien beim Ligandendesign. Beim Docking werden komplette 3D-Strukturen möglicher Liganden in die Bindetasche eingepaßt (linker Bildteil). Die Konstruktion neuer Moleküle ist in der Mitte und im rechten Bildteil skizziert. Im Prinzip gibt es hier zwei Möglichkeiten. Man kann mit einem Fragment beginnen und Schritt für Schritt weitere Reste anfügen (Mitte). Alternativ werden zunächst mehrere kleine Moleküle unabhängig voneinander in der Bindetasche plaziert und anschließend miteinander verknüpft (rechts).

king) bezeichnet werden. Die möglichen Ansätze sind in Abbildung 25.4 vergleichend zusammengestellt.

Die schrittweise Vorgehensweise beim *De novo*-Design kann nur dann funktionieren, wenn die zunächst gefundenen bzw. aufgebauten kleinen Moleküle zu einer nachweisbaren Bindung an das Zielprotein führen. In Tabelle 25.1 sind die Bindungskonstanten für einige kleine Moleküle (**25.1–25.9**) angegeben. Die Daten belegen, daß es in der Tat möglich ist, sehr kleine Liganden zu finden, die mit ausreichender Affinität an Proteine binden. Für die meisten dieser Strukturen ließ sich die Bindungsaffinität durch zusätzliche Substituenten noch deutlich steigern.

Die Aufgabe besteht nun darin, in der großen Menge möglicher Strukturen eben diese Moleküle zu finden, die an das Protein binden und damit die Grundlage für das weitere Design darstellen. Dazu sind Verfahren notwendig, die Moleküle in die Bindetasche einpassen und dann ihre Bindungsaffinität abschätzen. Im Prinzip muß bei diesem Verfahren die Flexibilität sowohl des Liganden als auch des Proteins berücksichtigt werden. In der Praxis wird die Beweglichkeit des Proteins fast immer vernachlässigt. Das größte Problem besteht zur Zeit wohl in der mangelnden Zuverlässigkeit der Abschätzung der Bindungskonstanten K_i.

25.3 Einpassung von Liganden in die Bindetasche: Docking

Das **Docking** ist der konzeptionell einfachste Ansatz zum Auffinden neuer Proteinliganden mit dem Computer. Eine Datenbank mit 3D-Strukturen kleiner organischer Moleküle wird durchsucht, um darin Strukturen zu finden, die in die Bindetasche hineinpassen. Im Grunde entspricht die Vorgehensweise einem **Screening *in computro***. In großen Pharmafirmen umfassen die hauseigenen Strukturdatenbanken mehrere hunderttausend Verbindungen, in denen man nach geeigneten Kandidaten suchen kann. Der Vorteil besteht darin, daß die gefundenen Strukturen als Stoffe existieren und daher sofort getestet werden können. Kommerziell erhältliche Verbindungen sind ebenfalls in Datenbanken gespeichert und können zum Docking verwendet werden. Im Prinzip ist die Vorgehensweise ganz einfach: Für jeden Eintrag der Datenbank wird eine 3D-Struktur erzeugt. Handelt es sich um ein flexibles Molekül, werden entweder mehrere Konformere abgespeichert oder während der 3D-Suche generiert. Im nächsten Schritt wird jedes Molekül in die Bindetasche eingepaßt. Zunächst werden die Strukturen ausgesiebt, die aus sterischen Gründen auf keinen Fall an das Protein binden können. Zusätzlich kann man auch Strukturen herausfiltern, die offensichtlich Probleme bereiten, z. B. solche, bei denen in der einge-

Tabelle 25.1 Auch sehr kleine Liganden können mit beachtlicher Bindungs-affinität an ein Protein binden, wenn dieses über eine Bindetasche verfügt, die für den Liganden maßgeschneidert ist.

Protein	Ligand	K_i [μM]
Trypsin	**25.1**	18
Thrombin	**25.2**	150
Thermolysin	**25.3**	190
ACE	**25.4**	3
Carboanhydrase	**25.5**	0,3
Cytochrom-P450$_{cam}$	**25.6**	0,1
FKBP-12	**25.7**	0,25
DHFR	**25.8**	1,6
Avidin	**25.9**	34

paßten Orientierung eine elektrostatische Abstoßung zum Protein vorliegt. Die verbleibenden Strukturen werden nach ihrer berechneten
Affinität bewertet.

Der Pionier auf dem Gebiet der Dockingprogramme ist Irvin Kuntz
mit seinem **Programm DOCK**. In der ursprünglichen, vor über 10
Jahren vorgestellten Version wurde allein die sterische Komplementarität zum Protein als Auswahlkriterium verwendet. Die Form der Bindetasche wird durch einen Satz unterschiedlicher Kugeln beschrieben,
die zunächst so angeordnet sind, daß sie die Bindetasche vollständig
ausfüllen (Abb. 25.5). Anschließend wird ein mathematisches Verfahren eingesetzt, um die verschiedenen Liganden in diese Anordnung der
Kugeln zu legen. Als Bewertungsfunktion dient die Komplementarität,
ein Maß für direkte Protein-Ligand-Kontakte. Ein Schwachpunkt der
ersten Version von DOCK war die Beschränkung auf die sterische
Komplementarität als Auswahlkriterium. In neueren Versionen wird
zur Bewertung ein Kraftfeld verwendet, das zusätzlich elektrostatische
Wechselwirkungen berücksichtigt. Von der Arbeitsgruppe Kuntz wurden mehrere erfolgreiche Anwendungen beschrieben. Für unterschiedliche Proteine konnten neue Liganden identifiziert werden. So wurde
DOCK zur Suche nach einem neuen Wirkstoff gegen Malaria eingesetzt. Das Zielenzym ist eine Cysteinprotease des parasitären Erregers.
Da keine 3D-Struktur dieses Proteins vorhanden war, wurde ausgehend
von homologen Proteinen ein Modell des Enzyms konstruiert. Ein
durch 3D-Datenbanksuche gefundener Inhibitor ist **25.10** (Abb. 25.6).
Weitere Variationen dieser Leitstruktur führten zum stärker bindenden
Derivat **25.11**.

Abb. 25.5 Das Programm DOCK zur Einpassung von Liganden füllt eine Protein-bindetasche zunächst mit einem Satz unterschiedlich großer Kugeln. Die damit erhaltenen Zentren werden zur Einpassung möglicher Liganden verwendet.

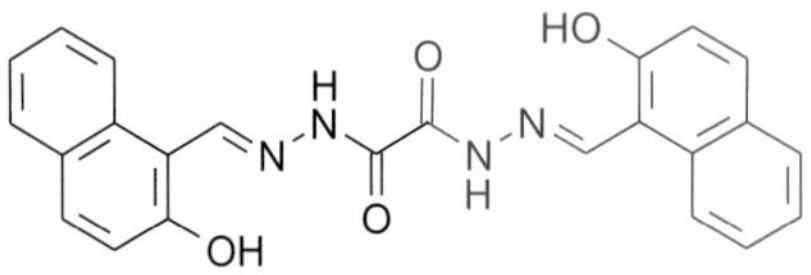

Abb. 25.6 Verbindung **25.10** wurde durch 3D-Datenbanksuche mit dem Programm DOCK gefunden. Sie ist ein Inhibitor einer Cysteinprotease des Malaria-Erregers. Die weitere Optimierung lieferte **25.11**.

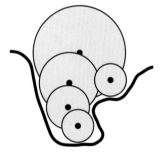

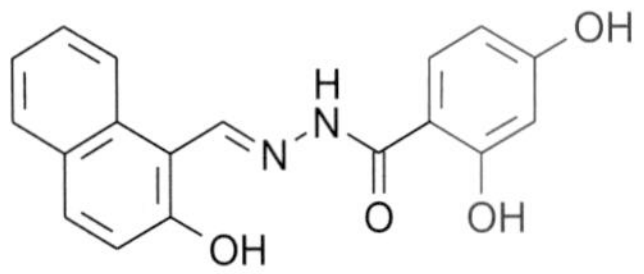

25.10

$IC_{50} = 10\ \mu M$

25.11

$IC_{50} = 0{,}1\ \mu M$

25.4 Automatische Konstruktion neuer Proteinliganden

Der anspruchsvollste Ansatz im Wirkstoffdesign ist die vollautomatische, durch ein Computerprogramm vorgenommene **Konstruktion neuartiger Proteinliganden**. Im Vergleich zu den im vorherigen Abschnitt beschriebenen Verfahren der 3D-Datenbanksuche liegt der wesentliche Vorteil der Molekülkonstruktion darin, daß neue, bisher nicht bekannte Verbindungen erhalten werden. Es ist durchaus möglich, daß auch große Strukturdatenbanken keine passenden Einträge enthalten, so daß eine 3D-Datenbanksuche zu keinem erfolgversprechenden Treffer führt. Die Konstruktion neuer Moleküle erfolgt durch das Zusammenfügen von Atomen oder Molekülfragmenten.

Es ist klar, daß hier eine enorme Fülle unterschiedlicher Moleküle generiert werden kann, deren Vielfalt selbst die der größten Datenbanken weit übersteigt. Dieser Vorteil der Molekülkonstruktion kann aber auch ein Nachteil sein: Eine riesige Zahl von aufgebauten Molekülen kann nur dann wirklich nutzbringend verwendet werden, wenn geeignete Methoden zum Bewerten der Vorschläge zur Verfügung stehen. Was nützt eine Million generierter Moleküle, wenn sich die darin enthaltenen wenigen, wirklich guten Liganden nicht herausfiltern lassen? Zu bedenken ist, daß der Aufwand der gezielten Synthese einer neuen Verbindung in einem industriellen Labor leicht bei 10 000 DM liegen kann, während der Zukauf einer geringen Menge einer bereits synthetisierten Verbindung zwischen 50 und 500 DM kostet. Daher ist es leichter zu vertreten, aus einer 3D-Datenbanksuche käuflicher Strukturen die interessantesten auszuwählen, um diese dann zu beschaffen und zu testen. Bei Vorschlägen zur Synthese neuer Verbindungen ist vorher sorgfältig abzuwägen, wie groß die Chancen sind, daß die Substanz tatsächlich eine nennenswerte Bindungsaffinität zeigt. Die beiden wichtigsten Herausforderungen bei der Entwicklung neuer Verfahren zur automatischen Molekülkonstruktion sind daher bessere Methoden zur Abschätzung der Bindungsaffinität sowie neue Ansätze zur Vorhersage der Synthetisierbarkeit von Molekülen.

Beim **Aufbau von Molekülen** werden zwei unterschiedliche Strategien verfolgt: Zusammensetzen der Moleküle aus einzelnen Atomen oder aus chemisch sinnvollen Fragmenten. Beim Aufbau aus Atomen wird zunächst ein einzelnes Atom in der Bindetasche positioniert. Es wird so plaziert, daß eine besonders starke Wechselwirkung mit dem Protein möglich ist. Bei zinkhaltigen Metalloproteasen könnte dieses erste Atom z. B. eine Wechselwirkung mit dem Zinkion ausbilden. Anschließend werden weitere Atome angefügt, wobei sicherzustellen ist, daß die Bindungslängen und -winkel sowie die Torsionswinkel sinnvolle Werte einnehmen. Fragmentbasierte Verfahren verwenden statt Atomen sehr kleine Moleküle bzw. Teile von Molekülen und konstruieren neue Moleküle durch das Zusammenfügen mehrerer solcher Fragmente.

Das erste Programm zu einem schrittweise aufbauenden *De novo*-Design war **GROW** von G. Howe und J. Moon von der Firma Upjohn. Als Startgruppe wird zunächst an einer günstigen Stelle in der Bindetasche eine Amidgruppe positioniert. Anschließend werden schrittweise Aminosäuren angefügt. Pro Schritt werden alternativ sehr viele verschiedene Konformationen aller 20 natürlichen Aminosäuren mit dem bereits aufgebauten Molekül verknüpft. Die jeweils „besten" Ergebnisse werden weitergeführt. Auf diese Weise konstruiert GROW in der Bindetasche einen peptidischen Liganden mit wachsender Länge.

25.5 LUDI: Ein wissensbasierter Ansatz zum *De novo*-Design

Das **Programm LUDI** zum *De novo*-Design von Proteinliganden wurde bei der BASF entwickelt. Joe Eyermann von DuPont-Merck hat 1993 eine schöne Interpretation für diesen Namen vorgeschlagen: „*Let Us Design Inhibitors!*" Dem Programm LUDI liegt die Idee zugrunde, kleine Moleküle oder Molekülfragmente aus einer 3D-Strukturbibliothek einzulesen und sie so in der Bindetasche zu positionieren, daß Wasserstoffbrücken mit dem Protein gebildet werden und hydrophobe Taschen mit unpolaren Resten ausgefüllt werden. Das Programm identifiziert diejenigen Moleküle der Bibliothek, die gut in die Bindetasche passen und komplementäre Wechselwirkungen mit dem Protein eingehen. Als Eingabe benötigt das Programm lediglich die Koordinaten des Proteins sowie eine Bibliothek der 3D-Strukturen von Fragmenten oder Molekülen.

Ein zentrales Konzept des Programms LUDI ist das sogenannte **Wechselwirkungszentrum**. Dies ist ein Bereich in der Bindetasche, den eine Gruppe des Liganden für eine energetisch günstige Wechselwirkung mit dem Enzym nutzen kann. Ein solches Zentrum ist z. B. eine Position, die 2 Å vom Sauerstoff einer Carbonylgruppe des Proteins entfernt ist, mit einem Winkel $>$C$=$O$\cdots$X von 120°, also der optimale Platz für ein Proton in einer $>$C$=$O$\cdots$H-N-Wasserstoffbrücke. Ein anderes Beispiel ist eine Region, die 4 Å von einer hydrophoben Aminosäureseitenkette entfernt ist, dem typischen Abstand für nichtkovalente C$\cdots$C-Kontakte.

LUDI ermittelt zunächst diese Wechselwirkungszentren. Dabei kommen Regeln zum Einsatz, die sich aus Analysen der nichtbindenden Wechselwirkungen in Kristallpackungen organischer Moleküle ableiten (Abschnitt 25.1). Das Programm unterscheidet mehrere Typen solcher Wechselwirkungszentren. H-Donor- und H-Akzeptor-Wechselwirkungszentren sind Positionen, die zur Ausbildung einer H-Brücke mit dem Protein geeignet sind. Lipophile Zentren sind zur Ausbildung hydrophober Wechselwirkungen geeignet.

Nachdem die Wechselwirkungszentren erzeugt sind, liest LUDI im nächsten Schritt aus einer 3D-Bibliothek kleine Moleküle bzw. Molekülfragmente ein. Für jedes wird versucht, es so in die Bindetasche des Proteins zu positionieren, daß es gleichzeitig mit mehreren dieser Zentren zur Deckung gebracht wird. Die Einpassung erfolgt über eine Minimierung der mittleren quadratischen Abweichung der Positionen. Sie wird akzeptiert, wenn

- die Abweichungen nicht größer als 0,3–0,6 Å sind,
- keine Überlappung mit dem Protein auftritt und
- keine elektrostatische Abstoßung zwischen Protein und Ligand vorhanden ist.

Anschließend werden alle eingepaßten Fragmente in eine Rangfolge gebracht. Die dafür verwendete **Bewertungsfunktion** berücksichtigt

- die Zahl und Güte der zwischen dem Protein und dem Liganden gebildeten H-Brücken und der ionischen Wechselwirkungen,
- die hydrophobe Kontaktfläche, sowie als ungünstigen Faktor die
- Zahl der drehbaren Bindungen im Liganden.

Die Bewertungsfunktion wurde aus den experimentell bestimmten Bindungskonstanten einer größeren Zahl von Protein-Ligand-Komplexen, deren 3D-Strukturen bekannt sind, abgeleitet.

In einem letzten Schritt ist LUDI in der Lage, mehrere Fragmente, die bereits positioniert wurden, durch Brückenfragmente zusammenzufügen oder neue Fragmente anzuhängen. An dieser Stelle könnte man auch von einem Liganden ausgehen, dessen 3D-Struktur im Komplex mit dem Protein bereits bekannt ist und für den neue Derivate entworfen werden sollen. Der Ablauf des Programms ist in Abbildung 25.7 schematisch wiedergegeben.

Das neuartige Konzept von LUDI ist, die potentielle Bindungsregion durch eine Anzahl diskreter Punkte, die Wechselwirkungszentren, zu beschreiben. Günstige Bereiche für polare Wechselwirkungen, also H-Donor- oder H-Akzeptorpartner, werden als Vektoren definiert, um die Direktionalität einer Wasserstoffbrücke zu berücksichtigen. Der Vorteil dieses Ansatzes gegenüber der Beschreibung durch eine Potentialfunktion besteht darin, daß nur einfache Geometrieberechnungen durchgeführt werden müssen, die wesentlich schneller ablaufen als die Auswertung einer Potentialfunktion (Abschnitt 15.4). Dadurch ist das Programm außerordentlich schnell und kann interaktiv benutzt werden.

LUDI eignet sich auch zur **Ligandensuche in großen Datenbanken**. Aus dem Available Chemicals Directory (ACD), einer Datenbank mit käuflichen Substanzen, wurden 30 000 Strukturen ausgewählt und

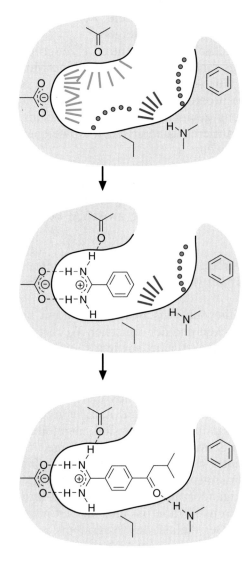

Abb. 25.7 Arbeitsweise des Programms LUDI zum *De novo*-Design von Proteinliganden. Im ersten Schritt werden die Wechselwirkungszentren ermittelt (oben). Donorzentren sind durch blaue Striche, Akzeptorzentren durch rote Striche dargestellt. Die grünen Punkte symbolisieren lipophile Zentren. Danach werden kleine Moleküle in die Bindetasche eingepaßt, indem sie mit den Wechselwirkungszentren zur Deckung gebracht werden (Mitte). Schließlich kann LUDI Gruppen oder Moleküle zu größeren Strukturen verknüpfen, um so die restlichen Wechselwirkungszentren abzudecken und die ganze Bindetasche auszufüllen (unten).

für jedes Molekül eine 3D-Struktur berechnet. Diese 3D-Strukturbibliothek wurde dann für mehrere Proteinstrukturen nach möglichen Liganden abgesucht. Für die Serinprotease Trypsin liefert sie über hundert Treffer. Die fünf am besten bewerteten Moleküle **25.12–25.16** sind in Abbildung 25.8 zusammengestellt. Die am höchsten bewerteten Treffer *p*-Methyl-benzamidin **25.12** und Benzamidin **25.13** sind bekannte Trypsinhemmer. In Abbildung 25.9 ist die Position des von LUDI eingepaßten Benzamidins mit der experimentell bestimmten Position in der Kristallstruktur mit Trypsin verglichen. Die geometrischen Abweichungen sind zu vernachlässigen.

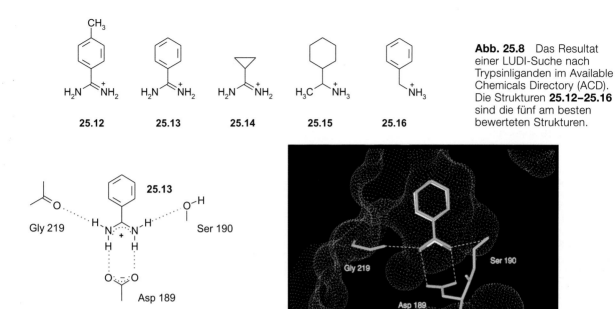

Abb. 25.8 Das Resultat einer LUDI-Suche nach Trypsinliganden im Available Chemicals Directory (ACD). Die Strukturen **25.12–25.16** sind die fünf am besten bewerteten Strukturen.

Abb. 25.9 Bindung von Benzamidin **25.13** an Trypsin. Die experimentell bestimmte Position von Benzamidin (grün) ist mit der Einlagerung durch LUDI (atomkodiert) verglichen. Die Amidiniumgruppe bildet insgesamt vier Wasserstoffbrücken zum Protein.

25.6 Der Entwurf eines FKBP-Liganden

FKBP-12 ist ein Protein, das eine noch nicht völlig geklärte Rolle bei der Proteinfaltung sowie bei der Signaltransduktion spielt. Das Immunsuppressivum FK 506 bindet an FKBP-12. Der resultierende Komplex bindet seinerseits an Calcineurin, ähnlich dem Cyclosporin-Cyclophilin-Komplex (Abschnitt 4.7), und blockiert die Signalübertragung im Prozeß der Immunaktivierung. Es besteht daher Interesse an neuen Liganden für FKBP-12 als mögliche Regulatoren des Immunsystems. Robert Babine von der Firma Agouron hat LUDI zum Entwurf solcher neuer Liganden verwendet. Startpunkt der Arbeiten war die bekannte Struktur des FKBP-FK 506-Komplexes. Der Ligand FK 506 wurde entfernt und die leere Bindetasche mit LUDI untersucht. Die Schritte des Ligandendesigns sind in Abbildung 25.10 zusammengefaßt. Das Programm positioniert eine Vielzahl kleiner Moleküle in der Bindetasche. Adamantan **25.17** wurde als Startpunkt des Ligandendesigns ausgewählt. Dieses Molekül füllt einen Teil der Bindetasche aus, bildet allerdings keine H-Brücke zu Ile 56. Um die gewünschte H-Brücke auszubilden, wurde eine Methylenbrücke in eine Carbonylgruppe überführt. Das Keton **25.18** bildete die Grundlage für eine LUDI-Suche nach möglichen Substituenten. Das Programm schlägt eine große Anzahl von Resten vor, unter anderem aromatische Substituenten. Ein Ergebnis dieser Suche war die Verbindung **25.19,** die sich im Test als ein FKBP-Ligand mit beachtlicher Bindungsaffinität (K_i =

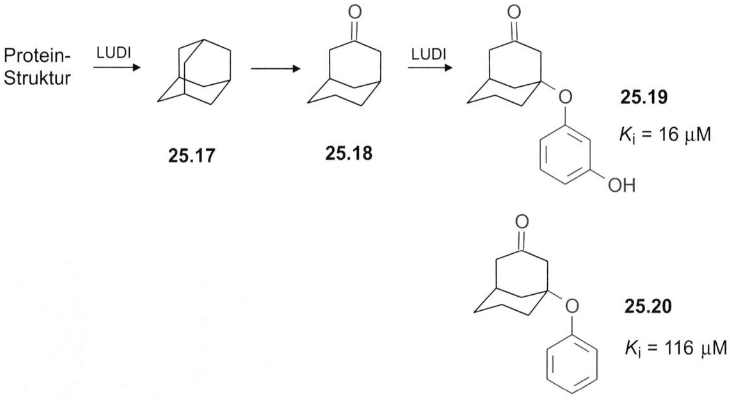

Abb. 25.10 Entwurf eines FKBP-12-Liganden mit LUDI. Das Programm setzt Adamantan **25.17** in die Bindetasche. Dieses Fragment füllt einen Teil der Bindetasche gut aus, bildet aber keine H-Brücke zu Ile 56. Also wurde das Fragment zu **25.18** abgewandelt, welches nunmehr in der Lage sein sollte, die gewünschte H-Brücke auszubilden. Weitere LUDI-Suchen führten schließlich zu **25.19**. Wie vorhergesagt, trägt die Hydroxygruppe zur Affinität bei, denn **25.20** bindet deutlich schwächer als **25.19**.

16 µM) erwies. Der Hydroxysubstituent wurde von LUDI ausgewählt, um eine H-Brücke zur Seitenkette von Asp 37 zu bilden. Zu Vergleichszwecken wurde auch die Verbindung **25.20** ohne die Hydroxygruppe synthetisiert. Wie erwartet, bindet diese mit K_i = 116 µM deutlich schlechter. Von der verwandten Verbindung **25.21** wurde die 3D-Struktur im Komplex mit FKBP-12 bestimmt. Der Bindungsmodus ist in Abbildung 25.11 schematisch skizziert. Im Prinzip bestätigt die Röntgenstrukturanalyse die bei der Konstruktion des Moleküls getroffenen Annahmen. Die postulierte Wasserstoffbrücke zu Ile 56 wird gebildet und die aromatische Seitenkette besetzt die Bindetasche in der erwarteten Weise. Trotzdem hält auch diese experimentelle Strukturbestimmung eine kleine Überraschung bereit. Das Molekül bindet zwar an der vorhergesagten Stelle an das Protein, aber es bindet nicht das erwartete Enantiomer, sondern das Spiegelbild **25.21**!

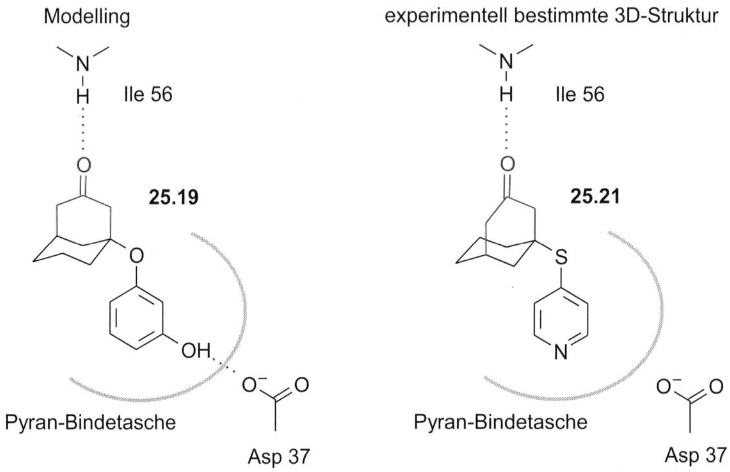

Abb. 25.11 Vergleich der modellierten Struktur von **25.19** (links) mit der experimentell bestimmten 3D-Struktur von **25.21** (rechts), jeweils im Komplex mit FKBP-12. Der aromatische Substituent bindet in die sogenannte „Pyran-Bindetasche", deren Name von dem entsprechenden Strukturelement des FK 506 abgeleitet ist.

25.7 Kann man Arzneimittel heute am Computer entwerfen?

In einem 1987 von William Ripka veröffentlichten Artikel heißt es: *„Einer der populärsten Ansätze zum Entwurf von Enzyminhibitoren ist der intuitive Modellbau, gestützt durch die Verwendung von Computergraphik. Derzeit gibt es keine Algorithmen, die sich mit der Erfahrung, Einsicht und Kreativität eines Chemikers messen können, der diesen Ansatz verfolgt."* Seither hat es bei der Entwicklung neuer Methoden zum *De novo*-Design enorme Fortschritte gegeben. Trotzdem ist die Vorhersagekraft der verfügbaren Methoden immer noch begrenzt. Die präparative Zugänglichkeit einer Struktur wird kaum berücksichtigt, die Flexiblität des Proteins wird vernachlässigt und die Verfahren zur Abschätzung der Bindungsaffinität sind noch recht ungenau. Das größte Problem ist hier sicherlich die korrekte Beschreibung von Solvatationseffekten (vgl. Abschnitt 5.4). Der Beitrag einer Wasserstoffbrücke zur Bindungsstärke läßt sich nur mit einem großen Unsicherheitsfaktor angeben. Bei lipophilen Wechselwirkungen liegen die Dinge etwas günstiger. Gelingt es, eine noch unbesetzte lipophile Tasche zu finden, die sich durch einen zusätzlichen unpolaren Substituenten ausfüllen läßt, so führt dies meist zu Liganden mit deutlich erhöhter Bindungsaffinität.

Es gibt aber noch eine Reihe weiterer, grundlegender Einschränkungen dieses Ansatzes. Die wichtigste besteht sicher darin, daß sich die Verfahren auf die Optimierung der direkten Wechselwirkungen mit dem Zielprotein beschränken. Eine gute Bindung an das Zielprotein ist für jeden Wirkstoff von zentraler Bedeutung. Um als Arzneimittel geeignet zu sein, müssen zusätzliche Bedingungen erfüllt werden. Hierzu gehören gute Selektivität, metabolische Stabilität, ausreichende Wirkdauer, niedriges Suchtpotential und geringe Toxizität. Gewisse Aspekte der Selektivität einer Verbindung lassen sich vorhersagen. Beispielsweise läßt sich die Kenntnis der 3D-Strukturen von Thrombin und Trypsin zum Entwurf von Thrombin-Inhibitoren nutzen, die nur schwach an Trypsin binden (Abschnitt 26.3, Verbindung **26.12**). Angesichts der vielen im Körper vorhandenen Enzyme ist eine definitive Aussage zur Selektivität einer Substanz aber *a priori* nicht möglich.

Auch ein vollautomatischer Molekülentwurf ist zur Zeit noch nicht möglich. Die Methoden des *De novo*-Designs sind als Ideengeneratoren anzusehen. Die resultierenden Vorschläge sollten anschließend überprüft und gegebenenfalls modifiziert werden. In den großen Pharmafirmen wird bereits an der Entwicklung der nächsten Generation von Computerprogrammen zum *De novo*-Design gearbeitet. Es bleibt abzuwarten, wie weit sich diese dann dem „heiligen Gral" des Wirkstoffdesigns, dem Entwurf von Arzneimitteln am Reißbrett, annähern.

Allgemeine Literatur

Y. C. Martin, 3D Database Searching in Drug Design, J. Med. Chem. **35**, 2145–2154 (1992)

I. D. Kuntz, E. C.Meng und B. K. Shoichet, Structure-Based Molecular Design, Acc. Chem. Res. **27**, 117–123 (1994)

H.-J. Böhm, Ligand Design, in: 3D QSAR in Drug Design, H. Kubinyi, Hrsg., Escom, Leiden, 1993, S. 386–405

K. Müller, Hrsg., *De Novo* Design, Persp. Drug Discov. Design, Band 3, Escom, Leiden, 1995

Spezielle Literatur

C. S. Ring *et al.*, Structure-based Inhibitor Design by Using Protein Models for the Development of Antiparasitic Agents, Proc. Natl. Acad. Sci. **90**, 3583–3587 (1993)

H.-J. Böhm, The Computer Program LUDI: A New Method for the *De novo* Design of Enzyme Inhibitors, J. Comp.-Aided Mol. Design **6**, 61–78 (1992)

H.-J. Böhm, LUDI: Rule-Based Automatic Design of New Substituents for Enzyme Inhibitor Leads, J. Comp.-Aided Mol. Design **6**, 593–606 (1992)

G. Klebe, The Use of Composite Crystal-Field Environments in Molecular Recognition and the *De novo* Design of Protein Ligands, J. Mol. Biol. **237**, 212–235 (1994)

R. E. Babine, T. M. Bleckman, C. R. Kissinger, R. Showalter, L. A. Pelletier, C. Lewis, K. Tucker, E. Moomaw, H. E. Parge und J. E. Villafranca, Design, Synthesis and X-ray Crystallographic Studies of Novel FKBP-12 Ligands, Bioorg. & Med. Chem. Lett. **5**, 1719–1724 (1995)

Teil V

Erfolge beim rationalen Design von Wirkstoffen

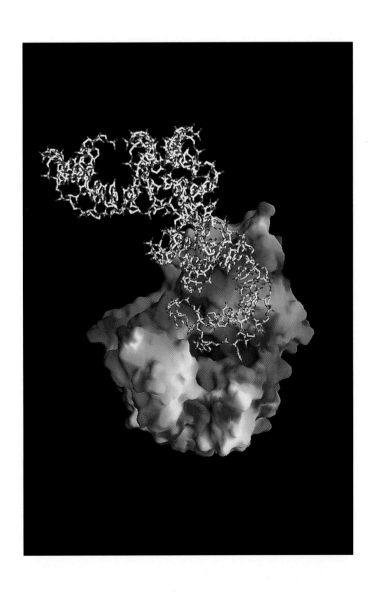

Abbildung auf der Vorseite:

Experimentell ermittelte 3D-Strukturen von Proteinen und Proteinkomplexen spielen heute bei der Wirkstoffsuche eine tragende Rolle. Mit ihrer Hilfe können neue Arzneimittel struktur- und computergestützt entworfen werden. Die Abbildung zeigt den Komplex einer Transfer-RNA (atomkodierte Darstellung; gelb/rot = Phosphatgruppen) mit dem Enzym t-RNA-Guanin-Transglycosylase (plastische Darstellung). Die elektrostatischen Oberflächeneigenschaften des Enzyms sind farbkodiert wiedergegeben: Blaue bzw. rote Oberflächen kennzeichnen elektropositive bzw. elektronegative Bereiche (Mit freundlicher Genehmigung von Dr. Ralf Ficner, European Molecular Biology Laboratory, Heidelberg).

26. Serinprotease-Inhibitoren

Enzyme sind eine wichtige Klasse von Zielproteinen für den Entwurf neuer Arzneimittel. Für das strukturbasierte Wirkstoffdesign sind sie von besonderer Bedeutung. Zum einen handelt es sich beim größten Teil der bekannten 3D-Strukturen von Proteinen um Enzyme. Das liegt daran, daß Enzyme meist globulär und wasserlöslich sind und sich leichter kristallisieren lassen als andere Proteine. Darüber hinaus gibt es eine große Zahl von Enzymen, die hochspezifisch nur ganz bestimmte Substrate spalten. Es sollte also möglich sein, spezifische Inhibitoren zu finden, die zu wenig Nebenwirkungen führen. Bakterien und Viren benötigen zum Überleben Enzyme, die im menschlichen Organismus nicht vorhanden sind. Die Blockierung eines solchen Enzyms sollte ebenfalls ohne gravierende Nebenwirkungen realisierbar sein. In diesem und den beiden folgenden Kapiteln soll der Entwurf von Enzym-Inhibitoren für Serinproteasen, Aspartylproteasen und Metalloproteasen diskutiert werden.

Die am besten untersuchte Klasse von Proteasen sind die **Serinproteasen**. Der menschliche Körper bedient sich dieser Enzymklasse in vielfältiger Weise. Manche Serinproteasen, z. B. die Verdauungsenzyme Trypsin und Chymotrypsin, spalten ein breites Spektrum von Peptiden und Proteinen. Andere, wie das Blutgerinnungsenzym Thrombin, sind hochgradig spezifisch und spalten nur ganz bestimmte Substrate. Bei ihrem katalytischen Mechanismus spielt die Seitenkette eines Serins eine entscheidende Rolle, daher der Name der Enzymklasse. Dieses Serin zeichnet sich durch eine außergewöhnlich hohe chemische Reaktivität aus. So reagiert in Chymotrypsin nur dieses eine Serin mit Diisopropylphosphorfluoridat (DIPF), während 27 weitere Serinreste des Enzyms nicht angetastet werden. Durch die chemische Umsetzung mit DIPF verliert das Enzym vollständig seine katalytische Aktivität.

26.1 Struktur und Funktion der Serinproteasen

Das Verdauungsenzym Chymotrypsin war die erste Serinprotease, für die 1967 David Blow in Cambridge, England, die 3D-Struktur aufklärte. Die Numerierung der Aminosäuren in neu entdeckten Serinproteasen bezieht sich meist auf diese erste Chymotrypsin-Struktur. Von einer ganzen Reihe von Serinproteasen sind inzwischen 3D-Strukturen bekannt. Einige sind in Tabelle 26.1 aufgeführt. Ein Vergleich der Strukturen zeigt eine außerordentliche Ähnlichkeit der aktiven Zentren. Charakteristisch für Serinproteasen ist die sogenannte **katalytische Triade Ser-His-Asp** (vgl. Abschnitt 14.7).

In der Sequenz liegen diese drei Aminosäuren weit auseinander. Das Protein muß sich also in geeigneter Weise falten, um die drei Seitenketten in räumliche Nähe zueinander zu bringen. Der eigentliche Angriff auf die zu spaltende Amidgruppe erfolgt durch Ser 195 (Abb. 26.1). Der Sauerstoff einer unaktivierten Hydroxygruppe wäre hierfür jedoch nicht reaktiv genug. Seine Nucleophilie, d. h. die Neigung, ein elektronenarmes Kohlenstoffatom anzugreifen, wird durch eine benachbarte Histidin-Seitenkette stark erhöht. Das Histidin kann das Proton der Serin-Hydroxygruppe ablösen. Damit ermöglicht es einen nucleophilen Angriff des nunmehr negativen Sauerstoffs auf das eher positive Zentrum des Kohlenstoffs der Amid-Carbonylgruppe. Das benachbarte Aspartat kann ein Proton des His-Imidazolrings aufnehmen und später wieder abgeben. Zur Stabilisierung des Übergangszustands, der sich nach dem Angriff auf die Carbonylgruppe ausbildet, verfügen Serinproteasen noch über ein weiteres charakteristisches Strukturmotiv, das sogenannte O⁻-Loch (engl. *oxyanion hole*). Hierbei handelt es sich um eine kleine Tasche neben der Seitenkette von Ser 195, die von mehreren Hauptketten-NH-Gruppen gebildet wird. Der Zweck des O⁻-Lochs besteht darin, die negative Ladung des Übergangszustands zu stabilisieren. Der Ablauf der Amidspaltung durch Serinproteasen ist in Abbildung 26.1 schematisch dargestellt. Zunächst erfolgt der nucleophile Angriff des aktivierten Ser 195 auf die Carbonylgruppe der Amidbindung. Es bildet sich ein tetraedrischer Übergangszustand, der durch die elektrostatische Wechselwirkung der

Tabelle 26.1   Serinproteasen mit physiologischer Bedeutung (X = beliebige Aminosäure). Die 3D-Strukturen aller aufgeführten Enzyme sind bekannt.

Enzym	Spaltstelle	Funktion
Trypsin	Arg-X, Lys-X	Verdauung
Chymotrypsin	Tyr-X, Phe-X, Trp-X	Verdauung
Elastase	Val-X	Gewebeabbau
Thrombin	Arg-Gly	Blutgerinnung
Faktor Xa	Arg-Ile, Arg-Gly	Blutgerinnung

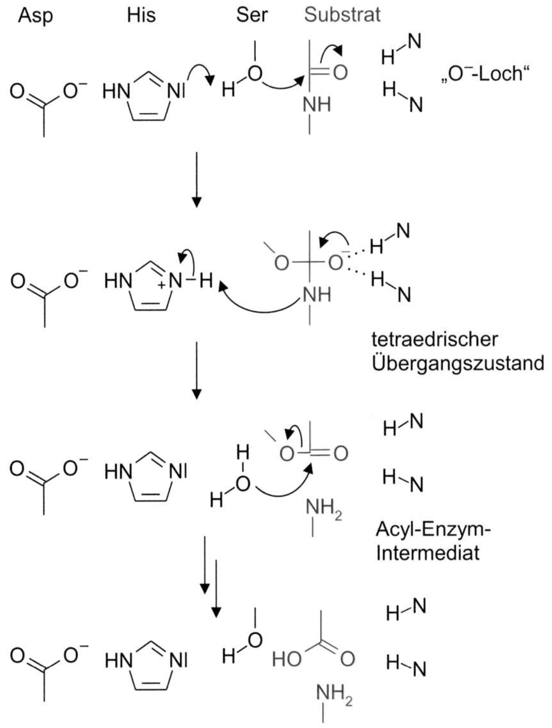

Abb. 26.1 Katalytischer Mechanismus der Serinproteasen. Der nucleophile Angriff erfolgt durch das Sauerstoffatom der Serinseitenkette. Er wird begünstigt durch die benachbarte Histidinseitenkette, die, unterstützt durch Asp 102, das Proton der Hydroxygruppe aufnehmen kann. Der Übergangszustand zerfällt unter Bildung einer Acyl-Enzym-Zwischenstufe, die nach dem Angriff eines Wassermoleküls unter Freisetzung des N-terminalen Spaltprodukts hydrolytisch gespalten wird.

O⁻-Gruppe mit mehreren NH-Gruppen des Enzyms stabilisiert wird. Dieser Übergangszustand zerfällt unter Freisetzung des *C*-terminalen Spaltprodukts. Zurück bleibt das *N*-terminale Spaltprodukt, das zunächst mit der Protease ein kovalent verknüpftes Acyl-Enzym-Zwischenprodukt bildet. In einem nachfolgenden Schritt führt der nucleophile Angriff eines Wassermoleküls wiederum zu einem tetraedrischen Übergangszustand. Er zerfällt unter Freisetzung des *N*-terminalen Spaltprodukts. Der Enzymkatalysator steht für die nächste Umsetzung bereit.

26.2 Die P_1-Tasche der Serinproteasen bestimmt ihre Spezifität

Ein Vergleich verschiedener Serinproteasen mit unterschiedlichen Substratspezifitäten (Abb. 26.2) zeigt, daß sich diese Enzyme in der Struktur der **P_1-Tasche** deutlich voneinander unterscheiden. Im wesentlichen wird die P_1-Tasche durch die Seitenketten der Aminosäuren 189, 216 und 226 gebildet. In Chymotrypsin sind dies Ser 189, Gly 216 und Gly 226. Damit ist die P_1-Tasche tief und maßgeschneidert für die aromatischen Seitenketten der Aminosäuren Phe, Tyr und Trp. Dementsprechend spaltet Chymotrypsin Peptide bevorzugt nach einer dieser

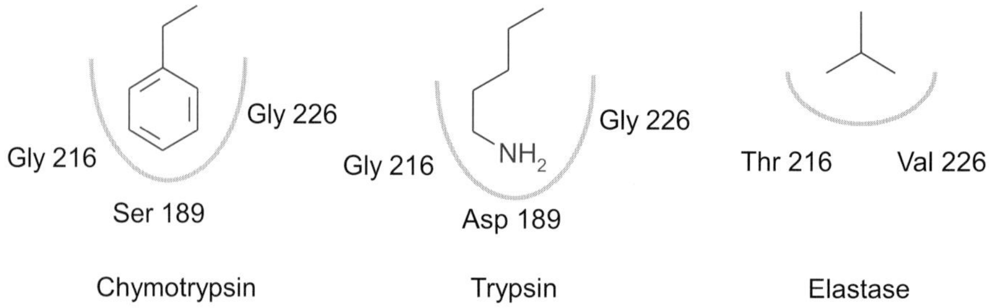

Abb. 26.2 Vergleich der P₁-Taschen in Chymotrypsin, Trypsin und Elastase. Die Bindetasche von Chymotrypsin ist auf große lipophile Seitenketten zugeschnitten. Die P₁- Tasche von Trypsin bindet über das negativ geladene Asp 189 Aminosäuren mit positiv geladenen Seitenketten. Bedingt durch die Raumerfüllung der Seitenketten von Thr 216 und Val 226 hat Elastase eine relativ kleine lipophile P₁-Tasche und bindet daher kleine hydrophobe Aminosäuren wie Alanin und Valin.

Gly 216   Gly 226   Gly 216   Gly 226   Thr 216   Val 226

Ser 189 NH_2 Asp 189

Chymotrypsin   Trypsin   Elastase

drei Aminosäuren. In Trypsin besteht die Tasche aus Asp 189, Gly 216 und Gly 226. Sie ist ebenfalls tief, mit einer negativ geladenen Asp-Carboxylatgruppe am Boden der Tasche, ideal geeignet zur Wechselwirkung mit den langen, positiv geladenen Seitenketten der Aminosäuren Lys und Arg. In Elastase wird die P₁-Tasche durch die Aminosäuren Thr 216 und Val 226 geprägt. Die Tasche ist dadurch wesentlich kleiner. Sie kann nur kurze hydrophobe Seitenketten, wie Ala und Val, aufnehmen. Die Aminosäure 189 ist vergraben. Die **Substratspezifität der Serinproteasen** wird also primär über die Erkennung der Aminosäure in der P₁-Position erreicht.

Für den **Entwurf spezifischer Inhibitoren** für Serinproteasen bedeutet dies: Entscheidend ist eine möglichst gute Ausfüllung der P₁-Tasche. In einigen Fällen reicht allein schon die Besetzung der P₁-Tasche, um zu selektiven Serinprotease-Hemmern mit beachtlicher Bindungsaffinität zu kommen. So wurden 1967 von Mares-Guia und Shaw kleine Moleküle als Trypsin-Inhibitoren mit mikromolarer Bindung beschrieben, die nur in der P₁-Tasche binden. Es ist unschwer zu sehen, daß die in Abbildung 26.3 gezeigten Moleküle **26.1–26.4** allesamt Mimics der Arg- bzw. Lys-Seitenketten darstellen.

Ein erster Ansatz zum Entwurf von Serinprotease-Hemmern könnte also davon ausgehen, nach einer geeigneten Gruppe zur Besetzung der P₁-Tasche zu suchen, um diese dann mit einer chemisch reaktiven Gruppe zu verknüpfen, die an das katalytische Serin 195 bindet. Die hierzu in der Literatur beschriebenen unterschiedlichen Gruppen sind in Tabelle 26.2 zusammengefaßt.

Tabelle 26.2   Reaktive Gruppen, die mit dem katalytisch aktiven Serin wechselwirken können.

Inhibitortyp	funktionelle Gruppe	
irreversible Inhibitoren	Chlormethylketone	$-COCH_2Cl$
	Sulfonylfluoride	$-SO_2F$
	Ester	$-COOR$
	Boronsäuren	$-B(OR)_2$
reversible Inhibitoren	Aldehyde	$-CHO$
	Ketone	$-COR$ (R = -Alkyl, -Aryl)
	Trifluormethylketone	$-COCF_3$
	α-Ketocarbonsäuren	$-COCOOH$

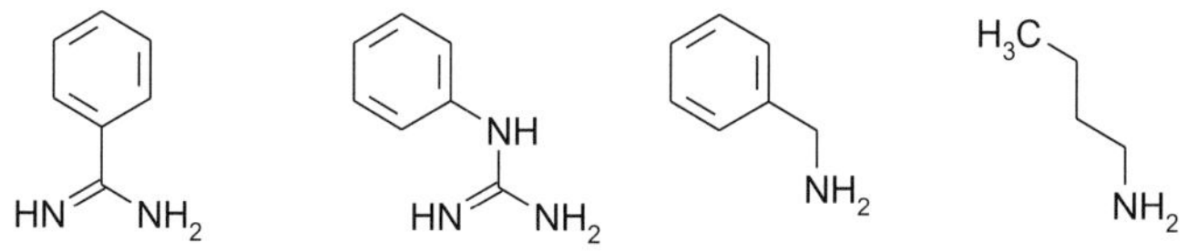

26.1 $K_i = 18\,\mu M$ **26.2** $72\,\mu M$ **26.3** $380\,\mu M$ **26.4** $1500\,\mu M$

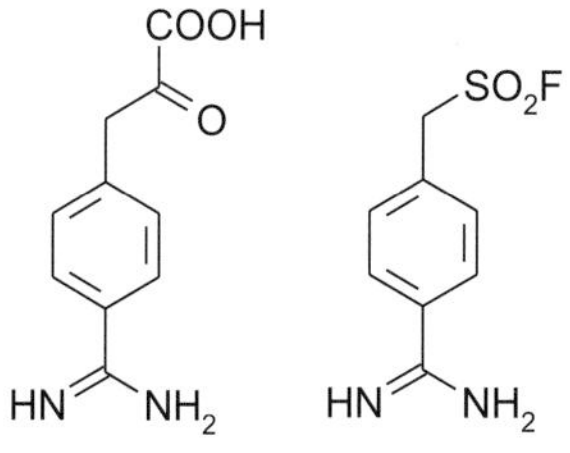

26.5 **26.6**

Abb. 26.3 Die Moleküle **26.1–26.4**, die in der P$_1$-Tasche von Trypsin binden, sind mikromolare Enzym-Hemmer. Alle Moleküle enthalten eine stark basische Gruppe, die unter physiologischen Bedingungen protoniert, d. h. positiv geladen ist, und so eine Salzbrücke zur negativ geladenen Seitenkette von Asp 189 ausbilden kann. Die Thrombin-Inhibitoren **26.5** und **26.6** enthalten zusätzlich eine funktionelle Gruppe, die mit dem katalytisch aktiven Serin chemisch reagieren kann.

Ist die Sequenz des Peptidsubstrats einer Serinprotease bekannt, so kann durch Verküpfung der *N*-terminalen Aminosäuren mit einer dieser Gruppen mit hoher Wahrscheinlichkeit ein Inhibitor gewonnen werden. Ein Beispiel hierfür ist der Elastase-Hemmer *N*-(Methylsuccinoyl)-Ala-Ala-Pro-Val-CF$_3$ (Substanz **26.19**, Abschnitt 26.4), der sich von der Substratsequenz Pro-Val ableitet. In günstigen Fällen reicht auch schon das P$_1$-Äquivalent aus, beispielsweise in den Trypsin- und Thrombin-Inhibitoren **26.5** und **26.6** (Abb. 26.3). Allerdings ist bei irreversiblen Serinprotease-Hemmern die meist hohe chemische Reaktivität der funktionellen Gruppe, die mit dem katalytisch aktiven Serin wechselwirkt, problematisch. Solche Gruppen können auch mit den Serinresten anderer Enzyme unerwünschte Reaktionen eingehen und dadurch Nebenwirkungen verursachen.

26.3 Auf der Suche nach niedermolekularen Thrombin-Inhibitoren

Die Serinprotease Thrombin spielt eine zentrale Rolle bei der Kontrolle der Blutgerinnung. Thrombin wandelt Fibrinogen in Fibrin um, das zusammen mit aggregierten Blutplättchen einen Thrombus bildet und mechanisch verstärkt. Dies ist ein notwendiger Schutzmechanismus des Körpers, um den Verschluß von Wunden zu gewährleisten. Bei bestimmten Krankheitsbildern, z. B. bei thrombotischen Erkrankungen, nach einer Operation oder nach einem Herzinfarkt, ist es aber sinnvoll, die Gerinnungsfähigkeit des Blutes zu reduzieren. Aus diesem Grund besteht großes Interesse an der Entwicklung selektiver

Thrombin-Hemmer. Thrombin spaltet Fibrinogen zwischen Arg und Gly. Wegen der besonderen Bedeutung der P_1-Tasche in Serinproteasen sollten Thrombin-Inhibitoren daher entweder Arg oder ein Arg-Analoges enthalten.

In diesem Abschnitt sollen drei unterschiedliche Ansätze zum Entwurf von Thrombin-Inhibitoren dargestellt werden: Substratanaloge, Benzamidine und strukturell stärker abgewandelte Analoge, die das Ergebnis eines strukturgestützten Designs bei der Firma Hoffmann-La Roche in Basel sind.

Einen Ansatz zum Entwurf von Thrombin-Inhibitoren bildete die P_3-$P_3{}'$-Substratsequenz Gly-Val-**Arg-Gly**-Pro-Arg. Von Bajusz wurden Tripeptidaldehyde untersucht, die sich von den Aminosäuren P_3 bis P_1 des Substrats ableiten, also den drei Aminosäuren „vor" der Spaltstelle. Die relativen Bindungsaffinitäten der Peptide sind in Tabelle 26.3 zusammengestellt. Nachdem bekannt war, daß Thrombin vorzugsweise nach Val-Arg und Pro-Arg schneidet, wurden zunächst die entsprechenden Tripeptid-Aldehyde X-Val-Arg-H und X-Pro-Arg-H untersucht. Es zeigte sich, daß Pro an Position P_2 zu einer wesentlich stärkeren Thrombin-Hemmung führt als Val. Der Aldehyd Gly-Pro-Arg-H hemmt Thrombin neunmal stärker als Gly-Val-Arg-H. Die Einführung von Phe statt Gly führte zu einer weiteren deutlichen Bindungssteigerung. Dann wurden in der Position P_3 auch D-Aminosäuren untersucht. Überraschenderweise führte dies zu einer dramatischen Steigerung der Bindungsaffinität. Dieser Befund war nicht ohne weiteres zu erwarten, wenn man bedenkt, daß die Substratsequenz P_5 bis P_1, Gly-Gly-Gly-Val-Arg, keine einzige lipophile Seitenkette enthält, die eine der D-Phe-Seitenkette entsprechende Wechselwirkung ausbilden könnte.

Als die hier beschriebenen Arbeiten durchgeführt wurden, war die 3D-Struktur des Thrombins noch nicht bekannt. Vor einigen Jahren wurde die Struktur des Komplexes von Thrombin mit einem chemisch aktivierten Fibrinopeptid, Gly-Asp-Phe-Leu-Ala-Glu-Gly-Gly-Gly-Val-Arg-CH_2Cl, aufgeklärt. Dieses Peptid entspricht in seiner Seuqenz dem *N*-terminalen Teilstück, das Thrombin vom Fibrinogen abspaltet. Ebenso ist inzwischen die 3D-Struktur des Komplexes von Thrombin mit D-Phe-Pro-Arg-H bekannt. Ein Vergleich der beiden Strukturen ist in Abbildung 26.4 zu sehen. Die 3D-Strukturen liefern eine zwanglose Erklärung für die von Bajusz gefundenen Struktur-Wirkungsbeziehungen. Die P_3-Tasche wird von beiden Liganden ausgefüllt, wobei dies beim Fibrinopeptid durch die Seitenketten von Leu und Phe auf den Positionen P_8 und P_9 geschieht. Das Peptid bildet eine β-Schleife, wodurch diese in der Sequenz weiter vorn befindlichen Aminosäuren in die P_3-Tasche positioniert werden. Die gleiche Tasche wird vom Tripeptid aber bereits durch die Seitenkette einer D-Aminosäure an der Position P_3 erreicht.

Die von Bajusz synthetisierte Verbindung D-Phe-Pro-Arg-H ist ein hochaffiner Thrombin-Inhibitor (K_i = 75 nM). Allerdings erwies sich

Tabelle 26.3   Relative Bindungsaffinitäten von Tripeptid-Aldehyden an Thrombin. Arg-H steht für den aus Arginin durch Reduktion der Carboxylgruppe abgeleiteten Aldehyd. Je größer der Wert der relativen Hemmwirkung ist, umso stärker binden die Inhibitoren an Thrombin.

Peptid	relative Hemmwirkung
Gly-Val-Arg-H	1
Gly-Pro-Arg-H	9
Phe-Pro-Arg-H	57
D-Ala-Pro-Arg-H	469
D-Val-Pro-Arg-H	1 273
D-Phe-Pro-Arg-H	7 370

die Verbindung als chemisch instabil. Dieses Problem konnte durch *N*-Methylierung der freien NH$_2$-Gruppe beseitigt werden: *N*-Me-D-Phe-Pro-Arg-H **26.7** (Gyki 14766, Abb. 26.5) ist chemisch stabil. Gyki 14766 wurde von Eli Lilly in Lizenz genommen und befindet sich derzeit als Thrombin-Inhibitor zur Verhinderung erneuter Gefäßverschlüsse nach einem Herzinfarkt in der klinischen Prüfung.

Einen anderen Weg beschritten Stürzebecher und Marquardt. Ihr Ansatz basierte auf dem Befund, daß Benzamidin **26.1** (Abb. 26.3, Abschnitt 26.2) außer Trypsin (K_i = 18 µM) auch Thrombin hemmt (K_i = 220 µM). Die Kombination der Benzamidingruppe mit einer reaktiven Gruppe aus Tabelle 26.2 ergab potente Thrombin-Hemmer. Der erste niedermolekulare Thrombin-Hemmer, der in den siebziger Jahren klinisch getestet wurde, war die *p*-Amidinophenyl-brenztraubensäure **26.5** (Abb. 26.3, Abschnitt 26.2). Diese Verbindung erwies

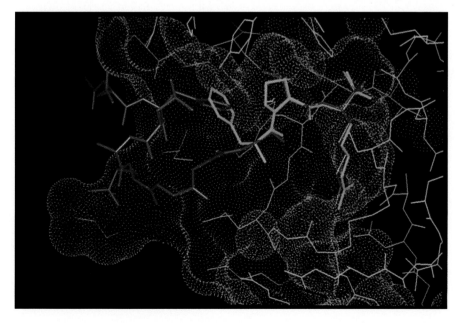

Abb. 26.4 Vergleich des Bindungsmodus des irreversibel an Thrombin bindenden Inhibitors D-Phe-Pro-Arg-CH$_2$Cl (grün) mit dem des Fibrinopeptids (rot). Beide Inhibitoren besetzen die P$_1$-Tasche mit einer Argininseitenkette. Die P$_2$-Tasche wird vom Fibrinopeptid durch eine Valinseitenkette besetzt. Die weitere Peptidkette ist so gefaltet, daß die Seitenketten der an den Positionen P$_8$ und P$_9$ befindlichen Aminosäuren Leu und Phe in die lipophile P$_3$-Bindetasche zu liegen kommen. Bei D-Phe-Pro-Arg-CH$_2$Cl bindet die D-Phe-Seitenkette in diese Tasche.

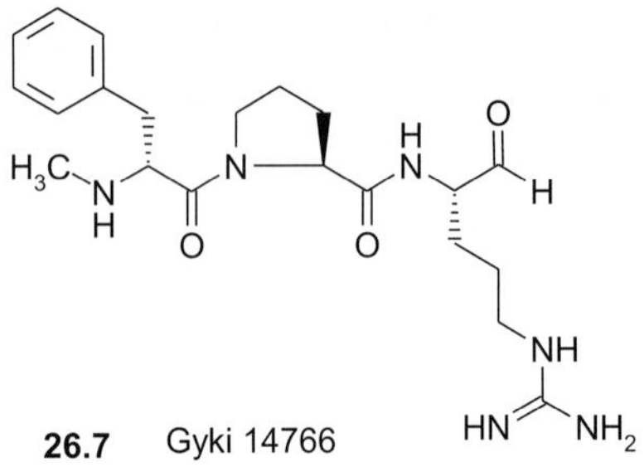

26.7   Gyki 14766

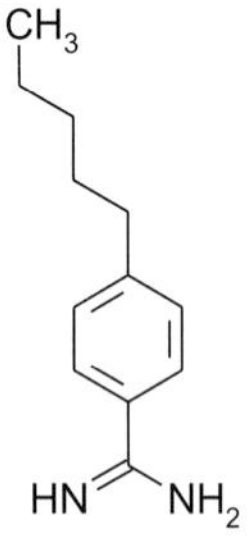

Abb. 26.5 Der Inhibitor **26.7** (Gyki 14766) enthält eine Aldehydgruppe, die reversibel an Ser 195 bindet. **26.8** und **26.9** sind einfache Derivate des Benzamidins, die nicht kovalent an das Enzym binden.

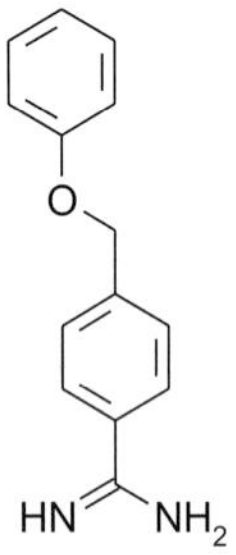

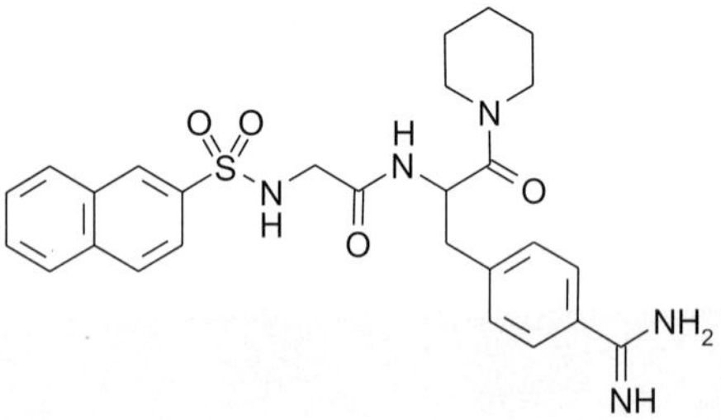

26.8   **26.9**

26.10   NAPAP

K_i = 6 nM

IC_{50} = 180 nM

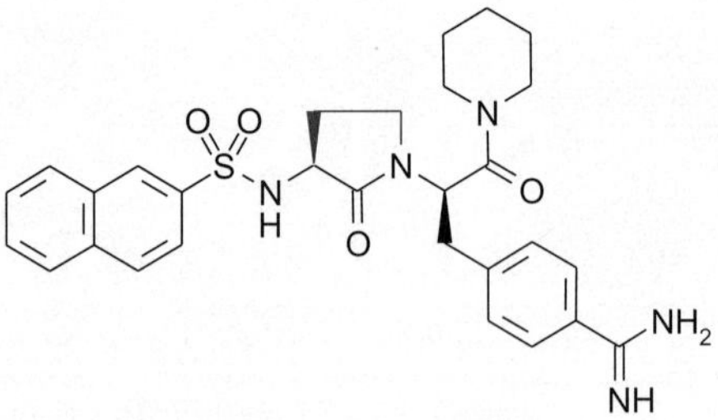

Abb. 26.6 Der Thrombin-Hemmer NAPAP **26.10** und zwei davon abgeleitete Derivate **26.11** und **26.12**. Die Verbindungen **26.11** und **26.12** wurden ausgehend von der 3D-Struktur des Thrombin-NAPAP-Komplexes entworfen und führen zu einer stark erhöhten Affinität für Thrombin bzw. zu einer verbesserten Selektivität gegenüber Typsin. Die IC_{50}-Werte für **26.10** und **26.12** beziehen sich auf die Racemate. Der Inhibitor **26.11** wurde enantiomerenrein hergestellt.

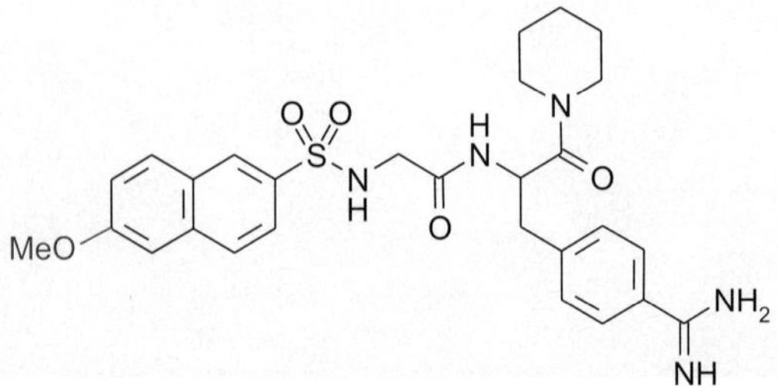

26.11

IC_{50} = 1,6 nM

26.12

IC_{50} = 15 nM

sich als wirksam, ihre Selektivität war aber unbefriedigend. Die einfachen Benzamidinderivate **26.8** und **26.9** (Abb. 26.5) sind weitere typische Vertreter mit mikromolarer Affinität für Thrombin, allerdings ohne Selektivität gegenüber Trypsin.

Die Verknüpfung der Benzamidingruppe mit einer peptidischen Struktur brachte eine wesentliche Verbesserung. N^α-(β-Naphthylsulfonyl-glycyl)-D,L-p-amidino-phenylalanyl-piperidid, **26.10** (NAPAP, Abb. 26.6) war das Resultat dieser mehr als 10 Jahre währenden systematischen Suche nach potenten und selektiven Thrombin-Inhibitoren. NAPAP war lange Zeit der wirkstärkste Vertreter aus der Klasse der niedermolekularen reversiblen Inhibitoren des Thrombins (K_i = 6 nM), mit allerdings nur geringer Selektivität gegenüber Trypsin. Eine weitere Verbesserung gelang zunächst nicht.

Wolfram Bode klärte 1989 am Max-Planck-Institut für Biochemie in Martinsried die Kristallstruktur von Thrombin mit einem gebundenen Inhibitor auf. Zunächst gelang die Strukturbestimmung im Komplex mit dem irreversiblen Inhibitor D-Phe-Pro-Arg-CH$_2$Cl, kurz danach auch mit NAPAP. Parallel dazu wurde die 3D-Struktur von Thrombin auch bei Hoffmann-La Roche aufgeklärt. Diese Arbeiten markieren einen entscheidenden Durchbruch auf dem Gebiet der Thrombinforschung. Viele industrielle Arbeitsgruppen haben nach Bekanntwerden der 3D-Struktur ihre Arbeiten zur Suche nach neuen Thrombin-Hemmern intensiviert. Mehrere Gruppen wählten dabei NAPAP als Ausgangspunkt. Die 3D-Struktur des Thrombin-NAPAP-Komplexes ist in Abbildung 26.7 zu sehen. Bei der Kokristallisation wurde NAPAP in racemischer Form eingesetzt. Eine ziemliche Überraschung war der Befund, daß das p-Amidino-phenylalanin als D-Aminosäure an Thrombin bindet. Da das Substrat aus natürlichen L-Aminosäuren besteht, hätte man eigentlich erwartet, daß auch p-Amidino-phenylalanin in der L-Form bindet.

Aus der Struktur läßt sich ableiten, welche Gruppen des Liganden direkte polare Wechselwirkungen zum Protein eingehen. Für NAPAP

Abb. 26.7 Struktur des Thrombin-NAPAP-Komplexes. Auf der linken Seite sind die wichtigsten Wechselwirkungen skizziert. Die positiv geladene Benzamidingruppe besetzt die P$_1$-Tasche und bildet eine Salzbrücke zur negativ geladenen Seitenkette von Asp 189. Mit der Aminosäure Gly 216 werden zwei Wasserstoffbrücken gebildet. Die Piperidin- und die Naphthylgruppe füllen gemeinsam eine große lipophile Tasche aus.

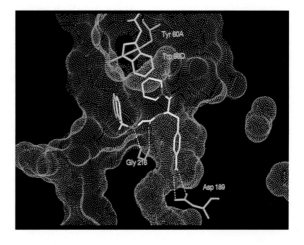

lipophile Bindetasche

Gly 216

Gly 219

Asp 189

Tyr 60A

Trp 60D

Gly 216

Asp 189

sind dies die Glycineinheit in der Molekülmitte und die Amidiniumgruppe in der P_1-Tasche. Ein Weglassen der positiv geladenen Amidiniumgruppe führt zu einem praktisch vollständigen Verlust der Bindungsaffinität, da die Salzbrücke zu Asp 189 nicht mehr gebildet
werden kann. Die Naphthyl- und die Piperidinseitenketten füllen die
lipophile Tasche weitgehend aus, wobei es scheint, als ob noch etwas
größere Substituenten hineinpassen könnten. Eine überaus wichtige
Information resultiert aus den Atomen bzw. Molekülteilen, die nicht
mit dem Protein in Kontakt stehen. Das C_α-Atom der Glycineinheit
sowie die NH-Gruppe des *p*-Amidino-Phe-Bausteins zeigen in die
Richtung von Bereichen der Bindetasche, die vom Inhibitor nicht
besetzt sind. Hier sollte es also möglich sein, zusätzliche Substituenten
anzubringen.

In dieser Weise wurde die Kenntnis der 3D-Struktur des Thrombin-
NAPAP-Komplexes bei der BASF zum Entwurf von neuen Analogen
verwendet. Die Idee war, ein starres NAPAP-Analoges zu entwerfen,
in dem die beiden oben genannten Atome zu einem Lactamring über-
brückt sind. Die Struktur wurde zunächst am Computer gebaut, um zu
prüfen, ob ein solches Molekül überhaupt in die Bindetasche paßt und
welche Stereochemie für den Ring gewählt werden muß. Dabei zeigte
sich, daß die Verbindung **26.11** (Abb. 26.6) die Thrombin-Bindetasche
perfekt ausfüllen sollte. Sie wurde synthetisiert und zeigte gegenüber
NAPAP eine mehr als 100-fach verstärkte Bindung. Wolfgang Höffken
bestimmte die Röntgenstruktur von **26.11** im Komplex mit Thrombin.
Die Konformation von **26.11** ist in Abbildung 26.8 mit der von NAPAP
verglichen. Die Einführung des zusätzlichen Rings führt zum exakten
Einfrieren der bioaktiven Konformation des Inhibitors.

Ein Schwachpunkt von NAPAP ist die mangelnde Selektivität
gegenüber dem Verdauungsenzym Trypsin. Hier ergibt sich die glückliche Situation, daß die Strukturen von NAPAP sowohl im Komplex
mit Thrombin als auch mit Trypsin bekannt sind (Abb. 26.9). Ein Vergleich der 3D-Strukturen zeigt, daß ein wesentlicher Unterschied zwischen beiden Enzymen in der P_3-Tasche vorliegt. In Thrombin ist
diese deutlich ausgeprägt und wird durch mehrere lipophile Aminosäureseitenketten gebildet. In Trypsin existiert die P_3-Tasche eigentlich
gar nicht. Offensichtlich wird sie bei dem weitgehend unspezifischen
Verdauungsenzym nicht benötigt. Also sollte sich die Selektivität
durch eine möglichst optimale Ausfüllung der P_3-Tasche von Thrombin erhöhen lassen. Die Betrachtung des Thrombin-NAPAP-Komplexes legt nahe, daß ein Methoxysubstituent am Naphthylring hierzu
geeignet sein sollte. In der Tat bindet der BASF-Inhibitor **26.12**
(Abb. 26.6) 600-fach stärker an Thrombin als an Trypsin.

Einen anderen Weg beschritten die Forscher bei Hoffmann-La
Roche bei der Suche nach einem Thrombin-Inhibitor. Ziel der Arbeiten war der Entwurf eines neuartigen, mit keiner bekannten Struktur
vergleichbaren Thrombin-Inhibitors. Ausgangspunkt war die Hypothese, daß eine optimale Ausfüllung der P_1-Tasche essentiell ist. Benz-

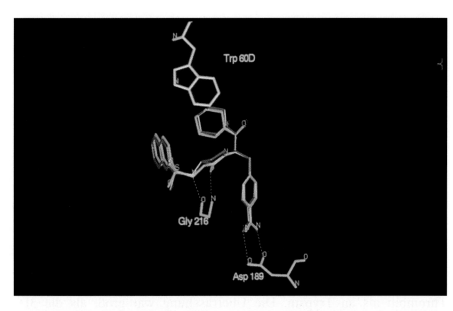

Abb. 26.8 Vergleich der 3D-Strukturen der Thrombin-Inhibitoren **26.10** (grün) und **26.11** (rot). Die Einführung des Lactamrings stabilisiert die bioaktive Konformation. Die hohe Affinität resultiert zum Teil aus der gegenüber **26.10** reduzierten konformellen Flexibilität durch die geringere Anzahl drehbarer Bindungen. Zudem bildet der Lactamring zusätzliche lipophile Wechselwirkungen mit einem Tryptophan aus.

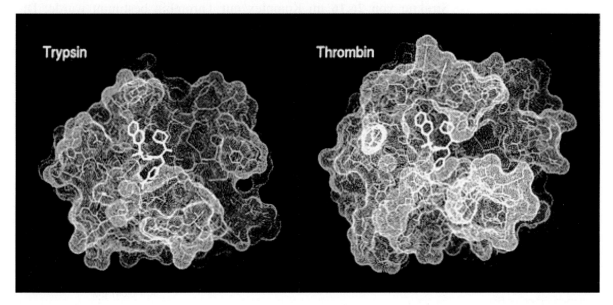

Abb. 26.9 Vergleich der 3D-Strukturen von Trypsin (links) und Thrombin (rechts), jeweils im Komplex mit NAPAP. In Thrombin ist das aktive Zentrum durch eine zusätzliche Schleife von oben eingeengt.

amidin war als schwacher Thrombin-Hemmer bekannt, der die P_1-Tasche besetzt. Es besitzt jedoch den Nachteil, deutlich stärker an Trypsin zu binden. Entsprechend suchten die Forscher in Basel zunächst nach einem kleinen Molekül, das besser an Thrombin als an Trypsin bindet. Bei dieser eng fokussierten Suche wurden mehr als 200 kleine Moleküle getestet. Ausgewählt wurden nur Strukturen, deren funktionelle Gruppen in der Lage sein sollten, mit der negativ geladenen Seitenkette des Asp 189 in Wechselwirkung zu treten. Untersucht wurden also Guanidine, Amidine und Amine. *N*-Amidino-piperidin (**26.13**, Abb. 26.10) fiel hierbei als interessante Leitstruktur auf: Im Gegensatz zu Benzamidin bindet Amidinopiperidin fester an Thrombin (K_i = 150 μM) als an Trypsin (K_i = 300 μM). Eine systematische Derivatisierung führte zu **26.14**, einem mäßig aktiven Thrombin-Inhibitor (K_i = 0,48 μM). Zu diesem Zeitpunkt wurde die 3D-Struktur von Thrombin bei Hoffmann-La Roche aufgeklärt, parallel zu den Arbeiten am Max-Planck-Institut in Martinsried. **26.14** wurde in die Thrombin-Bindetasche eingepaßt. Das Modell legte nahe, daß ein Ersatz der Glycin-Einheit durch eine D-Aminosäure, z. B. D-Phe, zur Ausfüllung einer lipophilen Tasche und somit zu einer starken Affinitätssteigerung führen sollte. Die Verbindung war schnell hergestellt und getestet. In der Tat bindet **26.15** zehnfach stärker an Thrombin. Daraufhin wurden weitere D-Aminosäuren getestet und es konnte eine weitere Bindungssteigerung erzielt werden. Ermutigend war auch die gute Selektivität gegenüber Trypsin: **26.16** bindet 840-fach stärker an Thrombin als an Trypsin. Die Überraschung war groß, als die 3D-Struktur von **26.16** im Komplex mit Thrombin bestimmt wurde: Die Verbindung sitzt anders als vorhergesagt in der Bindetasche! Der durch Röntgenstrukturanalyse gefundene Bindungsmodus dieses Strukturtyps ist in Abbildung 18.7 (Abschnitt 18.3) zu sehen. Die Verbindung **26.16** besetzt mit ihrer D-Phe-Seitenkette die hydrophobe Tasche. Die Naphthylgruppe von **26.16** sitzt vor dieser Tasche.

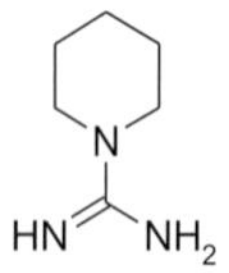

Abb. 26.10 Strukturbasierter Entwurf von Thrombin-Inhibitoren bei Hoffmann-La Roche. **26.13** besetzt die P$_1$-Tasche von Thrombin. Von dieser Leitstruktur wurde **26.14** abgeleitet. Die Einpassung dieses Moleküls in das aktive Zentrum von Thrombin lieferte die Idee zur Synthese von **26.15**. Die systematische Variation der Seitenkette R ergab Verbindungen mit nochmals erhöhter Bindungsaffinität, z. B. **26.16**. Danach wurden Verbindungen untersucht, die als zentralen Baustein eine natürliche L-Aminosäure enthalten. Das Resultat dieser Arbeiten ist **26.17**. Die Verbindung wurde für die klinische Entwicklung ausgewählt.

26.13 K_i = 150 μM

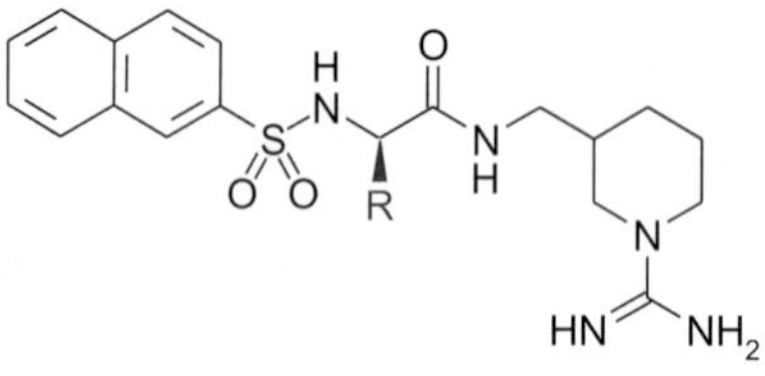

26.14   R = H
                  K_i = 0,48 μM

26.15   R = CH$_2$Ph
                  K_i = 0,047 μM

26.16   R = CH$_2$–(*m*-NO$_2$–Ph)
                  K_i = 0,024 μM

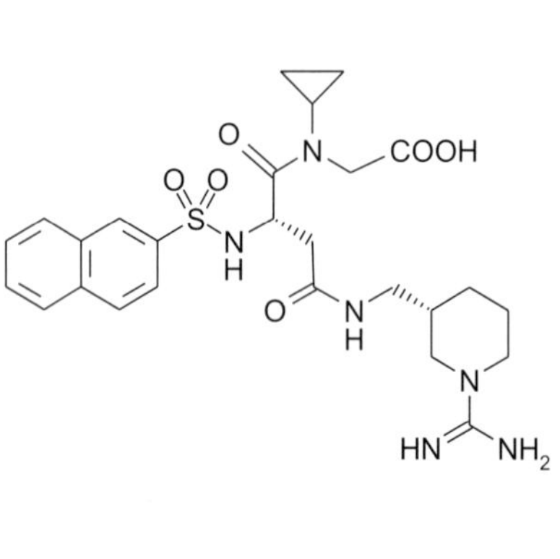

26.17   Ro 46-6240
                  K_i = 0,27 nM

Allerdings erwies sich das Vorhandensein einer nichtnatürlichen Aminosäure unter synthetischen Gesichtspunkten als ungünstig. Es wurde daher nach anderen zentralen Bausteinen gesucht, die präparativ einfacher zugänglich sind. Diese Arbeiten führten schließlich zu Ro 46-6240, **26.17**. Diese hochpotente, äußerst selektive und einfach herzustellende Substanz befindet sich inzwischen als intravenös anzuwendender, kurz wirksamer Thrombin-Inhibitor in klinischer Prüfung.

Damit ist die Story der Thrombin-Inhibitoren noch keineswegs zu Ende. Viele große Pharmafirmen forschen weiterhin intensiv nach niedermolekularen, oral verfügbaren Thrombin-Hemmern. Erste Erfolge wurden bereits vermeldet. Von der schwedischen Pharmafirma Astra wurde die Verbindung **26.18** (Abb. 26.11) als erster oral verfügbarer Thrombin-Hemmer vorgestellt. Auch diese Verbindung befindet sich bereits in klinischer Prüfung. Weitere Verbindungen werden sicher folgen.

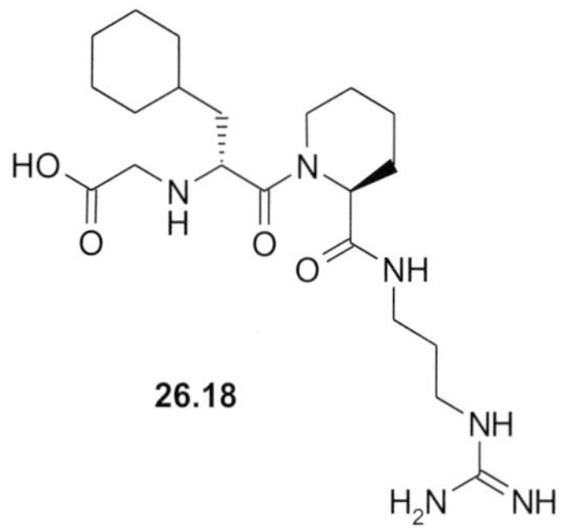

26.18

Abb. 26.11 Struktur des oral verfügbaren Thrombin-Hemmers **26.18** der schwedischen Pharmafirma Astra. Die Verbindung leitet sich von der Tripeptidsequenz D-Phe-Pro-Arg ab.

26.4 Der Entwurf niedermolekularer, oral wirksamer Elastase-Inhibitoren

Humane Leukozytenelastase (HLE) ist eine Serinprotease, die vom Körper in der Lunge freigesetzt wird, um abgestorbenes Gewebe und eingedrungene Bakterien zu zersetzen. Das zerstörerische Potential dieses Enzyms wird normalerweise durch eine Reihe körpereigener (*endogener*) Inhibitoren, wie beispielsweise dem α_1-Protease-Inhibitor oder einem Leukozytenprotease-Inhibitor kontrolliert. Wird die Balance zwischen Protease und Inhibitor verschoben, etwa durch eine genetisch bedingte Unterexpression eines Inhibitors oder durch Umwelteinflüsse, greift Elastase auch gesundes Lungengewebe an. Zigarettenrauch enthält Verbindungen, die eine essentielle Methioninseitenkette des körpereigenen α_1-Protease-Inhibitors oxidieren und damit das Protein desaktivieren. Über die chronische Zerstörung von Zellen der Lungenbläschen führt dies zu einem lebensbedrohenden Krankheitsbild, dem Lungenemphysem.

Ein möglicher Ansatz zur medikamentösen Behandlung dieser Krankheit besteht also in der Anwendung eines Elastase-Inhibitors. Startpunkt

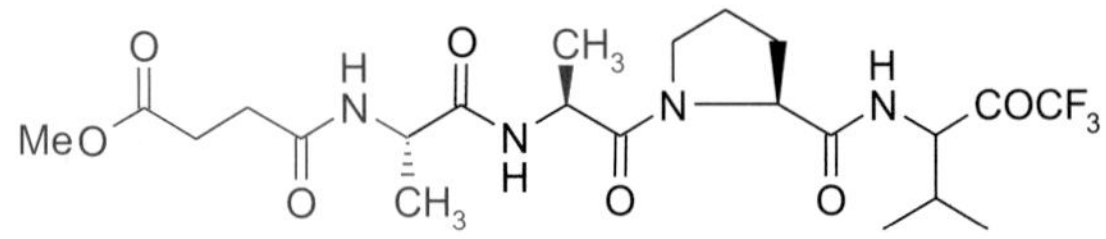

Abb. 26.12 Substratanaloge Elastase-Hemmer **26.19** und **26.20**. **26.20** ist zwar eine hochaktive Verbindung, aber oral nicht verfügbar.

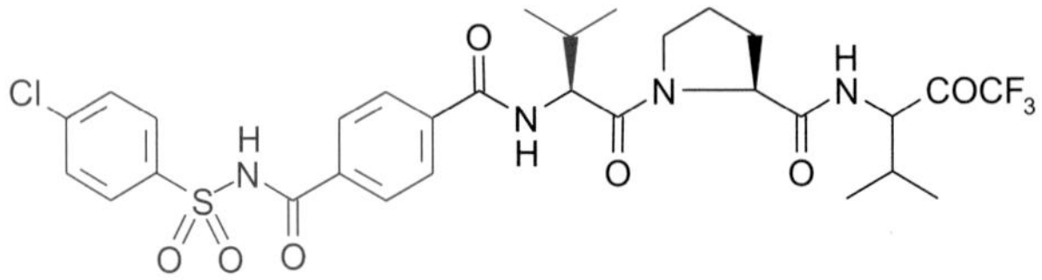

der Arbeiten bei ICI war der Befund, daß Trifluormethylketone R-COCF₃ als reversible, kovalent bindende Serinprotease-Hemmer besonders geeignet sind. Ausgehend von der Substratsequenz wurden potente Elastase-Hemmer gefunden, z. B. **26.19** und **26.20** (Abb. 26.12).

ICI 200880 (**26.20**) erwies sich bei der klinischen Prüfung als wirkstarker Elastase-Hemmer, jedoch ohne orale Verfügbarkeit und mit zu kurzer biologischer Halbwertszeit. In der Zwischenzeit war auch die 3D-Struktur des strukturell verwandten Inhibitors Ac-Ala-Pro-Val-CF₃ im Komplex mit Elastase bestimmt worden. Die wichtigsten Wechselwirkungen zwischen Elastase und dem Inhibitor sind in Abbildung 26.13 dargestellt. Der Inhibitor bindet in einer β-Faltblatt-Konformation an Elastase, wobei zwei H-Brücken zu Val 216 und eine zu Ser 214 ausgebildet werden. Die Valinseitenkette füllt die P₁-Tasche und

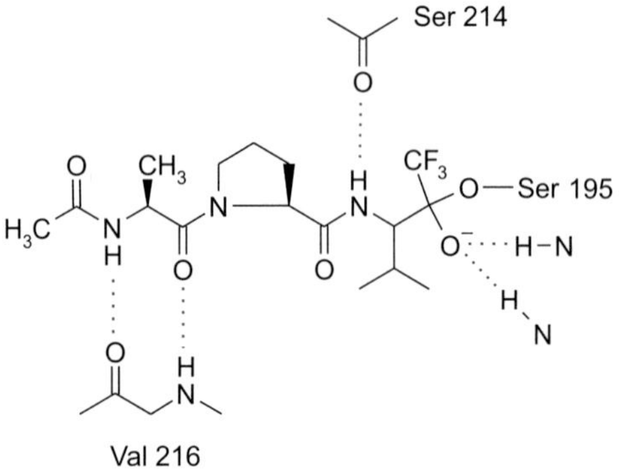

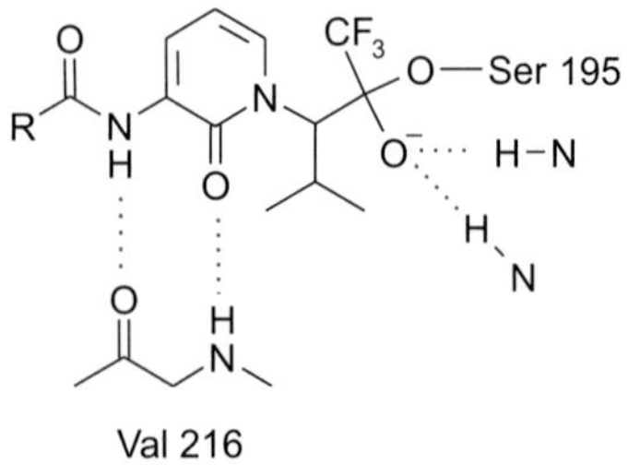

Abb. 26.13 Vergleich des Bindungsmodus des Elastase-Hemmers Ac-Ala-Pro-Val-CF₃ mit dem postulierten Bindungsmodus der Pyridone (z. B. **26.21**, Abb. 26.14). Beide Verbindungen sollten in der Lage sein, die doppelte Wasserstoffbrücke mit Val 216 zu bilden.

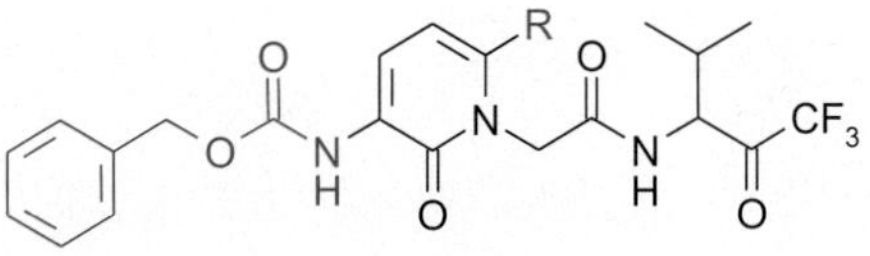

26.21   R = Phenyl

K_i = 5,6 nM

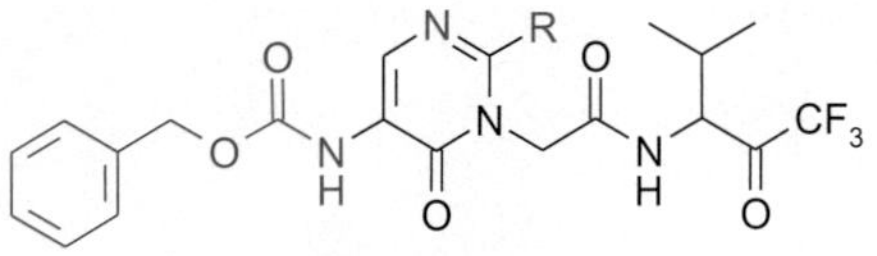

26.22   R = Phenyl

K_i = 6,6 nM

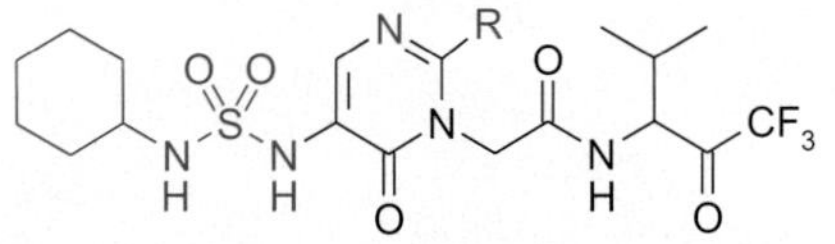

26.23   R = p-F-Phenyl

K_i = 1,6 nM

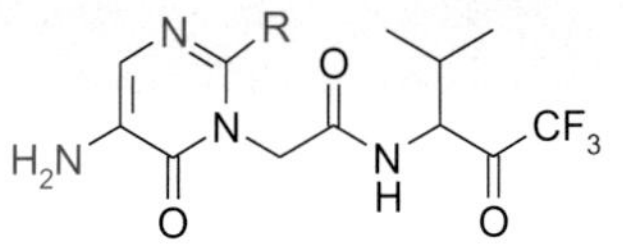

26.24   R = p-F-Phenyl

K_i = 100 nM

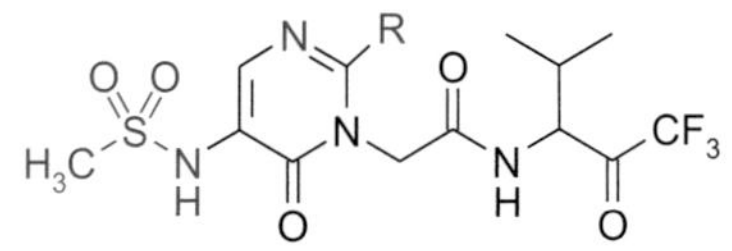

26.25   R = p-NH$_2$-Phenyl

K_i = 15 nM

Abb. 26.14 Entwurf oral verfügbarer Elastase-Hemmer bei ZENECA. Die ursprüngliche Idee, die Ala-Pro Einheit durch ein Pyridon zu ersetzen, lieferte **26.21**. Später wurden überwiegend Pyrimidone untersucht. Im Heterocyclus ist hier ein weiteres Stickstoffatom eingefügt. In dieser Strukturklasse finden sich sehr wirkstarke Verbindungen, z. B. **26.23**. Über die besten *in vivo*-Eigenschaften verfügt **26.24**. Die *p*-Fluorphenyl-Gruppe (in **26.24**) bzw. die *p*-Aminophenyl-Gruppe (in **26.25**) erhöhen den lipophilen Kontakt zum Enzym.

die Carbonylgruppe bindet als Halbacetal kovalent an die Seitenkette von Ser 195. Die wichtigste Information aus der Röntgenstruktur ist die Kenntnis derjenigen funktionellen Gruppen des Inhibitors, die direkt mit dem Enzym wechselwirken und ihre räumliche Anordnung. Gesucht wurde nun nach nichtpeptidischen Strukturen mit funktionellen Gruppen, die in der Lage sein sollten, die gleichen Wechselwirkungen wie der peptidische Inhibitor auszubilden.

Ausgehend von der 3D-Struktur des Protein-Ligand-Komplexes fiel die Wahl auf Pyridone. Modelling-Studien ließen erkennen, daß dieser Verbindungstyp für Elastase-Hemmer geeignet sein sollte. In Abbildung 26.13 ist der postulierte Bindungsmodus der Pyridone mit dem Bindungsmodus des peptidischen Inhibitors verglichen. Verbindungen dieses Strukturtyps wurden bei ZENECA (früher ICI) synthetisiert und erwiesen sich tatsächlich als sehr wirksame Inhibitoren der Elastase. **26.21** (Abb. 26.14) bindet mit K_i = 5,6 nM an Elastase. Diese Verbindung weist jedoch mehrere ungünstige Eigenschaften auf. Sie ist oral nicht verfügbar und hemmt neben Elastase auch Chymotrypsin (K_i = 60 nM). Die schlechte orale Verfügbarkeit wurde auf die zu hohe Lipophilie (log P > 4) und die daraus resultierende geringe Wasserlöslichkeit zurückgeführt. Aus präparativen Gründen konnten nur wenige weitere Pyridone mit anderen Substituenten untersucht werden.

Abb. 26.15 Vergleich der 3D-Strukturen der Elastase-Hemmer *N*-(Methylsuccinoyl)-Ala-Pro-Val-CF₃ **26.19** und **26.25**, jeweils im Komplex mit Elastase. Der peptidische Inhibitor **26.19** ist grün dargestellt (ohne die CF₃-Gruppe), **26.25** ist atomkodiert gefärbt. Beide Inhibitoren bilden jeweils zwei Wasserstoffbrücken zu Val 216 und eine Wasserstoffbrücke zu Ser 214. Zusätzlich wird das O⁻-Loch des Enzyms von beiden Inhibitoren durch ein Sauerstoffatom besetzt. Wie in vielen anderen Fällen finden sich die mit dem Protein in Wechselwirkung tretenden Atome der beiden Liganden in nahe benachbarten, aber nicht identischen Positionen. Aus Gründen der besseren Übersichtlichkeit sind nur die Wasserstoffbrücken des Inhibitors **26.25** eingezeichnet.

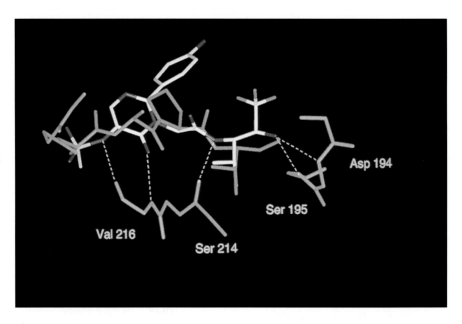

Synthetisch einfacher und daher breiter variierbar erschien die Klasse der Pyrimidone, bei der ein Kohlenstoffatom des Heterocyclus gegen ein Stickstoffatom ausgetauscht ist. Zur großen Freude der Forscher bei ZENECA zeigte diese Substanzklasse wesentlich verbesserte Eigenschaften. Die Verbindung **26.22** ist weniger lipophil (log P = 2,1) als **26.21**, zehnmal besser wasserlöslich und oral verfügbar. Die Bindung an Elastase ist praktisch unverändert (K_i = 6,6 nM), während die Chymotrypsin-Hemmung wesentlich geringer ist (K_i = 1 000 nM).

In der neuen Substanzklasse wurden zahlreiche Vertreter synthetisiert und auf ihre Hemmwirkung und Bioverfügbarkeit getestet. Dabei zeigte sich, daß starke Hemmwirkung und *in vivo*-Aktivität nicht parallel laufen. Beispielsweise ist **26.23** im Enzymtest ein hochaffiner Elastase-Hemmer, oral jedoch nicht verfügbar. Als Optimum erwies sich Verbindung **26.24** (K_i = 100 nM). Sie ist bei Ratte, Hamster und Hund zu 60–90 % oral verfügbar und ihre Halbwertszeit liegt bei über 4 Stunden. **26.24** (Abb. 26.14) ist damit ein ausgezeichneter Kandidat für die klinische Entwicklung.

Die 3D-Struktur von **26.25** wurde im Komplex mit Elastase aus Schweinepankreas bestimmt (Abb. 26.15). In der Tat bindet der Inhibitor in der vorhergesagten Weise. Die vorgestellten Arbeiten sind ein schönes Beispiel für den strukturbasierten Entwurf von Enzym-Inhibitoren. Die konsequente Ausnutzung der zur Verfügung stehenden Strukturinformation und die gleichzeitige Berücksichtigung der physikochemischen Eigenschaften haben zum Erfolg geführt. Als Entwicklungskandidat wurde eine Substanz ausgewählt, die rund 20-fach weniger affin ist als der beste Ligand, aber im Gegensatz zu dieser Verbindung eine ausgezeichnete Bioverfügbarkeit aufweist.

Allgemeine Literatur

C. Branden und J. Tooze, Introduction to Protein Structure, Garland Publ. Inc., New York, 1991

L. J. Berliner, Hrsg., Thrombin: Structure and Function, Plenum Press, New York, 1992

S. D. Kimball, Challenges in the Development of Orally Bioavailable Thrombin Active Site Inhibitors, Blood Coagulation & Fibrinolysis **6**, 511–519 (1995)

J. A. Shafer, R. J. Gould, Hrsg., Design of Antithrombotic Agents, Persp. Drug Discov. Design **1**, 419–550 (1994)

Spezielle Literatur

K. Hilpert, J. Ackermann, D. W. Banner, A. Gast, K. Gubernator, P. Hadvary, L. Labler, K. Müller, G. Schmid, T. B. Tschopp und H. van de Waterbeemd, Design and Synthesis of Potent and Highly Selective Thrombin Inhibitors, J. Med. Chem. **37**, 3889–3901 (1994)

H. Mack, T. Pfeiffer, W. Hornberger, H.-J. Böhm, H. W. Höffken, Design, Synthesis and Biological Activity of Novel Rigid Amidino-Phenylalanine Derivatives as Inhibitors of Thrombin, J. Enzyme Inhib. **9**, 73–86 (1995)

C. A. Veale, P. R. Bernstein, C. Bryant *et al.*, Nonpeptidic Inhibitors of Human Leukocyte Elastase. 5. Design, Synthesis, and X-Ray Crystallography of a Series of Orally Active 5-Aminopyrimidin-6-one-Containing Trifluoromethyl Ketones, J. Med. Chem. **38**, 98–108 (1995)

27. Aspartylprotease-Inhibitoren

Die Aspartylproteasen verdanken ihren Namen dem Vorhandensein zweier Aspartate, die für den katalytischen Mechanismus verantwortlich sind. Das am besten bekannte Mitglied dieser Enzymklasse ist das Verdauungsenzym Pepsin. Pepsin ist nur im stark sauren Bereich bei pH-Werten zwischen 1 und 5 aktiv. Die erste 3D-Struktur einer Aspartylprotease wurde 1970 bestimmt. In Tabelle 27.1 sind einige wichtige Aspartylproteasen aufgeführt.

27.1 Struktur und Funktion der Aspartylproteasen

Pepsin spaltet bevorzugt Peptide, die rechts und links der Spaltstelle hydrophobe Gruppen aufweisen. Die 3D-Struktur zeigt, daß **zwei katalytische Aspartate** direkt nebeneinander sitzen. Eines dieser Aspartate hat den außergewöhnlich niedrigen pK_a-Wert 1,5. Der des anderen Aspartats ist höher, er liegt bei 4,7. Damit ist offenbar unter den pH-Bedingungen des Magens eine der beiden Seitenketten im katalytischen Zentrum protoniert, die andere nicht. Es ist anzunehmen, daß dieses Proton zwischen den beiden Resten leicht ausgetauscht wird.

Tabelle 27.1 Einige Aspartylproteasen und die von ihnen bevorzugten Spaltstellen. Mit Ausnahme von Cathepsin D wurden von allen aufgeführten Enzymen die 3D-Strukturen bestimmt.

Enzym	Spaltstelle	Funktion
Pepsin	Phe-Phe, Phe-Tyr, *etc.*	Verdauung
Renin	Leu-Val	Blutdrucksteigerung
Cathepsin D	Phe-Phe, Leu-Leu, *etc.*	Gewebeabbau
Chymosin	Phe-Met	Milchgerinnung
HIV-Protease	Phe-Pro, Tyr-Pro, *etc.*	Virusreplikation

Substrat   Übergangszustand   Spaltprodukte

Der **Mechanismus der Peptidspaltung** durch Aspartylproteasen ist in Abbildung 27.1 skizziert. Die Spaltung der Amidbindung erfolgt durch den nucleophilen Angriff eines Wassermoleküls. Eines der beiden Aspartate polarisiert das Wassermolekül, das andere bildet eine H-Brücke zur Carbonylgruppe der zu spaltenden Amidbindung aus. Dadurch wird die C=O-Bindung polarisiert und der nucleophile Angriff am Kohlenstoff erleichtert. Die Reaktion erfolgt über einen tetraedrischen Übergangszustand, in dem das H_2O intermediär an die Amidgruppe gebunden ist. Ein Ansatzpunkt zum Entwurf von Inhibitoren für Aspartylproteasen besteht darin, diesen Übergangszustand durch ein stabiles Molekül zu simulieren. Dafür bieten sich insbesondere Hydroxyverbindungen an (Abb. 27.2).

H. Umezawa isolierte einen der ersten potenten und spezifischen Inhibitoren für Aspartylproteasen, das **Pepstatin**, aus den Kulturfiltraten von *Streptomyces*-Arten. Dieses Peptid, Iva-Val-Val-Sta-Ala-Sta-OH **27.1** (Abb. 27.3), ist ein hochaffiner Inhibitor für die Enzyme Pepsin (K_i = 45 pM), Cathepsin D und HIV-Protease und in geringerem Maße auch für Renin (K_i > 1 μM). Es enthält die nichtnatürliche Aminosäure Statin. Die 3D-Struktur des Pepsin-Pepstatin-Komplexes belegt, daß die Statin-Einheit tatsächlich als Analoges des Übergangszustands an die katalytischen Aspartate bindet.

Im folgenden soll der Entwurf von Aspartylprotease-Hemmern anhand der beiden Beispiele Renin und HIV-Protease diskutiert werden.

Substrat   Übergangszustand

Hydroxyethylen   Ethylenglycol   Statin   Norstatin

(R_1 = Isopropyl)

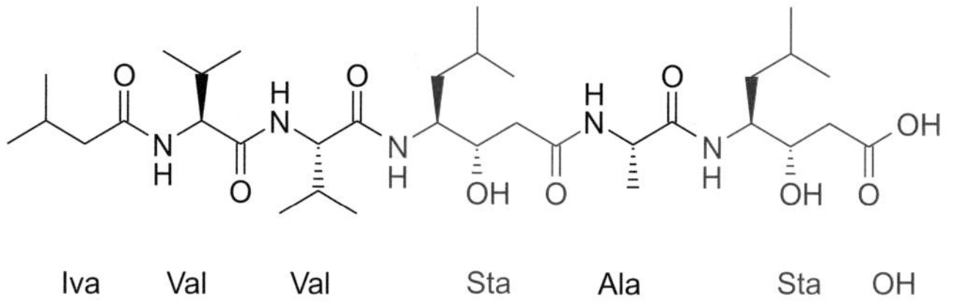

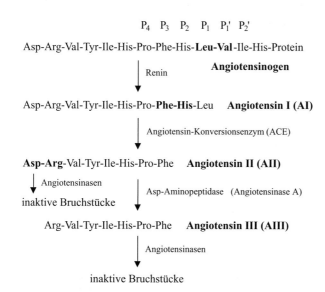

| Iva | Val | Val | Sta | Ala | Sta | OH |

Abb. 27.3 Pepstatin **27.1** (Iva = Isovaleriansäure, Sta = Statin) ist ein Inhibitor einer großen Zahl unterschiedlicher Aspartylproteasen.

27.2 Der Entwurf von Renin-Inhibitoren

Renin ist eine aus 340 Aminosäuren aufgebaute Aspartylprotease. Das Enzym spaltet das Peptid Angiotensinogen unter Bildung des Dekapeptids Angiotensin I. Dieses wird anschließend durch eine Metalloprotease, das Angiotensin-Konversionsenzym (ACE), zum blutdrucksteigernden Oktapeptid Angiotensin II gespalten (Abb. 27.4). Eine Hemmung des Enzyms Renin führt zu einer Erniedrigung der Konzentration von Angiotensin I und somit auch von Angiotensin II. Ein Renin-Hemmer sollte also blutdrucksenkende Wirkung haben. Infolge des großen therapeutischen Erfolgs der ACE-Hemmer haben sich sehr viele Pharmafirmen auch mit der Suche nach selektiven Renin-Inhibitoren beschäftigt. Renin verfügt über eine ungewöhnlich hohe Substratspezifität. Angiotensinogen ist das einzige bekannte natürliche Substrat, das durch dieses Enzym gespalten wird. Daher sollte es möglich sein, einen hochspezifischen Renin-Hemmer zu finden, der keine anderen Enzyme blockiert und zu weniger Nebenwirkungen führt, als dies bei vielen anderen Blutdrucksenkern der Fall ist.

Startpunkt der Arbeiten war die Peptidsequenz des Substrats **Angiotensinogen**. Renin spaltet Angiotensinogen zwischen Leu und Val. Zunächst wurde nach einem geeigneten Ersatz für die Leu-Val-Einheit unter Beibehaltung der anderen Aminosäuren auf den Positionen P_5

$$P_4 \quad P_3 \quad P_2 \quad P_1 \quad P_1' \quad P_2'$$

Asp-Arg-Val-Tyr-Ile-His-Pro-Phe-His-**Leu-Val**-Ile-His-Protein

↓ Renin   **Angiotensinogen**

Asp-Arg-Val-Tyr-Ile-His-Pro-**Phe-His**-Leu   **Angiotensin I (AI)**

↓ Angiotensin-Konversionsenzym (ACE)

Asp-Arg-Val-Tyr-Ile-His-Pro-Phe   **Angiotensin II (AII)**

↓ Angiotensinasen   ↓ Asp-Aminopeptidase (Angiotensinase A)

inaktive Bruchstücke

Arg-Val-Tyr-Ile-His-Pro-Phe   **Angiotensin III (AIII)**

↓ Angiotensinasen

inaktive Bruchstücke

Abb. 27.4 Das Renin-Angiotensin-System. Die Umwandlung von Angiotensinogen in das blutdrucksteigernde Angiotensin II (AII) erfolgt in zwei Stufen. Abbau durch eine Asp-Aminopeptidase, die Angiotensinase A, führt zum biologisch noch aktiven Angiotensin III (AIII). Verschiedene andere Angiotensinasen (Aminopeptidasen, Carboxypeptidasen) bauen diese beiden Peptide zu inaktiven Bruchstücken ab.

bis P_3' gesucht (Tab. 27.2). Das Oktapeptid His-Pro-Phe-His-**Leu-Val**-Ile-His wird als Substrat von Renin gespalten. Ein Ersatz der vom Enzym angegriffenen Amidbindung des Leu-Val durch die stabilen isosteren Gruppen $-CH_2NH-$ bzw. $-COCH_2-$ führt zu mäßig wirksamen Inhibitoren. Besser geeignet ist an dieser Stelle das Isoster mit der Hydroxyethylengruppe, $-CH(OH)CH_2-$, das als Analoges des Übergangszustands einen affinen Inhibitor mit $IC_{50} = 3$nM ergibt. Einen sehr gut bindenden Renin-Hemmer erhält man auch durch den Einbau der nichtnatürlichen Aminosäure **Statin** (vgl. Abb. 27.3, Abschnitt 27.1). Statin ersetzt als Dipeptid-Isosteres die P_1-P_1'-Einheit Leu-Val des Substrats.

Der nächste Schritt bestand in einer Optimierung des P_1-Bausteins. Als möglicher Ersatz für die Leucin-Seitenkette wurden verschiedene Gruppen untersucht. Die Resultate einer solchen Strukturvariation von **27.2** sind in Tabelle 27.3 aufgeführt. Der Ersatz des Isobutylrests durch die größere Cyclohexylmethylengruppe steigert die Affinität um den Faktor 20. Eine Adamantylmethylengruppe ist offensichtlich zu groß für die Tasche, denn das entsprechende Derivat vermag das Enzym nur schwach zu hemmen. Danach wurde der P_2-Baustein unter-

Tabelle 27.2 Der Ersatz der spaltbaren Amidbindung Leu-Val durch stabile Isostere führt zu potenten Renin-Hemmern. Bei den Inhibitoren ist die Leu-Val-Gruppe durch eine Gruppe ersetzt, die vom Enzym nicht gespalten werden kann.

Substrat/Inhibitor	IC_{50} [nM]
His Pro Phe His **Leu Val** Ile His	300 000 [a]
His Pro Phe His **Leu[COCH₂]Val** Ile His	500
His Pro Phe His **Leu[CH₂NH]Val** Ile His	200
His Pro Phe His **Statin** Ile His	20
His Pro Phe His **Leu[CHOHCH₂]Val** Ile His	3

[a] Substrat, K_m-Wert

Tabelle 27.3 Optimierung der P_1-Seitenkette. Die Bindetasche ist lipophil und hat offensichtlich gerade die richtige Größe für eine Cyclohexylmethylengruppe.

R	IC_{50} [nM]
Isobutyl	81
Cyclohexylmethylen	4
Cyclohexyl	150
Adamantylmethylen	2 500
Benzyl	15

sucht. Hier zeigte sich allerdings, daß ein Ersatz des Histidins durch eine andere Gruppe zu keiner nennenswerten Erhöhung der Bindungsaffinität führt. Ein Ersatz des basischen Histidins in der P_2-Position ist aber in Hinblick auf eine Verbesserung der pharmakokinetischen Eigenschaften durchaus von Interesse.

Einen signifikanten Fortschritt in der Reninforschung brachte die Entdeckung, daß Glykole potente Renin-Inhibitoren sind. Einige Verbindungen des Strukturtyps **27.3** sind in Tabelle 27.4 aufgeführt. Die Einführung einer zweiten Hydroxygruppe in der richtigen Konfiguration erhöht die Affinität, je nach der gewählten P_1-Seitenkette, um einen weiteren Faktor 10–100. Damit war es gelungen, Tripeptidanaloge mit einer Bindungskonstante um 1 nM zu finden. Mehrere Firmen entwickelten Renin-Hemmer bis zur klinischen Prüfung. Beispiele sind A-64662 von Abbott (**27.4**, Abb. 27.5) und Ro 42-5892 (**27.5**). Für A-64662 konnte gezeigt werden, daß nach intravenöser Gabe bei Patienten mit zu hohem Blutdruck tatsächlich eine Blutdrucksenkung resultiert.

Tabelle 27.4   Die Einführung einer zweiten Hydroxygruppe in Position R_2 führt zu einer signifikant höheren Bindungsaffinität.

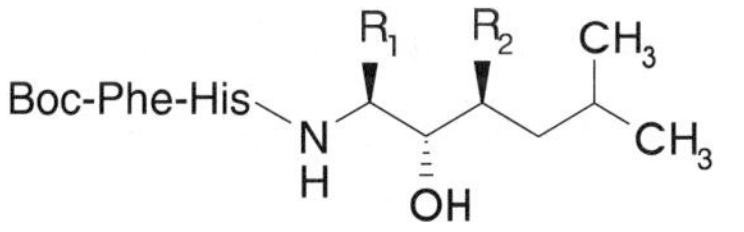

R_1	R_2	IC_{50} [nM]
Isobutyl	H	1 500
	OH	11
Cyclohexylmethyl	H	10
	OH	1,5

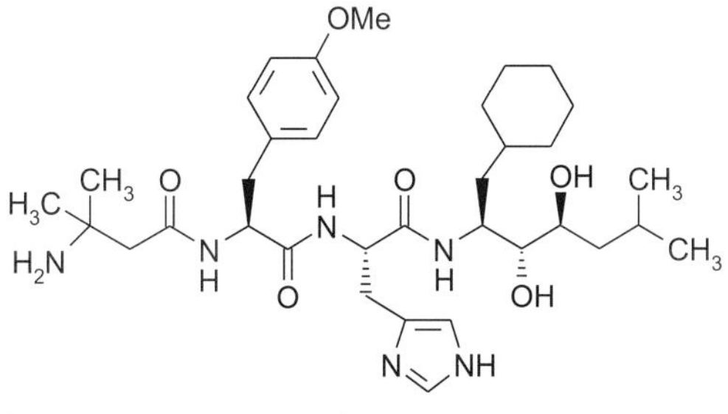

27.4   A-64662
Enalkiren
IC_{50} = 14 nM

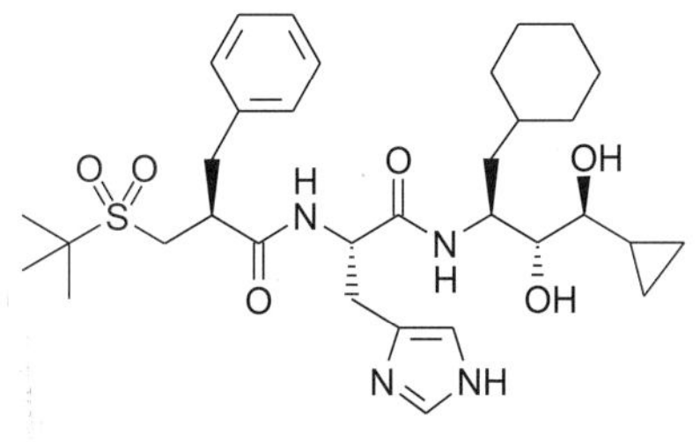

27.5   Ro 42-5892
Remikiren
IC_{50} = 0,7 nM

Abb. 27.5   Enalkiren **27.4** und Remikiren **27.5** sind die ersten Renin-Inhibitoren, die einer klinischen Prüfung unterzogen wurden.

Das gesteckte Ziel war damit allerdings noch nicht erreicht. Die Verbindungen hatten nur kurze Halbwertszeiten und waren oral nicht verfügbar. Es zeigte sich, daß die Amidbindung zwischen dem P$_3$-Baustein Phe und dem P$_2$-Baustein His durch das Verdauungsenzym Chymotrypsin schnell gespalten wird. Ein Problem ist auch das hohe Molekulargewicht der Verbindungen, das eine schnelle biliäre Ausscheidung zur Folge hat. Die weiteren Arbeiten zielten nun im wesentlichen darauf, einen geeigneten Ersatz für die P$_2$- und P$_3$-Seitenketten zu finden.

Eine Stabilität der Inhibitoren gegen einen Abbau durch Chymotrypsin ließ sich durch Abänderungen des P$_3$-Bausteins Phenylalanin erreichen. Die Stabilität einiger an dieser Stelle veränderter Renin-Hemmer **27.6** ist in Tabelle 27.5 zusammengefaßt. Durch Verwendung von β,β-Dimethyl-phenylalanin entsteht eine Verbindung, die von Chymotrypsin nicht mehr gespalten wird. Dies liegt daran, daß die sehr voluminöse Seitenkette im Gegensatz zu Phe nicht mehr in die Spezifitätstasche des Chymotrypsins paßt.

Die weitere Suche nach einem möglichen Ersatz für Phe-His als P$_3$-P$_2$-Baustein führte zu einer Fülle völlig neuartiger, nichtpeptidischer Renin-Inhibitoren mit hoher Affinität. Bei **27.7** erwies sich die Einführung einer endständigen basischen Gruppe als Schlüssel zur Erzielung einer gewissen, wenn auch nicht völlig befriedigenden oralen Verfügbarkeit. Weitere typische Vertreter sind **27.8** und **27.9** (Abb. 27.6).

Tabelle 27.5 Durch Modifikation des P$_3$-Bausteins Phe wird die Stabilität gegen Chymotrypsin verbessert.

	R	IC$_{50}$ [nM]	Hydrolyse durch Chymotrypsin, $t_{1/2}$ [min]
		0,35	2,2
		0,76	727
		0,58	stabil

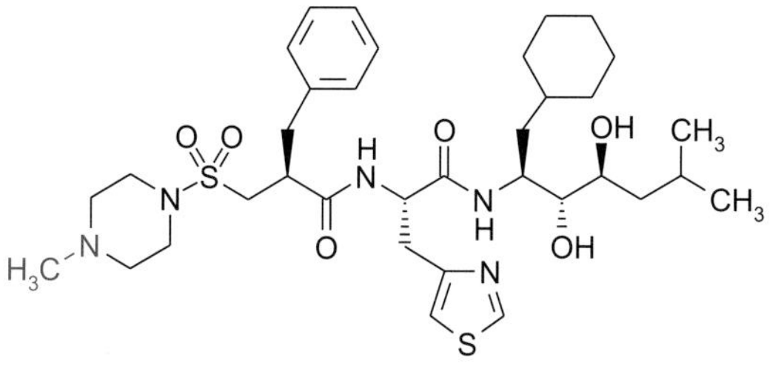

27.7 A-72517
IC_{50} = 1,1 nM

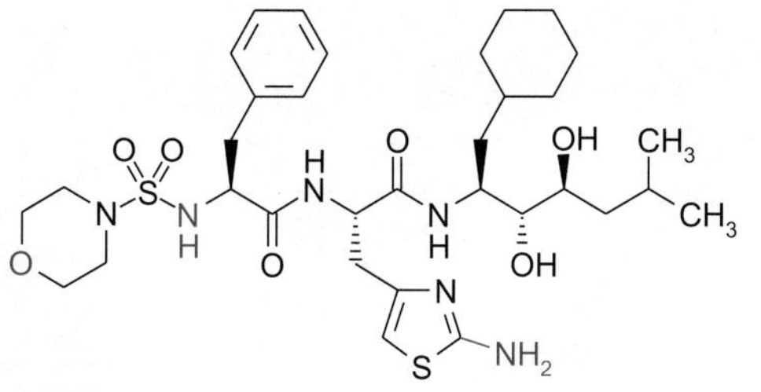

27.8 PD-134672
IC_{50} = 0,57 nM

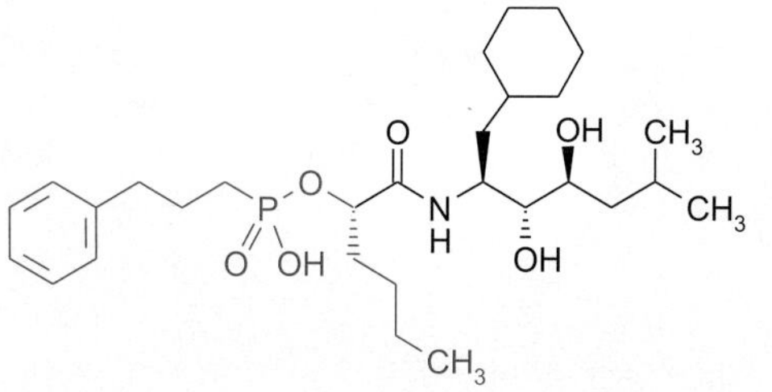

27.9 EMD-65010

Abb. 27.6 Einige neue, oral verfügbare Renin-Inhibitoren sind die Strukturen **27.7–27.9**. Allen gemeinsam ist die Diol-Einheit sowie eine Cyclohexylmethylen-Seitenkette, die in die P_1-Tasche bindet.

Trotz des enormen Aufwands, mit dem die Reninforschung weltweit betrieben wurde, hat bislang keine Verbindung die klinische Prüfung als oral verfügbarer Renin-Inhibitor erfolgreich überstanden. Hierfür gibt es wohl mehrere Gründe. Alle Verbindungen enthalten mindestens noch eine Amidbindung und besitzen ein zu hohes Molekulargewicht. Darüber hinaus gibt es Hinweise, daß alleine die Hemmung des Plasma-Renins zur Blutdrucksenkung nicht ausreicht. Für die Erzielung eines blutdrucksenkenden Effekts scheint die Hemmung des Renins in der Wand der Blutgefäße erforderlich zu sein. Hinzu kommt, daß zum Zeitpunkt, als die Reninforschung auf ihrem Höhepunkt war, keine 3D-Struktur des Renins verfügbar war (Abschnitt 19.3). Mittlerweile gibt es diese Information. Die von Grütter und Priestle bei Ciba in Basel bestimmte Reninstruktur im Komplex mit dem Inhibitor CGP-38560, **27.10**, ist in Abbildung 27.7 gezeigt.

Ende der achtziger Jahre wurden in einem konkurrierenden Arbeitsgebiet, den **Angiotensin II-Antagonisten**, wirksame niedermolekulare Verbindungen bekannt (Abschnitt 30.3). Viele Pharmafirmen gaben daraufhin ihre Reninprojekte auf und widmeten sich verstärkt der Suche nach Angiotensin II-Antagonisten. Trotzdem werden Reninprojekte nach wie vor bearbeitet. Mit der inzwischen verfügbaren 3D-Struktur werden wohl bald oral anwendbare Renin-Hemmer resultie-

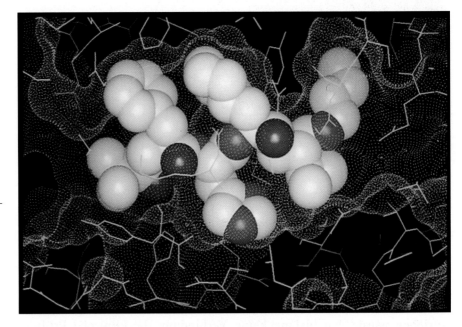

27.10   CGP-38560

IC_{50} = 2 nM

Abb. 27.7 3D-Struktur des Komplexes der Aspartylprotease Renin mit dem peptidischen Inhibitor CGP-38560, **27.10**. Der Inhibitor ist als Kalottenmodell dargestellt. Er bindet in einer gestreckten, faltblattähnlichen Konformation. Die lipophilen Seitenketten des Inhibitors füllen die Bindetaschen nahezu perfekt aus.

ren. Es ist allerdings ungewiß, ob diese dann gegenüber den bereits eingeführten ACE-Hemmern und den Angiotensin II-Antagonisten entscheidende Vorteile bieten werden.

27.3 Entwurf von substratanalogen HIV-Protease-Hemmern

AIDS ist eine Infektionskrankheit, die durch das Immunschwäche-Virus HIV (von engl. *human immunodeficiency virus*) verursacht wird. Die **HIV-Protease** ist ein vom Virus kodiertes Enzym, das zur Vervielfältigung benötigt wird. Die Funktion der HIV-Protease besteht darin, die bei der Virusvermehrung gebildeten Polypeptide in funktionelle Proteine zu zerschneiden. Inhibitoren der HIV-Protease sollten also in der Lage sein, die Vermehrung des AIDS-Virus zu unterdrükken. Die Existenz der HIV-Protease wurde 1985 postuliert und 1988 experimentell bestätigt.

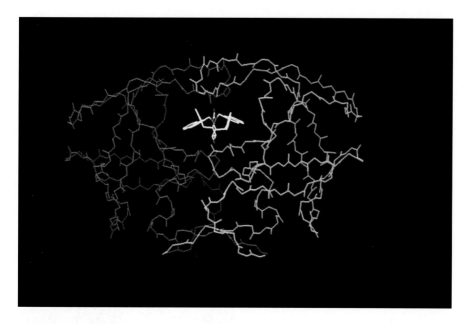

Abb. 27.8 3D-Struktur der HIV-Protease im Komplex mit einem niedermolekularen Inhibitor. Das Enzym liegt als Homodimer vor. Die beiden Peptidketten sind durch unterschiedliche Farben gekennzeichnet.

Im Jahr 1989 wurden die ersten 3D-Strukturen sowohl des Enzyms als auch einiger Enzym-Inhibitor-Komplexe bestimmt. HIV-Protease ist als Homodimer aus zwei identischen Ketten aufgebaut. Je eines der beiden katalytischen Aspartate stammt aus einem der beiden Monomeren. Die Dimerstruktur der HIV-Protease ist in Abbildung 27.8 dargestellt.

Bald wurde gefunden, daß HIV-Protease durch Pepstatin inhibiert wird. Damit war der Startschuß für die Suche nach HIV-Protease-Hemmern gegeben. Viele Firmen, die bereits auf dem Reningebiet tätig waren, untersuchten nun die im Rahmen dieses Arbeitsgebietes synthetisierten Verbindungen auf eine Hemmung der HIV-Protease. Ausgehend von der bereits aus den Reninarbeiten bekannten nicht-natürlichen Aminosäure Statin wurde eine Reihe wirksamer HIV-Protease-Hemmer entdeckt. Ebenso wie bei Renin erwies sich das Hydroxyethylen-Isoster als ein besonders gut geeigneter Baustein. So ist beispielsweise H 261, **27.11** (Abb. 27.9), mit K_i = 5 nM ein potenter Inhibitor der HIV-Protease.

Als Minimalsubstrat der HIV-Protease wurden Heptapeptide identifiziert. Ser-Leu-Asn-**Phe-Pro**-Ile-Val ist ein solches Substrat. Die Spaltung der Amidbindung erfolgt zwischen den Aminosäuren Phe und Pro. Der Ersatz der spaltbaren Amidbindung durch die nicht hydrolysierbare Hydroxyethylaminogruppe, -CHOH-CH$_2$-NH-, führte zu **27.12** (JG 365, Abb. 27.9), einem hochaffinen HIV-Protease-Inhibitor (K_i = 0,66 nM). Diese Verbindung war allerdings in Zellkulturtests unwirksam. Sie ist nicht in der Lage, in Zellen einzudringen und dort ihre antivirale Wirkung zu entfalten.

Daß der Entwurf substratanaloger HIV-Protease-Hemmer zu einem wirksamen Arzneimittel führen kann, bewiesen die Chemiker bei der

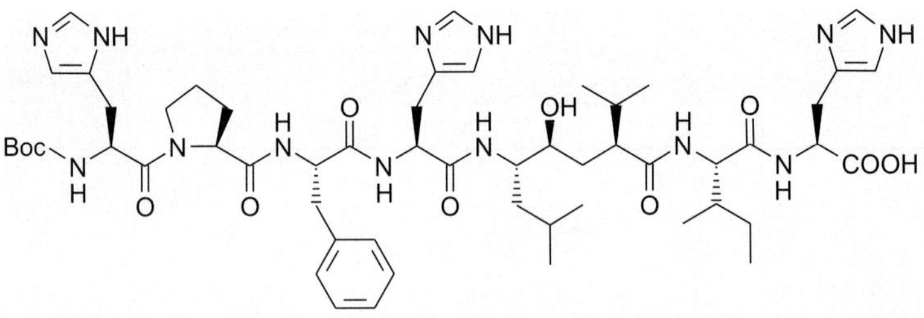

27.11 H 261

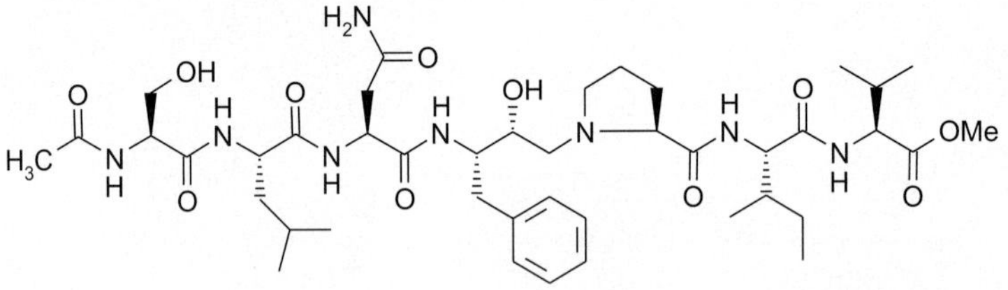

Abb. 27.9 Die peptidischen HIV-Protease-Hemmer H 261 **27.11** und JG 365 **27.12** sind im Enzymtest starke Inhibitoren. In Zellkulturen sind sie ohne Wirkung.

27.12 JG 365

Schweizer Firma Hoffmann-La Roche. Da in Position P_1' häufig Prolin auftritt (z. B. Verbindung **27.13**, Abb. 27.10), untersuchten sie Isostere von Analogen des Dipeptids Phe-Pro als HIV-Protease-Hemmer. Der Ersatz des Prolins durch Homoprolin (**27.14**) bzw. durch ein Dekahydroisochinolin (**27.15**) führte zu einer deutlichen Bindungssteigerung. Saquinavir **27.15** erwies sich zudem als ausgesprochen selektiv gegenüber den anderen Aspartylproteasen Renin, Pepsin, Cathepsin D, und Cathepsin E. Noch wichtiger war, daß die Verbindung auch in Zelltests wirksam ist. Sie besitzt die Fähigkeit, in Zellen einzudringen. Im Enzymtest hemmt **27.15** die HIV-Protease mit $K_i < 0{,}12$ nM. In Zellkulturen wird die Virusvermehrung mit einer EC_{50} von 1–10 nM blockiert. Die Aktivität in Zellen liegt also um etwa eine Größenordnung unter der reinen Enzym-Hemmwirkung. Saquinavir **27.15** hat als erster HIV-Protease-Hemmer alle Phasen der klinischen Prüfung erfolgreich bestanden und inzwischen auch die Zulassung als Arzneimittel erhalten.

27.4 Strukturbasierter Entwurf niedermolekularer HIV-Protease-Hemmer

Den im letzten Abschnitt vorgestellten Inhibitoren ist die Abstammung vom Substrat noch deutlich anzusehen. Die Verbindungen sind im Grunde immer noch Peptide. In den Kristallstrukturen peptidischer HIV-Protease-Hemmer im Komplex mit dem Enzym zeigt sich, daß alle Inhibitoren in der unmittelbaren Nachbarschaft der katalytisch

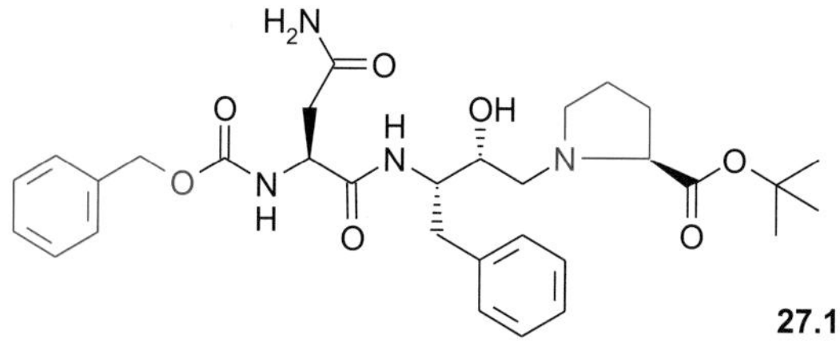

27.13 IC_{50} = 140 nM

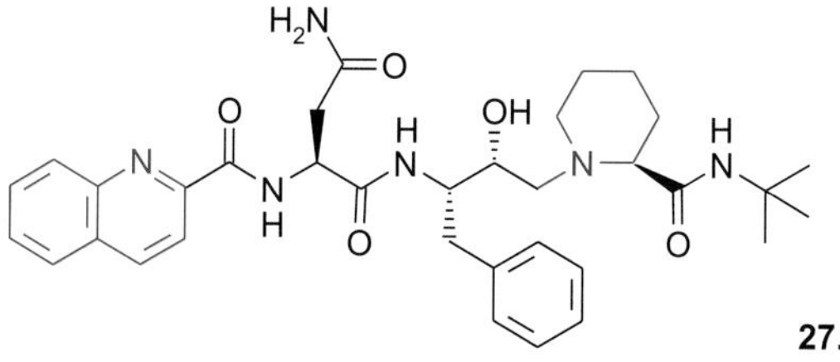

27.14 IC_{50} = 2 nM

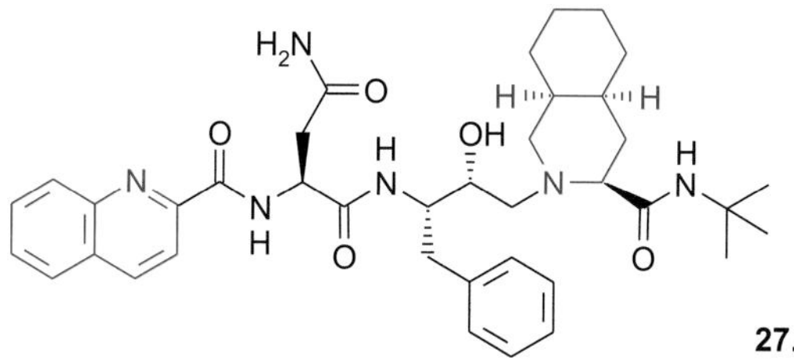

27.15 Ro 31-8959

Saquinavir

IC_{50} < 0,4 nM

K_i < 0,12 nM

Abb. 27.10 Die schrittweise Optimierung des substratanalogen Inhibitors **27.13** führte über **27.14** zum hochaffinen HIV-Protease-Hemmer Ro 31-8959, **27.15**. Diese Verbindung hat als erster Protease-Hemmer die klinische Prüfung bestanden und ist unter dem Namen Invirase® im Handel.

aktiven Aspartate das gleiche, in Abbildung 27.11 gezeigte H-Brückenmuster ausbilden. Besonders interessant ist hier ein Wassermolekül, das sich in allen Strukturen wiederfindet. Dieses Wassermolekül bildet jeweils zwei Wasserstoffbrücken zum Inhibitor und zum Enzym aus. Man hoffte, über ein Verdrängen des Wassermoleküls durch den Inhibitor eine Erhöhung der Bindungsaffinität zu erzielen, da die Frei-

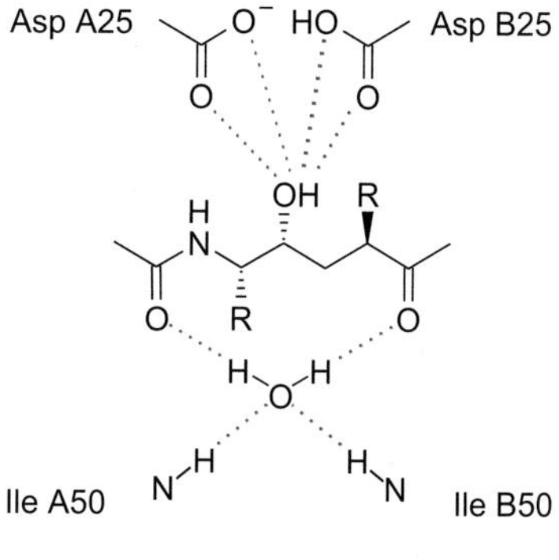

Abb. 27.11 Muster der Wasserstoff-Brücken zwischen HIV-Protease und peptidischen Inhibitoren in der Umgebung der katalytischen Aspartate. In der Bindetasche befindet sich ein Wassermolekül, das jeweils zwei H-Brücken zum Inhibitor und zum Protein ausbildet. Die Hydroxygruppe des Inhibitors verdrängt das am Katalyseprozeß beteiligte Wassermolekül (vgl. Abb. 27.1). Es befindet sich in einer Position, von der zu drei verschiedenen Sauerstoffatomen und einem Proton der beiden Asp-Seitenketten Wasserstoffbrücken möglich sind. Zwei davon können von der Hydroxygruppe des Inhibitors ausgebildet werden.

setzung von Wassermolekülen entropisch günstig ist (Abschnitt 5.4). Zudem erwartete man von einem solchen Ansatz auch eine Erhöhung der Selektivität, da ein Wassermolekül mit ähnlicher Funktion bei anderen Aspartylproteasen nicht bekannt ist.

Bei DuPont-Merck wurde in einer 3D-Datenbank nach neuen Grundgerüsten für HIV-Protease-Hemmer gesucht. Dieser Suche lag zunächst ein Pharmakophormodell zugrunde, das sich von bekannten HIV-Protease-Hemmern ableitete (Abschnitt 17.6). Es ging davon aus, daß eine Besetzung der P_1- und P_1'-Taschen und eine Wechselwirkung mit den katalytischen Aspartaten für die Bindung essentiell sind. Die Suche in der Cambridge-Datenbank förderte Strukturen zutage, die auch das besondere Wassermolekül in der Bindetasche ersetzen sollten. Daraus ergab sich die Idee, 4-Hydroxycyclohexanon **27.16** (Abb. 27.12) als Grundkörper für HIV-Protease-Hemmer einzusetzen. Modellingstudien und intensive Diskussionen mit den Synthetikern

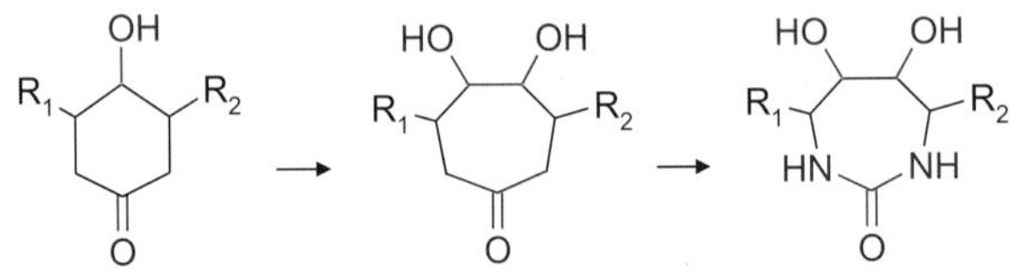

Abb. 27.12 Stufen des *De novo*-Designs eines HIV-Protease-Inhibitors bei der Firma DuPont-Merck. Die Suche in einer Strukturdatenbank lieferte **27.16**. Hieraus ergab sich die Idee zur Synthese von Derivaten des cyclischen Harnstoffs **27.17**. Schrittweise Optimierung über die Zwischenstufen **27.18** und **27.19** führte zu DMP-323, **27.20**. Derzeit befindet sich DMP-450, **27.21**, in der klinischen Prüfung.

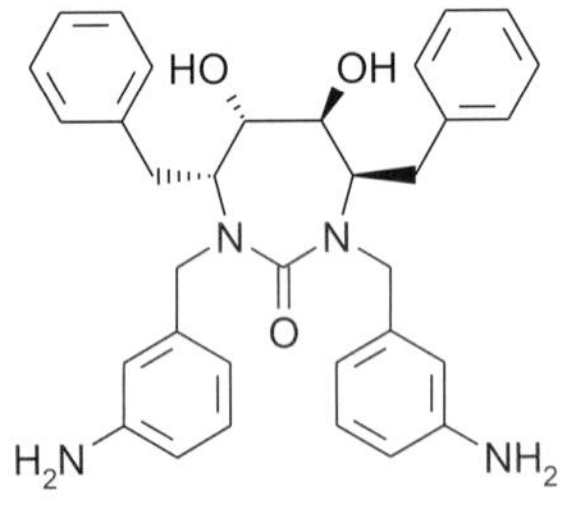

27.16	**27.17**

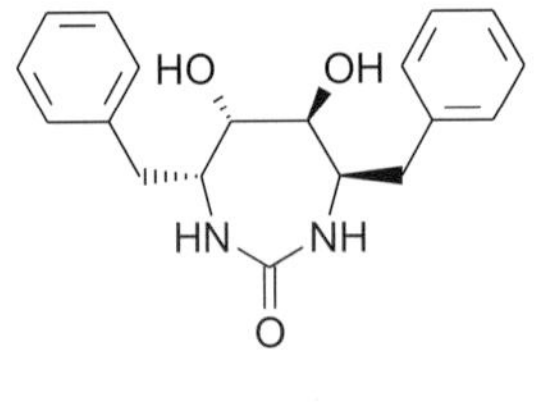

27.18	K_i = 4 500 nM	**27.19**	K_i = 0,3 nM

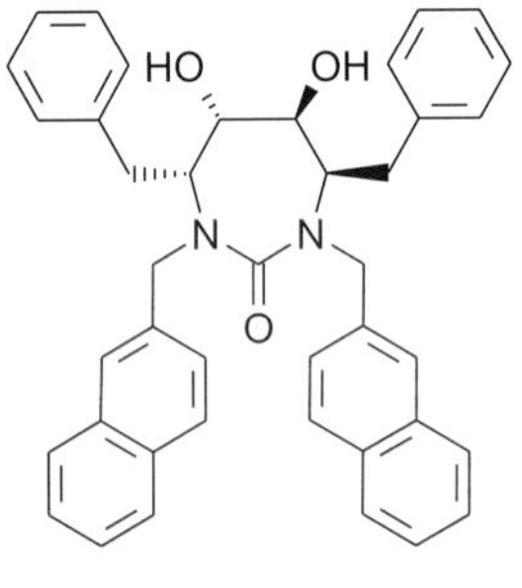

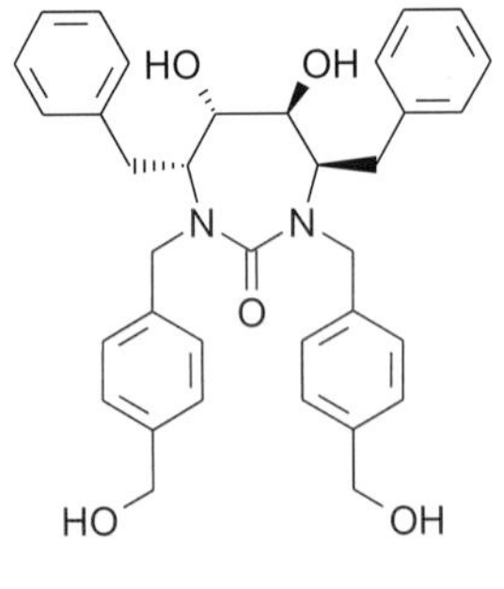

27.20	DMP-323	**27.21**	DMP-450

K_i = 0,27 nM

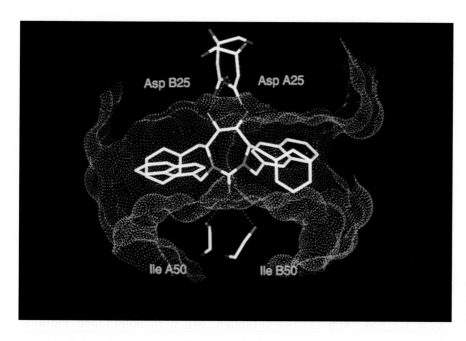

Abb. 27.13 3D-Struktur des Komplexes der HIV-Protease mit dem nichtpeptidischen Inhibitor **27.19**.

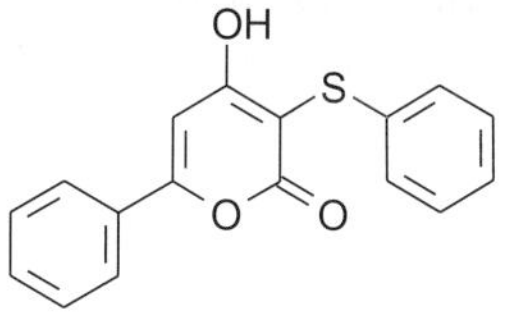

27.22

K_i = 1 100 nM

IC_{50} = 3 000 nM

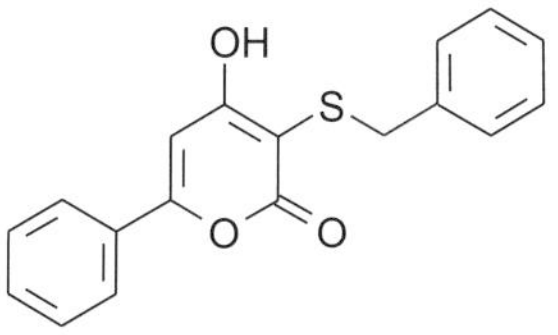

27.23

K_i = 700 nM

IC_{50} = 1 670 nM

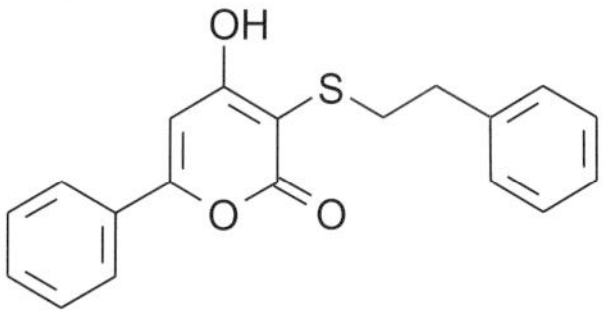

27.24

IC_{50} = 1 260 nM

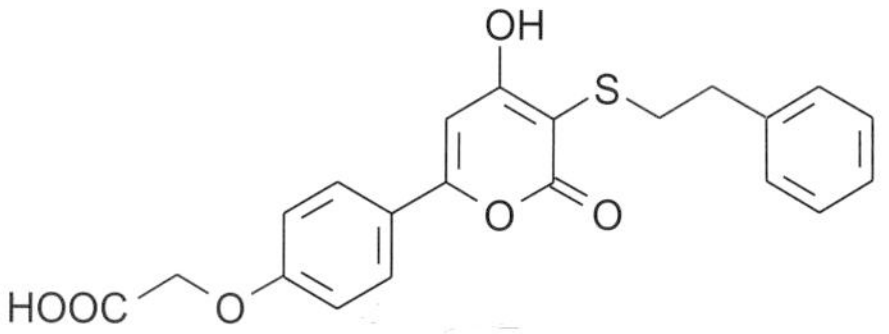

27.25

K_i = 51 nM

IC_{50} = 160 nM

Abb. 27.14 Optimierung des bei Parke-Davis durch Massenscreening gefundenen HIV-Protease-Hemmers **27.22**. Die Verlängerung der Thioetherseitenkette zu **27.23** und **27.24** sowie die Einführung einer Carboxylgruppe führen zu **27.25**. Da für **27.24** kein K_i-Wert veröffentlicht wurde, sind auch die IC_{50}-Werte angegeben.

führten schließlich zu einem cyclischen Harnstoff **27.17** als Grundkörper für neue Inhibitoren **27.18–27.21**. Das erste Ergebnis dieser Entwicklung war DMP-323 **27.20**, ein niedermolekularer HIV-Protease-Hemmer. Die 3D-Struktur von **27.19** im Komplex mit der HIV-Protease ist in Abbildung 27.13 zu sehen. Sie bestätigt die Hypothese, daß die Carbonylgruppe das Wasser verdrängt und die beiden Hydroxy-

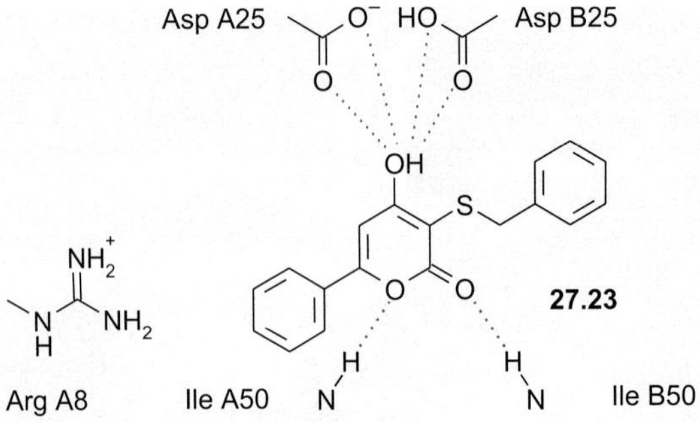

Abb. 27.15 Auch der HIV-Protease-Hemmer **27.23** verdrängt ein konserviertes Wassermolekül aus der Bindetasche (vgl. Abb. 27.11). Zusätzlich wurde Arg A8 als möglicher Partner für eine zusätzliche Wechselwirkung mit dem Inhibitor identifiziert. Dies gab Anlaß zur Synthese der Verbindung **27.25** (Abb. 27.14), bei der ein zusätzlicher Substituent mit einer Säuregruppe angefügt ist, um eine Salzbrücke mit dieser Aminosäure zu bilden.

gruppen an die katalytischen Aspartate binden. In der Phase I der klinischen Prüfung zeigte sich allerdings, daß DMP-323 nur unzureichend bioverfügbar ist. Die klinischen Studien wurden daher 1993 abgebrochen. Derzeit befindet sich DMP-450 (**27.21**) in klinischer Prüfung. Diese Verbindung ist besser wasserlöslich und deutlich besser bioverfügbar.

Bei Parke-Davis wurde im Screening die neue Leitstruktur **27.22** ($K_i = 1{,}1$ μM, Abb. 27.14) gefunden. Mit dem homologen Inhibitor **27.23** gelang die Bestimmung der 3D-Struktur des Protein-Ligand-Komplexes (Abb. 27.15). Es zeigt sich, daß diese Struktur, ganz analog zu DMP-323, das Wassermolekül im aktiven Zentrum verdrängt und

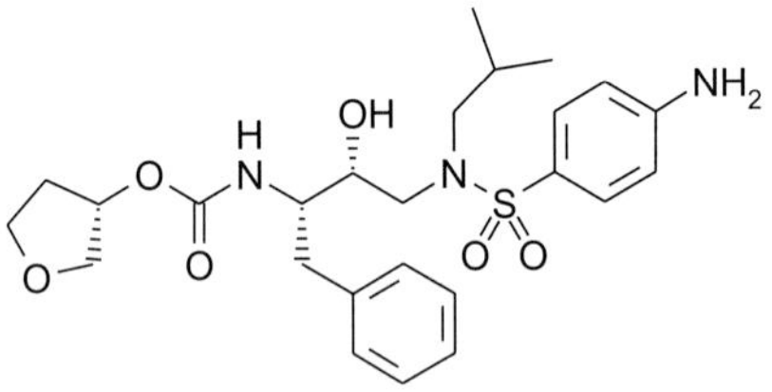

27.26   VX-478
$K_i = 0{,}6$ nM

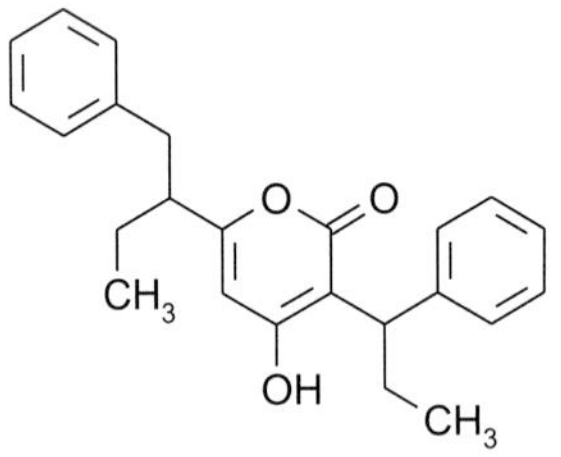

27.27   U 96988
$IC_{50} = 38$ nM

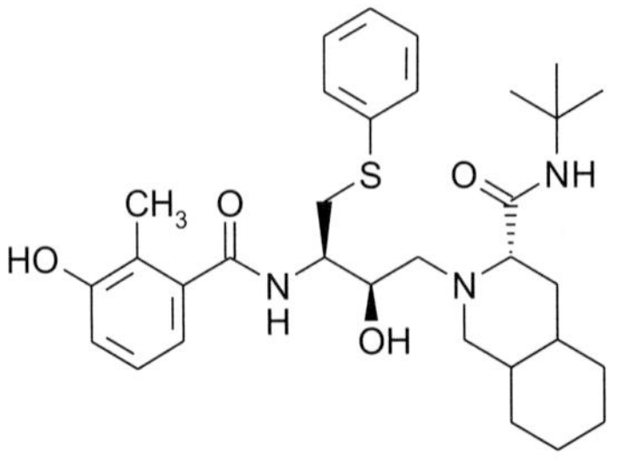

27.28   AG1343
$K_i = 2$ nM

Abb. 27.16 Die neueren HIV-Protease-Hemmer **27.26–27.28** weisen hohe orale Verfügbarkeit auf.

H-Brücken sowohl mit den katalytischen Aspartaten als auch mit den NH-Gruppen von Ile A50 und B50 eingeht. Die Röntgenstruktur wurde benutzt, um Derivate mit verbesserten Bindungseigenschaften, z.B. **27.24**, zu entwerfen. Modellstudien führten zur Idee, durch Einführung einer Säuregruppe die P_3-Tasche zu erreichen, um dort eine Salzbrücke mit Arg A8 einzugehen. Die entsprechende Verbindung mit einer -OCH_2COOH-Gruppe in *para*-Stellung des 6-Phenylrings wurde synthetisiert und führte zu einer deutlichen Bindungssteigerung. Der Inhibitor **27.25** (K_i = 51 nM) ist achiral, besitzt ein niedriges Molekulargewicht und kann in einer dreistufigen Synthese hergestellt werden!

In der Zwischenzeit wurden weltweit wohl über tausend Kristallstrukturen von HIV-Protease-Inhibitor-Komplexen aufgeklärt. Die Entwicklung zahlreicher HIV-Protease-Hemmer basiert ganz oder teilweise auf der Kenntnis der 3D-Struktur des Enzyms. Das Molekulargewicht konnte in vielen Fällen reduziert werden, was zu einer deutlichen Verbesserung der oralen Verfügbarkeit führte. Beispiele sind die Verbindungen **27.26–27.28** (Abb. 27.16).

27.5 Resistenzbildung gegenüber HIV-Protease-Hemmern

Der vorherige Abschnitt hat klargemacht: In den vergangenen 10 Jahren ist es gelungen, eine Vielzahl strukturell vollkommen unterschiedlicher Wirkstoffe zur Blockierung der HIV-Protease zu entwickeln. Inzwischen steht ein ganzes Arsenal nichtpeptidischer, niedermolekularer und damit oral verfügbarer Substanzen zur Verfügung. Auch für ein anderes wichtiges Enzym des Virus, die Reverse Transkriptase, wurden Inhibitoren gefunden. Mit HIV-Integrase konnte ein weiteres Enzym als möglicher Angriffspunkt zur Bekämpfung des AIDS-Virus identifiziert werden. Wir dürfen erwarten, daß nach Abschluß der klinischen Prüfungen neben den bereits eingeführten substratanalogen Hemmern der Reversen Transkriptase, wie beispielsweise Zidovudine (AZT), Zalcitabine (DDC) und Didanosine (DDI), sowie den HIV-Protease-Hemmern Saquinavir **27.15** (Abb. 27.10), Ritonavir **27.29** und Indinavir **27.30** (Abb. 27.17), bald weitere Wirkstoffe zur Verfügung stehen.

Bei den Hemmern der Reversen Transkriptase wurde **rasche Resistenzbildung** des Virus beobachtet. In ersten klinischen Tests der HIV-Protease-Hemmer hat sich leider gezeigt, daß auch hier häufig Resistenzbildung auftritt. Verschiedene Mutationen in der Bindetasche, aber auch weiter vom aktiven Zentrum entfernt, führen zu einer starken Reduktion der Bindungsaffinität für HIV-Protease-Hemmer. Die Positionen der bisher beobachteten Mutationen sind in Abbildung 27.18 dargestellt.

Abb. 27.17   Die bei
Abbott bzw. Merck entwik-
kelten HIV-Protease-Hem-
mer Ritonavir **27.29** und
Indinavir **27.30**. Beide
haben Anfang 1996 die
Zulassung erhalten.

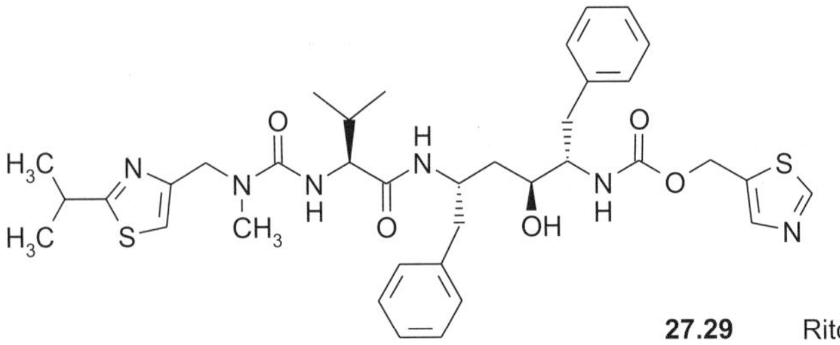

27.29   Ritonavir

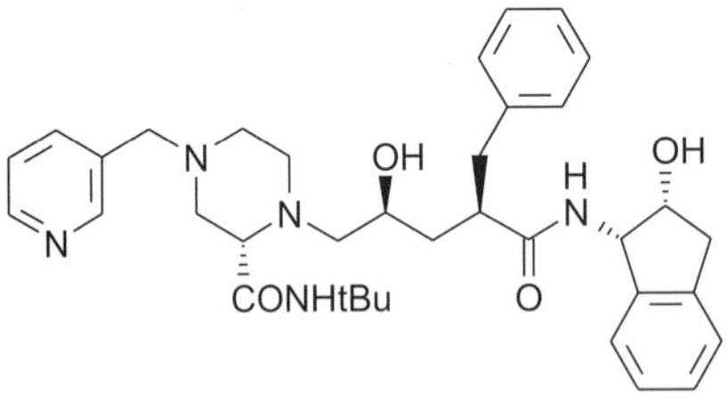

27.30   Indinavir

$K_i = 0{,}52$ nM

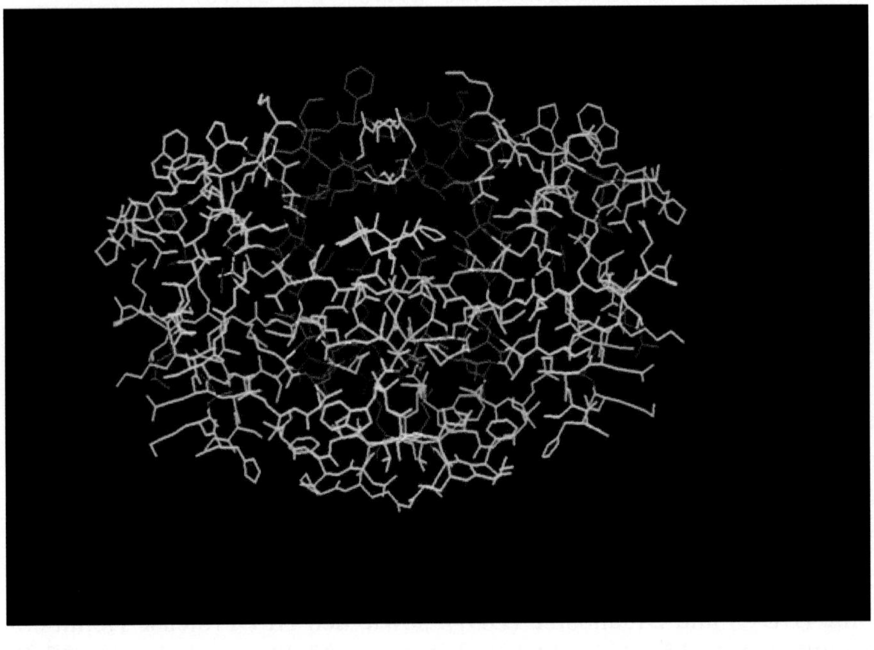

Abb. 27.17   Die bei Abbott bzw. Merck entwickelten HIV-Protease-Hemmer Ritonavir **27.29** und Indinavir **27.30**. Beide haben Anfang 1996 die Zulassung erhalten.

Abb. 27.18   Verschiedene
Mutanten der HIV-Protease
führen zu einer Resistenz
gegenüber HIV-Protease-
Hemmern. Die für die Resistenz verantwortlichen
Aminosäureaustausche
sind rot markiert. Die meisten Mutationen befinden
sich in unmittelbarer Umgebung des aktiven Zentrums.
Einige Mutationen sind
allerdings ziemlich weit von
der Substratbindetasche
entfernt (vgl. Abschnitt
23.3).

Die Hoffnungen bei der AIDS-Therapie liegen derzeit bei einer
Kombinationstherapie. Die gleichzeitige Gabe mehrerer Inhibitoren
sollte zu einer Unterdrückung der Virusvermehrung führen. Dann ist
auch keine Resistenzbildung mehr möglich. Vorläufige Resultate einer
klinischen Phase III-Studie zur gleichzeitigen Gabe zweier Hemmer
der Reversen Transkriptase (AZT plus DDC) zeigen eine deutliche
Erhöhung der Effektivität gegenüber einer Monotherapie. In einer
ersten Studie mit 43 Patienten wurde gefunden, daß eine Kombination

der beiden Protease-Hemmer Ritonavir von Abbott und Saquinavir von Roche die Menge der HIV-RNA innerhalb von 6 Wochen um über 99 % reduziert. Noch besser ist mit Sicherheit die Gabe mehrerer antiviraler Wirkstoffe mit unterschiedlichem Wirkprinzip, also die Kombination von Hemmstoffen der Reversen Transkriptase mit Protease-Hemmern. In der jüngsten Zeit publizierte Studien über eine Kombinationstherapie von AZT zusammen mit Indinavir **27.30** stimmen sehr hoffnungsvoll.

Allgemeine Literatur

M. Fusek und V. Vetvicka, Aspartic Proteinases, CRC Press, Boca Raton, FL, 1995

W. J. Greenlee und A. E. Weber, Renin Inhibitors, Drugs, News & Persp. **4**, 332–339 (1991)

S. H. Rosenberg, Renin Inhibitors, Progr. Med. Chem. **32**, 37–114 (1995)

P. S. Anderson, G. L. Kenyon und G. R. Marshall, Hrsg., Therapeutic Approaches to HIV, Persp. Drug Discov. Design **1**, 1–128 (1993)

J. A. Martin, S. Redshaw und G. J. Thomas, Inhibitors of HIV Proteinase, Progr. Med. Chem. **32**, 239–288 (1995)

C. Hutchins und J. Greer, Comparative Modeling of Proteins in the Design of Novel Renin Inhibitors, Crit. Rev. Biochem. & Mol. Biol. **26**, 77–127 (1991)

E. De Clercq, Toward Improved Anti-HIV Chemotherapy: Therapeutic Strategies for Intervention with HIV Infections, J. Med. Chem. **38**, 2491–2517 (1995)

M. L. West und D. P. Fairlie, Targeting HIV-1 Protease: A Test for Drug-Design Methodologies, Trends Pharm. Sci. **16**, 67–74 (1995)

Spezielle Literatur

H. D. Kleinert, S. H. Rosenberg, W. R. Baker *et al.*, Discovery of a Peptide-Based Renin Inhibitor with Oral Bioavailability and Efficacy, Science **257**, 1940–1943 (1992)

J. V. N. Vara Prasad, K. S. Para, E. A. Lunney *et al.*, Novel Series of Achiral, Low Molecular Weight, and Potent HIV-1 Protease Inhibitors, J. Am. Chem. Soc. **116**, 6989–6990 (1994)

J. P. Vacca *et al.*, L-735,524: An Orally Bioavailable Human Immunodeficiency Virus Type I Protease Inhibitor, Proc. Natl. Acad. Sci. **91**, 4096–4100 (1994)

J. H. Condra, W. A. Schleif, O. M. Blahy *et al.*, *In Vivo* Emergence of HIV-1 Variants Resistant to Multiple Protease Inhibitors, Nature **374**, 569–571 (1995)

28. Metalloprotease-Hemmer

Eine wichtige Klasse von Proteasen benötigt zu ihrer Funktion **Zink-ionen**: die **Metalloproteasen**. Das Vorhandensein dieses Übergangs-metalls ist für die Funktion essentiell. Wird dem Enzym das Zink durch Hinzufügen eines starken Metallkomplexbildners entzogen, z. B. durch β-Mercaptoethanol oder durch Ethylendiamintetraessigsäure (EDTA), so läßt sich keine Protease-Aktivität mehr nachweisen.

Viele therapeutisch wichtige Enzyme sind Metalloproteasen. An erster Stelle ist hier das Angiotensin-Konversionsenzym (ACE) zu nennen. ACE-Hemmer werden seit mehreren Jahren zur Behandlung des Bluthochdrucks eingesetzt. Darüber hinaus sind in der letzten Zeit weitere Metalloproteasen als mögliche Ziele für das Wirkstoffdesign identifiziert worden. Hierzu gehören unter anderem das Endothelin-Konversionsenzym und die Matrixmetalloproteasen (Tab. 28.1).

Tabelle 28.1   Die Funktion und bevorzugte Spaltstelle einiger Metalloproteasen.

Enzym	spaltet zwischen	Funktion	3D-Struktur bekannt
Thermolysin	X-Ala, X-Val, X-Ile	bakterielle Protease	+
Carboxypeptidase	X-Tyr, X-Phe	Verdauung	+
ACE [a]	Phe-His, Phe-Leu, Pro-Phe	wandelt Angiotensin I in das blutdrucksteigernde Angiotensin II um	-
NEP 24.11 [b]	Phe-Leu, Cys-Phe	multifunktionell (spaltet u. a. Enkephalin)	-
ECE [c]	Trp-Val	wandelt *Big*-Endothelin in blutdrucksteigerndes Endothelin um	-
Collagenase	Gly-Leu, Gly-Ile	Gewebeumbau	+
Stromelysin	Gly-Leu, Gly-Ile	Gewebeumbau	+

[a] ACE = Angiotensin-Konversionsenzym
[b] NEP = Neutrale Endopeptidase
[c] ECE = Endothelin-Konversionsenzym

28.1 Struktur und Funktion der Metalloproteasen

Das Verdauungsenzym Carboxypeptidase A war die erste Metalloprotease, deren 3D-Struktur 1967 von Lipscomb bestimmt wurde. Das für die Enzymaktivität notwendige Zinkion wird von zwei His-Seitenketten sowie einer Glu-Seitenkette komplexiert. Die vierte Koordinationsstelle wird von einem Wassermolekül besetzt. Darüber hinaus befindet sich ein weiteres Glutamat in der Nähe des katalytischen Zinkatoms. Die Zink-Bindestelle ist in Abbildung 28.1 schematisch dargestellt.

Die gleichen Aminosäuren sind auch in vielen anderen Metalloproteasen für die Bindung an das Zinkatom verantwortlich. Charakteristisch für die meisten bekannten Metalloproteasen ist das Vorhandensein der Aminosäuresequenz **His-Glu-X-X-His** (X = beliebige Aminosäure). Sie findet sich beispielsweise in Collagenase, Thermolysin, Neutraler Endopeptidase 24.11 und im Endothelin-Konversionsenzym (Tab. 28.2). Diese Folge von Aminosäuren in der Primärsequenz eines neuen Proteins ist ein deutliches Indiz dafür, daß es sich um eine Metalloprotease handelt.

Zink liegt im Körper als zweifach positiv geladenes Kation Zn^{2+} vor. Diese positive Ladung macht sich das Enzym für die Amidspaltung zunutze. Das Zink-Kation polarisiert zunächst die Carbonylgruppe der zu spaltenden Amidbindung und erleichtert so den nucleophilen Angriff auf das Kohlenstoffatom. Anschließend stabilisiert das Zink-Kation den Übergangszustand der Peptidspaltung. Der genaue

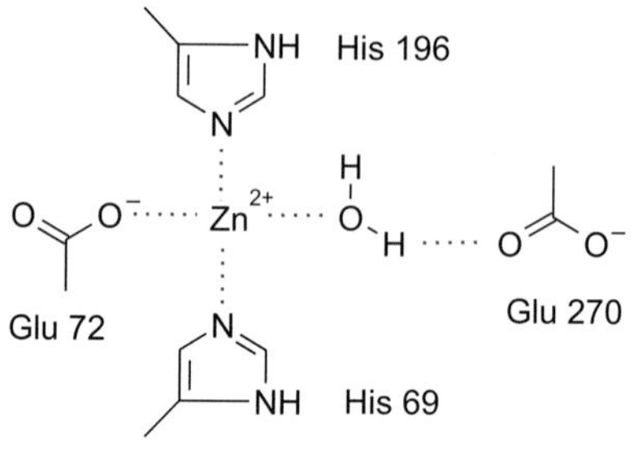

Abb. 28.1 Die Bindung des katalytisch aktiven Zinkions an Carboxypeptidase A erfolgt durch zwei Histidine sowie eine Glutamatseitenkette. Der vierte Ligand ist ein Wassermolekül.

Tabelle 28.2 Charakteristische Aminosäuresequenzen im aktiven Zentrum verschiedener Metalloproteasen.

Enzym	Position	Aminosäuren				
Thermolysin	142–146	**His**	**Glu**	Leu	Tyr	**His**
NEP 24.11	583–587	**His**	**Glu**	Ile	Thr	**His**
ECE	590–594	**His**	**Glu**	Leu	Thr	**His**
Astacin	92– 96	**His**	**Glu**	Leu	Met	**His**
Collagenase	201–205	**His**	**Glu**	Phe	Gly	**His**
Stromelysin	201–205	**His**	**Glu**	Ile	Gly	**His**

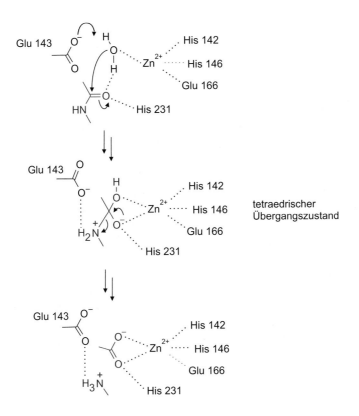

Abb. 28.2 Mechanismus der Peptidspaltung durch die Metalloprotease Thermolysin. Die zu spaltende Amidgruppe befindet sich zwischen dem Zinkion und einem Wassermolekül (oben). Der nucleophile Angriff erfolgt durch das Wassermolekül unter Bildung eines tetraedrischen Übergangszustands (Mitte). Dieser zerfällt unter Freisetzung der beiden Spaltprodukte (unten).

katalytische Mechanismus der Metalloproteasen ist aber noch nicht vollständig geklärt. Auch die in der Nähe des Zinkions vorhandene weitere Glutaminsäure (Glu 270 in Carboxypeptidase, Glu 143 in Thermolysin) spielt bei der Spaltung der Peptidbindung offensichtlich eine wichtige Rolle. Für die bakterielle Metalloprotease Thermolysin erscheint ein Mechanismus plausibel (Abb. 28.2), bei dem ein durch Glu 143 polarisiertes Wassermolekül die Carbonylgruppe der zu spaltenden Amidbindung angreift. Es bildet sich ein tetraedrischer Übergangszustand, gefolgt von der eigentlichen Spaltung der Amidbindung.

Inzwischen sind von einigen Metalloproteasen die dreidimensionalen Strukturen aufgeklärt worden, darunter auch die der therapeutisch interessanten Matrixmetalloproteasen Collagenase und Stromelysin (Tab. 28.1). An der Strukturaufklärung der anderen Enzyme wird mit Hochdruck gearbeitet. Ein Collagenase-Hemmer könnte ein wirksames Medikament zur Behandlung der rheumatischen Arthritis darstellen (siehe Abschnitt 28.5).

28.2 Der Schlüssel zum Entwurf von Metalloprotease-Hemmern: Bindung an das Zinkatom

Das Zinkion spielt die entscheidende Rolle beim katalytischen Mechanismus der Metalloproteasen. Die bekannten 3D-Strukturen von Metalloprotease-Inhibitorkomplexen zeigen, daß alle hochaffinen Inhibitoren eine funktionelle Gruppe enthalten, die direkt an das Zinkion bindet. Läßt man diese Gruppe weg, so fällt die Bindungsaffinität drastisch ab. Daher muß beim Design neuer Inhibitoren der erste Schritt darin bestehen, zunächst nach funktionellen Gruppen Ausschau zu halten, die besonders gut an Zn^{2+} binden können. In der Literatur wurden hierfür verschiedene Gruppen beschrieben, die in Abbildung 28.3 zusammengefaßt sind. Phosphonamide -PO_2NH-, Phosphonate -PO_2O- und Phosphinate -PO_2CH_2- können als Analoga des Übergangszustands der Enzymreaktion angesehen werden. In der Tat sind einige potente Metalloprotease-Hemmer bekannt, die eine Phosphonamidgruppe enthalten, z. B. der Naturstoff Phosphoramidon (Abschnitt 21.8, Abb. 21.4). Für Carboxypeptidase A wurde die relative Bindungsstärke verschiedener Gruppen untersucht (Tab. 28.3). Ebenso wurden für das Endothelin-Konversionsenzym verschiedene zinkbindende Gruppen getestet. Die Resultate dieser Untersuchungen sind in Tabelle 28.4 aufgeführt.

Bei der Bindungsstärke der funktionellen Gruppen, die mit dem Zn^{2+}-Ion in Wechselwirkung treten, wird eine beachtliche Schwankungsbreite beobachtet. Offensichtlich sind die Thiolgruppe -SH und die Hydroxamsäure -CONHOH in besonderer Weise geeignet, zu einer starken Bindung an Metalloproteasen beizutragen. Die letztere Gruppe bindet als zweizähniger Ligand an das Zinkion. Carbonsäuren binden schwächer an das Zinkion als die oben genannten Gruppen. Trotzdem

Tabelle 28.3 Bindung von Phenylpropionsäuren 28.1 an Carboxypeptidase A. Die stärkste Bindung wird für das Thiolderivat gefunden.

R	K_i [nM]
H	6 200
CH_2COOH	450
$CH_2S(=NH)_2CH_3$	250
$OP(=O)(OH)_2$	140
CH_2SH	11

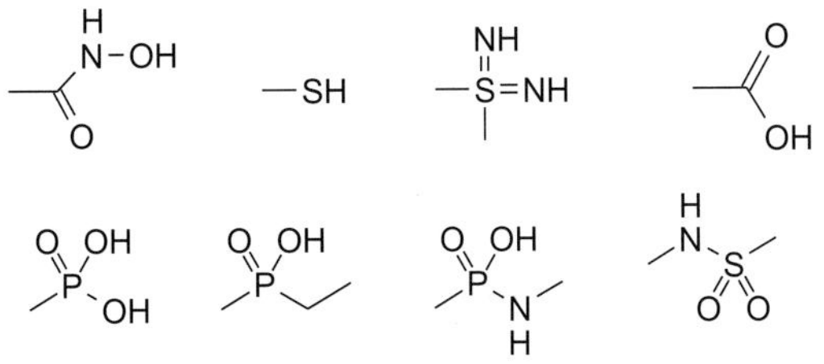

Abb. 28.3 Funktionelle Gruppen von Metalloprotease-Hemmern, die häufig zur Bindung an das Zinkion eingesetzt werden. Besonders Hydroxamsäuren und Thiole (links oben) führen zu hochaffinen Inhibitoren.

Tabelle 28.4 Hemmung des Endothelin-Konversionsenzyms durch Tryptophanderivate 28.2. Die Hydroxamsäure (R = CONHOH) sowie die Thiolverbindung besitzen eine wesentlich höhere Affinität als die Carbonsäurederivate.

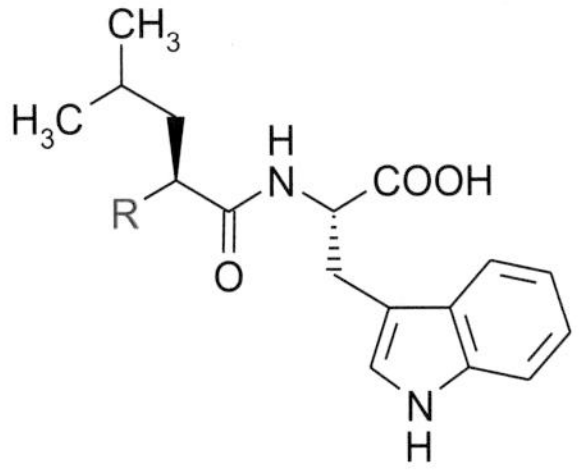

28.2

R	K_i [μM]
CONHOH	24
CH$_2$SH	12
COOH	>> 100
CH$_2$COOH	>> 100

sind sie von großem Interesse, da sie in Form ihrer Ester, als Prodrugs (Abschnitt 9.2), oral häufig gut verfügbar sind. Phosphonamide sind im Gegensatz zu Phosphinaten und Phosphonsäuren chemisch nicht besonders stabil und gehören daher bei der Entwicklung eines neuen Arzneimittels nicht zur ersten Wahl.

28.3 Captopril, ein Metalloprotease-Hemmer zur Behandlung des Bluthochdrucks

Das **Angiotensin-Konversionsenzym** (engl. *angiotensin converting enzyme*, **ACE**) wandelt das Dekapeptid Angiotensin I durch Abspaltung des *C*-terminalen Dipeptids His-Leu in das Oktapeptid Angiotensin II um (Abb. 27.4, Abschnitt 27.2). Die Freisetzung dieses Oktapeptids führt zu einer Blutdrucksteigerung. Außerdem katalysiert ACE den Abbau des blutdrucksenkenden Nonapeptids Bradykinin zu unwirksamen Peptiden und wirkt dadurch indirekt ebenfalls blutdrucksteigernd. Dies bedeutet, daß eine Hemmung von ACE gleichzeitig zu einer Blockade mehrerer Mechanismen der Blutdrucksteigerung führt.

1965 isolierte Ferreira aus dem Gift der Schlange *Bothrops jararaca* (Südamerikanische Grubenotter) ein Peptidgemisch, das die Wirkung des blutdrucksenkenden Bradykinins verlängert, indem es die Protease hemmt, die Bradykinin im Körper abbaut. Es zeigte sich, daß diese Peptide (zunächst als *bradykinin potentiating peptide*, BPP bezeichnet) auch die Umwandlung von Angiotensin I zu Angiotensin II hemmen. Mehrere strukturell verwandte Peptide wurden identifiziert. Am stärksten wirksam war **Teprotid**, Pyr-Trp-Pro-Arg-Pro-Gln-Ile-Pro-Pro (Pyr = Pyroglutaminsäure). Dieses Nonapeptid wurde in der Arbeitsgruppe von Ondetti bei der Firma Squibb synthetisiert. Teprotid ist ein potenter ACE-Inhibitor mit einer Bindungskonstanten $K_i = 100$ nM. In der klinischen Prüfung zeigte sich, daß die Verbindung nicht nur in Tiermodellen, sondern auch am Menschen einen blutdrucksenkenden Effekt aufweist. Allerdings ist Teprotid als Peptid oral nicht verfügbar und damit als Arzneimittel nicht geeignet. Trotzdem war durch diese Arbeiten belegt, daß ein ACE-Hemmer ein interessanter Wirkstoff zur Behandlung des Bluthochdrucks ist. Weitere Untersuchungen zeigten, daß bereits Dipeptide wie Val-Trp ($K_i = 1,8$ µM) und Ala-Pro ($K_i = 230$ µM) ACE hemmen, wenn auch deutlich schwächer als das Nonapeptid.

Den entscheidenden Durchbruch verdankte das Arbeitsgebiet der Arbeitshypothese von Ondetti und Cushman, daß ACE eine strukturelle Ähnlichkeit zu der sehr eingehend untersuchten Metalloprotease Carboxypeptidase A aufweist. Von diesem Enzym hatte Lipscomb kurz zuvor die 3D-Struktur bestimmt. Zudem war Benzylbernsteinsäure als

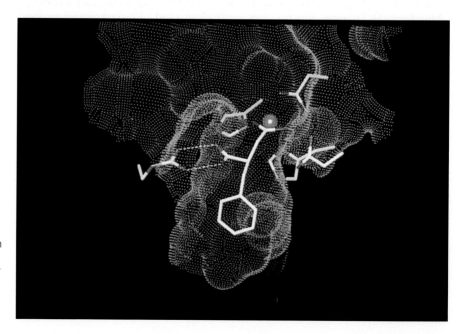

Abb. 28.4 3D-Struktur des Carboxypeptidase-Benzylsuccinat-Komplexes. Eine der Carboxylatgruppen bindet an das Zinkion, die andere bildet mit einer Argininseitenkette eine chelatartige Salzbrücke. Die Phenylgruppe füllt eine lipophile Tasche aus.

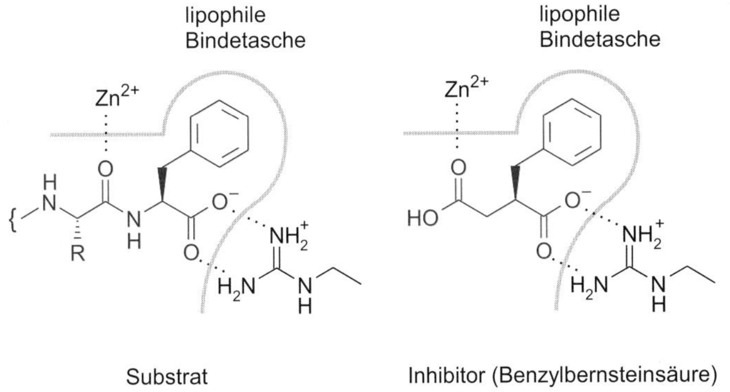

Abb. 28.5 Vergleich des Bindungsmodus des Inhibitors Benzylbernsteinsäure und des peptidischen Substrats. Der Inhibitor bildet die gleichen Wechselwirkungen zum Enzym aus wie das Substrat. Lediglich die zu spaltende Amidgruppe ist durch eine Carboxylatgruppe ersetzt.

ein für seine Molekülgröße außergewöhnlich wirksamer Inhibitor der Carboxypeptidase A bekannt (Abb. 28.4). Für dieses Molekül wurde ein Bindungsmodus postuliert, in dem es Wechselwirkungen mit dem Enzym ausbildet, die auch von den beiden Spaltprodukten der Substrathydrolyse gebildet werden können (Abb. 28.5). Ondetti und Cushman übertrugen dieses Konzept auf ACE. Während Carboxypeptidase A die letzte, *C*-terminale Aminosäure eines Peptids abspaltet, spaltet ACE ein Dipeptid ab. Dies bedeutete, daß ein mit einer geeigneten Aminosäure substituiertes Bernsteinsäurederivat ein starker ACE-Hemmer sein sollte (Abb. 28.6).

Nachdem bekannt war, daß Prolin als *C*-terminale Aminosäure bei peptidischen ACE-Hemmern zu guten Ergebnissen führt, wurden zunächst Carboxyalkanoylproline als mögliche ACE-Hemmer untersucht (Abb. 28.7). Succinoyl-L-prolin (**28.3**) war die erste Verbindung, die in diesem Projekt bei Squibb synthetisiert wurde. Wie erhofft, erwies sie sich als ACE-Hemmer, allerdings nur mit einer Affinität im mikromolaren Bereich (*IC*$_{50}$ = 300 µM). Der Ersatz der Prolin-Einheit durch andere Aminosäuren ergab keine Bindungssteigerung: Prolin war bereits die optimale Aminosäure. Als nächstes wurde die Länge der Säureseitenkette optimiert. Glutaryl-L-Prolin (**28.4**) erwies sich als bester Vertreter, mit einer moderaten Bindungssteigerung (*IC*$_{50}$ = 70 µM). Eine starke Erhöhung der Bindungsaffinität um den Faktor 15 ergab dann die Einführung einer Methylgruppe in die Seitenkette (**28.5** und **28.6**). Schließlich führte der Ersatz der Carboxylatgruppe durch eine Thiolgruppe (**28.7** und **28.8**) mit einer Bindungssteigerung um drei Größenordnungen zum Durchbruch! Die Verbindung SQ 14225, **28.8** (D-3-Mercapto-2-methyl-propanoyl-L-prolin), bindet mit K_i = 1,7 nM an ACE und ist oral verfügbar. SQ 14225 hat sich seit vielen Jahren unter dem Namen **Captopril** als Mittel zur Behandlung von

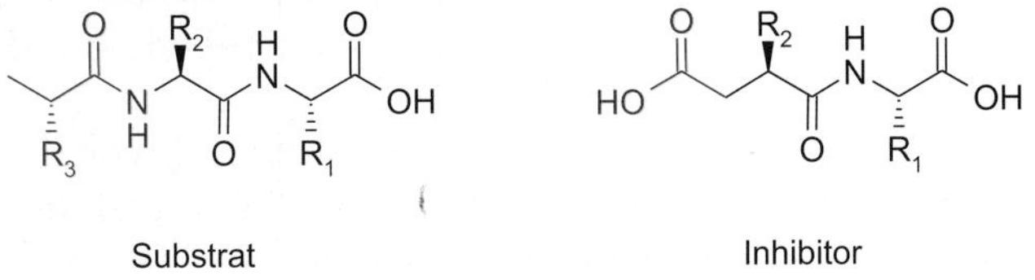

Abb. 28.6 Entwurf von ACE-Inhibitoren: Vergleich des Substrats mit der von Ondetti und Cushman untersuchten Inhibitorstruktur. In der zunächst untersuchten Struktur ist die zu spaltende Amidbindung durch eine Carboxylatgruppe ersetzt.

Substrat   Inhibitor

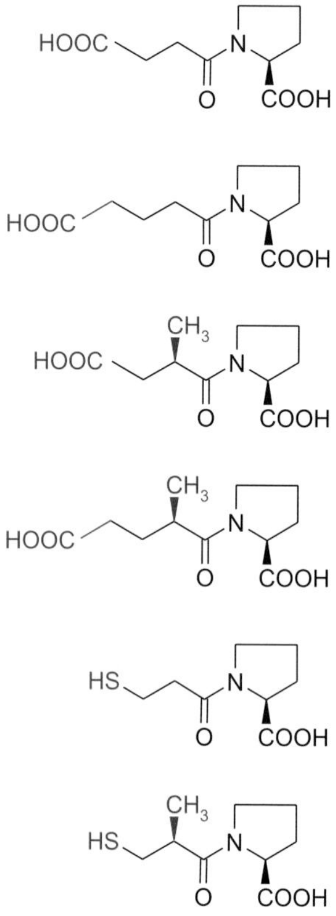

Abb. 28.7 Design von ACE-Inhibitoren. Die rational entworfene Leitstruktur **28.3** wird schrittweise optimiert. Entscheidend für die Affinitätssteigerung sind die Einführung einer Methylgruppe in die Seitenkette, **28.5**, sowie der Ersatz der Carboxylatgruppe durch ein Thiol. Das Ergebnis war Captopril **28.8**.

28.3	IC_{50} = 330 µM
28.4	IC_{50} = 70 µM
28.5	IC_{50} = 22 µM
28.6	IC_{50} = 4,9 µM
28.7	IC_{50} = 200 nM K_i = 12 nM
28.8	Captopril IC_{50} = 23 nM K_i = 1,7 nM

Bluthochdruck bewährt. Da durch die Blutdrucksenkung eine deutliche Entlastung des Herzens resultiert, wird Captopril auch mit Erfolg zur Therapie der chronischen Herzinsuffizienz eingesetzt.

Die in Abbildung 28.8 aufgeführten Verbindungen belegen, daß zur festen Bindung von Captopril an ACE sowohl die freie SH-Gruppe als auch die freie Carboxylatgruppe des Prolins notwendig sind. Eine Veresterung der Carboxylgruppe zu **28.9** oder *S*-Methylierung zu **28.10** führen zu einem dramatischen Verlust der Affinität, ebenso der Austausch der Amidgruppe gegen eine -CH$_2$CH$_2$-Gruppe, von **28.11** zu **28.12**.

Inzwischen gibt es weitere wirksame ACE-Hemmer (Abb. 28.9). Besonders zu erwähnen ist die von der Firma Merck & Co entwickelte Verbindung **Enalapril 28.13**, ein Prodrug mit guter oraler Verfügbarkeit (Abschnitt 9.2). Im Körper wird Enalapril durch Esterasen rasch in die biologisch aktive Form, die freie Säure Enalaprilat, umgewandelt. Sowohl Enalapril als auch Lisinopril **28.14** verfügen über deutlich längere Plasma-Halbwertszeiten als Captopril.

Im letzten Abschnitt der bahnbrechenden Publikation von Cushman zum Entwurf von Captopril wird die Bedeutung des Strukturmodells nochmals hervorgehoben: *„Die oben beschriebenen Studien zeigen*

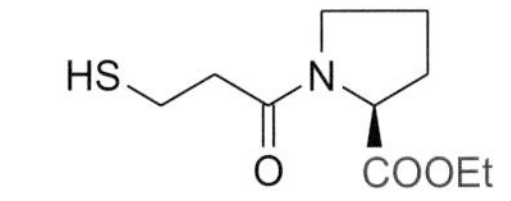

28.9 $IC_{50} = 17 \, \mu M$

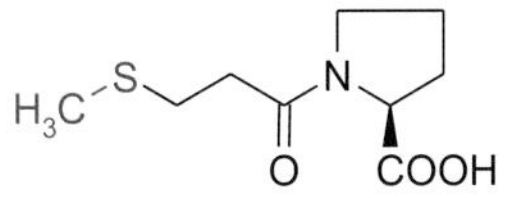

28.10 $IC_{50} = 4\,300 \, \mu M$

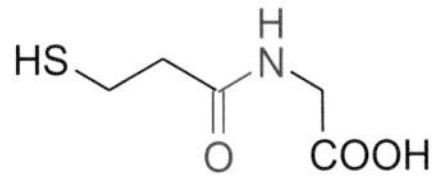

28.11 $IC_{50} = 2,8 \, \mu M$

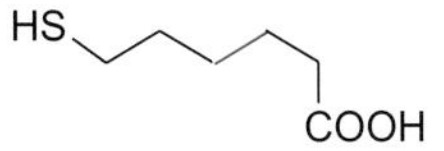

28.12 $IC_{50} = 1100 \, \mu M$

Abb. 28.8 Zur Bindung an ACE sind eine freie Thiol- und Carboxylatgruppe erforderlich. Veresterung der Säuregruppe von **28.7** (Abb. 28.7) zu **28.9** reduziert die Bindungsaffinität um fast zwei Größenordnungen. Die S-Methylierung von **28.7** ergibt **28.10**, mit einer um den Faktor 20 000 reduzierten Bindungsaffinität. **28.12** enthält lediglich die Thiol- und die Carboxylatgruppe. Die beiden Gruppen reichen gerade noch aus, um eine meßbare Bindung zu erzielen.

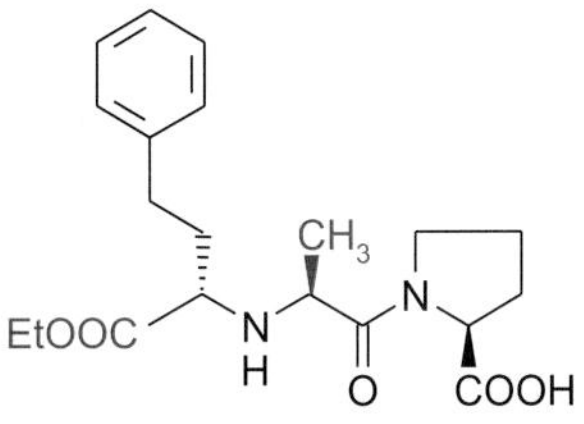

28.13 Enalapril

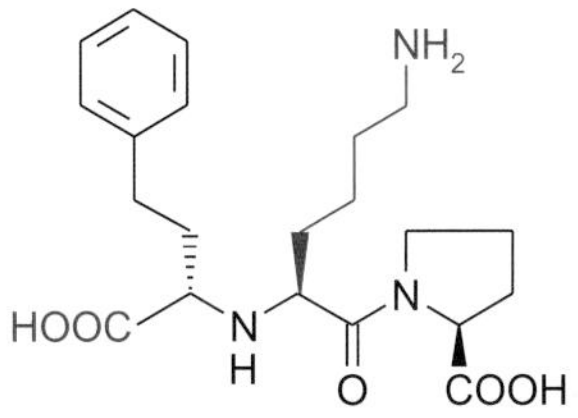

28.14 Lisinopril

Abb. 28.9 Struktur der ACE-Hemmer Enalapril **28.13** und Lisinopril **28.14**. Beide Verbindungen sind starke ACE-Hemmer und zeichnen sich durch lange Halbwertszeiten aus.

beispielhaft den großen heuristischen Wert eines Modells des aktiven Zentrums für den Entwurf von Inhibitoren, auch wenn ein solches Modell hypothetisch ist. Nur wenn geeignete Informationen zur Substratspezifität sowie zum Enzymmechanismus vorliegen, kann eine sinnvolle Arbeitshypothese bezüglich der in einem Inhibitor benötigten komplementären Gruppen aufgestellt werden."

28.4 Thermolysin: Der gezielte Entwurf von Enzym-Inhibitoren

Thermolysin ist eine bakterielle Metalloprotease ohne unmittelbare therapeutische Bedeutung. Allerdings wurde die 3D-Struktur von Thermolysin im Komplex mit einer großen Zahl unterschiedlicher Inhibitoren bestimmt. Der Einfluß vieler elementarer Faktoren auf die Stärke von Protein-Ligand-Wechselwirkungen konnte hier untersucht worden. Damit ist dieses Enzym besonders gut zum Studium von 3D-Struktur-Wirkungsbeziehungen geeignet (Abschnitt 21.8). Darüber hinaus bildet die 3D-Struktur von Thermolysin die Basis für die Modellierung anderer Metalloproteasen.

Eine der zentralen Annahmen des strukturbasierten Wirkstoffdesigns ist die Vorstellung, daß sich die Bindungsaffinität eines Liganden verbessern läßt, wenn die am Rezeptor gebundene Konformation in ein starres Gerüst eingebunden werden kann. Am Beispiel von Thermolysin-Inhibitoren wurde diese These in der Arbeitsgruppe von Paul Bartlett näher untersucht. Als Startpunkt der Arbeiten diente die 3D-Struktur des Komplexes von Thermolysin mit dem Inhibitor Cbz-Gly^P-Leu-Leu **28.15** (K_i = 9 nM, Abb. 28.10). Der peptidische Inhibitor bindet in einer Konformation, die einer β-Schleife ähnlich ist. Dadurch schien hier der Entwurf eines makrocyclischen Liganden möglich, der die Schleifenkonformation stabilisiert. Aus der Analyse der 3D-Struktur dieses Inhibitors mit Thermolysin sind die essentiellen Wechselwirkungen bekannt. Die Gruppe von Bartlett suchte nun nach einem starren Strukturelement zur Bildung eines Gerüsts, in dem die Konformation der beiden Leucinseitenketten unverändert bleibt. Die Wahl fiel auf das Chroman **28.16**. Die zusätzliche Methylgruppe im Ring mußte aus präparativen Gründen eingeführt werden. Die Strukturen der Thermolysin-Inhibitoren sind in Abbildung 28.11 zu sehen.

Der Vergleich der Bindungskonstanten der Verbindungen **28.16** und **28.18** belegt, daß die Versteifung durch die Chromangruppe die Bindungsaffinität um den Faktor 50 erhöht. Dies entspricht einem Energiegewinn von ca. 10 kJ/mol. Die Röntgenstrukturanalyse des Komplexes mit dem makrocyclischen Liganden **28.16** zeigt, daß dieser wie erwartet bindet, d. h. die beiden Leucinseitenketten und die Hauptkettenatome befinden sich an der gleichen Stelle wie bei Cbz-Gly^P-Leu-Leu (**28.15**). Sicherlich beruht der Gewinn an Bindungsenergie nicht nur auf der Rigidisierung des Liganden. Die direkte Wechselwirkung der Chromangruppe mit dem Enzym trägt wohl ebenfalls zur Affinität bei. Das Ziel der Synthese von **28.17** war, zwischen beiden Effekten, der Rigidisierung und der Affinität der Chromaneinheit, differenzieren zu können. **28.17** bindet 20-fach schwächer an Thermolysin als **28.16**. Allerdings zeigt die 3D-Struktur, daß der offenkettige Inhibitor in einer anderen Konformation an das Enzym bindet. Dies ist ein weiteres Beispiel dafür, daß vordergründig ähnliche Stukturen nicht immer im gleichen Modus binden!

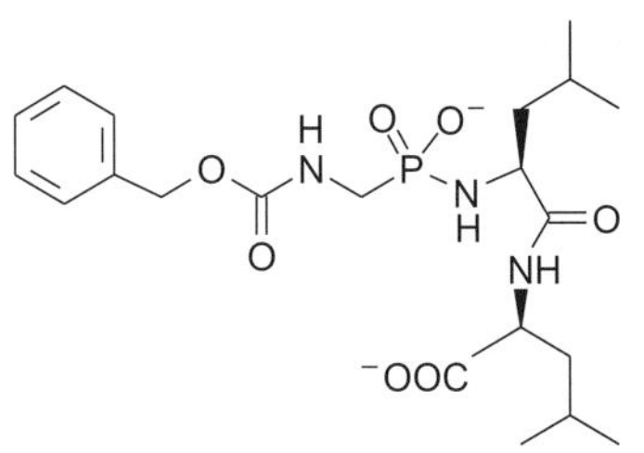

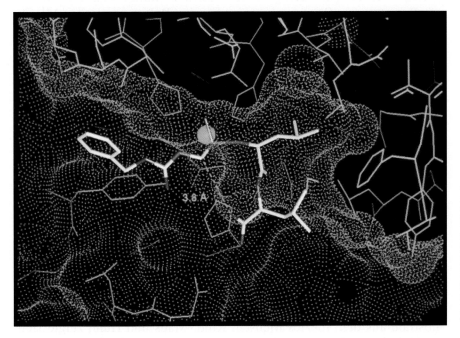

28.15   Cbz-Gly^P-Leu-Leu

Abb. 28.10 3D-Struktur des Komplexes aus Thermolysin und Cbz-Gly^P-Leu-Leu **28.15**. Die beiden Leucinseitenketten (rechte Bildhälfte) besetzen lipophile Bereiche der Bindetasche. Bei den beiden durch die gestrichelte Linie verbundenen Atomen sollte es möglich sein, einen Ringschluß vorzunehmen.

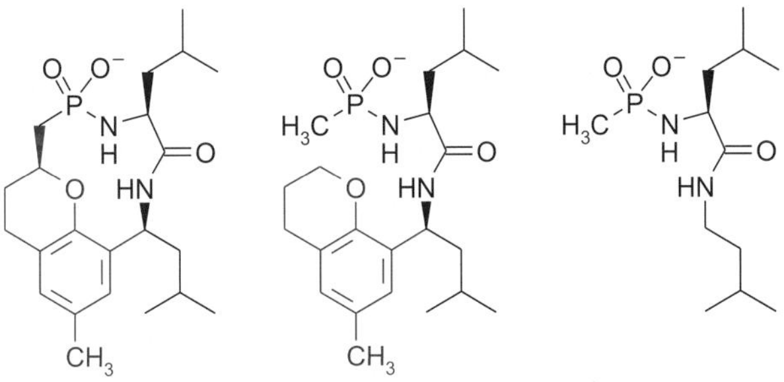

28.16
K_i = 4 nM

28.17
K_i = 80 nM

28.18
K_i = 190 nM

Abb. 28.11 Entwurf starrer Thermolysin-Inhibitoren. Der cyclische Inhibitor **28.16** bindet 50-fach fester an Thermolysin als die offenkettige Verbindung **28.18**. Verbindung **28.17** enthält ebenfalls das Chromangerüst, aber die Konformation ist hier nicht durch einen Ringschluß fixiert.

28.5 Inhibitoren von Matrixmetalloproteasen: ein Ansatz zur Behandlung der rheumatischen Arthritis?

Die **rheumatische Arthritis** geht auf einen chronischen Zerstörungsprozeß zurück, der zu einem Verlust an Knochen- und Knorpelgewebe führt. Knorpelgewebe besteht aus einer Matrix von Glycoproteinen, die durch ein Netzwerk aus Collagen verstärkt ist. Die Klasse der **Matrixmetalloproteasen** ist in der Lage, solche Gerüstproteine zu spalten. Der Körper verfügt über natürliche Inhibitoren der Matrixmetalloproteasen, die normalerweise für eine Balance zwischen Matrixsynthese und Matrixabbau sorgen. Bei der rheumatischen Arthritis geht diese Balance offensichtlich verloren. Eine exzessive Aktivität der Matrixmetalloproteasen führt zu einem Überwiegen des Abbaus des Knorpelgewebes. Eine Inhibierung dieser Proteasen könnte also ein neuer Zugang zur Behandlung der rheumatischen Arthritis sein.

Collagen besteht aus drei miteinander verdrillten, linkshändigen α-Helix-Ketten. Jede Einzelkette ist etwas mehr als tausend Aminosäuren lang und enthält die sich wiederholende Sequenz $-(Gly-X-Y)_n-$, wobei die Position X meistens durch die Aminosäuren Prolin oder Alanin und die Position Y meistens durch Hydroxyprolin oder Alanin besetzt sind. Es gibt mindestens 12 verschiedene Matrixmetalloproteasen, die sich in drei Klassen einteilen lassen: Collagenasen, Gelatinasen und Stromelysine. Collagenasen spalten Collagen in seiner nativen, dreifach helicalen Struktur, Gelatinasen spalten Collagen in der denaturierten Form und von den Stromelysinen nimmt man an, daß sie Proteoglycane spalten.

Eine Reihe verschiedener Collagene wird durch **Collagenasen** zwischen Glycin und Leucin bzw. Isoleucin gespalten. Beim Vergleich der Substrate aus den Spezies Mensch, Rind, Maus und Huhn zeigte sich, daß je drei Aminosäuren rechts und links neben der Spaltstelle konserviert sind. Als Minimalsubstrat wurde ein *N*- und *C*-terminal geschütztes Hexapeptid Ac-Pro-Leu/Gln-Gly-Leu/Ile-Leu/Ala-Gly-OEt, z. B. **28.19** (Abb. 28.12), erkannt.

Damit war die wichtigste Grundlage für das Design neuer **Collagenase-Inhibitoren** gelegt. Ein Inhibitor läßt sich dadurch entwerfen, daß im Minimalsubstrat **28.19** die spaltbare Peptidbindung durch ein nicht spaltbares Isoster ersetzt wird. Der Ersatz der Amidbindung zwischen Gly und Leu durch eine Ketomethylengruppe $-COCH_2-$, durch eine Hydroxyethylengruppe $-CH(OH)CH_2-$ oder durch ein Hydroxylaminderivat führte aber jeweils zu inaktiven Verbindungen. Diese Gruppen sind offensichtlich nicht in der Lage, mit dem Zinkion günstige Wechselwirkungen auszubilden. Die Verwendung einer Phosphinatgruppe ergab schließlich den stark wirksamen Collagenase-Hemmer **28.20**. Allerdings führt in diesem Hexapeptid bereits das Weglassen des *N*-terminalen Prolins zu einem weitgehenden Verlust der Hemmwirkung. Die Suche nach Collagenase-Hemmern auf der Basis des *N*-

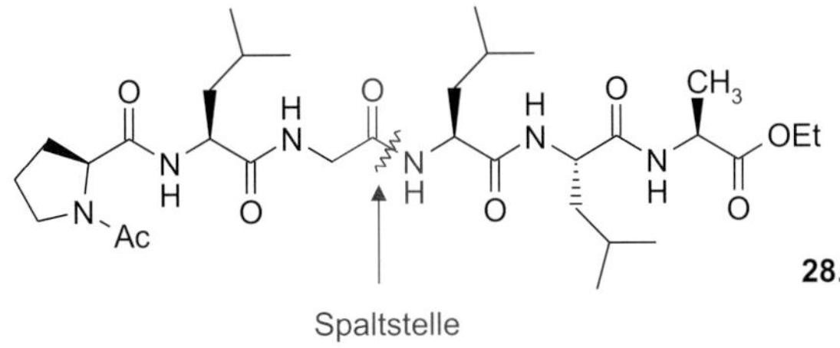

28.19 Minimalsubstrat

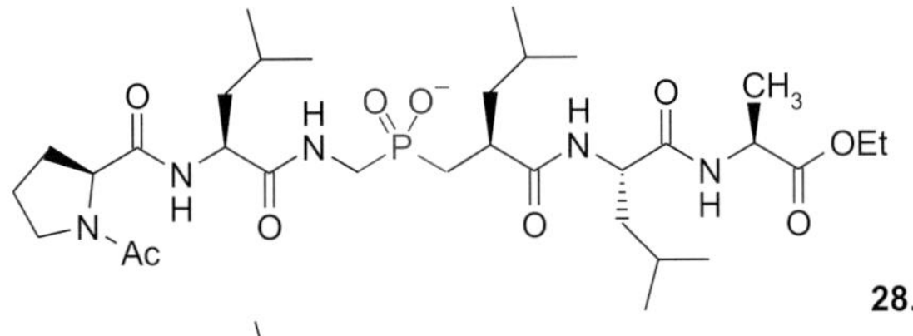

Spaltstelle

28.20 $IC_{50} = 70$ nM

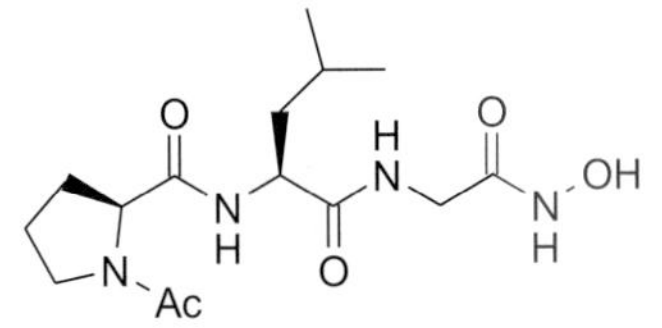

28.21 $IC_{50} = 10$ µM

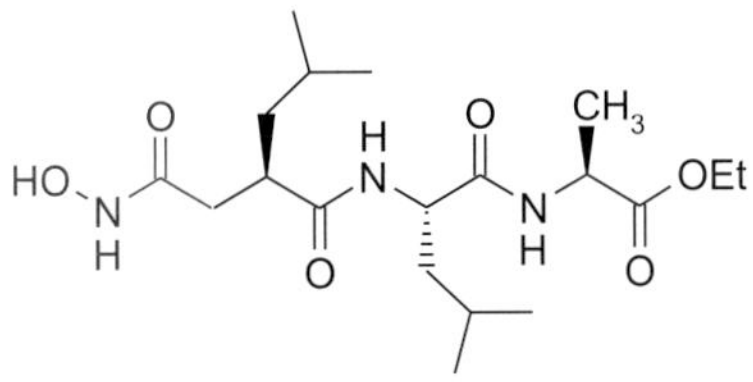

28.22 Ro 31-4724
$IC_{50} = 9$ nM

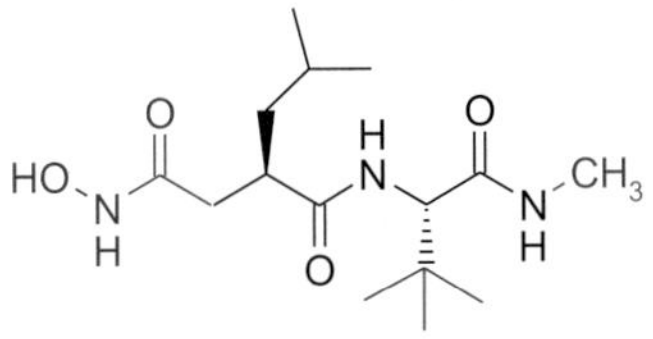

28.23 Ro 31-9790
$IC_{50} = 5$ nM

Abb. 28.12 Substratanaloge Collagenase-Inhibitoren. **28.20** deckt die Substratsequenz von P_3 bis P_3' ab. **28.21** enthält nur die drei Aminosäuren vor der Spaltstelle sowie eine C-terminale Hydroxamsäure als zinkbindende Gruppe. **28.22** und **28.23** enthalten in ihrer Struktur die drei bzw. zwei Aminosäureseitenketten hinter der Spaltstelle, diesmal versehen mit einer N-terminalen Hydroxamsäuregruppe.

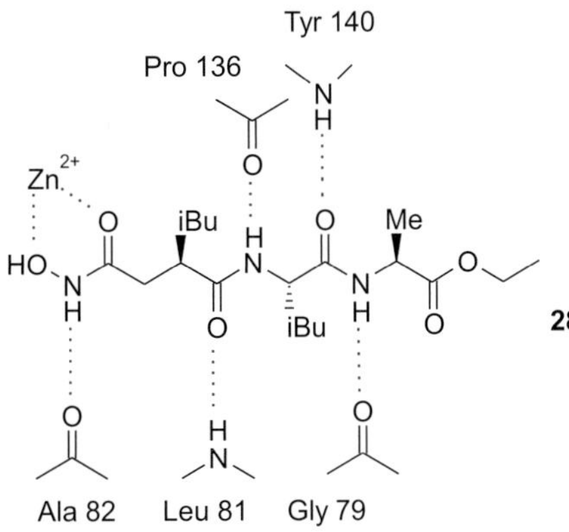

28.22 Ro 31-4724

Abb. 28.13 Bindungsmodus von Ro 31-4724 (**28.22**, $IC_{50} = 9$ nM) an Collagenase. Die Hydroxamsäure bindet chelatartig an das Zinkion. Beide Amidgruppen bilden Wasserstoffbrücken zum Enzym aus.

terminalen Tripeptidfragments führte nur zu mäßig aktiven Verbindungen, z. B. **28.21**. Wesentlich erfolgreicher war die Synthese potentieller Inhibitoren, die sich von der *C*-terminalen Tripeptidsequenz Leu-Leu-Ala-OAlkyl ableiten. Die Kopplung dieses Strukturelementes mit dem affinen Zink-Liganden Hydroxamsäure ergab Collagenase-Hemmer mit nanomolarer Affinität, z. B. Ro 31-4724, **28.22**, und Ro 31-9790, **28.23**. Die Röntgenstruktur von **28.22** wurde im Komplex mit humaner Fibroblastencollagenase aufgeklärt. Wie erwartet, bindet die Verbindung als zweizähniger Ligand an das Zinkatom. Die Leucinseitenkette in der P_1'-Position füllt die S_1'-Tasche aus, die Alanin-Methylgruppe bindet in der S_3'-Tasche. Die Leucinseitenkette in Position P_2', die formal die S_2'-Tasche besetzen sollte, zeigt vom Enzym weg. Der Bindungsmodus ist in Abbildung 28.13 skizziert.

Interessanterweise führt der Austausch der Isopropylseitenkette an Position P_2' gegen eine tertiäre Butylgruppe bei **28.23** zu einer Affinitätssteigerung, obwohl die Gruppe nicht in direktem Kontakt mit dem Enzym steht. Dieser Befund wird auf eine Konformationsstabilisierung zurückgeführt. Die voluminöse tertiäre Butylgruppe schränkt die Beweglichkeit des Inhibitors ein, wobei die am Enzym eingenommene Konformation nach wie vor energetisch günstig ist. Verbindung **28.23** zeigt im Tiermodell eine gewisse Aktivität nach oraler Gabe und wurde zur klinischen Prüfung als Wirkstoff gegen Arthritis ausgewählt.

Es wurde auch versucht, die Peptid-Analogie der Inhibitoren abzuschwächen. Diese Untersuchungen begannen, bevor die 3D-Struktur von Collagenase bekannt war. Zum Design verbesserter Inhibitoren wurde daher, basierend auf der bekannten 3D-Struktur des Substrats Collagen, ein 3D-Modell des Inhibitors konstruiert. Das Modell legte nahe, daß sich die P_2'- und P_3'-Seitenketten miteinander zu einem Makrocyclus verbinden lassen sollten. Das Resultat dieser Modellstudien, zusammen mit der Suche nach einer geeigneten Seitenkette für die P_1-Tasche, war die Synthese von **28.24** (Abb. 28.14), einem potenten Collagenase-Hemmer mit verbesserten *in-vivo*-Eigenschaften.

Inzwischen sind auch für andere Matrixmetalloproteasen selektive Inhibitoren gefunden worden. Ein Beispiel ist der Inhibitor **28.25**, ein hochaffiner, selektiver Hemmer von **Gelatinase**. Die Selektivität gegenüber anderen Collagenasen und Stromelysin beruht hauptsächlich auf der Einführung der langen Seitenkette in der P_1'-Position. Die Röntgenstruktur von Collagenase zeigt, daß für eine solche Seitenkette hier kein Platz ist. Daraus erklärt sich die relativ schwache Bindung von **28.25** an Collagenase. Es besteht die Hoffnung, daß die Hemmung des Enzyms Gelatinase bei Krebserkrankungen die Bildung von Metastasen unterdrücken könnte.

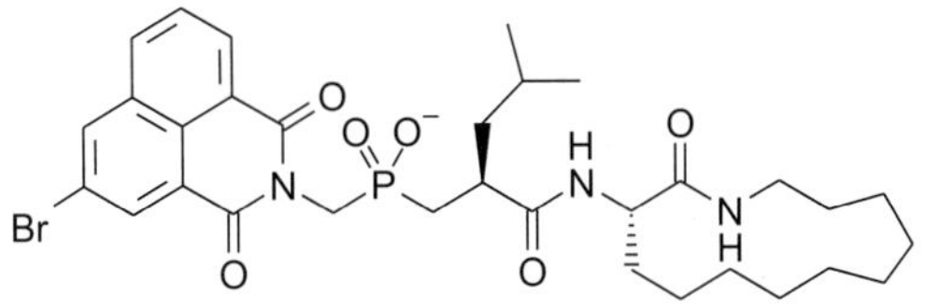

28.24 IC_{50} = 30 nMol

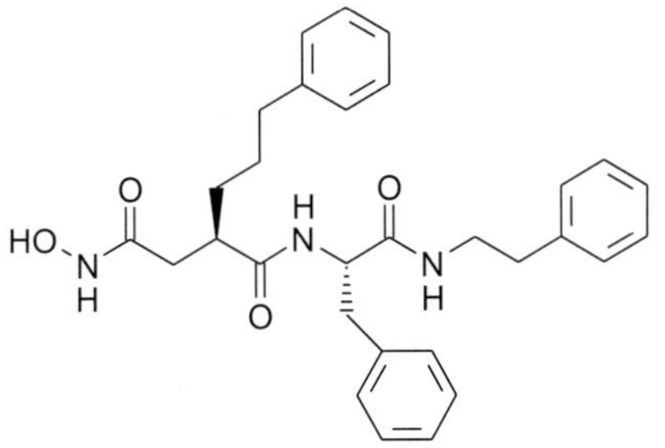

28.25

K_i (Gelatinase-A) = 0,06 nMol

K_i (Stromelysin) = 8,3 nMol

K_i (Collagenase) = 203 nMol

Abb. 28.14 Im Collagenase-Inhibitor **28.24** sind die P$_2$'- und die P$_3$'-Seitenketten zu einem makrocyclischen Ring verknüpft. Der Inhibitor **28.25** bindet selektiv an Gelatinase.

Allgemeine Literatur

A. Fersht, Enzyme Structure and Mechanism, W. H. Freeman, New York, 1985, Seite 416–422.

D. H. Rich, Peptidase Inhibitors, in: Enzymes & Other Molecular Targets, P. G. Sammes, Hrsg., Band 2 von: Comprehensive Medicinal Chemistry, C. Hansch, P. G. Sammes und J. B. Taylor, Hrsg., Pergamon Press, Oxford, 1990, Seite 391–441

R. P. Becket, A. H. Davidson, A. H. Drummond, P. Huxley und M. Whittaker, Recent Advances in Matrix Metalloproteinase Inhibitor Research, Drug Discov. Today **1**, 16–26 (1996)

Spezielle Literatur

D. W. Cushman, H. S. Cheung, E. F. Sabo und M. A. Ondetti, Design of Potent Competitive Inhibitors of Angiotensin-Converting Enzyme. Carboxyalkanoyl and Mercaptoalkanoyl Amino Acids, Biochemistry **16**, 5484–5491 (1977)

B. W. Matthews, Structural Basis of the Action of Thermolysin and Related Zinc Peptidases, Acc. Chem. Res. **21**, 333–340 (1988)

S. R. Bertenshaw *et al.*, Thiol and Hydroxamic Acid Containing Inhibitors of Endothelin Converting Enzyme, Bioorg. & Med. Chem. Lett. **3**, 1953–1958 (1993)

B. P. Morgan, D. R. Holland, B. W. Matthews und P. A. Bartlett, Structure-Based Design of an Inhibitor of the Zinc Peptidase Thermolysin, J. Am. Chem. Soc. **116**, 3251–3260 (1994)

B. P. Roques, F. Noble, V. Dauge, M. Fournie-Zaluski und A. Beaumont, Neutral Endopeptidase 24.11: Structure, Inhibition, Experimental and Clinical Pharmacology, Pharm. Rev. **45**, 87–146 (1993)

W. H. Johnson, Collagenase Inhibitors, Drugs, News & Perspectives **3**, 453–458 (1990)

N. Borkakoti, F. K. Winkler, D. H. Williams, A. D'Arcy, M. J. Broadhurst, P. A. Brown, W. H. Johnson und E. J. Murray, Structure of the Catalytic Domain of Human Fibroblast Collagenase Complexed with an Inhibitor, Nature, Struct. Biol. **1**, 106–110 (1994)

J. R. Porter, N. R. Beeley, B. A. Boyce *et al.*, Potent and Selective Inhibitors of Gelatinase-A, 1. Hydroxamic Acid Derivatives, Bioorg. & Med. Chem. Lett. **4**, 2741–2746 (1994)

29. Strukturbasiertes Design von Thymidylatsynthase-Inhibitoren

An Inhibitoren der Thymidylatsynthase soll gezeigt werden, welche Möglichkeiten sich aus der iterativen Anwendung mehrerer Cyclen des strukturbasierten Wirkstoffdesigns (Kapitel 24) für die Arzneimittelentwicklung eröffnen. Das Beispiel greift auf Arbeiten zurück, die bei der Firma Agouron in San Diego, USA, durchgeführt wurden. Thymidylatsynthase spielt eine Schlüsselrolle in der Biosynthese des Thymins, einer Purinbase, die einen wichtigen Baustein der Desoxyribonucleinsäure (DNA) darstellt. Das Nucleotid Desoxyuridylat wird von diesem Enzym zu Desoxythymidylat methyliert. Die Methylgruppe stammt aus dem Cofaktor des Enzyms, dem Methylentetrahydrofolat. DNA als Träger der Erbinformation wird vor allem dann in erhöhter Menge produziert, wenn die Zellteilung außer Kontrolle gerät, z. B. bei Tumoren. Eine Hemmung der Thymidylatsynthase, die entscheidend für die Bereitstellung dieses Bausteins der DNA ist, stellt daher einen möglichen Ansatz zur Tumortherapie dar. Die Enzyminhibierung kann entweder über eine dem Substrat analoge Verbindung erfolgen, oder die Cofaktor-Bindestelle wird durch eine dem Methylentetrahydrofolat ähnliche Substanz blockiert.

29.1 Die Kristallstruktur der Thymidylatsynthase

Robert Strout konnte mit seiner Arbeitsgruppe die Kristallstruktur der Thymidylatsynthase zusammen mit zwei verschiedenen Liganden bestimmen. Der Inhibitor 5-Fluordesoxyuridylat **29.1** (Abb. 29.1) blockiert die Substratbindetasche des Enzyms irreversibel über eine kovalente Verknüpfung mit Cys 146. Das dem Methylentetrahydrofolat strukturell sehr ähnliche N10-Propargyl-5,8-desazafolat **29.2** (CB3717, Abb. 29.1) verdrängt den natürlichen Cofaktor. Auch dieses Derivat ist ein potenter Inhibitor der Thymidylatsynthase. Seine Löslichkeit und sein Transportverhalten sind allerdings sehr unbefriedigend. Die Folge ist eine unerwünschte Nierentoxizität, die auch zum Abbruch der klinischen Studien mit dieser Verbindung führte.

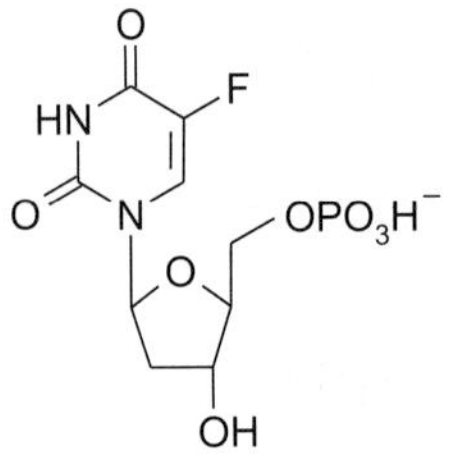

29.1   5-Fluordesoxyuridylat

Abb. 29.1 Die Kristallstruktur der Thymidylatsynthase wurde mit zwei nie-
dermolekularen Inhibitoren,
dem 5-Fluordesoxyuridylat
29.1 und dem *N*10-Propar-
gyl-5,8-desazafolat **29.2**
(CB3717), bestimmt. Die
2-Desamino- und 2-Methyl-
Analogen **29.3** und **29.4**
leiten sich von **29.2** ab.

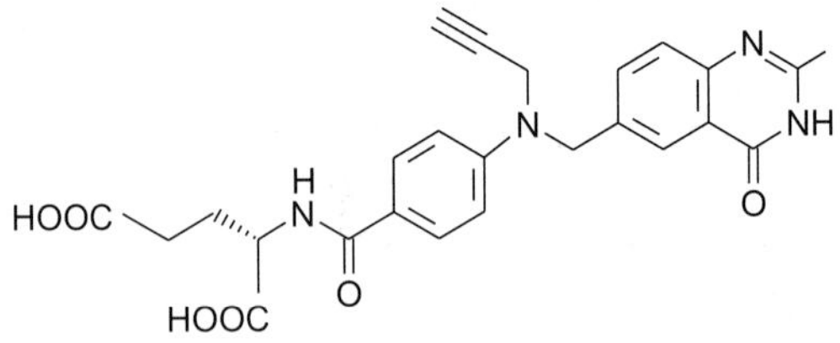

29.2   R = NH$_2$ CB3717
29.3   R = H
29.4   R = CH$_3$

Als Alternativen wurden das 2-Desamino-Analoge **29.3** bzw. die 2-
Methyl-Verbindung **29.4** (Abb. 29.1) untersucht, die bei nahezu identischer Affinität etwas günstigere Löslichkeit und geringere Toxizität
aufweisen. Trotz dieser ersten Erfolge bestand der Wunsch nach Derivaten, die geeignetere physikochemische und damit auch günstigere
pharmakokinetische Eigenschaften besitzen.

Zu Beginn des Designs neuer Inhibitoren lag die Kristallstruktur des
humanen Enzyms noch nicht vor. Daher wurde zunächst die von
Robert Strout bestimmte Struktur des in der Bindetasche sehr ähnlichen Enzyms aus *E. coli* verwendet. Das strukturbasierte Wirkstoffdesign begann mit einer genauen Analyse der Bindungsgeometrie des
Liganden CB3717 **29.2** (Abb. 29.2). Sein Chinazolingerüst ist in ein
Wasserstoffbrücken-Netzwerk zum Enzym eingebunden. In der 6-Posi-
tion schließt sich über eine Methylengruppe und eine *p*-Aminobenzoe-
säure eine Glutamatseitenkette an. Dieser Rest ragt in einen weitgehend hydrophoben Kanal, der sich an seinem anderen Ende zum
Lösungsmittel öffnet.

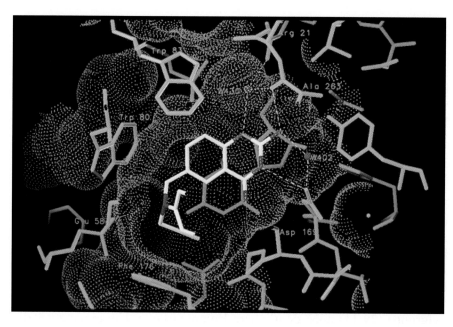

Abb. 29.2 Ausschnitt aus der Kristallstruktur der Thymidylatsynthase mit der Cofaktor- Bindetasche und dem Inhibitor *N*10-Propargyl-5,8-desazafolat **29.2** (CB3717). Die Proteinoberfläche ist blau gepunktet, die Wasserstoffbrücken zwischen Protein und Ligand sind gestrichelt (oben). Unten ist der Bindungsmodus schematisch skizziert. Der Inhibitor bindet mit seinem Chinazolinring über den protonierten Ringstickstoff in 3-Position an die Carboxylatgruppe von Asp 169. Die 2-NH₂-Gruppe bildet eine H-Brücke mit der Hauptketten-Carbonylgruppe von Ala 263. Über ein Wassermolekül (W430, rote Kugel) wird eine weitere Brücke zwischen Ala 263 und N1 vermittelt. Das Wassermolekül bildet einen zusätzlichen H-Brückenkontakt zu Arg 21. Ein zweites Wassermolekül (W402) bindet zwischen der NH₂-Gruppe und der Carboxylatgruppe von Asp 169. Die in 6-Position des Chinazolingerüsts befindliche *p*-Aminobenzoylgruppe ragt in einen Kanal, der von mehreren aromatischen Aminosäuren gebildet wird. Der endständige Glutamatrest orientiert sich zum Ausgang der Bindetasche und steht mit dem Lösungsmittel in Kontakt. Benachbart zum Stickstoff *N*10, der die Propargylgruppe trägt, befindet sich ein Wassermolekül, das an Glu 58 bindet.

29.2 Der Ersatz der Glutamatseitenkette und Modifikationen am Chinazolingerüst

Im ersten Schritt wurde versucht, die Glutamatseitenkette wegzulassen. Die Affinität des derart verkürzten Liganden **29.5** (Abb. 29.3) sinkt dabei um mehr als zwei Größenordnungen. Da der Austausch der 2-Aminogruppe gegen eine Methylgruppe beim Übergang von **29.2** zu

29.4 günstigere Eigenschaften zur Folge hatte, wurde auch **29.5** als 2-Methylderivat eingesetzt.

Wie kann man das Molekül **29.5** verändern, um den Affinitätsverlust zu kompensieren? In der Nähe von Ile 79 und Trp 80 entsteht benachbart zur *meta*-Position des Phenylrests von **29.5** durch die Seitenketten von Leu 172 und Val 262 eine kleine hydrophobe Tasche, die einen lipophilen Substituenten aufnehmen kann. Daher wurde an dieser Stelle eine Reihe kleiner Reste durchprobiert. Unter ihnen erwies sich die Trifluormethylgruppe als bester Substituent. Das *m*-CF$_3$-Derivat **29.6** ist um den Faktor 10 wirksamer als **29.5**.

Im nächsten Schritt sollte in der *para*-Position des Phenylrings eine Seitenkette mit dem Molekül verknüpft werden, die den „alten" Glutamatrest ersetzt. Bereits ein Chloratom als Substituent erzielt eine Affinitätssteigerung (**29.7**, Abb. 29.3). Mit noch stärker elektronenziehenden Resten, wie einer Nitro- oder Cyanogruppe (**29.8**, **29.9**), läßt sich die Enzymhemmung weiter verbessern. Offensichtlich sind starke Elektronenakzeptor-Substituenten in der *para*-Position sehr vorteilhaft. So zeigen ein Sulfonamidrest (**29.10**) bzw. eine Trifluormethansulfonylgruppe (**29.11**) noch deutlichere Hemmwirkung. Um einen zusätzlichen günstigen Kontakt zum Phenylring von Phe 176 aufzubauen, wurde die elektronenziehende Gruppe um einen Aromaten erweitert. Dies gelingt durch Einführen eines Benzophenon- (**29.12**) oder Phenylsulfonylrests (**29.13**). Beide Derivate erzielen eine höhere Affinität. Das überlegene Sulfon **29.13** besitzt für das humane Enzym eine Affinität von 13 nM (Abb. 29.3). Es liegt damit im gleichen Bereich wie die Referenzverbindung **29.2**. Die Kristallstruktur dieses Liganden mit dem Enzym bestätigte die Modellbetrachtungen. Führt man zusätzlich zum *p*-Phenylsulfonylrest in der *meta*-Position eine CF$_3$-Gruppe ein, entsprechend dem Übergang von **29.5** zu **29.6**, so bringt dies keine Verbesserung. Der Einbau eines Indolylrests statt des Phenylrests vergrößert die hydrophobe Kontaktfläche mit dem Protein. Die Verbindung **29.14** (AG 85) besitzt nahezu die gleiche Affinität wie **29.13**, bei etwas besserer Löslichkeit. Sie wurde als Kandidat für die klinische Prüfung ausgewählt.

Kann man den heterocyclischen Chinazolinring in **29.5** auch mit anderen Seitenketten verknüpfen, die den Bindebereich besetzen, der in **29.2** von der *p*-Aminobenzoylgruppe und der Glutamatseitenkette eingenommen wird? Statt einen Rest an der 6-Position des Chinazolingerüsts anzuknüpfen, wurde von der 5-Position ausgegangen. Wie schon in **29.5** bietet sich in dieser hydrophoben Region des Proteins wieder ein aromatisches System als geeignetes Verbindungsglied an. Es muß senkrecht zur Ebene des Chinazolins stehen. Diese Geometrie erreicht man durch die Anknüpfung eines Phenylrests über eine Ether- oder Thioetherbrücke. Der Strukturvorschlag **29.15** mit einer 4-Pyridylthio-Gruppe ließ sich gut in die Proteinstruktur modellieren (Abb. 29.3). Mit einer Affinität von 10 µM erwies sich die Substanz aber nur als mäßig wirksamer Inhibitor. In der Kristallstruktur mit die-

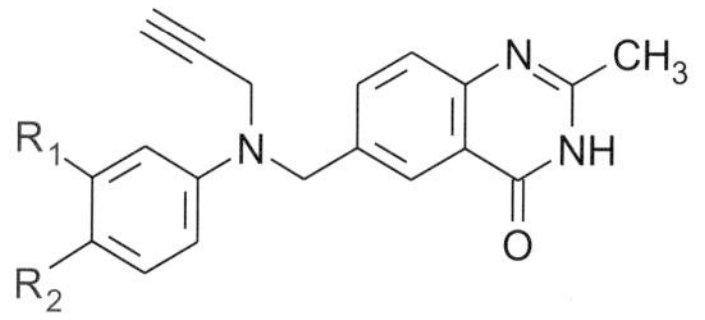

	R$_1$	R$_2$
29.5	H	H
29.6	CF$_3$	H
29.7	H	Cl
29.8	H	NO$_2$
29.9	H	CN
29.10	H	SO$_2$NH$_2$
29.11	H	SO$_2$CF$_3$
29.12	H	CO– 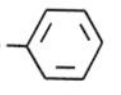
29.13	H	SO$_2$– 
29.14 (AG 85)	H	SO$_2$–N 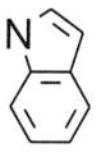

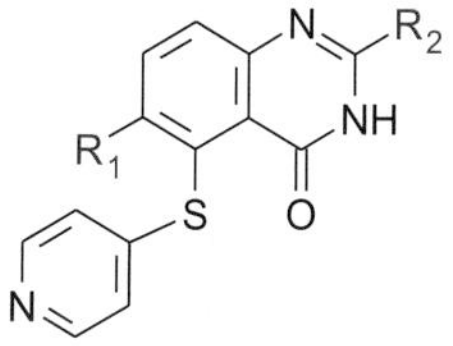

	R$_1$	R$_2$
29.15	H	CH$_3$
29.16	CH$_3$	CH$_3$
29.17 (AG 337)	CH$_3$	NH$_2$

Abb. 29.3 Inhibitoren **29.5–29.17** der Thymidylatsynthase, die sich von einem Chinazolingerüst ableiten.

sem Liganden kann man neben der 5-Position des Chinazolingerüsts eine kleine unbesetzte Tasche entdecken. Ein Methylrest in der 6-Position paßt ideal in diese Tasche. Zusätzlich stabilisiert er die Senkrechtstellung der beiden aromatischen Reste des Thioethers. Das Methylderivat **29.16** ist um den Faktor 10 stärker affin als die in der 6-Position unsubstituierte Verbindung **29.15** (Abb. 29.3).

Aus der Bindungsgeometrie dieser Verbindung im Enzym und der Wechselwirkungsgeometrie der Referenzverbindung **29.2** (Abb. 29.2) bot sich an, die 2-Methylgruppe des Chinazolins wieder durch die Aminogruppe zu ersetzen. Damit sollte der Inhibitor eine zusätzliche Wasserstoffbrücke zur Hauptketten-Carbonylgruppe des benachbarten Ala 263 aufbauen können. Diese Abwandlung wurde realisiert. Der Inhibitor **29.17** (AG 337, Abb. 29.3) bindet mit K_i = 15 nM an das Enzym. Diese Verbindung befindet sich derzeit unter dem Namen Thymitaq in der klinischen Entwicklung. In Phase II/III wird Thymitaq auf die chemotherapeutische Wirksamkeit bei bösartigen soliden Tumoren, bei Leberkrebs und bei bestimmten Kopf- und Nackentumoren, geprüft. In ersten Studien führte Thymitaq zu Reduktionen der Tumormasse von 50 bis 100 %.

29.3 Schrittweises *De novo*-Design: Ersatz des Chinazolingerüsts durch ein Imidazotetrahydrochinolin

Bisher wurden nur Abwandlungen betrachtet, die Seitenketten am zentralen Chinazolingerüst veränderten. Läßt sich dieser Baustein durch ein anderes Gerüst ersetzen, d. h. kann man *de novo* (Kapitel 25) einen neuen Inhibitor entwerfen? Kehren wir zum kristallographisch bestimmten Bindungsmodus der Referenzverbindung **29.2** (CB3717, Abb. 29.2) zurück. Der Inhibitor geht als Donor mit der Carboxylatgruppe von Asp 169 eine H-Brücke ein. Als Akzeptor bildet er eine weitere Wasserstoffbrücke zum Wassermolekül W430 aus. Benötigt wird hier also ein Baustein, der eng benachbart eine H-Brücke als Donor bilden und als Akzeptor aufnehmen kann. Der Winkel zwischen diesen beiden Brücken sollte etwa 120° betragen. Sowohl ein Imidazolring als auch eine *cis*-Amidgruppe erfüllen diese Funktionalität und Geometrie (Abb. 29.4).

Wie kann man diese Bausteine in ein größeres Molekülgerüst einbinden? Das Programm GRID (Abschnitte 21.4 und 25.1) tastet eine Proteinoberfläche mit unterschiedlichen funktionellen Gruppen ab. Man lernt daraus, in welchen Bereichen der Bindetasche diese Gruppen besonders günstige Wechselwirkungen mit dem Protein ausbilden können. Analysen mit einer Methylprobe heben Bereiche benachbart zu den aromatischen Aminosäuren Trp 80, Trp 83 und Phe 176 (s. Abb. 29.2) als potentielle Bindestellen für diese Gruppe hervor (Abb. 29.5). Um die so charakterisierten lipophilen Bereiche optimal zu füllen, wurde der anfangs ausgewählte Imidazolring (Abb. 29.4) zu einem Imidazotetrahydrochinolin erweitert. Der Piperidinring dieses tricyclischen Systems füllt die lipophile Tasche (Abb. 29.6). Sein Stickstoffatom dient als achiraler Anker zum Anknüpfen einer Seitenkette, die sich zum Lösungsmittel orientieren soll.

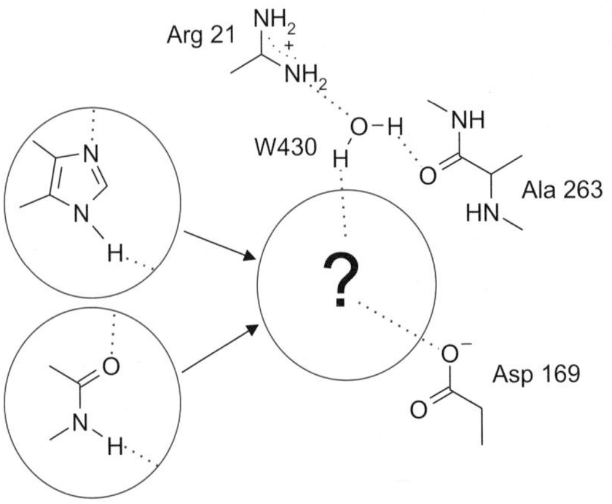

Abb. 29.4 Ein Ligand für die Cofaktor-Bindetasche der Thymidylatsynthase muß eine Wasserstoffbrücke zur Carboxylatgruppe von Asp 169 bilden können. Gleichzeitig muß er in räumlicher Nachbarschaft eine H-Brücke aufnehmen können, die von einem Wassermolekül (W430) zum Protein (Ala 263, Arg 21) vermittelt wird. Die beiden H-Brückenkontakte bilden einen Winkel von ca. 120°. Als Molekülbausteine, die ein solches Muster erfüllen, kommen ein Imidazolring oder eine *cis*-Amidbindung in Frage.

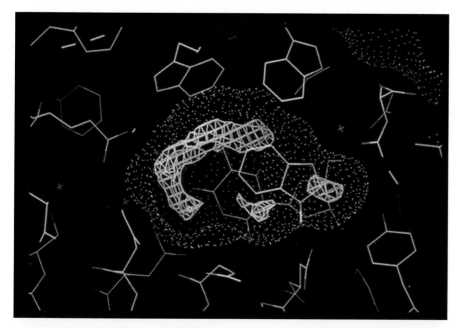

Abb. 29.5 Die Bindetasche der Thymidilatsynthase mit dem Liganden Benzimidazol. Dieses Molekül füllt den verfügbaren Raum nicht vollständig aus. Daher wurde die Oberfläche des Proteins mit dem Programm GRID auf mögliche Wechselwirkungen abgesucht. Das systematische Abtasten der Oberfläche mit einer Methylgruppe verweist auf günstige Wechselwirkungen im „linken" Teil der Cofaktor-Bindetasche. Diese Bereiche werden vom Programm konturiert (violettes Netz). Das Ergebnis dient als Ausgangspunkt für den Entwurf eines neuen Liganden (Abb. 29.6).

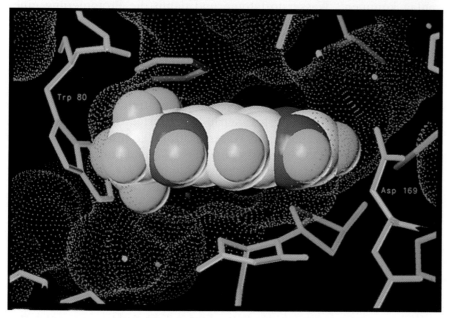

Abb. 29.6 Um auch den hydrophoben Bereich im „linken" Teil der Bindetasche (Abb. 29.5) auszufüllen, wurde an das Benzimidazol ein weiterer heterocyclischer Ring angefügt. Dieses *de novo* entworfene Imidazotetrahydrochinolin paßt optimal in die Cofaktor-Bindetasche und kann das geforderte Wasserstoffbrückenmuster ausbilden (Abb. 29.4). Der Protein-Ligandkomplex ist gegenüber der Abb. 29.5 um 90° gedreht.

Aufbauend auf den Erfahrungen mit den oben beschriebenen Phenylsulfonylresten entwarfen die Wissenschaftler bei Agouron am Computer als vielversprechenden Kandidaten eine *p*-Piperazinylsulfonylbenzylgruppe (**29.18**, Abb. 29.7). Im Modell paßt sie optimal in den Kanal zum Lösungsmittel und besitzt die erforderliche Komplementarität zum Protein. Der endständige Piperazinring ragt bei diesem Derivat zum größten Teil in das Lösungsmittel. Nach der Synthese und

Testung dieses Strukturvorschlags hatten die Forscher einen mikromolaren Inhibitor in Händen. Seine Kristallstruktur mit dem Enzym
bestätigte die modellierte Bindungsgeometrie. Eine genaue Auswertung der Kristallstruktur brachte die Wissenschaftler bei Agouron auf
den Gedanken, noch einen weiteren Wasserstoffbrückenkontakt zwischen Ligand und Protein auszubilden. Die Carbonylgruppe von Ala
263 orientiert sich in die Nachbarschaft zur 2-Position des Imidazols
(Abb. 29.8). Eine Aminogruppe an dieser Stelle könnte eine zusätzliche H-Brücke zwischen Ligand und Protein bilden. Tatsächlich weist
das 2-Amino-Derivat **29.19** eine erheblich höhere Affinität zum Protein auf. Im Vergleich zu **29.18** bindet es 35- bzw. 120-fach stärker an
die Enzyme des Bakteriums *E. coli* bzw. des Menschen.

Die modellierte Geometrie, die zum Strukturvorschlag **29.19** führte,
baut direkt auf dem kristallographisch beobachteten Bindungsmodus
der unsubstituierten Verbindung **29.18** auf. Die Kristallstrukturbestimmung von **29.19** ergab aber einen überraschenden Unterschied: Das
Wassermolekül W430 war in der Struktur nicht mehr zu lokalisieren.
Die erwartete Wasserstoffbrücke zu Ala 263 wurde dagegen gefunden.
Wie konnte es zu dieser Abweichung vom modellierten Strukturvorschlag kommen? Wasserstoffatome und damit die Protonierung eines
Liganden kann man in Kristallstrukturen von Proteinen leider nicht
sehen (Abschnitt 13.6). Daher wurde der pK_a-Wert der 2-Amino-Ver-
bindung **29.19** bestimmt. Der gemessene Wert von 8,2 legt nahe, daß
die Verbindung in protonierter Form an das Protein bindet. Für den
Übergang von einem unprotonierten Liganden **29.18** zu einem protoniert bindenden 2-NH$_2$-Derivat **29.19** sind weitreichende Konsequenzen bezüglich der Bindungsgeometrie zu erwarten. Der Stickstoff N1,
der in **29.19** als Akzeptor eine Wasserstoffbrücke mit W430 eingehen
soll, ist zu einem Donor geworden. Diese Veränderung im Vergleich
zu **29.18** führt dazu, daß die Wechselwirkung zu W430 sehr ungünstig
wird. Folglich läßt sich dieses Wassermolekül in der Proteinstruktur
nicht mehr nachweisen. Die Protonierung an N1 erzeugt aber auch
eine positive Ladung auf dem Imidazolring. In Kapitel 5 war gezeigt
worden, daß ladungsunterstützte H-Brücken energiegünstiger sind als
neutrale Brücken. Durch die positive Ladung in diesem Molekülteil
werden die H-Brücken zu Asp 169 und Ala 263 verstärkt. Dieser
Effekt trägt zur deutlich höheren Affinität von **29.19** im Vergleich zu
29.18 bei.

Weitere Optimierungen der betrachteten Leitstruktur konzentrierten
sich erst einmal auf Abwandlungen in dem Teil der Struktur, der in
das Lösungsmittel ragt. Unabhängig von der Bindung in die Enzymtasche lassen sich dort Veränderungen im Hinblick auf eine Verbesserung der Transporteigenschaften vornehmen. Das sind Eigenschaften,
die sich mit strukturbasiertem Design nur schwer optimieren lassen.
Allerdings sind diese Ansätze in der Lage, Bereiche in einem Molekülgerüst zu charakterisieren, an denen solche den Transport beein-
flussenden Abwandlungen ohne Konsequenzen für die Einbettung in

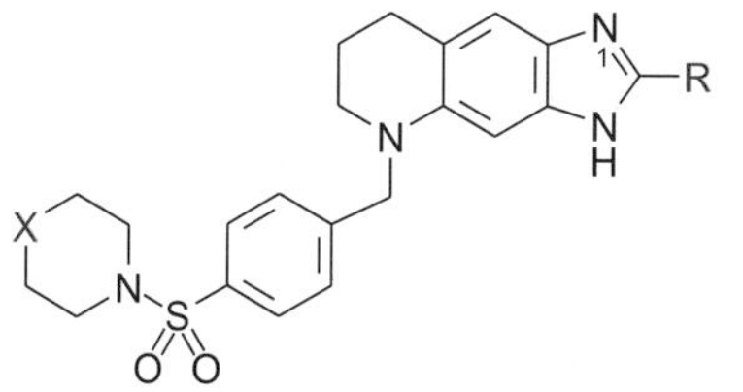

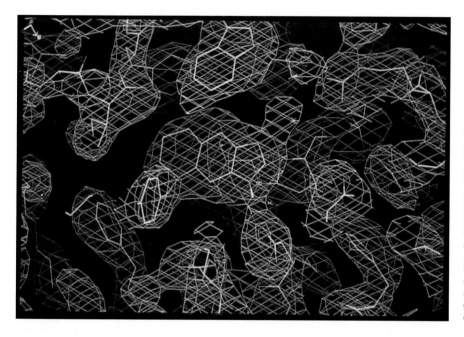

	R	X
29.18	H	NH
29.19	NH$_2$	NH
29.20	NH$_2$	O

Abb. 29.7 Inhibitoren **29.18–29.20** der Thymidylatsynthase, die sich von einem Imidazotetrahydrochinolin ableiten.

Abb. 29.8 Die Elektronendichte (blaue Konturen) des Komplexes der Thymidylatsynthase mit **29.18** zeigt, daß der Inhibitor mit seinem Imidazol die erwarteten Wasserstoffbrücken zu Asp 169 (rechts unten) und dem Wassermolekül W430 (rechts oben) ausbildet. Die 2-Position dieses Gerüsts kommt in räumliche Nähe zur Carbonylgruppe von Ala 263. Es bietet sich an, in dieser Position eine NH$_2$-Gruppe einzuführen, die eine zusätzliche Wasserstoffbrücke zur Carbonylgruppe von Ala 263 ausbilden kann.

die Bindetasche vorgenommen werden können. Das Ergebnis dieser Arbeiten ist das Derivat **29.20** (Abb. 29.7) mit einem endständigen Morpholin, das mit K_i = 6 nM an das humane Enzym bindet.

29.4 Das *De novo*-Design erweitert die Palette der Leitstrukturen: Austausch des Chinazolins gegen ein Naphthostyril

Die „leere" Bindetasche soll nochmals betrachtet werden. Gesucht war ein Fragment, das räumlich benachbart Wechselwirkungen zu Asp 169 und W430 eingehen kann, z. B. der oben diskutierte Imidazolring. Eine *cis*-Amidgruppe kam ebenfalls in Betracht. Ihre Verwendung als Baustein stand noch aus. Rechnungen mit dem Programm GRID hatten ergeben, daß die Bindetasche hydrophober Natur ist (Abb. 29.5). Als hydrophober Baustein wurde daher ein Naphthylring mit der *cis*-

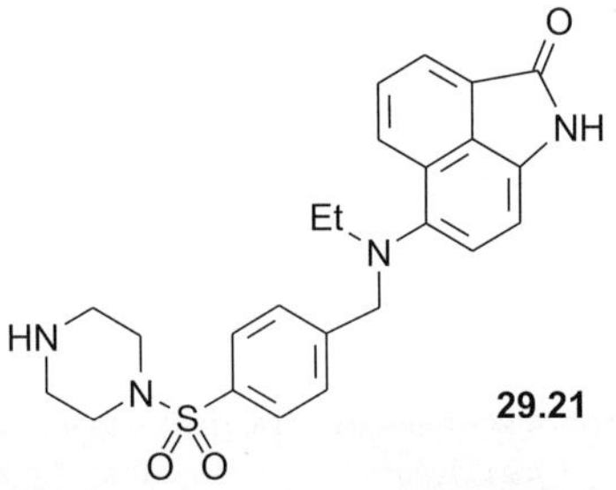

Abb. 29.9 Der Inhibitor **29.21** leitet sich von einem Naphthostyrilgerüst ab.

Amidgruppe zu einem cyclischen Lactam, einem Naphthostyril, verknüpft. Als Anker für die Seitenkette in Richtung auf den Eingang der Bindetasche sollte wieder ein Stickstoff dienen. Für eine korrekte Ausrichtung der Seitenkette mußte er sich in der 5-Position befinden. Als Seitenkette verwendeten die Forscher bei Agouron den bereits bewährten *p*-Piperazinylsulfonylbenzylrest. Das zweite Proton dieses Stickstoffs wurde durch eine Ethylgruppe ersetzt. Die entsprechende Verbindung **29.21** wurde synthetisiert (Abb. 29.9). Sie hemmt das humane Enzym mit $K_i = 3 \ \mu M$.

Die anschließende Kristallstrukturbestimmung bestätigte den angenommenen Bindungsmodus zum größten Teil. Signifikante Abweichungen zum Modell treten in der Nähe des Lactamrings auf (Abb. 29.10). Der Lactamstickstoff kann die erwartete direkte Wasserstoffbrücke zu Asp 169 nicht bilden. Er kommt dem Carbonylsauerstoff von Ala 263 sehr nahe. Ein Wassermolekül (W402) lagert sich in die Struktur ein und vermittelt die Wasserstoffbrücke zwischen Ligand und Asp 169. Wie schon bei **29.19** läßt sich das Wassermolekül W430 nicht mehr auffinden.

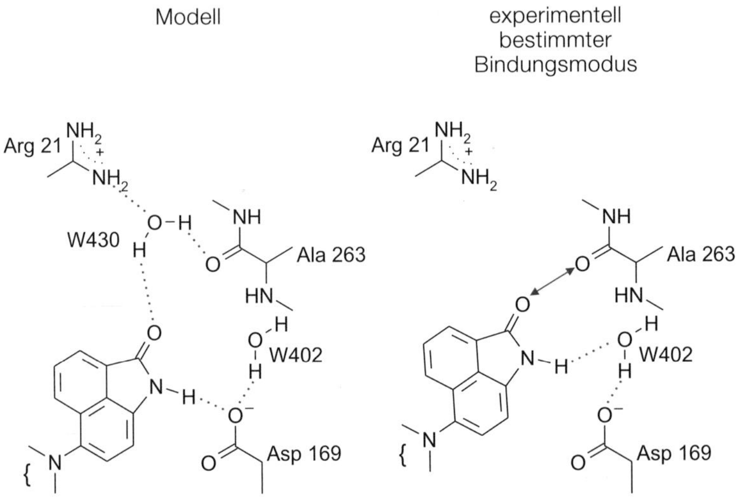

Abb. 29.10 Der modellierte Bindungsmodus (links) wird durch die Kristallstrukturbestimmung des Komplexes mit dem tricyclischen Naphthostyril **29.21** (rechts) weitgehend bestätigt. Abweichungen zum Modell treten in der Nähe des Lactamrings auf. Der Lactamsauerstoff kommt dem Carbonylsauerstoff von Ala 263 sehr nahe. Der Stickstoff des Lactams kann die vermutete direkte Wasserstoffbrücke zu Asp 169 nicht bilden. Das Wassermolekül W402 lagert sich ein und vermittelt eine H-Brücke zu Asp 169. Dagegen läßt sich das Wassermolekül W430, das bei der Struktur **29.2** die Kontakte zwischen Ligand und Protein (Ala 263 und Arg 21) herstellte, in der Kristallstruktur nicht mehr auffinden.

29.5 Schrittweise Optimierung: Das Naphthostyrilgerüst und die Seitenketten

Das für **29.21** experimentell bestimmte Muster der Wasserstoffbrücken entspricht nicht den ursprünglich geplanten Brücken zu Asp 169 und W430. Die abstoßende Wechselwirkung zwischen Lactamsauerstoff und Carbonylsauerstoff von Ala 263 ist unvorteilhaft. Um sie zu vermeiden und in eine anziehende Wechselwirkung umzuwandeln, wurde statt des Lactamsauerstoffs eine Iminogruppe eingeführt. Das Amidin **29.22** (Abb. 29.11) wurde synthetisiert und erwies sich im Vergleich zum entsprechenden Lactam als 20-fach affiner.

Auch in dieser Reihe wurde einer Eigenschaft bisher nicht genügend Aufmerksamkeit geschenkt: dem pK_a-Wert. Er liegt für **29.22** oberhalb von 8. Daher sollte auch diese Verbindung in protonierter Form binden (Abb. 29.11). Für die Wechselwirkungen mit Asp 163 und Ala 263 bedeutet dies, daß sie wiederum als ladungsverstärkte Wasserstoffbrücken vorliegen und so die Bindungsaffinität steigern. Die Kristallstruktur des Komplexes mit dem Amidin **29.22** bestätigte diese Überlegungen. Die Wasserstoffbrücken entsprechen dem Modell. Auch das Wassermolekül W430 ist in der Struktur wieder zu erkennen (Abb. 29.12).

Weitere Optimierungen der Leitstruktur **29.21** konzentrierten sich auf die Alkylseitenkette des Stickstoffs, der den *p*-Piperazinylsulfonylbenzylrest trägt. In der Kristallstruktur von **29.21** ragt eine Ethylgruppe in eine lipophile Tasche, an deren Ende sich ein Wassermolekül befindet (vgl. Abb. 29.2 und 29.12). Es ist an die Carboxylatgruppe des benachbarten Glu 58 gebunden. Wie wirken sich Abwandlungen der Ethylgruppe auf die Affinität aus? Läßt sich das Wassermolekül durch eine endständige Donorgruppe verdrängen und eine zusätzliche H-Brücke zwischen Inhibitor und Glu 58 ausbilden? Verlängerungen der Kette über den Ethylrest hinaus brachten keine Verbesserung der Affinität. Aus dem Strukturmodell und aus parallel durchgeführten Kraftfeldrechnungen war abzuleiten, daß eine OH-

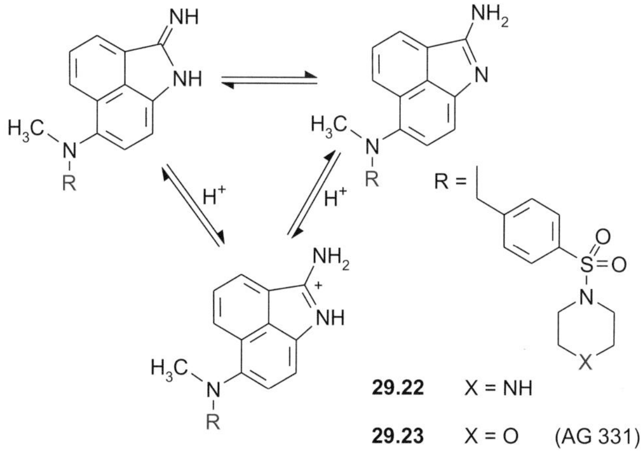

Abb. 29.11 Vom Naphthostyril **29.21** abgeleitet sind die Inhibitoren **29.22** und **29.23**. Prinzipiell können sich die Protonen auf verschiedene Weise über das Gerüst verteilen. Die dadurch entstehende Stellungsisomerie bezeichnet man als Tautomerie. Um abzuschätzen, welche der beiden Formen in der Bindetasche vorliegt, wurden quantenchemische Rechnungen zur Ermittlung ihrer Stabilität und moleküldynamische Simulationen (Kapitel 15) durchgeführt. Leider erlauben sie keine Unterscheidung der beiden Tautomeren. Bedingt durch ihren pK_a-Wert > 8 sind die Verbindungen in der Bindetasche protoniert (unten), so daß beide Stickstoffe als Donorgruppen vorliegen.

29.22 X = NH

29.23 X = O   (AG 331)

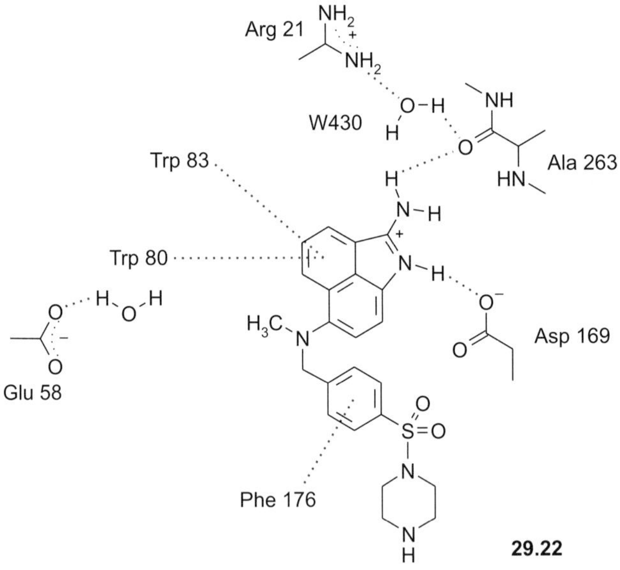

Abb. 29.12 Die experimentelle Struktur des Komplexes mit dem Inhibitor **29.22** zeigt, daß der Ligand in das angenommene Wasserstoffbrücken-Netzwerk eingebunden ist. Da sein pK_a-Wert oberhalb von 8 liegt, bindet er in der protonierten Form. Das Wassermolekül W430 ist wieder zu finden. Es bindet an die exocyclische NH_2-Gruppe. Gleichzeitig baut dieser Substituent eine H-Brücke zu Ala 263 auf. In einiger Entfernung zur *N*-Methylgruppe des Stickstoffs, der die *p*-Piperazinylsulfonylbenzylgruppe trägt, befindet sich ein Wassermolekül, das mit Glu 58 eine H-Brücke formt.

Gruppe am Ende einer Ethylen- oder Propylenkette die Position des Wassermoleküls einnehmen könnte. In dieser Position kann sie eine H-Brücke zu Glu 58 aufbauen. Die nahezu identische Affinität dieser Derivate mit **29.21** zeigte, daß der Versuch, dieses Wasser zu verdrängen, keinen günstigen Einfluß auf die Bindungsaffinität hat. Offensichtlich kostet die Verdrängung dieses Wassermoleküls so viel, wie man durch seine Freisetzung, den zusätzlichen lipophilen Kontakt und die Wasserstoffbrücke zwischen Ligand und Protein gewinnt. Für die weiteren Entwicklungen haben die Forscher bei Agouron das *N*-Methylderivat ausgewählt, da es praktisch gleiche Affinität aufweist wie die längerkettigen Derivate.

Die weiteren Optimierungen konzentrierten sich auf die endständige Gruppe, die ins Lösungsmittel ragt. Wieder konnte mit dem Morpholin **29.23** (AG 331; K_i = 12 nM) eine Verbindung gefunden werden, die mit hoher Affinität an die humane Thymidylatsynthase bindet. Auch AG 331 erwies sich als geeigneter Kandidat für klinische Studien zur Behandlung von Tumoren.

Das in diesem Kapitel vorgestellte Beispiel zeigt, daß durch einen iterativen Prozeß aus Kristallstrukturbestimmungen von Protein-Ligand-Komplexen, der Modellierung neuer Liganden und deren Synthese und Testung eine gezielte und effiziente Optimierung von Liganden möglich ist. In wenigen Cyclen gelang jeweils eine Affinitätssteigerung um etwa drei Größenordnungen, bezogen auf die Referenzstruktur **29.5**. Verglichen mit einem Vorgehen, das die Erkenntnisse des strukturbasierten Designs nicht nutzt oder nutzen kann, stellt dieser Ansatz einen erheblichen Fortschritt dar. Dennoch hat auch diese Strategie ihre Grenzen. In dem betrachteten Beispiel lag mit CB3717 bereits ein sehr affiner Ligand vor. Sein Bindungsmodus war aus einer

Kristallstrukturbestimmung bekannt und diente als Startpunkt für die nachfolgenden Überlegungen.

Nicht zu vernachlässigen sind die hervorragenden Leistungen der Synthesechemiker bei Agouron. Strukturelle Änderungen, die sich am Bildschirm mit einem Computerprogamm ganz einfach durchführen lassen, wollen erst einmal in erfolgreiche Synthesen umgesetzt werden! Häufig bedingt die Abwandlung eines einzigen Substituenten die Umstellung des gesamten Synthesewegs. Noch anspruchsvoller sind gezielte Synthesen, wenn beim *De novo*-Design in Leitstrukturen ganze Gerüstbausteine ausgetauscht werden. Diese Arbeiten erfordern eine enge Zusammenarbeit zwischen dem „Modeller", der Strukturvorschläge ausarbeitet, und dem Synthetiker, der diese Ideen in reale Substanzen umsetzt. Gemeinsam müssen sie das strukturell Erforderliche auf das synthetisch Machbare abstimmen.

Allgemeine Literatur

S. H. Reich und S. E. Webber, Structure-Based Drug Design (SBDD): Every Structure Tells a Story, Persp. Drug Discov. Design **1**, 371–390 (1993)

Spezielle Literatur

K. Appelt, R. J. Bacquet, C. A. Bartlett *et al.*, Design of Enzyme Inhibitors Using Iterative Protein Crystallographic Analysis, J. Med. Chem. **34**, 1925–1934 (1991)

M. D. Varney, G. P. Marzoni, C. L. Palmer *et al.*, Crystal-Structure-Based Design and Synthesis of Benz[cd]indole-Containing Inhibitors of Thymidylate Synthase, J. Med. Chem. **35**, 663–676 (1992)

S. H. Reich, M. A. Fuhry, D. Nguyen *et al.*, Design and Synthesis of Novel 6,7-Imidazotetrahydroquinoline Inhibitors of Thymidylate Synthase Using Iterative Protein Crystal Structure Analysis, J. Med. Chem. **35**, 847–858 (1992)

S. E. Webber, T. M. Bleckman, J. Attard *et al.*, Design of Thymidylate Synthase Inhibitors Using Protein Crystal Structures: The Synthesis and Biological Evaluation of a Novel Class of 5-Substituted Quinazolinones, J. Med. Chem. **36**, 733–746 (1993)

T. R. Jones, M. D. Varney, S. E. Webber *et al.*, Structure-Based Design of Lipophilic Quinazoline Inhibitors of Thymidylate Synthase, J. Med. Chem. **39**, 904–917 (1996)

30. Design von Rezeptor- agonisten und -antagonisten

Bei aller Freude über den strukturbasierten Entwurf von Enzyminhibitoren darf nicht übersehen werden, daß eine ganze Reihe der heute verwendeten Arzneimittel nicht an einem Enzym angreifen, sondern an einem Rezeptor. Viele Vertreter dieser Klasse von Proteinen sind in einer Zellmembran eingebettet (Abschnitt 4.4). So sind **G-Protein-gekoppelte Rezeptore**n (GPCR) keine globulären, wasserlöslichen Proteine, sondern haben entsprechend ihrer molekularen Umgebung teilweise eine lipophile Oberfläche. Zur Ausbildung ihrer 3D-Struktur benötigen sie eine Membran. Daher sind solche Rezeptoren ungleich schwieriger zu kristallisieren als Enzyme. Zudem ist es sehr aufwendig, eine ausreichende Menge reinen Rezeptors bereitzustellen. Als Konsequenz wurde bis heute keine einzige 3D-Struktur eines pharmazeutisch relevanten GPCR aufgeklärt. Was tun? Im Prinzip gibt es zwei Möglichkeiten. Entweder versucht man, ein 3D-Modell des Rezeptors zu konstruieren (Abschnitt 19.4) und dieses Modell statt einer experimentell bestimmten 3D-Struktur zum Ligandendesign zu verwenden. Oder man konzentriert sich alleine auf die Liganden, um durch Molekülvergleiche Rückschlüsse über die essentiellen funktionellen Gruppen zu ziehen (Kapitel 17). Diese werden dann zum Entwurf neuer Liganden genutzt. Im folgenden soll dieser zweite Ansatz an drei Beispielen vorgestellt werden.

30.1 Auf der Suche nach selektiven Dopamin- D_1-Agonisten

Dopamin **30.1** (Abb. 30.1) ist ein wichtiger Neurotransmitter, der im Körper mehrere Funktionen übernimmt. Bei Patienten, die an der Parkinsonschen Krankheit leiden, wird eine Abnahme der Dopaminkonzentration in einem bestimmten Gehirnabschnitt beobachtet, bedingt durch die Zerstörung Dopamin-produzierender Zellen. Die Krankheit kann durch Gabe von L-Dopa behandelt werden. Diese Verbindung wird als Aminosäure aktiv durch die Blut-Hirn-Schranke transportiert und im Gehirn zum biologisch aktiven Dopamin metabolisiert (Abschnitt 9.4).

In diesem Abschnitt sollen bei der Firma Abbott durchgeführte Arbeiten zur Suche nach neuen Dopaminagonisten vorgestellt werden, die selektiv an den D_1-Rezeptor binden. Ziel der Arbeiten war die Suche nach einer Verbindung, die zur Behandlung der Parkinsonschen Krankheit eingesetzt werden kann, ohne die bekannten Nebenwirkungen des L-Dopa zu haben. Die von 1988 bis 1991 durchgeführten Untersuchungen belegen, daß der Einsatz computergestützter Methoden auch ohne die Kenntnis der 3D-Struktur des Proteins entscheidende Beiträge zur Entdeckung neuer Leitstrukturen liefern kann.

Die hier vorgestellten Arbeiten zeichnen sich durch eine besonders systematische Vorgehensweise aus. Zunächst wurde versucht, gesicherte Daten über die **rezeptorgebundene Konformation** der D_1-Agonisten zu erhalten, um diese Information anschließend zur gezielten Auswahl neuer Strukturen zu verwenden. Startpunkt der Arbeiten war die Verbindung einer anderen Firma, SKF 38393 (**30.2**, Abb. 30.1). Bei Abbott wurde zunächst das einfache Derivat **30.3** synthetisiert, das sich von **30.2** durch das Fehlen des Phenylsubstituenten unterscheidet. **30.3** bindet mehr als hundertmal schlechter an den Dopamin-D_1-Rezeptor als **30.2**. Interessanterweise bleibt die Affinität zum D_2-Rezeptor dabei nahezu unverändert. Dies legt die Vermutung nahe, daß die Phenylgruppe in eine zusätzliche Tasche des D_1-Rezeptors bindet, die beim D_2-Rezeptor nicht vorhanden ist. Da bekannt war, daß die Hydroxygruppen und die Aminogruppe für die Rezeptorbindung wichtig sind, erhob sich die Frage: Wie liegt der Phenylring relativ zu diesen funktionellen Gruppen? Eine Konformationsanalyse ergab, daß **30.2** im wesentlichen zwei unterschiedliche, energetisch günstige Konformationen einnehmen kann. In der einen Konformation liegt der Phenylsubstituent ungefähr in der Ebene des Bicyclus, in der anderen steht er deutlich über dem siebengliedrigen Ring (Abb. 30.2). Um zu entscheiden, welche der beiden Konformationen am Rezeptor eingenommen wird, wurden Paare von Verbindungen synthetisiert, jeweils mit einem Phenylsubstituenten in der Ebene bzw. oberhalb der Ebene des Rings. Auch die entsprechenden unsubstituierten Derivate wurden

Abb. 30.1 Strukturen des Dopamins **30.1** und der Dopamin-Rezeptorliganden **30.2** und **30.3**. Verbindung **30.2** bindet selektiv an den D_1-Rezeptor. Ein Vergleich der Bindungsaffinitäten von **30.2** und **30.3** zeigt, daß die Einführung eines Phenylsubstituenten für die D_1-Selektivität verantwortlich ist.

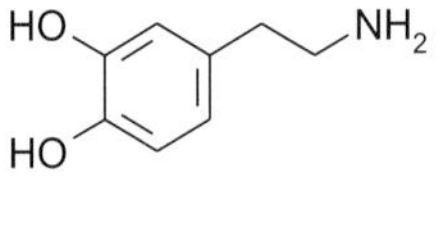

		K_i [nM]	
	R	D_1	D_2
30.2	Phenyl	63	6 300
30.3	H	10 000	2 500

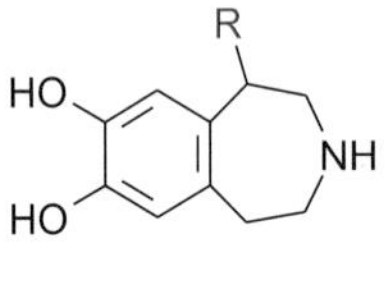

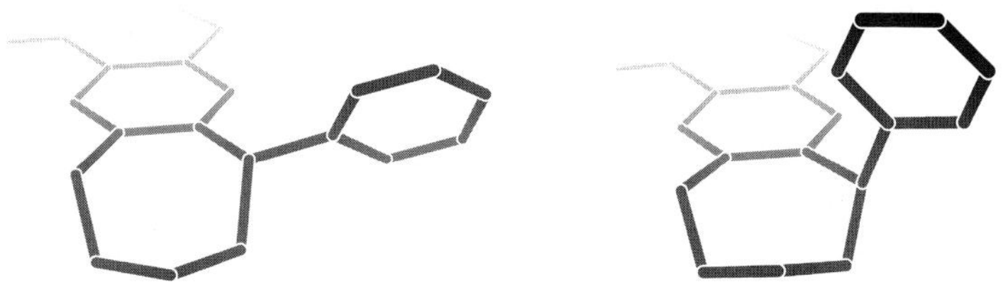

Abb. 30.2 Vergleich
zweier Konformationen von
30.2 mit dem Phenylsubstituenten in der Ebene (links)
bzw. oberhalb der Ebene
(rechts) des siebenglied-
rigen Rings. Die Phenylringe
belegen unterschiedliche
Raumsegmente. Es ist
davon auszugehen, daß nur
eine dieser beiden Konformationen zur Bindung an
den Rezeptor geeignet ist.
Zum besseren Verständnis
sind die beiden stellungs-
isomeren (konfigurations-
isomeren) Enantiomeren
des Racemats **30.2** mit
identischen Siebenring-
Konformationen gezeigt.
Sie unterscheiden sich in
der Verknüpfung des
Heterocyclus mit dem
Phenylsubstituenten. Ihre
bezüglich der Papierebene
spiegelbildlichen Formen
sind die entsprechenden
Konformationen des jeweils
anderen Enantiomers.

hergestellt. Hierbei wurden starre Verbindungen gewählt, die jeweils nur einer der beiden Konformationen entsprechen. Es zeigte sich, daß nur die Verbindungen mit dem Phenylsubstituenten in der Ringebene des benachbarten Siebenrings eine starke Dopamin-D_1-Rezeptorbindung aufweisen. Offensichtlich ist dies die biologisch aktive Konformation.

Parallel zu diesen Arbeiten wurde bei Abbott ein neuer Dopaminagonist **30.4** (Abb. 30.3) identifiziert, der allerdings unselektiv ist, d. h. etwa gleich stark an den D_1- und den D_2-Rezeptor bindet. Die zuvor erarbeiteten Kriterien für eine starke D_1-Bindung wurden nun dazu verwendet, die Position festzulegen, an der analog zu **30.2** ein Phenylsubstituent angefügt werden sollte. Aus dem Molekülvergleich ergab sich der Vorschlag **30.5**. Diese Verbindung war ein voller Erfolg! Die Bindungsaffinität entspricht in etwa der von **30.2**, aber **30.5** ist D_1-selektiv. Die Synthese von **30.5** war allerdings nicht ganz einfach. Daher wurde nach weiteren D_1-Agonisten gesucht.

Das Problem wurde jetzt durch eine 3D-Datenbanksuche mit dem Computer angegangen. ALADDIN ist ein bei Abbott für diesen Zweck entwickeltes Programm. Mit dem bekannten Pharmakophormuster dopaminerger Verbindungen wurde die 3D-Datenbank aller Abbott-

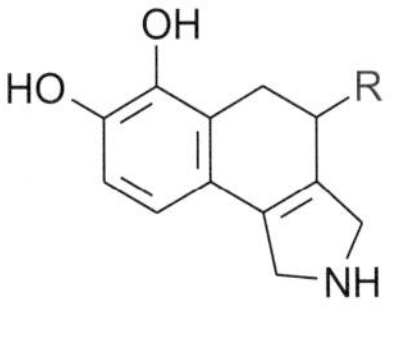

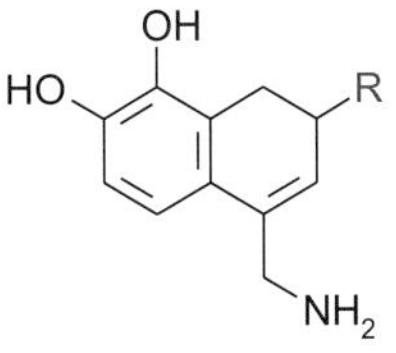

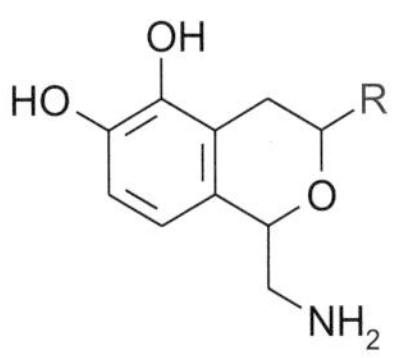

		K_i [nM]	
	R	D_1	D_2
30.4	H	1600	5000
30.5	Phenyl	63	> 100 000
30.6	H	1600	> 100 000
30.7	Phenyl	250	6300
30.8	Phenyl	2	1000

Abb. 30.3 Die bei Abbott
entwickelte Pharmakophor-
hypothese für D_1-selektive
Agonisten führte über die
Verbindungen **30.4–30.7**
zur Synthese der hochaffinen und selektiven Verbindung **30.8**.

Substanzen mit ALADDIN nach Strukturen durchsucht, die dopaminerge Aktivität haben könnten. Die Computersuche ergab unter anderem die Substanz **30.6**. Diese Verbindung bindet in der Tat an den Dopaminrezeptor. Mit der zusätzlichen Phenylgruppe in der richtigen Position resultierte **30.7**, für das eine starke Steigerung der Bindungsaffinität beobachtet wurde. Diese durch 3D-Datenbanksuche gefundene Leitstruktur wurde systematisch modifiziert. Das Resultat der Arbeiten war schließlich **30.8**. Von den bislang bekannten Analogen ist diese Verbindung der bindungsstärkste selektive D_1-Agonist. Als Erklärung für den Erfolg des Projekts hebt Yvonne Martin, die bei Abbott an den vorgestellten Arbeiten maßgeblich beteiligt war, zwei Faktoren als entscheidend hervor. Zum einen die rationale Vorgehensweise, bei der durch Synthese geeigneter Modellverbindungen eine Pharmakophorhypothese festgelegt werden konnte und zum anderen die sehr enge Kooperation zwischen dem Modeller und dem Synthetiker.

30.2 Endothelin-Rezeptorantagonisten

Die neuen Technologien der Arzneimittelforschung ermöglichen die Entdeckung neuer Wirkstoffe in beeindruckend kurzer Zeit. Dies soll am Beispiel der Endothelin-Rezeptorantagonisten dargestellt werden. **Endothelin** ist ein aus 21 Aminosäuren bestehendes Peptid, das 1988 von M. Yanagisawa entdeckt wurde. Es ist ein extrem potenter Vasokonstriktor, d. h. es führt zu Gefäßverengung und steigert damit den Blutdruck. Bald wurde klar, daß mehrere homologe Peptide existieren. Wegen ihrer sehr ähnlichen biologischen Eigenschaften werden die Endotheline ET-1, ET-2 und ET-3 meist grob vereinfachend als „Endothelin" bezeichnet. Daneben gibt es noch eine Klasse von Schlangengiften, die Sarafotoxine, die hochgradig homolog zu Endothelin sind. Auch die Sarafotoxine wirken als Endothelin-Rezeptoragonisten.

Endothelin wurde zunächst als blutdrucksteigernde Substanz beschrieben. Es zeigte sich jedoch schnell, daß das Peptid bei zahlreichen anderen Krankheiten eine Rolle spielt. In einem 1992 erschienenen Übersichtsartikel heißt es hierzu: „*Das Studium der Literatur der letzten drei Jahre zu den Endothelinen könnte zu der Folgerung verleiten, daß Endotheline an allen bekannten Krankheiten beteiligt sind!*".

Im Körper entsteht Endothelin aus einem größeren Protein, dem aus 203 Aminosäuren bestehenden sogenannten Preproendothelin. Dieses wird durch eine Endopeptidase gespalten. Das resultierende, 39 Aminosäuren lange Proendothelin, auch *Big*-Endothelin genannt, weist praktisch keine blutdrucksteigernde Wirkung auf. *Big*-Endothelin wird anschließend durch eine Metalloprotease, das Endothelin-Konversionsenzym (ECE), zum freien Endothelin gespalten.

Kurz nach der Entdeckung von Endothelin wurde auch der Endothe-linrezeptor identifiziert. Zur Zeit sind zwei Subtypen charakterisiert, die als **ET_A- und ET_B-Rezeptoren** bezeichnet werden. Die beiden Rezeptoren sind im Körper unterschiedlich verteilt. Der ET_A-Rezeptor findet sich hauptsächlich auf den glatten Muskeln, also auf den Gefäß-wänden. Stimulation dieses Rezeptors führt zu einer Blutdrucksteige-rung. Der ET_B-Rezeptor ist im Körper weiter verbreitet. Er findet sich z. B. auf den Bronchien.

Mit der Entdeckung des Endothelins und seiner Rezeptoren war das Startzeichen für die Suche nach niedermolekularen **Endothelin-Rezeptorantagonisten** gegeben. Die Identifizierung der Rezeptoren ermöglichte die schnelle Entwicklung molekularer Testsysteme, die dann sofort zur Suche nach neuen Leitstrukturen eingesetzt wurden. Sehr viele Pharmafirmen starteten daraufhin ein Endothelinprojekt. Meist wurden zwei Strategien parallel verfolgt:

- Modifizierung der Endothelinsequenz im Sinne eines peptidomime-tischen Ansatzes zur Suche nach kleinen Peptiden, mit einer anschließenden schrittweisen Modifizierung dieser peptidischen Leitstrukturen.
- Massenscreening zur Identifizierung nichtpeptidischer Leitstrukturen.

Zunächst soll der peptidomimetische Ansatz beschrieben werden. Ein schrittweiser Alanin-Austausch (Abschnitt 10.2) zeigte, daß insbe-sondere das *C*-terminale Ende des Endothelins für die Bindung an den Rezeptor verantwortlich ist. Das Weglassen der letzten Aminosäure Tryptophan führt beispielsweise zu einem vollständigen Verlust der Bindungsaffinität. Das aus den letzten sechs Aminosäuren bestehende Peptid His-Leu-Asp-Ile-Ile-Trp bindet noch mit $IC_{50} = 44$ µM. Also zielten die ersten Arbeiten auf eine systematische Modifizierung die-ses Hexapeptids, um die Bindungsaffinität zu steigern. Eine wesentli-che Affinitätssteigerung ergab sich nach Ersatz des Histidins durch eine Aminosäure mit D-Konfiguration. Das Resultat dieser bei Parke-Davis durchgeführten Arbeiten war die Synthese von Ac-D-Dip-Leu-Asp-Ile-Ile-Trp (Dip = Diphenylalanin). Dieses Molekül bindet mit $IC_{50} = 35$ nM an den ET_A-Rezeptor. Trotz intensiver Bemühungen ist es bislang nicht gelungen, auf diesem Weg zu einem kleineren Mole-kül zu kommen.

Das Massenscreening brachte dann den Durchbruch bei der Suche nach niedermolekularen Endothelin-Rezeptorliganden. Der erste durch Testung von Kulturfiltraten gefundene Rezeptorantagonist war cyclo-(D-Glu-Ala-*allo*-D-Ile-Leu-D-Trp). Dieses cyclische Pentapeptid wurde strukturell optimiert und führte zu cyclo-(D-Asp-Pro-D-Val-Leu-D-Trp), BQ-123. BQ-123 bindet mit $IC_{50} = 22$ nM an den ET_A-Rezeptor. Die Bindung an den ET_B-Rezeptor ist 1 000-fach schwächer. Als Pep-tid ist BQ-123 allerdings oral nicht verfügbar. Es hat außerdem nur eine sehr kurze biologische Halbwertszeit.

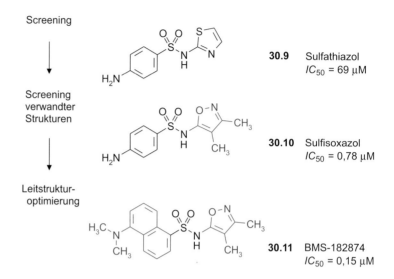

Abb. 30.4 Die Auffindung und Optimierung des Endothelin-Rezeptorantagonisten von Bristol-Myers Squibb. Das Sulfonamid **30.9** wurde durch Testung eines kleinen Teils der firmeneigenen Substanzen gefunden. Die Testung weiterer ähnlicher Verbindungen führte zu **30.10**. Systematische Optimierung der Leitstruktur ergab schließlich BMS-182874 **30.11**.

Kurz danach wurden die ersten nichtpeptidischen Endothelin-Rezeptorliganden offengelegt. Bei Bristol-Myers Squibb untersuchte man einen Teil der Substanzbibliothek auf ihre Fähigkeit, die Bindung von ET-1 an ET-Rezeptoren glatter Muskelzellen zu unterbinden. Hierbei fiel zunächst das Sulfathiazol **30.9** (Abb. 30.4) als schwach aktive Verbindung (IC_{50} = 69 µM) auf. Durch Testung weiterer, zu **30.9** ähnlicher Verbindungen konnte Sulfisoxazol **30.10** (IC_{50} = 0,78 µM), das bereits seit langem als Antibiotikum verwendet wird, als neue Leitstruktur identifiziert werden. Systematische Variation der Substituenten führte schließlich zu **30.11** (BMS-182874, IC_{50} = 0,15 µM). Diese Verbindung ist ein ET_A-selektiver Rezeptorantagonist. Im Tiermodell ist **30.11** oral verfügbar, führt zu Blutdrucksenkung und hat eine lange Halbwertszeit.

Ganz ähnlich wie Bristol-Myers Squibb ging die Firma Parke-Davis vor. Hier wurde eine aus 168 000 Substanzen bestehende Bibliothek am Endothelinrezeptor getestet. Mehrere, strukturell ganz unterschiedliche Strukturen zeigten Aktivität. Beispielsweise wurde die Verbindung **30.12** (Abb. 30.5) gefunden. Zur Optimierung der Leitstruktur wurde entsprechend dem in Abschnitt 8.3 beschriebenen Topliss-Schema vorgegangen. Es zeigte sich, daß an allen drei aromatischen Ringen Substituenten bevorzugt sind, die als Elektronendonor-Gruppen die Aromaten elektronenreicher machen. Das Resultat dieser Arbeiten war **30.13**, ein picomolarer ET_A-selektiver Rezeptorantagonist, der oral verfügbar ist.

Bei der BASF wurde ebenfalls ein Endothelinprojekt gestartet und die firmeneigene Substanzbibliothek am Endothelinrezeptor getestet. Hierbei fiel **30.14** (Abb. 30.6) auf, eine Substanz, die ursprünglich als Herbizid konzipiert worden war. In sehr kurzer Zeit wurde durch systematische Strukturmodifikation **30.15** gefunden. Diese Verbindung bindet mit K_i = 6 nM an den ET_A-Rezeptor und mit K_i = 1 000 nM an

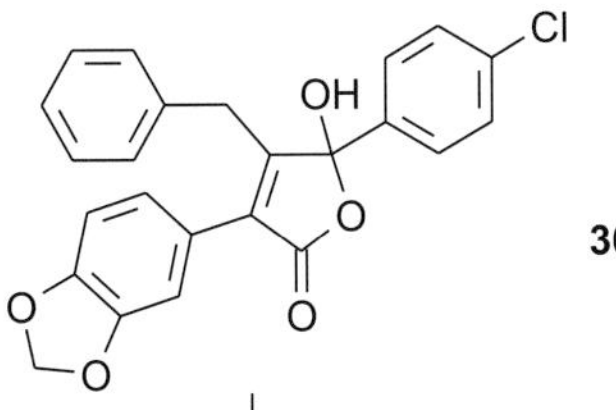

30.12 PD 012527

$IC_{50} = 2\ \mu M\ (ET_A)$

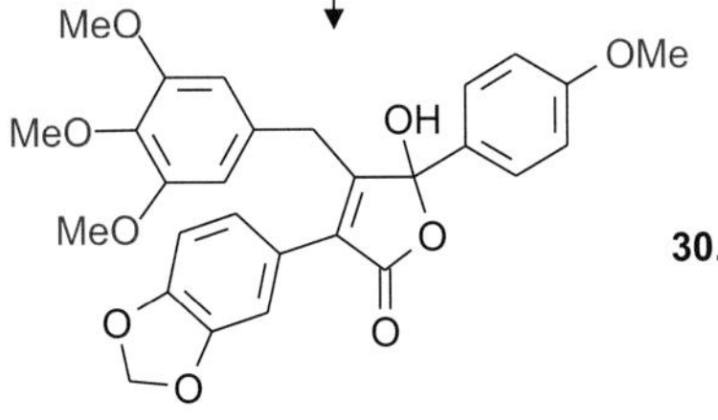

30.13 PD 156707

$IC_{50} = 0,3\ nM\ (ET_A)$

$480\ nM\ (ET_B)$

Abb. 30.5 Die Optimierung des Treffers **30.12** aus dem Massenscreening führt zu dem potenten ET_A-selektiven Rezeptorantagonisten **30.13** (PD 156707).

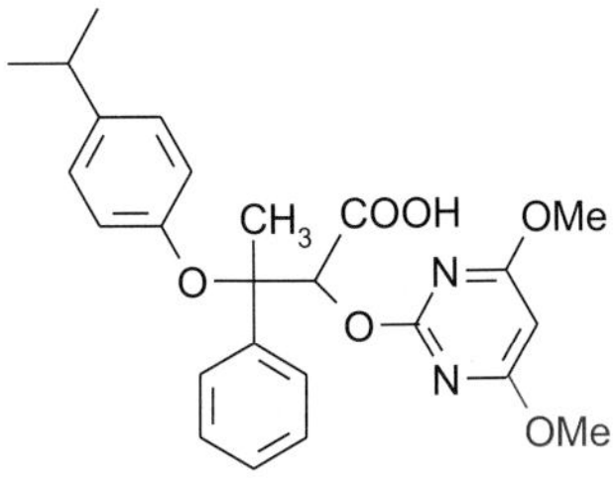

30.14 $K_i = 250\ nM\ (ET_A)$

$3\,000\ nM\ (ET_B)$

Strukturoptimierung

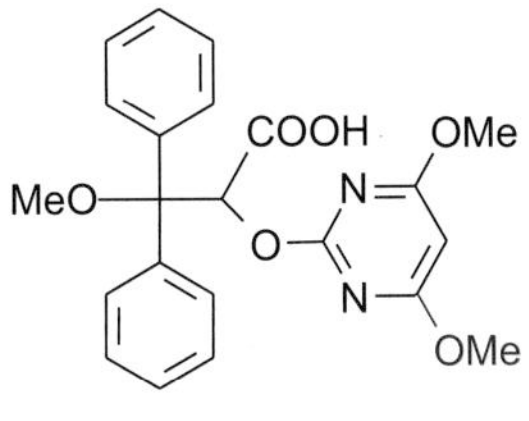

30.15 $K_i = 6\ nM\ (ET_A)$

$1\,000\ nM\ (ET_B)$

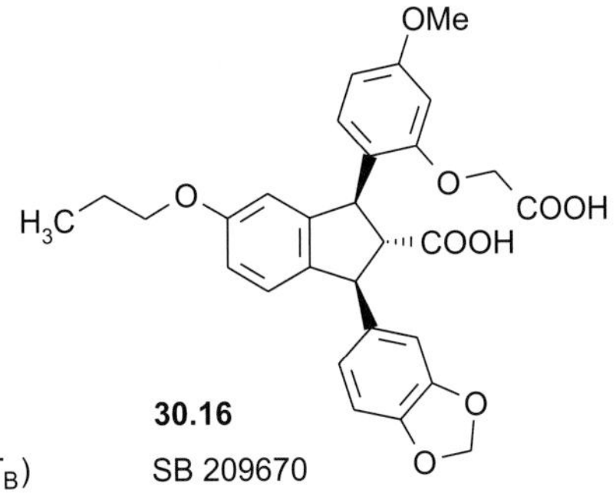

30.16

SB 209670

Vergleich der 3D-Strukturen von **30.15** und SB 209670 (**30.16**)

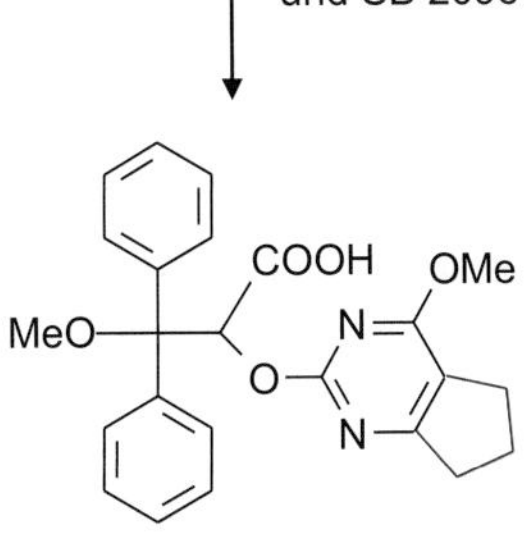

30.17 $K_i = 0,4\ nM\ (ET_A)$

$56\ nM\ (ET_B)$

Abb. 30.6 Durch Massenscreening wurde bei der BASF **30.14** als Endothelin-Rezeptorantagonist gefunden. **30.15** und **30.17** sind hochaffine ET_A-selektive Verbindungen, die durch gezielte Modifikation von **30.14** erhalten wurden.

den ET_B-Rezeptor. Zum Zeitpunkt, als diese Arbeiten durchgeführt wurden, legte auch SmithKline-Beecham (SKB) seinen Endothelin-Rezeptorantagonisten SB 209670 (**30.16**) offen. Mit der Arbeitshypothese, daß **30.15** und **30.16** an der gleichen Stelle am Rezeptor angreifen, wurden die 3D-Strukturen der beiden Moleküle überlagert (Abb. 30.7). Beide Moleküle enthalten eine Carboxylatgruppe, die rechts und links von zwei großen lipophilen Gruppen flankiert wird. Aus den Arbeiten bei SKB war bekannt, daß der Methylendioxy-Substituent zu einer starken Affinitätssteigerung führt. Daher wurde nach einer Möglichkeit gesucht, diesen Gewinn an Bindungsenergie auch auf die BASF-Verbindung zu übertragen. Die Überlagerung der Moleküle legte nahe, daß dies durch Einführung eines Fünfrings am Pyrimidingerüst möglich sein sollte. Daraufhin wurde **30.17** synthetisiert. Diese Verbindung bindet mit $K_i = 0{,}4$ nM an den ET_A-Rezeptor und mit $K_i = 56$ nM an den ET_B-Rezeptor. Hier hat also der Molekülvergleich den Anstoß zur Synthese einer neuen Verbindung geliefert, die über zehnmal stärker an den Rezeptor bindet als die Ausgangsverbindung. Beide Verbindungen **30.16** und **30.17** sind oral verfügbar. Im Tiermodell sind sie in ihrer Fähigkeit, nach oraler Gabe den Endothelinrezeptor zu blockieren, anderen getesteten Verbindungen überlegen.

Ebenso wie die Forschung bei den HIV-Protease-Inhibitoren (Abschnitte 27.3 und 27.4) spiegeln auch die Arbeiten bei den Endothelin-Rezeptorantagonisten das Tempo der heutigen Pharmaforschung wieder. 1988 wurde sowohl die HIV-Protease als auch der Rezeptoragonist Endothelin entdeckt. Einige Jahre hat es gedauert, bis beim Endothelin die molekularbiologischen und tierexperimentellen Grundlagen gelegt waren. Nur acht Jahre später stehen die ersten Wirkstoffe vor ihrer Anwendung am Menschen. Den wesentlichen Anteil an diesem Erfolg hatten das Massenscreening großer Substanzbibliotheken und die computergestützte Optimierung der daraus resultierenden Leitstrukturen. Neben den oben beschriebenen ET_A-selektiven Antagonisten kennt man inzwischen sowohl unselektive als auch ET_B-selektive Verbindungen. Nun bleibt die klinische Prüfung abzuwarten, um zu sehen, welchem Verbindungstyp der Erfolg beschieden sein wird.

Die Arbeiten auf dem Endothelingebiet spiegeln aber auch ein Dilemma wider, vor dem die Pharmaforschung häufig steht. Ein neuer Rezeptor wird entdeckt. Die ersten Daten deuten darauf hin, daß ein Agonist oder ein Antagonist ein interessanter Wirkstoff sein könnte. Mit der Zeit werden weitere Subtypen des Rezeptors mit unterschiedlichen Eigenschaften identifiziert. Zunächst ist nicht klar, welcher davon blockiert werden sollte. Sieht man einmal von der Möglichkeit zur Erzeugung transgener Tiere (z. B. *knock-out*-Mäuse, Abschnitt 12.4) als Versuchsmodell ab, so ist es zur Beantwortung dieser Frage notwendig, selektive Antagonisten zu finden, die nur einen der bekannten Subtypen blockieren. Hier hilft wohl nur Ausdauer und die

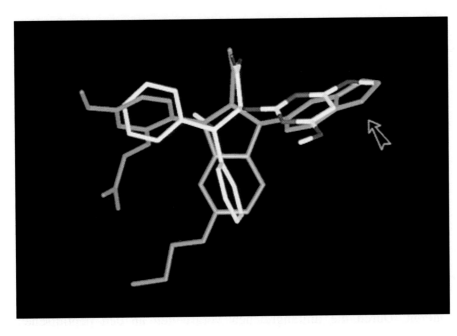

Abb. 30.7 Überlagerung der 3D-Strukturen von **30.15** und SB 209670 **30.16**. Beide Strukturen enthalten in der Mitte eine Carboxylatgruppe und an beiden Seiten lipophile Gruppen. An mehreren Stellen sind deutliche Unterschiede zu erkennen. So enthält SB 209670 unten noch eine weitere lipophile Seitenkette und links eine zusätzliche Carboxylatgruppe. Von der nach unten ragenden Kette ist bekannt, daß sie wenig Einfluß auf die Bindung hat. Die zweite Carboxylatgruppe führt zu einer zehnfachen Steigerung der Affinität. Von besonderer Bedeutung für die Bindung ist offensichtlich die auf der rechten Seite befindliche, durch einen Pfeil markierte lipophile Gruppe.

Bereitschaft, anfangs auf mehrere Pferde gleichzeitig zu setzen, also auf Antagonisten mit unterschiedlichen Bindungsprofilen. In letzter Instanz entscheidet nur die Prüfung am Menschen über die therapeutische Relevanz eines bestimmten Wirktyps.

30.3 Angiotensin II-Antagonisten

Die Bedeutung des Renin-Angiotensin-Systems für die Behandlung des Bluthochdrucks wurde bereits hervorgehoben. Durch Einwirkung der Enzyme Renin und ACE entsteht aus Angiotensinogen das gefäßverengend wirkende Oktapeptid **Angiotensin II**, Asp-Arg-Val-Tyr-Ile-His-Pro-Phe. Die Blockade dieses Systems auf einer beliebigen Stufe führt zu Blutdrucksenkung. Dies kann mit Renin- und ACE-Hemmern erreicht werden, aber natürlich auch auf der untersten Ebene, durch einen **Angiotensin-II-Antagonisten**, der die Bindung von Angiotensin II an den AII-Rezeptor blockiert. Als relativ unspezifische Protease spaltet ACE neben Angiotensin I noch andere Peptide wie Bradykinin, Enkephalin und Substanz P. Beim Einsatz der bereits seit längerer Zeit zur Therapie des Bluthochdrucks verwendeten ACE-Hemmer (Abschnitt 28.3) werden auch diese Reaktionen unterbunden. Bei 5–10 % der mit ACE-Hemmern behandelten Patienten tritt als lästige Nebenwirkung ein trockener Husten auf. Er wird auf die Hemmung des Abbaus von Bradykinin zurückgeführt. Ein Angiotensin II-Antagonist sollte diese Nebenwirkungen nicht haben.

Bereits 1971 wurde das Oktapeptid **Saralasin**, **Sar**-Arg-Val-Tyr-**Val**-His-Pro-**Ala** (Sar = Sarcosin, *N*-Methylglycin) als erster spezifischer Angiotensin II-Antagonist identifiziert. Dieses Peptid wirkt bei Patienten mit hohen Reninspiegeln blutdrucksenkend, ist aber oral nicht verfügbar. Zudem hat es eine kurze Halbwertszeit und andere unerwünschte Eigenschaften. Damit ist Saralasin nicht als Arzneimittel geeignet. Versuche, ausgehend von Saralasin und anderen Peptiden zu nichtpeptidischen Antagonisten zu gelangen, blieben erfolglos.

Bis zu Beginn der achtziger Jahre gab es kaum Fortschritte auf diesem Arbeitsgebiet. So wurden zu diesem Zeitpunkt bei Takeda die Arbeiten zu Angiotensin II-Rezeptorantagonisten zugunsten eines ACE-Projekts eingestellt. Aber gerade von dieser Firma kam 1982 durch die Offenlegung zweier Patente der entscheidende Impuls für die weitere Forschung. Die in diesen Patenten enthaltenen nichtpeptidischen Antagonisten S-8307, **30.18**, und S-8308, **30.19** (Abb. 30.8), waren zwar nur schwach aktiv, aber als die ersten nichtpeptidischen Antagonisten erregten sie enormes Aufsehen.

Zahlreiche Firmen untersuchten diese neue Leitstruktur, so auch DuPont. Durch die umfangreichen Vorarbeiten an den peptidischen

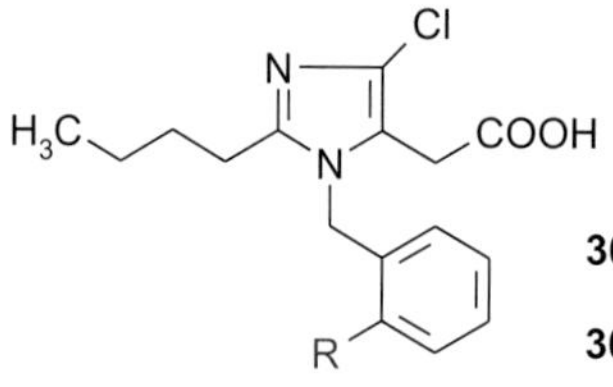

Abb. 30.8 Die wichtigsten Zwischenstufen bei der Entwicklung des Angiotensin-II-Rezeptorantagonisten Losartan. Die Grundstruktur der von Takeda in einem Patent offengelegten Angiotensin II-Antagonisten **30.18** und **30.19** wurde beibehalten. Die Variation des Substituenten R orientierte sich an einer Überlagerung der Takeda-Struktur mit einem Modell der rezeptorgebundenen Konformation von Angiotensin II. **30.22** und **30.23** sind oral verfügbare Angiotensin II-Rezeptorantagonisten. Losartan, **30.23**, hat die klinische Prüfung mit Erfolg bestanden und wird bereits in der Therapie eingesetzt.

30.18   S-8307,   R= Cl IC_{50} = 40 µM

30.19   S-8308,   R = NO$_2$ IC_{50} = 13 µM

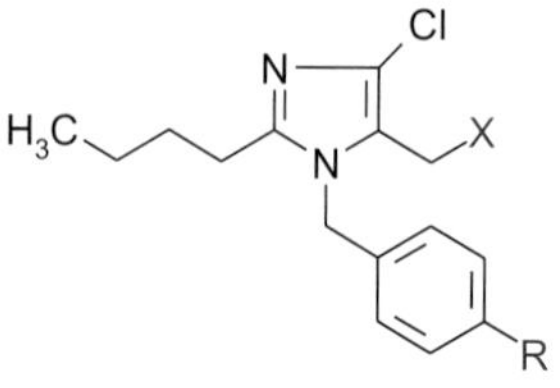

30.20   X = COOH, R = COOH
IC_{50} = 1,6 µM

30.21   X = COOMe, R =
IC_{50} = 0,14 µM

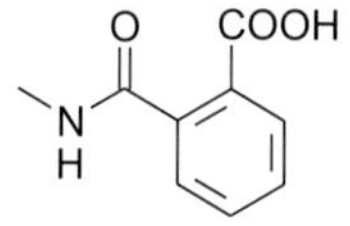

30.22   X = OH,   R =
IC_{50} = 0,30 µM

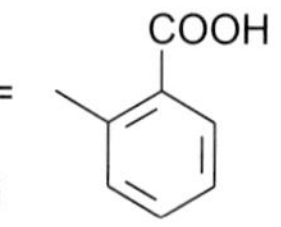

30.23   X = OH,   R =
IC_{50} = 0,019 µM

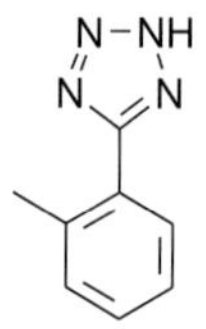

Strukturen war ein breites Wissen über die Konformation von Angiotensin II und vielen Analogen vorhanden. Die Takeda-Struktur wurde mit der angenommenen rezeptorgebundenen Konformation von Angiotensin II verglichen. Die Strukturüberlagerung führte zu dem Schluß, daß eine Modifikation der Takeda-Struktur an der Benzylgruppe in *para*-Position die größten Erfolgsaussichten für eine Affinitätssteigerung haben sollte. Das Resultat dieser Überlegungen war die Synthese von **30.20**. Die Verbindung ist zehnmal wirkstärker als S-8307 und S-8308!

Weitere systematische Variationen an dieser Stelle führten zu **30.21**, das nochmals zehnfach stärker an den AII-Rezeptor bindet (IC_{50} = 0,14 µM). Die ersten in dieser Substanzklasse hergestellten Verbindungen führten bei Ratten zu einer dosisabhängigen Senkung des Blutdrucks, allerdings waren sie oral nicht verfügbar. Das Biphenylderivat **30.22** brachte den Durchbruch zur oralen Verfügbarkeit. Die geringfügig schlechtere Bindung an den Rezeptor ist angesichts dieser wichtigen Eigenschaft bedeutungslos. Der Ersatz der Carboxylatgruppe am Aromaten durch das lipophilere Tetrazol-Isoster führte schließlich zu DuP 753, **30.23** (Losartan), das mit 19 nM an den Rezeptor bindet, oral verfügbar ist und über eine sehr lange Halbwertszeit verfügt. Losartan hat alle klinischen Prüfungen erfolgreich bestanden und ist nach der 1994 erfolgten Zulassung als Lozaar® (USA: Cozaar®) im Handel. Losartan ist damit der erste Angiotensin II-Rezeptorantagonist, der zur Behandlung der Hypertonie zur Verfügung steht.

Allgemeine Literatur

Y. C. Martin *et al.*, Molecular Modeling-based Design of Novel, Selective, Potent D_1 Dopamine Agonists, in QSAR: Rational Approaches to the Design of Bioactive Compounds, Elsevier, Amsterdam, 1991, S. 469–482

A. M. Doherty, Endothelin: A New Challenge, J. Med. Chem **35**, 1493–1508 (1992)

A. M. Doherty, Design and Discovery of Nonpeptide Endothelin Antagonists, Drug Discov. Today **1**, 60–70 (1996)

P. B. M. W. M. Timmermans, P. C. Wong, A. T. Chiu und W. F. Herblin, Nonpeptide Angiotensin II Receptor Antagonists, Trends Pharm. Sci. **12**, 55–61 (1991)

R. R. Wexler *et al.*, Nonpeptide Angiotensin II Receptor Antagonists: The Next Generation in Antihypertensive Therapy, J. Med. Chem. **39**, 625–656 (1996)

Spezielle Literatur

M. Yanagisawa *et al.*, A Novel Potent Vasoconstrictor Peptide Produced by Vascular Endothelial Cells. Nature **332**, 411–415 (1988)

A. Inoue *et al.*, The Human Endothelin Family; Three Structurally and Pharmacologically Distinct Isopeptides Predicted by Three Separate Genes, Proc. Natl. Acad. Sci. U.S.A. **86**, 2863–2867 (1989)

H. Riechers *et al.*, Discovery and Optimization of a Novel Class of Orally Active Non-Peptidic Endothelin-A Receptor Antagonists, J. Med. Chem. **39**, 2123–2128 (1996)

31. Peptid- und Proteindesign

Neben den niedermolekularen Wirkstoffen, die in vielen Kapiteln dieses Buches behandelt wurden, spielen auch Peptide und Proteine eine wichtige Rolle in der Therapie. Das gilt besonders für Erkrankungen, bei denen einzelne dieser Stoffe vom Organismus nicht in ausreichenden Mengen bereitgestellt werden oder in einer Form produziert werden, die nicht funktionsfähig ist, z. B. wegen der Mutation einer Aminosäure.

Mit den Methoden der Gentechnologie (Kapitel 12) können Polypeptide und Proteine mit ganz bestimmten Eigenschaften gezielt hergestellt werden. Die Anwendungen zur Produktion von Pharmaproteinen und Diagnostika wurden bereits eingehend diskutiert. Dieses Kapitel beschreibt, wie sequenzspezifische Mutationen (engl. *site-directed mutations*), strukturgestütztes Design und *De novo*-Design zur Verbesserung der Eigenschaften von Peptiden und Enzymen bzw. zur Aufklärung der Funktion von Proteinen eingesetzt werden können. So führen sequenzspezifische Mutationen beim Rezeptoragonisten Insulin zu verbesserter Pharmakokinetik (Abschnitt 31.1), bei Enzymen zu veränderten Eigenschaften und bei Rezeptoren zu Vorstellungen über ihre Struktur und Funktion (Abschnitt 31.2). Als weitere Beispiele für Arbeiten zu Enzymen und Enzyminhibitoren werden das *De novo*-Design eines künstlichen Enzyms mit nur 14 Aminosäuren (Abschnitt 31.3), gezielte Änderungen der Eigenschaften von Serinproteasen (Abschnitt 31.4) und ihrer Inhibitoren (Abschnitt 31.5) und schließlich der strukturgestützte Entwurf kleiner Peptide als Thrombin-Inhibitoren (Abschnitt 31.6) vorgestellt. Während sequenzspezifische Mutationen von Proteinen neben der Veränderung ihrer Eigenschaften in erster Linie der Aufklärung des Wirkmechanismus und der Struktur der Bindestelle für Arzneimittel dienen, führt das Design von Peptiden (Abschnitte 31.1, 31.5 und 31.6) direkt zu neuen Wirkstoffen.

31.1 Maßgeschneiderte Änderungen beim Insulin

Diabetes wird durch einen Mangel des Bauchspeicheldrüsen-Hormons Insulin verursacht. Dieses Polypeptid besteht aus zwei Ketten mit 21 (A-Kette) bzw. 30 Aminosäuren (B-Kette), die über drei Disulfidbrücken verknüpft sind. Es greift als Agonist am Insulinrezeptor an, der strukturell mit der Gruppe der Wachstumshormonrezeptoren (Abschnitt 4.4) verwandt ist. Banting und Best isolierten 1920 das Insulin erstmalig in reiner Form. Sein therapeutischer Einsatz erfolgte bereits zwei Jahre später, als ein 13 Jahre alter Junge durch Injektion von Insulin vor dem sicheren Tod gerettet wurde. Seit dieser Zeit wird Insulin aus den Bauchspeicheldrüsen von Schweinen und Rindern isoliert und therapeutisch eingesetzt. Seit 1982 ist auch gentechnologisch hergestelltes humanes Insulin verfügbar (Abschnitte 12.1 und 12.6).

Bei den Firmen, die Insulin gentechnologisch herstellen, ist man inzwischen darangegangen, die Eigenschaften des humanen Insulins durch gezielte Veränderungen zu verbessern. Bei Hoechst war man besonders an einer längeren Wirkung des Insulins interessiert. Eine solche Depotwirkung läßt sich z.B. durch Herabsetzung der Löslichkeit eines Proteins erzielen. Insulin hat wegen des Überwiegens saurer Aminosäuren seinen isoelektrischen Punkt bei pH = 5,5. Da die Löslichkeit eines Peptids oder Proteins an seinem isoelektrischen Punkt am niedrigsten ist, sollte eine Verschiebung dieses Werts zum Neutralpunkt bei pH = 7 auch beim Insulin zu einer Abnahme der Löslichkeit führen. Das ist tatsächlich der Fall. Die Einführung eines zusätzlichen Arginins in die B-Kette (Arg B31) ändert die biologischen Eigenschaften nicht, führt aber zu einem etwas besseren Depoteffekt. Fügt man ein weiteres Arginin B32 an, so ist dieses modifizierte Insulin nicht mehr wirksam. Es kristallisiert nach der Injektion und steht dem Körper daher nicht in ausreichender Menge zur Verfügung. Röntgenstrukturanalysen des zweifach modifizierten Insulins zeigen, daß die Kristallpackung wegen zusätzlicher Kontakte wesentlich dichter ist als im nativen Insulin. Ein zusätzlicher Aminosäureaustausch, der diese Kontakte schwächt, führte zu einem Insulin mit optimalen Depot-Eigenschaften. Seine Gabe muß nur einmal täglich erfolgen. Es befindet sich z.Zt. bei Hoechst in klinischer Prüfung.

Bei Eli Lilly wurde Insulin ebenfalls am *C*-terminalen Ende der B-Kette abgeändert. Es wurden aber keine Aminosäuren angefügt, sondern nur die beiden vorletzten Aminosäuren Pro 28 und Lys 29 miteinander vertauscht. Diese Doppelmutante hat die gleichen blutzuckersenkenden Eigenschaften wie natives Human-Insulin, überraschenderweise erfolgt aber der Wirkungseintritt deutlich schneller. Damit steht für Notfälle ein rasch resorbierbares, kurz wirksames und damit gut steuerbares Insulin zur Verfügung.

31.2 Puzzle-Spiele mit Enzymen und Rezeptoren

Neben ihrem Einsatz in der Forschung und Therapie haben sich viele Enzyme einen Platz in technischen Anwendungen erobert. Die Cysteinprotease Papain dient zum Weichmachen von Fleisch, andere Proteasen werden bei der Käseherstellung eingesetzt. Invertase spaltet Rohrzucker zu Glucose und Fructose, stärkeabbauende Amylasen werden zum Backen und Bierbrauen verwendet. Lipasen und Proteasen unterstützen durch ihre enzymatische Aktivität die Reinigungskraft von Waschmitteln. Enzyme werden auch zur Produktion bestimmter organischer Zwischen- und Endprodukte und in der medizinischen Diagnostik eingesetzt. Sowohl für medizinische als auch für technische Anwendungen wünscht man sich die Verbesserung bestimmter Eigenschaften, z. B. eine Erhöhung oder Veränderung der Spezifität oder bessere Stabilität gegen Säuren, Basen, organische Lösungsmittel, oberflächenaktive Agentien und Hitze. Vor der Möglichkeit zum Setzen punktspezifischer Mutationen war das einzige Verfahren zur Suche nach solchen verbesserten Proteinen ein Screening von Tausenden von Mikroorganismen, gegebenenfalls unter den Bedingungen einer forcierten Mutation. Heute erledigen das die Methoden der Gentechnologie auf einfache und rasche Weise.

In diesem Abschnitt soll das Design und die gezielte Konstruktion von Enzymen und Rezeptoren vorgestellt werden. Die Grundlage eines solchen Designs ist entweder die 3D-Struktur oder ein zuverlässiges Modell des Proteins. Bei ungezielten Mutationen bietet ein Protein mit nur 200 Aminosäuren an jeder Position die Möglichkeit, eine der 19 anderen Aminosäuren einzusetzen. Das ergibt in der Kombination 20^{200} Möglichkeiten, eine Zahl mit über 260 Nullen! Dann hätte man allerdings alle theoretisch möglichen Proteine mit 200 Aminosäuren durchforstet. Bei Kenntnis der 3D-Struktur eines Proteins ist das alles viel einfacher. Man kann bei Enzymen Änderungen an bestimmten Positionen vornehmen, ohne Sekundärstruktur-Elemente oder das katalytische Zentrum zu zerstören. Solche gezielten Mutationen sind inzwischen fast Routine geworden. Bei der als Waschmittelzusatz verwendeten Protease Subtilisin (Abschnitt 31.4) wurde z. B. nicht nur die Spezifität für ihre Substrate verändert, sondern auch Stabilität gegen die im Waschpulver enthaltenen Bleichmittel erzielt und durch Änderung der Gesamtladung das pH-Optimum des Enzyms in einen günstigeren Bereich verschoben. Bei der Lactatdehydrogenase konnte die Spezifität des Enzyms durch die gezielte Änderung einer einzigen Aminosäure (Abb. 31.1) um 7 Zehnerpotenzen verschoben werden! Weitere Beispiele für sequenzspezifische Mutationen von Enzymen werden in Abschnitt 31.4 diskutiert.

Für membrangebundene Rezeptoren vom GPCR-Typ fehlen bisher noch experimentelle 3D-Strukturen. Neben der Modellierung, ausgehend von der 3D-Struktur des Bacteriorhodopsins (Abschnitt 19.4),

Abb. 31.1 Lactatdehydrogenase setzt Brenztraubensäure um drei Zehnerpotenzen rascher um als Oxal-
essigsäure; k_{cat} ist die
Geschwindigkeitskonstante
der enzymatischen Um-
setzung, K_m die Bindekon-
stante des Liganden. Der
Austausch einer einzigen
Aminosäure, Gln 102
gegen Arg, kehrt die Spe-
zifität um. Die Q102R-
Mutante setzt Oxalessig-
säure um vier Zehnerpotenzen rascher um als Brenz-
traubensäure. Die Umkeh-
rung der Spezifität ist auf
die Wechselwirkung des
Arg 102 mit der zusätz-
lichen Carboxylatgruppe
der Oxalessigsäure zurückzuführen.

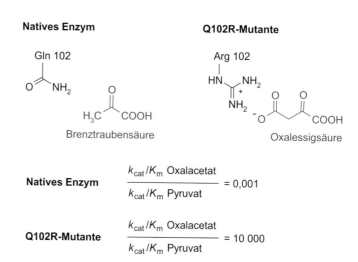

haben sequenzspezifische Punktmutationen (Abschnitt 12.2) zu einem
gewissen Verständnis der Struktur der Bindestellen und der relativen
Anordnung der Transmembranhelices beigetragen. Natürlich sind viele
der aus solchen Mutationsexperimenten abgeleiteten Schlußfolgerungen sehr spekulativ. Einige könnten sich daher bei einem späteren Vorliegen experimenteller 3D-Strukturen durchaus als Fehlinterpretatio-
nen herausstellen.

Ein Beispiel für die Änderung des Bindeverhaltens eines Rezeptors
nach Mutation wurde bereits vorgestellt, und zwar die Umwandlung
eines Human-Rezeptors in einen „Ratten-Typ" durch den Austausch
einer einzigen Aminosäure (Abschnitt 23.4). Hier sollen einige weitere
Beispiele diskutiert werden.

Durch gezielte Mutationen von Rezeptoren kann man neue Rezep-
tor-Subtypen konstruieren. Benzodiazepine, z. B. Diazepam **31.1**
(Abb. 31.2), wirken über GABA-Rezeptoren. An diesen ligandkontrol-
lierten Ionenkanälen verstärken sie die Wirkung des inhibitorischen
Neurotransmitters γ-Aminobuttersäure (GABA). Die verschiedenen
Isoformen des GABA-Rezeptors vom Typ A (GABA$_A$) sind jeweils
aus drei verschiedenen Proteinen zusammengesetzt, den sogenannten
α-, β- und γ-Untereinheiten. Man kennt inzwischen sechs verschiedene
α-Proteine α1, α2, ... α6 sowie drei verschiedene β- und drei γ-Varian-
ten. Jede dieser Varianten unterscheidet sich von den anderen durch
Aminosäureaustausche in mehreren Positionen. Theoretisch gibt es 6 x
3 x 3 = 54 Möglichkeiten, die Untereinheiten zu einem funktionalen
Rezeptor der Stöchiometrie αβγ zusammenzusetzen. Eine Expression
der einzelnen Untereinheiten in Zellen führt zu Rezeptorkomplexen
mit sehr unterschiedlichem Bindeverhalten. Rezeptoren mit der α1-,
α3- oder α5-Variante binden Diazepam sehr fest. Solche mit der α4-
oder α6-Variante können Diazepam nicht binden (Tab. 31.1). Bereits
der Austausch einer einzigen Aminosäure der α1-Untereinheit, His
100, gegen Arg, die entsprechende Aminosäure in den α4- und α6-

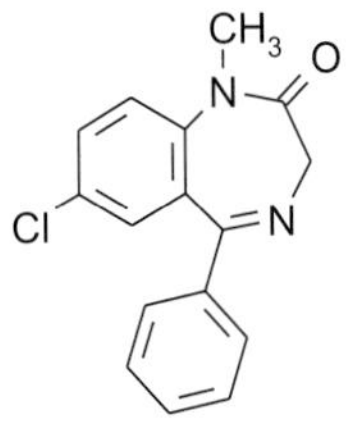

Abb. 31.2 Diazepam **31.1** ist ein „klassisches Benzodiazepin" mit beruhigender und angstlösender Wirkung. Flumazenil **31.2** wirkt als Benzodiazepin-Antagonist, d. h. es hebt die Wirkungen der Benzodiazepine auf. Das Imidazopyridin Zolpidem **31.3** ist ein strukturell neuartiges Hypnotikum. Alle drei Wirkstoffe greifen in unterschiedlicher Weise an verschiedenen Subtypen und Mutanten der GABA$_A$-Rezeptoren an (Tab. 31.1).

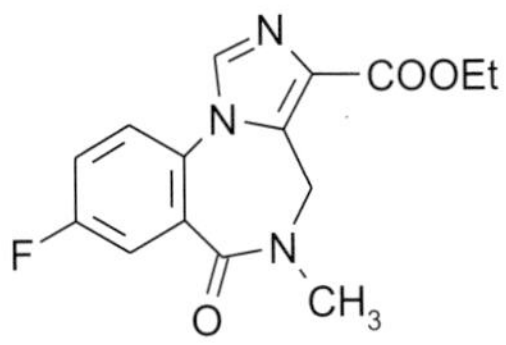

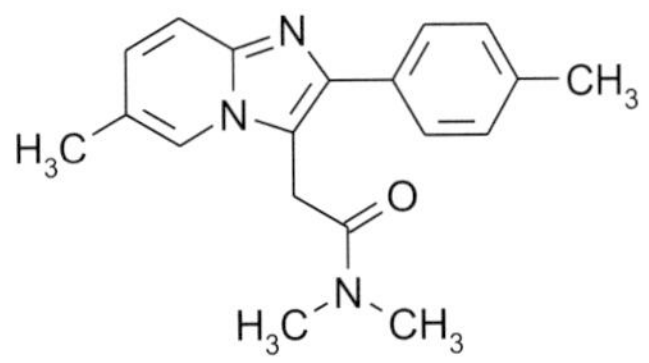

Varianten, wandelt diesen „bindenden" Rezeptor in einen nichtbindenden Rezeptor um. Umgekehrt erhöht der Austausch von Arg 100 gegen His in den α4- bzw. α6-Varianten die Affinität für Diazepam um mehrere Zehnerpotenzen! Auch hier verändert also, wie bei den 5-HT-Rezeptoren (Abschnitt 23.4), der Austausch einer einzigen Aminosäure völlig das Bindeverhalten des Rezeptors. Der Austausch weiterer Aminosäuren der α6-Variante gegen solche der α1-Variante, in den Positionen 161 (Prolin → Thr), 199 (Glu → Gly) und 211 (Ile → Val) führt zu einer α6-Vierfach-Mutante, die für Diazepam sogar noch höhere Affinität aufweist als jede der verschiedenen Wildtyp-Varianten (Tab. 31.1).

Flumazenil **31.2** ist ein inverser Agonist, ein sogenannter Benzodiazepin-Antagonist. Er hebt die Wirkungen von Benzodiazepinen auf und erzeugt, allein gegeben, Angst. Sein Bindeverhalten ändert sich entsprechend dem Bindeverhalten des Diazepams. Zolpidem **31.3** (Abb. 31.2) ist ein Hypnotikum. Es ist mit den Benzodiazepinen weder

Tabelle 31.1 Bindung von Diazepam 31.1, Flumazenil 31.2 und Zolpidem 31.3 (Abb. 31.2) an GABA$_A$-Rezeptoren mit unterschiedlichen α-Untereinheiten und deren Mutanten.

GABA$_A$-Rezeptoren vom Typ αiβ2γ2	Aminosäure in Position 100	161	199	211	K_i-Werte in nM Diazepam	Flumazenil	Zolpidem
a) Wildtyp-Isoformen							
α1	His	Thr	Gly	Val	16	0,5	19
α3	His	Thr	Glu	Val	17	0,6	400
α4	Arg	Pro	Glu	Val	> 10 000	94	> 10 000
α5	His	Pro	Glu	Ile	15	0,5	> 15 000
α6	Arg	Pro	Glu	Ile	> 10 000	90	> 10 000
b) Mutanten							
α1^{arg}	**Arg**	Thr	Gly	Val	> 10 000	106	> 10 000
α4^{his}	**His**	Pro	Glu	Val	23	0,6	76
α6^{his}	**His**	Pro	Glu	Ile	98	17	> 10 000
α6^{his,thr}	**His**	**Thr**	Glu	Ile	20	17	> 10 000
α6^{his,thr,gly}	**His**	**Thr**	**Gly**	Ile	9	15	980
α6^{his,thr,gly,val}	**His**	**Thr**	**Gly**	**Val**	2,1	33	1 400

strukturell verwandt noch weist es deren angstlösende oder muskel-
relaxierende Wirkungen auf. Dies ist überraschend, denn Zolpidem
bindet wie die Benzodiazepine mit hoher Affinität an GABA$_A$-Rezep-
toren vom α1-Typ. Auch für Zolpidem führt der wechselseitige Austausch der Aminosäure 100 bei den α1- und α4-Varianten bezüglich
der Bindungsaffinitäten vom α1-Typ zum α4-Typ und umgekehrt. Der
α6-Typ ändert sein Bindeverhalten für Zolpidem aber erst nach dem
zusätzlichen Austausch zweier weiterer Aminosäuren, ohne dadurch
die Affinität des α1-Typs auch nur annähernd zu erreichen (Tab. 31.1).
Ist dieses von den Benzodiazepinen abweichende Verhalten für die
Unterschiede in den pharmakologischen Wirkungen verantwortlich zu
machen? Ohne Kenntnis der 3D-Strukturen der entsprechenden Komplexe können wir darüber nur spekulieren. Selbst bei Vorliegen der
Strukturen ist noch nicht garantiert, daß wir die Zusammenhänge verstehen werden. Zur Zeit sind solche Mutationsexperimente und die
Modellierung der 3D-Strukturen jedenfalls der einzige Weg, auch
Rezeptoragonisten und -antagonisten strukturgestützt zu entwerfen
oder gezielt zu modifizieren.

Die größte Faszination der Naturwissenschaften geht davon aus, daß
man vor der Durchführung von Experimenten Hypothesen aufstellen
und mit ihrer Hilfe die möglichen Versuchsergebnisse vorhersagen
kann (und sollte!). 3D-Strukturmodelle von Rezeptoren (Abschnitt
19.4) müssen sich daran messen lassen, wie gut sie experimentelle
Ergebnisse erklären können. Dies soll am Beispiel des GRH-Rezep-
tors (von engl. *Gonadotropin Releasing Hormone*) erläutert werden,
der gegenüber anderen G-Protein-gekoppelten Rezeptoren (GPCR,
Abschnitt 4.4) eine Besonderheit aufweist. Dies ist die Anwesenheit
von Asn 87 in der zweiten Transmembrandomäne, in der fast alle
GPCR ein Asp tragen, und von Asp 318 in der siebten Transmembrandomäne, in der fast alle GPCR ein Asn tragen. Ein solcher gegen-
seitiger Austausch hochkonservierter Aminosäuren legt natürlich die
Vermutung nahe, daß sie in direkter Wechselwirkung stehen. Die
Bestätigung oder Widerlegung einer solchen Annahme könnten wichtige Hinweise zur Struktur und Funktion membrangebundener Rezeptoren liefern. Dazu dienten gezielte Mutationsexperimente, bei denen
sowohl Asn 87 gegen Asp, als auch Asp 318 gegen Asn ausgetauscht
wurden. Zusätzlich wurde die entsprechende Doppelmutante untersucht.

Welche Ergebnisse sind zu erwarten? Asp ist bei neutralem pH
überwiegend ionisiert und fungiert daher als H-Brückenakzeptor. Bei
der Seitenketten-Amidgruppe von Asn ist die Carbonylgruppe ein H-
Brückenakzeptor und die Aminogruppe ein H-Brückendonor. Unter
der Voraussetzung, daß eine Wechselwirkung zwischen den oben
genannten Aminosäuren für die intakte 3D-Struktur des Rezeptors
wichtig ist, darf man die folgenden Ergebnisse erwarten:

Asn 87, Asp 318 (Wildtyp): Wechselwirkung möglich.
Asp 87, Asp 318: keine Wechselwirkung möglich (Abstoßung der beiden negativen Ladungen).
Asn 87, Asn 318: Wechselwirkung möglich.
Asp 87, Asn 318 (Doppelmutante): Wechselwirkung möglich.

Das Experiment bestätigt die Annahmen zur Wechselwirkung der beiden Aminosäuren in überzeugender Weise. Die Asn 318-Mutante und die Doppelmutante verhalten sich wie der Wildtyp. Bei der Asp 87-Mutante ist offenbar Schlimmes geschehen: Sie kann weder Agonisten noch Antagonisten binden. Natürlich ist ein solches Experiment kein eindeutiger Beweis für die direkte räumliche Nachbarschaft der beiden Aminosäuren. Aber ihre Wechselwirkung sollte zumindest über ein Wassermolekül oder über ein H-Brückennetzwerk vermittelt werden.

Ein weiteres Beispiel eines gezielten Proteindesigns ist der Einbau einer vollkommen neuen Zink-Bindestelle in den NK_1-Rezeptor. Auch dieser GPCR wurde bereits vorgestellt (Abschnitt 10.7). Sequenzspezifische Mutationen zeigen, daß der natürliche Agonist, das Peptid Substanz P, an den äußeren Schleifen dieses Rezeptors bindet. Der synthetische Antagonist **31.4** (Abb. 31.3) bindet zwischen den Transmembrandomänen V und VI. Ausgehend von einem 3D-Strukturmodell des Rezeptors, der bekannten Geometrie von Zink-Komplexen und dem Ergebnis der Mutationsexperimente wurde eine Bindestelle für Zinkionen entworfen. Der schrittweise Austausch zweier an der Bindung von **31.4** beteiligten Aminosäuren gegen Histidin führt zu einer Rezeptormutante (Abb. 31.3), für die das Zinkion als Antagonist wirkt! In Abwesenheit von Zinkionen bindet Substanz P, der Agonist,

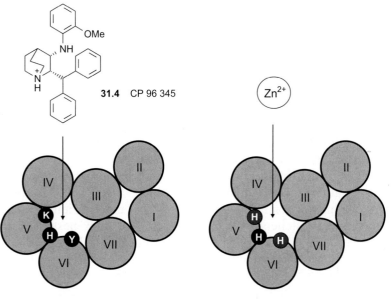

Abb. 31.3 An der Bindung des Antagonisten CP 96 345 **31.4** sind u. a. die Aminosäuren Lys 193 und Tyr 272 beteiligt. Der Austausch dieser beiden Aminosäuren gegen Histidin führt zu einer Doppelmutante mit einer neuen Zn^{2+}-Bindestelle. Zn^{2+}-Ionen wirken bei dieser Mutante antagonistisch. Die römischen Zahlen bezeichnen die einzelnen Transmembranhelices.

31.4   CP 96 345

Zn^{2+}

NK_1-Rezeptor, Wildtyp

NK_1-Rezeptor, His 193, His 272-Mutante

wie an den nativen Rezeptor. In Gegenwart von Zinkionen erfolgt aber keine Bindung des Agonisten. Dies ist ein schöner Hinweis für die Hypothese, daß die Wirkung von Rezeptorantagonisten mit der Stabilisierung einer ganz bestimmten Konformation des Rezeptors verknüpft ist.

31.3 Antikörper und *De novo*-Design von Proteinen führen zu künstlichen Enzymen

Katalytische Antikörper erhält man als Immunantwort auf die Verwendung eines Übergangszustands-Inhibitors eines Enzyms, z. B. einer Serinprotease, als Antigen. Im günstigen Fall entspricht die Geometrie der Bindetasche des resultierenden Antikörpers einem plastischen „Abdruck" des Übergangszustands der enzymatischen Reaktion. Auch die Bindungseigenschaften sind komplementär. Auf solchem Weg erzeugte katalytische Antikörper können die chemische Reaktion, deren Übergangszustand als Matrize verwendet wurde, erheblich beschleunigen. Wie bei einem richtigen Enzym liegt eine Bindestelle vor, die den Übergangszustand stabilisiert. Der Unterschied zu einem im Lauf der Evolution entstandenen natürlichen Enzym besteht darin, daß nicht in jedem Fall ein eigentliches „katalytisches Zentrum" vorliegt. Katalytische Antikörper haben aber zwei ganz entscheidende Vorteile: Sie können gegen beliebige Übergangszustände erzeugt werden und sie erhöhen im günstigen Fall die Reaktionsgeschwindigkeit, verglichen mit der unkatalysierten Umsetzung, um drei bis sechs Zehnerpotenzen. Daher sind sie für technische Anwendungen von besonderem Interesse.

Beim *De novo*-Design von Proteinen kombiniert man die Kenntnisse über die Wechselwirkungen zwischen Aminosäuregerüst und -seitenketten mit ihrer Tendenz, bestimmte Sekundärstrukturen zu formen. So ist es bereits gelungen, helicale Peptide, die wie Gerüstproteine (z. B. Collagen) zwei- oder dreifach verdrillte Helices bilden, oder DNA-bindende Motive (Zinkfinger) zu entwerfen und herzustellen. Ein weiteres *de novo* entworfenes Protein hat eine Vier-Helixbündel-Tertiärstruktur mit drei verbindenden Schleifen zwischen den helicalen Abschnitten. Ein solches Protein weist zwar globulären Charakter auf, die inneren Aminosäureseitenketten sind aber deutlich weniger geordnet als in natürlich vorkommenden Proteinen. Aus einer Reihe physikalischer Meßparameter läßt sich ableiten, daß eine gezielte Anpassung der nach innen stehenden, unpolaren Seitenketten besser definierte Konformationen gibt. Der Einbau von Metallionen-Bindestellen bzw. der Entwurf von hämbindenden Helixbündeln führte zu Proteinen, deren Eigenschaften denen nativer Proteine näher verwandt sind. Ausgehend von der Faltblattstruktur der Immunglobuline wurden inzwischen auch Proteine entworfen, die selektiv bestimmte Metallionen binden.

Selbst der gezielte **Entwurf eines künstlichen Enzyms** ist gelungen. Die Decarboxylierung von Oxalacetat ist ein wichtiger Schritt bei der industriellen Herstellung von Phenylalanin. Er wird mit natürlicher Oxalacetat-Decarboxylase durchgeführt, die als Cofaktor ein Metallion benötigt. Da dies für eine technische Anwendung eher von Nachteil ist, hat Steven Benner von der ETH Zürich in Zusammenarbeit mit der Universität Berkeley, Kalifornien, und der Firma Sandoz ein Peptid entworfen, das eine künstliche Oxalacetat-Decarboxylase ist. Ziel des Entwurfs war, die Decarboxylierung ohne die Anwesenheit von Metallionen über einen anderen Reaktionsmechanismus ablaufen zu lassen. Dazu mußten einige Voraussetzungen erfüllt werden: Erstens sollte das Peptid in wäßriger Lösung Bündel von amphiphilen α-Helices bilden, die ein reaktives Amin binden oder in ihrer Struktur bereitstellen. Zweitens mußten basische Gruppen enthalten sein, um das zweifach negativ geladene Ausgangs- bzw. Zwischenprodukt möglichst fest zu binden.

Das Ergebnis dieses Designs war ein Tetradekapeptid, das in der gewünschten Weise katalytisch wirkt. Gegenüber der unkatalysierten Reaktion ergibt sich eine Beschleunigung der Decarboxylierung um vier Zehnerpotenzen! Die Sequenz des Peptids, seine vermutete 3D-Struktur und der Mechanismus der Reaktion sind in Abbildung 31.4 angegeben.

Gegenüber einem natürlichen Enzym ist dieses kurze Peptid auf die absolut wesentlichen Strukturelemente beschränkt. Seine Reaktionsbeschleunigung erreicht zwar bei weitem nicht den Faktor 10^8 der Oxal-

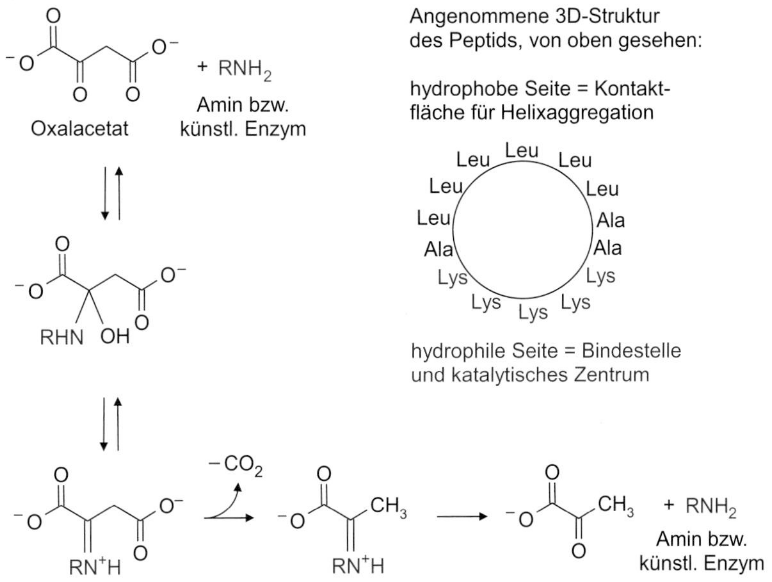

Abb. 31.4 Sequenz des synthetischen Peptids, das Bündel von amphiphilen Helices bildet und als künstliche Oxalacetat-Decarboxylase wirkt. Spektroskopisch konnte nachgewiesen werden, daß tatsächlich eine helicale Struktur vorliegt. Von oben betrachtet, stehen die fünf Lysinseitenketten in den verschiedenen Windungen der Helix alle zur einen Seite, die Leucinseitenketten zur anderen Seite. Damit weist das Peptid den gewünschten amphiphilen Charakter auf: Ein großer Teil der Oberfläche ist hydrophob, was in wäßriger Umgebung die Aggregation zu Helixbündeln bewirkt. Auf der Außenseite dieser Bündel liegen die basischen Lysine, die sowohl die „Bindestelle" als auch das „katalytische Zentrum" bereitstellen. Einen weiteren Hinweis zur Bestätigung der angenommenen Struktur liefern helixbrechende „Mutationen", die zu einer Umorientierung der Anordnung der polaren und unpolaren Aminosäuren führen. Eine drastische Reduktion der Umsetzungsgeschwindigkeit ist die Folge. Der Mechanismus der Reaktion wurde durch reduktives Abfangen einzelner Zwischenprodukte bewiesen.

RHN-Leu-Ala-Lys-Leu-Leu-Lys-Ala-Leu-Ala-Lys-Leu-Leu-Lys-Lys-CONH$_2$

künstliche Oxalacetat-Decarboxylase   (R = H oder CH$_3$CO-)

acetat-Decarboxylase, aber wie bei einer Subtilisinmutante, der das eigentliche katalytische Zentrum fehlt (Abschnitt 31.4), liegt sie in der Größenordnung der Reaktionsbeschleunigung katalytischer Antikörper.

31.4 Der Umbau von Serinproteasen und das Design von Ligasen

Chymotrypsin, Trypsin und Elastase sind drei nahe verwandte Serin-proteasen, die sich durch die Struktur der Spezifitätstasche, in diesen Fällen der P_1-Tasche, voneinander unterscheiden. Trypsin (Abb. 31.5) und Chymotrypsin haben tiefe Taschen, deren Seiten u. a. durch Gly 216 und Gly 226 und deren Boden durch Asp 189 gebildet wird. Ela-stase weist als Begrenzung dieser Tasche statt der „schlanken" Glycine 216 und 226 die raumerfüllenden Aminosäuren Thr 216 und Val 226 auf, die in das Innere der Bindetasche ragen (Abschnitt 26.2, Abb. 26.2). So kann dieses Enzym in der P_1-Tasche nur kleine, ungela-dene Seitenketten binden. Bei den Trypsinen verschiedener Tierarten sind die Aminosäuren Asp 189, Gly 216 und Gly 226 hochkonserviert. Bereits der Austausch von Gly 216 zu Ala 216, d. h. die Einführung einer zusätzlichen Methylgruppe (Abb. 31.5), reduziert die Affinität des Trypsins für seine natürlichen Arginin- und Lysin-Substrate etwa um den Faktor 30! Vergleichbar groß ist der Einfluß einer Mutation von Gly 226 zu Ala 226. Hier geht auch die katalytische Aktivität des Enzyms, je nach Substrat, um ein bis zwei Zehnerpotenzen zurück. Ein sehr überraschendes Ergebnis liefert die Doppelmutation: Eine Ala 216, Ala 226-Mutante bindet die Substrate wieder besser als jede der beiden Einzelmutanten! Aber die katalytische Wirkung ist dahin: Die Substrate werden um mehr als drei Zehnerpotenzen langsamer gespalten. Die verstärkte Bindung der Substrate ist wohl das Ergebnis einer konformellen Umorientierung, durch die der katalytische Prozeß in seiner Geometrie oder Dynamik gestört wird. Es könnte aber auch sein, daß die Substrate einen veränderten Bindungsmodus aufweisen. Dadurch würde ihre spaltbare Bindung relativ zum katalytischen Zen-trum in eine falsche Position orientiert.

Noch interessanter ist die Frage: Was geschieht bei einem Aus-tausch des sauren Asp 189, das für die spezifische Bindung von Lys- und Arg-Substraten verantwortlich ist, gegen ein basisches Lysin (Abb. 31.5)? Arg- und Lys-Substrate werden jetzt natürlich nicht mehr gebunden und dementsprechend auch nicht gespalten. Man sollte erwarten, daß bevorzugt saure Substrate gebunden werden, z. B. Ligan-den mit einem Aspartat in der P_1-Position. Das ist aber nicht der Fall. Das Lys 189-Trypsin verhält sich wie ein Chymotrypsin, das kataly-tisch nur schwach aktiv ist. Zusätzlich zur Chymotrypsin-analogen Spaltung neben Phe und Tyr spaltet diese Mutante auch neben Leu.

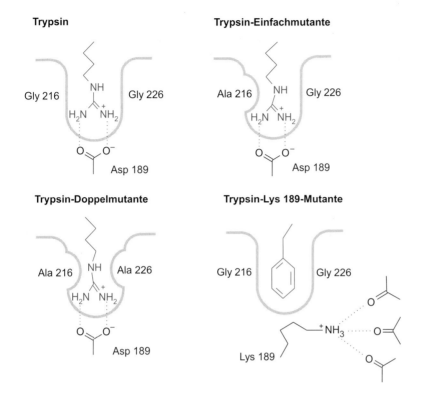

Abb. 31.5 Der Umbau der Spezifitätstasche des Trypsins (links oben) führt zu Varianten mit veränderten Eigenschaften. Eine Ala 216-Mutante (rechts oben) bindet wegen der Raumerfüllung der zusätzlichen Methylgruppe Substrate etwa 30-fach schlechter als das unveränderte Trypsin. Eine Ala 216, Ala 226-Doppelmutante (links unten) bindet die Substrate zwar wieder etwas besser, aber die Spaltung erfolgt um drei Zehnerpotenzen langsamer. Der Austausch des Asp 189 gegen Lysin führt nicht zur erwarteten Affinität für saure Substrate, d. h. zur Umkehrung der Spezifität. Aus dem Modell der Bindestelle ergibt sich, daß die positiv geladene Aminogruppe des Lysins wahrscheinlich mit mehreren Carbonylgruppen in Wechselwirkung tritt und daher im Inneren des Proteins „vergraben" ist (rechts unten). Dadurch ergibt sich eine Spezifität für lipophile Substrate. Alle Zeichnungen dieser Abbildung entsprechen nur schematischen Darstellungen der entsprechenden sterischen Änderungen.

Alles deutet darauf hin, daß die positiv geladene Aminogruppe der Lysinseitenkette durch die Wechselwirkung mit mehreren Carbonylsauerstoffatomen seitlich neben der Spezifitätstasche „vergraben" ist. Dadurch tragen die -CH_2-Gruppen des Lysins zu einer hydrophoben P_1-Tasche bei, die große lipophile Reste aufnehmen kann. Die Anordnung der spaltbaren Bindung des Substrats, relativ zum katalytischen Zentrum, scheint ungünstiger zu sein als im Chymotrypsin.

Was geschieht, wenn man die Aminosäuren Ser, His und Asp der katalytischen Triade einer Serinprotease (Abschnitt 26.1, Abb. 26.1) einzeln oder gemeinsam gegen Aminosäuren ohne funktionale Gruppen austauscht? Auch das wurde eingehend untersucht. Paul Carter und James Wells haben 1988 bei Genentech verschiedene Mutanten der bakteriellen Serinprotease Subtilisin (Abschnitt 14.7) hergestellt. Der Austausch der an der Katalyse beteiligten Aminosäuren Ser 221 oder His 64 (Abb. 31.6) gegen Ala führt jeweils zu einer Reduktion der katalytischen Aktivität um mehr als sechs Zehnerpotenzen. Überraschend ist, daß selbst der entsprechende Austausch von Asp 32, dessen einzige Aufgabe es ist, mit dem His 64 ein Proton auszutauschen, die katalytische Aktivität um mehr als vier Zehnerpotenzen reduziert. Die gleichzeitige Entfernung mehrerer Aminosäuren der katalytischen Triade hat keinen weiteren Effekt auf den Abfall der katalytischen Aktivität. Eine Ala 32, Ala 64, Ala 221-Dreifachmutante, bei der die katalytische Triade vollständig entfernt ist, spaltet jedoch Peptidsubstrate immer noch mehr als 1 000-fach schneller als in Abwesenheit dieses Proteins! Dafür verantwortlich sind die dem Enzym verbliebene Bindestelle für das Substrat und das *oxyanion hole* (Abschnitte 18.3 und 26.1), dessen Struktur und Eigenschaften die spaltbare Bindung in Richtung auf den tetraedrischen Übergangszustand ausrichten und diese Geometrie stabilisieren. Die enzymatische Aktivität dieser Mutante liegt in einer vergleichbaren Größenordnung wie die katalytischer Antikörper (Abschnitt 31.3).

Nun ist es sicher keine große Kunst, die Bindestelle eines Enzyms oder seine katalytische Aktivität zu zerstören. Schwieriger ist es schon, seine Spezifität oder Funktion in gezielter Weise zu verändern. Die Mutante des Subtilisins, bei der das His 64 der katalytischen Triade gegen Ala ausgetauscht ist, spaltet Substrate mit der Sequenz Phe-Ala-X-Phe (X = z. B. Ala, Gln) um sechs Zehnerpotenzen langsamer als das unveränderte Subtilisin, mit einer Ausnahme: Ein Substrat mit der Sequenz Phe-Ala-**His**-Phe wird nur um vier Zehnerpotenzen langsamer gespalten. Das Histidin dieses Substrats kann in gewissem Ausmaß die Funktion des aus dem Enzym entfernten His 64 übernehmen! Diesen Vorgang nennt man **substratgestützte Katalyse** (Abb. 31.6). Die Umsetzung verläuft zwar immer noch relativ langsam, die Spezifität dieser Mutante ist aber deutlich erhöht: Die Phe-

Abb. 31.6 Der gezielte Umbau der Serinprotease Subtilisin führt zu Enzymen mit anderer Spezifität und Aktivität. Ein Austausch des His 64 gegen Alanin führt zu einem Enzym, dessen katalytische Aktivität um sechs Zehnerpotenzen abgenommen hat. Enthält das Substrat aber an einer geeigneten Stelle ein Histidin (rechts oben), so kann der Imidazolring die Aufgabe des entfernten Histidins übernehmen. Dadurch ergibt sich zwar immer noch eine um rund vier Zehnerpotenzen langsamere Spaltung des Substrats, aber eine erhöhte Spezifität: Phe-Ala-His-Phe wird 200-fach rascher gespalten als andere Phe-Ala-X-Phe-Peptide. Der Austausch des katalytischen Ser 221 gegen Cystein (Mitte) führt zu einer Ligase. Das bei der Spaltung des Substrats R^1-CONH-R^2 gebildete Acylthio-Zwischenprodukt reagiert mit einem Amin R-NH$_2$: Diese Reaktion ist schneller als seine Spaltung zur freien Carbonsäure (unten). Dadurch können neue Reste auf das *N*-terminale Ende des Substrats übertragen werden. Auf diesem Weg gelingt sogar die Verknüpfung großer Polypeptide zu Proteinen.

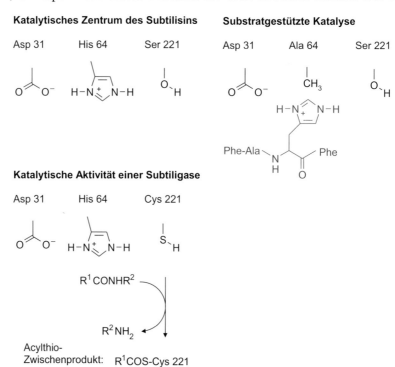

Ala-His-Phe-Sequenz wird um den Faktor 200 rascher gespalten als die anderen Phe-Ala-X-Phe-Sequenzen.

Ein Austausch des katalytischen Ser 221 zu Cystein führt von einer Protease zu einer Ligase, d. h. zu einem Enzym, das Peptide verknüpft. Grund dafür ist die Tendenz des Acylthio-Zwischenprodukts, eher mit einem Amin zu reagieren als gespalten zu werden (Abb. 31.6). Allerdings führt die größere Thiolgruppe, verglichen mit der ursprünglichen Serin-Hydroxygruppe, zu einer räumlichen Enge im katalytischen Zentrum. Das Enzym katalysiert nur relativ träge. Auch dieses Problem konnte James Wells erfolgreich lösen! Durch den Austausch der in der Nähe befindlichen Aminosäure Pro 225 gegen Alanin wird die an Cys 221 anschließende Helix etwas gestaucht und schon ist im katalytischen Zentrum ausreichend Platz. Die Ligase-Aktivität dieser Cys 221, Ala 225-Doppelmutante ist deutlich erhöht, die Protease-Aktivität weiter reduziert. Zusätzliche Mutationen in der Spezifitätstasche führen zu einer ganzen Reihe von **Subtiligasen** mit unterschiedlicher Spezifität. Wofür braucht man solche Enzyme? Ganz neue Anwendungen sind damit möglich, u. a. die chemische Synthese großer Proteine und der Einbau unnatürlicher Aminosäuren in beliebige Proteine.

31.5 Der Entwurf spezifischer Protease-Inhibitoren

Serinproteasen erfüllen im Organismus wichtige Funktionen (vgl. Kapitel 26). Trypsin und Chymotrypsin wirken bei der Nahrungsaufnahme mit. Andere Enzyme vermitteln die Blutgerinnung und die Immunabwehr. Die meisten Enzyme werden durch Proteasen aus inaktiven Pro-Formen in Freiheit gesetzt. Bei der Blutgerinnung ist dies eine ganze Kaskade verschiedener Faktoren über mehrere Stufen. Jedes aktivierte Enzym spaltet und aktiviert den nachgeschalteten Pro-Faktor. Die bei Entzündungen aktive Serinprotease Elastase wird in Leukocyten gespeichert und bei Bedarf in Freiheit gesetzt. Im physiologischen Normalzustand werden die Proteasen durch körpereigene Protease-Inhibitoren gehemmt und damit in ihrer Funktion reguliert. Bei chronischen Entzündungen, z. B. beim Lungenemphysem oder bei einer Bauchspeicheldrüsen-Entzündung, ist dieses Gleichgewicht gestört und die Proteasen werden in viel zu hohem Maß aktiv. In einem solchen Fall ist es wünschenswert, einen Inhibitor von außen zuzuführen.

Aprotinin, BPTI (von engl. *bovine pancreatic trypsin inhibitor*), ein 58 Aminosäuren enthaltendes Polypeptid, das u. a. in der Lunge, der Bauchspeicheldrüse und anderen Organen des Rindes vorkommt, ist ein solcher Inhibitor. Das Peptid hemmt mehrere Serinproteasen, u. a. Trypsin, Chymotrypsin und die an der Blutgerinnung und der Auflösung von Gerinnseln beteiligten Serinproteasen Kallikrein und

Plasmin. Da es bei Schockzuständen einen günstigen therapeutischen Effekt entfaltet, wird es seit langer Zeit medizinisch eingesetzt. Man kennt sowohl seine 3D-Struktur als auch seine Struktur im Komplex mit Trypsin. Durch gezielte Mutationen der Bindestelle kann man einerseits seine Affinität zu bestimmten Proteasen erhöhen, andererseits auch Mutanten entwerfen, die Affinität gegen Serinproteasen aufweisen, an die natives Aprotinin nicht bindet.

So liefert der Austausch von Lys 15 zu Arginin eine Mutante, die an Kallikrein 150-fach besser bindet als das natürliche Aprotinin. Ein zusätzlicher Austausch der Aminosäure in Position 17 führt zu einer weiteren fünffachen Erhöhung der Affinität. Die Affinität zu Plasmin ändert sich bei diesen beiden Änderungen kaum. Elastase hat in ihrer Spezifitätstasche kein Aspartat, sondern hydrophobe Aminosäuren (Abschnitt 26.2, Abb. 26.2). Dementsprechend führt der Austausch von Lys 15 zu Valin zu einem Elastase-Inhibitor. Während Aprotinin nur schwach an Leukocyten-Elastase bindet, weist diese Mutante eine um den Faktor 20 000 höhere Affinität auf. Der Austausch weiterer Aminosäuren führt zu einer nochmaligen Erhöhung der Affinität und zusätzlich auch zur Hemmung der Bauchspeicheldrüsen-Elastase. Der gezielte Austausch von Aminosäuren öffnet hier das Tor zu ganz neuen Therapiemöglichkeiten!

31.6 Vom Hirudin des Blutegels zum Dekapeptid

Die physiologische Aufgabe der Serinprotease Thrombin, die enzymatische Spaltung von löslichem Fibrinogen zu Fibrin, wurde bereits in Abschnitt 26.3 vorgestellt. Bereits seit Jahrhunderten werden Gerinnungsstörungen durch das Anlegen von Blutegeln, *Hirudo medicinalis*, behandelt. Ein ausgehungerter Egel wird z. B. an den Beinen angesetzt. Er saugt sich mit Blut voll und fällt nach einiger Zeit wieder ab. Während des Saugens sondert er einen Thrombin-Inhibitor in die Wunde ab, um die Gerinnung zu unterbinden. Bereits vor über 90 Jahren wurden aus Blutegeln stabile Trockenextrakte gewonnen und das aktive Prinzip „Hirudin" benannt. Aber erst Mitte der fünfziger Jahre gelang Markwardt die Reindarstellung und Sequenzaufklärung dieses Stoffes. Hirudin, ein Polypeptid mit 65 Aminosäuren, ist der stärkste bekannte Inhibitor des Blutgerinnungsenzyms Thrombin, mit einer Dissoziationskonstante von etwa 20 fM.

Seit 1990 kennen wir durch die Arbeiten von Robert Huber und Wolfram Bode auch die 3D-Struktur des Hirudin-Thrombin-Komplexes (Abb. 31.7). Der durch drei Disulfidbrücken zusammengehaltene, kugelförmige „Kopf" des Hirudins liegt auf dem katalytischen Zentrum des Thrombins. Das *N*-terminale Ende weist in Richtung auf das aktive Zentrum. Der *C*-terminale Teil, der besonders reich an sauren

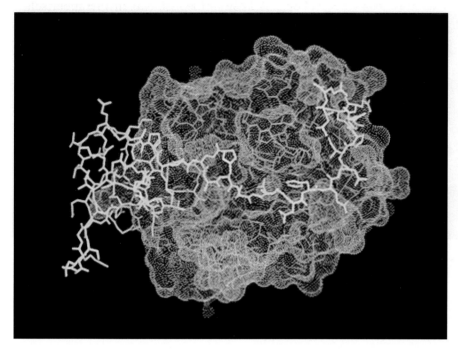

Abb. 31.7 Experimentell bestimmte 3D-Struktur des Komplexes aus dem Blutegel-Wirkstoff Hirudin (gelb) und dem Gerinnungsprotein Thrombin (blau gepunktete Oberfläche). Der *N*-terminale „Kopf" des Hirudins (links) liegt über dem katalytischen Zentrum, der *C*-terminale, saure „Schwanz" des Hirudins (rechts) ist in die *Exo-site*, die Fibrinogen-Bindestelle, eingelagert.

Aminosäureseitenketten ist, bindet in einer Furche, der sogenannten *Exo-site*. An dieser Stelle lagert auch das natürliche Substrat des Thrombins an, das Fibrinogen.

Eine Besonderheit des nativen Hirudins, die dem gentechnisch hergestellten Produkt fehlt, ist die *O*-Sulfatierung eines Tyrosins, das sich in diesem *Exo-site*-Bereich befindet. Dadurch ist das rekombinante Hirudin auch deutlich weniger affin als das natürliche Peptid. Bei der enorm hohen Wirksamkeit des Hirudins ist das nicht weiter tragisch. Für die Therapie wesentlich wichtiger ist eine ausreichende biologische Halbwertszeit. Beim nativen und beim rekombinanten Hirudin ist diese naturgemäß relativ kurz.

Eine Methode zur Verlängerung der Halbwertszeit von Polypeptiden ist die Verknüpfung endständiger Lysin-Aminogruppen mit geeigneten Polymeren, z. B. Polyethylenglykolen (PEG) bestimmter Kettenlänge. Von solchen PEG-derivatisierten Proteinen ist bekannt, daß sie eine höhere metabolische Stabilität aufweisen. Beim Hirudin würde dies aber wegen der Position der Lysine die Komplexbildung mit dem Thrombin beeinträchtigen. Nach Kenntnis der 3D-Struktur des Hirudin-Thrombin-Komplexes konnte für dieses Problem eine relativ einfache Lösung gefunden werden. Bei der BASF wurden die Positionen der Lysine durch gezielte Mutationen so abgeändert, daß ihre Derivatisierung mit PEG die Bindung nicht beeinträchtigt. Das „mutierte" PEG-Hirudin hat die volle biologische Aktivität und zusätzlich die gewünschte, deutlich verlängerte biologische Halbwertszeit. Für die therapeutische Anwendung weist es daher entscheidende Vorteile auf.

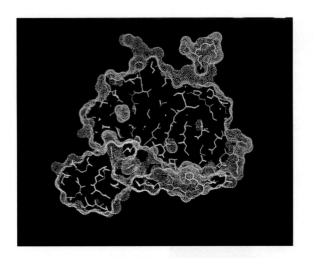 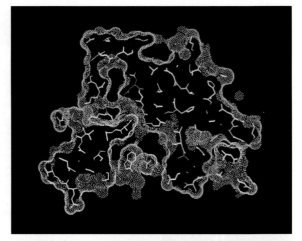

Abb. 31.8 Zwei verschieden orientierte Querschnitte durch die Struktur des Hirudin-Thrombin-Komplexes zeigen, daß Hirudin zwar an das katalytische Zentrum anlagert, aber nicht in die Spezifitätstasche des Thrombins bindet (rechts, Asp 189 in rot).

relative Wirksamkeit	in vitro	in vivo
rekombinantes Hirudin	100 %	100 %
Hirulog-1, D-Phe-Pro-Arg-(Gly)$_4$-Hirudin$^{53-64}$	20 %	60 %
Hirudin$^{56-65}$: Phe-Glu-Glu-Ile-Pro-Glu-Glu-Tyr-Leu-Gln-OH	0,05 %	nicht bestimmt
$^-$OOC-(CH$_2$)$_2$-CO-Tyr-Glu-Pro-Ile-Hyp-Glu-Glu-Smp-Cha-Gln-OH (LU 58 463)	28 %	290 %

Hyp =

Smp =

Cha =

Abb. 31.9 Vergleich der Sequenzen und der relativen biologischen Wirkungen (in Prozent, bezogen auf Hirudin) des rekombinanten Hirudins, des Hirulog, des C-terminalen Dekapeptids Hirudin$^{56-65}$ und des in mehreren Positionen modifizierten Dekapeptids LU 58 463. Als in vitro-Wirksamkeit wurde die 100 %ige Verlängerung der Gerinnungszeit von Humanplasma durch die Versuchssubstanz bestimmt. Die in vivo-Wirkung wurde über die Verzögerung der Bildung eines Blutpfropfs in einem arteriovenösen Nebenschluß bei der narkotisierten Ratte ermittelt.

Betrachtet man die 3D-Struktur des Hirudin-Thrombin-Komplexes im Querschnitt (Abb. 31.8), so erkennt man, daß Hirudin das katalytische Zentrum zwar bedeckt, aber nicht in die Spezifitätstasche hineinragt. Schon vor Bekanntwerden der 3D-Struktur des Komplexes waren Hybrid-Strukturen entworfen worden, die einen niedermolekularen Inhibitor, z. B. D-Phe-Pro-Arg-OH, über mehrere Glycine mit dem *C*-terminalen Ende des Hirudins verknüpfen. Eines dieser Oligopeptide, das Hirulog, D-Phe-Pro-Arg-Pro-(Gly)$_4$-Asn-Gly-Asp-Phe-Glu-Glu-Ile-Pro-Glu-Glu-Tyr-Leu-OH, bindet an Thrombin mit einem K_i-Wert von 2,3 nM. Spätere Abwandlungen dieses Peptids ersetzten die (Gly)$_4$-Sequenz durch andere Brückenglieder, veränderten die spaltbare Arg-Pro-Bindung zu einer nicht spaltbaren Struktur und fügten eine Ketomethylengruppe ein, um eine reversibel kovalente Bindung des Inhibitors an das katalytisch aktive Serin zu bewirken.

Bei der BASF wurde auch am Entwurf eines Inhibitors gearbeitet, der nur an der *Exo-site*, der Fibrinogen-Bindestelle, anlagern, trotzdem aber die volle Affinität des rekombinanten Hirudins aufweisen sollte. Dies war ein überaus anspruchsvolles Ziel, denn mit nur 10 Aminosäuren sollte erreicht werden, was Hirudin mit seinen 65 Aminosäuren schafft. Wieder half die 3D-Struktur des Hirudin-Thrombin-Komplexes. Aminosäure für Aminosäure wurde sie abgetastet, um die jeweils optimale Seitenkette für die Wechselwirkung des Peptids mit dem Thrombin zu ermitteln. Das Ergebnis war ein in mehreren Positionen modifiziertes Dekapeptid, das eine dem rekombinanten Hirudin vergleichbare biologische Wirkung bei etwas längerer Wirkdauer aufweist (Abb. 31.9). Ein Peptid nach Maß, das nicht mehr an das kataytische Zentrum bindet, aber trotzdem die Bindung von Fibrinogen und damit seine Spaltung zu Fibrin verhindert. Bemühungen, diese Sequenz weiter zu verkürzen, um gegebenenfalls zu oral verfügbaren Analogen zu gelangen, waren bisher nicht erfolgreich.

Dieses Beispiel und die meisten Beispiele der Kapitel 26 bis 30 zeigen, daß mit einem struktur- und computergestützten Design hochaffine Liganden in den meisten Fällen geradlinig, erfolgreich und relativ rasch entworfen werden können. Natürlich kommt es manchmal vor, daß, aus welchen Gründen auch immer, kein ausreichend stark bindender Ligand gefunden werden kann. Es mag auch sein, daß ein Treffer aus dem Screening mit geringerem Aufwand eine interessante Leitstruktur liefert als das strukturgestütze Design. Spätestens bei der Optimierung der Leitstruktur lassen sich die in diesem Buch beschriebenen Methoden mit Erfolg einsetzen.

In vielen Kapiteln wurde diskutiert, daß nicht nur die Bindung eines Wirkstoffs an seinen Rezeptor, sondern auch die Spezifität seiner Wirkung, seine Löslichkeit, die Verteilung in den verschiedenen Phasen des Organismus, die Metabolisierung und das Fehlen toxischer Nebenwirkungen relevante Faktoren für seine Eignung als Arzneimittel sind. Alle diese zusätzlichen Eigenschaften können beim strukturgestützten Design nur indirekt beeinflußt und gesteuert werden. Bei der Bearbeitung eines Projekts sollten sie aber so früh wie möglich berücksichtigt werden, am besten schon während der Optimierung der Leitstruktur.

Die wichtigsten Voraussetzungen und Regeln zur Erzielung des Erfolgs beim Wirkstoffdesign sind bekannt – ihr Zusammenwirken ist aber noch deutlich komplizierter als bei einem Schachspiel. Das ist eine gewaltige Herausforderung, aber auch eine große Chance auf dem gezielten Weg zum neuen Arzneimittel!

Allgemeine Literatur

J. L. Cleland und C. S. Craik, Hrsg., Protein Engineering. Principles and Practice, Wiley-Liss, New York, 1996

C. Branden und J. Tooze, Introduction to Protein Structure, Garland Publ. Inc., New York, 1991

Moleküle nach Maß in der modernen Biotechnologie, Projektträger Biologie, Energie, Ökologie des Bundesministeriums für Bildung, Wissenschaft, Forschung und Technologie, Forschungszentrum Jülich GmbH, Jülich, 1995

Spezielle Literatur

H. M. Wilks et al., A Specific, Highly Active Malate Dehydrogenase by Redesign of a Lactate Dehydrogenase Framework, Science **242**, 1541–1544 (1988)

H. A. Wieland und H. Lüddens, Four Amino Acid Exchanges Convert a Diazepam-Insensitive, Inverse Agonist-Preferring $GABA_A$ Receptor into a Diazepam-Preferring $GABA_A$ Receptor, J. Med. Chem. **37**, 4576–4580 (1994)

W. Zhou, C. Flanagan, J. A. Ballesteros, K. Konvicka, J. S. Davidson, H. Weinstein, R. P. Millar und S. C. Sealfon, A Reciprocal Mutation Supports Helix 2 and Helix 7 Proximity in the Gonadotropin-Releasing Hormone Receptor, Mol. Pharmacol. **45**, 165–170 (1994)

C. E. Elling, S. M. Nielsen und T. W. Schwartz, Conversion of Antagonist-Bindung Site to Metal-Ion Site in the Tachykinin NK-1 Receptor, Nature **374**, 74–77 (1995)

K. Johnsson, R. K. Akkemann, H. Widmer und S. A. Benner, Synthesis, Structure and Activity of Artificial, Rationally Designed Catalytic Polypeptides, Nature **365**, 530–532 (1993)

C. S. Craik *et al.*, Redesigning Trypsin: Alteration of Substrate Specificity, Science **228**, 291–297 (1985)

L. Graf, C. S. Craik, A. Patthy, S. Roczniak, R. J. Fletterick und W. J. Rutter, Selective Alteration of Substrate Specificity by Replacement of Aspartic Acid-189 with Lysine in the Binding Pocket of Trypsin, Biochemistry **26**, 2616–2623 (1987)

P. Carter und J. A. Wells, Dissecting the Catalytic Triad of a Serine Protease, Nature **332**, 564–568 (1988)

P. Carter und J. A. Wells, Engineering Enzyme Specificity by „Substrate-Assisted Catalysis", Science **237**, 394–399 (1987)

L. Abrahmsen, J. Tom, J. Burnier, K. A. Butcher, A. Kossiakoff und J. A. Wells, Engineering Subtilisin and Its Substrates for Efficient Ligation of Peptide Bonds in Aqueous Solution, Biochemistry **30**, 4151–4159 (1991)

T. J. Rydel, A. Tulinsky, W. Bode und R. Huber, Refined Structure of the Hirudin-Thrombin Complex, J. Mol. Biol. **221**, 583–601 (1991)

H. E. J. Bernard, H. W. Höffken, W. Hornberger, K. Rübsamen und B. Schmied, Thrombin-Inhibiting Decapeptides Deduced from the *C*-Terminus of Hirudin, in: Peptides. Chemistry, Structure and Biology, R. S. Hodges und J. A. Smith, Hrsg., Escom, Leiden, 1994, S. 592–594

Bildnachweise

Titelbild: Kristallstruktur der HIV-Protease im Komplex mit dem Inhibitor **27.19** (Abb. 27.13, Abschnitt 27.4; PDB-Code 1HVR). © J. Brickmann und H. Vollhardt, Institut für Physikalische Chemie der TH Darmstadt.

Abbildung vor der Einführung: Ausschnitt der Kristallstrukturanalyse des Komplexes der Carboanhydrase mit Dorzolamid (PDB-Code 1CIL).

Abb. 1.4: nach C. R. Noe und A. Bader, Chem. Britain **29**, 126–128 (1993).

Abb. 4.1: Ausschnitt aus der Kristallstruktur des Komplexes des Retinol-Bindeproteins mit Retinol (PDB-Code 1RBP).

Abb. 5.4: Ausschnitt aus der Kristallstruktur des Komplexes von Streptavidin mit Biotin (PDB-Code 1STP).

Abb. 5.6: nach P. R. Andrews *et al.*, J. Med. Chem. **27**, 1648–1657 (1984).

Abbildung vor Kapitel 7: © Rainer Ekkert Illustration, Essen.

Abb. 10.15: nach P. A. Bartlett, CAVEAT User Manual, San Francisco, 1992.

Abb. 11.3: nach H. R. Christen und F. Vögtle, Organische Chemie, Band II, Abb. 24.5, S. 131, Otto Salle + Sauerländer Verlag, 2. Aufl., 1992.

Abb. 11.4: nach M. A. Gallop, R. W. Barrett, W. J. Dower, S. P. A. Fodor und E. M. Gordon, Abb. 2, Applications of Combinatorial Technologies to Drug Discovery. 1. Background and Peptide Combinatorial Libraries, J. Med. Chem. **37**, 1233–1251 (1994).

Abbildung vor Kapitel 13: © Dirk Bossemeyer, Deutsches Krebsforschungszentrum Heidelberg.

Abb. 13.2: Kristallpackung der Struktur mit dem Refcode FUXBIJ (Cambridge Crystallographic Database).

Abb. 13.3: entnommen aus I. Hargittai und M. Hargittai, Symmetry Through the Eyes of a Chemist, 2nd Ed., Abb. 8-23, S. 363, Plenum Press, New York, 1995, mit freundlicher Genehmigung durch Autor und Verlag.

Abb. 13.4: entnommen aus R.W. Pohl, Einführung in die Physik, Bd. 1: Mechanik, Akustik und Wärmelehre, Abb. 380, S. 198, 18. Aufl., 1983, mit freundlicher Genehmigung durch Autor und Verlag.

Abb. 13.5: nach J. P. Glusker und K. N. Trueblood, Crystal Structure Analysis, A Primer, Abb. 5, S. 19 , Oxford Univ. Press, New York, 1972.

Abb. 13.6 und 13.7: nach E. Keller, Chemie in unserer Zeit **16**, 71–88 (1982), Abb. 7 und 25, mit freundlicher Genehmigung durch Autor und Verlag.

Abb. 13.9: mit freundlicher Genehmigung durch die Firma Siemens (b), den Autor und Verlag, entnommen aus R. Boese, Chemie in unserer Zeit **23**, 77–85 (1989), Abb. 11, (c), (d), (e), Kristallpackung der Struktur mit dem Refcode OXACDH06 (Cambridge Crystallographic Database) (f).

Abb. 13.10: mit freundlicher Genehmigung durch die Firma Siemens (b), Kristallstruktur von TNF, PDB-Code 1TNF (c-f).

Abb. 13.13: freundlicherweise zur Verfügung gestellt von Dr. H. Oschkinat, EMBL, Heidelberg.

Abb. 13.14: nach J. A. Montgomery und S. Niwas, ChemTech 1993 (November) 30–37, Abb. 4, S. 34.

Abb. 14.1: E. D. Stevens, Acta Crystallogr. **B34**, 544–551 (1978), Abb. 1, mit freundlicher Genehmigung durch den Verlag.

Abb. 14.2: nach G. Zubay, Biochemistry, 2. Auflage, Abb. 2.7, S. 66 und Abb. 2.10, S. 68, MacMillan Publ. Comp., New York, 1988.

Abb. 14.4: nach G. Zubay, Biochemistry, 2. Auflage, Abb. 2.12, S. 70 und Abb. 2.15, S. 73, MacMillan Publ. Comp., New York, 1988.

Abb. 14.5: entnommen aus A. Lesk, Protein Architecture, Abb. 4.1, Teile b und c, Oxford Univ. Press, Oxford, 1991, mit freundlicher Genehmigung durch den Verlag.

Abb. 14.6: freudlicherweise zur Verfügung gestellt durch Herrn Dr. R. Zimmer, GMD, St. Augustin (angefertigt mit dem Programm Molscript; Proteinstrukturen mit den PDB-Codes 1TIM, 4FXN, 1I1B, 3MBA, 2RHE, 2STV, 1UBQ, 1APS, 256B).

Abb. 14.7: nach C. Branden und J. Tooze, , Introduction to Protein Structure, Abb. 5.2, S. 60, Abb. 5.14, 5.15, S. 69, Abb. 5.17, S. 71, Abb. 5.19, S. 72, Garland Publ. Inc., New York 1991 und G. Zubay, Biochemistry, 2. Auflage, Abb. 2.26, S. 82, MacMillan Publ. Comp., New York, 1988.

Abb. 14.8: Kristallstrukturen von Triosephosphat-Isomerase (PDB-Code 1TIM) und Flavodoxin (PDB-Code 3FXN).

Abb. 14.9: nach G. Zubay, S. 70, Biochemistry, 2. Auflage, Abb. 2.12, MacMillan Publ. Comp., New York, 1988, und Darstellung der Kristallstruktur eines F_{ab}-Fragments mit Phosphocholin (PDB-Code: 2MCP).

Abb. 14.11: entnommen aus K. Vyas, H. Monahar und K. Venkatesan, J. Phys. Chem., **94** 6069–6073 (1990), Abb. 1, mit freundlicher Genehmigung durch den Verlag.

Abb. 14.12: nach einer Vorlage, deren Quelle nicht zu recherchieren war.

Abb. 14.13: entnommen aus H. B. Bürgi und J. D. Dunitz, Structure Correlation, Bd. 2, Abb. 13.24, VCH Weinheim, 1994, S. 585, mit freundlicher Genehmigung durch den Verlag.

Abb. 14.15: Kristallstrukturen von Trypsin (PDB-Code: 3PTB) und Subtilisin (PDB-Code: 1SBC).

Abb. 14.16: die Koordinaten der Strukturen wurden dankenswerterweise von R. M. Sweet, Brookhaven Laboratory, Brookhaven, USA zur Verfügung gestellt.

Abb. 14.17: entnommen aus N. Unwin, J. Mol. Biol. **229**, 1101–1124 (1993), Abb. 13, mit freundlicher Genehmigung durch den Verlag.

Abb. 15.1: Discover Manual, Teil 1, Abb. 3.5, San Diego, 1994.

Abb. 15.5: entnommen aus K. Rommel-Möhle und H. J. Hofmann, Conformation Dynamics in Peptides: Quantum Chemical Calculations and Molecular Dynamics Simulations on N-Acetylalanyl-N'-methylamide, J. Mol. Struct. (THEOCHEM) **285**, 211–219 (1993), Abb. 4, mit freundlicher Genehmigung durch den Verlag.

Abb. 16.1: nach H. R. Christen und F. Vögtle, Organische Chemie, Band I, 2. Auflage, Abb. 2.3, S. 71, Otto Salle + Sauerländer Verlag, 1992.

Abb. 17.1: entnommen aus M. F. Mackay und M. Sadek, Austr. J. Chem. **36**, 2111–2117 (1983), Abb. 1, mit freundlicher Genehmigung durch den Verlag.

Abb. 17.8: Ausschnitte der Kristallstrukturen zweier Komplexe der Dihydrofolatreduktase (PDB-Codes 1DHF und 4DFR).

Abb. 17.11: entnommen aus W. Seidel, H. Meyer, S. Kazda und W. Dompert, Abb. 5 und 6, in: J. K. Seydel, Ed., QSAR and Strategies in the Design of Bioactive Compounds, VCH, Weinheim, 1984, S. 366–369, mit freundlicher Genehmigung durch den Verlag.

Abb. 18.1: Darstellung der Liganden aus verschiedenen Kristallstrukturen des Endothiapepsins (PDB-Codes 2ER0, 2ER7, 2ER9, 3ER5, 4ER1, 4ER2, 3ER3) und der HIV-Protease (PDB-Codes 1HIV, 1HOS, 1HRI, 1IVP, 1IVQ, 2HAT, 2MIP, 4HVP, 4PHV, 5HVP, 8HVP, 9HVP).

Abb. 18.2: Darstellung eines Ausschnitts der Kristallstruktur von Thermolysin (PDB-Code 1TLP) mit Thiorphan und *retro*-Thiorphan (S. L. Roderick, M. C. Fournie-Zaluski, B. P. Roques und B. W. Matthews, Biochemistry **28**, 1493–1497 (1989)).

Abb. 18.3: Darstellung eines Auschnitts aus Kristallstrukturen des humanen Rhinovirus (PDB-Codes 2RS2 und 2R04).

Abb. 18.4: Darstellung eines Ausschnitts der Kristallstruktur von Thermolysin (PDB-Code: 1TLP) mit zwei verschiedenen Phenylalaninderivaten (W. R. Kester und B. W. Matthews, Biochemistry **16**, 2506–2516 (1977)).

Abb. 18.6: Darstellung eines Ausschnitts aus Kristallstrukturen zweier Thrombinkomplexe (PDB-Codes 1DWD und 1DWE).

Abb. 18.7: Darstellung eines Ausschnitts aus Kristallstrukturen des Thrombins (PDB-Code: 1DWD und K. Hilpert *et al.*, J. Med. Chem. **37**, 3889–3901 (1994)).

Abb. 18.9 und 18.10: Darstellung eines Ausschnitts aus Kristallstrukturen von Komplexen der Elastase (PBD-Codes 1ELA, 1ELB, 1ELC, 2EST, 7EST).

Abb. 18.11: nach in O. Matsumoto, T. Taga, M. Matsushima, T. Higashi und K. Machida, Chem. Pharm. Bull. **38**, 2253–2255 (1990), Abb. 2.

Abb. 18.14: Darstellung eines Ausschnitts aus der Kristallstruktur des Cytochrom-P450$_{cam}$ (PDB-Code 2PPB und T. L. Poulos und A. J. Howard, Biochemistry **26**, 8165–8174 (1987)).

Abb. 18.16: Darstellung eines Ausschnitts aus der Kristallstruktur der Carboanhydrase (PDB-Code 1DZL und J. Greer, J. W. Erickson, J. J. Baldwin und M. D. Varney, J. Med. Chem. **37**, 1035–1054 (1994)).

Abb. 18.17: Darstellung eines Ausschnitts aus der Kristallstruktur des Lysozyms (PDB-Code: 1HEW und T. Imoto, L. N. Johnson, A. C. T. North, D. C. Phillips und J. A. Rupley, Vertebrate Lysozymes, in: The Enzymes, 3. Aufl., Band VII., S. 665–868, P. D. Boyer, Hrsg., Acad. Press, New York, 1972).

Abb. 19.1: Darstellung der Kristallstrukturen dreier Cytochrom-C-Enzyme (PDB-Codes 3C2C, 5CYT, 155C).

Abb. 19.2: Darstellung eines Modells und der Kristallstruktur von Renin (PDB-Code 1RNE).

Abb. 19.3: Darstellung der Kristallstruktur des Bacteriorhodopsins (PDB-Code 1BRD).

Abbildung vor Kapitel 20: Ausschnitt aus der Kristallstruktur des Komplexes der Dihydrofolat-Reduktase mit Methotrexat (PDB-Code 3DFR); © Thomas Lengauer, GMD, Forschungszentrum für Informationstechnik GmbH, St. Augustin.

Abb. 21.1: nach R. D. Cramer, D. E. Patterson, und J. D. Bunce, J. Am. Chem. Soc. **110**, 5959–5967 (1988), Abb. 1.

Abb. 21.7 und 21.9: Ausschnitt aus der Kristallstruktur des Thermolysins (PDB-Code 1TLP).

Abb. 22.1: nach B. C. Lippold und G. F. Schneider, Arzneim.-Forsch. **25**, 843–852 (1974).

Abb. 24.4: modelliert nach L. F. Kuyper et al., J. Med. Chem. **28**, 303–311 (1985).

Abb. 24.7: Ausschnitt aus der Kristallstruktur des Komplexes der Carboanhydrase mit Dorzolamid (PDB-Code 1CIL).

Abb. 25.1: Ausschnitt aus der Kristallstruktur des Komplexes von Thrombin mit Thrombstop (PDB-Code 1ETS).

Abb. 25.3: Ausschnitt aus der Kristallstruktur des Komplexes der Dihydrofolat-Reduktase mit Methotrexat (PDB-Code 3DFR).

Abb. 25.4: nach C. L. M. J. Verlinde und W. G. J. Hol, Structure **2**, 577–587 (1994).

Abb. 25.7: nach H. J. Böhm, in: C. G. Wermuth, Ed., Trends in QSAR and Molecular Modelling 92, ESCOM Science Publishers, Leiden, 1993, Abb. 3, S. 30.

Abb. 25.10 und 25.11: nach R. E. Babine *et al.*, Bioorg. Med. Chem. Lett. **5**, 1719–1724 (1995).

Abbildung vor Kapitel 26: © Ralf Ficner, EMBL, Heidelberg.

Abb. 26.4: Ausschnitt aus Kristallstrukturen von Thrombinkomplexen (PDB-Codes 1PPB (grün) und 1FPH (rot)).

Abb. 26.9: Kristallstrukturen des Trypsins (PDB-Code 3PTB) und Thrombins (PDB-Code 1ETS).

Abb. 26.15: Ausschnitte aus Kristallstrukturen von Elastasekomplexen (PDB-Codes 1PPG (grün) und 1EAT (atomkodiert)).

Abb. 27.4: nach S. H. Rosenberg, Prog. Med. Chem. **32**, 37–144 (1995).

Abb. 27.7: Ausschnitt aus der Kristallstruktur des Komplexes von Renin mit CGP-38560 (PDB-Code 1RNE).

Abb. 27.8, 27.13 (Ausschnitt) und 27.18: Kristallstruktur der HIV-Protease im Komplex mit dem Inhibitor **27.19** (PDB-Code 1HVR).

Abb. 28.4: Ausschnitt aus der Kristallstruktur der Carboxypeptidase im Komplex mit Benzylsuccinat (PDB-Code 1CBX).

Abb. 28.10: Ausschnitt aus der Kristallstruktur des Komplexes von Thermolysin mit Cbz-Gly^P-Leu-Leu (PDB-Code 5TMN).

Abb. 29.2: Darstellung eines Ausschnitts der Kristallstruktur der Thymidylat-Synthase (PDB-Code 2TSC).

Abb. 29.5: freundlicherweise zur Verfügung gestellt von Dr. S. H. Reich, Agouron Pharmaceuticals, San Diego, USA.

Abb. 29.6: Ausschnitt aus der Kristallstruktur der Thymidylat-Synthase und S. H. Reich und S. E. Webber, Persp. Drug Discov. Design **1**, 371–390 (1993).

Abb. 29.8: freundlicherweise zur Verfügung gestellt von Dr. S. H. Reich, Agouron Pharmaceuticals, San Diego, USA.

Abb. 31.3: nach C. E. Elling, S. M. Nielsen und T. W. Schwartz, Nature **374**, 74–77 (1995).

Abb. 31.7 und 31.8: Kristallstruktur des Komplexes von Thrombin mit Hirudin, freundlicherweise zur Verfügung gestellt von Dr. W. Bode, Max-Planck-Institut für Biochemie, Martinsried.

Personen, Firmen und Institutionen

Sachregister